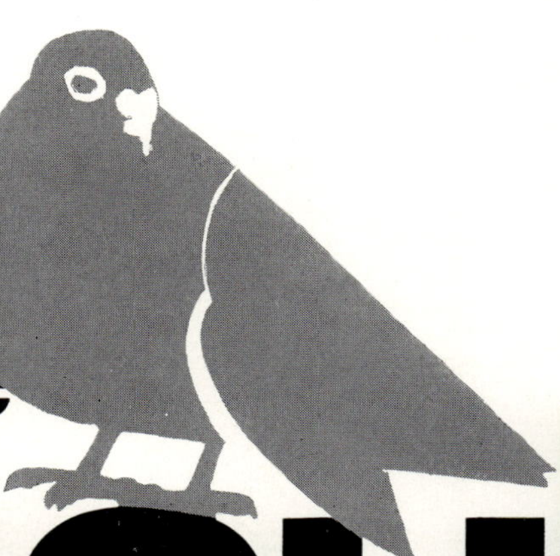

die taube

TAUBENKRANKHEITEN

SCHOBER VERLAGS-GMBH

DIE TAUBE

Fachbuch für Züchter, Halter und Liebhaber von Tauben
sowie Nachschlagewerk für den Tierarzt
und Studierende der Veterinärmedizin

TAUBENKRANKHEITEN

Erarbeitet von
Dr. med. vet. Kurt Vogel
Dr. med vet. Werner Lüthgen
Dr. med. vet. Henning Müller
Dr. med. vet. Ludwig Schrag
Marianne Vogel

SCHOBER VERLAGS-GMBH
D-8355 Hengersberg
Postfach 4
Manghöhe 12
Telefon 09901/1939
Telex 69876

CIP-Kurztitelaufnahme der Deutschen Bibliothek

Die Taube: Fachbuch für Züchter, Halter u. Liebhaber von Tauben sowie Nachschlagewerk für d. Tierarzt. – Hengersberg: Schober
Teilw. im Verl. Neumann–Neudamm, Melsungen, Berlin, Basel, Wien

— Vogel, Kurt: Taubenkrankheiten

Vogel, Kurt:
Taubenkrankheiten/Kurt Vogel, Werner Lüthgen, Henning Müller, Ludwig Schrag und Marianne Vogel
Hengersberg: Schober, 1983
(Die Taube)
ISBN 3-88620-040-X
NE: Lüthgen, Werner; Müller, Henning; Schrag, Ludwig; Vogel, Marianne

Lizenzausgabe der
Schober Verlags-GmbH
D-8355 Hengersberg

Lektoren: Hartmut Messinger, Rotraud Wieland
Gesamtgestaltung Inhalt: Rudolf Wendt
Umschlaggestaltung: Leo Gehra
Printed in the GDR
Reproduktion: GGV Dresden
Satz und Druck:
Druckerei Markneukirchen III-23-3
ISBN 3-88620-040-X

Erarbeitet unter Mitwirkung von

Dr. D. J. Alexander, Dr. G. Arnold,
Dr. J. R. Baker, Dr. U. Bamberger,
Dr. C. W. Beard, Prof. Dr. E. S. Beneke,
Dr. sc. K.-Ch. Bergmann,
Dr. sc. V. Bergmann, Prof. Dr. K. Borg,
Dr. P. Brücker, Dr. M. Brugh,
Prof. Dr. H.-J. Bürger, Dr. A. Danco,
Dr. A. Dell, Prof. Dr. A. Devos,
Dr. sc. L. Devriese,
Prof. Dr. Wd. Eichler, Prof. Dr. K. Enigk,
Dr. habil. H. Ehrsam, Prof. Dr. H. Fey,
Dr. H. Fischer,
Prof. Dr. mult. K. Fritzsche,
Dr. habil. H. Gerlach, Dr. R. F. Gordon,
Prof. Dr. G. van Grembergen,
Dr. M. Güntner, Prof. Dr. I. Gylstorff,
Dr. D. Harmuth, Dr. U. Heffels,
Dr. K.-H. Hinz, Prof. Dr. S. B. Hitchner,
Prof. Dr. P. Horn,
Prof. Dr. W. F. Hollander, Dr. E. Jansson,
Prof. Dr. K. Kaemmerer,
Prof. Dr. J. H. Kahan,
Prof. Dr. E. F. Kaleta, Dr. J. F. Keymer,
Prof. Dr. F. W. Kingsbury,
Dr. R. E. Kissling, DVM M. Kleemann,
Prof. Dr. K. Klingler,
Prof. Dr. H. A. Koch, Dr. B. Köhler,
Prof. Dr. J. Kösters, Dr. H. Krüger,
Dr. H. Kühn, Dr. N. Kummerfeld,
Prof. Dr. G. H. Lang, Dr. J. Leibovitz,
Prof. Dr. K. Linde, Dr. H. Lindner,
Prof. Dr. L. Long, Prof. Dr. A. M. Lucas,
Prof. Dr. E. T. Mallinson, Dr. E. Matschke,
Dr. A. Meyer, Prof. Dr. K. F. Meyer,
Dr. H. Mollaret, Prof. Dr. L. A. Page,
Prof. Dr. M. C. Peckham, Dr. K. Petri,
Dr. V. Plewa, Dr. J. Raddei,
Dr. H. S. Raethel, K. Ratajcak,
Dr. sc. R. Ribbeck, Dr. P. Rob,
Dr. A. S. Rosenwald, Dr. H. Rüger,
Dr. H. P. Sander,
Dr. N. de Scheemaecker,
Dr. H.R. Schütze, Dr. sc. P. Schulze,
Dr. sc. J. Schultz, Dr. J. Sennekamp,
Prof. Dr. T. Shimizu,
Prof. Dr. O. Siegmann, Dr. R. Stabler,
K. Stauber-Kaufmann, Dr. J. W. E. Stam,
Dr. L. Stipkowitz, Prof. Dr. J. Storz,
Dr. J. Szécsényi, Prof. Dr. H. Tantawi,
Prof. Dr. D. N. Tripathy,
Prof. Dr. T. C. Tudor, Dr. B. Tumova,
Dr. sc. H. Vindevogel, Dr. sc. J. Wehr,
Dr. habil. H.-H. Wuthe,
Prof. Dr. R. Yamamoto,
Prof. Dr. J. Zlotorcycka-Kalisz,
Prof. Dr. P. Zwart

Vorwort

Sowohl die erste als auch die zweite und dritte Auflage des Bandes „Taubenkrankheiten" der Fachbuchreihe „Die Taube" waren innerhalb sehr kurzer Zeit vergriffen. Nach den Rezensionen in in- und ausländischen Zeitschriften sowie den aus der ganzen Welt eingegangenen Zuschriften von Tierärzten, Taubenzüchtern und -liebhabern stellen die „Taubenkrankheiten" das Standardwerk über dieses Sachgebiet dar. Daher erarbeiteten wir die vierte Auflage sehr gründlich, denn die in über 12 Jahren vorhandenen neuen Ergebnisse und Erkenntnisse über die Gesundheitsstörungen sowie Krankheiten von Tauben erforderten die vollständige Neubearbeitung des Stoffes nach den für den gesamten Leserkreis wichtigen Kriterien.

Wir bemühten uns, durch entsprechende Ergänzungen und Veränderungen vielfältiger Art den Informationsgehalt dieses Buches und damit auch seinen Wert als Ratgeber sowohl für den Taubenzüchter als auch für die tierärztliche Praxis weiter zu erhöhen. Die neuere sowie bisher noch nicht berücksichtigte ältere Literatur konnten wir weitgehend zugrundelegen. Sowohl noch nicht beschriebene Krankheitserreger und Krankheiten, darüber hinaus auch aussagekräftige Tabellen, informatorische Hinweise und die farbigen sowie fast alle sonstigen Abbildungen nahmen wir neu auf. Die vielfältigen Anregungen aus Wissenschaft und Praxis berücksichtigten wir so gut wie möglich.

Somit verkörpert das Buch den allseitigen sowie aktuellen Stand über Gesundheitsstörungen und Krankheiten aller Taubenarten sowie Haustaubengruppen einschließlich ihrer zielgerichteten und damit wirksamen Bekämpfung sowie Verhütung als besonderen Schwerpunkt. Das in der zweiten und dritten Auflage noch vorhandene Kapitel „Hygiene" konnte entfallen, da dieses für den vorbeugenden Gesundheitsschutz von Tauben so wichtige Sachgebiet der Band „Biologie, Haltung, Fütterung" enthält. Dafür gestalteten wir die virus-, bakteriell- sowie pilzbedingten Krankheiten entsprechend ihrer Bedeutung vollständig neu. Auch die anderen Kapitel überarbeiteten und ergänzten wir in erforderlichem Maße. Völlig neu sind die Kapitel „Erblich bedingte Krankheiten", Chirurgische Eingriffe und Operationen", „Gesundheitsgefährdungen des Menschen durch Tauben".

Der von uns bearbeitete Stoff berührt zahlreiche Fachdisziplinen. Daher sahen erfahrene Fachvertreter die einzelnen Kapitel, -abschnitte, Krankheiten oder sonstigen Ausführungen kritisch durch. Dafür danken wir den Betreffenden sehr herzlich. Insbesondere auf die fotografische Wiedergabe verschiedener Fakten verzichteten wir zugunsten instruktiverer Tabellen, in der Absicht, dem Buch noch mehr den Charakter eines für die schnelle Orientierung bestimmten Nachschlagewerkes für einen breiten Leserkreis zu geben. Dem gleichen

Grund dient das Literaturverzeichnis, das alle wichtigen Publikationen zu den einzelnen Sachgebieten enthält und eine Vertiefung des Stoffes anhand der internationalen Literatur mit dem derzeitigen Wissensstand ermöglicht.

Sehr viele wertvolle Anregungen für die Neuauflage verdanken wir den Wissenschaftlern, Veterinärmedizinern und Züchtern der ganzen Welt, die durch ihre Mitarbeit auf verschiedenen Sachgebieten wesentlich zum heutigen Stand des Fachbuches beitrugen. Nach der Konzeption „Fachbuch für Taubenzüchter und Nachschlagewerk für den Tierarzt" versuchten wir, sowohl den Stoff für die medizinisch nicht gebildeten Leser verständlich darzustellen als auch den Fachkollegen zu gestatten, sich rasch und eingehender über Gesundheitsstörungen und Krankheiten von Tauben zu informieren. Darüber hinaus kann der an Details interessierte Leser anhand der Literatur sein Wissen über ihn interessierende Fragen erweitern und vertiefen. Um Wiederholungen zu vermeiden, Lizenzauflagen und Übersetzungen zu ermöglichen, gliederten wir die einzelnen Kapitel noch straffer als in der zweiten Auflage. Der für Veterinärmediziner und besonders interessierte Leser bestimmte Text gibt vor allem die für sie wichtigen Hinweise zur Ätiologie, Epizootiologie, Diagnostik, Therapie, Bekämpfung und Prophylaxe von Taubenkrankheiten.

An dieser Stelle danken wir allen Personen herzlich, die zum Gelingen des Fachbuches beitrugen. Allen Fachkollegen sind wir besonders verbunden, wenn sie uns auch zukünftig so wie bisher unterstützen. Über alle Informationen, kritischen Hinweise und konstruktiven Vorschläge freuen wir uns ebenso wie über Anregungen zur noch besseren Gestaltung des Buches.

Mögen alle Leser auch die im neuen „Gewand" erscheinende vierte Auflage der „Taubenkrankheiten" mit gleichem Interesse und ebensolcher Anerkennung aufnehmen wie die drei vorangegangenen Auflagen.

Im Herbst 1983

Kurt Vogel
im Namen
aller Mitarbeiter

Inhaltsverzeichnis

1. Grundsätzliches über Taubenkrankheiten

Arten, Häufigkeit, Begriffsbestimmungen: Bei Tauben gibt es eine Fülle von Krankheiten. Sie besitzen jedoch je nach Taubengruppe und -art unterschiedliche Bedeutung, da sie sowohl mehr oder weniger häufig vorkommen als auch eine von mehreren Faktoren abhängige, abgestufte Erkrankungs-(*Morbiditäts-*) und Sterblichkeits-(*Mortalitäts-* und *Letalitäts-*)rate haben. Diese 3 Begriffe beinhalten folgendes:

$$\text{Morbiditätsrate} = \frac{\text{Anzahl erkrankter Tiere} \cdot 100}{\text{Anzahl Tiere des Gesamtbestandes}}$$

als prozentualer Anteil der erkrankten Tiere eines Bestandes

$$\text{Mortalitätsrate} = \frac{\text{Anzahl gestorbener Tiere} \cdot 100}{\text{Anzahl Tiere des Gesamtbestandes}}$$

als prozentualer Anteil der gestorbenen Tiere eines Bestandes

$$\text{Letalitätsrate} = \frac{\text{Anzahl gestorbener Tiere} \cdot 100}{\text{Anzahl erkrankter Tiere}}$$

als prozentualer Anteil der gestorbenen Tiere aller erkrankten eines Bestandes.

TABELLE 1/1

Epizootiologische Daten zur Yersinia pseudotuberculosis-Infektion in einem erst vom 9. bis 15. Tag nach Krankheitsausbruch behandelten Brieftaubenbestand[5] (VOGEL, 1961)

Tag	1	2	3	4	5	6	7	8	9[5]	10[5]	11[5]	12[5]	13[5]	14[5]	15[5]
Inzidenz[1]	1	6	9	11	7	6	5	4	3	1	1	1	0	0	0
Morbidität[2]	1	7	16	27	34	40	45	49	52	53	54	55	0	0	0
Mortalität[3]	0	0	3	6	8	3	1	1	0	1	0	1	0	0	0
Tauben	101	101	98	92	84	81	79	78	78	77	77	76	76	76	76
Prävalenz[4]	1	8	13	18	17	20	23	26	29	29	30	30	0	0	0

[1] Anzahl täglich neu aufgetretener Krankheitsfälle
[2] Anzahl täglich manifest erkrankter Tauben
[3] Anzahl täglich gestorbener Tiere
[4] Anzahl am betreffenden Tag vorhandener erkrankter Tauben
[5] Therapie mit 100 mg Chlortetrazyklin/kg KM und Tag oral

Nach [1] traten die Erkrankungen, nach [3] die Tierverluste bis zum 12. Tag nach Krankheitsausbruch auf. Bis zum 9. Tag gab es die meisten Krankheitsfälle mit 52 (94,55 %) von 55, danach nur noch 3 (5,45 %). Bis zum 9. Tag betrug die Inzidenz

$$\frac{1+6+9+11+7+6+5+4+3 \times 100}{101} = 51,49\,\%,$$

vom 10. bis 12. Tag

$$\frac{1+1+1 \times 100}{101} = 2,97\,\%,$$

vom 1. bis 12. Tag somit 54,46 %.
Von den 55 erkrankten Tauben des Bestandes starben insgesamt 25, die Mortalitätsrate betrug daher

$$\frac{25 \times 100}{101} = 24,75\,\%.$$

Die Haupttierverluste entstanden vom 3. bis 7. Tag mit einer Mortalitätsrate von

$$\frac{22 \times 100}{101} = 21,78\,\%$$

(= 88 % der Gesamttierverluste), während danach nur noch 3 Tauben (12 %) starben. Von den 55 erkrankten Tieren verendeten 25, die Letalitätsrate betrug somit

$$\frac{25 \times 100}{55} = 45,45\,\%.$$

Die verspätet durchgeführte Therapie vom 9. bis 15. Tag nach Krankheitsausbruch eliminierte die Pseudotuberkulose zwar vollständig, bei frühzeitigem Behandlungsbeginn wären [1] bis [4] jedoch sicherlich bedeutend geringer gewesen.
Diese am Beispiel Pseudotuberkulose bei Brieftauben erläuterten epizootiologischen Daten lassen sich für alle Krankheiten, Taubenrassen und -arten anwenden. Erst sie ermöglichen genaue Aussagen über alle wichtigen Details von Taubenkrankheiten.

Am besten lassen sich Vorkommen und Verbreitung von Krankheiten anhand repräsentativer Statistiken sowohl von lebenden *(klinisch)* als auch *postmortal* (verendet oder getötet) *diagnostisch* untersuchten Tauben ermitteln. Dabei bestehen erhebliche Unterschiede zwischen den durch *Viren, Bakterien, Pilzen* und *Parasiten* (Milben, Insekten, Helminthen) bedingten übertragbaren *(kontagiösen)* sowie den nicht übertragbaren *(akontagiösen)* Krankheiten (Geschwülste, Organ-, Mangel-, Stoffwechselkrankheiten, Vergiftungen, Mißbildungen, Erbkrankheiten).

TABELLE 1/2
Erkrankungen von 353 erfolgreich stationär behandelten Tauben (von insgesamt 366), die sich durchschnittlich 6,9 Tage in der Klinik für Hausgeflügel, Zier- und Wildvögel der Universität München befanden (GRIMM u. JACOBY, 1977)

Krankheitsgruppe	Tauben	
	n	%
Virosen	14	4,0
Bakteriosen	136	38,5
Mykosen	12	3,4
Parasitosen	138	39,2
Geschwülste	2	0,5
Knochenbrüche	17	4,8
Übrige Erkrankungen und Befunde	34	9,6

1.1. Kennzeichen gesunder und kranker Tauben

Züchter, die ihre Tiere aufmerksam beobachten, erkennen kranke Tauben bald. Sie sollten daher ihre Bestände regelmäßig auf ihren Gesundheitsstatus überprüfen, um krankheitsverdächtige Tiere umgehend untersuchen, isolieren, behandeln oder bei geringen Heilungsaussichten ausmerzen zu können.

1.1.1. Gesunde Tauben

Brustmuskulatur
Nur gesunde Tauben besitzen eine kräftige Brustpartie mit fester Muskulatur sowie geradem, kaum fühlbarem Brustbeinkamm.

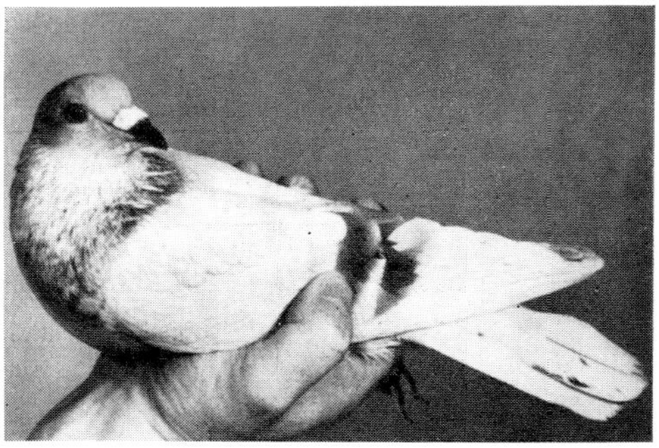

Sachgemäßes Halten von Tauben zur klinischen Untersuchung, hier wird die Taube mit einer Hand gehalten

Kopfbereich
Besonders eingehend muß man Kopf, Augen und Nasenlöcher untersuchen. Die Augenlider sollen frei von Exsudat, die Lidränder weder verklebt noch verzerrt, die

Augen glänzend sein. Die runde, scharf umrandete *Pupille* reagiert auf unterschiedlichen Lichteinfall, die *Iris* mit ihrer alters-, rasse- und fütterungsbedingten Farbe ist klar gezeichnet. Die Nasenwarzen (Wachshaut) erscheinen weiß bepudert, die Nasenlöcher weder verklebt noch beschmutzt.

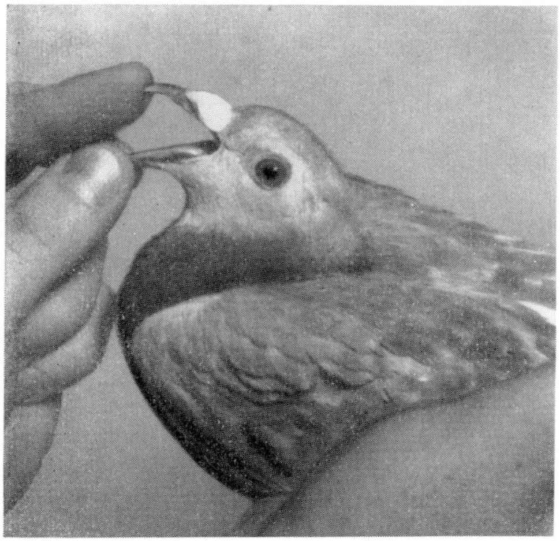

Prüfen von Kopf sowie Schnabel-Rachenraum

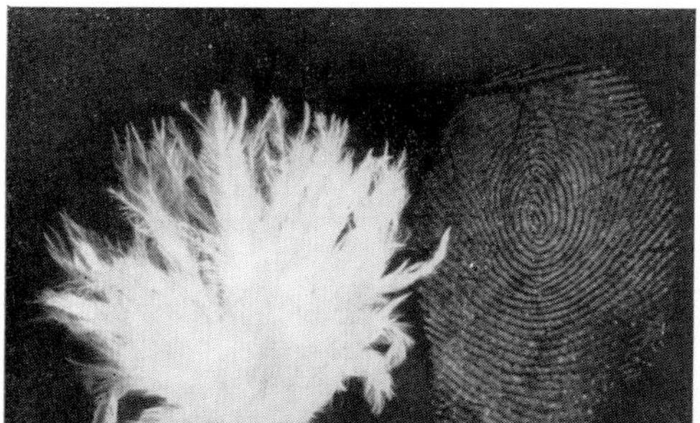

Den seidigen Grauschimmer des Gefieders gesunder Tauben vermittelt der von den Puderdunen stammende talkumartige Federpuder, den diese Federn erzeugen und der das Federkleid vor Nässe schützt. Links: Puderdunenfeder, rechts: Fingerabdruck dieser Puderfeder (HOLLANDER)

Gefieder

Gesunde Tauben haben ein glattes, elastisch-weiches Gefieder. Der feine Puderüberzug, das Bürzeldrüsensekret und bei manchen Rassen die sog. Schmalzkiele verleihen ihm einen seidigen Grauschimmer und leuchtenden Glanz. Das Federkleid weist keine Gefiederparasiten (Federmilben, Federlinge) und Federlöcher auf. Die Federn der Kloakengegend erweisen sich nicht kotbeschmutzt. Die Mauser gesunder Tiere erstreckt sich nahezu über das gesamte Jahr und verläuft störungsfrei.

Schnabel-Rachenhöhle

Zur Untersuchung der Schnabel-Rachenhöhle muß man den Schnabel öffnen. Die sichtbare Schleimhaut erscheint rosarot, feucht-glänzend, frei von *Exsudat* und Belägen. Um den Kehlkopf betrachten zu können, drückt man ihn von außen mit dem Mittelfinger nach oben.

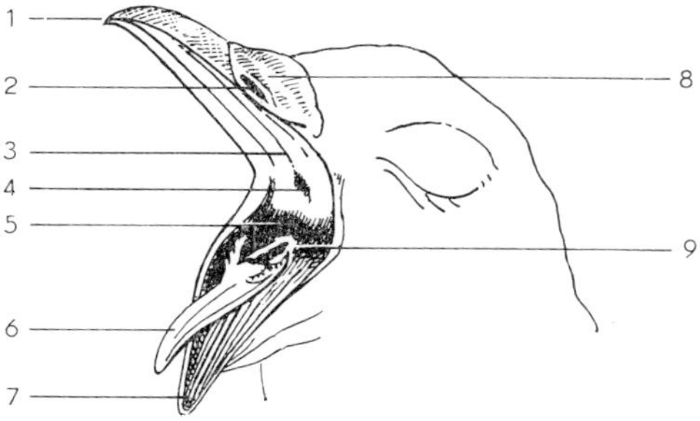

Bei der klinischen Untersuchung des Kopfes und Schnabel-Rachenraumes von Tauben erkennbare Einzelheiten

1 Oberschnabel
2 Nasenloch
3 enger Teil der Choanenspalte
4 weiterer Teil der Choanenspalte
5 Rachen-Schlundkopf
6 Zunge
7 Unterschnabel
8 Wachshaut (Schnabelwarze)
9 Kehlkopf mit erweiterter Kehlkopfspalte

Atmung

Gesunde Tauben atmen gleichmäßig, geräuschlos und nicht beschleunigt, ohne dabei zu schniefen oder zu röcheln. Beim ruhigen Tier zählt man 40 bis 50 Atemzüge/Min.

Innere Körpertemperatur
Sie hängt besonders von der Körpermasse, Körperbewegung und Umgebungstemperatur ab, läßt sich mit einem in die Kloake eingeschobenen Fieberthermometer messen und schwankt bei gesunden Haustauben zwischen 41,0 und 42,5 °C.

Kropfpartie
Füllungszustand und Inhalt des Kropfes sowie daraus resultierende Abweichungen lassen sich durch Betasten von außen prüfen.

Kot
Normal ernährte Tiere setzen täglich extrem bis zu etwa 20mal festen, pasteähnlichen Kot in annähernd gleichgroßen Häufchen ab. Die Tageskotmasse schwankt je nach Körpermasse und Futterverzehr etwa zwischen 5 und 40 g. Der Kot enthält in wechselndem Ausmaß die streifenförmig oder diffus aufgelagerte Harnsäure, die in trokkenem Zustand kreideähnlich aussieht. Außerdem überzieht ihn eine dünne Schleimschicht. Seine Farbe schwankt fütterungsbedingt zwischen Gelbgrau oder Graubraun. Im Kot befinden sich auch fein zerriebene Spelzen sowie einzelne Steinchen.

Charakteristisches für Brieftauben
Von anstrengenden Flügen zurückgekehrte, stark ermüdete Tiere erscheinen weniger lebhaft, setzen schleimigen, mit viel Harnsäurekristallen *(Urate)* durchsetzten Kot ab, haben eine gespannte Brustmuskulatur, erhöhte Atmungs- und Herz*frequenz* sowie eine oft um 0,5 bis 1 °C erhöhte Körpertemperatur. Nach wenigen Stunden erholen sie sich jedoch meist so weit, daß sich diese vorübergehenden *physiologischen* Störungen kaum noch feststellen lassen.

1.1.2. Kranke Tauben

Verhalten in Schlag und Voliere
Kranke Tauben erscheinen entkräftet, teilnahmslos und gegenüber ihrer Umgebung unaufmerksam. Sie sondern sich ab, ver-

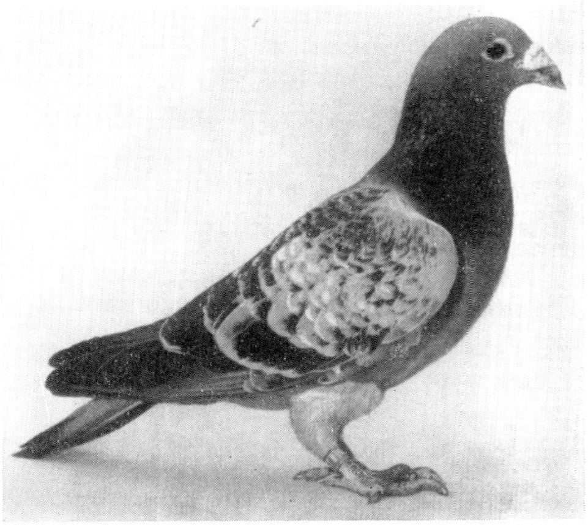

Brieftaube mit den Zeichen bester Gesundheit und damit Leistungsfähigkeit (De SCHEEMAECKER)

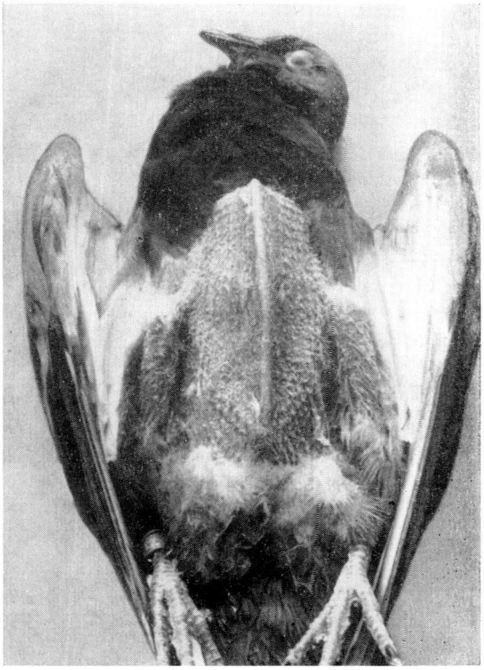

Hochgradig abgemagerte, fast nur noch aus „Haut und Knochen" bestehende Jungtaube mit dem infolge Schwund der Brustmuskulatur hervorstehenden Brustbeinkamm kriechen sich in eine Ecke, ziehen den Kopf ein, lassen die Flügel hängen und plustern sich auf. Außerdem fliegen sie schwerfällig oder gar nicht mehr. Ihre Freßlust erscheint anfangs ungestört, Futter nehmen sie im fortgeschrittenen Krankheitsstadium nur noch zögernd und widerwillig, Wasser dagegen oft vermehrt auf.

Bei eingehender Untersuchung feststellbare Veränderungen
Kranke Tiere lassen sich leicht und ohne heftige Abwehrbewegungen greifen. Sie erscheinen abgemagert, ihre Brustmuskulatur schwindet und der Brustbeinkamm tritt dann scharf hervor. Ihre Schnabel-Rachen-Schleimhaut kann blaß, verfärbt oder belegt, die *Choanen*spalte entweder fast geschlossen oder stark geöffnet und grau umrandet sein. Tauben mit *exsudat*verklebten Nasenlöchern und beschmutzten Nasenwarzen atmen meist beschleunigt und erschwert schniefend oder röchelnd. Die Augen sind oft trüb und glanzlos, die Lider zum Teil geschlossen. Außerdem kann die Körpertemperatur erhöht oder vermindert sein.

Gefiederbeschaffenheit
Kranke Tiere putzen sich weder noch mausern sie. Daher erscheint ihr Gefieder glanzlos, ungepflegt. Am entfalteten Flügel lassen sich häufig Federlücken, Gefieder*parasiten* und Federlöcher nachweisen. Die Fahnen der Steuerfedern erscheinen trokken und spröde, ihre Schäfte quergestreift.

Kotbeschaffenheit
Kranke Tauben haben oft Durchfall, setzen also ungeformten Kot ab, durch den die Federn in der Kloakengegend beschmutzen und verkleben. Solcher Kot erscheint in der Konsistenz, Farbe und dem Geruch verändert, weichbreiig oder sogar schleimig-wäßrig, riecht auffällig und kann unverdaute Körner, Schleim sowie Blutgerinnsel enthalten.

1.2. Gesundheitskontrolle

Tauben bleiben gesund, wenn man sie *hygienisch* einwandfrei hält, vorschriftsmäßig ernährt, sachgemäß betreut und vor

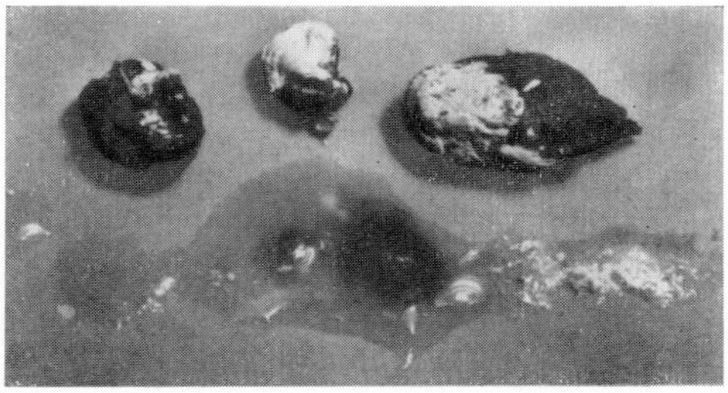

Eine große Bedeutung für die Gesundheitsüberwachung von Tauben besitzt die regelmäßige Überprüfung des abgesetzten Kotes. Oben die mit Harnsäure bedeckten Kothäufchen gesunder, unten der schleimig-wäßrige „Durchfallkot" krankheitsverdächtiger oder kranker Tauben

übertragbaren Krankheiten so gut wie möglich schützt. Wer seinen Bestand gut beobachtet, bemerkt kranke Tiere bald. Diese muß man umgehend isolieren, eingehend untersuchen und mit wirksamen Mitteln behandeln.

Untersuchungskriterien
Vor allem neuerworbene und krankheitsverdächtige Tiere sollte der Züchter stets überprüfen. Tauben nimmt man am besten in die Hand, um sie eingehend untersuchen zu können. Keinesfalls sollte man sie an den Flügeln festhalten, sondern stets so anfassen, daß sich Flügelenden und Bekkenpartie zwischen Daumen und Zeigefinger, die Beine zwischen Zeige- und Mittelfinger befinden.

1.2.1. Nestjunge

Die Gesundheitskontrolle muß schon bei den Nesttauben beginnen. Wenn sie der Züchter am 7. Lebenstag beringt, untersucht er sie eingehend und merzt Tiere mit Nabelentzündungen, Mißbildungen, Entwicklungsstörungen sowie anderen Mängeln gleich aus. Solche Jungen bilden eine Gefahrenquelle für den gesamten Bestand und man darf sie daher keinesfalls „hochpäppeln".

Gesunde Nestlinge
Sie entwickeln sich normal, besitzen glänzende Augen, einen gut gefüllten Kropf,

TABELLE 1/3
Merkmale gesunder und kranker Tauben

Kriterien	Gesunde Tauben	Kranke Tauben
Allgemeinzustand	Normales Wachstum und ungestörte Entwicklung, frisches und munteres Verhalten, aufmerksames Beobachten der Umgebung und schnelles Reagieren	Ungenügendes Wachstum und mangelhafte Entwicklung. Gestörtes Allgemeinbefinden mit trägem Verhalten, Teilnahmslosigkeit, Absondern und langsames Reagieren
Bewegung	Leichtes, müheloses Fliegen und elastisches Aufsetzen	Träges Herumhocken mit herabhängenden Flügeln. Schwerfälliges Laufen, Fliegen und Aufsetzen. Ein- oder beiderseitige Bein- oder Flügellähme
Freßlust und Wasseraufnahme	Regelmäßig gereichtes Futter wird mit Appetit aufgenommen. Tränkwasserverbrauch im Mittel etwa 40 ml je Tier und Tag	Wenig verminderter Futterverzehr bis stark nachlassende Freßlust und zögernde Futteraufnahme, häufig starker Durst
Kotabsatz	Täglich etwa 25mal in annähernd gleichgroßen Häufchen mit einer Gesamtmasse von etwa 10 bis 25 g. Der gelbgraue bis braungraue Kot enthält fein zerriebene Spelzen sowie Steinchen und auf seiner Oberfläche die in trockenem Zustand kreideähnlichen Harnsäurekristalle	Oft Durchfall mit weichbreiigem, mitunter sogar schleimig-wäßrig-schaumigem und übelriechendem, gelbgrün verfärbtem Kot, der neben unverdautem Futter auch Blutgerinnsel und Spulwürmer enthalten kann
Körpermasse und Ernährungszustand	Normale Körpermasse. Brust mit fester, kräftiger Muskulatur und geradem Brustbeinkamm	Geringe Körpermasse, am Schwund der Brustmuskulatur feststellbare Abmagerung mit scharf hervortretendem Brustbeinkamm
Gefieder	Glattes, elastisch-weiches, mit Puder überzogenes glänzendes Federkleid, das frei von Federlücken ist. Die Mauser verläuft ohne Störungen. Die Federn im Bereich der Kloake sind nicht kotbeschmutzt	Aufgeplustertes, puderarmes, glanzloses Federkleid, das meist Federlinge und Federlücken enthält; die Fahnen der Schwung- und Steuerfedern erscheinen trocken und spröde, ihre Schäfte zeigen oft quer verlaufende Streifen; die Mauser ist unregelmäßig oder findet nicht statt; die Federn sind im Kloakenbereich oft mit Kot beschmutzt
Äußere Haut	Glatt, durchschimmernd, frei von krankhaften Veränderungen und Verletzungen	Krankhafte Veränderungen im Bereich des Kopfes, der Beine und übrigen äußeren Haut, Vorhandensein von Taubenzeckenlarven, Roten Vogelmilben oder anderen Ektoparasiten
Gelenke und Sehnenscheiden	Ohne sichtbare Veränderungen	Schwellung, vermehrte Wärme sowie Schmerzempfindungen an einzelnen Gelenken und Sehnenscheiden der Beine oder Flügel
Beine	Stark, glatt, mit geraden Zehen	Verstellte Beine oder Zehen, Vorliegen von Pocken, Kalkbeinen und anderen krankhaften Veränderungen

Kriterien	Gesunde Tauben	Kranke Tauben
Augen	Hornhaut feucht-glänzend, Pupille rund und scharfgerandet, Iris mit klarer Zeichnung und kräftig pigmentiert	Trockene, glanzlose Hornhaut, unscharfer Pupillenrand, Iris mit verwaschener Zeichnung und verblassendem Pigment
Augenbindehaut und Augenlider	Augenbindehaut rosarot und feucht-glänzend, weder mit Tränenflüssigkeit und Exsudat noch mit Krankheitsprozessen behaftet, Lidränder weder verzerrt noch miteinander verklebt	Trockene, glanzlose oder stark gerötete, geschwollene Augenbindehaut mit Tränenfluß oder Ansammlung von Exsudat im Lidsack. Augenlider häufig geschlossen, mitunter auch Verzerrung oder Verklebung der Lidränder, Beschmutzung und Verklebung der Federn im Bereich des Hautrandes um die Augen
Nasenlöcher und Nasenwarzen	Nasenlöcher frei von Exsudat und nicht verklebt; Nasenwarzen weiß bepudert und unbeschmutzt	Schleimiger Inhalt in den Nasenlöchern oder Verklebung der Nasenlöcher. Beschmutzung und graubraune Verfärbung der Nasenwarzen
Atmung	Gleichmäßig, ohne hörbare Geräusche. Etwa 40 bis 50 Atemzüge/Min. beim ruhenden Tier	Beschleunigtes oder erschwertes Atmen bei geöffnetem Schnabel, oft mit Schniefen oder Röcheln verbunden. Meist weit über 50 Atemzüge/Min.
Schnabel-Rachenhöhle	Rosarote, feuchtglänzende sowie von Belägen und sonstigen Veränderungen freie Schleimhaut	Blasse oder verfärbte Schleimhaut. Beläge auf den Rachenschleimhautblättern oder der übrigen Schleimhaut; Zerstörung der Zacken der Rachenpapillen; Ränder der Choanenspalte oft grau eingefaßt

kräftige Brustmuskulatur und verlangen regelmäßig nach Futter. Ihre Kloaken- und Bauchgegend weist keine kotbeschmutzten Federn auf.

Kranke Nestjunge
Sie bleiben im Wachstum zurück, sind schwach und teilnahmslos, fressen nur noch widerwillig, haben häufig Verdauungsstörungen, Durchfall, kotbeschmutzte Kloaken- sowie Bauchfedern, trübe Augen und geschlossene Lider.

1.2.2. Jungtiere und erwachsene Tauben

Normalverhalten
Nicht nur Nestlinge, sondern auch Jungtiere und erwachsene Tauben muß man ständig beobachten. Gesunde Tiere sind — im Gegensatz zu krankheitsverdächtigen und kranken — kräftig, frisch, munter, aufmerksam, bewegen sich lebhaft und reagieren schnell. Sie lassen sich nur ungern greifen, fliegen leicht und setzen elastisch auf. Beim Füttern folgen sie mit wenig Scheu den Lockpfiffen des Züchters. Das regelmäßig gereichte Futter fressen sie mit Appetit.

1.2.3. Quarantäne und sonstige, mit der Gesundheitskontrolle verbundene Maßnahmen

Folgen unterlassener Absonderung
Vielfach geben Züchter neuerworbene Tiere dem Bestand bei, ohne sie vorher zu *quarantänisieren.* Hierdurch lassen sich Krankheitserreger leicht einschleppen und weiterverbreiten. Solche Tauben muß der Züchter erst *isolieren* und prüfen, ehe er sie

nach negativem Ergebnis der Untersuchung von Blutserum- und Kotproben bedenkenlos dem eigenen Bestand beigeben kann. Das gilt nicht nur für zugeflogene Tiere, deren Besitzer sich nicht ermitteln lassen, sondern auch für erheblich verspätet von Weitstreckenflügen zurückgekehrte Brieftauben. Diese erweisen sich häufig durch *latente, subklinische* oder *manifeste Infektionen* so stark geschwächt, daß sie schlecht fliegen können und deswegen ihren Schlag erst nach längerer Zeit erreichen.

Vorbeugende Maßnahmen
Besonders wenn es sich um einzelne Tiere handelt oder der Züchter seuchenartige Krankheiten vermutet, sollte er kranke Tauben unverzüglich töten, krankheitsverdächtige umgehend isolieren, beobachten, eingehend untersuchen, behandeln oder bei geringen Heilungsaussichten ausmerzen. Um übertragbaren Krankheiten sicher vorzubeugen, empfiehlt es sich, von den stets getrennt gehaltenen, neuerworbenen, krankheitsverdächtigen oder krank erscheinenden Tieren Blut- und Kotproben in der zuständigen vet.-med. Untersuchungseinrichtung (Anhang) prüfen zu lassen.

1.3. Krankheitserreger

Von den bei Tauben vorkommenden Erkrankungen gelten Infektions- und Invasionskrankheiten als die mit Abstand häufigsten. Sie stellen übertragbare Krankheiten dar, weil sie Erreger verursachen, zu denen *Viren, Bakterien, Pilze, Protozoen* und *Parasiten* gehören.

Benennung
Krankheitserreger besitzen wie alle anderen Lebewesen einen international gültigen, zwei- oder dreiteiligen, wissenschaftlichen Namen (z. B. *Salmonella typhimurium var. copenhagen* KAUFFMANN, 1934), der dem Lateinischen oder Griechischen entstammt. Das erste Wort kennzeichnet die Gattung *(Genus)*, unter der man mehrere Arten zusammenfaßt, ein zweites die Art *(Species)*, ein drittes Unterart *(Variante* oder *Typ)*. Hinter dem letzten steht der Name des Forschers, welcher als erster die Art oder Unterart beschrieb, sowie das Jahr, in dem seine veröffentlichte Arbeit erschien.

Arten von Erregern und übertragbaren Krankheiten
Viren, Bakterien, Pilze und *Protozoen* erkennt man nicht mit bloßem Auge *(makroskopisch)*, sondern nur *mikroskopisch*. Man nennt sie deshalb krankmachende Kleinlebewesen *(pathogene Mikroorganismen)*, die *Infektions*(ansteckende)krankheiten hervorrufen. *Arthropoden* und *Helminthen* dagegen lassen sich makroskopisch wahrnehmen und verursachen sog. *Invasions*-(parasitäre)krankheiten. Einzellige Mikroorganismen (Bakterien, Pilze, Protozoen) kann man lichtmikroskopisch, die zwischen lebender und toter Materie stehenden Viren nur *elektronenmikroskopisch* darstellen. Bakterien, Pilze und z. T. auch Protozoen bilden im geeigneten *Milieu* vermehrungsfähige, makroskopisch wahrnehmbare Wuchsverbände *(Kolonien)*.

TABELLE 1/4
Die bei Tauben vorkommenden Gruppen von Krankheitserregern

Wissenschaftliche Namen	Gebräuchliche Bezeichnungen
Viren	Virusarten
Bakterien	Spaltpilze oder Schizomyzeten
Pilze	Hyphen- oder Fadenpilze und Sproßpilze oder Hefen
Protozoen	Urtiere oder einzellige Tiere
Arthropoden	Gliederfüßer (Spinnentiere und Insekten)
Helminthen	Parasitische Würmer (Rundwürmer, Plattwürmer)

Maßeinheiten
Mikroben mißt man nach Mikrometern (μm) als tausendsten Teil des Millimeters (1 mm = 1000 μm), *Viren* nach Nanometern (nm) als tausendsten Teil des Mikrometers (1 μm = 1000 nm).

1.3.1. Viren

Eigenschaften
Viren gehören zu den kleinsten Krankheitserregern, denn ihre reifen Formen *(Virionen)* schwanken größenmäßig zwi-

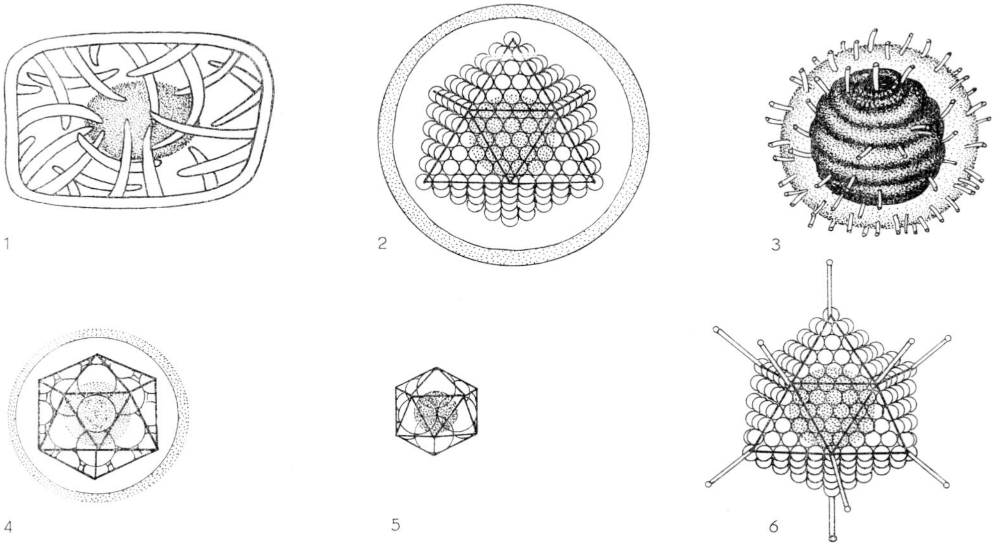

Gestalt und Aufbau von Viren als Krankheitserreger
1 Pockenvirus 2 Herpesvirus 3 Myxovirus 4 Arbovirus 5 Reovirus 6 Adenovirus

schen 10 nm (Maul- und Klauenseuchevirus) und 280 nm (Taubenpockenvirus). Wegen ihrer, im Vergleich zu *Bakterien* bedeutend geringeren Größe passieren sie bakteriendichte Filter. Sie besitzen keinen eigenen Stoffwechsel und bestehen chemisch aus *Nukleinsäuren* und *Protein* bzw. *Lipoprotein*. Ihr infektiöser Bestandteil stellt *Nukleinsäure* dar, entweder *Ribonukleinsäure (RNS)* oder *Desoxyribonukleinsäure (DNS)*. Die Nukleinsäuren befinden sich im Virusinnenkörper, den die schützende Protein- bzw. Lipoproteinhülle umgibt. Dadurch erweisen sich Viren artbedingt unterschiedlich empfindlich gegenüber *physikalischen* und *chemischen* Einflüssen. In ihren *biologischen* Eigenschaften unterscheiden sie sich grundlegend von den übrigen *Mikroorganismen*.

Vermehrung
Viren vermehren sich nur in lebenden Zellen mit folgenden Phasen: Zunächst heften sie sich an die Membran der Wirtszelle *(Adsorption)*, dringen dann in sie ein *(Penetration)* und zerfallen in ihre beiden Hauptbestandteile Nukleinsäure und *Protein*. Nukleinsäure lenkt als *genetischer* Bestandteil des Virus den Stoffwechsel der befallenen Zelle so, daß sie Virusuntereinheiten bildet (Vermehrungsphase). Die stets getrennt synthetisierten Komponenten Nukleinsäure und Protein fügen sich schließlich zu vollständigen, je nach Art kugel-, ei-, quader- oder fadenförmigen Viruspartikeln zusammen (Reifung). Die reifen, von der Wirtszelle freigesetzten Viruspartikeln *(Virionen)* können dann weitere Zellen befallen. Viele Viren erzeugen im Kern oder Plasma betroffener Zellen lichtmikroskopisch nachweisbare Gebilde, sog. Einschlußkörperchen *(EiK)*, die aus Viruskolonien und zell*reaktiven* Produkten bestehen.

Vorkommen
Die bei Tauben möglichen virusbedingten Krankheiten sind aus Tab. 1/5 zu ersehen.

1.3.2. Bakterien

Eigenschaften
Bakterien stellen nur zum geringen Teil krankheitserregende, 0,1 bis 10, meist um 1 µm lange einzellige, den niederen Pflanzen nahestehende *Mikroorganismen* dar. Ihre Größe veranschaulicht folgender Vergleich: Etwa 50 solcher Keime bedecken die Fläche eines roten Blutkörperchens, und eine Milliarde Bakterien wiegt nur annä-

TABELLE 1/5
Bei Tauben vorkommende Krankheiten

Position	Krankheitsgruppe	Ätiologie	Dazugehörige Krankheiten, Parasiten oder sonstige erkrankungsauslösende Ursachen
1	Virusbedingte Krankheiten *(Virosen)*	Virusarten	Taubenpocken, Taubenherpesvirus-Infektion, Aviäre Onkornavirus-, Aviäre Paramyxovirus-Infektion (Newcastle-Krankheit, Aviäre Paramyxoviren der Serogruppen 2 bis 7), Aviäre Influenzavirus, Arbovirus-, Aviäre Reovirus-, Aviäre Adenovirus-, Rubellavirus-Infektion
2	Bakteriellbedingte Krankheiten *(Bakteriosen)*	Bakterienarten	Ornithose (Chlamydien-Infektion), Mykoplasma-, Staphylokokken-, Streptokokken-, Listeria-, *Erysipelothrix rhusiopathiae-*, *Salmonella-*, *Escherichia coli-*, *Yersinia*-Infektion (Pseudotuberkulose). Pasteurellen-, *Mycobacterium avium-*, atypische Mycobakterien-Infektion
3	Pilzbedingte Krankheiten *(Mykosen)*	Faden-, Sproß-pilze und andere echte Pilze *(Eumyceten)*	*Aspergillus-* (Aspergillose), *Monilia*-Infektion, (Soor), Mykotoxikosen
4	Protozoärbedingte Krankheiten *(Protozoonosen)*	Urtiere *(Protozoen)*	Kokzidien-, Leukozytozoen-, *Toxoplasma-*, *Hämoproteus-*, *Plasmodium-*, *Trypanosoma-*, *Trichomonas gallinae-*, *Spironucleus columbae*-Infektion
5	Ektoparasiten und die von ihnen hervorgerufenen Krankheiten *(Ektoparasitosen)*	Milben und Insekten	Milben: Taubenzecke, *Ixodes caledonicus*, Rote Vogelmilbe, Nordische Federmilbe, Federbalgmilbe, Luftsackmilbe, Knötchenmilbe, Nasenmlibe, Federmilbe, Kalkbeinmilbe, Körperräudemilbe Insekten: Federlinge *(Bonomiella columbae; Hohorstiella lata; Neocolpocephalum (Neocolpocephalum) turbinatum; Campanulotes bidentatus compar; Coloceras damicornis damicornis, Coloceras damicornis fahrenholzi; Columbicola columbae columbae; Columbicola monschadskyi)*, Taubenwanze, Bettwanze, seltene Wanzenarten, Taubenfloh, Hühnerfloh, Westlicher Hühnerfloh, Tropischer Hühnerfloh, Taubenfliege und andere Lausfliegen
6	Würmer (Helminthen) und von ihnen hervorgerufene Krankheiten *(Helminthosen)*	Parasitische Würmer, und zwar Rund- oder Fadenwürmer, Plattwürmer (Band- und Saugwürmer)	Fadenwürmer: Taubenspulwurm, Taubenpalisadenwurm, *Trichostrongylus* tenuis, Tetrameres fissipina, kugelförmiger Fadenwurm, Spiralwurm, Filarienwurm, *Pelucitus clava*, Taubenhaarwurm, *Capillaria caudinflata*, Luftröhrenwurm Bandwürmer: zahlreiche Spezies Saugwürmer: zahlreiche Spezies
7	Mineralstoffwechselkrankheiten	Mangel, Überschuß oder ungünstiges Verhältnis von Mineralstoffen im Futter	Rachitis, Knochenweiche, Knochenbrüchigkeit, Schilddrüsenhyperplasie oder „Kropf" (Jodmangel)

Position	Krankheitsgruppe	Ätiologie	Dazugehörige Krankheiten, Parasiten oder sonstige erkrankungsauslösende Ursachen
8	Erkrankungen durch Mangel *(Hypovitaminosen, Avitaminosen)* oder Überschuß an Vitaminen *(Hypervitaminosen)*	Kann die wichtigsten Vitamine betreffen	Vor allem Vitamin A, B-Gruppe, Vitamin D, E, K
9	Vergiftungen einschließlich Futterschäden	Schadstoffe mannigfaltiger Art	In Pflanzen vorkommende Schadstoffe *(Phytotoxine)*, mineralische Futterzusätze (Kochsalz), unvorschriftsmäßig angewendete Arzneimittel, *(Antibiotika, Anthelmintika, Chemotherapeutika*, Vitamine), *Akarizide, Insektizide*, Desinfektionsmittel, Frostschutzmittel, Fungizide, Herbizide, Holz- und Rostschutzmittel, Rodentizide, Mittel gegen Schnecken- und Vogelfraß, Saatgutbeizmittel, Schwermetalle und Metalloide, Stickstoffverbindungen (Nitrate, Nitrite), synthetische Düngemittel, bestimmte tierische Stoffe, Verbrennungsrückstände, Umweltgifte
10	Organkrankheiten	Nicht durch die Positionen 1 bis 9, 11 und 12 hervorgerufene Erkrankungen	Krankheiten des Knochen-, Muskel-, Haut-, Verdauungs-, Atmungs-, Harn-, Geschlechts-, Kreislauf-, Lymph-, Sinnes- und Nervensystems
11	Geschwülste (Neoplasien)	Mit schrankenloser Zellvermehrung einhergehende Gewebsneubildungen	Können in allen Geweben und Organen als gut- oder bösartige Geschwülste vorkommen
12	Erbkrankheiten	Von den Eltern auf die Nachkommen übertragene, erblich bedingte Anomalien	Achondroplasie, Albinismus, Albinoähnliche Augenfarbe, Amputiert, Ausgefranste Federfahnen, Ataxie, Bürzeldrüsen-Aplasie, Ichthyosis, Federlosigkeit, Mikrophthalmie, Backenbart, Sehstörungen, Seidenfiedrigkeit, Stachelfiedrigkeit, Schwimmfüßigkeit, verdoppelte äußere Zehe, Vielzehigkeit, Mosaik-Muster

hernd 1 mg. Die verhältnismäßig einfach gebauten Bakterien bestehen aus *Protoplasma*, *Plasmamembran*, *Zellmembran* und Kapsel, bewegliche Arten auch aus *Plasma*fäden (Geißeln).

Vermehrung

Bakterien vermehren sich ungeschlechtlich durch Querteilung, viele *Spezies* in feuchtem Milieu bei Temperaturen zwischen 12 und 46 (Optimum bei 18 bis 40) °C. Dabei wachsen sie einseitig in die Länge und spalten sich oft schon in Abständen von etwa 20 Min. in eine zweite Hälfte. Die meisten Keime lassen sich in Nährböden vermehren. Auf festen *Medien* bilden sie

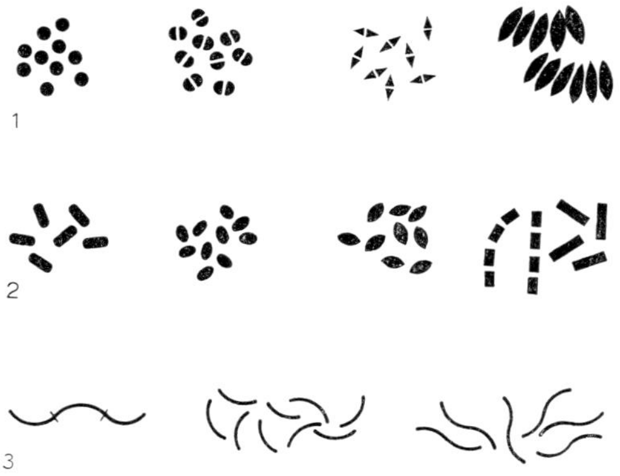

Gestalt und Aufbau von Bakterien als Infektionserreger

1 Kokken (Kugelform): rund, semmelförmig, lanzettförmig, staketförmig; Familie Kokken *(Coccaceen)* mit den Gattungen *Micrococcus, Streptococcus, Staphylococcus, Diplococcus*

2 kurze Stäbchen (Länge $<$ 2 Breiten), eiförmig-elliptisch, spindelförmig, rechteckig; Familie Bakterien *(Bacteriaceen)* mit den Gattungen *Bacterium* (4 Vertreter) und *Bacillus* (4 Vertreter)

3 Schrauben (starr): *Campylobacter* (bis $^1/_3$ eines Schraubenganges), *Spirillum* ($>$ $^1/_3$ eines Schraubenganges)

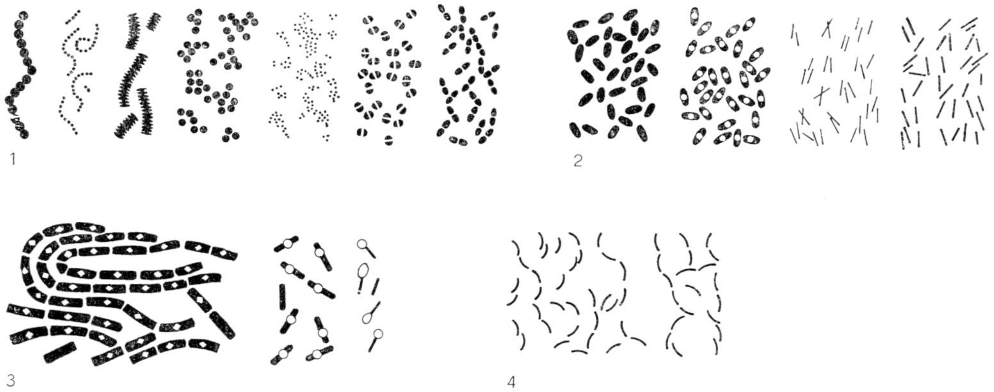

Beispiele für Bakterien

1 (von links nach rechts): *Streptococcus, Staphylococcus, Diplococcus*

2 (von links nach rechts): verschiedene Arten von Bakterien

3 (von links nach rechts): Bazillen

4 *Campylobacter*

sog. *Kolonien*, in flüssigen können sie Trübung und Bodensatz erzeugen. Sporenbildende Bakterien *(Bazillen)* erzeugen am Ende der Wachstumsphase Dauerformen (Sporen). Diese stoffwechsellose Form keimt im günstigen Milieu aus und erscheint dann als Wachstums(*Vegetations*)-form. Sporen befinden sich im Zentrum oder an einem Pol des Bakterienkörpers und sind unempfindlich gegen äußere Einflüsse, z. B. Kochhitze. Auch die *Vegetationsformen pathogener* Bakterien erweisen sich größtenteils widerstandsfähig gegen Kälte (diese konserviert sie) und Feuchtigkeit, z. T. sogar gegen Sonnenlicht und Austrocknung. Durch Hitze lassen sie sich innerhalb der temperatur- und *spezies*bedingten Zeitspanne sicher abtöten, ebenso mit *chemischen* Mitteln.

Arten

Die äußerst speziesreichen Bakterien lassen sich nach ihrer Gestalt und weiteren Eigenschaften (z. B. Färbbarkeit, Säurefestigkeit, Vermehrung mit oder ohne Sauerstoff, Beweglichkeit, Sporenbildung, unterschiedliche biochemische Merkmale) voneinander unterscheiden.

TABELLE 1/6
Einteilung der Bakterien

Bakteriengruppe	Kennzeichnung
Stäbchen	Bewegliche und unbewegliche stäbchenförmige Bakterien
Bazillen	Sporenbildende Stäbchen
Kokken	Unbewegliche kugelförmige Bakterien
Diplokokken	Doppelformen
Streptokokken	Kettenformen
Mikrokokken, Staphylokokken	Haufenformen
Sarzinen	Paketformen
Bewegliche schrauben- oder spiralförmige Bakterien	
Campylobacter	Kommaartig gebogene Formen
Spirillen	Schraubenformen mit starrem Körper
Spirochäten	Schraubenformen mit beweglichem Körper

Vorkommen
Die für Tauben unterschiedlich bedeutsamen bakteriell bedingten Krankheiten sind Tab. 1/5 zu entnehmen.

Ornithoseerreger Chlamydia psittaci
Dieser gehört ebenfalls zu den Bakterien. In seinen *strukturellen, biochemischen* und *funktionell-biologischen* Eigenschaften ähnelt er den *Rickettsien*, die ein Bindeglied zwischen Viren und Bakterien darstellen. Rickettsien vermehren sich ebenso wie die Viren nur in lebenden Zellen, aber durch Teilung wie Bakterien. Chlamydien als unbewegliche, kugelförmige Mikroorganismen besitzen eine, *gramnegativen* Bakterien ähnliche Zellwand, vermehren sich innerhalb *zytoplasmatischer Vakuolen* in einem noch nicht in allen Einzelheiten bekannten, etwa 48 Stunden dauernden Entwicklungszyklus. Ihre Größe schwankt je nach Entwicklungsstadium zwischen 0,2 bis 0,4 µm als dickwandige, infektiöse Formen *(Elementarkörperchen)* bis hin zu 0,8 bis 1,5 µm großen dünnwandigen, nichtinfektiösen Formen *(Initialkörper)*.

Mykoplasmen
Als Erreger von Mykoplasma-Infektionen stellen sie nach den heutigen Kenntnissen die kleinsten, noch auf zellfreien Nährböden wachsenden Bakterien dar. Ihre Größe schwankt – je nach Entwicklungsstadium – zwischen 0,15 bis 0,6 µm, in ihrer Gestalt überwiegen kokkenähnliche *(kokkoide)* Formen über kurze Stäbchen und Gebilde mit fadenförmigen Anhängen.

Schadwirkung
Pathogene Bakterien schädigen Gewebe, Organe oder den gesamten Wirtsorganismus vor allem durch ihre Stoffwechselprodukte und *Toxine*, die vorwiegend beim Zerfall ihres Zellkörpers entstehen.

1.3.3. *Pilze*

Eigenschaften
Pilze gehören zu den niederen Pflanzen und stellen freilebende Mikroorganismen *(Saprophyten)* dar, jedoch nur selten *fakultativ pathogene* Erreger. Sie ernähren sich von *organischen* Stoffen, vermehren sich vorwiegend ungeschlechtlich und erzeugen Dauerformen *(Sporen)*, durch die sie sich weiterverbreiten. Pilze bestehen aus den arteigentümlich gestalteten und gefärbten Fruchtträgern, aus deren Fruchtkörpern die *Sporen* hervorgehen, und den kernhaltigen, im Durchmesser etwa 10 µm großen, farblosen *Protoplasma*fäden (Pilzzellen), die das geflechtartige *Myzel (Vegetationskörper)* bilden. Dieses stellt entweder *Sproß-* oder *Fadenmyzel* dar, je nachdem, ob es aus zylindrischen oder kugelförmigen aneinandergereihten Zellen *(Sprossen)* oder feinen schlauchartigen Fäden *(Hyphen)* besteht. Hierdurch unterscheiden sich Sproßpilze *(Blastomyceten* oder Hefen) und Fadenpilze *(Hyphomyceten)*.

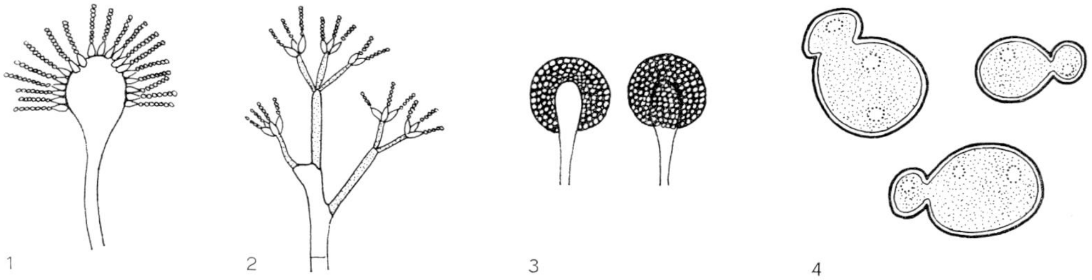

Gestalt und Aufbau von Pilzen als Infektionserreger
1 *Aspergillus* mit *Konidiophore, Vesiculum, Sterigmen* und *Konidien*
2 *Penicillium* mit *Konidiophore, Ramus, Metulae, Sterigmen* und *Konidien*
3 *Mucor* mit *Konidiophore, Sporangium, Kolumella* und *Sporen*
4 *Oidium albicans* als Beispiel für Hefepilze mit einseitiger Sprossung

Arten
Zu den Sproßpilzen gehören der Soorpilz *(Candida albicans)*, der *Soor* verursacht, zu den Fadenpilzen die *Aspergillusarten*, die *Aspergillose* erzeugen können. Von Pilzen hervorgerufene Krankheiten nennt man *Mykosen* (Tab. 1/5).

1.3.4. Protozoen

Eigenschaften
Urtiere *(Protozoen)* als vorwiegend freilebende, seltener parasitierende einzellige Tiere besitzen einen einheitlichen, von einem Oberflächenhäutchen umgebenen *Protoplasma*leib, mindestens einen Zellkern sowie zu bestimmten Funktionen befähigte Zellteile, die *Organellen* (Stütz-, Schutz-, Bewegungs- und Stoffwechselorganellen). Fortpflanzungsformen, die den Wirtskörper verlassen, befinden sich in festen Schutzhüllen, sog. *Zysten*, damit sie in der Außenwelt lebensfähig bleiben.

Vermehrung
Protozoen vermehren sich ungeschlechtlich durch Zwei- oder Vielfachteilung in bestimmten Stadien auch geschlechtlich. Die Aufeinanderfolge von ungeschlechtlicher und geschlechtlicher Fortpflanzung heißt *Generations*wechsel.

Einteilung, Arten, Häufigkeit
Protozoen teilt man in folgende 5 Klassen ein: Wimpertierchen *(Infusorien)*, Wurzelfüßer *(Rhizopoden)*, Geißeltierchen *(Flagellaten)*, Sporentierchen *(Sporozoen)* und Toxoplasmatierchen *(Toxoplasmaten)*. Die bei Tauben vorkommenden, vorwiegend *fakultativ pathogenen Protozoen* gehören den Flagellaten, Sporentierchen, Toxoplasmatierchen, *Plasmodien, Piroplasmen, Trypanosomen, Leukozytozoen* und *Haemoproteiden* an (Tab. 1/5).

1.3.5. Parasiten

Eigenschaften
Als mit bloßem Auge sichtbare tierische Lebewesen, die sich entweder ständig oder nur vorübergehend an oder in einem anderen *Organismus* (Wirt) befinden, ernähren sich die *Parasiten* von dessen Körpersubstanz und schädigen ihn dadurch. Die mehrzelligen Parasiten der Taube gehören folgenden Tierstämmen an: Gliederfüßer *(Arthropoden)* und Würmer *(Helminthen)*.

Vorkommen, Arten, Lebensweise, Schadwirkung
Von Ausnahmen abgesehen, leben schmarotzende Arthropoden als *Ekto*(Außen)-*parasiten* auf dem Wirt (äußere Haut einschließlich Anhangsgebilde). Die Helminthen dagegen kommen im Wirtskörper vor und gelten daher auch als *Endo*(Innen) *parasiten*. Nach ihrer Lebensweise und Schadwirkung teilt man Parasiten wie folgt ein:

- *Stationäre* Parasiten, die sich längere Zeit am oder im Wirt aufhalten, und zwar *permanent*, d. h. während ihres gesamten Lebens (z. B. Feder-, Körperräude-, Kalkbeinmilben, Federlinge, Helmin-

then), *periodisch*, d. h. nur während eines Entwicklungsstadiums (z. B. Zekken-, Mehlkäfer-, Speckkäferlarven);
- *temporäre* Parasiten, die den Wirt nur zeitweise befallen und sich zwischendurch in Schlupfwinkeln befinden, und zwar *permanent-temporär*, wenn dies zeitlebens auftritt (z. B. Zecken, Wanzen), *periodisch-temporär*, wenn sie sich nur innerhalb bestimmter Entwicklungsstadien so verhalten (z. B. Flöhe, Stechfliegen, -mücken, Lausfliegen).

Arthropoden
Sie besitzen einen von der *Chitin*hülle umgebenen Körper und gegliederte *Extremitäten*, deren Teilstücke sich gelenkig miteinander verbinden. Zu ihnen gehören Krebstiere, Tausendfüßler, Spinnentiere *(Arachnoiden)* und Insekten *(Hexapoden)*.

Spinnentiere
Ihr Körper setzt sich aus 2 Abschnitten zusammen, Kopfbruststück *(Cephalothorax)* mit 4 Beinpaaren sowie Hinterleib *(Abdomen)*.

Insekten
Sie bestehen aus Kopf, Brust, 3 Beinpaaren und Hinterleib.

Eingeweidewürmer (Helminthen)
Von ihnen gibt es Vertreter der Rundwürmer *(Nemathelminthen) und* Plattwürmer *(Plathelminthen)* als Endoparasiten von Tauben. Nemathelminthen stellen getrennt geschlechtliche zylindrische Würmer dar. Zu ihnen gehören die Fadenwürmer *(Nematoden)*, vor allem Spul-, Palisaden- und Haarwürmer. Bei den *Plathelminthen* als abgeplatteten, durch ihre parasitische Lebensweise im Körperbau zurückgebildeten beidgeschlechtlichen Würmern gibt es 2 Ordnungen, die artenreichen Saugwürmer *(Trematoden)* und Bandwürmer *(Cestoden)*. *Trematoden* besitzen einen einheitlichen Körper mit Verdauungskanal, die *Cestoden* dagegen bestehen nur aus Kopf und Gliedern.

1.4. Eigenschaften von Krankheitserregern und Krankheiten

Krankheiten stellen Reaktionen zwischen auslösender Ursache (z. B. Erreger, äußere oder innere Einflüsse) sowie Empfänglichkeit *(Konstitution, Kondition* und Umweltbedingungen) des Wirtes dar. Die Ansteckungsfähigkeit *(Kontagiosität)* der Erreger hängt vor allem von ihrer „Angriffsfähigkeit" *(Virulenz)* und Ausbreitungstendenz im Wirtsorganismus sowie dessen Empfänglichkeit *(Disposition)* ab.

Am Entstehen übertragbarer Krankheiten beteiligen sich 3 *Biosysteme*, nämlich Wirt, Erreger und Umwelt. Unter diesen gibt es in Wechselwirkung miteinander stehende jeweils infektionshemmende und -fördernde Faktoren. Besonders bei Brieftauben-Sammeltransporten in Kabinenexpressen mit den einer Massentierhaltung entsprechenden Möglichkeiten sowohl des direkten als auch indirekten Kontaktes mit Erregern, ihrer *Virulenz*steigerung durch Tierpassagen und anderen ansteckungsbegünstigenden Umständen lassen sich die häufigsten Krankheitserreger nahezu ideal weiterverbreiten. Dazu gehören vor allem Viren (z. B. Taubenpocken-, Herpesvirus, Aviäre Adenoviren), *Bakterien* (meist *Chlamydia psittaci, S. typhi-murium var. copenhagen*), *Protozoen* (u. a. Kokzidien-Spezies, *Trichomonas gallinae, Spironucleus columbae*), *Ektoparasiten* (vorwiegend Taubenzecken, Rote Vogelmilben, Federmilben, Federlinge) und *Helminthen* (am häufigsten Taubenspul-, -palisaden-, -haarwurm). Das geschieht regelmäßig besonders dann, wenn *hygienische* Mängel in der Beschaffenheit und Wartung von Kabinenexpressen sowie Betreuung der darin oft in zu hoher Besatzdichte (Anzahl Tiere/Grundfläche und Luftraum) untergebrachten Tiere bestehen.

Pathogenität
Mikroorganismen können *apathogen, fakultativ oder obligat pathogen sein*, je nachdem, ob sie gar nicht, nur unter bestimmten Bedingungen oder regelmäßig Krankheiten erzeugen. Fakultativ pathogene Erreger verursachen die sog. Faktorenkrankheiten. Als obligat pathogen gelten

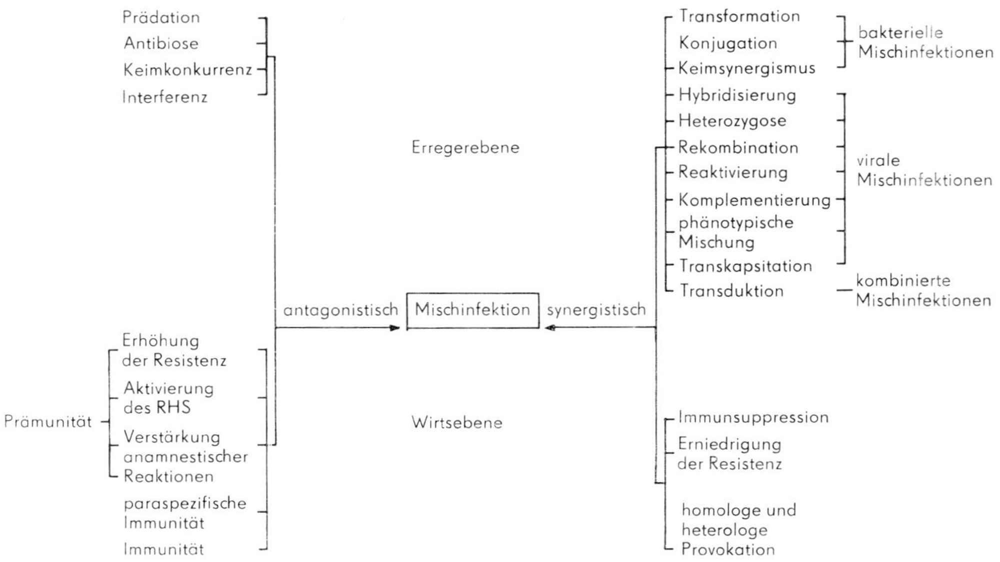

Wechselwirkungen zwischen Erreger und Wirt bei Infektionen und Mischinfektionen (nach MAYR u. a., 1971)

vor allem die Erreger der meisten, am häufigsten vorkommenden Infektionskrankheiten. Zwischen fakultativ und obligat pathogenen Mikroorganismen gibt es jedoch fließende Übergänge, die besonders von folgenden abhängen: *Disposition* der Taube, *Virulenz* und *Infektionsdosis* des Erregers, Infektionsweg.

Vermehrungsort

Pathogene Mikroorganismen vermehren sich nur im Wirt, ausgenommen *Salmonellen*, *Bazillen* und *Pilze*, die sich auch im geeigneten Milieu der Außenwelt fortzupflanzen vermögen.

Virulenz

Pathogene Mikroorganismen sind artbedingt unterschiedlich *virulent*. Darunter faßt man folgende Eigenschaften zusammen:

- die Fähigkeit, in den Wirt einzudringen, dessen Abwehrkräfte zu überwinden und sich in ihm zu vermehren *(Infektiosität)*,
- das Vermögen, Stoffwechselprodukte oder giftig wirkende Stoffe *(Toxine)* zu bilden, welche die Gewebe, Organe oder den gesamten Wirtsorganismus schädigen *(Toxizität)*.

Erläuterung von Begriffen

Die für die Kennzeichnung der *antimikrobiellen*, *antiparasitären*, abtötenden, wachstums- oder vermehrungshemmenden Wirksamkeit von chemischen Substanzen, Präparaten oder Verfahren gegen Krankheitserreger üblichen Begriffe führt Tab. 1/7 auf.

Inkubationszeit (IKZ)

Zwischen dem Eindringen von Erregern in den Wirtskörper *(Infektion)* und dem Auftreten der ersten Krankheitssymptome liegt die Ansteckungsfrist, in der sich Mikroorganismen vermehren und ausbreiten. Die *IKZ* hängt sowohl von der Menge, Art und *Virulenz* des betreffenden Erregers als auch von der Disposition des Wirtes ab.

Arten von Infektionen und Erregern

Wenn Krankheitserreger die Abwehrkräfte des Wirtes überwinden und sich stark vermehren, entsteht die *manifeste* (sichtbare) Infektion. Die *subklinische* Infektion liegt vor, wenn Tauben nur unauffällig oder mild erkranken. *Latent* (stumm, unbemerkt) verlaufende Infektionen gibt es bei allen *kontagiösen* Krankheiten. Die bei widerstandsfähigen Tieren symptomlos verlaufenden

Infektionen erscheinen vor allem bei *resistenzgeschwächten* Tieren *manifest. Lokalinfektionen* betreffen vorwiegend Organe und Organsysteme. Sie kommen bei bestimmten *virus-, bakteriell-, pilz- und protozoärbedingten* Krankheiten vor, größtenteils auch bei permanent-stationären Ektoparasiten sowie *Helminthen.* Allgemeininfektionen *(Generalisationen)* bestehen, wenn sich Erreger durch den Blutstrom über den ganzen Körper verbreiten. Befinden sich Bakterien in der Blutbahn, bildet sich die *Bakteriämie* oder *Septikämie* („Blutvergiftung"). *Sekundärinfektionen* treten auf, wenn für widerstandsfähige Tauben nicht krankmachende Mikroorganismen *(Sekundärerreger)* bereits bestehende Prozesse *(Primärkrankheiten)* komplizieren. Sekundärerreger kommen regelmäßig z. B. bei der Schleimhautform von Pocken, *Herpesvirus-, Chlamydien- und Mycoplasmen*-Infektion vor, ferner bei *Soor, Aspergillose* und Rachen*trichomoniasis.* Befallen gleichzeitig 2 oder noch mehr Erreger Tauben, bezeichnet man dies als Doppel- oder Mischinfektion.

Häufigkeitsgrad und Symptome
Krankheiten können vereinzelt *(sporadisch)*, zahlreich *(enzootisch)*, gehäuft *(epizootisch)* oder sogar massenhaft *(panzootisch)* auftreten und mit spezifischen sowie unspezifischen Zeichen einhergehen. Diese Eigenschaften resultieren besonders aus der Art, Menge und *Virulenz* aufgenommener Erreger sowie der *Disposition* von Tauben. Bestimmte Erreger erzeugen gleiche Allgemeinsymptome, z. B. Durchfall, der bei vielen Krankheiten (u. a. *Ornithose, Salmonellose, Tuberkulose, Pseudotuberkulose, Kokzidiose, Trichomoniasis, Hexamitiasis, Helminthenbefall*, Vergiftungen und Futterschädlichkeiten) vorliegen kann.

Krankheitsverlauf
Dieser kann sich wie folgt äußern:
- *typisch* bzw. *atypisch*, wenn er entweder *klassisch* verläuft oder *anomal* erscheint;
- *hochakut (perakut)*, wenn Tauben sowohl plötzlich und stürmisch erkranken als auch bald verenden;
- *chronisch*, wenn Erkrankungen allmählich beginnen, lange dauern und Rückfälle *(Rezidive)* entstehen;
- *subklinisch*, wenn die Tiere kaum wahrnehmbare Symptome zeigen;
- *latent*, wenn Tauben unbemerkte (symptomlose) Infektionen haben.

TABELLE 1/7
Begriffe zur Kennzeichnung der antimikrobiellen, antiparasitären, abtötenden, wachstums- oder vermehrungshemmenden Wirksamkeit von chemischen Substanzen, Präparaten oder Verfahren gegen Krankheitserreger

Begriff	Wirksamkeit gegen
Acarizid	Milben *(Acarina)*
Antibakteriell	Bakterien
Antibiotisch	Myzelbildende Pilze
Antihelminthisch	Würmer *(Helminthen)*
Antifungiell	Pilze *(Fungi)*
Antiinfektiös	Infektionserreger
Antimikrobiell	Mikroorganismen
Antimykotisch	Pilzerkrankungen *(Mykosen)*
Antimyzetisch	Myzelbildende Pilze
Antiparasitär	Parasiten
Antiviral	Viren
Askarizid	Spulwürmer *(Askaridien)*
Bakterizid/bakteriostatisch	Bakterien
Biozid	Lebewesen (*Bios* = belebte Welt)
Capillarizid	Haarwürmer *(Capillarien)*
Fungizid/fungistatisch	Pilze *(Fungi)*

TABELLE 1/7 *(Fortsetzung)*

Begriff	Wirksamkeit gegen
Gametozid	*Gameten* (durch geschlechtliche Vermehrung entstehende Zellen von *Protozoen*)
Germizid	Infektionserreger
Helminthizid (besser „vermizid")	Würmer *(Helminthen)*
Imagozid	Erwachsene Insekten *(Imagines)*
Insektizid	Insekten
Larvizid	Insektenlarven
Mikrobizid/mikrobistatisch	Mikroorganismen
Molluskizid	Schnecken *(Mollusken)*
Mykozid/mykostatisch	Pilzinfektionen *(Mykosen)*
Ovizid	Insekteneier (*Ovum* = Ei)
Parasitizid	Parasiten
Pestizid	Schädlinge, Lästlinge
Protozoid	Urtiere *(Protozoen)*
Rodentizid	Nagetiere *(Rodenta)*
Schizontozid	*Schizonten* (durch ungeschlechtliche Vermehrung entstehende Zellen von *Protozoen)*
Sporizid	Sporen
Trematodizid	Saugwürmer *(Trematoden)*
Trichomonadizid	Trichomonaden (Geißeltierchen)
Tuberkulozid/tuberkulostatisch	Tuberkelbakterien (Erreger der Tuberkulose)
Vermizid	Würmer *(Vermes)*
Virizid/virustatisch (besser „antiviral")	Viren

1.5. Eigenschaften und Reaktionen des Taubenorganismus zur Abwehr von Krankheitserregern und Krankheiten

Die folgenden Ausführungen ermöglichen es dem Züchter, sich nicht nur näher mit den Grundlagen der Gesundheit von Tauben zu befassen, sondern sie auch ständig für die Prophylaxe und Bekämpfung von Krankheiten anzuwenden.

1.5.1. Konstitution

Darunter versteht man die ererbte Körperverfassung, d. h. die Reaktions- oder Widerstandsfähigkeit von Lebewesen gegenüber Umwelt*(Milieu)*einflüssen. Die Konstitution von Tauben beruht letztlich auf ihren Erbanlagen, die sich sowohl im äußeren Erscheinungsbild *(Phänotyp)* als auch in der ererbten Reaktionsfähigkeit *(Genotyp)* widerspiegeln. *Hormonelle Regulation*, Jahreszeit, Mauser, Alter, Ernährung, Haltung, Betreuung und andere Milieufaktoren können die Konstitution von Tauben fördernd oder hemmend beeinflussen.

1.5.2. Kondition

Sie beinhaltet den jeweiligen, ebenfalls von den Umwelteinflüssen und Körperleistungen abhängigen Haltungszustand von Lebewesen. Bei Haustauben hängt die Kondition wesentlich von der Betreuung durch den Menschen (Züchter) ab, bei Wildtauben vor allem von den *Milieufaktoren.* Durch optimale Umweltbedingungen, einschließlich gute Betreuung, lassen sich sowohl Kondition als auch Konstitution von Tauben verbessern.

1.5.3. Resistenz (R)

Definition

Dieser vielschichtige Begriff läßt sich am besten als natürliche Widerstandskraft deuten, d. h. artspezifische erbliche Unempfänglichkeit von Lebewesen gegenüber ungünstigen *Milieu*einflüssen (z. B. Krankheitserreger, sonstige körperschwächende Faktoren).

Arten
Alle Lebewesen besitzen die ihnen eigene *Art-R.* Tauben erweisen sich daher gegenüber *kontagiösen* Krankheiten sowohl des Menschen und der Säugetiere als auch größtenteils anderer Vogelarten weitestgehend unempfänglich. Dies beruht auf den *anatomischen* und *physiologischen* Eigenschaften ihres *Organismus.* Dagegen hängt ihre *individuelle R.* weitgehend von inneren und äußeren Einflüssen (vor allem Konstitution, Kondition, Alter, Jahreszeit) ab und zeigt sich nicht immer deutlich. Die höhere Anfälligkeit von Nestlingen und Jungtieren erklärt sich aus der erst mit zunehmenden Alter entwickelnden *Alters-R,* die besondere Disposition vieler Ausstellungstaubenrassen aus der extremen Auslese nur auf Rasse(Schönheits)forderungen. Brieftauben besitzen durch die jahrzehntelange, ausschließliche Selektion auf hohe Flug- und Heimkehrleistungen sowohl bessere Konstitution als auch R im Vergleich zu den nur einseitig auf Farb- und Zeichnungsmuster sowie Körperbaumerkmale gezüchteten Rassetauben.

Resistenzschwächende Faktoren
Die natürliche Widerstandskraft vermindert sich nicht nur bei ausschließlicher Zuchtwahl auf Schönheitsmerkmale, sondern auch durch verschiedenartige Umwelteinflüsse.

R-schwächende Haltungsbedingungen gibt es vor allem bei der Unterbringung von Tauben in unzulänglichen Schlägen, in denen es an Licht, Luft und Sauberkeit mangelt. Starke körperliche Beanspruchungen, wie sie besonders bei monatelanger ausschließlicher Schlag- oder Volierehaltung, widrigen Bedingungen bei Schlechtwetter- und Weitstreckenflügen, oftmaliger, womöglich aufeinanderfolgender Teilnahme von Tieren an Ausstellungen und Flugwettbewerben vorliegen, schwächen ebenso die R wie *quantitativ* oder qualitativ unzureichende Ernährung (z. B. Dursten, Hungern, einseitiges nähr-, mineral-, wirkstoffarmes Futter, Magensteinchenmangel, Futterschädlichkeiten), Gesundheitsstörungen und Krankheiten, vor allem erregerbedingte.

An der *R* und damit unspezifischen Infektabwehr von Lebewesen beteiligen sich nicht nur die Schutzzellen, sondern auch die im Blut gelösten (humoralen) Schutzstoffe. Zu ersteren gehören sowohl weiße Blutkörperchen *(Leukozyten)* als auch Freßzellen

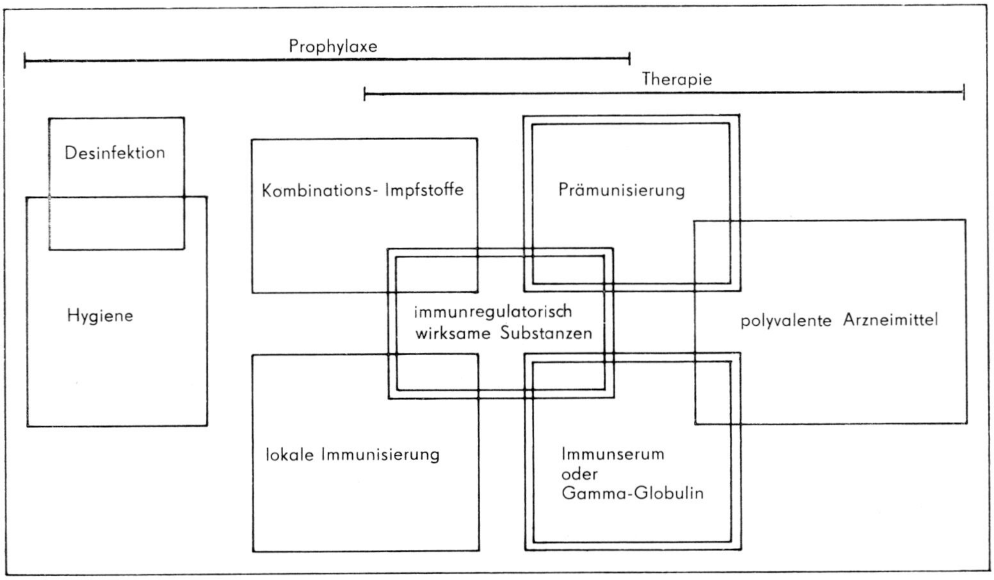

Zusammenwirken von Faktoren bei der Bekämpfung und Verhütung von Infektionen
(nach MAYR u. a., 1971)

(Phagozyten oder *Makrophagen)* genannte Zellen des RHS einschließlich *Monozyten*, zu letzteren bestimmte Stoffe im Blutserum. Zu den Schutzeinrichtungen des Körpers zählt man ferner das Fieber und die Eigenschaft bestimmter obengenannter Blut- und anderer Körperzellen, eingedrungene Erreger unschädlich zu beseitigen. Auch örtliche Entzündungen, z. B. nach Verletzungen, gehören zu solchen Faktoren der aktiven unspezifischen *R*. Darüber hinaus verfügt das Blut über *R-Mechanismen* in Form bestimmter Substanzen.

R-Faktoren lassen sich fördern oder abschwächen. So können bestimmte Erreger, die bei nicht in ihrer *R* geminderten Tauben keine Symptome verursachen, z. B. bei kälte- oder hitzegeschädigten, durch beeinträchtigte Körperfunktionen jedoch Erkrankungen auslösen, weil sie Störungen des hormonellen Geschehens und gesamten Stoffwechsels bewirken. Durst, Hunger, Hitze, Kälte z. B. beeinträchtigen die *R-Faktoren* und schwächen somit die natürliche Widerstandskraft von Tauben.

1.5.4. *Disposition*

Darunter versteht man die keinesfalls unveränderliche Körperverfassung, bei der entweder negative Einflüsse im allgemeinen oder Krankheitserreger im besonderen wirken. Die Empfänglichkeit hängt vor allem von der *Konstitution*, *Kondition* und der *Resistenz* des Wirtes ab und äußert sich als erhöhte durchschnittliche Erkrankungswahrscheinlichkeit. Die höchste Disposition weisen daher durch *Stressoren* stark resistenzgeschwächte Tauben auf.

1.5.5. *Immunität (I)*

Der *Resistenz* steht die *I* als sehr komplexes, biologisches Geschehen gegenüber, zu dessen Verständnis vor allem *immunbiologische* und *biochemische* Kenntnisse gehören.

Definition

Im Gegensatz zur *Resistenz* müssen Lebewesen Immunität erwerben. Unter *I* versteht man den Schutzzustand gegen Infektionen besonders mit Krankheitserregern oder ihren Stoffwechselprodukten. Die *I* als *spezifische Resistenz* entsteht durch sowohl *zelluläre* (zellvermittelte bzw. zellgebundene) und *lokale* als auch *humorale* Schutzstoffe, die sich wechselseitig beeinflussen. *Humorale Ak* als bestimmte Eiweißstoffe (Globuline) des Blutserums bildet der Wirt aktiv aus aufgenommenen Antigenen *(Ag)* von Stoffwechselprodukten und Toxinen von Erregern. Der Körper kann sie jedoch auch *passiv* durch maternale *Ak* in Eidotter und Kropfmilch oder in Form von *Immunseren* erhalten.

Arten

Bei Tauben gibt es entsprechend der Funktion von Fabricius'schem Beutel *(Bursa Fabricii)* und *Thymus* (Thymusdrüsen) als zentralen Organen der Immunabwehr wie bei allen anderen Vögeln grundsätzlich 2 Arten von *I*, nämlich die *bursa-* und *thymus*abhängige *I*. Bursa Fabricii und Thymus stellen die beiden zentralen und ursprünglichen Bildungszellen für Lymphzellen *(Lymphozyten)* dar. Das in anderen Organen befindliche, mit Lymphozyten durchsetzte sog. *periphere lymphatische* Gewebe läßt sich nach Ursprung, Entwicklung und Aufgaben ebenfalls in ein *bursa-* und ein *thymus*abhängiges einteilen.

Bursaabhängige lymphatische Zellen (abgekürzt B-Zellen)

Sie erzeugen die im Blut kreisenden (daher *humoralen) Ak* und somit die *humorale I*. Die *B*-Zellen stellen die Vorläufer der *Plasma*zellen dar, die *Immunglobuline (Ig)* erzeugen, von denen man folgende unterscheidet:

- *IgM*, das sich als erstes *Ig* schon bei wenige Tage alten Nestjungen bildet,
- *IgG*, das erst nach dem *IgM* entsteht und sich länger als *IgA* nachweisen läßt,
- *IgA*, das vor allem die Schleimhäute von Augen, Nasen sowie Atmungs- und Verdauungsorganen erzeugen.

Thymusabhängige lymphatische Zellen (abgekürzt T-Zellen)

Als Träger der zellvermittelten, gewebsständigen I besitzen sie besondere Bedeutung sowohl für die Ausprägung der *I* (z. B. bei Taubenpocken, Salmonellose, Kokzidiose) als auch für die *I* gegen Fremdgewebe (beim Menschen z. B. gegen *transplantierte* Gewebe und Organe von Spendern).

Entstehung und Arten der Immunität
Die *I* richtet sich stets spezifisch gegen bestimmte Erreger oder sehr eng miteinander verwandte Gruppen dieser. *I* entsteht somit sowohl nach natürlichen Infektionen und Schutzimpfungen mit abgetöteten, abgeschwächten oder lebenden Erregern *(aktive I)* als auch nach Injektionen von Immunseren oder bei Nestjungen durch die im Eidotter und in der Kropfmilch enthaltenen maternalen *Ak* (passive *I*). In dem Blut und den Körpersäften befindliche *Ak* erzeugen die *humorale I*, in den Zellen lokalisierte dagegen die *zelluläre I*.

Aktive Immunität
Sie bildet sich, wenn *Antigene (Ag)*, d. h. Krankheitserreger oder ihre Stoffwechselprodukte in den Wirtskörper gelangen und in diesem Vorgänge auslösen, wonach sich Schutzstoffe, sog. *Ak (Immunkörper)* bilden. Die *I* entsteht durch die Wechselwirkung von 2 Faktoren, den *Ag* einerseits und den *Ak* andererseits.

Antigen-Antikörper-Reaktionen und Arten von Ak
Ag können Viren, *Bakterien, Protozoen*, Helminthen, pflanzliches und tierisches Eiweiß, ferner bestimmte chemische Verbindungen (ausgenommen z. B. *Phyto-* einschließlich *Mykotoxine)* sein. *Ak* dagegen stellen Eiweißverbindungen (Globuline) dar, die sich in bestimmten Körperzellen unter dem Einfluß von *Ag* bilden und nur gegen die entsprechenden *Ag* wirken. Auf jeden Ag-Reiz erzeugt der Organismus verschiedene, z. T. zeitlich getrennt voneinander auftretende *Ak*, die man mit entsprechenden *Ag-Ak-Reaktionen* nachweisen kann. Im einzelnen lassen sich *antitoxische, präzipitierende, agglutinierende, hämagglutinierende, hämagglutinationshemmende, komplementbindende* und *neutralisierende Ak* unterscheiden. Um Infektionen mit bestimmten Krankheitserregern einwandfrei feststellen zu können, läßt man Blutproben verdächtiger Tauben zweimal im Abstand von etwa 10 bis 14 Tagen auf die vermuteten *Ak* und einen evtl. Anstieg ihres *Ak-Titers* untersuchen.

Maternale Ak
Weibliche Tauben mit *aktiver I* geben diese sowohl über den Eidotter als auch durch Kropfmilch an ihre Nachkommen weiter und schützen sie so etwa 4, höchstens bis 5 Wochen gegen die Erreger spezifischer Infektionen. Nach dieser Zeit verschwinden die *Ak*, welche die Jungen *passiv* empfingen, wieder aus ihrem Blut.

Immunitätsgrad
Der Grad *aktiv* gebildeter *Ak* erweist sich bei Infektionen mit Viren erheblich höher als nach solchen mit anderen *Mikroorganismen* (z. B. Bakterien), wo *Ak* meist nur kurzzeitig und unbefriedigend wirken. Längerdauernde, ausreichende *I* entsteht daher vor allem durch die natürliche, z. T. auch nach künstlicher Infektion (Schutzimpfung) mit bestimmten Erregern. Bei den meisten übertragbaren Krankheiten muß sich der Züchter jedoch mit *hygienischen* und sonstigen *prophylaktischen* Maßnahmen begnügen, um *manifeste* Infektionen seiner Tauben verhüten zu können.

Immunitätsdauer
Nach der Ansteckung wirken gebildete *Ak* unterschiedlich lang. Tauben bleiben während dieser Zeit von *manifesten* Infektionen mit den betreffenden Erregern verschont und erweisen sich daher unempfindlich *(immun)*. Die *I* (bei Protozoen und *Helminthen* spricht man von *Infektions-I* oder *Prämunität)* richtet sich stets spezifisch gegen den verursachenden Erreger und seine Stoffwechselprodukte. Ihre Dauer hängt von verschiedenen Faktoren ab. Bei Taubenpocken kann sie 1 Jahr oder noch länger vorliegen, bei *Chlamydien*-Infektionen besteht sie nur kurze Zeit, bei anderen Erregern, z. B. *Mykoplasmen*, z. T. gar nicht. Tauben lassen sich somit nicht nur durch aufgenommene Krankheitskeime (natürliche Infektion), sondern auch durch injizierte lebende, abgeschwächte oder abgetötete Impferreger (künstliche Infektion oder Schutzimpfung, Vakzinierung) immunisieren.

Vakzinen, Möglichkeiten und Ziel der Vakzination

Schutzimpfstoffe stellen nach besonderen Verfahren hergestellte Zubereitungen von lebenden oder abgetöteten Erregern, ihren Extrakten oder entgifteten Stoffwechselprodukten dar. Ohne dem Impfling zu schaden, bilden sich in ihm durch sie die *Ak*. Während sich bei *Lebendvakzinen* die Erreger entweder vorübergehend oder z. T. sogar längerfristig im Impfling vermehren, er sie also mit Speichel, Kot, Harn ausscheiden und somit weiterverbreiten kann, gibt es dies bei den aus *inaktivierten* Erregern bestehenden *„Totvakzinen"* niemals.

Tauben lassen sich durch Schutzimpfungen gegen weitverbreitete und häufige Infektionskrankheiten (z. B. Taubenpocken, Taubenherpesvirus-, *Salmonella typhi-murium*-Infektion) schützen, die man hierdurch sicherer als mit anderen Methoden bekämpfen und verhüten kann. Als *Ag* enthalten Taubenpocken- und -herpesvirus-Vakzinen lebende, Salmonella typhi-murium var. *copenhagen*- sowie bestandsspezifische Impfstoffe meist abgetötete Erreger.

Der schutzgeimpfte Körper muß die *Ak* selbst bilden. Daher nennt man dieses Verfahren *aktive*, die Injektion von *Immunseren* dagegen *passive* Immunisierung. Das Ziel der Vakzination besteht darin, den Impflingen einen möglichst hohen sowie langen Grad von *I* bei ausreichendem Schutz vor *manifesten* Infektionen mit den betreffenden Krankheitserregern zu vermitteln.

TABELLE 1/8
Die für Tauben häufigsten körperlichen Belastungen (Stressoren), die Leistungsbeeinträchtigungen, Gesundheitsstörungen, erhöhte Krankheitsauffälligkeit oder Krankheiten fördern und bewirken können

Zu kleine, dunkle, schlecht gelüftete, mit Schadgasen angereicherte, unsaubere, staubige oder in sonstigen Bedingungen den tierhygienischen Anforderungen nicht entsprechende Schläge
Unzweckmäßige oder fehlende Einrichtungsgegenstände in Taubenunterkünften
Verkotete, feuchte, schimmelpilzsporenhaltige oder stark staubende Einstreu
Zu früh abgesetzte und/oder ungenügend nachgefütterte Junge; Nestlinge sollten nicht vor dem 22. Lebenstag entwöhnt und in den ersten Tagen danach abends noch von den Eltern gefüttert werden
Von erwachsenen Tauben nicht getrennt gehaltene Jungtiere
Zu lange Zeit eingesperrte Tauben
Hygienisch vernachlässigte Tiere
Auf dem Schlag- und Volierenboden oder in ungeeigneten Trögen verabreichtes Futter
Unzweckmäßige Tränken, beschmutztes oder fehlendes Trinkwasser
Fütterungsmängel, vor allem mengen- oder gütemäßig unzureichende, d. h. zu knappe, nährstoff-, vitamin- und mineralstoffarme Ernährung, besonders während der Aufzucht, Mauser sowie vor und nach Flugwettbewerben einerseits sowie Verfettung (Adipositas) begünstigende Überernährung andererseits
Ernährungsschäden, besonders durch mit Auswuchs, Pilzen, Samenkäfern, giftigen Unkrautsamen oder anderen gesundheitsschädigenden Stoffen (z. B. Mykotoxine) behaftete Futtermittel
Durch überbesetzte Transportmittel, zu lange Beförderungszeiten zum Auflaßort sowie zu frühzeitig oder zu häufig auf Flugwettbewerben eingesetzte und damit geschwächte Brieftauben
Zu häufiges Ausstellen von Tieren
Alle Gesundheitsstörungen und Krankheiten

1.6. Streß und Streß-Faktoren *(Stressoren)*

Hygienisch einwandfrei gehaltene, vollwertig ernährte, sachgemäß betreute Tauben sind gesund und damit leistungsfähig, da sich ihre Körperfunktionen im *physiologischen* Gleichgewicht befinden. Ist dieses gestört, entsteht *Streß* als Wechselwirkung zwischen dem auf den Organismus einwirkenden Schaden *(Noxe)* und seiner Abwehr.

Vorgänge beim Streß

Streß kennzeichnet Reaktionen, mit denen der Körper große Belastungen (Stressoren) abschwächt. Sie können in folgenden Phasen ablaufen: als Alarm-, Resistenz- und Erschöpfungsstadium.

Das Alarmstadium besteht aus dem einleitenden Schock und dem daran anschließenden Gegenschock. Der Schock gilt als Folge eines auf den Körper einwirkenden

Schadens, während der Gegenschock die Noxe abwehren soll. Gelingt dies, klingt das Alarmstadium ab.

Dauert der Reizzustand an, wirkt also der Stressor weiter, paßt sich der Organismus der erhöhten Belastung an und tritt in das Resistenzstadium ein.

Das Erschöpfungsstadium prägt sich aus, wenn der Streß dauernd anhält und ihn der Körper nicht kompensieren kann.

Wirkt ein Streß auf den Organismus, alarmieren nervale Reize die Hirnanhangsdrüse *(Hypophyse)*, worauf sie von der Nebennierenrinde stammendes, sog. adrenokortikotropes Hormon ausschüttet, das bestimmte *inkretorische* Drüsen (vor allem die Nebennierenrinde) aktiviert, die daraufhin Hormone in die Blutbahn abgibt. Nebennierenrinden-Hormone intensivieren als *Glukokortikoide* den Zucker- und Eiweißstoffwechsel, als Mineral*kortikoide* den Mineralstoffwechsel und als *somatotropes* Hormon das Wachstum.

Beim Streß liegt stets erhöhter Nährstoff-, Vitamin- und Mineralstoffbedarf des Körpers vor, der sich durch zusätzliche Futter-, Vitamin- und Mineralstoffgaben ausgleichen läßt. Die aufgeführten Fakten sollten Züchter veranlassen, alle Belastungen von ihren Tieren fernzuhalten, die als Stressoren wirken.

1.7. **Widerstandsfähigkeit** *(Resistenz)* **und Übertragbarkeit** *(Transmission)* **von Krankheitserregern**

Widerstandsfähigkeit

Als wenig resistent erweisen sich z. B. die Erreger von *Aviären Onkornavirus-*, *Mykoplasma-*, *Trichomonas gallinae-* und *Spironucleus columbae*-Infektion. Andere Ansteckungsstoffe können durch bestimmte Schutzeinrichtungen – oder in Kot und Schmutz eingehüllt – wochen-, bis monate-, mitunter sogar jahrelang überleben. Als widerstandsfähiger gelten die Erreger z. B. von *Taubenpocken-*, *Herpesvirus-*, *Chlamydien-*, *Salmonellen*-Infektion, *Tuberkulose*, *Pseudotuberkulose*, *Rotlauf-*, *Streptokokken-*, *Staphylokokken-*, *E. coli-*, *Pasteurellen-*, *Listerien*-Infektion, *Aspergillose*, *Soor*, *Kokzidiose* und die Eier vieler *Helminthen*.

Ausscheidungs- und Übertragungswege

Tauben können Krankheitskeime durch die Kloake (mit Kot und Harn), den Atmungsweg (mit *Sekret-* und *Exsudat*tröpfchen), die Schleimhäute sonstiger Organsysteme sowie das *Epithel* der äußeren Haut ausscheiden und direkt oder indirekt übertragen. Am häufigsten gelangen Erreger durch neuerworbene, zugeflogene sowie von Weitstreckenflügen erheblich verspätet zurückgekehrte Tiere in bisher nicht davon befallene Bestände.

Erregerträger

Hierfür kommen nicht nur Tauben und andere Lebewesen, sondern bei Bazillen- und Pilzsporen, blutsaugenden Ektoparasiten, Insekten und sonstigen Schädlingen auch die damit behaftete Umwelt in Frage.

Infektionsquellen und -wege

Die Erreger*reservoire* können entweder direkte oder, falls sich Zwischenträger und Zwischenwirte einschalten, indirekte Infektionsquellen darstellen. Ektoparasiten befallen Tauben *aktiv*, pathogene Mikroorganismen und Helminthen dagegen nur *passiv*, da sie als Bestandteil von Zwischenträgern (meist kothaltiges Futter und Trinkwasser sowie erregerhaltiger Staub) über Eintrittspforten in den Wirt gelangen. Hierzu gehören besonders die Schleimhäute von Verdauungskanal und Atmungsorganen sowie die verletzte äußere Haut. Demzufolge gibt es *perorale*, *aerogene* und *kutane* Infektionen. Tauben, die *fakultativ* oder *obligat pathogene* Mikroorganismen verbreiten, nennt man Keimausscheider, solche, die sie nur beherbergen, dagegen Keimträger.

1.7.1. Direkte Übertragung

Perorale Infektion

Tauben können Krankheitserreger direkt oder indirekt über den Nahrungsweg aufnehmen. Im ersteren Fall spricht man von direkter *peroraler* Infektion („Fütterungsinfektion“). Diese kommt z. B. besonders bei Taubenpocken, -herpesvirus-, Chlamydien(Ornithose)-, Salmonellen-Infektion, Kokzidiose, Trichomoniasis, Hexamitiasis und Helminthenbefall vor. Fütternde Eltern und Ammentauben infizieren hierbei nicht nur eigene, sondern oft auch Junge anderer Paare. Zuchttiere stecken sich gegenseitig beim Schnäbeln an.

Angeborene (konnatale oder vertikale) Infektion
Hierdurch lassen sich Erreger ebenfalls direkt weiterverbreiten, und zwar vom Eierstock und/oder Eileiter der Täubin über Eidotter und/oder Eiweiß auf das Junge. Die gleiche Übertragungsmöglichkeit besteht, wenn Krankheitskeime über die Poren der Kalkschale in das Ei eindringen und den *Embryo* infizieren. *Konnatale* Infektionen kommen vor allem bei Aviären Onkornavirus-, Chlamydien- und Salmonellen-Infektionen vor.

1.7.2. Indirekte Übertragung

Zwischenträger
Krankheitserreger verbreiten sich mittelbar *(indirekt)* nicht nur durch unbelebte Zwischenträger (Kot, Einstreu, Futter, Tränk-, Badewasser, Staub, Nistschalen, andere Einrichtungsgegenstände, Sammelkörbe, Kabinenexpresse) weiter, sondern auch durch lebende Zwischenträger (Vektoren), bestimmte Helminthen (z. B. Saugwürmer, Bandwürmer) lediglich durch Zwischenwirte (z. B. Muscheln, Krebse, Schnecken, Würmer und andere niedere Lebewesen).

Aerogene Infektion
Krankheitskeime können *indirekt* nicht nur über den Verdauungs-, sondern auch Respirationstrakt in den Körper eindringen. Atmen Tauben im Staub befindliche, durch das Fliegen aufgewirbelte Erreger ein, spricht man von *aerogener* Infektion. Diese kommt u. a. besonders bei Taubenpocken, -herpesvirus-, Chlamydien-, Mykoplasmen-, Salmonellen-Infektion, Tuberkulose und Aspergillose vor.

Nabelinfektion
Bei geschlüpften Jungen können Erreger durch den Nabel in den Wirt gelangen. Das trifft vor allem für während des Kröpfens in den Nestboden gelangte Trichomonaden zu, ferner für die in verkoteten Nestern befindlichen Schmutzkeime.

1.7.2.1. Unbelebte Zwischenträger

Kot
Bei vielen Krankheiten scheiden *latent*, *subklinisch* oder *klinisch* infizierte Tauben die Erreger mit dem Kot aus, der die häufigste Ansteckungsquelle darstellt. Befinden sich Tiere auf verkoteten Flächen und nehmen sie das Futter auf diesen oder aus unzweckmäßigen Trögen auf, infizieren und reinfizieren sie sich besonders massiv. Im Kot bleiben Krankheitskeime je nach Erregerart unterschiedlich lange ansteckungsfähig.

Trinkwasser
Beim Trinken können auf der äußeren Haut, den Schleimhäuten der Kropfhöhlen oder im Speichel befindliche Krankheitskeime in das Wasser gelangen. Dieses gilt als häufige Infektionsquelle, vor allem bei nicht hygienisch einwandfrei beschaffenen, beschmutzten und verkoteten oder nicht regelmäßig nach vorausgegangenem Säubern der Gefäße erneuertem Wasser. Durstige Tiere trinken zum Teil aus Dachrinnen und anderen ungeeigneten Wasserstellen, wo sie Erreger aufnehmen können.

1.7.2.2. Lebende Zwischenträger (Vektoren)

Erreger lassen sich auch durch *Vektoren* aktiv oder passiv weiterverbreiten. Blutsaugende Ektoparasiten (z. B. Taubenzecke, Rote Vogelmilbe, Taubenwanze, Taubenfloh) und Insekten (z. B. Stechmükken, Stechfliegen) infizieren Tauben *aktiv* durch den Stich. Mäuse, Ratten, Wildvögel, verwilderte Haustauben, Hausgeflügel sowie andere Lebewesen, die mit Haustauben in Berührung kommen, können Krankheitskeime *passiv* durch Kontakt mit Futter, Tränkwasser, Einstreu und Gegenständen übertragen. Auch der Mensch kann als Zwischenträger Erreger weiterverbreiten.

Tauben als Überträger von Krankheitserregern
Hierbei muß man zwischen folgenden Gruppen unterscheiden: Haustauben (Rasse-, Brief-, Flugtümmler und andere Flugsport-, Wirtschafts-, Fleischtauben), verwilderte Haus- sowie Wildtauben

TABELLE 1/9
Möglichkeiten der Übertragung von Krankheitserregern bei Tauben

Übertragungsweg	Übertragungsmöglichkeiten	Charakteristisch für
Horizontale Infektion	Von Taube zu Taube Von Zwischenträger zu Taube, entweder durch direkten Kontakt kranker, subklinisch oder latent infizierter Tiere mit gesunden oder durch indirekten Kontakt empfänglicher Tauben mit Erregern über Zwischenwirte, lebende oder unbelebte Vektoren	Alle Erregergruppen (Viren, Bakterien, Pilze, Protozoen, Ektoparasiten, Helminthen)
Vertikale (konnatale oder angeborene) Infektion	Durch Brutei und Embryo auf geschlüpfte Junge	Bestimmte Erreger (Aviäre Adeno- und Paramyxoviren, Taubenherpesvirus, Aviäre Onkornaviren, *Chlamydia psittaci, Mycoplasma spp., S. typhi-murium, Staphylococcus* und *Streptococcus* spp.)

(VOGEL u. a. 1980). Die Bedeutung der vielerorts zur Plage gewordenen verwilderten Haustauben liegt vor allem im praktisch nicht ausrottbaren Erreger- einschließlich Schädlings- und Lästlings(Ungeziefer)reservoir für Haustauben.

1.8. Krankheitsfeststellung

Läßt sich der Grund von Tierverlusten nicht sicher ermitteln, sendet man zur Krankheitsfeststellung *(Diagnostik)* bestimmtes Material an die zuständige vet.-med. Untersuchungseinrichtung (Anhang) ein. Der Züchter sollte stets bedenken, daß viele Krankheiten unter ähnlichen Symptomen verlaufen können und sich deshalb selten allein durch die *klinische* Untersuchung, sondern oft erst durch die *Autopsie* und weitere diagnostische Verfahren *(parasitologische, bakteriologische, serologische, histologische* oder *toxikologische* Untersuchung) exakt nachweisen lassen.

Untersuchungsmaterialien
Hierfür eignen sich besonders
- verendete, gegebenenfalls getötete oder lebende Tauben,
- Kotproben,
- Blutproben,
- Kropfschleimproben.

Tierkörper
Damit sich verendete oder getötete Tiere möglichst frisch untersuchen lassen, muß man sie stets ungeöffnet und schnellstens (durch Eilboten oder Expreßgut) befördern bzw. überbringen. Im Winter genügt es, sie in Packpapier eingewickelt im Karton zu versenden. Im Sommer schlägt man sie zweckmäßig in ein essiggetränktes Tuch sowie Pergamentpapier ein und verschickt sie in feuchtigkeitsundurchlässiger Verpakkung. Bei warmem Wetter darf man den Versand keinesfalls verzögern, da verendete, oft mit Insekteneiern behaftete Tauben schon nach wenigen Tagen durch den Fliegenlarvenbefall und die Fäulnis sich nicht mehr zur Diagnostik eignen. Treten Krankheiten verlustreich auf, sendet der Züchter möglichst mehrere Tiere ein. Will man Tauben bei Vergiftungsverdacht auch *toxikologisch* untersuchen lassen, muß das der Einsender besonders vermerken.

Lebende Tauben
Nur in Sonderfällen schickt man lebende Tiere an die vet.-med. Untersuchungseinrichtung, um sie eingehend beobachten, evtl. wiederholt *serologisch* überprüfen und für besondere Zwecke ganz frisch untersuchen lassen zu können. Wer lebende Tauben einsendet, muß bedenken, daß

TABELLE 1/10
Autopsiebefunde von 1967 bis 1977 an der Reichsuniversität Gent (Belgien) untersuchter 4 809 Brieftauben (DEVOS u. a. 1967 bis 1977)

Ursachen	n	%
Newcastle-Krankheit	34	0,7
Leukosen[6]	14	0,3
Pocken	38	0,8
Chlamydien-Infektion/Ornithose[2]	72	1,5
„Ansteckender Schnupfen" („Schnupfen-Syndrom")[3]	163	3,4
Salmonella-Infektionen/Salmonellose[1]	327	6,8
Tuberkulose	14	0,3
Aspergillose	34	0,7
Intestinalmykosen[8]	14	0,3
Kokzidien-Infektionen/Kokzidiose[4]	554	11,5
Trichomonas gallinae-Infektion/Trichomoniasis[4]	684	14,2
Hexamita-Infektion/Hexamitiasis[4]	115	2,4
Ektoparasitenbefall/Ektoparasitosen[8]	419	8,7
Helminthenbefall/Helminthosen[8]	395	8,2
Geschwülste	24	0,5
Erkrankungen des Knochensystems[9]	53	1,1
Gelenkentzündungen[10]	43	0,9
Nabelentzündungen	19	0,4
Lungenentzündungen[8]	115	2,4
Luftsackentzündungen[8]	86	1,8
Erkrankungen des Harnsystems[11]	29	0,6
Erkrankungen des Legeapparates[5]	19	0,4
Erkrankungen des Kreislaufsystems	48	1,0
Erkrankungen der Augen und Anhangsorgane[6]	14	0,3
Erkrankungen des Nervensystems[12]	24	0,5
Vergiftungen einschließlich Verdacht[8]	722	15,0
Unfälle und Verletzungen	162	3,4
Andere Krankheitsursachen[8]	194	4,0
Negativer Untersuchungsbefund und zur Untersuchung ungeeignet	381	7,9

man diese tötet und deshalb nicht wieder an den Eigentümer zurückgeben kann.

Kot-, Blut- und Kropfschleimproben
Hierfür bestimmte Röhrchen muß man in der benötigten Anzahl von der vet.-med. Untersuchungseinrichtung oder vom betreffenden Tierarzt anfordern und unmittelbar nach dem Füllen einsenden bzw. überbringen, da sich nur frisches Material zur *Diagnostik* eignet.

Kotproben
Sie lassen sich *bakteriologisch* vor allem auf Salmonellen sowie parasitologisch auf Kokzidien-Oozysten und Helmintheneier untersuchen. Einzelkotproben sollen aus mindestens 3 Häufchen frischen Kotes *(Fäzes)* des betreffenden Tieres, Sammel-

TABELLE 1/12
Übersicht der Befunde diagnostisch untersuchter 76 978 Kotproben von Brieftauben im Zeitraum 1972 bis 1977 (RADDEI, pers. Mitt.)

Befunde	n	%
Salmonellen[1]	2 416	3,14
Kokzidien[2]	16 845	21,88
Spulwürmer	1 250	1,62
Haarwürmer	3 932	5,11
Haar- und Spulwürmer	639	0,83
Kokzidien[2] und Würmer[3]	1 328	1,73
Mischbefall mit Endoparasiten[4]	1 967	2,56

1 Fast ausschließlich *S. typhi-murium* var. *copenhagen*
2 Oozystennachweis ++ und +++
3 Haar- oder Spulwürmer
4 Kokzidien, Haar- und Spulwürmer

TABELLE 1/11
Befunde von 1970 bis 1977 an der Reichsuniversität Gent (Belgien) klinisch untersuchter 21 151 Brieftauben (DEVOS u. a. 1970 bis 1977)

Ursachen	n	%
Newcastle-Krankheit	42	0,2
Pocken	212	1,0
Chlamydien-Infektion/Ornithose[2]	275	1,3
„Ansteckender Schnupfen" („Schnupfen-Syndrom")[3]	1629	7,7
Salmonella-Infektionen/Salmonellose[1]	445	2,1
Kokzidien-Infektionen/Kokzidiose[4]	4294	20,3
Trichomonas gallinae-Infektion/Trichominiasis[4]	4485	21,2
Spironucleus-Infektion/Spironucleosis[4]	127	0,6
Ektoparasitenbefall/Ektoparasitosen[8]	2644	12,5
Helminthenbefall/Helminthosen[8]	2063	9,7
Befiederungsstörungen und Federanomalien[8]	106	0,5
Beinabschnürungen durch Fußringe	25	0,1
Rachitis-Syndrom	42	0,2
Knochenbrüche	98	0,5
Luftsackzerreißungen	64	0,3
Erkrankungen des Legeapparates[5]	22	0,1
Entzündungen der Augen und Anhangsorgane[6]	565	2,7
Vergiftungen einschließlich Verdacht[8]	233	1,1
Andere Krankheitsursachen[8]	438	2,1
Negativer Untersuchungsbefund	3342	15,8
Vakzinationen[7]	4399	20,8

Zu TABELLEN 1/10 und 1/11
1 Ausschließlich *S. typhi-murium* var. *copenhagen*
2 Vorwiegend festgestellt durch die Ornithose-KBR, durch mikroskopisch nachgewiesene *Chlamydien* in Abklatschpräparaten von Organen erkrankter Tauben bei nicht pathognostischem Autopsiebefund
3 Ungeklärt
4 Mit den mikroskopisch nachgewiesenen betreffenden Protozoen
5 Vorwiegend Eileiter- und Eileiter-Eierstock-Bauchfellentzündungen, z. T. Legenot
6 Vorwiegend Bindehautentzündungen
7 Als aktive Immunisierung gegen Taubenpocken oder/und Salmonella *typhi-murium* var. *copenhagen*-Infektion
8 Ursächlich nicht bestimmt bzw. nicht ausgewiesen
9 Rachitis-Syndrom und Knochenbrüche *(Frakturen)*
10 Mit größtenteils nicht nachweisbaren Salmonellen
11 Vorwiegend Nierengicht
12 Klinisch vorwiegend mit Gleichgewichtsstörungen

kotproben aus Fäzes von jeweils 5 Tauben bestehen. Für die Kotentnahme vorgesehene Tiere setzt man über Nacht in mit Zeitungspapier ausgelegte Nistzellen oder Käfige. Um Fehlergebnisse zu vermeiden, füllt man jedes Röhrchen mit einem gesonderten Holzspan.

Blutproben
Sie lassen sich *serologisch* vor allem auf *Chlamydien*- und *S. typhi-murium-Ak* untersuchen. Hierfür entnimmt man den Jungtauben mindestens 3 ml, von erwachsenen Tauben 4 ml Blut.

Trichomonadenbouillon-Röhrchen
Zum *kulturellen Trichomonaden*-Nachweis muß man sie nach Erhalt umgehend mit Kropfschleim füllen und schnellstens zur vet.-med. Untersuchungseinrichtung zurücksenden. Kropfschleimproben untersuchen zu lassen erübrigt sich, wenn der

Züchter neuerworbene und von Weitstreckenflügen oder Ausstellungen zurückgekehrte Tiere der Tränkwasserkur mit einem trichomonadenspezifisch wirksamen Medikament unterzieht.

Futtermittelbeurteilungen und Nährstoffanalysen
Diese nehmen nicht vet.-med. Untersuchungseinrichtungen, sondern nur besondere Untersuchungsämter (Anhang) vor.

Vorbericht
Den Einsendungen an vet.-medizinische Untersuchungseinrichtungen muß man immer einen aussagefähigen Vorbericht beifügen, um das Material zielgerichtet und schnell untersuchen lassen zu können. Das Begleitschreiben sollte neben Angaben über mögliche Krankheitsursachen auch folgendes enthalten:

- Rasse, Farbvarietät, Geschlecht und Ringnummer eingesandter Tauben
- Bestandsgröße, Anzahl und Alter erkrankter und verendeter Tiere
- beobachtete Krankheitssymptome
- eingeleitete oder bereits durchgeführte Behandlungen (vor allem welcher Art und wann?),
- wann und wieviel neuerworbene oder zugeflogene Tauben wurden eingestellt
- welche Krankheiten ließen sich bereits nachweisen
- wie werden die Tauben gehalten (z. B. Dachboden- oder Gartenschlag, Volierenhaltung – gemeinsame Unterbringung mit Haus- oder Ziergeflügel – Trennung der Jungtiere von den erwachsenen Tauben – Freiflug – Feldern)
- was und wie wird gefüttert (Futterzusammensetzung – Futterzusätze – verdächtige Futtermittel – wie und wo wird das Futter verabreicht)
- wie und wo wird getränkt
- sonstige wesentliche Wahrnehmungen.

Der Züchter ersieht aus dem bereits Gesagten sowohl die Vielfalt von Krankheiten, Krankheitserregern, -syndromen, -symptomen und -prozessen bei Tauben als auch mit welchen Methoden sie sich nachweisen lassen. Daher sollte er seine Tiere nicht mit überlieferten oder unwirksamen Mitteln behandeln, ohne zu wissen, woran sie erkrankten und wie sie sicher zu heilen sind.

1.9. Krankheitsbekämpfung und -prophylaxe

Nach dem Wahlspruch „Vorbeugen ist besser als Heilen“, lassen sich Tauben auf

TABELLE 1/13
Vorberichtsschema für die Einsendung von Tauben und sonstigem Untersuchungsmaterial an veterinärmedizinische Untersuchungseinrichtungen und Fachkliniken

Name, Anschrift und Telefonanschluß des Einsenders: Datum:
1. Art, Zahl, Menge, sonstige Einzelheiten eingesandten Untersuchungsmaterials:
2. Geforderte Untersuchungen:
3. Tierbestand und Schadensumfang
   Rasse und Gesamttierzahl des betreffenden Bestandes:
   Anzahl, Alter, Geschlecht betroffener Tiere:
   Davon verendet: getötet: erkrankt:
4. Situationsbericht (vor allem Angaben über Zeitpunkt, Symptome, Begleiterscheinungen, -ursachen und Verlauf des Geschehens, Einzelheiten zur Haltung und Fütterung der Tiere, sonstige Beobachtungen):
5. Vorgenommene therapeutische, metaphylaktische, prophylaktische und sonstige Maßnahmen einschließlich Schutzimpfungen:
6. Durchgeführte oder eingeleitete diagnostische und differential-diagnostische Untersuchungen:
7. Begründung für den Verdacht der Aufnahme von Schadstoffen bei vermuteten Vergiftungen:
   Vermutete toxisch wirkende Stoffe:
   Vermutete Vergiftungsmöglichkeiten:
8. Sonstige zweckdienliche Beobachtungen und Hinweise:

Unterschrift:

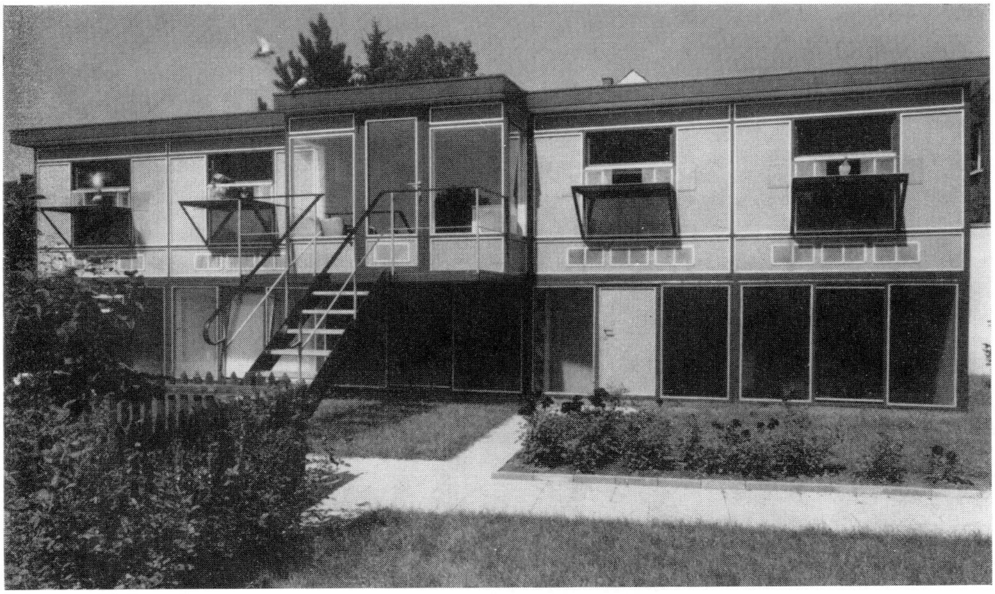

In jeder Hinsicht mustergültige Gartenschlaganlage in Leichtbauweise mit insgesamt 9 Räumen im Unter- und Obergeschoß, aufgeführt jeweils von links nach rechts: im Untergeschoß befinden sich je ein Zuchtschlag mit 15 Nistzellen, eine Voliere für 8 Zuchtpaare, ein Witwenschlag mit 40 Zellen und ein Aufenthaltsraum, im Obergeschoß mit dem mittleren Beobachtungsstand die daneben liegenden 2 Jungtierschläge mit je 30 Sitzplätzen und die daran nach außen anschließenden 2 Witwerschläge mit je 30 Zellen (LANKES)

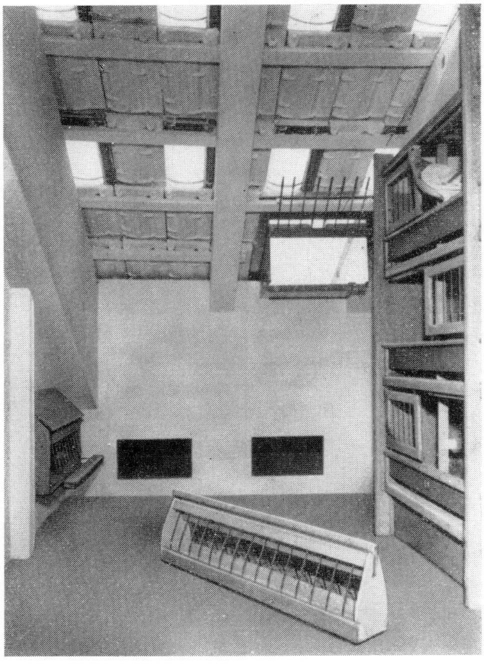

Blick in das Innere eines licht- und luftdurchfluteten Schlages mit zweckentsprechenden Einrichtungsgegenständen. In solchen Schlägen fühlen sich Tauben wohl, lassen sie sich hygienisch einwandfrei, gesund und damit leistungsfähig halten. Die Erreger übertragbarer Krankheiten spielen in solchen Beständen keine Rolle.

die Dauer nur durch *hygienisch-prophylaktische* Maßnahmen gesund und leistungsfähig erhalten. Bei ihnen überwiegen solche Krankheiten, die sich durch vorbeugenden Gesundheitsschutz weitgehend verhüten lassen. Befinden sie sich jedoch auf engem, oder – wie in Volieren, beim Sammeltransport von Brieftauben zum Auflaßort oder wie Rassetauben bei Ausstellungen – sogar auf engstem Raum, können sich übertragbare Krankheiten unter ihnen besonders leicht ausbreiten. Das trifft vor allem dann zu, wenn die *hygienischen* Erfordernisse nicht genügen.

Bei einwandfreien Umweltbedingungen lassen sich Krankheiten und Tierverluste wesentlich einschränken oder sogar größtenteils vermeiden.

Hygienische Maßnahmen

Das Ziel der Hygiene als Wissenschaft von der Erhaltung und Förderung der Gesundheit und des vorbeugenden Gesundheitsschutzes besteht darin, dem Züchter Wissen und Erfahrungen zu vermitteln, wie er seine Tauben richtig halten, ernähren und betreuen muß, um gesundheitswidrige Milieueinflüsse auszuschalten sowie Ursachen von Krankheiten rechtzeitig aufzudecken und zu beseitigen. Dies ermöglicht es ihm, Gesundheitsstörungen der Tiere vorzubeugen und ausgebrochene Krankheiten zielgerichtet zu bekämpfen. Zum vorbeugenden Gesundheitsschutz gehören sowohl haltungs-, ernährungs-, brut- und aufzuchthygienische Maßnahmen als auch hygienische Voraussetzungen für neuerworbene, auf Ausstellungen und Flugwettbewerben befindliche Tauben, von denen wir hier nur die wichtigsten nennen.

TABELLE 1/14
Hygiene-Prophylaxe-Programm für Tauben (VOGEL, 1981)

Zeitpunkt	Hygienisch-prophylaktische Maßnahmen
Zuchtvorbereitung (ab Mitte Januar bis Mitte/ Ende Februar)	Regelmäßige gründliche Reinigung von Schlägen sowie Volieren einschließlich Einrichtungsgegenständen und Gerätschaften
	Desinfektion in etwa 4wöchigen Abständen mit 5 %iger Formalinlösung, als Desinfektionsmittel sehr gut geeignet, jedoch in einigen Ländern wegen bestimmter Nachteile nicht mehr empfohlen, nicht zuletzt wegen des penetranten Geruchs und der Notwendigkeit einen Atemschutz anzulegen, weswegen man dort meist Hypochlorite, Chloramine oder Jodophore einsetzt
	Sammelkotproben der einzelnen Schlag- und Volierenabteile zur bakteriologischen Untersuchung (Anreicherung) auf Salmonellen sowie koprologischen Untersuchung auf Kokzidien-Oozysten und Helmintheneier an die zuständige vet.-med. diagnostische Einrichtung einsenden
	Bei positiven Befunden, vor allem beim Nachweis von Salmonella-Infektionen sowie bei mittel- bis hochgradigen Spul-, Haar-, Bandwurm- und Kokzidienbefall, den gesamten Bestand behandeln
	Entsprechend den Erfordernissen Brieftauben gegen Taubenpocken vakzinieren
	Falls ein wirksamer Impfstoff zur Verfügung steht, die Tiere gegebenenfalls auch gegen Salmonellose schutzimpfen lassen
Aufzuchtperiode (ab Mitte Februar/ Anfang März bis September)	5- bis 7tägige Tränkwasserkur aller Zuchttiere mit trichomonadenspezifischem Arzneimittel (z. B. Carnidazol, Dimetridazol, Metronidazol, Ronidazol) 2 Wochen vor dem Schlupf der ersten Brut zur Prophylaxe manifester *Trichomonas gallinae*-Infektion der Nestjungen durchführen
	Massiv mit *T. gallinae* reinfizierte Zuchttiere erneut jeweils 2 Wochen vor dem Schlupf der Jungen behandeln
	Für größere Bestände ($>$ 50 Tiere) empfiehlt sich eine zweite Trichomoniasisprophylaxe als Tränkwasserkur etwa Mitte April bis Anfang Mai
	Regelmäßige gründliche Reinigung von Schlägen und Volieren einschließlich Einrichtungsgegenständen und Gerätschaften, Desinfektion in etwa 4wöchigen Abständen
	Zur Prophylaxe des Ektoparasiten-, Schädlings- und Lästlingsbefalls in der warmen Jahreszeit für Tauben unschädliche insektizide Mittel vorschriftsmäßig anwenden
	Jungtiere unmittelbar nach dem Entwöhnen in den Jungtierschlag umsetzen

Zeitpunkt	Hygienisch-prophylaktische Maßnahmen
	Sammel- oder evtl. Einzelkotproben der Abteile von Jungtierschlägen prophylaktisch auf Salmonellen, Kokzidien-Oozysten und Helmintheneier untersuchen lassen Jungtiere erforderlichenfalls gegen Taubenpocken und/oder Salmonellose schutzimpfen lassen Zuchttiere nach beendeter Aufzuchtsaison geschlechsgetrennt halten
Flugsaison (Mai bis September)	An die von anstrengenden Flugwettbewerben (besonders Schlechtwetter-, Weitstreckenflüge) zurückgekehrten Tiere Multivitamin-Glukose-Aminosäuren-Präparat verabreichen Regelmäßige Reinigung der Schlag- und Volierabteile einschließlich Einrichtungsgegenstände, Desinfektion in etwa 2- bis 4wöchigen Abständen Gründliche Reinigung und Desinfektion der Transportbehälter und Kabinenexpresse nach jedem Sammeltransport Nur gesunde Tiere aus nachweisbar von übertragbaren Krankheiten freien Beständen zu Flugwettbewerben einsetzen Nur den hygienischen Erfordernissen entsprechende Unterbringungsmöglichkeiten für den Transport von Brieftauben zum Auflaßort verwenden Sammelkörbe und Kabinenexpresse nicht überbesetzen Die Tiere während des Transportes zum Auflaßort vorbildlich betreuen, um resistenzschwächende Stressoren weitgehend auszuschalten Jungtauben bei Jungtierflügen nicht überfordern Ohne verständliche Gründe von Flugwettbewerben erheblich verspätet oder stark geschwächt zurückgekehrte Tauben isolieren, eingehend untersuchen und erst bei Unbedenklichkeit wieder in den Bestand lassen
Ruhezeit (Oktober bis Januar/Februar)	Besonders während der Hauptmauser die Tiere nähr-, mineralstoff- und vitaminreich füttern Alle resistenzschwächenden Umwelteinflüsse und sonstigen Stressoren von den Tauben fernhalten Regelmäßige, gründliche Reinigung von Schlägen und Volieren einschließlich Einrichtungsgegenständen, Desinfektion in etwa 4- bis 6wöchigen Abständen
Das ganze Jahr über (Januar bis Dezember)	Tägliches Kotentfernen in Schlagabteilen und Volieren, regelmäßiges Reinigen von Trinkwasser- und Futterbehältern, Dachrinnen sowie anderen möglichen Infektionsquellen Grasbewachsene Volierenböden regelmäßig im Spätherbst mit Branntkalk bestreuen und bei lückenhafter Grasnarbe neu ansäen Trockenen Kot regelmäßig von unbefestigten Voliereböden abharken oder abfegen, oberste Schicht jährlich mindestens einmal, erforderlichenfalls wiederholt entfernen und mit frischem Sand oder Kies versehen Tägliche Gesundheitskontrolle der Tiere vornehmen Krankheitsverdächtige Tiere umgehend isolieren, beobachten und zum Nachweis der Ursache eingehend untersuchen Kranke Tauben erst nach festgestellter Ursache nur mit wirksamen Mitteln behandeln Unheilbare Tauben unverzüglich ausmerzen Bestandsfremde Tiere nur mit bestätigtem negativen Untersuchungsbefund für die wichtigsten Krankheitserreger (z. B. Salmonellen, Endoparasiten anhand von Einzelkotproben) oder mit vet.-med. Attest erwerben Andernfalls solche Tauben erst nach 35tägiger Quarantäne und mit negativem Ergebnis durchgeführter Untersuchungen auf die wichtigsten Krankheitserreger dem eigenen Bestand beigeben Tiere nur mit gültigem Veterinär-Attest ex- und importieren

Kranke Tiere muß man unverzüglich ausmerzen, vor allem dann, wenn es sich um Einzelfälle handelt, krankheitsverdächtige umgehend isolieren, damit man sie beobachten und eingehend untersuchen kann. Läßt sich die Ursache nicht zweifelsfrei ermitteln, sendet man entsprechendes Material zur *diagnostischen* Untersuchung an die zuständige vet.-med. Untersuchungseinrichtung ein. Am häufigsten lassen sich Erreger durch zugekaufte, zugeflogene, von Weitstreckenflügen erheblich verspätet zurückgekehrte oder ausgestellte Tauben in den Bestand einschleppen und auf empfängliche Tiere weiterverbreiten. Dies sollte man stets zu vermeiden versuchen.

Attestierung

Um zu verhüten, daß neuerworbene Tauben Krankheitskeime übertragen, fordert man beim Kauf ein tierärztliches *Attest*. Aus ihm muß hervorgehen, daß der Herkunftsbestand klinisch unverdächtig erscheint und Kontrolluntersuchungen auf *Chlamydien-* und *Salmonellen-Ak*, *Salmonellen*, *Kokzidien-Oozysten* sowie Helmintheneier negativ verliefen. Andernfalls darf der Züchter zugekaufte Tiere erst dann dem Bestand beigeben, wenn während der mindestens vierwöchigen *Quarantäne* Anzeichen für übertragbare Krankheiten nicht vorliegen und Untersuchungen auf Chlamydien- sowie Salmonellen-*Ak*, Salmonellen, Kokzidien-Oozysten, Helmintheneier *negativ* verliefen.

Zugeflogene Brieftauben

Diese muß man unverzüglich isolieren, füttern, tränken und dann freilassen. Bei nicht abfliegenden Tieren verfährt man nach den geltenden Bestimmungen.

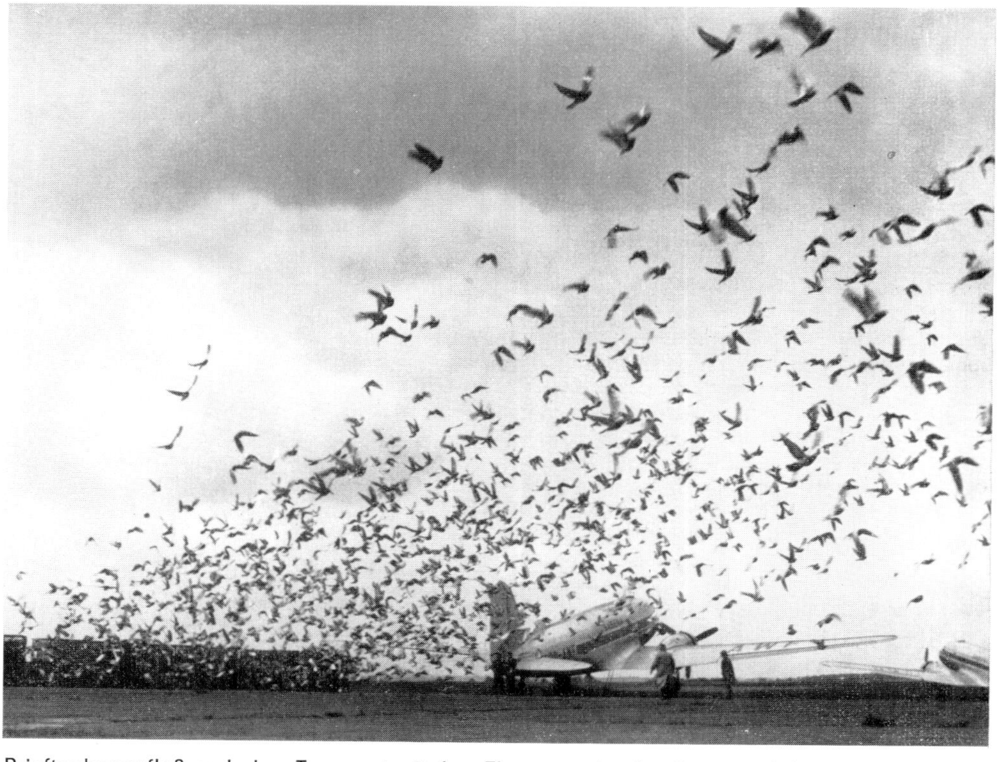

Brieftaubenauflaß nach dem Transport mit dem Flugzeug als schnellstem und damit bestem Beförderungsmittel. Flugtransport ist physiologisch und hygienisch einwandfreier, mit keinen Stressoren verbundener Tiertransport und damit eine wesentliche Voraussetzung für das Erreichen sehr hoher Leistungen in Flugwettbewerben

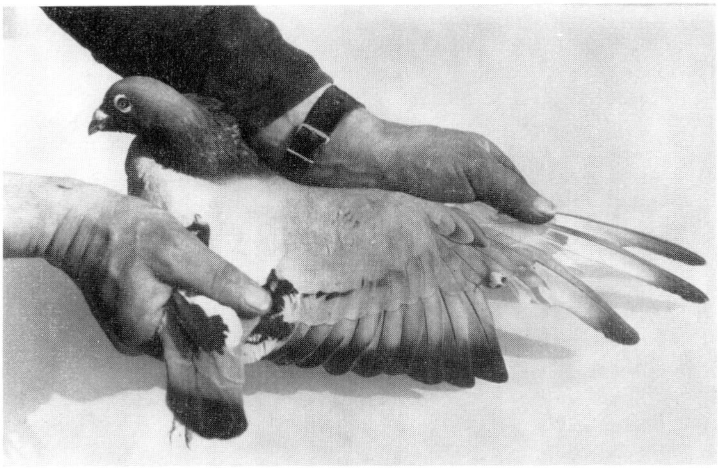

Brieftaube mit abgeschnittenen Handschwingen, um sie am Heimkehren zu hindern. Das Tier nahm am 26. 7. 1980 an einem Weitstreckenflug teil, gelangte jedoch erst am 28. 3. 1981 in den Heimatschlag zurück

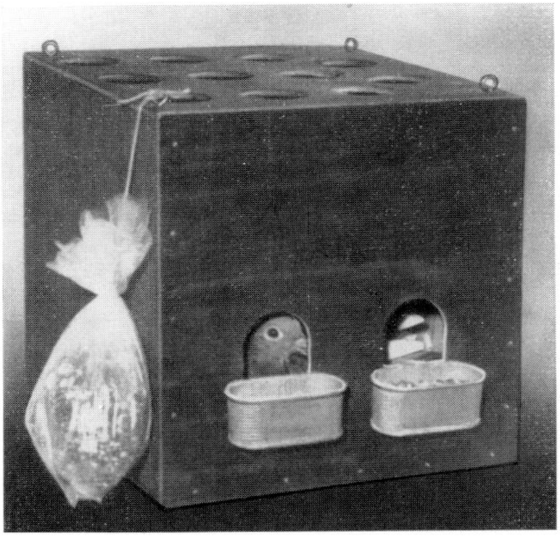

Zweckmäßiger Versandbehälter für weit zu verschickende Tauben mit angehängtem Tränk- und Futternapf sowie Futterbeutel

Geeignete Transportmittel

Für den Tiertransport verwendet man Körbe und Kästen, die einen herausnehmbaren Einsatz aus Aluminiumblech oder Kunststoffen besitzen. Dieser läßt sich gründlich reinigen und verhindert, daß Einstreu und Kot durch übereinandergestellte Behälter fallen. Sammelkörbe und Kabinenexpresse sollte man nach jedem Gebrauch säubern und danach mit 5⁰/₀iger Formalinlösung desinfizieren. Verkotete Einsätze und Böden lassen sich am besten mit heißem Wasser unter Zusatz eines Scheuermittels reinigen.

Maßnahmen bei Krankheitsverdacht

Befürchtet man die Einschleppung von Taubenpocken, –herpesvirus–, Chlamydien-Infektion, Salmonellose, Trichomoniasis oder anderen *kontagiösen* Krankheiten,

TABELLE 1/15
Ziel, Art und Zeitpunkt von Reinigungs- und Desinfektionsmaßnahmen in Taubenschlägen und -volieren

Situation	Ziel	Art	Intervall oder Zeitpunkt
Keine Krankheiten im Bestand	Krankheitsvorbeuge	Grundreinigung und Desinfektion	Ein- bis sechsmal im Jahr
Infektionskrankheiten und Parasitenbefall	Krankheitsbekämpfung	Ständige Reinigung und Desinfektion	Täglich bis zweimal wöchentlich
			Nach Abschluß von Behandlungen, Tötung der Tiere oder Räumung von Beständen
		Abschlußreinigung und -desinfektion	

sollten Züchter die von Flugwettbewerben und Ausstellungen zurückgekehrten Tiere isolieren, untersuchen und gegebenenfalls behandeln. Bei Taubenpockenfällen empfiehlt es sich, die *klinisch* gesunden Tiere vom Tierarzt notimpfen zu lassen. Von Tauben mit für Herpesvirus- und Chlamydia psittaci-Infektionen verdächtigen Symptomen (Bindehautentzündung, Schnupfen, Bronchialkatarrh) läßt man Blutproben untersuchen. Tiere mit Durchfall können z. B. von Herpesvirus-, Chlamydien-, Salmonellen-, Rotlauf-, E. coli-, Pasteurella-, Listerien-Infektion, Tuberkulose, Pseudotuberkulose, Kokzidiose, Trichomoniasis, Hexamitiasis, Helminthenbefall, Vergiftungen oder Futterschädlichkeiten betroffen sein. Davon lassen sich Salmonellen-Infektionen, andere Bakteriosen sowie Kokzidiosen und Helminthenbefall *koprologisch*, die übrigen Krankheiten durch *diagnostisch* untersuchte Tauben nachweisen.

Bestandssperre
und sonstige Erfordernisse der Krankheitsprophylaxe

Selbstverständlich muß man kranke und krankheitsverdächtige Tauben von Flugwettbewerben, Ausstellungen und dem Verkauf ausschließen. Solange anzeigepflichtige Tierseuchen (vor allem Newcastle-Krankheit, Aviäre Influenzavirus-Infektionen), ferner Taubenpocken, manifeste -herpesvirus-, Chlamydien-, Salmonellen-Infektionen und Tuberkulose nicht als getilgt gelten, darf man Tiere weder verkaufen noch auf Flügen einsetzen und ausstellen, da sie nach *subklinischer* oder *latenter* Infektion noch Erreger übertragen können. Flug- und Ausstellungsleitungen dürfen sich auf die Kontroll- und Meldepflicht der Züchter jedoch nicht verlassen, sondern müssen dafür sorgen, daß alle vorher klinisch untersuchten Tauben sich auch wirklich negativ erweisen. Krankheitsverdächtige Tiere sowie solche aus Bestän-

TABELLE 1/16
Wirkungsspektrum und Eigenschaften von Desinfektionsmitteln

Wirkstoffbasis	Mittel	Wirkungsbreite B	P	VN	VB	Eiweißfehler	Toxizität	Nachteile
Aldehyde, Aldehyd-Derivate	Formaldehyd, Glutaraldehyd	++	++	++	++	+	++	Langsame Wirkung schlechte Wirkung bei < 15° C, Geruch, reizende Dämpfe
Alkalien	Natronlauge Kalkmilch	+	+	+	++	+	+++	Aggressiv, ätzend
Chlor, Chlorverbindungen	Chlorkalk	+	+	+	++	+	++	Aggressiv
	Hypochlorite	+	+	+	++	+++	±	
	Chloramine	+	+	+	++	++	+	
Jodverbindungen	Jodophore	++	++	+	++	++	+	Farbe, nur im sauren Bereich wirksam
Netzmittel	Amphotenside	+	+	—	++	+	—	
Phenole, Kresole	Derivate von Phenolen und Kresolen	++	+	—	+	++	+++	Ungenügend wirksam bei < 15° C, Geruch, Rückstandsbildung

B = Bakterien P = Pilze VN = nackte Viren VB = behüllte Viren

Alle Mittel haben keine oder nur ungenügende Wirkung gegen Parasitendauerformen; daher Zusatz von Schwefelkohlenstoff oder organischen Lösungsmitteln erforderlich;

Wirkungsbreite: — keine
± fraglich
+ gering
++ gut
+++ sehr gut

den mit den obengenannten Krankheiten muß man als mögliche Ansteckungsquellen stets von Flugwettbewerben und Ausstellungen ausschließen.

Vorbeugende Untersuchungen, Schutzimpfungen und Behandlungen
Die häufigsten Krankheiten (vor allem Taubenpocken, Chlamydien-, Salmonellen-Infektionen, Kokzidiose, Helminthenbefall) lassen sich weitgehend eindämmen, wenn man die Bestände der Flug- und Zuchtgemeinschaften jährlich einmal *klinisch*, einen Teil der Tauben *serologisch* auf Chlamydien- und Salmonellen-Ak, Sammelkotproben aller Tiere auf Salmonellen, Kokzidien-Oozysten und Helmintheneier untersuchen sowie die Jungtauben gegebenenfalls gegen Taubenpocken und Salmonellose schutzimpfen läßt. Pocken und Salmonellose kann der Züchter durch Schutzimpfungen, Kokzidiose, Trichomoniasis, Spulwurm- und Haarwurmbefall auch durch „Tränkwasserkuren" mit *spezifisch* wirkenden Arzneimitteln vorbeugen.

1.9.1. *Veterinärhygienische Bestimmungen für Tauben beim grenzüberschreitenden Verkehr und für Brieftaubenauflässe*

FISCHER (1970) beschrieb die veterinärmedizinische Überwachung von Rasse- und Brieftauben anhand der veterinärrechtlichen Bestimmungen in der DDR. Diese betrifft bei Rassetauben vorwiegend
- Ausstellungen,
- Tiertransporte,
- An- und Verkauf,
- Import sowie Export,
- Schlagkontrollen;

bei Brieftauben vor allem
- vet. med. Erfordernisse bei der Durchführung von Flugwettbewerben,
- Verfahrensweise mit zugeflogenen sowie sog. spätheimkehrenden Tieren,
- Verkauf und Erwerb von Tauben.

Bei beiden Haustaubengruppen geht es vorrangig um Ausstellungen, Taubenmärkte und die Gefährdung von Tierbeständen durch verwilderte Haustauben. Die Vorschläge für die Maßnahmen zur wirksamen Überwachung von Rasse- und Brieftaubenbeständen, Flugwettbewerben, Ausstellungen und Taubenmärkten sowie die gezielte Dezimierung der Populationen verwilderter Haustauben stellen Grundlagen sowohl für die Gesunderhaltung als auch zielgerichtete Krankheitsbekämpfung und -prophylaxe in den Beständen, damit Anleitung zum Handeln für Taubenzüchter und ihren Organisationen dar.

Import von Tauben
Für die Einfuhr von Tauben gelten die vom jeweiligen Land erlassenen veterinärrechtlichen Bestimmungen, die dazu dienen, die Einschleppung von Erregern bestimmter, für Haus- und Nutztiere sowie den Menschen besonders gefährlicher Erreger durch ein System wirksamer Maßnahmen zu verhüten.

Wie notwendig die strikte Durchführung der für den Import von Vögeln einschließlich Tauben notwendigen Erfordernisse ist, geht aus dem Zwei-Jahres-Bericht von ASHTON und ALEXANDER (1980) hervor. Bei den vom 1. 3. 1976 bis 28. 2. 1978 von England eingeführten 183 189 Vögeln außer dem Hausgeflügel (Hühner, Puten, Perlhühner, Fasanen, Rebhühner, Wachteln, Enten, Gänse) waren 5 829 (3,2 %) bereits bei der Ankunft tot, 8 643 (4,7 %) starben während der Quarantäne. 474 Tiergruppen (sie bestanden jeweils aus bis zu 6 Exemplaren) wurden diagnostisch untersucht. Chlamydien ließen sich in 14, *Salmonellen* in 23, ferner 36 *hämagglutinierende Viren* in 17 Herkünften ermitteln. Letztere ergaben 22 *Influenza A-Viren* in 8, 4 Paramyxovirus-Isolate in 3, sowie *paramyxovirus*ähnliche Erreger in 2 Importen, ein nicht bestimmbares *Paramyxovirus* und 5 *Newcastle-Krankheit-Viren* in einem Import, davon 4 *velogene Isolate*. Bei den importierten Tauben traten die geringsten Verluste und damit Probleme auf, die höchsten bei den Papageien-, beträchtliche auch bei Sperlings- und Greifvögeln. Als infektiöse Ursachen ließen sich bei Tauben am häufigsten *Chlamydia psittaci*, *Salmonella typhi-murium*, *Paramyxoviren* sowie *paramyxovirusähnliche* Erreger und *Influenza A-Viren* nachweisen.

TABELLE 1/17
Tierverluste bei den vom 1. 3. 1976 bis 28. 2. 1978 von England importierten 183 189 Vögeln (ASHTON u. ALEXANDER, 1980)

Position	Vogelgruppen	Eingeführte Tiere	Bei der Ankunft tote Tiere		Während der Quarantäne gestorbene Tiere		Tierverluste insgesamt	
		n	n	%	n	%	n	%
1	Tauben (Ordnung *Columbiformes*) aller Arten sowie Rassen	5 232	1	0,02	76	1,45	77	1,45
2	Greifvögel u. Eulen (*Falconiformes*, Strigiformes)	254	2	0,78	12	4,70	14	5,51
3	Nicht-*Psittaziden* (vor allem *Passeriformes* sowie andere Ordnungen, hauptsächlich „Finken und Weichschnäbler")[1]	164 978	5 663	3,43	7 757	4,70	13 420	8,13
4	Psittaziden (Ordnung *Psittaciformes*)	12 725	163	1,28	798	6,27	961	7,56
1 bis 4		183 189	5 829	3,18	8 643	4,71	14 472	7,90

[1] „Finken" stellen Körnerfresser, „Weichschnäbler" dagegen Insekten- und Früchtefresser sowie Nektarvögel dar

Grenzüberschreitender Verkehr

Um sich vor der Einschleppung von Tierseuchen zu schützen, erheben die Veterinärbehörden aller Staaten für den grenzüberschreitenden Verkehr mit Tieren *veterinärhygienische* Forderungen. Dies trifft auch für Tauben zu und liegt somit im Interesse ihrer Züchter. Für internationale Flugwettbewerbe, Brieftaubenauflässe im Ausland, den Im- und Export sowie Transit durch Drittländer legen die Veterinärbehörden bestimmte Maßregelungen fest und erteilen veterinärhygienische Auflagen. Diesen liegen sowohl internationale Vereinbarungen („Code Zoosanitaire International" des internationalen Tierseuchenamtes Paris und bilaterale Veterinärabkommen der Länder) als auch nationale Regelungen (für die DDR die „Veterinärhygienische Grenzüberwachungsverordnung" vom 22. 9. 1966 und deren 1. DB vom 22. 9. 1966) zugrunde. Dadurch ergeben sich für die einzelnen Staaten unterschiedliche Forderungen, die sich entsprechend der Seuchenlage innerhalb eines Landes kurzfristig ändern können.

In der *DDR* gelten für den grenzüberschreitenden Verkehr folgende Forderungen:

– Jede Einfuhr, unabhängig von der Anzahl der Tiere, und jeder Transit mit mehr als 20 Tauben sind genehmigungspflichtig.
– Mit den erteilten Einfuhr- oder Durchfuhrgenehmigungen verbinden sich die entsprechenden veterinärhygienischen Forderungen, die in dem vom zuständigen Staatstierarzt des Herkunftskreises ausgestellten, nicht über 5 Tage alten, der Sendung beiliegenden Veterinärzeugnis bescheinigt sein müssen.
– Das *Veterinärzeugnis* enthält die erforderlichen Angaben über Besitzer, Herkunft, Anzahl und Kennzeichen der Tauben. Darüber hinaus muß es bestätigen, daß die vor dem Transport sowohl *klinisch* als auch *labordiagnostisch* untersuchten Tiere (z. B. auf Ekto- und Endoparasiten,

Salmonellen) evtl. Schutzimpfungen (z. B. gegen Taubenpocken und Salmonellose) erhielten.
- Die *epizootiologische* Situation soll ebenfalls bescheinigt sein (z. B. Freisein von Taubenpocken, Newcastle-Krankheit, Herpesvirus-Infektion, Ornithose).
- Das Veterinärzeugnis muß auch die ordnungsgemäße Reinigung und Desinfektion der Transportbehälter bestätigen.
- Beim Grenzübertritt an den dafür zugelassenen Übergangsstellen sind die Tauben dem verantwortlichen Tierarzt vorzustellen und das Veterinärzeugnis vorzulegen.

Import
Hierfür gibt es strengere Bestimmungen als für Brieftaubenauflässe und den Transit. Eingeführte Tauben sind stets zu *quarantänisieren*. Über den Zeitraum (meist 4 Wochen) entscheidet der zuständige Staatstierarzt.

Brieftaubenauflässe
Für sie gilt folgendes:
- Auflässe dürfen nur in Stadtgebieten geschehen und müssen durch den zuständigen Staatstierarzt genehmigt sein.
- Die Tiere sind nur in hygienisch einwandfreien, zugelassenen Spezialfahrzeugen zu transportieren.
- Nach dem Auflaß sind sowohl Fahrzeuge als auch Transportbehälter an Ort und Stelle gründlich zu reinigen und zu desinfizieren.

Für die *BRD* gelten folgende veterinärrechtliche Bestimmungen:
- Einfuhr und Durchfuhr bedürfen der veterinärpolizeilichen Genehmigung, welche die für das Veterinärwesen zuständigen obersten Landesbehörden erteilen.
- Keine Genehmigung erfordert die Ein- und Durchfuhr von Brieftauben, welche die Reisevereinigungen in Spezialtransportwagen zum Auflaßort vornehmen.
- Nicht zum Auflassen eingeführte Brieftauben unterliegen der allgemeinen Genehmigungspflicht.
- Die Ein- und Durchfuhr von Tauben aus europäischen Ländern im Reiseverkehr bleibt im Falle von nicht mehr als drei mitgeführten Tieren genehmigungsfrei.
- Genehmigungen für die Einfuhr von Tauben aus den Ländern Afrikas, Asiens, Süd- und Mittelamerikas erteilen die Veterinärbehörden nicht.
- Alle Tiere unterliegen einer grenztierärztlichen Untersuchung.
- Der Tiertransport darf grundsätzlich nur in Behältnissen geschehen, aus denen tierische Ausscheidungen, Einstreu und Futter nicht herausfallen können.
- Für die Einfuhr muß ein amtstierärztliches Zeugnis vor- sowie der Sendung beiliegen, aus dem hervorgeht, daß im Herkunftsbestand der Tiere sowie im Umkreis von 20 km während der letzten 40 Tage vor dem Versand Geflügelcholera, klassische Geflügelpest und Newcastle-Krankheit nicht auftraten und der Herkunftsbestand keinen veterinärpolizeilichen Maßnahmen wegen einer auf Geflügel übertragbaren Krankheit unterliegt.
- Die Einfuhr einzelner Zuchttiere läßt man amtstierärztlich zu, sofern hierfür besonderes züchterisches Interesse besteht.
- Genehmigungen kann die Veterinärbehörde außerdem für Tiere erteilen, die für Ausstellungen im Wirtschaftsgebiet bestimmt sind oder die man nach Ausstellungen außerhalb des Wirtschaftsgebietes in die BRD einführt.
- Die veterinärpolizeilichen Bedingungen und Auflagen für die Einfuhr einzelner Zuchttiere liegen im Ermessen der zuständigen Behörden, die sie von Fall zu Fall entsprechend der Art und Herkunft der Tiere festlegen.
- Alle importierten Tiere (ausgenommen nur die gleich aufgelassenen Brieftauben aus anderen Ländern) unterliegen am Bestimmungsort für die Dauer von vier Wochen der amtstierärztlich festgelegten *Quarantäne* und evtl. sonstigen Maßnahmen.

1.10. Medikamentelle Therapie und Prophylaxe

Voraussetzungen
Züchter und Halter behandeln ihre Tiere erfolglos, wenn sie nicht wissen, woran sie leiden. Auch gibt es keine Arzneimittel, die gegen viele oder gar alle Erreger

wirken. Bei ungeklärten Erkrankungen sollte man daher am besten entsprechendes Material zur *Diagnostik* an die vet.-med. Untersuchungseinrichtung senden. Liegt der Untersuchungsbefund vor, informiert sich der Züchter über die erforderlichen Bekämpfungsmaßnahmen und konsultiert zweckmäßig einen hinsichtlich Taubenkrankheiten erfahrenen oder interessierten Tierarzt seiner Wahl. Mit ihm lassen sich die wirksamsten Therapiemöglichkeiten erörtern, um die geeignetsten Medikamente einsetzen zu können, denn es gibt notwendige, nützliche, unnütze oder sogar schädliche Behandlungen.

Anforderungen an Arzneimittel und an die Therapie von Tauben

- hohe Wirksamkeit, d. h. große Erfolgsrate,
- Preiswürdigkeit,
- relativ einfache, zeitgünstige Anwendungsmöglichkeiten mit ausreichender Dosierung,
- Leistungsfähigkeit und Gesundheit der Tiere nicht nachträglich beeinflussen, also gute Verträglichkeit.

Maßeinheiten

Ein Kaffeelöffel enthält ungefähr 5 g Pulver oder 5 ml Flüssigkeit. Etwa 20 Tropfen ergeben einen ml.

Injektionsflüssigkeitsmengen

Sie dürfen nicht zu hoch liegen. Für große Tauben empfiehlt man 1 bis 2, mittelgroße 0,5 bis 1, kleine 0,25 bis 0,5, sehr kleine 0,05 bis 0,1 ml.

Begriffsbestimmungen

Peroral oder *oral* bedeutet über den Verdauungskanal, also mit Trinkwasser, Futter, in die Schnabelhöhle oder den Kropf gegeben. *Intramuskulär (i. m.)* heißt Einspritzung *(Injektion)* in die Muskulatur, am zweckmäßigsten in den oberflächlichen Brustmuskel und subcutan (s. c.) Injektion in die Unterhaut am besten von *dorsaler* Halsbasis.

Richtlinien für die Dosierung von Arzneimitteln

Manche Autoren empfehlen, $1/4$ bis $1/5$ der für Hühner angegebenen Gaben an Tauben zu verabreichen, da letztere relativ größere Medikamentenmengen benötigen. Solche Angaben gelten aber als zu ungenau. Das zur *parenteralen Applikation* (Injektion) erforderliche Medikamenten*volumen* läßt sich etwas erhöhen, gibt man das Mittel über den Verdauungskanal *(peroral)*. Als Voraussetzung exakter Dosierung gilt das Wiegen zu behandelnder Tiere. Bei der Dosierung von Medikamenten richtet man sich im allgemeinen nach den Angaben des Herstellers. Sofern nicht angegeben, rechnet man zweckmäßig auf das Gewicht, d. h. die Masseeinheit kg KM zu behandelnder Tauben um.

Die folgenden Dosierungen der für Tauben möglichen Arzneimittel basieren auf Veröffentlichungen verschiedener Autoren und eigenen Erfahrungen. Sie gelten als Richtzahlen, jedoch nicht als unumstößliche Werte.

TABELLE 1/18
Für Tauben mögliche Medikamente, ihre Applikation und Dosierung (nach Publikationen mehrerer Autoren und eigenen Erfahrungen zusammengestellt)

Präparat	Applikation	Dosierung bei einer KM von		
		300 g	400 g	500 g
Hormonpräparate				
ACTH	*i. m.*	2,52 E	3,36 E	4,2 E
Dexamethason	*i. m.*	0,06 mg	0,08 mg	0,1 mg
Stilböstrol	*i. m.*	0,75 mg	1 mg	1,25 mg
Testosteron	*i. m.*	0,75 mg	1 mg	1,25 mg

Präparat	Applikation	Dosierung bei einer KM von		
		300 g	400 g	500 g
Antibiotika				
Ampizillin	*i. m.* oder *oral*	30 mg	40 mg	50 mg
Carbenizillin	*i. m.* oder *oral*	30 mg	40 mg	50 mg
Chloramphenikol	*i. m.* bzw. *oral*	15 bzw. 30 mg	20 bzw. 40 mg	25 bzw. 50 mg
Chlortetrazyklin	*oral*	30 mg	40 mg	50 mg
Doxyzyklin	*i. m.*	18 mg	24 mg	30 mg
Erythromyzin	*i. m.* bzw. *oral*	15 bzw. 30 mg	20 bzw. 40 mg	25 bzw. 50 mg
Gentamyzin	*i. m.*	1,2 mg	1,6 mg	2 mg
Neomyzin	*oral*	3 bis 6 mg	4 bis 8 mg	5 bis 10 mg
Penizillin G oder V	*i. m.*	30 000 E	40 000 E	50 000 E
Polymyxin B	*i. m.*	3 bis 4,5 mg	4 bis 6 mg	5 bis 7,5 mg
Oxytetrazyklin	*i. m.* bzw. *oral*	30 bzw. 60 mg	40 bzw. 80 mg	50 bzw. 100 mg
Spektinomyzin	*i. m.* oder *oral*	7,5 mg	10 mg	12,5 mg
Spiramyzin	*i. m., sc., oral*	30 bzw. 60 mg	40 bis 80 mg	50 bis 100 mg
Tiamulin	*oral*	7,5 mg	10 mg	12,5 mg
Tylosin	*s. c.* oder *oral*	7,5 mg	10 mg	12,5 mg
Sulfonamide				
Sulfadimethoxin	*i. m.*	7,2 mg	9,6 mg	12,5 mg
Sulfadimidin	*oral*	1000 bis 2000 mg/100 ml Trinkwasser über 5 Tage, evtl. nach 2 Tagen wiederholen		
Sonstige Chemotherapeutika				
Furazolidon	*i. m.*	15 mg	20 mg	25 mg
	oral	500 mg/100 ml Trinkwasser oder 400 mg/100 g Futter jeweils 2 Wochen lang		
Nitrofurazon	*oral*	200 mg/100 ml Trinkwasser oder 100 mg/100 g Futter jeweils 1 Woche lang		
Vitamine				
Vitamin A	*i. m.* oder *oral*	750 IE	1000 IE	1250 IE
Vitamin B_1	*i. m.* oder *oral*	0,3 bis 0,9 mg	0,4 bis 1,2 mg	0,5 bis 1,5 mg
Vitamin B_2	*i. m.* oder *oral*	3 bis 9 mg	4 bis 12 mg	5 bis 15 mg
Vitamin B_6	*i. m.* oder *oral*	3 bis 9 mg	4 bis 12 mg	5 bis 15 mg
Vitamin B_{12}	*i. m.* oder *oral*	0,75 bis 2,25 mcg	1 bis 3 mcg	1,25 bis 3,75 mcg
Biotin	*i. m.* oder *oral*	3 bis 9 mg	4 bis 12 mg	5 bis 15 mg
Folsäure	*i. m.* oder *oral*	45 bis 136 mg	60 bis 180 mg	75 bis 225 mg
Niacin	*i. m.* oder *oral*	3 bis 9 mg	4 bis 12 mg	5 bis 15 mg
Pantothensäure	*i. m.* oder *oral*	0,75 bis 2,25 mg	1 bis 3 mg	1,25 bis 3,75 mg
Vitamin-B-Komplex	*i. m.* oder *oral*	0,04 ml	0,05 ml	0,06 ml
Vitamin C	*i. m.* oder *oral*	4 mg	5 mg	6 mg
Vitamin D_3	*i. m.* oder *oral*	500 IE	750 IE	1000 IE
Vitamin E	*i. m.* oder *oral*	3 bis 9 mg	4 bis 12 mg	5 bis 15 mg
Vitamin K	*i. m.* oder *oral*	0,3 bis 0,9 mg	0,4 bis 1,2 mg	0,5 bis 1,5 mg
Sonstige Medikamente				
Dextrose (5%ige Lösung)	*s. c.*	1,5 bis 2 ml	2,5 bis 3 ml	3,5 bis 4 ml
Physiologische NaCl-Lösung	*s. c.*	1,5 bis 2 ml	2,5 bis 3 ml	3,5 bis 4 ml

Als häufigste und damit wichtigste Taubenkrankheiten gelten die erregerbedingten. Für ihre Chemotherapie und -prophylaxe gibt es zahlreiche, z. T. mehr, z. T. weniger gut geeignete Arzneimittel. Besondere Bedeutung für bakterielle Infektionen besitzen Antibiotika und Chemobiotika, die als Stoffwechselprodukte bestimmter Mikroorganismen *(Antibiotika)* oder *synthetisch* hergestellte Stoffe *(Chemobiotika)* Infektionserreger im Taubenkörper hemmen und gemeinsam mit seinen körpereigenen *Resistenzmechanismen* abzutöten vermögen. Hierfür gibt es verschiedene Medikamente, die sich jedoch in sehr unterschiedlichem Maße für die medikamentelle Behandlung der verschiedenen Krankheitskeime von Tauben eignen. *Tetrazykline* mit ihrem breiten Wirkungsspektrum z. B. lassen sich gegen zahlreiche Erreger bakterieller Infektionen (vor allem *Chlamydien, Salmonellen)* anwenden, während sie gegen andere (z. B. *Mykoplasmen)* kaum wirken. Hinzu kommt, daß bestimmte peroral applizierte Antibiotika (besonders *Chloramphenikol, Neomyzin)* die lebensnotwendige Darmflora von Tauben so ungünstig beeinflussen können, daß bei ihrer unvorschriftsmäßigen Anwendung Folgeschäden (z. B. Verdauungsstörungen, Vitaminmangelerscheinungen) entstehen. Aus diesen Gründen ergibt sich zwangsläufig der jeweils gegen den betreffenden Erreger gerichtete gezielte Einsatz dieser Mittel. Die meisten übertragbaren Krankheiten kann man ursächlich bekämpfen, bei anderen muß man ihre Auswirkungen und Folgen einzudämmen versuchen.

Erfolgversprechende Chemotherapie und -prophylaxe

Sie hängt sehr entscheidend von dem auf den Erreger abgestimmten Wirkstoff sowie der Dosis, Form und Dauer seiner Verabreichung ab. Daher muß man die Behandlungsvorschriften genau einhalten. Unterdosierte Medikamente wirken nur ungenügend. Überdosierte können die Tauben bis hin zu Unverträglichkeitsreaktionen und Vergiftungen schädigen.

Besonderheiten

Bei der Chemotherapie und -prophylaxe muß man u. a. beachten, daß Tauben *Streptomyzin* und *„cainhaltige"* Präparate *(Procain, Procain-Penizillin)* schlecht vertragen. Darüberhinaus hemmt *Kalzium* die Resorption von enteral applizierten *Tetrazyklinen.* Daher darf man während der Antibiotikaapplikation weder Mineralstoffmischungen noch „Taubenstein" geben.

Wichtige Antibiotika und ihre Dosierung

Penizillin (kein Prokain-Penizillin): 100 IE/g KM Taube *i. m.* oder *oral* täglich, 5 Tage lang

Chlortetrazyklin: I. m. starke lokale Gewebsreaktionen möglich; 0,1 mg/g KM Taube *oral* täglich, 5 Tage lang, 1000 mg/l Trinkwasser, 500 mg/kg Futter

Oxytetrazyklin: Wichtiges Antibiotikum für Tauben, 0,06 bis 0,07 mg/g KM Taube *i. m.* oder *oral* täglich, 5 Tage hintereinander, aber auch 100 bis 200 mg/kg KM Taube *i. m.* oder *oral* möglich, 1000 mg/l Trinkwasser, 500 mg/kg Futter, oft kombiniert mit Multivitamin-Präparaten

Chloramphenikol: I. m. starke lokale Gewebsreaktionen möglich; meist 0,05 mg/g KM Taube *oral* täglich, 5 Tage lang, z. T. auch 100 bis 200 mg/kg KM Taube *oral,* 50 bis 100 mg/kg KM Taube zur Injektion

Erythromyzin: 0,1 mg/g KM Taube *oral,* auch 50 bis 100 mg/kg KM Taube zur Injektion möglich.

Tylosin: 0,5 g/l Trinkwasser 2 Tage lang; *i. m.* starke lokale Gewebsreaktionen möglich; 0,025 bis 0,05 mg/g KM Taube *s. c.* oder *i. m.* einmal, nach 1 bis 2 Tagen wiederholen

Ampizillin: In der Dosis von 0,1 mg/g KM Taube entweder *i. m.* oder *oral* (dünndarmlösliche Kapseln) gegen *gramnegative* Erreger *(Salmonellen,* weniger *E. coli)* wirksames Antibiotikum mit großer therapeutischer Breite

Doxyzyklin: In der Dosis von 0,06 mg/g KM *i. m.* gegen ein breites Erregerspektrum (besonders *Chlamydien)* wirksames Langzeit-*Tetrazyklin,* das man nur alle 4 bis 5 Tage zu injizieren braucht

Carbenizillin: In der Dosis von 0,1 mg/g KM Taube entweder *i. m.* oder *oral* (dünn-

TABELLE 1/19

Chemotherapeutika zur Therapie bakterieller Infektionen bei Tauben

Wirkstoff	Dosis in mg/kg KM	Applikation	Indikation	Bemerkungen
Chloramphenikol	100	*i. m., oral*	Breites Erregerspektrum (besonders Salmonellen)	Liquorgängig, wirkt auch intrazellulär, bei Trinkwasserapplikation Löslichkeit der Präparate beachten
Chlortetrazyklin	100	*oral*	Breites Erregerspektrum (besonders Chlamydien)	Oral wegen des bitteren Geschmacks nicht gern aufgenommen. Vorsicht bei eingeschränkten Nierenfunktionen
Oxytetrazyklin	100 (bis 200)	*i. m., oral*	Breites Erregerspektrum	Häufig angewendetes Antibiotikum bei Infektionen unklarer Genese; Vorsicht bei eingeschränkten Nierenfunktionen
Doxyzyklin	60	*i. m.*	Breites Erregerspektrum (besonders Chlamydien)	Verzögert ausgeschiedenes Langzeittetrazyklin; nur alle 4 bis 5 Tage Injektion erforderlich
Penizillin	100	*i. m.*	Grampositive Erreger (besonders Kokken und E. rhusiopathiae)	Vorsicht: Prokain-Depot-Präparate toxisch für Vögel
Ampizillin	100	Entweder *i. m.* oder *oral* (dünndarmlösliche Kapseln) möglich	Gramnegative Erreger (besonders Salmonellen und andere Enterobakteriazeen, nur selten E. coli)	Große therapeutische Breite; bei Salmonellenarthritis zum Spülen infizierter Gelenke bei gleichzeitiger allgemeiner Therapie; vom Darm resorbiert, aber durch Magen-pH inaktiviert
Carbenizillin	100	Entweder *i. m.* oder *oral* (dünndarmlösliche Kapseln) möglich	Breites Erregerspektrum; (besonders Pseudomonaden)	Sehr teuer; große therapeutische Breite, häufig für Pseudomonadentherapie einzige Möglichkeit
Erythromyzin	100	Entweder *i. m.* oder *oral* möglich	Grampositive Erreger Campylobacter, nur selten Mykoplasmen	Unterdosierung vermeiden; Hauptindikation: penizillinresistente Kokken
Spiramyzin	100 bis 200	*i. m., s. c.* oder *oral* möglich	Grampositive Erreger Mykoplasmen, Clostridien	Hohe Affinität für Lungengewebe und Schleimhäute des Nasen-Rachenraumes; liquor- und synoviagängig; kumuliert, daher Vorsicht bei Dauertherapie; spritzfertige Lösungen mit Xylocain ähnlich toxisch wie Prokain-Penizillin

 TABELLE 1/19 *(Fortsetzung)*

Wirkstoff	Dosis in mg/kg KM	Applikation	Indikation	Bemerkungen
Tylosin	25	*oral (i. m.), s. c.*	Mykoplasmen, Camylobacter, grampositive Erreger, Clostridien	Spritzfertige Lösungen können nach *i. m.* Applikation Nekrosen an der Injektionsstelle erzeugen, daher *s. c.* injizieren oder *oral* verabreichen
Spektinomyzin	25	*i. m., oral*	Relativ breites Erregerspektrum (besonders grampositive Keime, Mykoplasmen unsicher)	Hohe Affinität für Lungengewebe; Wirksamkeit gegen E. coli sehr unsicher (abhängig von beteiligten Stämmen)
Tiamulin	25	*oral*	Mykoplasmen, Hämophilus, Streptokokken, weniger Staphylokokken	Sehr teuer; beachte Unverträglichkeit mit Kokzidiostatikum Monensin
Neomyzin	10 bis 20	*oral*	Gramnegative Bakterien	Bei parenteraler Applikation nephrotoxisch; vom Darm nicht resorbiert; bei resistenten E. coli und anderen Enterobakteriazeen häufig oral ausreichend; auch zur lokalen Therapie geeignet
Gentamyzin	4	*i. m.*	Breites Spektrum (besonders Pseudomonaden)	Vom Darm nicht resorbiert; gut verträglich bei *parenteraler* Applikation mit großer therapeutischer Breite; kurze Halbwertszeit
Polymyxin B	10 bis 15	*i. m.*	Gramnegative Bakterien (besonders Pseudomonaden und Klebsiellen)	Vom Darm nicht resorbiert; Vorsicht bei eingeschränkten Nierenfunktionen
Furazolidon	50 (im Futter 400 mg/kg)	*oral*	Breites Spektrum, besonders E. coli, Salmonellen, Camylobacter	Von Tauben zu etwa 70 % vom Darm resorbiert; in Kombination mit Chloramphenikol toxische Reaktionen möglich
Sulfonamide	je nach Vorschrift im Trinkwasser	*oral*	Therapieresistente Bakterien	Entsprechend den vogelspezifischen Ausscheidungsverhältnissen und Sensibilisierungsmöglichkeiten exakte Indikationsstellung; am ungefährlichsten mit Di- oder Trimethoprim potenzierte Mittellangzeit-Sulfonamide

darmlösliche Kapseln) gegen ein breites Erregerspektrum (vor allem *Pseudomonaden)* wirksames, sehr teures Antibiotikum

Gentamyzin: In der Dosis von 0,004 mg/g KM Taube *i. m.* oder *oral* gegen ein breites Erregerspektrum (besonders Pseudomonaden) wirksames, gut verträgliches Antibiotikum mit kurzer Halbwertszeit

Neomyzin: In der Dosis von 0,01 bis 0,02 mg/g KM Taube *oral* verabreichbares, gegen *gramnegative* Bakterien wirksames, vom Darm nicht resorbiertes Antibiotikum, das sich auch zur lokalen Therapie (z. B. bei Verletzungen) eignet, bei parenteraler Applikation jedoch *nephrotoxisch* wirkt d. h. Nierengewebe schädigt

Spektinomyzin: In der Dosis von 0,025 mg/g KM Taube *i. m.* oder *oral* besonders gegen *grampositive* Keime wirksames Antibiotikum mit hoher Bindung *(Affinität)* für das Lungen-Luftsackgewebe

Spiramyzin: In der Dosis von 0,1 bis 0,2 mg/g KM Taube *i. m., s. c.* oder *oral* gegen *grampositive* Erreger *(Kokken, Klostridien, Mykoplasmen)* wirksames Antibiotikum mit hoher *Affinität* für Lungen-Luftsackgewebe und Schleimhäute des Nasen-Rachenraumes, *liquor-* und *synoviagängig*

Polymyxin B: In der Dosis von 0,01 bis 0,15 mg/g KM Taube *i. m.* gegen *gramnegative* Bakterien (besonders *Pseudomonaden* und Klebsiellen) wirksames, vom Darm nicht resorbiertes Antibiotikum, das man bei vermuteten Nierenschädigungen wegen evtl. *nephrotoxischer* Eigenschaften nicht verabreichen darf

Tiamulin: In der Dosis von 0,025 mg/g KM Taube *oral* verabreichbares, gegen *Mykoplasmen, Haemophilus*-Keime, *Streptokokken* wirksames, sehr teures Antibiotikum

Chemotherapeutika

Furazolidon: 0,5 g/l Trinkwasser oder 0,4 g/kg Futter jeweils 2 Wochen lang, 0,05 mg/g Taube in physiologischer Kochsalzlösung *i. m.* oder Trinkwasser *oral*

Nitrofurazon: 0,2 g/l Trinkwasser oder 0,1 g/kg Futter jeweils 1 Woche lang, z. T. auch mit geeigneten Antibiotika kombiniert im Preßfutter *(Pellets)*

Sulfonamide

Bei ihnen muß man stets ein Multivitamin-Präparat verabreichen, das vor allem Riboflavin, Pantothensäure, Thiamin und Vitamin K enthält. Sulfonamide nie mehr als 5 Tage lang ohne Pausen applizieren

Solupront: 3 Eßlöffel/l Trinkwasser

Sulfamerazin: 5 bis 8 ml der 33%igen Lösung/l Trinkwasser

Sulfadimidin: 1 bis 2 g/l Trinkwasser, 3 Tage lang, danach 2 Tage Pause (Vitamin K verabreichen), danach erneut 2 bis 3 Tage in der gleichen Dosis oder 4 g/kg Futter jeweils höchstens 5 Tage lang

Sulfaguanidin: 1 bis 3 g/kg Futter

Sulfamerazin: 2 g/l Trinkwasser

Sulfachinoxalin: 1 g/l Trinkwasser

Sulfathiazol-Natrium: 2 g/l Trinkwasser

Supravet: 5 ml/l Trinkwasser 3 Tage lang, 2 Tage Pause, danach nochmals 3 Tage

Supronallösung: 4 Tropfen/30 ml Wasser einmal

1.10.2. Symptomatische Therapie und Substitution essentieller Stoffe

Krankheiten darf man keinesfalls nach ihren Symptomen *(symptomatisch)* behandeln, wenn sich ihre Erreger zielgerichtet *chemotherapeutisch* hemmen und durch die körpereigenen Abwehrkräfte beseitigen lassen. Bei den mit Darmentzündungen („Durchfall") einhergehenden manifesten bakteriellen und protozoären Infektionen (z. B. mit Chlamydien, Salmonellen, Kokzidien, Trichomonaden, Hexamiten) lassen sich mit medizinalkohlehaltigen Präparaten zwar z. T. Symptome („Durchfall") mindern, keinesfalls aber die Erreger beseitigen. Das Gegenteil tritt ein. Obwohl

TABELLE 1/20
Täglicher Vitamin- und Aminosäurebedarf von Tauben/kg Körpermasse (nach Veröffentlichungen mehrerer Autoren zusammengestellt)

Vitamin A	150	bis	300	IE
Vitamin D_3	35	bis	70	IE
Vitamin C	0,5	bis	1	mg
Vitamin B_1	0,1	bis	0,2	mg
Vitamin B_2	1	bis	2	mg
Niacin	1	bis	2	mg
Pantothensäure	0,25	bis	0,5	mg
Vitamin B_6	0,1	bis	0,2	mg
Vitamin B_{12}	0,25	bis	0,5	mcg
Biotin	1	bis	2	mg
Folsäure	15	bis	30	mg
Cholin	35	bis	70	mg
Vitamin K	0,1	bis	0,2	mg
Vitamin E	1	bis	2	mg
Arginin		?		
Glutaminsäure		?		
Glycin		?		
Histidin		?		
Isoleucin	50	bis	100	mg
Leucin	90	bis	180	mg
Lysin	150	bis	300	mg
Methionin	90	bis	180	mg
Phenylalanin	90	bis	180	mg
Threonin		?		
Tryptophan	25	bis	50	mg
Valin	50	bis	100	mg

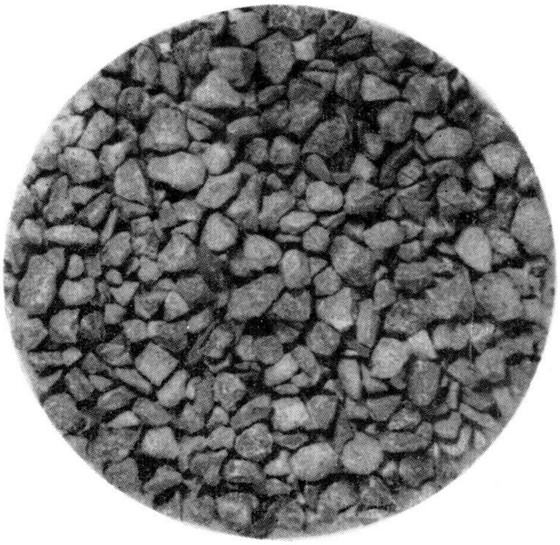

Kalziumgrit eignet sich nicht als Ersatz der für die ungestörte Verdauung unentbehrlichen Magensteinchen

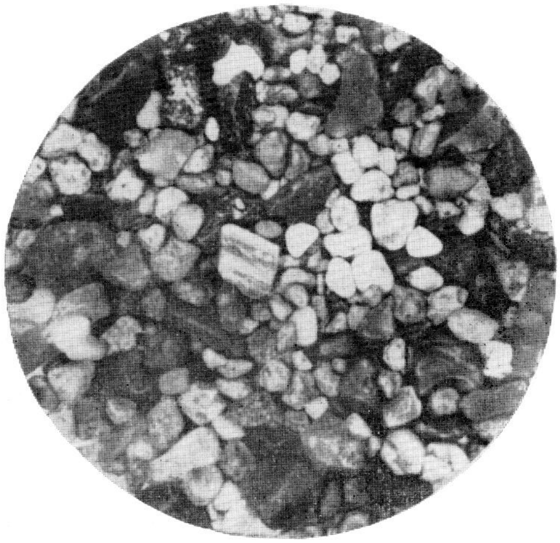

Die für die Gesunderhaltung und damit Leistungsfähigkeit von Tauben unentbehrlichen Magensteinchen

solche Tiere äußerlich gesund erscheinen können, entwickeln sie sich häufig zu Keimträgern oder sogar Dauerausscheidern, die eine ständige Infektions- und Reinvasionsquelle für gesunde Tauben darstellen.

Substitution lebenswichtiger (essentieller) Stoffe

Kranke Tiere bedürfen zusätzlich verabreichter Mengen- und Spurenelemente, Vitamine sowie sonstiger *essentieller* Stoffe (besonders *Aminosäuren)*, vor allem wenn sie wenig oder gar nichts fressen. Bei Darmentzündungen („Durchfall") z. B. liegt gestörte Verdauung vor. Durch die ungenügend aufgeschlossene Nahrung gelangen lebenswichtige Stoffe nicht mehr ausreichend durch die Darmwand in die Organe, Gewebe und Zellen des Organismus. Außerdem kann die Darm*flora* essentielle Vitamine nicht mehr aufbauen. Daher muß man solchen Tauben zusätzlich lebensnotwendige Stoffe (besonders Mineralstoffe, Vitamine, bestimmte Aminosäuren in Form von Wirkstoff- und Multivitamin-Präparaten) verabreichen, damit sie die Abwehrvorgänge des Körpers und damit seine natürliche Widerstandskraft erhöhen. GERLACH (pers. Mitt.) empfiehlt, stark geschwächten Tieren sowie von anstrengenden Flugwettbewerben (z. B. Weitstrecken-, Schlechtwetterflüge) erschöpft oder erheblich verspätet zurückgekehrten Brieftauben 3- bis 4mal täglich 3 bis 6 ml einer 10 %igen Glukoselösung einzugeben, ferner jeden 2. Tag eine Mischung von 25 mg Methionin, 6 mg Cholin, 0,5 mcg Vitamin B_{12}, 2,5 mg Vitamin B-Komplex, 1 mg Vitamin C und 80 mg Glukose über das Tränkwasser zu verabreichen.

2. Virusbedingte Krankheiten *(Virosen)*

Über virusbedingte Infektionen von Tauben gibt es bedeutend weniger Publikationen als über bakterielle. Seit dem letzten Jahrzehnt bemüht sich die Wissenschaft, die *Virosen* von Tauben so zielgerichtet zu erforschen, wie das bereits mit den bakteriell-, pilz-, protozoär-, ektoparasitär- und helminthenbedingten Krankheiten geschah. Neuere Arbeiten befassen sich daher vor allem mit den noch wenig oder gar nicht bekannten Virusarten dieser Tierart, z. B. den Herpes-, Aviären Onkorna-, Paramyxo-, Influenza-, Reo-, Adenoviren. Bestimmte Viren (vor allem Aviäre Paramyxo- und Arboviren) lassen sich auf den Menschen übertragen, Aviäre Influenzaviren und Rubellavirus vom Menschen auf Tauben. Sie gehören daher zu den Erregern der Zoonosen.

Vorkommen und Verbreitung

Besondere Bedeutung besitzen virusbedingte Infektionen für Brieftauben durch ihren Sammeltransport zum Auflaßort. In den Kabinenexpressen befinden sich häufig Tiere aus *latent*, *subklinisch* oder *manifest* erkrankten Beständen. Durch sie und erregerhaltige Beförderungsmittel lassen sich Viren sogar über Ländergrenzen verschleppen. Kabinenexpresse fördern das, weil in ihnen bis 8 000 Brieftauben aus sehr vielen (extrem > 1 000) Beständen (mit jeweils etwa 50 bis 100 Tieren/Bestand) vorhanden sein können, die z. T. bis 2 Tage auf ihren Auflaß oder bei sehr widrigen Witterungsverhältnissen sogar noch länger auf ihre Rückbeförderung in die Heimat warten müssen. Unter diesen Bedingungen ergeben sich vielfältige Infektionsmöglichkeiten.

Arten

FRITZSCHE u. a. (1981) berichteten sowohl über die *spontanen* (Pocken, Newcastle-Krankheit, Herpes-, Paramyxo-, Adeno-, Reo-, Influenza A-, Arbo-, Rubella- und Retikuloendotheliose-) als auch experimentell erzeugten (Rhabdo- und Retra-) Virusinfektionen von Tauben. Nach diesen Autoren erweisen sich Tauben gegenüber Ansteckungen mit den Viren der Infektiösen Bronchitis, Bursitis, Enzephalomyelitis und Laryngotracheitis des Huhnes unempfänglich.

Bedeutung

Virosen können nicht nur manifeste Erkrankungen und Tierverluste hervorrufen, sondern auch Wegbereiter für sonstige Krankheitserreger *(Bakterien, Pilze, Protozoen, Parasiten)* darstellen. Sie lassen sich vor allem mit hygienischen Maßnahmen bekämpfen.
HITCHNER u. a. (1980) beschreiben die Diagnostik von Virusinfektionen des Geflügels nach dem neuesten Stand.

2.1. Taubenpocken (TP)

Synonyme
Taubendiphtheroid, -pockendiphtheroid; *Epitheliosis contagiosa cutis et mucosae columbae, Epithelioma et diphtheria columbae* (lat.); *Pigeon Pox and Pigeon Diphtheria* (engl.): *Variole et Diphtherie des Pigeons* (franz.).

Krankheitsbegriff
Pocken stellen von verschiedenen Pockenviren *(Poxviridae)* hervorgerufene, durch einen typischen Hautausschlag *(Exanthem)* gekennzeichnete Infektionskrankheiten von Mensch, Säugetieren und Vögeln dar. Die zu den Vogelpocken *(Avipox)* gehörenden, vom TP-Virus *(TPV)* verursachten *TP* kommen in ihren typischen Verlaufformen als *Exantheme* der äußeren Haut *(Pocken)* und Schleimhäute von Kopfhöhlen *(Diphtheroid)* einschließlich Mischformen vor.

Vorkommen, Verbreitung
TP erwähnte man erstmals 1735 in der Fachliteratur. Bereits im 18. Jahrhundert wiesen sie Autoren in mehreren Ländern nach und stellten übereinstimmend fest, daß Tauben relativ häufig von ihnen befallen sein können.

TP kommen bei Haus-, verwilderten Haus- und z. T. auch Wildtauben weltweit verbreitet vor. Erwachsene Tiere erkranken meist nur *latent* oder *subklinisch* und infizieren ihre Nestjungen. TP treten daher vorwiegend in den Sommer- und z. T. auch Herbstmonaten auf, also in der Fortpflanzungsperiode, und zwar vor allem bei Brief-, seltener bei Rassetauben. Auf Säugetiere und den Menschen lassen sie sich nicht übertragen. Infolge ihrer Wirtsspezifität gibt es *TP* – im Gegensatz zu anderen Vogelpockenarten – nur bei Tieren der Ordnung *Columbiformes.*

Brieftauben
Durch die Flugwettbewerbe bedingt, kommen *TP* vorwiegend bei nicht gegen *TP* schutzgeimpften Tieren in der Reisesaison vor. Nach FRITZSCHE (1978, 1979, 1980) ließen sich *TP* in der BRD anhand statistisch ausgewerteter Meldungen von Reisevereinigungen (RV) in nicht schutzgeimpften Beständen wie folgt nachweisen: 1976 insgesamt 740 Fälle in 47 RV (17,0 %) von total 284, 1977 sogar 1 159 Fälle in 66 RV (23,2 %) von ebenfalls 284. Infolge verstärkter Immunprophylaxe verringerten sich die von *TP* befallenen RV 1978 bereits auf 43 (12,2 %) von 351, 1979 sogar auf 21 (5,8 %) von 364, 1980 nur auf 15 (5,4 %) von 277. Die tatsächlichen *TP*-Ausbrüche liegen jedoch über den angegebenen Zahlen, weil in allen Jahren nur etwa 50 % der für die Analyse vorgesehenen RV Berichte abgaben.

Rasse-, verwilderte Haus- und Wildtauben
Bei ihnen treten *TP* vorwiegend in der Zuchtperiode auf.

Wildtauben
Mehrere Autoren (STADIE, 1931; CHRISTIANSEN, 1936; SALHOFF, 1937) stellten *TP* bei Ringeltauben *(Columba p. palumbus)* fest, HANSON und KOSSACK (1954) auch bei Lachtauben *(Streptopelia roseogrisea „risoria")* und Carolinatauben *(Zenaidura macroura)*, CUBILLOS u. a. (1979) bei Chilenischen Waldtauben *(Columba auracana* LESSON).

TABELLE 2/1
Statistische Häufigkeit von Pocken bei diagnostisch untersuchten Tauben (nach 1941 bis 1980 erschienenen Publikationen zahlreicher Autoren und eigenen Untersuchungen zusammengestellt)

Taubengruppen	Untersuchte Tiere	Taubenpocken	
	n	n	%
Brieftauben	39 717	354	0,89
Rasse- und Brieftauben[1]	2 185	30	1,37
Rassetauben	3 751	126	3,35
Verwilderte Haustauben	1 763	88	4,99
Wildtauben	93	7	7,53

[1] Von den Autoren nicht getrennt

Altersdisposition
TP befallen vorwiegend Nestjunge und Jungtiere. Erwachsene Tauben erweisen sich nach vorangegangenen Infektionen

mit *TPV* häufig *immun.* Auch kann eine gewisse Alters*resistenz* zu einem milderen, z. T. nur *subklinischen* oder *latenten* Krankheitsverlauf beitragen.

Krankheitsursache
Die Familie *Poxviridae* umfaßt die größten, meist *quader*förmigen bis rundlichen DNS-Viren mit sehr *komplexer Morphologie.* Sie vermehren sich im *Zyptoplasma* der infizierten Zellen und bilden dort *EiK.* Pockenviren bestehen aus der von einer Doppelmembran gebildeten äußeren Hülle, in der sich unregelmäßig angeordnete *Proteinfilamente* befinden.

Pockenvirusarten
Zur Familie *Poxviridae* gehören die Gattungen *Ortho-, Avi-, Capri-, Lepori-, Para- und Entomopoxvirus* sowie weitere „selbständige" Pockenvirus-Spezies, zur Gattung Vogelpocken(*Avipox*)virus folgende *originäre,* m. o. w. miteinander verwandte Arten: Hühner-, Puten-, Tauben-, Kanarien-, Wachtel-, Agaporniden-, Papageien-, Falkenpockenvirus. Möglicherweise lassen sich von den beiden zuletzt genannten Arten noch andere Spezies abtrennen. Darüber hinaus gibt es weitere, von verschiedenen Vogelarten (z. B. Star, Sperling) stammende *unklassifizierte* Pockenvirusstämme.

Vogelpockenviren
Jedes *Avipoxvirus* erzeugt *spontan* die Pocken der betreffenden *(homologen)* Wirtstier*spezies.* Gegenüber *experimentellen* Infektionen erweisen sich jedoch auch andere *(heterologe)* Vogelarten empfänglich. Mit

Tabelle 2/2
Die wichtigsten Pockenerkrankungen der Vögel

Erreger	Wirte	Krankheitsbezeichnungen und -prozesse
Gattung *Avipoxvirus (Apv.)* Hühnerpockenvirus *(Apv. gallinae)*	Hühnervögel (Hühner, Fasanen, Perlhühner, Wachteln, Pfauen, Puten), Wildhühner (Kanada-, Schnee-, Hasel-, Birk-, Auerhuhn) andere Vögel (Kormorane, Störche, Nandus)	Hühnerpocken (Haut-, Schleimhaut- und Mischmanifestationen)
Putenpockenvirus *(Apv. meleagris)*	Puten, weitere Hühnervögel	Putenpocken (Haut-, Schleimhaut- und Mischmanifestationen)
Taubenpockenvirus *(Apv. columbae)*	Haus- und Wildtauben	Taubenpocken (Haut-, Schleimhaut- und Mischmanifestationen)
Kanarienpockenvirus *(Apv. serinis)*	Kanarien-, Sperlings-, Finken- und andere Wildvögel	Oft *perakut* bis akut verlaufende Allgemeinerkrankung („Schnappkrankheit"), z. T. auch Pocken*exanthem* der äußeren Haut, seltener Schleimhäute
Wachtelpockenvirus *(Apv. coturnicis)*	Wachteln	Pocken*exanthem* oder *Generalisation* (meist milder Verlauf)
Agapornidenpockenvirus *(Apv. agapornis)*	Agaporniden (Unzertrennliche)	Pocken*exanthem* oder schwere Allgemeinerkrankung
Psittacidenpockenvirus *(Apv. psittaci?)*	Papageienvögel *(Psittaziden)*	Pocken*exanthem* oder *Generalisation*
Falkenpockenvirus *(Apv. falconis?)*	Greifvögel	Pocken*exanthem*
Weitere noch nicht näher beschriebene Vogelpockenviren, z. B. Ammernpockenvirus *(Apv. junconis)*	Star, Sperling	Pocken*exanthem*

homologen Viren infizierte Wirte erkranken meist *generalisiert*. Dagegen zeigen sich bei *kutan* applizierten *heterologen Avipoxviridae* nur Reaktionen an der *Inokulationsstelle*, die Impfpocken.

Von Ausnahmen abgesehen, gibt es Übertragungsversuche von Vogelpockenviren außer *TPV* auf Tauben offenbar kaum. Die Ergebnisse *virologischer* Untersuchungen zeigen, daß bestimmte *Avipoxvirus*-Stämme (z. B. von Puten, Kanarienvögeln, Papageien, Falken) gewisse Beziehungen zum *TPV* besitzen, sich aber in anderen Eigenschaften von diesem unterscheiden.

Unterschiede zwischen Avipoxviren

Neben ihrem Wirts*spektrum* lassen sich *Avipoxviren* durch folgende Verfahren voneinander trennen:

- Veränderungen auf der *CAM* bebrüteter Hühnereier,
- Verhalten in Hühnerembryo-Zellkulturen *(HEF)* einschließlich Plaques-Technik,
- *Thermoresistenz*bestimmung,
- *serologische* Methoden (AGPT),
- *elektronenmikroskopische Strukturanalyse*.

Hühnerpockenvirus (HPV)

Davon gibt es *mono-* und *bipathogene* Stämme. Monopathogenes *HPV* gilt lediglich für Hühnervögel, bipathogenes sowohl für diese als auch für Tauben krankheitserregend. Bipathogenes *HPV* kutan verimpft, erzeugt bei Tauben nur Impfpocken, bei Hühnern jedoch *generalisierte* Pocken. Bipathogenes *HPV* verliert seine krankmachenden Eigenschaften für Hühner, wenn man es laufend in Tauben passagiert. Für Hühner erweist es sich nur noch gering virulent, weil es nicht mehr generalisiert, aber noch gut immunisiert.

Putenpockenvirus (PPV)

Dieses scheint mit dem *HPV* und *TPV* immunologisch nahe verwandt zu sein Kutan verimpft, ruft es nicht nur bei Puten, sondern auch bei weiteren Hühnervögeln sowie Gänsen und Tauben oft *generalisierte* Pocken hervor. SUHACI u. URSACHE (1961) meinen, daß *PPV* eine *komplexere Antigenstruktur* als *TPV* besitzt, weshalb sich Tauben auch mit *PPV* gegen *TP immunisieren* lassen sollen.

TABELLE 2/3
Differentialdiagnostischer Nachweis von Vogelpockenviren *(Avipoxviren)*

Virusarten	Tauben		Hühner		Puten		Enten		Wachteln		Kanarien- und Sperlingsvögel		Agaporniden
	cut.	*i.v.*	*cut.*	*i.v.*	*cut.*	*i.v.*	*cut.*	*i.v.*	*cut.*	*i.v.*	*cut.*	*i.v.*	*cut.*
Taubenpockenvirus	++	++	+	○	+	○	○	○	?	?	○	○	?
Hühnerpockenvirus	+	+	++	++	++	++	○	○	?	?	○	○	?
Putenpockenvirus	++	++	+	++	+	++	+	++	?	?	○	○	?
Wachtelpockenvirus	+	○	+	○	+	○	○	○	++	++	○	○	?
Kanarienpockenvirus	++	++	+	○	+	○	+	○	?	?	+T	+T	?
Agapornidenpockenvirus	○	○	○	○	+	○	+	○	?	?	○	?	++

cut. = kutane Applikation
i. v. = intravenöse Applikation
○ = keine Veränderung
\+ = lokale Pocken
+T = lokale Pocken und Tod
++ = lokale Pocken und *generalisierte* Infektion

Kanarienpockenvirus (KPV)
Es kommt unter Kanarien-, Sperlings-, Finken- und anderen Wildvögeln weitverbreitet vor. Kutan verimpft, erzeugt es bei diesen Tieren generalisierte Pocken, bei Tauben und Hühnervögeln dagegen nur Impfpocken. REIS u. NOBREGA (1937) beschrieben ein *KPV*, das bei Sperlingsvögeln generalisierte, bei Hühnern und Tauben nur lokale Pocken mit nachweisbaren *EiK* erzeugte, sich nach 15 Serienpassagen in diesen Tieren nicht in *monopathogene* Stämme verwandelte und sowohl Sperlinge als auch Hühner und Tauben gegen Infektionen mit *monopathogenen* Pockenviren *(KPV* bzw. *HPV* bzw. *TPV)* schützte.

Wachtelpockenvirus (WPV)
Dieses bewirkt meist *subklinisch* oder mild verlaufende Pocken in Wachtelbeständen. Hühnerküken, Tauben und Kanarienvögel zeigen bei feder*follikulär appliziertem WPV* nur *lokale* Reaktionen (Impfpocken).

Agapornidenpockenvirus (APV)
Lediglich für Agaporniden („Unzertrennliche") gilt es als *pathogen*, während Puten und Enten Impfpocken ausbilden, Tauben sich unempfänglich *(refraktär)* erweisen.

Taubenpockenvirus (TPV)
Das nur für Tauben pathogene *TPV* eignet sich auch zur *Immunprophylaxe* von Hühnern, da es nur Impfpocken, jedoch keine *generalisierten* Prozesse hervorruft. *TPV* immunisiert sowohl gegen Tauben- und Hühner- als auch mit gewissen Einschränkungen gegen Putenpocken. Bei Tauben kann es als *homologes* Virus *generalisierte* Pocken erzeugen. Zur *TP*-Schutzimpfung eignen sich vor allem die aus *attenuierten TPV*-Impfstämmen hergestellten, staatlich geprüften Vakzinen, die gut *immunisieren*, jedoch nicht *generalisieren*.

KAWASHIMA (1962) konnte durch Hühnerpassagen sowohl den *TPV*-Stamm „Nakano" in *HPV* verwandeln als auch ein vom Ganges-Brillenvogel *(Zosterops palpebrosa)* isoliertes Pockenvirus an Tauben *adaptieren*. Der neuen Tierart angepaßte Stämme ließen sich schwer wieder in das Originalvirus zurückführen. Der Autor sieht daher die verschiedenen Vogelpockenviren nur als Standort*varietäten* des *Avipoxvirus* an.

Eigenschaften des TPV
Nach TAJIMA u. USHIJMA (1966) lassen sich beim *TPV* 252×310 nm große Entwicklungs- sowie 140×236×289 nm große reife Viruspartikeln unterscheiden. Die in Epithelzellen gebildeten, lichtmikroskopisch nachweisbaren kugelförmigen, 5 bis 30 μm großen EiK stellen nach ihrem Entdecker BOLLINGER'sche Körperchen genannte Viruskolonien dar und enthalten 6 000 bis 20 000 Elementarkörperchen (PASCHEN'sche oder BORREL'sche Körperchen). Die *EiK* von Vogelpocken lassen sich im Gegensatz zu denen von Säugetierpocken mit Fettfarbstoffen darstellen.

Vermehrung
Als großes *quader*förmiges, *komplex-symmetrisches* Virus mit doppelsträngiger *DNS* vermehrt sich *TPV* im *Zytoplasma* von *Epithel*zellen, in denen sich die mit verschiedenen Methoden nachweisbaren *EiK* und Elementarkörperchen bilden. *TPV* verursacht *Epithelproliferation* mit *ballonierend-retikulierender* Degeneration der Zellen, was sich auch in infizierten Hühnerembryonen und *HEF*-Kulturen feststellen läßt.

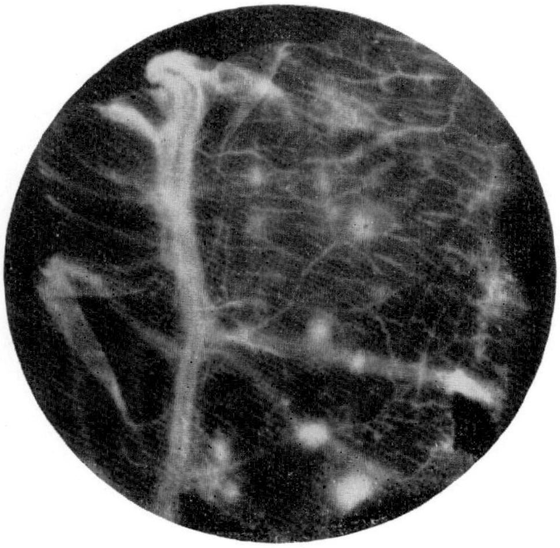

Die mit *TPV* infizierte Eihaut *(Chorioallantois)* eines 12 Tage bebrüteten embryonierten Hühnereies mit den charakteristischen rundlichen grauweißen, undurchsichtigen Pockenherden

Tenazität

Gegen äußere Einflüsse (z. B. Licht, Feuchtigkeit, Austrocknung, Kälte) erweist sich *TPV* relativ widerstandsfähig. In Schleimpartikeln eingehüllt, bleibt es eingetrocknet z. B. in Schlägen, Volieren, Sammelkörben sowie Kabinenexpressen wochen- bis monate-, im Wasser je nach Temperatur tage- bis wochen-, tiefgefroren oder lyophilisiert jahrelang infektiös. Nach BEAUDETTE u. a. (1948) erwies sich gefriergetrocknetes *TPV* nach 3605 Tagen noch ansteckungsfähig. Durch Erhitzen auf 50° läßt sich *TPV* in 30, bei 60 °C in 8, durch Natronlauge 1:500 und Kresol 1:400 in 10, Phenol 1:300 in 30 Min. inaktivieren. 20minütige *UV*-Bestrahlung, direktes Sonnenlicht, trockene und feuchte Hitze, 1- bis 2%ige Natronlauge, 1%ige Trosilin-S-, 3%ige Chlorkresol-, 2%ige Lysovet P A- und Orbivet-Lösung sowie andere, auf *Viruzidie* geprüfte, staatlich anerkannte handelsübliche Desinfektionsmittel töten *TPV* ab.

Krankheitsübertragung

Vor allem Tauben aus *manifest* von *TP* betroffenen Beständen verbreiten *TPV* auf empfängliche Tiere. Eine besondere Rolle spielt dabei der Sammeltransport von Brieftauben zum Auflaßort. In den Kabinenexpressen befinden sich oft Tiere aus *latent, subklinisch* oder *manifest* erkrankten Beständen. Durch sie und nicht ausreichend desinfizierte, erregerhaltige Beförderungsmittel läßt sich *TPV* sogar über Ländergrenzen verschleppen. Die Bedeutung von Kabinenexpressen für die *Epizootiologie* von *TP* liegt darin, daß sich in ihnen bis 8000 Brieftauben aus sehr vielen Beständen in engstem Kontakt befinden und bei ungünstigen Witterungsbedingungen bis zu 2 Tage auf ihren Auflaß warten müssen.

Übertragung in den Beständen

TPV wird nicht nur durch Kontakt von Tier zu Tier verbreitet, sondern sowohl *oral* als auch *aerogen* übertragen. Darüberhinaus läßt es sich durch lebende Zwischenträger (blutsaugende Ektoparasiten, Insekten, Wildvögel, Menschen) und unbelebte *Vektoren* (Futter, Trinkwasser, Staub, erregerhaltige Gegenstände) verschleppen. *Experimentell* ließen sich gesunde Tauben durch Stechmücken infizieren, die 5 Wochen vorher Blut pockenkranker Tiere sogen. *TPV* bleibt im Insekt wochen- bis monatelang, u. U. lebenslang infektiös, vermehrt sich in ihm aber nicht.

Infektions- und Ausscheidungswege von TPV

Hierzu gehört das *Epithel* sowohl der Schleimhäute von Schnabel-Rachenhöhle und Atmungsorganen als auch der äußeren Haut (besonders Augenlider, Schnabelwarzen und Füße). In das durch Kratzwunden, Pickverletzungen, Insekten- und Ektoparasitenstiche oder Mangelernährung geschädigte *Epithel* dringt *TPV* leicht ein, in unverletztes dagegen nicht.

TPV vermehrt sich im *Epithel* von Schnabel-Rachenraum, Atmungsorganen und äußerer Haut. Infizierte Tiere scheiden es mit Speichel, Nasen- und Augenbindehaut*sekret*, kaum jedoch mit dem Kot, aus. Nicht nur in der *IKZ* befindliche und an *TP* erkrankte, sondern auch genesende Tauben können den Erreger verbreiten.

Krankheitsentstehung

Bei *spontan* infizierten Tauben gelangt pathogenes TPV von der Eintrittspforte (*Primär*herd) über das Blut (1. *Virämie*) in die Zellen des RHS, um sich vor allem in der Leber und dem Knochenmark (*primär affine* Organe) stark zu vermehren. Anschließend verbreitet es sich über den Blutstrom (2. *Virämie*) im ganzen Organismus (*Manifestationsgewebe* und innere Organe), wonach die Körpertemperatur ansteigt und die typischen Krankheitsprozesse (Pocken, *diphtheroide* Beläge oder beide) sich zeigen. Solange *TPV* in der 2. Virämie *generalisiert* und sich vor allem im Haut- und Schleimhautepithel befindet, bilden sich dort immer wieder Veränderungen.

Schwach virulente und attenuierte TPV-Stämme oder heterologe Vogelpockenviren

Bei ihnen bleibt die Infektion auf die *primär affinen* Organe begrenzt, weil sich die Viren in ihnen nur beschränkt vermehren, nicht *generalisieren* und demzufolge keine *TP* erzeugen können. Für die *TP*-Schutz-

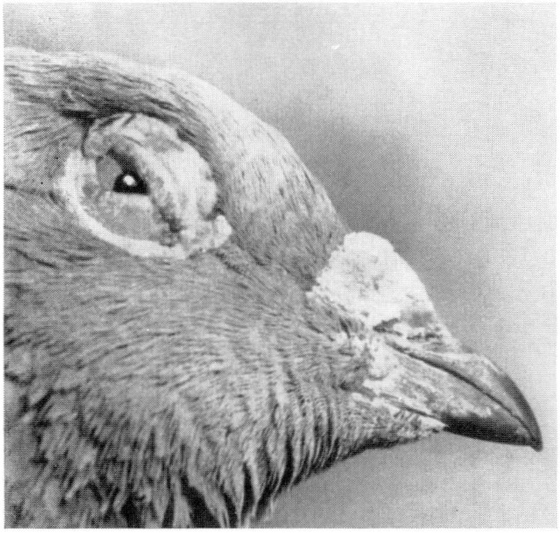

Pocken bei Brieftauben ... an den Rändern des oberen und unteren Lides des rechten Auges

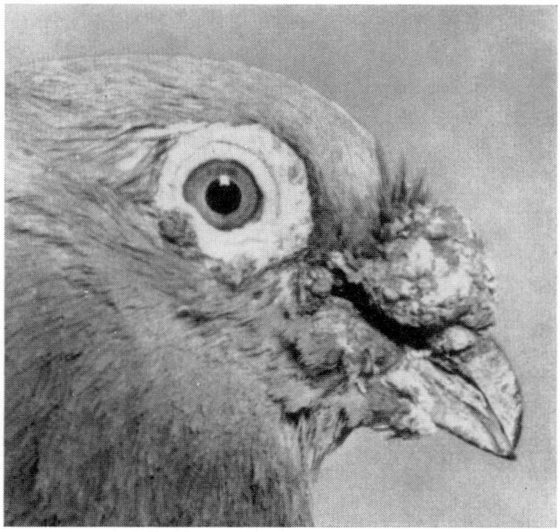

... am Rand des rechten Auges, an der Wachshaut und am Schnabelwinkel

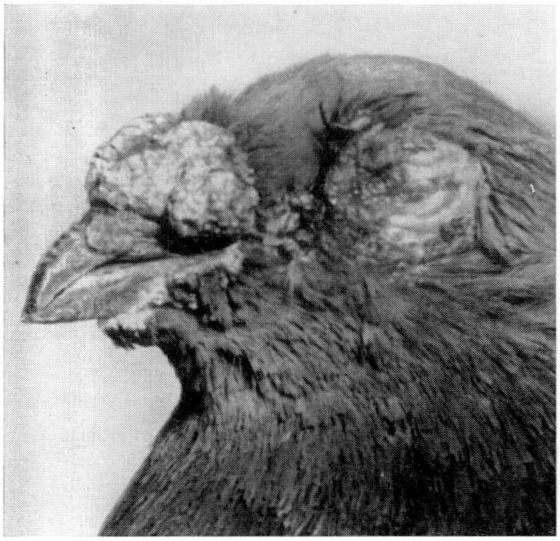

... an den Lidern des linken Auges und der Wachshaut

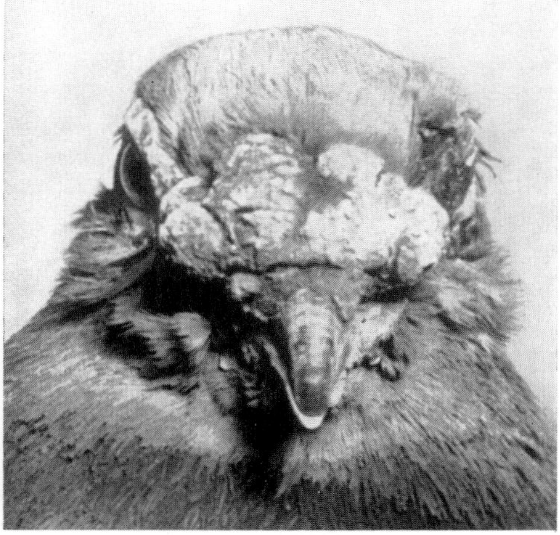

... an der Wachshaut

impfung verwendete Viren müssen diese Eigenschaften besitzen. Hierfür eignen sich am besten *attenuierte, apathogene* oder gering *virulente*, jedoch stets gut *immunogene TPV*-Stämme, die über die Impfstelle in die Zellen des *RHS* gelangen, sich dort vermehren, aber nicht *generalisieren* und lediglich Impfpocken erzeugen.

IKZ

Sie schwankt je nach *Virulenz* und Menge aufgenommenen *TPV* sowie *individueller* Empfänglichkeit von Tauben zwischen 4 und 20 Tagen. Bringt man gesunde, *disponierte* Tiere in Kontakt mit an *TP* erkrankten, vergehen meist 10 bis 20 Tage bis zum Krankheitsausbruch bei ersteren.

Nach KAURA u. GANAPARTHY IYER (1938) lassen sich bei mit *TPV* infizierten Tauben besonders am Ende der *IKZ* erhöhte Körpertemperaturen nachweisen.

Krankheitsformen

Krankheitsprozesse können sich entweder

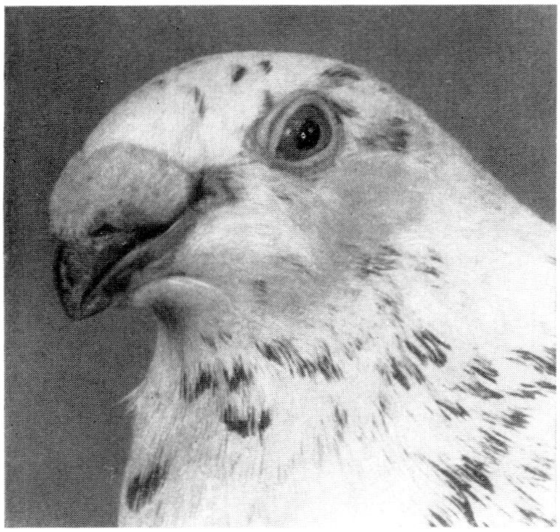

Pocken bei einer Rassetaube am linken Schnabelwinkel

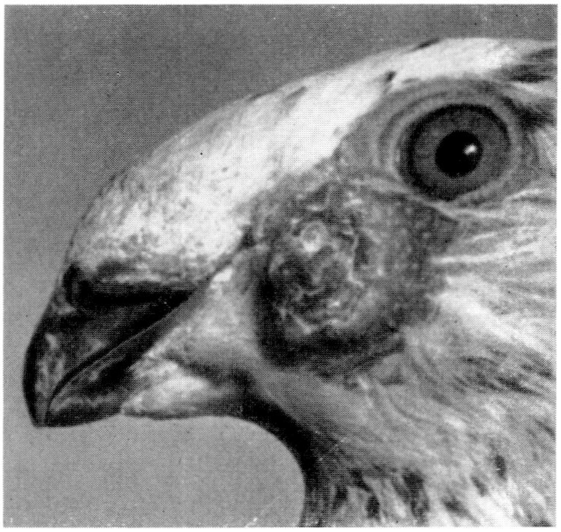

... nach der Abheilung

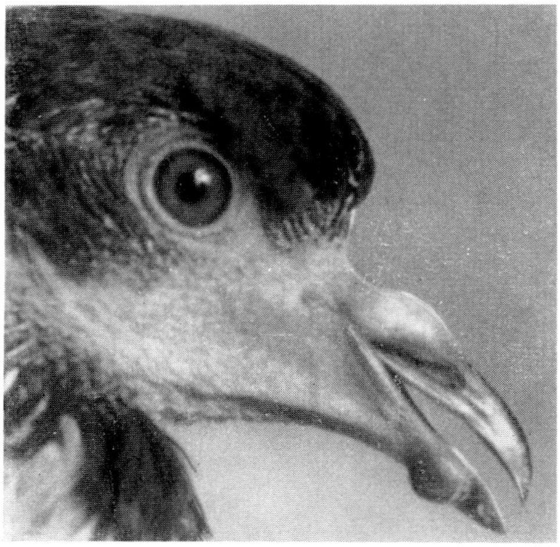

Pocken bei jungen Rassetauben am Unterschnabel

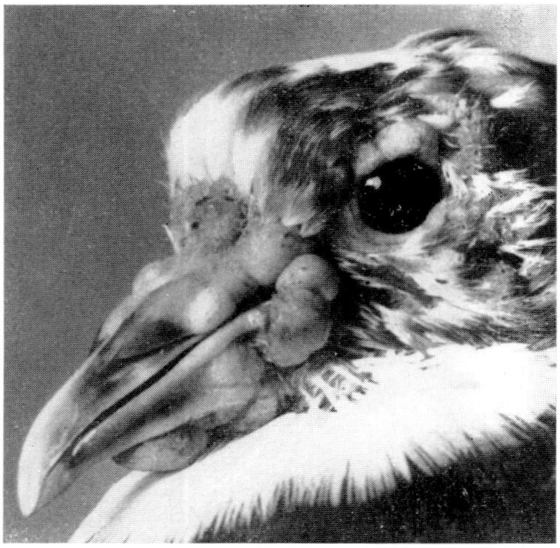

... am Unterschnabel, Oberschnabel und -basis, an den Lidern des linken Auges

auf der äußeren Haut, den Schleimhäuten des oberen Verdauungs- und Atmungstraktes oder beiden befinden. Je nach *Manifestationsort* lassen sich unterscheiden: Haut- (Pocken), Schleimhaut- *(Diphtheroid)*, Mischform *(Pockendiphtheroid)*.

Hautform
Sie tritt am häufigsten auf. Die Pocken entstehen aus etwa hirsekorngroßen gelbgrauen Knötchen (Papeln). Innerhalb von 6 bis 10 Tagen vergrößern sie sich zu hanfkorn- bis haselnußgroßen, von der unveränderten Haut scharf abgesetzten, jedoch fest mit ihr verbundenen Pocken. Sie verfärben sich z. T. schwarzbraun, besitzen eine glatte, später rauhe, warzenähnliche, z. T. hornartige, verschorfte Oberfläche und können sowohl einzeln als auch zahlreich vorhanden sein. Fließen sie zusammen, bilden sich aus ihnen bis kirschgroße, derbe Knoten. Heilende Pocken trocknen aus, schrumpfen zusammen und fallen etwa 7 bis 21 Tage nach ihrem Erscheinen

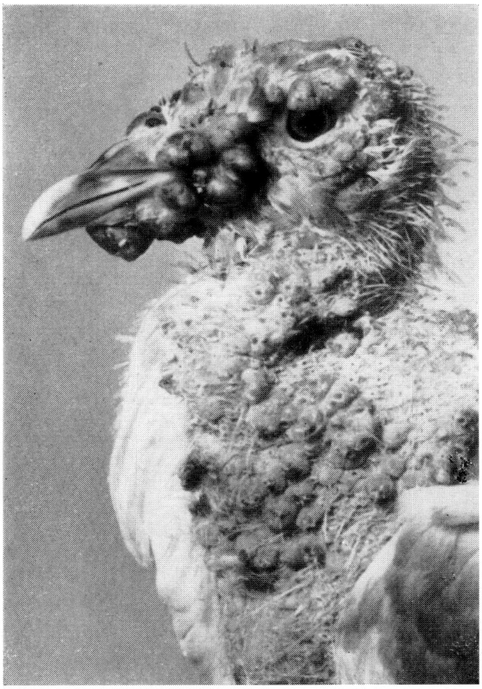

Generalisierte Pocken auf der gesamten äußeren Haut

ab, ohne auffällige Narben zu hinterlassen.

Lokalisation der Pocken

Sie besiedeln meist geschädigte Hautpartien und befinden sich entweder einzeln oder zahlreich vorwiegend auf der unbefiederten Haut, besonders an Augenlidern, Schnabelwarzen, Gehörgangsöffnungen, Kloakenlippen, seltener an Schnabelhorn und Füßen. Bei Nestjungen lassen sie sich oft auch auf der befiederten Haut nachweisen, vorwiegend an Kopf, Hals und Flügeln. Vom Gefieder bedeckte Pocken übersieht man meist. An den Augenlidern können sie so groß oder so zahlreich vorhanden sein, daß sie auf den Augapfel übergreifen, wodurch sich Binde- und Hornhaut entzünden, die Lider anschwellen und ihre Ränder miteinander verkleben. Bestehen solche Veränderungen längere Zeit und komplizieren sie bakterielle Sekundärerreger, kann das betroffene Auge sich eitrig entzünden und das Tier darauf sogar erblinden.

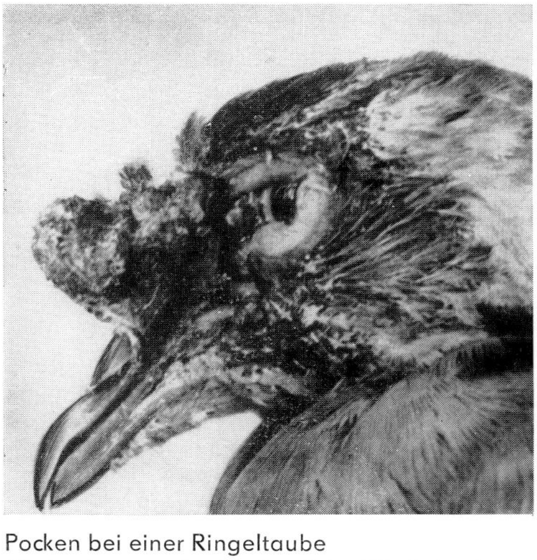

Pocken bei einer Ringeltaube *(Columba p. palumbus)* auf der Wachshaut

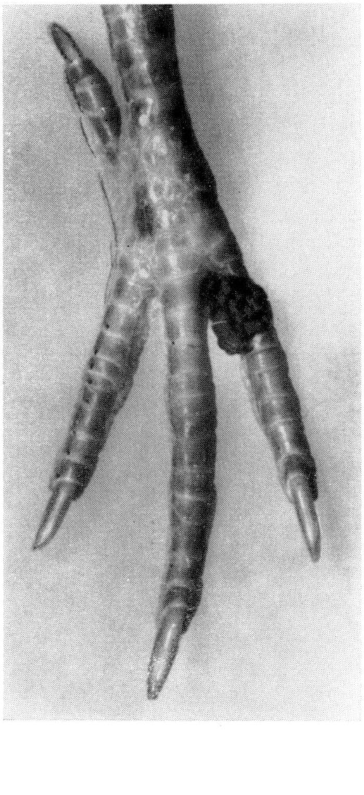

Pocken an der inneren Zehe des linken Fußes im Stadium der Abheilung

Atypische Pocken

HARTIG u. FRESE (1973) beschreiben durch ihre Größe (∅ 10 bis 30 mm) und eingelagertes *Melanin* charakterisierte, blauschwarz *pigmentierte*, metallisch glänzende, entweder glatte oder großflächig *ulzerierte*, leicht blutende *tumor*förmige Pocken bei Brieftauben. Auf der Schnittfläche zeigt sich auffällig abgekapseltes, *homogen* schwarzes, *solides* Gewebe, weswegen sie sich mit *Melanomen* verwechseln lassen. Atypische Pocken kommen oft nur bei einzelnen Tieren in meist geringer Anzahl (1 bis 6) vor, seltener *multipel* auf der gesamten gefiederbedeckten äußeren Haut (besonders Flügel-, Brust-, Bürzelbereich) ohne gleichzeitige *diphtheroide* Prozesse. *Histologisch* läßt sich eine von der *Epidermis* und dem Fedelbalgepithel ausgehende *Proliferation* unterschiedlich breiter, *solider Epithel*stränge nachweisen, in deren Zellen sich neben gespeicherten *Melanin* auch *EiK* befinden, die *elektronenmikroskopisch* feststellbarem *TPV* entsprechen. LÜTHGEN (unveröff.) gelang es jedoch nicht, aus solchen atypischen Pocken *TPV* in embryonierten Hühnereiern zu vermehren.

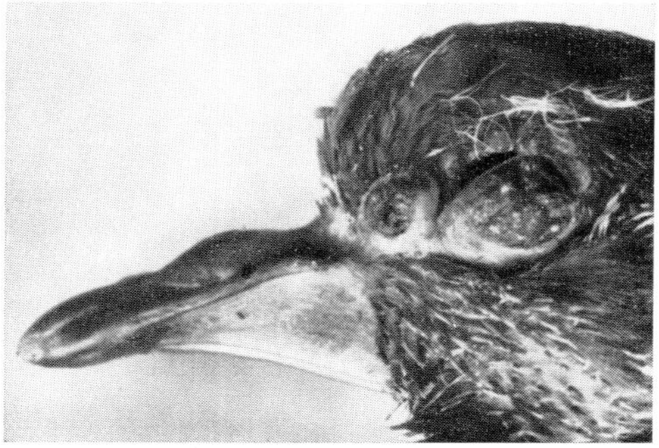

Durch Melanineinlagerung charakterisierte tumorförmige Pocken bei einer Nesttaube an oberem und unterem Lid des linken Auges

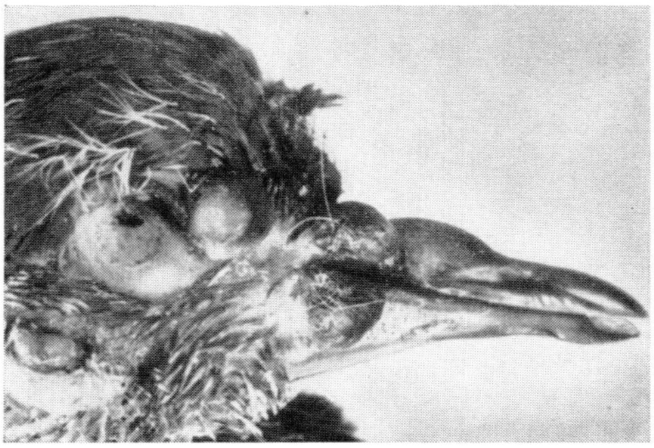

. . . an Schnabelbasis und rechtem oberen Augenlid

Schleimhautform

Das seltenere Schleimhaut*exanthem* entsteht aus hirsekorngroßen geröteten Herden. Diese erscheinen zunächst graurot, später graugelb gefärbt und bilden Stippchen oder membranartige Schorfe, die sich schwer ablösen lassen. Dringen *Sekundär*erreger in sie ein, entwickeln sie sich innerhalb weniger Tage zu hanfkorn- bis linsengroßen und, falls sie zusammenfließen, zu umfangreichen, millimeterdicken *diphtheroiden* Belägen. Sie riechen süßlich-faul und hinterlassen stark gerötete, leicht blutende Flächen, wenn man sie ablöst. In den Herden lassen sich häufig *Sekundärer*reger (z. B. Mikro-, Streptokokken, Escherichia coli, Pseudomonas aeruginosa, z. T. auch Spherococcus necrophorus, Bacillus subtilis, Bacillus megatherium, Erysipelothrix rhusiopathiae, saprophytäre Pilze) nachweisen.

Lokalisation der Schleimhautveränderungen

Sie befinden sich vorwiegend im Schnabel-Rachenraum, besonders in den Schnabelwinkeln, auf der Zunge und dem Gaumen, können aber auch folgende Gewebe und Organe betreffen: übrige Schnabel-Rachenschleimhaut, Schlund, Kropf, Choanenspalte, Nasen- und Nasennebenhöhlen, Gehörgänge, Kehlkopf, Luftröhre, Bronchien, Luftsäcke, Binde- und Hornhaut des Auges.

Bei *diphtheroiden* Prozessen an den Augen erscheinen die Bindehäute geschwollen, die Lidränder z. T. miteinander verklebt und der Augapfel eitrig entzündet. Beläge im Atmungsapparat können Atembeschwerden oder, wenn sie Kehlkopf und Luftröhre verschließen, den Erstickungstod verursachen. Herde in den Bogengängen des Innenohrs bewirken Kopf- und Halsverdrehungen *(Torticollis)* sowie Gleichgewichtsstörungen *(Ataxien)*. Bei umfang-

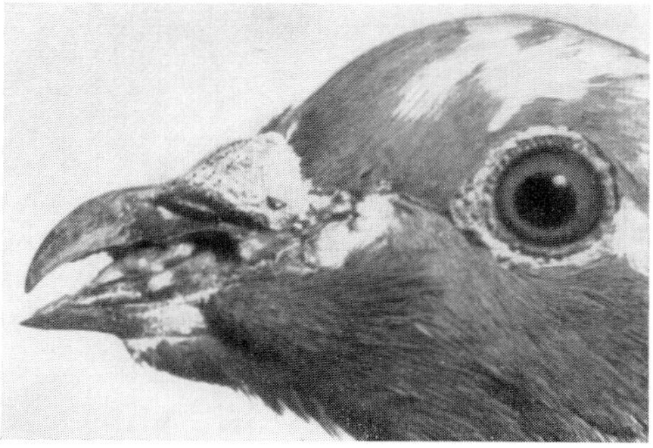

Schleimhautform der Taubenpocken bei Brieftauben ... auf der Schnabel-Rachenschleimhaut

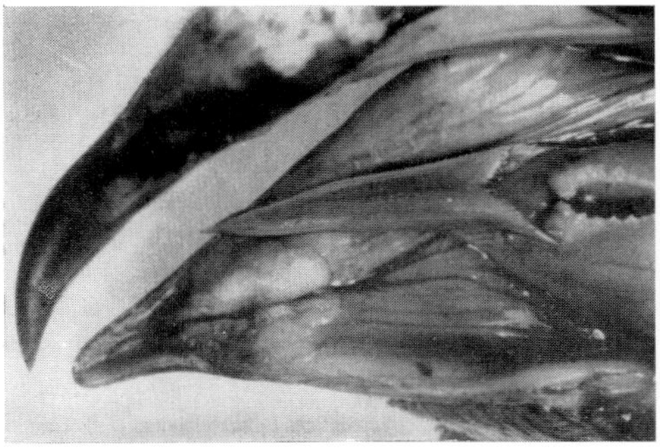

... auf der Unterschnabelschleimhaut

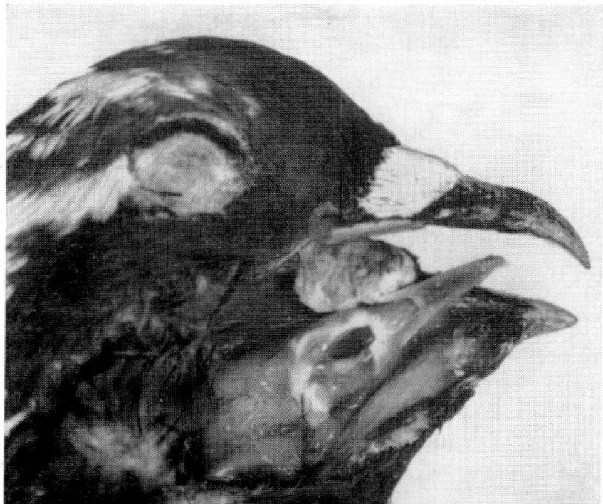

... im linken Schnabelwinkel

reichen Krankheitsprozessen im Schnabel-Rachenraum können Tauben kaum noch fressen.

Mischform
Hierbei treten Pocken und *diphtheroide* Schleimhautveränderungen neben- oder nacheinander auf.

Erkrankungen des Gleichgewichtsorganes
LAHAYE (1927) sowie LAHAYE u. SAINT MOULIN (1934) beschrieben ein vom *TPV* verursachtes Krankheitsbild, das mit Kopfverdrehungen *(Torticollis)* bis 180°, Gleichgewichtsstörungen, *Inappetenz*, Abmage-

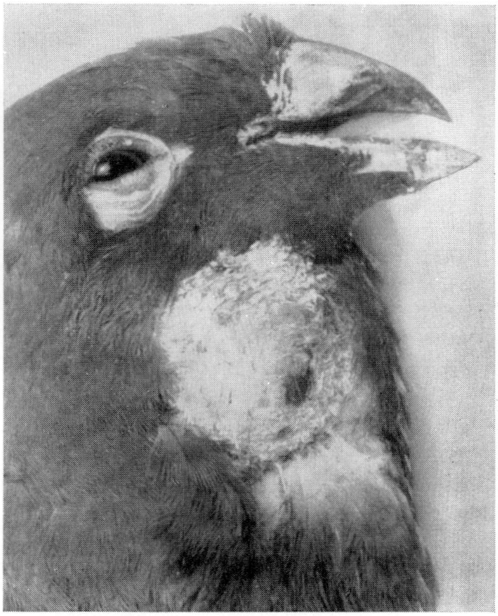

... im Speiseröhreneingang mit hervorgewölbter äußeren Haut

rung, Entkräftung und Tod einherging. *TPV* ließ sich aus dem Innenohrlabyrinth isolieren.

Krankheitsverlauf
Dieser hängt besonders von folgendem ab:
– Alter, *Immunstatus*, *Kondition* und damit *Disposition* der Tauben;
– *Virulenz* des *TPV* und Krankheitsform.

TP verbreiten sich relativ langsam. Daher kann *TPV* in nicht vakzinierten Beständen

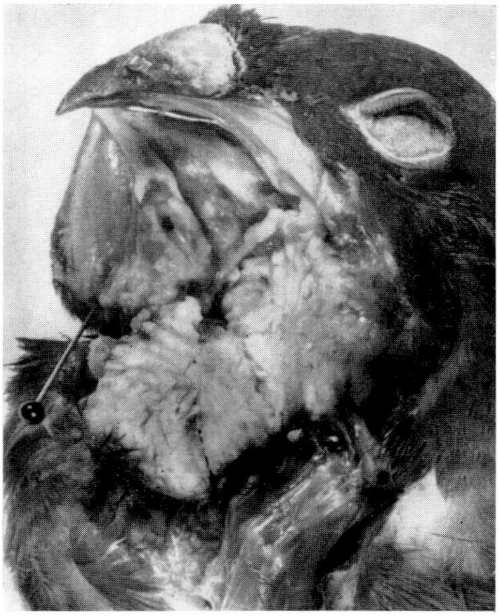

... der freigelegte Prozeß aus dem Speiseröhreneingang

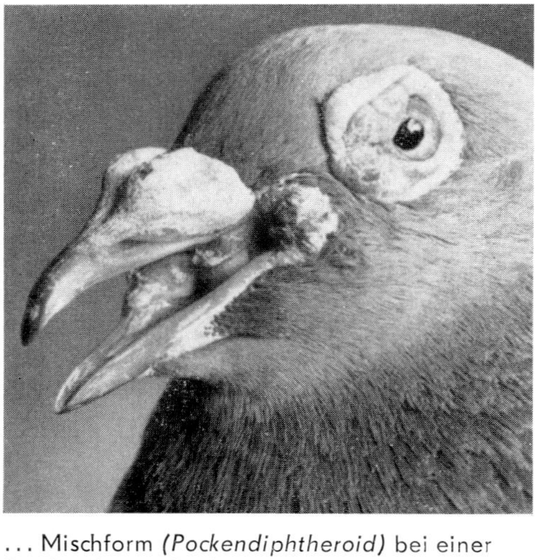

... Mischform *(Pockendiphtheroid)* bei einer Brieftaube mit Pocken an Wachshaut, linkem Schnabelwinkel, oberem und unterem Augenlid sowie *Diphtheroid* auf der Schnabel-Rachenschleimhaut

wochen- bis monatelang *persistieren.* Die *pathognomonischen* Prozesse können beim Einzeltier nach 3 bis 4, bei besonders schwerem Verlauf erst nach 6 bis 8 Wochen abheilen. Die Krankheitsdauer beträgt für das Einzeltier meist 3 bis 4 Wochen, für den Gesamtbestand Wochen bis Monate. Bei unzureichend gehaltenen und ernährten Tauben sowie vernachlässigter Bekämpfung erlöschen *TP* oft erst Monate nach ihrem ersten Nachweis.

Morbidität, Mortalität

VINDEVOGEL u. DUCHATEL (1979) konnten bei *TP* eine *Morbiditäts*rate bis zu 90 % nachweisen, die *Mortalitätsquote* schwankte zwischen 0 und 15 %.

Hautform

Sie verläuft auch bei unbehandelten Jungtieren und erwachsenen Tauben meist gutartig. Bei Nestjungen und resistenzgeschwächten Tauben gibt es jedoch häufiger verschleppte Erkrankungen, z. T. mit Tierverlusten, die selten $>$ 5 % liegen.

Schleimhaut- und Mischform

Sie befällt vorwiegend Nestjunge und Jungtiere hochgezüchteter Rassen. Solche Tauben zeigen meist gestörtes Allgemeinbefinden, aufgeplustertes Gefieder, verminderte Futteraufnahme und Atmungsbeschwerden *(Dyspnoe).*

An diesen Formen können im Extremfall bis etwa 10 % erkrankter Jungtauben sowie bis 10 % erwachsener Tiere sterben, am häufigsten infolge Hunger- oder Erstikkungstod.

Pathologische Veränderungen

Die *pathognomonischen* Veränderungen äußern sich entweder als typisches *Hautexanthem* (Pocken), seltener als *Diphtheroid* oder als Mischformen beider.

Histopathologische Veränderungen

Sie bestehen aus *hyperplastischem, ballonierend-retikulierend degeneriertem Epithel.* Die von *TPV* befallenen Zellen erscheinen vergrößert und enthalten in ihrem *Zytoplasma sudanophile EiK* verschiedener Entwicklungsstadien. Später kommen im *Korium* entzündliche und – vor allem bei der Schleimhautform – auch *nekrotische* Veränderungen vor.

Krankheitsfeststellung
Sowohl Pocken als auch Pocken*diphtheroid* kann man einwandfrei *diagnostizieren*, nicht immer dagegen die Schleimhautform. Bei flächenhaft ausgebreiteter Schnabel-Rachen-*Trichomoniasis* von Nestjungen lassen sich die *fibrinösen* Prozesse meist leicht und ohne Substanzverlust von der Schleimhaut ablösen. *Diphtheroid* kommt jedoch relativ selten allein vor. Bei solchen Tieren lassen sich meist auch Pocken feststellen.

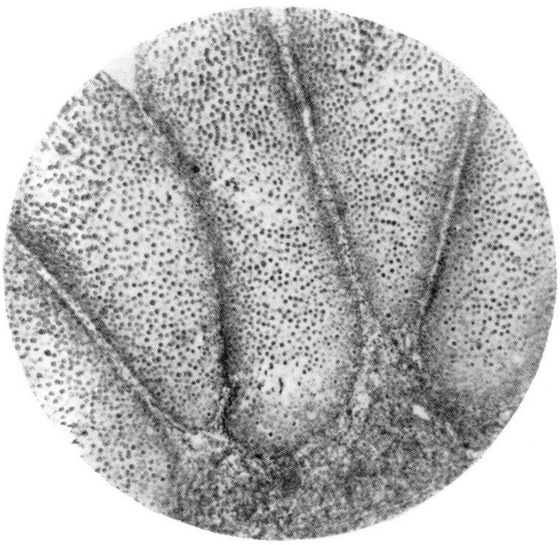

Histologischer Schnitt durch die pockenbehaftete äußere Haut einer Haustaube mit dem als zapfenartige Stränge stark gewucherten Epithelgewebe. In den Epithelzellen befinden sich die als graue Punkte erkennbaren Zell-Einschlußkörperchen, die Pockenkörperchen, welche das *TPV* enthalten

Histopathologische Untersuchung
Um in Zweifelsfällen *TP* exakt *diagnostizieren* zu können, empfiehlt es sich, Haut- und Schleimhautgewebe *histologisch* zu untersuchen. Durch den Nachweis von BOLLINGERschen Körperchen mit Fettfärbungen (z. B. Sudan III) lassen sich *TP* von *makroskopisch* ähnlichen Hautveränderungen (z. B. Entzündungen, Pickverletzungen, Insekten- oder Ektoparasitenstiche, *Tumoren*, besonders *Melanome*, *Mykosen)* oder Schleimhautprozessen (Rachentrichomoniasis, Herpesvirus-, Chlamydien-Infektion, Soor, Vitamin-A-Mangel) sicher unterscheiden. *Differentialdiagnostisch* muß man diese Krankheiten ausschließen.

Serologische Diagnostik
Hierfür eignet sich der *SNT*. Mit dem *AGPT* nachweisbare *präzipitierende Ak* bilden sich bei *spontanen* Infektionen mit dem *TPV* nach LÜTHGEN (1968) nicht. Dagegen traten nach diesem Autor bei 7 (31,8 %) von 22 *s. c.* mit *TPV* infizierten Tauben *Präzipitine* auf. LÜTHGEN nimmt an, daß bei natürlicher Infektion die *TPV*-Menge nicht ausreicht, damit im Körper ausreichend präzipitierende *Ak* entstehen.

Nachweis von TPV im embryonierten Hühnerei
TPV vermehrt sich mit typischen Pockenherden auf der *CAM* embryonierter Hühnereier, welche trotz Infektion nicht absterben. Zum TPV-Nachweis beimpft man die *CAM* 9 bis 12 Tage embryonierter Hühnereier mit 0,1 ml antibiotikahaltiger homogenisierter und zentrifugierter Suspension aus veränderten Haut-, notfalls Schleimhautpartien an *TP* erkrankter Tiere. Bei vorhandenem *TPV* zeigen sich auf der *CAM* 5 bis 6 Tage *p. i.* die charakteristischen, oft miteinander verschmolzenen Herde, welche die *ödematisierte CAM* milchig trüben und deutlich abgesetzte, millimeterdicke, grauweiße bis gelbliche, undurchsichtige Beläge bilden. Auf der *CAM* generalisiert *TPV* erst 8 bis 10 Tage *p. i.* und bildet dann nicht über 10 *Sekundärherde*, die ebenso wie die Primärherde Ringzonen aufweisen können. In den Pockenherden der *CAM* lassen sich *histopathologisch zytoplasmatische EiK* nachweisen.

Nachweis von TPV in Zellkulturen
TPV läßt sich auch in Kulturen empfänglicher Zellen (z. B. *HEF)* vermehren. Nach MAYR (1963) erscheinen in infizierten *HEF* die ersten abgekugelten Zellen 3 bis 4 Tage *p. i.*, während die am 8. bis 9. Tag *p. i.* nachweisbare *Zytolyse* relativ schnell verläuft.

Bestimmung des Wirtsspektrums

TPV läßt sich sowohl in *homologen* als auch *heterologen* Wirten vermehren und entsprechend seinem Wirtsspektrum nach *kutaner* und i. v. Infektion bestimmen.

Bekämpfung

Bei *TP*-Ausbrüchen empfehlen sich folgende Maßnahmen:

- Kranke Tauben muß der Züchter unverzüglich isolieren, nährstoffreich füttern und, gegebenenfalls nach tierärztlichem Rat, mit Breitspektrum-Antibiotika gegen Sekundärerreger behandeln, bei geringen Heilungsaussichten jedoch ausmerzen. Mehrere Autoren empfehlen, erkrankten Tieren 25 mg *Tetrazyklin* oder *Chloramphenikol* und 50 IE Vitamin A/10 ml oder entsprechende Gaben eines geeigneten Multivitamin-Präparates im Trinkwasser zu verabreichen.
- Alle gesunden Tauben läßt man vom Tierarzt gegen *TP* notimpfen und beobachtet sie weiter.
- Falls Einzeltiere danach doch noch erkranken sollten, verfährt man mit ihnen wie vorstehend.
- Bis zur vollständigen *TP*-Tilgung im Bestand gibt man ein gegen *TPV* wirksames, in der erforderlichen Konzentration gut verträgliches Desinfektionsmittel dem Trinkwasser bei.
- Badewasser entzieht man den von TP betroffenen Beständen.
- Nach der *TP*-Tilgung reinigt man Schläge, Volieren und erregerhaltige Umwelt der Tauben gründlich und desinfiziert sie.

Prophylaxe

TP lassen sich durch folgende Maßnahmen wirksam verhüten:

- Tauben muß der Züchter ständig hygienisch einwandfrei halten und vollwertig ernähren.
- Mit neuerworbenen und zugeflogenen Tieren verfährt er wie unter 1.9. angegeben.
- Im Flugtaubensport, auf Taubenmärkten und -ausstellungen muß er die hygienischen Erfordernisse exakt einhalten.
- Von *TP* bedrohte unvakzinierte Bestände sollte er umgehend schutzimpfen lassen.
- An *TP* erkrankte Bestände dürfen erst nach tierärztlich bestätigter *TP*-Tilgung an Flugwettbewerben und Ausstellungen teilnehmen.
- Brieftauben-Bestände läßt man am besten alljährlich einige Wochen vor der Reisesaison gegen *TP* vakzinieren.

Immunprophylaxe

Am sichersten lassen sich *TP* durch die vom Tierarzt vorzunehmende *TP*-Schutzimpfung verhüten. Diese wendet man in Ländern mit hoch entwickeltem Brieftaubensport schon seit Jahrzehnten erfolgreich an. Nach FRITZSCHE (1978, 1979, 1980) ließen sich die *TP* ab 1976 in der BRD wesentlich zurückdrängen, da seit dieser Zeit in mehreren Reisevereinigungen konsequenterweise nur noch gegen *TP* vakzinierte Brieftauben an Wettflügen teilnehmen dürfen. Ähnliches trifft auch für Belgien und Holland zu. Daher fordern viele Autoren die *TP*-Schutzimpfung als wichtigste vorbeugende Maßnahme.

Impfstoffe

Nach mehreren Autoren lassen sich Tauben im Gegensatz zu Hühnern und Puten nur mit *TPV* belastbar immunisieren, während sich nach SUHACI u. a. (1958) hierfür auch *PPV* eignen soll. Solche Impfvirus-Stämme sollen 2, meist gegensätzliche Eigenschaften in sich vereinen, nämlich Wirksamkeit (hohe *Immunogenität*) und *Apathogenität* (geringe *Virulenz*). Hohe Immunogenität erfordert jedoch ausreichende Vermehrung und Freisetzung des Impfvirus nicht nur an der Impfstelle, sondern im gesamten Wirtskörper. Daraus erklärt sich vermutlich das Phänomen, daß *TPV* in seiner Virulenz, Antigenität und Immunogenität stark variiert und manche *TP*-Impfvirusstämme trotz starker Impfreaktionen bei der standardisierten Belastungsinfektion versagen, worauf besonders WOODWARD u. TUDOR (1973) sowie TITTES-RITTERSHAUS u. a. (1979) hinweisen.

Herstellung

TP-Impfstoffe bereitete man früher aus der äußeren Haut künstlich mit *TPV* infizierter, klinisch an *TP* erkrankter Tauben. Solche Vakzinen erzeugten bei den Impflingen nicht nur *generalisierte TP*, sondern enthielten mitunter auch Erreger anderer Infektionskrankheiten (z. B. Tauben*herpesvirus, Chlamydia psittaci, Salmonella typhi murium var. copenhagen*). Daher vermehrt man heute das zur Impfstoffproduktion verwendete *TP*-Passagevirus entweder nur noch auf der *CAM* 10 bis 12 Tage bebrüteter embryonierter Eier von *SPF*-Hühnern oder daraus stammender Zellkulturen *(HEF)*.

Wirksamkeit von TPV-Vakzinen

TITTES-RITTERSHAUS u. a. (1979) untersuchten 3 (A, B und C genannte) *TPV*-Impfstoffe (2 handelsübliche und einen versuchsmäßig hergestellten) auf ihre immunisierenden Eigenschaften im standardisierten Belastungsversuch, RICHTER u. TITTES-RITTERSHAUS (1977) mit dem 4 Wochen p. v. intrafollikulär applizierten, hoch virulenten *TPV*-Stamm PECKHAM mit Infektionsdosen von $10^{1,3}$ oder $10^{4,3}$ EID_{50}/*Taube*. Die Impfreaktion prüften sie am 8. und 14. Tag *p. v.* nach dem unten angegebenen Schema. Tiere mit +– und ++– Veränderungen nach der Belastungsinfektion beurteilten sie als nicht immun. A enthielt über Taubenhaut vermehrtes, niedrig-passagiertes, wenig pathogenes *TPV*, B das gleiche, jedoch in Zellkulturen *(HEF)* produzierte *TPV*, C ebenfalls gering pathogenes, jedoch auf der *CAM* von *SPF*-Hühnereiern vermehrtes *TPV*. Bei A lag der mittlere Schutzwert (PD_{50}) bei 10^6 EID_{50}/0,1 ml, bei C jedoch bei $10^{1,2}$ EID_{50}/0,1 ml. Das Immunisationsvermögen des Impfvirus A ließ sich durch die veränderte Produktionsmethode als Vakzine B nicht beeinflussen.

Ähnliches stellten WOODWARD u. TUDOR (1973) in Wirksamkeitsprüfungen von 4 *TPV*-Impfstoffen fest, von denen nur eine Vakzine eine belastbare Immunität erzeugte.

Anforderungen an TP-Vakzinen

Sie sollen

- rein (frei von *kontaminierenden* Erregern),
- hoch immunogen und damit wirksam,
- staatlich geprüft sein.

Nach den stets genau einzuhaltenden Richtlinien der Hersteller darf man sie nur bei > 4 Wochen alten, hygienisch einwandfrei gehaltenen, vollwertig ernährten, nicht mausernden, also völlig gesunden Tieren anwenden. Tauben mit Infektionskrankheiten, Helminthenbefall und anderen Gesundheitsstörungen sollen vor der Vakzination genesen sein, da sie sonst *p. v.* keine belastbare Immunität aufweisen.

Immunität

Sie bildet sich meist 10 bis 14 Tage *p. v.* aus und beträgt 6 bis 12, z. T. noch mehr Monate. Daher empfiehlt sich vor allem bei pockengefährdeten Tieren die alljährliche *Revakzination*. Brieftauben läßt man rechtzeitig, d. h. am besten 4 Wochen vor der Flugsaison, Jungtauben im Juli bis August schutzimpfen.

Vakzinationsmethoden

Nach TRIPATHY u. HANSON (1975) lassen sich Tauben sowohl mit der Federfollikel- als auch Flügelstich(„Wing-Web")-Methode immunisieren. TITTES-RITTERSHAUS u. a. (1979) konnten die „Wirksamkeit" der „Wing-Web"-Applikation jedoch widerlegen, denn sowohl *s. c.* als auch *i. m.* verimpftes *TPV* erzeugt keine ausreichend belastbare Immunität. Die Vakzine soll mindestens 10^2 ED_{50}/Impfdosis (< 0,1 ml) enthalten und aus hoch immunogenem *TPV* bestehen.

Federfollikel-Methode

Die von den meisten Autoren bevorzugte Federfollikel-Impfung nimmt man wie folgt vor: Auf die vollständig von Federn befreite Außenfläche eines Unterschenkels tropft man mit einer geeigneten Pipette einen Tropfen Vakzine auf die vorbereitete Impfstelle und reibt sie mit einem feinen Pinsel in mehrere entfiederte Follikel ein. Unzweckmäßige Instrumente (z. B. Doppelnadel, Impfraspel oder -trephine) scheiden hierfür aus, da auf blutendem Impffeld die Vakzine nicht in das Federfollikelepithel eindringen kann.

Impfpocken und ihre Beurteilung

Schon 2 bis 3 Tage *p. v.* schwellen die mit *TP*-Impfvirus infizierten Federfollikel stecknadelkopf- bis pfefferkorngroß an und verfärben sich gelbgrau, die dazwischen befindliche Haut erscheint gerötet, zerklüftet

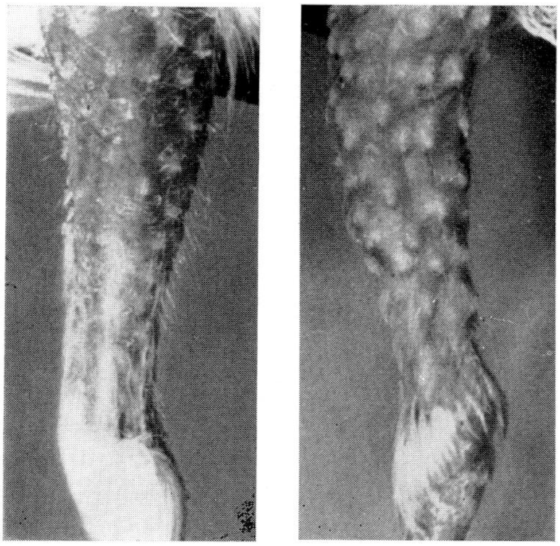

Links: Zur Schutzimpfung mit Taubenpockenvirus-Vakzine bestreicht man das von Federn befreite Impffeld am Unterschenkel

Rechts: Die typischen Impfpocken am 7. Tag nach der Vakzination

und teilweise verschorft. Die Impfpocken zeigen sich 7 bis 9 Tage *p. v.* am ausgeprägtesten und bilden sich allmählich zurück. Nach TITTES-RITTERSHAUS u.a. (1979) läßt sich die Impfreaktion am 7. bis 9. Tag *p. v.* nach folgendem Schema beurteilen:

— keine Follikelveränderungen,
± geringgradig geschwollene und gerötete Follikel,
+ auffällig geschwollene Follikel,
++ stark geschwollene Follikel mit eingeschmolzenen Spitzen und/oder ödematisiertem Zwischengewebe sowie Krustenbildung während der Abheilung.

Histologisch bestehen die Impfpocken aus der für *TP* typischen *Epitheliosis* mit BOLLINGER'schen *EiK* und Infiltration der *Subkutis* vorwiegend mit mononukleären Zellen.

Mehrere Autoren weisen ausdrücklich darauf hin, daß die *p. v.* nachweisbaren Federfollikelveränderungen nicht immer mit dem *Immunitätsgrad* korrelieren. Bereits vakzinierte sowie latent, subklinisch oder manifest an *TP* erkrankte Tiere erweisen sich immun und zeigen daher keine Impfreaktion. Haben nur junge Tauben Impfpocken, erwachsene jedoch keine, ist zu vermuten, daß letztere bereits immun sind, weil sie sich vorher mit *TPV* infizierten. Fehlt die Reaktion jedoch bei allen, weder vorher vakzinierten noch mit *TPV „durchseuchten"* Impflingen, liegt die Ursache meist in fehlerhafter Impftechnik oder im unwirksamen, d. h. (unsachgemäß aufbewahrten, überlagerten oder nicht richtig zubereiteten) Impfstoff. In solchen Fällen empfiehlt es sich, die Tauben nochmals mit einwandfreier Vakzine zu immunisieren. Treten *TP* bei Tieren auf, die man wenige Tage vorher notimpfen ließ, steht fest, daß die Vakzination bereits in die *IKZ* der natürlichen *TPV*-Infektion fiel.

TP-Notimpfung
Bevor der Züchter Tauben aus bereits an *TP* erkrankten Beständen schutzimpfen läßt, muß er alle Tiere klinisch untersuchen sowie kranke und krankheitsverdächtige Tauben von den gesund erscheinenden isolieren. Die gesunden Tiere sollte man unter besonderen Vorsichtsmaßnahmen vakzinieren, getrennt halten und weiterhin genau beobachten. Um zu vermeiden, daß sich *TP*-Feldvirus durch die Impfung weiterverbreitet, verreibt man die Vakzine nicht mit einem Pinsel auf der Unterschenkelhaut, sondern läßt sie in die entfiederten Follikel nur einziehen. Bereits in der *IKZ* befindliche, notgeimpfte Tauben können bis etwa 7 Tage *p. v.* noch an *TP* erkranken.

2.2. Herpesvirus-Infektion (HV-I)

Zur Familie Herpesviren *(HV)* gehören zahlreiche, bei Mensch und Tier vorkommende Arten mit folgenden Kennzeichen:

- Die im ∅ 130 bis 150 nm großen *DNS*-haltigen reifen Viren *(Virionen)* besitzen *kubische Symmetrie*, ein 90 bis 100 nm großes *ikosaedrisches Nukleokapsid* und eine *Lipoprotein*hülle.
- Die Entwicklung von *HV* beginnt im Zellkern mit der Bildung nackter *Nukleokapside* und endet mit den in *zytoplasmatischen Vakuolen* ausgeschleusten umhüllten *Virionen*.
- Die verschiedenen hitze-, säure- und fettlösungsmittelunempfindlichen *HV*-Arten besitzen *zytopathische* Eigenschaften

(z. B. Bildung von vielkernigen Riesenzellen sowie intranukleären *EiK*), lassen sich in Versuchstieren, embryonierten Eiern und Zellkulturen *homologer* und z. T. auch *heterologer Spezies* vermehren und durch ihre *biologischen* Eigenschaften voneinander trennen.

- Beim Geflügel sowie bei Zier- und Wildvögeln kommen mehrere *HV*-Arten als Erreger von Infektionskrankheiten vor.
- *HV* können sich in ihren *biologischen* Eigenschaften (vor allem *Virulenz, Pathogenität, Tropismus*) aus größtenteils ungeklärten Gründen verändern und somit vom ursprünglichen Bild stark abweichende Krankheiten mit unterschiedlicher *Manifestation, Morbidität* und *Mortalität* hervorrufen.
- Nach der *HV*-Infektion bilden sich im Organismus spezifische, d. h. *virusneutralisierende, präzipitierende* und *komplementbindende* Ak, die ein *Persistieren* und Ausscheiden des *HV* nicht ausschließen.
- *HV* verursachen relativ häufig *latente, subklinische* und, vor allem bei hinzukommenden starkwirkenden *Stressoren*, klinisch *manifeste* Infektionen.

2.1. *Klassische Taubenherpesvirus-Infektion (THV-I)*

Synonyme

Ansteckender Schnupfen, Röchelschnupfen; *Oesophagitis, SMADEL's Disease, Intranuclear Inclusion* oder *Inclusion Body Disease* (engl.); *Infection herpétique du Pigeon, Corzyza infectieux du Pigeon* (franz.)

Krankheitsbegriff

Die *manifeste THV-I* stellt eine bei Jungtieren *ubiquitäre*, bei erwachsenen Tauben weniger häufige, von dem zur Gruppe A der Aviären Herpesviren gehörenden Taubenherpesvirus *(THV)* hervorgerufene Krankheit vor allem der Atmungsorgane und des vorderen Verdauungstraktes dar. Sie geht mit *Dyspnoe, Konjunktivitis, Rhinitis, Bronchitis*, z. T. auch *Oesophagitis*, unterschiedlicher, von hinzukommenden *Stressoren* abhängiger *Morbidität* sowie *Mortalität* einher und läßt sich klinisch vor allem mit Ornithose, z. T. auch Trichomoniasis verwechseln. Die *latente* und *subklinische THV-I* kommt nach den Publikationen mehrerer Autoren bei Haustauben häufig und weltweit verbreitet vor.

Vorkommen, Verbreitung

Die *THV-I* beschrieben erstmals SMADEL u. a. (1943, 1945) als „Intranuclear Inclusion Disease" bei Tauben in den USA mit *Nekrosen* in der Leber sowie *intranukleären* EiK in Leber, Pankreas und Milz. Die zu Ehren ihres Entdeckers auch „SMADEL's Disease" genannte *THV-I* kam z. T. gemeinsam mit Ornithose vor, ließ sich aber auch als alleinige Krankheits- und Todesursache feststellen.

MARTHEDAL u. JYLLING (1966) berichteten über die gleiche, von ihnen jedoch als „Oesophagitis" (Speiseröhrenentzündung) bezeichnete Krankheit, bei der sich die charakteristischen Prozesse anfangs nur auf den Schleimhäuten von Kopfhöhlen und Schlund, später auch in der Leber und den anderen Organen befanden. 1950 bis

TABELLE 2/4
Statistische Häufigkeit von Herpesvirus-Infektion bei untersuchten Tauben (nach 1967 bis 1980 erschienenen Publikationen zahlreicher Autoren aus mehreren Ländern und eigenen Untersuchungen zusammengestellt)

Taubengruppen	Untersuchte Tiere	Direkter Nachweis		Untersuchte Tiere	Serologischer Nachweis	
	n	n	%	n	n	%
Brieftauben	25 960	1802[1]	6,94	985	498	50,56
Rassetauben	895	124[2]	13,85	64	41	64,06

[1] Einschließlich Verdacht
[2] Aus manifest erkrankten Beständen

1966 ließ sich *THV-I* bei durchschnittlich 3 % in der Forschungsstation für Geflügelkrankheiten der Veterinärhochschule Kopenhagen untersuchter Tauben als Todesursache nachweisen.

CORNWELL u. a. (1967) stellten *THV-I* als „Intranuclear Inclusion Disease" in 2 Brieftaubenbeständen Schottlands fest, in denen seit Jahren jeweils nur 5 bis 6 Wochen alte Jungtiere Atmungsbeschwerden, *seröse* Bindehautentzündung *(Conjunctivitis)*, Nasenkatarrh *(Rhinitis)*, *diphtheroid* entzündete Kropfschleimhäute *(Pharyngitis)* sowie Leber- und z. T. auch Nieren*nekrosen* besaßen.

In Schottland beschrieben CORNWELL u. WRIGHT (1970) die Krankheitsprozesse und Virusisolation bei der natürlichen *THV-I*, CORNWELL u. a. (1970 a) *experimentelle* Infektion von Tauben und Hühnerküken mit *THV*, CORNWELL u. WEIR (1970 a) Vermehrung, sowie Nachweis von *THV* in embryonierten Hühnereiern und charakterisierten seine Eigenschaften, CORNWELL (1970 b) Vermehrung von *THV* in Zellkulturen sowie seine *zytopathischen* Eigenschaften im Vergleich zum Laryngotracheitis- und Taubenpockenvirus.

In den USA ließ sich *THV-I* von LEHNER u. a. (1967) in einem Rassetaubenbestand nachweisen, wo innerhalb weniger Monate von 295 geschlüpften Jungen 31 (10,5 %) im Alter von 6 bis 16 Wochen verendeten.

VOGEL u. MARWITZ (1969) stellten auf Grund eingehender Untersuchungen *THV-I* mehrmals bei untersuchten Tauben in der DDR fest, die in der Brutzeit vorwiegend bei 4 bis 16, mitunter schon bei 2 bis 4 Wochen alten jungen, jedoch nur selten bei über 5 Monate alten erwachsenen Tieren auftrat und in befallenen Beständen jedes Jahr *enzootisch* in der Aufzuchtperiode vorkam.

KRUPICKA u. a. (1970) isolierten *THV* aus einer Taube mit *fibrinöser* Kehlkopf-Luftröhrenentzündung (Laryngotracheitis) in der ČSSR.

BOYLE u. BINNIGTON (1973) beschrieben als erste *THV-I* bei Tauben in Australien, später auch SURMAN u. a. (1975) sowie CALLINAN u. a. (1979). Letztere berichteten ausführlich über diese Krankheit in einem Bestand von 600 Masttauben-Vermehrungstieren aller Altersstufen Australiens. Die *THV-I* übertrug eine zugeflogene, 6 Tage später gestorbene Brieftaube. Kurz darauf erkrankten die mit dieser in Kontakt befindlichen Jungen und später auch die Tiere aller anderen Schläge. Innerhalb von 3 Monaten verendeten 93 Tiere (45 % aller Jungen, 15,5 % des gesamten Bestandes). Nur wenige der 10 Tage bis 18 Monate (meist 10 Tage bis 16 Wochen) alten erkrankten Tiere genasen. Vom ersten Wahrnehmen klinischer Symptome (stark gestörtes Allgemeinbefinden, Atmungsbeschwerden, weichbreiiger bis schleimiger, grünlicher Kot) bis zum Tod betroffener Tiere vergingen z. T. weniger als 2 Stunden. Von den 60 *pathomorphologisch* untersuchten Tauben besaßen die meisten blaß graugelbe, leicht ablösbare fibrinöse Beläge auf der entweder intakten oder rauhen Schnabel-, Rachen-, Speiseröhren- und Kropfschleimhaut. Die Haut von Nasenwarzen und Schnabelwinkeln erschien geschwollen und krustös verändert, der Darminhalt grünlich verfärbt und flüssig. Die Autoren beschrieben eingehend die *pathohistologischen* Veränderungen von Schnabel-Rachen-, Speiseröhren-, Kropf-, Drüsen- und Muskelmagenschleimhaut, äußerer Haut, Leber, Bauchspeicheldrüse, Nieren, Milz, Lungen, Gehirn sowie die in diesen Organen *elektronenmikroskopisch* nachweisbaren *EiK* und *THV-Partikeln.*

PASCUCCI u. GOVONI (1974) wiesen als erste *THV* aus Schlund, Bauchspeicheldrüse, Luftröhre und Luftsäcken von Haustauben in Italien nach.

VETES u. TANYI (1975) berichteten über die ersten Fälle von vermutlich eingeschleppter *THV-I* in 3 Haustaubenbeständen Budapests, in denen die Tiere klinisch *seröse* Bindehaut-, Nasen- und Rachenentzündung, rasche Ermüdbarkeit, Durchfall, Verluste um 10 %, pathomorphologisch *akute Konjunktivitis, Rhinitis, Pharyngitis, Oesophagitis, Laryngitis, lymphozytäre Pankreatitis, Duodenitis* (letztere z. T. verbunden mit *Escherichia coli* als Sekundärerreger) aufwiesen.

VINDEVOGEL (1975) stellte mit den Symptomen von „ansteckendem Schnupfen" *(Coryza contagiosa)* einhergehende *THV-I* sowie ihren Erreger bei Fleischtaubenjungen in Belgien fest. Mit dem *THV* konnten sie bei empfänglichen Tauben die *THV-I* erzeugen.

VINDEVOGEL u. a. (1976) bestätigen, daß Tauben für das Virus der Infektiösen Bronchitis des Huhnes *(IB-V)* unempfänglich *(refraktär)* sind. VINDEVOGEL u. a. (1977 a) untersuchten die Vermehrung und Eigenschaften von *THV* in Zellkulturen *(HEF)*, VINDEVOGEL u. a. (1977 b) auch das gleiche in Entenembryo-Fibroblasten, Hühnerembryoleber-, Kükennierenzellkulturen sowie 7 Säugerzellinien. VINDEVOGEL u. DUCHATEL (1977) konnten Papageienvögel mit *intranasal* appliziertem *THV* infizieren. Die Tiere zeigten stark gestörtes Allgemeinbefinden und starben zum größten Teil (78 %) 3 bis 10 Tage *p. i.* Aus ihrer Leber ließ sich *THV* reisolieren.

VINDEVOGEL u. DUCHATEL (1978) konnten *THV* aus Tauben von 5 (25 %) der 20 untersuchten Bestände mit „ansteckendem Schnupfen" *(Coryza contagiosa)* isolieren. Bei einem Teil der Tiere mit „Schnupfen" ließen sich neben *THV* auch Pasteurella haemolytica, *Bordetella bronchiseptica* und *Escherichia coli* als Sekundärkeime nachweisen. Nach VINDEVOGEL u. DUCHATEL (1979) gelten Hühner, Enten, Kanarienvögel als unempfänglich *(resistent)* für *THV*, Tauben in gleicher Weise für das Virus der Infektiösen Laryngotracheitis *(ILT-V)* des Huhnes. Zwischen *THV*, *ILT-V* und Entenherpesvirus bestehen entsprechend dem *SNT* keine serologischen Beziehungen.

THOMPSON u. a. (1976) beschrieben erstmals sporadische *THV-I* in 2 Beständen Neuseelands, in denen 3 Wochen bis etwa 6 Monate alte Jungtauben erkrankten. In den Leberzellkernen befallener Tiere konnten sie die Erreger *elektronenmikroskopisch* nachweisen.

Virusneutralisierende Ak gegen *THV* ließen sich nach HEFFELS (1980) in 605 (58,2 %) von 1039 Taubenblutproben der Jahre 1976 bis 1979 aus der gesamten BRD feststellen, die aus 539 (58,5 %) von 921 Beständen stammten. Signifikante Unterschiede im Infektionsgrad zwischen Brief- (58 %) und Rassetauben (56 %) gab es nicht, wohl aber zwischen jungen und erwachsenen Tieren. Entsprechend dem Charakter der *THV-I* als überwiegend *latenter* und *subklinischer* Infektion mit dem in Taubenbeständen *persistierenden* Erreger erwiesen sich von den 524 altersmäßig auswertbaren 383 jungen sowie 141 erwachsenen Brief- einschließlich Rassetauben, junge Tiere nur zu 47,4 %, erwachsene dagegen zu 71,6 % infiziert. Die *SNT-Titer* schwankten von 1:8 bis 1:256; etwa 1/3 der positiven Seren wiesen einen *SNT-Titer* von 1:32 auf. Die *Ak*-Träger verteilten sich auf die gesamte BRD.

Krankheitsursache

Vergleichende Untersuchungen mehrerer Autoren deuten darauf hin, daß sich die bisher isolierten *THV*-Stämme sowohl in ihren *kulturellen* als auch *serologischen* Reaktionen gleichen.

TABELLE 2/5, 2/6
Im Serum-Neutralisationstest gegen Taubenherpesvirus (ELM 653/75) positive Tauben (HEFFELS, 1980)

Titer	Insgesamt positiv (von 921)		Brieftauben positiv (von 858)		Rassetauben positiv (von 63)	
	n	%	n	%	n	%
1 : 8	78	8,47	72	8,39	6	9,52
1 : 16	126	13,68	114	13,29	12	19,05
1 : 32	193	20,96	182	21,21	11	17,46
1 : 64	98	10,64	87	10,14	11	17,46
1 : 128	39	4,23	38	4,43	1	1,50
1 : 256	5	0,54	5	0,58	0	0,00
Insgesamt	539	58,52	498	58,04	41	65,08

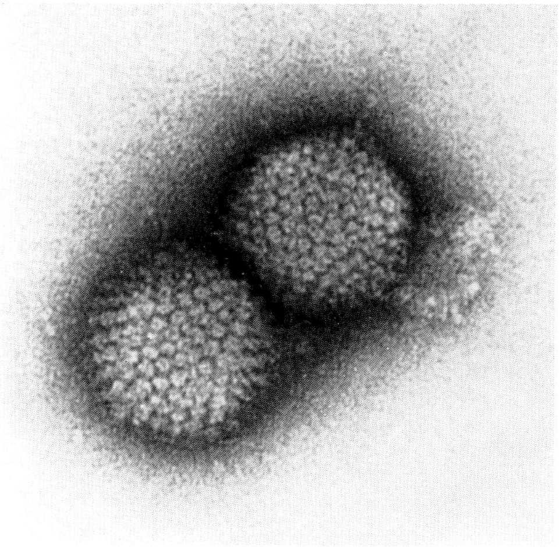

Zwei reife Partikeln *(Virionen)* des Taubenherpesvirus mit den charakteristischen morphologischen Kriterien (GELDERBLOM)

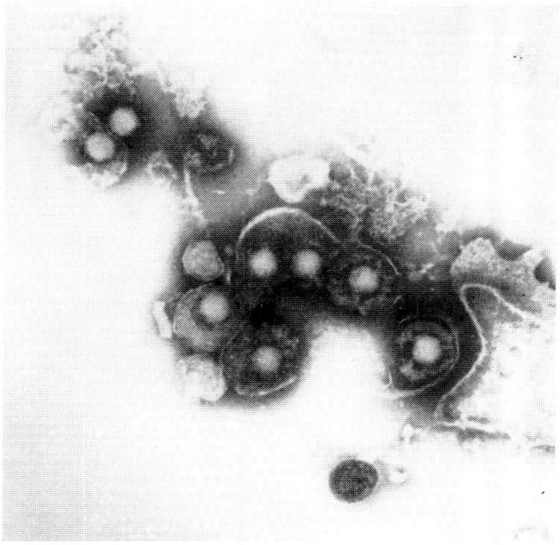

Infektiöse Partikeln *(Virionen)* des Taubenherpesvirus in der damit infizierten Zellkultur (BURTONBOY u. VINDEVOGEL)

Eigenschaften

THV erweist sich nach Untersuchungen mehrerer Autoren äther- und *chloroform*-empfindlich, besitzt keine *hämagglutinierende* Aktivität und bildet *elektronenmi*kroskopisch nachweisbare, im ∅ 90 bis 100 nm große Entwicklungsformen sowie 130 bis 150 nm große *Virionen.* Zwischen *THV* sowie Falken-, Eulen-, Uhu- und z. T. auch Papageien-*HV* bestehen *serologisch* nachweisbare verwandtschaftliche Beziehungen. Sie gehören mit dem Kormoran-*HV* zur Gruppe A *Aviärer HV.* Wellensittiche können sowohl nach Infektionen mit Papageien-*HV* als auch *THV* erkranken, Tauben jedoch nur mit *THV.*

Vermehrung in vitro

THV vermehrt sich in embryonierten Eiern von Tauben, Hühnern, Puten und Enten mit feinsten Herden auf der *CAM, Nekrosen* in Leber, Milz, Nieren sowie *embryopathischem* Effekt. In *vitro* erweisen sich neben Tauben-, Hühner- und Entenembryonalzellkulturen auch Babyhamsterzellinien als empfänglich. Bei mit *THV* inokulierten HEF-Kulturen zeigen sich 2 bis 4 Std. *p. i.* auffällig vergrößerte, abgerundete Zellen mit 2 bis 4 Kernen. Der *zytopathische* Effekt mit *Synzytien*bildung und *intranukleären EiK* bildet sich etwa 10 Std. *p. i.* aus. Der *THV-Titer* erhöht sich *p. i.* ab 12 Std., erreicht sein Maximum mit 36 Std. und mit 72 Std. erscheint die Zellkultur weitgehend zerstört.

Tenazität

Über die Widerstandsfähigkeit von *THV* in der Außenwelt liegen bisher keine Angaben vor.

Krankheitsübertragung

THV scheiden sowohl *manifest* erkrankte als auch *subklinisch* und *latent* infizierte Tauben mit *Exsudaten, Sekreten* und *Exkreten* aus. Sie nehmen es mit *THV* kontaminiertem Futter und Trinkwasser über den Verdauungs- sowie mit *Aerosolen* oder Staub über den Atmungstrakt auf. Die meist stumm angesteckten Elterntiere übertragen *THV* direkt nicht nur auf gefütterte Junge, sondern indirekt über die mit erregerhaltigem Material behafteten Zwischenträger auch auf andere Tauben.

Für *vertikale* Infektionen von *THV* fehlen bisher gesicherte Nachweise. *THV* spielt eine wichtige Rolle für die Entstehung von Krankheiten der Atmungsorgane, z. B. Ornithose. *THV* gilt als *primär pathogener* Erreger, der Infektionen mit *Chlamydia psittaci* und anderen *ubiquitären* Keimen des Respirations- und Digestionstraktes von Tauben begünstigt.

Versuchstiere
Experimentell lassen sich neben Tauben nach VINDEVOGEL u. a. (1980) auch Sittiche, z. B. der Wellensittich *(Melopsittacus undulans)* mit *THV* infizieren. Die an *THV-I* manifest erkrankten Tiere zeigen gestörtes Allgemeinbefinden, *Inappetenz* und sterben meist 3 bis 10 Tage *p. i.* Vor allem in den Leberparenchymzellen lassen sich *intranukleäre EiK* nachweisen und aus den veränderten Organen *THV* reisolieren. Übertragungsversuche auf andere Geflügelarten (z. B. Hühner, Puten, Enten), Vögel (z. B. Kanarienvögel), Säugetiere (z. B. Mäuse, Hamster, Meerschweinchen, Kaninchen) verliefen negativ.

Krankheitsentstehung
THV befindet sich vor allem in den Zellen von Schleimhäuten des *Respirations-* und *Digestionstraktes.* 5 bis 7 Tage *p. i.* zeigen *manifest* erkrankte Tauben die ersten klinischen Symptome, auf die bei Jungtieren oft nach wenigen Tagen tödlich endende Allgemeinerkrankungen folgen. Bei erwachsenen Tauben scheint sich die *THV-I* auf den Atmungsapparat zu beschränken und größtenteils ohne *manifeste* Erkrankungen einherzugehen.

IKZ
5 bis 7, selten mehr Tage.

Krankheitserscheinungen
Die für *THV* besonders empfänglichen, 2 bis 10 Wochen alten Jungen zeigen die Symptome der Allgemeinerkrankung. Einzelne Tiere fallen durch geringe Freßlust oder *Inappetenz*, vermehrten Durst, grünlichen, weichbreiigen bis schleimigen Kot, allgemeine Schwäche, Entkräftung, fortschreitende Abmagerung und die bei > 10 Wochen alten Tauben beschriebenen respiratorischen Symptome (Atmungsbeschwerden) auf. Sowohl Wachshaut des Oberschnabels als auch Schnabelwinkels können verdickt, rauh, rissig, schuppig verändert sein, die letzteren bis 2 mm dicke Beläge aufweisen.
Überlebende Tiere genesen allmählich, wobei sie bis auf Fruchtbarkeitsstörungen und unbefriedigende Flugleistungen meist keine weiteren Folgen überstandener *THV-I* zeigen.

Morbidität und Mortalität
Sie schwankt von 5 bis über 50 %. In enzootisch verseuchten Beständen verenden etwa 10 bis 15 %, z. T. noch mehr in der Zuchtperiode geschlüpfter Jungen. Bei > 10 Wochen alten Tieren bleibt die *THV-I* meist auf den *Respirationstrakt* beschränkt.

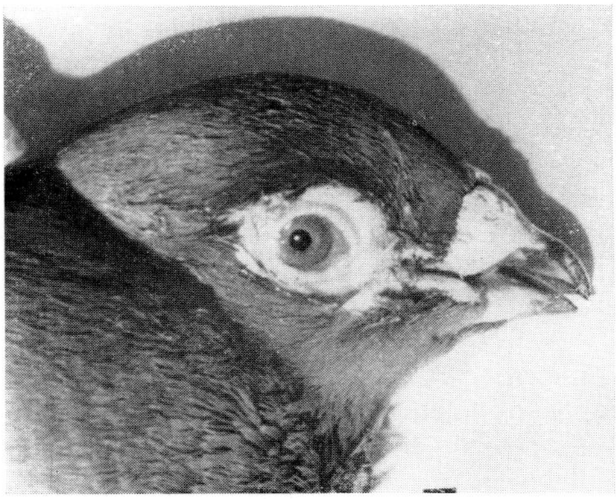

Brieftaube mit serofibrinöser Augenbindehaut- und Nasenschleimhautentzündung (Konjunktivitis und Rhinitis) infolge manifester Herpesvirus-Infektion (VINDEVOGEL)

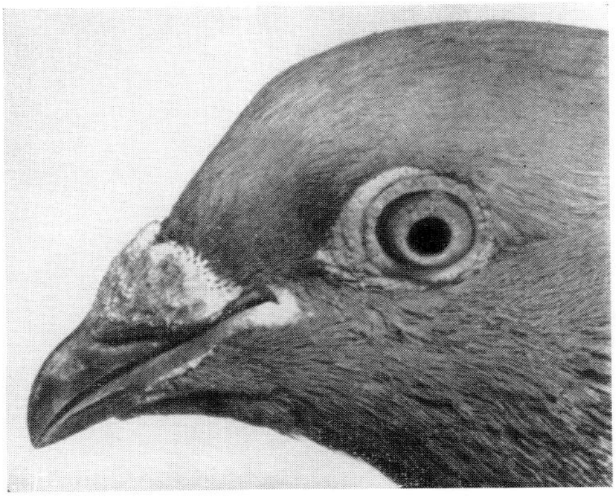

Brieftaube mit grau verfärbter, exsudatbeschmutzter Wachshaut sowie leicht geöffnetem Schnabel infolge Atmungsbeschwerden bei subklinischer Herpesvirus-Infektion

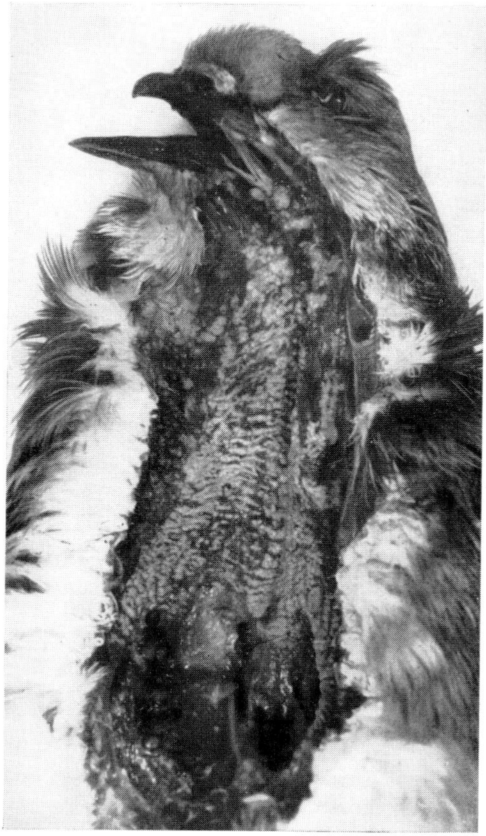

Haustaube mit den charakteristischen graugelben, pseudomembranösen Prozessen der Schnabel-Rachen- und Speiseröhrenschleimhaut bei klassischer manifester Herpesvirus-Infektion (MARTHEDAL)

Sie atmen häufig angestrengt schniefend oder röchelnd und können im *akuten* Stadium Augenbindehautentzündungen, Nasenkatarrh („Schnupfen") und Bronchitis haben. Die Lidbindehaut erscheint gerötet, z. T. besteht Tränenfluß.

Krankheitsverlauf

Dieser hängt neben der *Virulenz* des *THV* besonders von dem Alter und der natürlichen Widerstandskraft betroffener Tauben ab. Erbliche *(genetische)* Einflüsse scheinen insofern bedeutungsvoll zu sein, da vielfach nur Junge bestimmter Zuchtpaare *THV-I* aufweisen. Leichter erkrankte Tiere genesen von selbst, stärker betroffene verenden meist nach ein- bis mehrwöchigem Kranksein.

Krankheitsdauer

Sie kann beim Einzeltier von wenigen Tagen bis zu mehreren Wochen, im Bestand zwischen Wochen bis Monaten schwanken.

Morbidität und *Mortalität* liegen am höchsten bei Erstausbrüchen von *THV-I* und ungünstigen Umweltbedingungen (vernachlässigte Haltung und Ernährung der Tiere, durch Flugwettbewerbe stark beanspruchte Brieftauben, *manifeste* Infektionen mit sonstigen Erregern).

Pathologische Veränderungen

Außer leerem Verdauungskanal, Abmagerung und *Dehydration* bei länger und schwerer erkrankten Tieren lassen sich vor allem auf der Kopfhöhlen-, -nebenhöhlen, Schlund-, Kropf-, z. T. auch Kehlkopf-, Luftröhren-, selten Luftsack- und Drüsenmagenschleimhaut entweder graugelbes, schleimiges, leicht eintrocknendes *Exsudat* oder herdförmige und diffuse *pseudomembranöse* bis *diphtheroide* Prozesse feststellen. Außer den genannten Organen können auch Leber, Nieren, Milz, Bauchspeicheldrüse, Rachenschleimhautblätter, Lungen, Luftsäcke nadelspitzen- bis hirsekorngroße graue, z. T. von *Hämorrhagien* umgebene *Nekrosen* aufweisen.

Pathohistologische Untersuchung

Durch sie lassen sich typische Veränderungen in den betroffenen *Epithelien* mit den größtenteils in der Peripherie von Nekroseherden befindlichen pleomorphen, bei *HE*-Färbung *baso-* bis *eosinophilen intranukleären EiK* nachweisen. Die sich gleichenden Prozesse im Epithel von Schnabel-Rachen-, Schlund-, Kropfschleimhaut, Speichel- und z. T. auch Vormagendrüsen, äußerer Haut, Nasen-, z. T. Kehlkopf-, Luftröhren- sowie Luftsackschleimhaut bestehen aus ballonierend degenerierten, z. T. *nekrotischen* und *ulzerierenden* Zellnestern im *Stratum spinosum.* Von den nichtepithelialen Geweben weisen am häufigsten Milz, z. T. auch Leber, Bauchspeicheldrüse, Nieren, Lungen herdförmige *Nekrosen* mit randständigen *intranukle-*

ären *EiK* sowie Proliferationen von lymphoiden und *retikulären* Zellen, z. T. mit *Synzytien*bildung auf. In der Leber lassen sich meist ebenfalls herdförmige *Nekrosen*, Gallengangsproliferationen und *intranukleäre EiK* feststellen. Prozesse im Gehirn (*Demyelinisation* degenerierter Purkinjezellen) wiesen mehrere Autoren nach.

Krankheitsfeststellung
Bei *manifest* erkrankten verendeten Tauben ermöglichen die obengenannten pathomorphologischen Veränderungen die Verdachtsdiagnose, die sich entweder durch den Nachweis von *THV* in embryonierten Hühnereiern bzw. Zellkulturen (z. B. *HEF*) oder die Feststellung von *Ak* im *AGPT*, *SNT* bzw. *IFT* bestätigen läßt, wodurch sich der Tierversuch mit empfänglichen Tauben erübrigt. *HITCHNER* u. a. (1980) beschreiben den Nachweis von *THV* nach dem neuesten Stand.

Differentialdiagnostik
Zum Ausschluß anderer Krankheiten (vor allem Schleimhautform der Taubenpocken, Ornithose) muß man alle *diagnostischen* Kriterien (klinische Symptome, Krankheitsverlauf, *Morbidität*, *Mortalität*, *pathomorphologische* Veränderungen, direkter und/oder indirekter Erregernachweis) berücksichtigen.

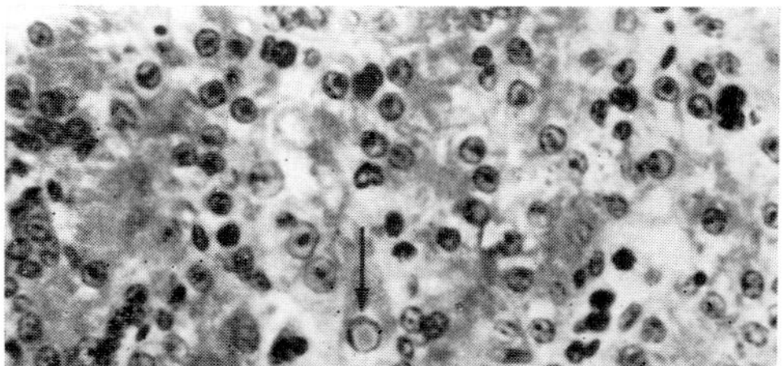

Histologisches Präparat der Leber einer mit Taubenherpesvirus infizierten Haustaube 5 Tage *p. i.* mit den charakteristischen Einschlußkörperchen in betroffenen Zellkernen (VINDEVOGEL und GOUFFAUX, 1971)

Bekämpfung und Prophylaxe
Bei *manifester*, tierärztlich bestätigter *THV-I* empfehlen sich folgende Maßnahmen:

- Kranke Tauben muß der Züchter unverzüglich isolieren, nährstoffreich füttern, gegebenenfalls nach tierärztlichem Rat mit Breitspektrum-Antibiotika gegen Sekundärerreger und Multivitamin-Präparaten zur Erhöhung der natürlichen Widerstandskraft behandeln, bei geringen Heilungsaussichten jedoch ausmerzen.
- Von manifester *THV-I* betroffene Bestände sollten erst nach ihrer tierärztlich bestätigten Tilgung an Flugwettbewerben und Ausstellungen teilnehmen.
- Zur Verhütung manifester *THV-I* sollte der Züchter die Tiere hierfür *genetisch* besonders empfänglicher Herkünfte von der Zucht ausschließen, Tauben ständig hygienisch einwandfrei halten, vollwertig ernähren und alle *Stressoren* vermeiden, welche die natürliche Widerstandskraft stark schwächen.
- Mit neuerworbenen und zugeflogenen Tieren verfährt er wie unter 1.9. aufgeführt.
- Im Flugtaubensport und auf Ausstellungen muß er die unter 1.8. genannten Erfordernisse exakt einhalten.

2.3. Aviäre Onkornavirus-Infektionen

Synonyme
Retravirus-Infektionen, virusbedingte *Aviäre Sarkomatosen* und *Leukosen*, virusbedingte *Aviäre Neoplasien*

Vorkommen, Verbreitung
Onkogene (geschwulsterzeugende) *Korona(Onkorna-)*viren können bei zahlreichen Tierarten Geschwülste (*Neoplasien*) hervorrufen. Sie kommen im gesamten Tierreich und vermutlich auch beim Menschen vor. Bisher wurden sie unter Insekten, Fischen, Lurchen (*Amphibien*), Kriechtieren (*Reptilien*), Vögeln und Säugern nachgewiesen. Bei Vögeln gibt es vor allem 2 Gruppen derartiger Neoplasien, die *Sarkomatosen* und *Leukosen*, von denen letztere etwa zehnfach häufiger als erstere auftreten.

Krankheitsursache
Die Aviären (Vogel-) Onkorna (Sarkoma-

tose-Leukose-Osteopetrose-)Viren gleichen sich *morphologisch-strukturell*, in chemisch-physikalischen sowie sonstigen Eigenschaften, rufen tumoröse Prozesse hervor und lassen sich wie folgt einteilen:

- Aviäre (ROUS) *Sarkomatoseviren:* Sie verursachen als Geschwülste des Bindegewebes die Aviären Sarkomatosen. Empfängliche Zellen verwandeln *(transformieren)* sie in Sarkomzellen. *Spontan* kommen sie nicht nur bei Hühnervögeln, sondern auch unter Tauben vor.
- *Aviäre Leukoseviren:* Sie erzeugen die *Erythroleukose, Myeloleukose* und *Lymphoide Leukose* genannten Krankheiten, die entweder vom blutbildenden *(hämopoetischen)* System oder Immunsystem ausgehen, vermehren sich in Kulturen embryonaler Hühnerzellen, jedoch ohne zellschädigenden *(zytopathischen)* Effekt und kommen bei Hühnern weitverbreitet *(ubiquitär)* vor, bei Tauben vermutlich weit weniger häufig.
- Aviäres Osteopetrosevirus: Es verursacht die als *Osteopetrosis gallinarum (Ekchondromatose)* bezeichneten Prozesse an den Knochen von Hühnervögeln.

TABELLE 2/7
Statistische Häufigkeit von „Leukosen" einschließlich Retikuloendotheliosen bei diagnostisch untersuchten Tauben (nach 1955 bis 1977 erschienenen Publikationen zahlreicher Autoren aus mehreren Ländern und eigenen Untersuchungen zusammengestellt)

Taubengruppen	Untersuchte Tiere	„Leukosen"	
	n	n	%
Brieftauben	9036	76	0,84
Rasse- und Brieftauben[1]	1141	3	0,26
Rassetauben	1275	13	1,02
Verwilderte Haustauben	1763	0	
Wildtauben	93	0	

[1] Von den Autoren nicht getrennt

2.3.1. *Aviäre (ROUS-) Sarkomatosen (AS)*

Synonyme
Sarcomatosis avium,
Geflügelsarkomatosen,
Avian (ROUS) *Sarcomatosis*

Vorkommen, Verbreitung
AS kommen bei Tauben nur *sporadisch* und relativ selten vor. Alle bekannten *AS*-Viren stammen vom Haushuhn, dem ursprünglichen Wirt. Den klassischen Vertreter der *AS*, das ROUS-Sarkom (Hühnertumor Nr. 1 nach ROUS) entdeckte der 1976 mit dem Nobelpreis für Medizin ausgezeichnete amerikanische Tumorforscher Prof. Peyton ROUS. Dieses Spindelzellensarkom einer gestreiften Plymouth Rocks-Henne ließ sich anfangs nur mit Zellen auf empfängliche Hühner übertragen *(transplantieren)*, später jedoch sogar mit zellfreiem Material, und zwar zunächst nur auf Hühner, danach auf weitere Hühnervögel und schließlich auf Tauben (DURAN-REYNALS, 1947; BORGES u. DURAN-REYNALS, 1952). Nachdem die Virusnatur der *AS* feststand, isolierten auch andere Forscher aus *AS* von Hühnern weitere *AS*-Viren. Bestimmte *AS*-Viren erzeugen bei allen Klassen der *Amnion*tiere (Reptilien, Vögel, Säuger) Sarkomatosen. Seit 1957 häufen sich die Studien über das säuger*pathogene ROUS*-Sarkom, welches sich bisher bei zahlreichen Säugetieren (z. B. Ratten, Mäuse, Meerschweinchen, Kaninchen, Hamster, Affen) experimentell erzeugen läßt. Einzelheiten über *AS* kann der interessierte Leser der Literatur (VOGEL u. a., 1968; VOGEL, 1980) entnehmen.

Tauben und von ihnen stammende Zellkulturen erweisen sich für den Schmidt-Ruppin- und Bratislawa-B77-Stamm der *AS*-Viren empfänglich. Die bei Tauben an den Injektionsstellen entstehenden Sarkome bilden sich innerhalb weniger Wochen zurück. Solche Tiere besitzen *neutralisierende* sowie *komplement*bindende Ak und damit eine belastbare *Immunität* (SAZAWA u. WATANABE, 1966; SARMA u. a., 1969; SMIDA u. SMIDOVA, 1971; TAYLOR u. OLSON, 1972; MEYERS u. a., 1978).

2.3.2. *Aviäre Leukosen (AL)*

Synonyme
Leucosis avium; Geflügelleukose; *Avian Leukosis*

Krankheitsbegriff
Unter *AL* faßt man die durch schrankenlos wuchernde unreife Zellen der blutbildenden Gewebe einschließlich des *RHS* gekennzeichneten geschwulstartigen Krankheiten der Vögel zusammen.

Krankheitsformen
Je nach vorherrschender Zellart lassen sich folgende *AL*-Formen unterscheiden:
- *Erythroleukose (Erythrose* oder *Erythroblastose)*, wenn massenhaft unreife Zellen des roten Blutbildungssystems *(Erythrogonien, Erythroblasten)* vorliegen,
- *Myeloleukose (Myelose, myeloische Leukose, Myeloblastose, Granuloblastose* oder *Myelozytomatose)*, falls die Krankheitsprozesse sich aus unreifen Knochenmarkszellen *(Myeloblasten, Myelozyten) zusammensetzen*,
- *Lymphoide Leukose* (Lympholeukose, *lymphatische Leukose, lymphoidzellige Retikulose* oder *Lymphosarkomatose)*, wenn die knotenförmigen oder ausgebreiteten *leukotischen* Veränderungen aus angehäuften lymphozytenähnlichen *(lymphoiden)* Zellen bestehen.

Außerdem muß man *leukämische* (Leukämie = im strömenden Blut vorhandene „Leukose"zellen) und nicht leukämische *(aleukämische) AL*-Formen voneinander trennen, je nachdem, ob die betreffenden Zellen im Blut erscheinen oder nicht. Erythro- und Myeloleukose als nur vereinzelt und relativ selten auftretende *AL*-Formen verlaufen *leukämisch* (die aleukämische Form der Myeloleukose heißt Myelozytomatose), Lymphoide Leukose als bei weitem häufigste *AL*-Form jedoch *aleukämisch.*

Vorkommen, Verbreitung
AL und z. T. auch die sog. *Retikuloendotheliosen* gehören zu den häufigsten Virusinfektionen von Hühnern, Puten sowie der als Nutzgeflügel und Versuchstier gehaltenen Japanischen Wachtel. Sie treten jedoch auch bei weiteren Hühnervögeln (zum Beispiel Fasane, Pfauen, Rebhühner), Wasservögeln (zum Beispiel Enten, Gänse), Ziervögeln (zum Beispiel Kanarienvögel, Wellensittiche) sowie Haustauben auf, wenngleich ihre Virusnatur bei diesen nicht uneingeschränkt als bestätigt gilt (HEFFELS, 1980). Mehrere Autoren berichteten über ihr meist relativ seltenes Vorkommen bei Tauben, das z. B. (Anon. 1968) in Belgien 0,5 % betrug. Nach STAM (pers. Mitt.) stellte man *AL* bei Brieftauben in *Holland* jedoch in zunehmendem Maße fest, 1967 bei 4,9 % der untersuchten Tiere, nach VINDEVOGEL u. DUCHATEL (1979) bei etwa 3 % der jährlich an der vet.-med. Fakultät *Brüssel* untersuchten belgischen Brieftauben.

Krankheitsursache
Die *AL-Viren* als Vertreter Aviärer Onkornaviren besitzen einen elektronendichten Innenkörper *(Nukleoid)* mit einem hellen Hof, den eine doppelte Membran als innere und äußere Virushülle umgibt. Auf der äußeren Membran befinden sich knopfförmige Auflagerungen (Protrusionen). Eine Viruspartikel (Elementarkörperchen) mißt im ∅ 80 bis 120 nm, der elektronendichte Innenkörper 35 bis 45 nm. Der Erreger erweist sich gegenüber äußeren Einflüssen empfindlich und wird außerhalb des Tierkörpers rasch zerstört.

Krankheitsübertragung
AL-Viren lassen sich sowohl von Taubengeneration zu -generation über die von infizierten Täubinnen gelegten Bruteier auf die geschlüpften Jungen *(vertikal)* übertragen (wichtigster Infektionsweg) als auch durch Kontakt von Tauben untereinander, mit erregerausscheidenden Hühnern oder von Zwischenträgern mit Tauben *(horizontal)*. In mit *AL*-Viren infizierten Beständen gibt es (analog Hühnern) folgende Tiergruppen:
- Tauben, die *AL*-Virus zeitlebens im Blut enthalten und sich frei von *homologen Ak* erweisen *(virämische* Tiere);
- für *AL*-Virus unempfängliche Tauben, die nur Ak, aber kein AL-Virus beherbergen *(immune* Tiere);

- Tauben, die weder *AL*-Virus noch Ak enthalten (nicht infizierte Tiere).

Virämische Tiere
Virusausscheidende *(virämische)* Täubinnen übertragen *AL*-Virus über den Eidotter auf den sich normal entwickelnden Embryo. Aus solchen Eiern schlüpfende Junge sind zwar virämisch, erscheinen aber wie die von immunen und nicht infizierten Täubinnen stammenden Nachkommen gesund und erkranken erst später (nach Wochen bis Monaten) nur vereinzelt an *AL*. Der Organismus dieser bereits im frühen Embryonalstadium infizierten Tiere erkennt *AL*-Virus nicht als fremdes *Antigen* und bildet somit keine *Ak* (sog. *Immuntoleranz*-Phänomen), welche das *AL*-Virus *neutralisieren*. Solche Tauben scheiden vermutlich *AL*-Virus zeitlebens aus, verbreiten es *horizontal* und als Täubinnen mit den Bruteiern auch *vertikal*. Durch die Samenfäden virämischer Täuber läßt sich *AL*-Virus jedoch nicht auf die befruchtete Eizelle übertragen, wird also vertikal nur durch virämische Täubinnen weiterverbreitet.

Immune Tiere
Von immunen Täubinnen stammende Junge besitzen *AL*-Virus bindende *(virusneutralisierende) Ak* und zeigen sich durch die mit dem Eidotter auf das Junge übergehenden mütterlichen (maternalen) Ak innerhalb der ersten Lebenswochen vor *AL*-Virus-Infektionen geschützt. Diese Jungen können sich jedoch anstecken, sobald die *maternalen Ak* verschwinden. Dann bilden sich in ihrem Organismus durch die Reaktion zwischen AL-Virus und Wirt *virusneutralisierende Ak*. Horizontal infizierte Tiere werden nach vorübergehendem Virämiestadium *immun*.

Nicht infizierte Tiere
Ein Teil der Tauben mit *AL infizierter* Bestände erweist sich gegen *AL*-Virus erblich widerstandsfähig *(genetisch resistent)*. Solche Tiere können zwar *AL*-Virus aufnehmen, aber sich damit nicht anstecken und demzufolge auch nicht an *AL* erkranken. *Horizontal* läßt sich *AL*-Virus sowohl durch direkten Kontakt virämischer und empfänglicher Tauben als auch indirekt über erregerhaltige unbelebte Zwischenträger (z. B. Staub, Einstreu, Futter, Tränkwasser, Kot, Einrichtungsgegenstände, Transportkörbe, Kabinenexpresse) sowie lebende Vektoren (infizierte Hühner, anderes Geflügel, Wildvögel, Ektoparasiten, Insekten) verbreiten. *AL*-Viren vermehren sich auch in Hühnerembryonen und daraus hergestellten Zellkulturen. Demzufolge können aus solchem Ausgangsmaterial bereitete Lebendvirusvakzinen (z. B. Taubenpocken-Schutzimpfstoffe) mit *AL*-Virus kontaminiert sein, das sich somit unbeabsichtigt durch Vakzinationen auf Tauben übertragen läßt. Daher verwendet man zur Produktion von Lebendimpfstoffen heute nur noch *SPF* (spezifisch pathogenenfreie)-Eier, die von unter strenger Isolation gehaltenen, von *AL*-Virus-Infektionen freien Hühnern stammen. *AL*-Viren befinden sich vor allem im Speichel, Kot und Harn infizierter Tiere und gelangen über die Körperöffnungen (besonders Verdauungs- und Atmungsweg) in den Organismus.

Krankheitssymptome und -verlauf
Die bei den befallenen Tauben wahrnehmbaren Symptome gleichen denen anderer *chronisch* verlaufender Erkrankungen. Im fortgeschrittenen Stadium lassen sich oft gestörtes Allgemeinbefinden, zunehmende Abmagerung und Entkräftung trotz normaler Futteraufnahme nachweisen. Gelegentlich findet man auch tastbare *leukotische* Prozesse in bestimmten Körperteilen, vor allem der Halsregion. LÜTHGEN u. VALDER (1976) beschrieben verdickten Kehlkopfbereich bei einer Taube mit erheblich gestörter Futteraufnahme, bei der eine den Rachen und Schlund ausfüllende graugelbliche speckige *leukotische Neoplasie* vorlag. Solche Prozesse konnte LÜTHGEN (unveröff.) in der Folgezeit wiederholt bei Tauben nachweisen, die nach chronischer mehrwöchiger Erkrankung vollständig abgemagert verendeten. Plötzliche Todesfälle ereignen sich vor allem, wenn Tauben mit brüchigem, leicht zerreißbarem Leber-, Milz- oder Nierengewebe innerlich verbluten. Durch die lange IKZ erkranken vorwiegend über 5 Monate alte Tiere.

Pathologisch-anatomische Veränderungen
Keine andere Krankheit äußert sich in derart vielgestaltigen, geschwulstartig-knotigen oder ausgebreiteten (diffusen) Prozessen wie die *AL* und *Retikuloendotheliosen.* Die meisten Organe und Gewebe können leukotische Veränderungen aufweisen, am häufigsten Leber und Milz, dann folgen Nieren, Eierstock, Bauchspeicheldrüse, seröse Häute (Gekröse, Subserosa von Magen-Darmkanal, Bauchfell und Luftsäcke, Epi- und Perikard), bei wachsenden Tauben auch FABRICIUSscher Beutel *(Bursa Fabricii)* sowie Thymusläppchen. Andere Organe scheinen seltener betroffen zu sein (z. B. Schlund, Schleimhaut des Verdauungstraktes, Lunge, Eileiter, Hoden, Herz- und Skelettmuskulatur, Nickhaut, Knochenmark, äußere Haut).

Krankheitsfeststellung
AL lassen sich durch die Autopsie, oft erst durch weitere *diagnostische (histopathologische)* Untersuchungen exakt nachweisen. Laien verwechseln sie leicht vor allem mit anderen Geschwülsten, Tuberkulose oder chronischer Salmonellose.

2.3.3. *Retikuloendotheliose*

NEUMANN u. a. (1981) untersuchten insgesamt 1511 Seren verschiedener Wirtschaftsgeflügel- und Wildvogelarten der BRD, darunter 545 Taubenseren, auf Retikuloendotheliose-*Ak*. Außer bei 19 Hühnern ließen sich *Ak* nur bei einer Taube (0,18 %) nachweisen.

Prophylaxe und Bekämpfung
AL lassen sich nur mit *hygienischen* Maßnahmen begegnen, da es weder eine ursächliche Behandlung noch wirksame Schutzimpfung gibt. Um sie zielgerichtet bekämpfen und verhüten zu können, muß folgendes beachtet werden:
- An *AL* erkrankte Tauben sollte der Züchter ausmerzen, Bestände mit zahlreichen Krankheitsfällen am besten abschaffen.
- Bevor man Zuchten mit Tieren aus nicht von *AL* befallenen Beständen neu aufbaut, sind Schläge und Volieren gründlich zu reinigen, mit 2%iger NaOH oder 5%iger Formalinlösung zu desinfizieren.
- Tauben dürfen sich nicht in Kontakt mit Hühnern, sonstigem Geflügel sowie Zier- und Wildvögeln befinden.
- Tauben muß man ständig *hygienisch* einwandfrei halten, vollwertig ernähren und *resistenz*schwächende Einflüsse von ihnen fernhalten.
- Abgesetzte Junge bringt man stets von erwachsenen Tauben getrennt im Jungtierschlag unter.
- Zur *Immunprophylaxe* gegen Pocken und andere Taubenkrankheiten mit Lebendimpfstoffen eignen sich nur aus *SPF*-Eiern gewonnene, nicht mit *AL*-Viren kontaminierte, staatlich geprüfte Vakzinen.

2.4. Aviäre Paramyxovirus-Infektion (APMV-I)

Begünstigt durch die von der Weltgesundheitsorganisation (WHO) geförderten Untersuchungen über die Verbreitung der *Influenza* (Virusgrippe) des Menschen, nahm in den vergangenen Jahren auch die Zahl der von Wildvögeln und dem Hausgeflügel isolierten Aviären Paramyxoviren *(APMV)* zu. Die *APMV* teilt man gegenwärtig in 7 Serogruppen ein, von denen der Serotyp *APMV-1* alle bekannten und bisher isolierten Stämme des Newcastle-Krankheit(*NK*)-Virus umfaßt. Die Serotypen *APMV*-2 bis *APMV*-7 wurden bisher u. a. bei Hühnern, Puten, Enten, Gänsen, Tauben sowie verschiedenen Arten von Papageien, Sittichen und freilebenden Vögeln nachgewiesen.

Bei 1976 in Hokkaido (Japan) gefangenen Felsentauben *(Columba f. livia)* stellten KIDA u. YANAGAWA (1979) ein als pigeon/Otura/76 bezeichnetes *APMV* fest, das sich von den bisher bekannten *APMV*-1 bis 6 unterscheidet.

Im Rahmen des Influenza-Überwachungsprogrammes der WHO isolierten Forscher in den USA zahlreiche weitere, bisher noch nicht typisierte *APMV*-Stämme. Das aus Wildtauben *(Zenaidura macroura)* stammende, dove/Tennessee/4/75 genannte Isolat ließ sich den bekannten Serotypen *APMV*-1 bis 6 nicht zuordnen und gilt als *Prototyp* der neuen Serogruppe *APMV*-7 (ALEXANDER u. a., 1981).

ALEXANDER (1980) ging in einem ausführlichen Übersichtsreferat auf Klassifikation, Vorkommen, Verbreitung, Pathogenese, serologische Beziehungen und Eigenschaften der *APMV* ein. *APMV* ließen sich mit dem Influenza-Überwachungsprogramm der WHO bisher in allen diesbezüglichen Ländern nachweisen, kommen also weltweit verbreitet vor. Sie verursachen im Falle von *APMV*-1 (*NK*-Virus) meist akut und verlustreich verlaufende Erkrankungen des Hausgeflügels und vieler Vögel, im Falle von *APMV*-2 bis 7 teils *manifeste* (besonders bei Psittaziden und anderen exotischen Vögeln z. T. tödliche Krankheit), teils *inapparente* Infektionen der betroffenen *Spezies*.

Eigenschaften von APMV

Alle Paramyxoviren haben gemeinsame morphologische Merkmale. Sie stellen elektronenmikroskopisch pleomorphe bis kugelförmige, im ∅ 100 bis 300 nm große Partikeln dar mit größtenteils bis etwa 2 000 nm langen, im ∅ 50 bis 100 nm großen *filamentösen* (fadenförmigen) Formen. Das *Nukleokapsid* besitzt *helikale* (schraubenförmige) Symmetrie mit heringsgrätenähnlichem Aussehen, einen mittleren ∅ von etwa 16 bis 18 nm und dem axialen Kern von etwa 5 nm ∅. Im Innern des reifen *APMV* befindet sich die schraubenförmig gewundene *Helix*. Bei zerfallendem Virion setzt sich das *helikale Nukleokapsid* frei. Die äußere Hülle des Virions enthält das elektronenmikroskopisch als sternchenartiges Gebilde erscheinende *Hämagglutinin*, ferner *Lipoproteine* und *Mukoproteide*.

APMV entwickeln sich im *Zytoplasma* der Zellen und umhüllen sich mit dem *Nukleokapsid* an der Oberflächenmembran. *APMV* besitzen *Hämagglutinin-*, *Hämolyse-*, *Neuraminidase*-Aktivität und vermehren sich in *vitro* in Kulturen empfänglicher Zellen mit *zytopathischem* Effekt bei *Synzytien*- und *Plaques*bildung sowie Zelltod. Gegenüber Umwelteinflüssen (z. B. Temperaturen bis 50 °C, *pH* 6 bis 11) erweisen sich *APMV* relativ *resistent*.

2.4.1. *Newcastle-Krankheit (NK)*

Synonyme

Atypische Geflügelpest, Asiatische Geflügelpest; *Newcastle Disease (ND)*, *Velogenic Viscerotropic ND (VVND)* oder *Asiatic ND*, *Velogenic Neurotropic ND*, *Avian Pneumoencephalitis* oder *American ND*, *Mesogenic ND*, *Lentogenic ND* (engl.); Pseudovogelpest (niederl.); *Maladie de Newcastle* (franz.)

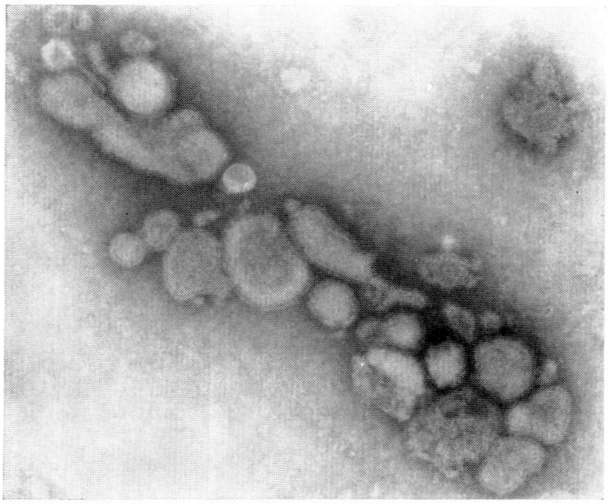

Virus der Newcastle-Krankheit (ALEXANDER)

Geschichtliches

Die erstmals von KRANEVELD (1926) bei Hühnern in *Indonesien* festgestellte *NK* trat bereits 1927 entlang der Schiffahrtswege nach *Europa* auf. DOYLE (1927) beschrieb ihren Erstnachweis in der englischen Stadt *Newcastle upon Tyne*, wonach sie ihren Namen Newcastle Disease *(ND)* erhielt. Bei experimentellen Untersuchungen mit dem von ihm isolierten Virus gelang es DOYLE (1927), Tauben damit *parenteral* zu infizieren.

Über *spontane* Infektionen von Tauben mit *NK*-Virus – im Gegensatz zu *experimentellen* berichteten bis 1970 nur relativ wenige Autoren (u. a. DOYLE, 1927; PAGNINI, 1943; KASCHULA, 1950, 1951, 1952; SCHYNS u. FLORENT, 1951; HANSON u. SINHA, 1952; PLACIDI u. SANTUCCI, 1953, 1956; WALKER u. a., 1954; REUSS, 1961; KOGO u. a., 1969). LANCASTER (1963) nannte in seinem Übersichtsreferat zur *NK* nur 7 Publikationen, die sich mit natürlich vorkommender *NK* in Beständen oder bei Einzeltieren von Tauben befaßten. KASCHULA (1951) isolierte *NK*-Virus aus einer Lachtaube *(Streptopelia roseogrisea)*. UL-

BRICH u. SODAN (1965) wiesen den Erreger in der *DDR* in einem Haustaubenbestand nach, in dem 8 (30,8 %) von 26 Tieren innerhalb einer Woche starben, ZOLETTO (1958) sowie MARASTONI u. SIDOLI (1959) bei Tauben in *Italien*, EL DEHABY u. SOKKAR (1967) sowie AHMED u. SABRI (1969) bei solchen in *Ägypten*.

Im Rahmen des weltweiten Seuchenzuges 1970 bis 1972, welcher beim Wirtschaftsgeflügel hohe Tierverluste und enorme ökonomische Schäden vor allem im *amerikanischen*, *asiatischen* und *europäischen* Erdteil verursachte, publizierten zahlreiche Autoren über *spontane* *NK*-Virus-Infektionen bei Tauben (u. a. STEWART, 1971; GREUEL, 1972; HILBRICH, 1972; VINDEVOGEL u. a. 1972; GREUEL u. a., 1973; LÜTHGEN, 1973; 1975; McDANIEL u. a., 1973; SHARMAN u. WALKER, 1973; UTTERBACK u. SCHWARTZ, 1973; MAES u. a., 1974; PEARSON u. McCANN, 1975). KALETA u. HEFFELS (1982) untersuchten in der BRD 1976 bis 1980 insgesamt 1 257 Tauben serologisch und konnten in keinem Falle *NK-Ak* nachweisen.

TABELLE 2/8
Statistische Häufigkeit von Newcastle-Krankheit bei Tauben (nach 1965 bis 1980 erschienenen Publikationen zahlreicher Autoren aus mehreren Ländern zusammengestellt)

Taubengruppen	Untersuchte Tiere	Krankheitsnachweis		Untersuchte Tiere	Virusnachweis		Untersuchte Tiere	Serologischer Nachweis	
	n	n	%	n	n	%	n	n	%
Brieftauben	317	93	29,33	61[1]	22	36,07	81[1]	52	67,90
				2626[2]	31	1,18	1504[2]	41	2,72
							975[3]	0	0
Rassetauben	26[1]	8	30,77				64[3]	0	0
Verwilderte Haustauben							10[3]	0	0

[1] Nach Krankheitsausbrüchen
[2] Verfolgungsuntersuchungen bei der NK-Epizootie 1971/72 in Kalifornien (USA)
[3] Aus unverdächtigen Beständen von 1976 bis 1979 in der BRD

Vorkommen, Häufigkeit

Die oft seuchenhaft vorkommende, von dem zur *APMV*-Serogruppe 1 gehörenden Virus verursachte *NK* ließ sich bisher als Infektion bei 117 Vogelarten nachweisen (LÜTHGEN, 1980). Vorrangig tritt sie bei Hühner- und Papageienvögeln *(Psittaziden)* auf. Dagegen kommen Krankheitsfälle bei Tauben weniger häufig vor, und zwar meist bei gemeinsam oder benachbart mit erkrankten Hühnern oder anderem Geflügel gehaltenen Tieren.

Nach LANCASTER u. ALEXANDER (1975) galten 1969 nur 22 von 153 registrierten Ländern als frei von *NK*. Für *Zentral-* und *Südamerika*, *Mittelost-* und *Südostasien* sowie mehrere europäische Staaten bleibt der letzte Seuchenzug 1969 bis 1972 unvergessen. 1971 bis 1972 verschleppten importierte exotische Vögel *NK* nach *Südkalifornien*. > 1 300 Bestände mit > 11 Mill. Hühnern, Puten, Enten, Gänsen, Tauben, anderem Geflügel (vor allem Fasane, Wachteln) sowie sonstigen Vögeln (besonders Ziervögel einschließlich Exoten) mußte man unschädlich beseitigen („keulen"), um die Seuche zu tilgen. Dadurch entstand ein direkter Schaden von > 23 Mill. $.

In *Südamerika* sowie *Mittel-* und *Südostasien* kommt *NK* *enzootisch* vor. Daher läßt sich ihr Erreger über Luftfracht mit importierten Geflügel-, *Psittaziden-* und sonstigen Vogelarten leicht und schnell in bisher erregerfreie Länder einschleppen sowie verbreiten. Aus diesem Grund bleibt die Einfuhr von Tauben aus solchen, mit *NK* *enzootisch* verseuchten Staaten in die DDR und BRD verboten, darüber hinaus auch der Auflaß von Brieftauben aus und in Ländern mit *NK*-Ausbrüchen. Auf dieses, für

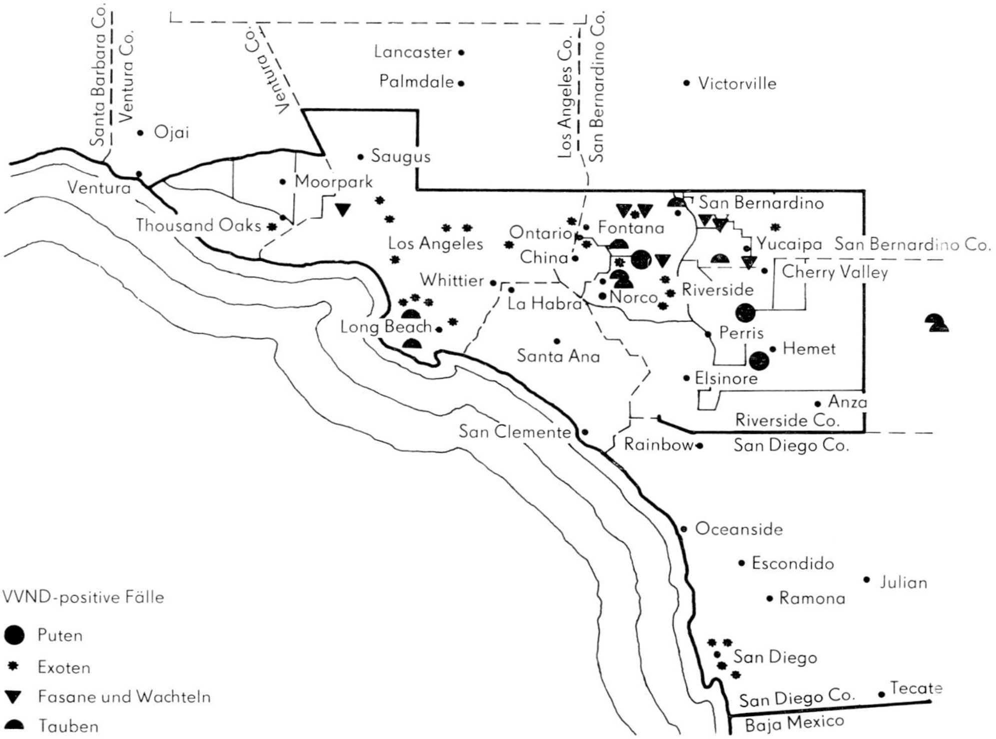

Fälle von Newcastle-Krankheit bei Tauben, anderem Haus- und Ziergeflügel sowie exotischen Vogelarten vom 26. 11. 1971 bis 16. 7. 1973 im Rahmen des Programmes zur Tilgung dieser Seuche in Südkalifornien (UTTERBACK u. SCHWARTZ, 1972)

die *NK*-Verhütung äußerst wichtige tierseuchenprophylaktische Erfordernis weist u. a. DEXTER (1973) hin.

Wirte

Als wichtigste Wirte für *NK*-Virus gelten sowohl Hühnervögel (Hühner, Puten, Perlhühner, Fasanen, Wachteln, Pfauen, Rebhühner) als auch in neuerer Zeit *Psittaziden*, nach LÜTHGEN (1980) mindestens 35 Papageien- und Sitticharten. Daneben gibt es zahlreiche Spezies aus der Ordnung Singvögel als *NK*-Virus-Überträger (z. B. Sperlinge, Stare, Finken, Kanarienvögel, Kolibris, Mauersegler, Amseln), ferner sonstige freilebende Vögel (z. B. Krähenvögel), Wasservögel (z. B. Enten, Gänse, Kormorane, Tölpel), Greife (z. B. Falken, Eulen, Adler), Zoovögel (z. B. Dschungelhühner, Strauße, Tukane, Geier, Pinguine). Spontane *NK*-Fälle bei Vögeln kamen nach LÜTHGEN (1980) bisher bei insgesamt 117 Arten vor, darunter auch 8 Taubenspezies. *NK*-Virus-Infektionen ließen sich bisher nicht nur bei Haus-, sondern auch unter Wildtauben nachweisen, besonders Turtel- und Lachtaubenarten.

Disposition von NK-Virus-Stämmen für Tauben

ERICKSON u. a. (1980) prüften die Empfänglichkeit von erwachsenen und jungen Brieftauben für 4, sowohl von Hühnern (*„Fontana 1083"*), exotischen Vögeln (*„Largo"*) als auch Frucht- und Kron-(*„P 1307"*) sowie Brieftauben (*„P 5658"*) stammenden *velogenen NK*-Virus-Stämmen, ferner die relative *Disposition* von Tauben und Hühnern für diese Erreger, ihre Übertragbarkeit von infizierten auf empfängliche Tauben und Hühner sowie umgekehrt. Im Vergleich zu Hühnern benötigten Brieftauben eine 10 000fach höhere tödliche Infektionsdosis von *velogenen NK*-Virus *„Largo"*, was

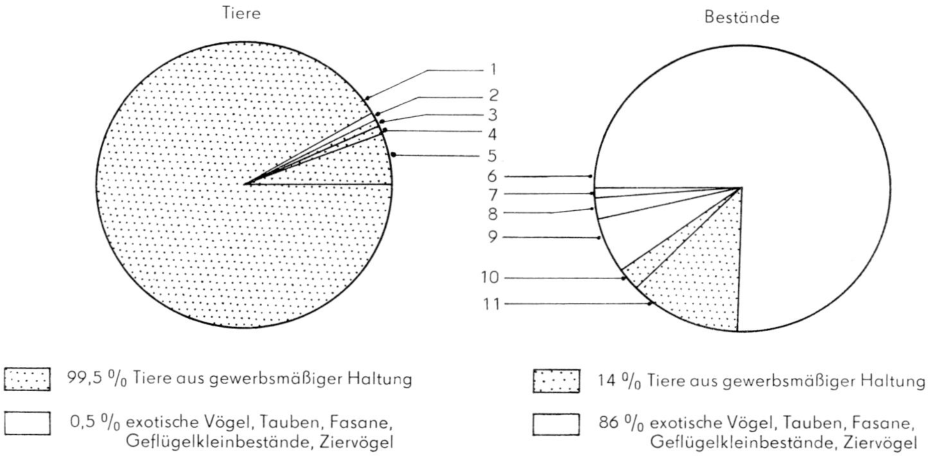

Anteil der Fälle von Newcastle-Krankheit nach Tieren und Beständen in Prozent, vom 26. 11. 1971 bis 16. 7. 1973 im Rahmen des Programms zur Tilgung dieser Seuche in Südkalifornien

1 kommerzielle Legehennen, 92 %
2 exotische Vögel, Tauben, Fasane, Geflügelbestände Ziervögel, 0,5 %
3 Puten, 0,5 %
4 Zuchttiere, 1 %
5 Jungtiere mit Broiler, 6 %
6 Exoten-, Ziervögel- sowie Geflügelkleinbestände, 76 %
7 Fasane, Wachteln, Rebhühner, 1 %
8 Tauben, 2 %
9 Exoten, 7 %
10 Puten, Broiler, Jungtiere, Zuchttiere, 2 %
11 kommerzielle Legehennen, 12 %

auf ihre bedeutend höhere natürliche *Resistenz* hinweist. Erwachsene Brieftauben erwiesen sich für den *velogenen* Erreger *„Fontana 1083"* weniger disponiert als wachsende. Daher schieden letztere ihn auch am längsten aus. Von den geprüften Virusstämmen gilt *„Largo"* als *virulentester* für Tauben. Das geht auch aus den *HAH-Titern* damit infizierter Tiere hervor. *Virämische* Tiere können velogenes *NK*-Virus sowohl auf empfängliche Tauben als auch auf Hühner übertragen. Die *Kontakttransmission* dieses Virus von Hühnern auf Tauben ließ sich ebenfalls nachweisen.

Nach UTTERBACK u. SCHWARTZ (1973) gibt es im USA-Staat *California* > 100 000 Brieftauben. Davon mußte man 1971/72 beim 8monatigen *NK*-Seuchenzug im Vergleich zu den infolge *NK* gekeulten Geflügel- einschließlich Exoten- und Ziervögelbeständen nur etwa 2 % der insgesamt vorhandenen Tiere ausmerzen. PEARSON u. McCANN (1975) schätzten die Bedeutung freilebender und halbdomestizierter Vögel auf die Weiterverbreitung von *NK* für 1971/72 in Kalifornien ein und untersuchten mehrere tausend Tiere auf *NK*-Virus, darunter 2 626 Tauben im Virus- (davon 31 = 1,18 % positiv) und 1 504 (davon 41 = 2,72 % positiv) im *Ak*-Nachweis. Die geringe Zahl von *NK*-Ausbrüchen sowie die niedrigen *Morbiditäts-* und *Mortalitätsraten* unter Tauben begründen sie mit deren verhältnismäßig hoher *Resistenz* bei natürlicher Infektion mit *velogenem NK*-Virus.

HEFFELS (1980) untersuchte 1 049, von 1976 bis 1979 gesammelte Seren von 975 Brief- sowie 64 Rasse- und 10 verwilderten Haustauben aus 926 Beständen der gesamten BRD. In keiner Probe ließen sich *HAH-Ak* gegen *NK*-Virus nachweisen. Dies beweist, daß 1976 bis 1979 Infektionen mit *NK*-Virus in Taubenbeständen der BRD nicht vorkamen. KALETA u. HEFFELS (1982)

TABELLE 2/9
Übersicht der bisher veröffentlichten spontanen Infektionen von Vögeln *(Aves)* mit dem Virus der Newcastle Krankheit, Einteilung nach BERNDT u. MEISE, 1966 (LÜTHGEN, 1981)

Nr. der Vogel-Ordnung	Bezeichnung		Arten n	Gattungen und/oder Arten
2	Straußenvögel	*Casuariformes*	1	Strauß
3	Hühnervögel	*Galliformes*	16	Hühner, Wildhühner, Fasanen, Wachteln, Pfau, Truthuhn, Frankolin
4	Kraniche	*Gruiformes*	1	Seriema
5	Möwen	*Lariformes*	1	Silbermöwe
6	Gänsevögel	*Anseriformes*	10	Ente, Wildente, Gans, Schwan
8	Schreitvögel	*Gressores*	3	Storch, Graureiher, Nimmersatt
9	Greifvögel	*Falconiformes*	7	Adler, Turmfalke, Zwerggänsegeier, Sekretär
10	Pelikane	*Pelecaniformes*	3	Kormoran, Krähenscharbe, Baßtölpel
12	Pinguine	*Sphensisciformes*	2	Königspinguin
14	Kuckucke	*Cuculiformes*	1	Koel
15	Tauben	*Columbiformes*	9	Haustauben, Felsentaube, bestimmte Wildtaubenarten
16	Papageienvögel	*Psittaciformes*	35	Kakadus, Aras, Amazonen, Edelpapageien, *Agaporniden*, Graupapageien, Sittiche, Edelsittiche, Wellensittiche, Nymphensittiche
17	Eulen	*Strigiformes*	6	Eulen, Käuze
20	Krähenvögel	*Coraciformes*	3	Hornrabe, Lachender Hans, Hornvogel, Dohle
23	Tukane	*Piceiformes*	1	Bunttukan
24	Sperlingsvögel	*Passeriformes*	19	Webervögel, Kanarienvögel, Finken, Star, Amsel, Sperlinge, Schwalben, Reisvögel
Insgesamt	117 Spezies in 16 von 24 Ordnungen der Klasse *Aves*			

leiteten aus ihren Untersuchungen ab, daß Tauben offensichtlich kein Reservoir des *NK*-Virus darstellen.

Wirtsspektrum
NK-Virus kann neben Vögeln auch Säugetiere (z, B. Katze, Hund, Schwein, Rind) sowie den Menschen infizieren. Daher zählt es MAYR (1958) zu den *polyphagen* Viren.

Krankheitsursache
Als Übersichten zu den wichtigsten Aspekten von *NK*-Virus und *NK* empfehlen sich die Publikationen mehrerer Autoren (vor allem LANCASTER, 1966, 1977; RÖHRER, 1968; ALLAN u. a., 1973, 1978; LANCASTER u. ALEXANDER, 1975; HANSON, 1978; BEER, 1980; HITCHNER u. a., 1980). Das aus im ∅ 100 bis 600 nm großen *pleomorphen* Partikeln bestehende *NK*-Virus gehört sowohl *morphologisch* (*helikale Struktur*, Größe, *Nukleokapsid*-∅ 17 bis 18 nm) als auch aufgrund seiner weiteren Charakteristika (aus RNS bestehende *Nukleokapsidspirale* in der mit kurzen „Spikes" versehenen *Lipoproteinhülle*, die *Hämagglutinin-*, *Hämolyse-* und *Neuraminidase-Aktivität* besitzt) zu den *APMV*.

Tenazität

Das wie alle anderen *APMV* hitze*labile* *NK*-Virus (Temperaturen > 56 °C inaktivieren es innerhalb kurzer Zeit) widersteht pH 3,0 nur kurzzeitig. Niedrige Temperaturen konservieren es. Aus Knochenmark und Muskulatur von bei —20 °C gelagertem Schlachtgeflügel ließ sich der Erreger noch nach 6 Monaten isolieren. Bei 1 °C erwies er sich mindestens 134 Tage infektiös. In frischen Eiern ließ er sich bei 37,5 °C nach 126, bei 22 °C nach 235 und bei 4 °C erst nach mindestens 538 Tagen inaktivieren. Ähnliche Werte liegen für seine Ansteckungsfähigkeit in Federn vor. In erregerhaltigen Tierställen erweist sich *NK*-Virus mindestens 30 bis 35, in Kot eingeschlossenen im Freien 14 bis 16, in Wasser 14 bis 25 Tage infektiös. Direktes Sonnenlicht inaktiviert *NK*-Virus.

Die *Thermostabilität* von*NK*-Virus-Isolaten schwankt beträchtlich. Bei 22 °C bleiben sie > eine Woche, bei 37 °C etwa 2 bis 3 Tage und bei 56 °C nach 30 bis 90 Min. noch infektiös. Nach Gefriertrocknung *(Lyophilisation)* bleibt ihre Ansteckungsfähigkeit jahrelang erhalten.

Inaktivierung von NK-Virus

Hierfür eignen sich vor allem Lösungen von 1 bis 2 % Phenol, 0,1 % Kresol, 2 % Formalin, 2 % Detergentien, ferner alle geprüften, für *NK*-Virus zugelassenen handelsüblichen Desinfektionsmittel.

Einteilung von NK-Virus-Stämmen

Unterschiedliche *Serotypen* des *NK*-Virus gibt es bisher nicht, denn alle bekannten Isolate lassen sich weder serologisch noch *morphologisch-strukturell* voneinander unterscheiden. Zum Erreger des Mumps (*Parotitis epidemica*, „Ziegenpeter") des Menschen erweist sich *NK*-Virus *antigen*verwandt. Seine *Virulenz* variiert sehr stark, weswegen sich *lentogene* (schwach *virulente* bis *avirulente*), mesogene (mittelgradig virulente) und *velogene* (stark virulente) *NK*-Virus-Stämme unterscheiden lassen. Für Lebendvakzinen eignet sich vor allem lentogenes *NK*-Impfvirus. Solche und z. T. auch andere *NK*-Virus-Isolate konnten mehrere Autoren in verschiedenen, aus Hühnerembryonen oder daraus stammenden Zellkulturen hergestellten Lebendvirusvakzinen für Geflügel nachweisen.

Die verschiedenen *Pathotypen* von *NK*-Virus lassen sich nach HANSON (1980) durch 4, *lentogene* Impfvirus-Stämme durch 3 Prüfmethoden voneinander unterscheiden.

TABELLE 2/10
Mit dem Virus der Newcastle Krankheit infizierte Wildtaubenarten

Autoren	Arten
IYER (1939); BEACH (1942); FENSTERMACHER u. a. (1946); HANSON u. SINHA (1952); PLACIDI u. SANTUCCI (1953)	Felsentaube *(Columba l. livia)*
JEZIERSKI (1950)	Carolinataube *(Zenaidura macroura)*
MARTINI u. KURJANA (1950)	Perlhalstaube *(Streptopelia chinensis tigrina)*
KRANEVELD u. MANSJOER (1950); MARTINI u. KURJANA (1950)	„Striped Ground Dove"
KASCHULA (1950); HANSON u. SINHA (1952)	Lachtaube *(Streptopelia roseogrisea risoria)*
KASCHULA (1950); HANSON u. SINHA (1952)	Palmen- oder Senegaltaube *(Streptopelia sengalensis)*
COLLIER u. DINGER (1950); MANSJOER (1961)	Sperbertaube *(Geopelia striata)*
COLLIER u. DINGER (1950); MANSJOER (1961)	Klippentaube *(Columba rupestris)*
HANSON u. SINHA (1952)	Zwergturteltaube *(Streptopelia humulis)*
HANSON u. SINHA (1952)	Halbmondtaube *(Streptopelia semitorquata)*
HANSON u. SINHA (1952)	Perlhalstaube *(Streptopelia chinensis)*
HANSON u. SINHA (1952)	Hybriden von *Streptopelia*-Arten
PLACIDI u. SANTUCCI (1953)	Ringeltaube *(Columba p. palumbus)*
PLACIDI u. SANTUCCI (1953)	Turteltaube *(Streptopelia t. turtur)*

Krankheitsübertragung

Infizierte Tiere scheiden *NK*-Virus vorwiegend mit Kot, Harnsäure und Speichel aus. Die *aerogene* Übertragbarkeit resultiert aus seiner hohen *Kontagiosität.* Empfängliche Tiere stecken sich daher auch durch eingeatmete, *NK*-Virus-haltige Luft an. Wind kann den Erreger über bestimmte Entfernungen verbreiten.

Bei der *NK* von Tauben handelt es sich nach übereinstimmenden Mitteilungen vieler Autoren deswegen um *sekundäre* Ausbrüche, weil vorher meist Hühnervögel oder sonstige Geflügel- und Ziervogelarten erkranken, Tauben jedoch erst nach direktem oder indirektem Kontakt mit den erregerbehafteten Tieren und/oder ihren virushaltigen Ausscheidungen. Infektionen über das mit *NK*-Virus *kontaminierte* kotbeschmutzte Futter und Trinkwasser spielen vor allem bei gemeinsamer Haltung von Hühnern, anderem Geflügel oder Ziervögeln mit Tauben eine Rolle. Als weitere Ansteckungsquellen für Nutz- und Ziergeflügel kommen sowohl *NK*-Virus enthaltende Schlachtabfälle (auch solche von Gefriergeflügel) in Frage, als auch direkter oder indirekter Kontakt von empfänglichen Tieren mit erregerausscheidenden (z. B. auf Geflügelmärkten, Ausstellungen und beim Sammeltransport von Brieftauben zum Auflaßort). Darüber hinaus läßt sich *NK*-Virus nicht nur durch lebende, sondern auch unbelebte Zwischenträger übertragen.

Nach mehreren Autoren können Tauben *NK*-Virus mindestens bis zum 18. Tag *p. i.* mit dem Kot ausscheiden und somit den Erreger weiterverbreiten, ohne selbst manifest zu erkranken. Danach erweisen sie sich offenbar frei von *NK*-Virus.

Krankheitsentstehung

Nach Veröffentlichungen zahlreicher Autoren tritt *NK* bei Tauben meist erst nach Seuchenausbrüchen bei Hühnern, anderem Nutzgeflügel oder Ziervögeln auf. Tauben erkranken offenbar nur dann sichtbar, wenn sie sich mit größeren Konzentrationen *velogenen* *NK*-Virus anstecken. In infizierten Beständen durchseucht stets nur ein Teil der Tiere *manifest*, während sich der übrige gegenüber *NK*-Virus relativ *resistent* erweist.

Mehrere Autoren untersuchten die Empfänglichkeit von Tauben und ihre Rolle als Überträger von *NK*-Virus mit unterschiedlich *virulenten* Erregern bei den möglichen Infektionswegen. Nach experimenteller *parenteraler* Ansteckung treten die ersten Krankheitszeichen frühestens 4 bis 5, nach ERICKSON u. a. (1980) bei jungen Tauben erst 7, bei erwachsenen sogar 18 Tage *p. i.* auf. Ab 4. Tag *p. i.* scheiden Tauben *NK*-Virus über Kot, Harn und *Tracheal*schleim aus. Nach Beobachtungen aus der Praxis zeigen Tauben meist erst 10 bis 20 Tage nach *NK*-Ausbrüchen bei Hühnern, anderem Geflügel oder Ziervögeln sowie direktem und/oder indirektem Kontakt mit Tieren solcher Bestände klinische Symptome.

Krankheitsbild

An *NK* erkrankte Tauben weisen zunächst aufgeplustertes Gefieder, *Apathie (Somnolenz)*, *Inappetenz (Anorexie)* und fehlenden Durst auf. Häufig besteht gleichzeitig meist nur einseitige „Flügellähme“, gefolgt von *zentralnervalen* Störungen mit Zittern *(Tremor)*, „krampfartigen“ Erscheinungen z. T. *Torticollis*, seltener Nasenschleimhautkatarrh *(Rhinitis)* mit Nasenausfluß, besonders bei Mischinfektionen von *NK*-Virus mit weiteren, einschließlich bakteriellen Erregern. Später tritt vollständige Lähmung *(Paralyse)* ein, wonach sie infolge nicht mehr möglicher Bewegungs*koordination* oft auf dem Rücken liegen.

Im Gegensatz zur *NK* von Hühnervögeln mit dem mehr *septikämischen* Krankheitsbild überwiegen nach mehreren Autoren bei Tauben fast immer zentralnervale Symptome, wie Zittern mit den Flügeln, Kopf- und Halsverdrehungen *(Torticollis)*, Gleichgewichtsstörungen *(Ataxien)*, Flug- und Gehunfähigkeit, lähmungsähnliche Zustände *(Paresen)* bis hin zu vollständiger Lähmung *(Paralyse)*. Die bei Hühnervögeln vorhandenen *respiratorischen* Symptome scheinen bei Tauben meist zu fehlen. Ihr Tod tritt z. T. nach ein- bis 2-, z. T. erst nach 5- bis 9tägigem Kranksein ein.

Krankheitsdauer, Morbidität, Mortalität

Die Krankheitsdauer kann zwischen 3 Tagen und extrem mehreren Wochen schwanken, die *Morbidität* zwischen 10 und selten 70 %, bei einer je nach *Virulenz* und *Pathogenität* des *NK*-Virus sowie *Disposition* von Tauben unterschiedlichen *Letalität*, die bei *velogenen* Isolaten und hoch empfänglichen, wachsenden Tieren 10 bis 50 %, z. T. noch mehr betragen kann. Massive Infektionen mit *velogenem NK*-Virus überleben oft nur wenige klinisch kranke Tauben, während mit *mesogenem* oder *lentogenem NK*-Virus infizierte meist keine klinischen Symptome zeigen, als Kriterium ihrer Ansteckung aber *hämagglutinationshemmende Ak* aufweisen. Todesfälle hören meist innerhalb von 4 Wochen nach *NK*-Ausbrüchen auf, da nach mehreren Autoren allein der Kontakt mit erregerausscheidenden Tauben nicht ausreicht, um Infektionsketten aufrechtzuerhalten.

Pathologische Veränderungen

Nach LÜTHGEN (1980) erbringt die *pathomorphologische* Untersuchung von Tauben mit *NK* oft keinen auffälligen Befund. Mitunter liegt *katarrhalische* Darmentzündung vor (HILBRICH, 1972). *Septikämische* Prozesse, die man bei Hühnervögeln regelmäßig als *pathognostische* Veränderungen velogenen *NK*-Virus vorfindet, beschrieben ULBRICH u. SODAN (1965), ferner ERICKSON u. a. (1980). Letztere konnten bei an *NK* gestorbenen Tauben submuköse petechiale bis ekchymatöse Hämorrhagien, aber keine *erosiven* bis *ulzerativen* blutigen Schleimhautveränderungen im Verdauungstrakt (unterer Schlund, Drüsen- und Muskelmagen, Darm) nachweisen, dafür aber *subkapsuläre* Hämorrhagien in Milz und Pankreas sowie die dementsprechenden *pathohistologischen* Prozesse.

Krankheitsfeststellung

Selbst die oben beschriebenen charakteristischen Krankheitssymptome und -prozesse gestatten nur *Verdachtsdiagnosen*. An *zentralnervalen* oder sonstigen verdächtigen Erscheinungen erkrankte Tauben muß man besonders bei *NK*-Ausbrüchen umgehend in der nächstgelegenen vet.-med. Einrichtung untersuchen lassen.

Direkter Erregernachweis

Nach LÜTHGEN (1980) läßt sich *NK*-Virus am schnellsten *immunfluoreszenzserologisch* in Gewebspräparaten verdächtigen Materials nachweisen, das man UV-lichtmikroskopisch untersucht. Der *IFT* ermöglicht es, *Verdachtsdiagnosen* innerhalb weniger Stunden zu bestätigen, gilt aber nur im *positiven* Falle als beweiskräftig. Bei *negativem IFT* injiziert man das zur Hemmung von mikrobieller Begleitflora mit Antibiotikazusatz (250 IE Penizillin + 250 μg Streptomyzin/ml) versehene homogenisierte Material von verdächtigen Tieren (sowohl Abstrich- oder Tupferproben von Tracheal- und Kloakenschleimhaut lebender als auch Suspensionen von Lungen, Gehirn, Milz, Leber, Nieren oder Knochenmark toter Tauben) entweder in die Allantoishöhle von mindestens 5, zehn Tage alten Hühnerembryonen (Dosis 0,1 bis 0,25 ml/Ei) oder okuliert es 10^{-1} bis 10^{-3} verdünnt in Hühnerembryo-Fibroblasten. Innerhalb weniger Tage, bei *velogenem NK*-Virus meist innerhalb von 48 bis 72 Stunden, sterben die Embryonen oder Zellkulturen infolge massiver Virusvermehrung ab. Aus ihnen läßt sich *NK*-Virus gewinnen und durch geeignete Verfahren (*Hämagglutination, Hämagglutinationshemmung, Neutralisation* durch *spezifisches Antiserum, elektronenmikroskopisch* dargestellte *APMV*-Partikeln) identifizieren.

Indirekter Erregernachweis

Diesen ermöglicht sowohl der Hämagglutinations-Hemmungs(*HAH*)- als auch Virusneutralisations(*VN*)-Test in Hühnerembryonen oder Hühnerembryofibroblasten (HANSON, 1980). *SN-Ak* und *HAH-Ak* lassen sich frühestens 6 bis 8 Tage nach *NK*-Virus-Infektionen nachweisen. *HAH-Ak persistieren* meist nur 3, längstens bis 4 Monate *p. i.* und verschwinden wesentlich früher als *SN-Ak*. Die *HAH*-Titer schwanken sehr und können zwischen 1:5 und 1:640 (maximal 1:1280) liegen (GREUEL u. a., 1973; VINDEVOGEL u. a., 1972). Nach HANSON (1980) ergeben *HAH-Titer* von 1:160 bis 1280 ausgezeichneten, von 1:20 bis 80 mittelgradigen und von 1:5 bis 10 nur zweifelhaften Schutz gegen Belastungsinfektionen mit *velogenem NK*-Virus.

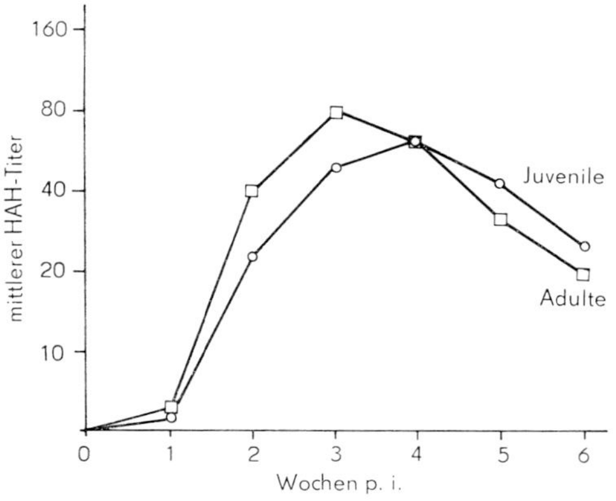

Serologische Reaktion (HAH-Test) von jungen und erwachsenen Brieftauben gegen den Fontana-Stamm des viszerotropen velogenen NK-Virus (ERICKSON u. a., 1980)

Differentialdiagnostik

Bei Tauben mit *zentralnervalen* Störungen oder anderen, für *NK* verdächtigen Symptomen und Prozessen muß man stets alle anderen möglichen *viralen* und *bakteriellen* Primär- oder *Sekundär*erreger, ferner Vergiftungen, Vitaminmangelkrankheiten und Mineralstoffwechselstörungen als mögliche Krankheitsursache berücksichtigen und sicher ausschließen.

Bekämpfung, Prophylaxe

Bei *NK* muß man alle kranken und krankheitsverdächtigen Tauben sofort töten, um zu verhindern, daß von solchen Tieren ausgehend sich *NK*-Virus weiterverbreitet.

Immunprophylaxe

Bei Seuchenausbrüchen in Geflügel- oder Ziervögelbeständen empfiehlt es sich, gefährdete Tauben umgehend vorbeugend mit einer wirksamen Vakzine schutzimpfen zu lassen. Nach experimentellen Untersuchungen mehrerer Autoren erweist sich die Applikation von Lebendvakzinen über das Trinkwasser zur *NK*-Immunprophylaxe bei Tauben im Gegensatz zu Hühnervögeln wegen der relativ hohen natürlichen *Resistenz* von Tauben gegen *NK-Virus* weniger erfolgversprechend als die *parenterale* Verabreichung. Auch die bisher bei Hühnern erfolgreich erprobte, zu höheren *Ak-Titern* und damit besserer Immunität führende *Sprayvakzination* brachte bei Tauben nicht den gewünschten Erfolg (LÜTHGEN, 1980).

ERICKSON u. a. (1980) prüften die Wirksamkeit von 3 handelsüblichen Vakzinen (sowohl LaSota-Lebend- als auch inaktivierten *Aluminiumhydroxid-Adsorbat-* und *Öl-Emulsions*-Impfstoff) an erwachsenen Brieftauben in insgesamt 8 Programmen. Die Bindehautsackapplikation mit der 5fachen Hühnerdosis von LaSota- und die *parenterale Revakzination* nach 6 Wochen mit inaktiviertem Öl-Emulsions-Impfstoff erwiesen sich am wirksamsten, sowohl hinsichtlich *Morbidität, Mortalität* und Virus*isolation* nach der Belastungsinfektion am 7. Tag *p. i.* als auch in Bezug auf die *HAH-Ak-Titer.*

Zur *NK*-Immunprophylaxe von Tauben eignen sich vor allem die parenteral zu verabreichenden *inaktivierten Öl-Emulsions-* und *Aluminiumhidroxid-Adsorbatvakzinen.* Die Impflinge bilden meßbare *humorale Ak* und widerstehen Belastungsinfektionen mit *velogenem NK*-Virus. Die Dosis beträgt 1 ml/Tier, die *Revakzination* nach 2 bis 3 Wochen verstärkt und verlängert die Immunität erheblich, die bei einmaliger Schutzimpfung 3 bis 4, zweimaliger 7 bis 10 und mehr Monate betragen soll. Nach GREUEL u. a. (1973) lassen sich für die *NK*-Schutzimpfung von Hühnern gebräuchliche Verfahren nicht kritiklos bei Tauben anwenden. Sie betonen, daß die Trinkwasservakzination von Tauben mit den Impfstämmen *Hitchner* B_1 und LaSota einen nur wenig belastbaren Schutz gegenüber Belastungsinfektionen ergibt. Dagegen überlebten 66,6 % mit *Hitchner* B_1-Lebendvirus-Adsorbatvakzine und 75 % mit Adsorbatimpfstoff aus inaktiviertem pathogenem *NK*-Virus vakzinierte Tauben die Testinfektion ohne klinisch erkennbare Symptome.

NK als meldepflichtige Tierseuche

Für *NK* besteht nach der Tierseuchengesetzgebung sowohl der DDR und BRD als auch der meisten Länder die Melde- bzw.

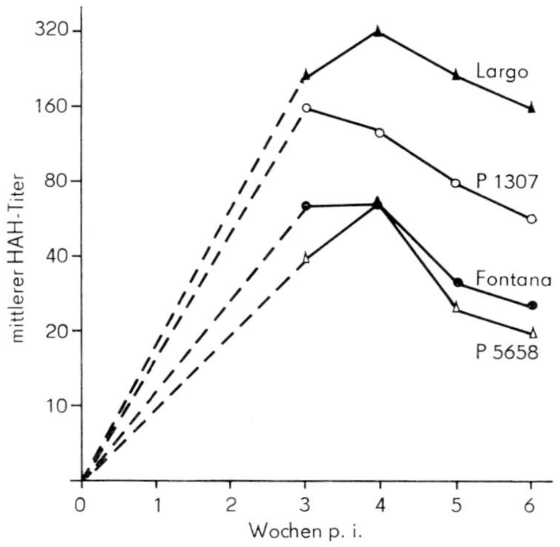

Serologische Reaktion (HAH-Test) von erwachsenen Brieftauben gegen 4 Isolate viszerotropen velogenen NK-Virus Fontana, Largo, P 1307, P 5658, (ERICKSON u. a., 1980)

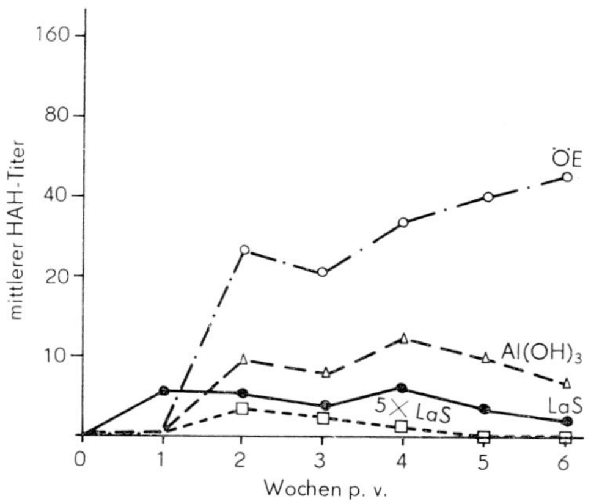

Serologische Reaktion von erwachsenen Brieftauben nach Vakzination mit 5fachen Hühnerdosen von La Sota (LaS) Lebendvirus, inaktiviertem Öl-Emulsions-(ÖE)-Impfstoff, ermittelt mit dem HAH-Test

Anzeigepflicht schon des Verdachtes sowohl durch den Tierhalter als auch Tierarzt oder sonstige Personen, die hiervon wissen.

Die wichtigsten Maßnahmen zur *Seuchenbekämpfung* und *-verhütung* stellen dar:

– In allen Verdachtsfällen übersendet man verendete und/oder erkrankte Tauben umgehend an dafür zuständige, staatliche vet.-med. Untersuchungseinrichtungen (Anhang).
– Bei bestätigtem Seuchenverdacht obliegt es dem zuständigen Kreis- bzw. Amtstierarzt, alle Maßnahmen zur baldmöglichen Tilgung der *NK* festzulegen und zu kontrollieren. Für Einzelbestände kommt meist nur die umgehende Merzung und unschädliche Beseitigung aller Tiere des Seuchenbestandes in Frage.

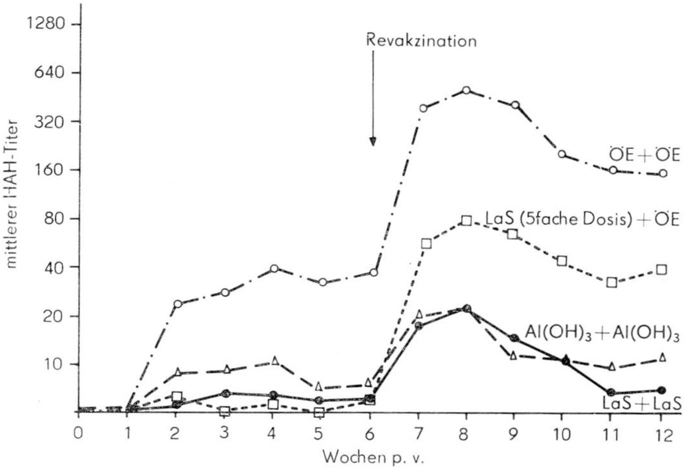

Serologische Reaktion von erwachsenen Brieftauben nach Vakzination mit La Sota-Lebendimpfstoff (LaS × LaS), inaktiviertem Aluminium-Hydroxid-Adsorbat-Impfstoff [Al $(OH)_3$ + Al $(OH)_3$], inaktiviertem Öl-Emulsions-Impstoff (ÖE + ÖE) und 5fachen Hühnerdosen von LaS und ÖE (5 × LaS + ÖE)-Vakzinen, ermittelt mit dem HAH-Test (ERICKSON u. a., 1980)

- Nur bei besonders wertvollen Beständen sowie geeigneten räumlichen und personellen Voraussetzungen läßt sich die *parenterale* Notimpfung aller klinisch gesunden Tauben mit *inaktivierter Öl-Emulsions-* oder *Aluminiumhydroxid-Adsorbatvakzine* bei strengstens einzuhaltenden *Quarantäne*maßnahmen versuchen.
- Die *seuchenprophylaktischen* Erfordernisse bei *NK* lassen sich erst dann aufheben, wenn alle kranken sowie krankheitsverdächtigen Tiere getötet und unschädlich beseitigt wurden, neue *NK*-Fälle innerhalb von mindestens 4 Wochen nicht mehr auftraten, der verbliebene Bestand unverdächtig erscheint, das Ergebnis serologischer Untersuchungen aller Tiere im *HAH-Test* auf keine Neuinfektionen hinweist.
- Bei *NK*-Ausbrüchen unter Geflügel oder Ziervögeln muß man in ihrer Umgebung befindliche Taubenbestände vorbeugend mit *inaktivierter Öl-Emulsions-* oder *Adsorbatvakzine* schutzimpfen lassen, den Kontakt von ansteckungsverdächtigen sowie gesunden Tieren sowie von Menschen und anderen Zwischenträgern mit solchen Beständen völlig unterbinden, um *NK-Virus* nicht zu verschleppen.
- Solange *NK* herrscht, dürfen Tauben- oder Geflügelmärkte, Ausstellungen und Flugwettbewerbe nicht abgehalten bzw. besucht werden.
- Zur *NK*-Prophylaxe verlangt man bei Beteiligungen an überörtlichen Ausstellungen für Hühnervögel stets den Nachweis der einmaligen *NK*-Schutzimpfung. Für Tauben gilt diese Regelung nur, wenn man sie mit Hühnern gemeinsam hält.
- Für die Schutzimpfung von Tauben gegen *NK* eignen sich nur die *parenteral injizierten inaktivierten Öl-Emulsions-* oder *Aluminiumhydroxid-Adsorbatvakzinen.*
- Zur Prophylaxe von *NK* bei Flugwettbewerben, Geflügelmärkten und Ausstellungen sowie anderen Konzentrationen von Tauben müssen alle Beteiligten die hierfür erforderlichen tier*hygienischen* und seuchen*prophylaktischen* Maßnahmen exakt einhalten.
- Für die Einfuhr von Tauben – sowohl aus den von *NK*-Virus freien Ländern als auch aus solchen mit *NK*-Ausbrüchen oder gar solchen mit *enzootisch* vorkommendem *NK*-Virus in erreger- und damit seuchenfreie – gelten lücken- und kompromißlos einzuhaltende Vorschriften. Wie wichtig die Einhaltung dieser Forderung ist, geht daraus hervor, daß z. B. 1975 von England in die USA importierte Tauben sich mit *velogenem, viszerotropem NK*-Virus infiziert erwiesen (KAHAN u. MALLINSON, 1976).
- Das gleiche trifft für den Auflaß von Brieftauben aus von NK-freien Ländern in solchen Staaten zu, in denen die Gefahr besteht, daß sich *NK*-Virus möglicherweise durch auf Flugwettbewerben befindliche Tiere übertragen und weiterverbreiten läßt.

2.4.2. *Infektion mit aviären Paramyxoviren (APMV) der Serogruppen 2 bis 7 (APMV-I)*

In einem sehr informativen Übersichtsreferat stellte ALEXANDER (1980) die anhand der Literatur über *APMV* vorliegenden Erkenntnisse zusammen. Die in ihren biologischen und physikalisch-*chemischen* Eigenschaften mit dem *NK*-Virus nicht übereinstimmenden *APMV*-Stämme der Serogruppen 2 bis 7 erweisen sich nicht nur für Wildvögel, sondern auch für Zier- und Hausgeflügel unterschiedlich *virulent* und *pathogen.*

ALEXANDER u. a. (1981) isolierten 5 *antigenidentische* Stämme von *APMV aus* Kloakentupferproben von 114, im Jahr 1975 in Tennessee (USA) geschossenen Tauben *(Zenaidura macroura carolinensis).* Diese Viren unterschieden sich von den Prototypen der bekannten 6 Gruppen *APMV (APMV-1 bis APMV-6).* Auf Grund ihrer Eigenschaften sehen sie diese bisher unbekannten *APMV* als neuen *Serotyp* an, bezeichnen sie als *APMV-7/dove/Tennessee* und somit als *Prototyp* für die Gruppe 7 von *APMV.*

Einteilung

Nach ihren antigenen Merkmalen lassen sich die *APMV* in 7 Serogruppen einteilen:

APMV-1 *NK*-Virus mit seinen gesamten *Pathotypen* und *Isolaten* (HANSON, 1978),

APMV-2 Von Hühnern stammendes *chikken/California/Yucaipa/56-Virus* (BANKOWSKI u. a., 1960),

APMV-3 Aus Puten, Hühnern, Sittichen und Sperlingsvögeln (TUMOVA u. a., 1979) sowie Tauben (KALETA u. HEFFELS, 1982) isoliertes *turkey/Wisconsin/68-Virus*,

APMV-4 bei Enten festgestelltes *duck/Hong Kong/D3/75-Virus* (SHORTRIDGE u. ALEXANDER (1978),

APMV-5 bei Wellensittichen nachgewiesenes *budgerigar/Japan/Kunitachi/74-Virus* (NEROME u. a., 1978),

APMV-6 in Japan aus Felsentauben (Columba livia livia) isoliertes *pigeon/Otura/76-Virus* (KIDA u. YANAGAWA, 1979) mit dem *Prototyp* (duck)/*Hong Kong/199/77* (SHORTRIDGE u. a., 1980),

APMV-7 in den USA aus Wildtauben (*Zenaidura macroura carolinensis*) isoliertes *dove/Tennessee/4/75-Virus* (ALEXANDER u. a., 1981) als *Prototyp*.

Vorkommen, Verbreitung

Die aus Tauben nachgewiesenen *APMV*-Isolate stammen von gesunden Tieren. Welche Bedeutung APMV für Tauben besitzen, läßt sich zur Zeit noch nicht exakt einschätzen. Bestimmte *APMV*-Stämme rufen bei *Psittaziden* und anderen exotischen Vögeln erhebliche Tierverluste hervor. Vor allem bei Mischinfektionen von *APMV* mit anderen *primär* oder *sekundär pathogenen* Mikroorganismen können sie sicherlich *synergistisch* wirken, die *APMV* komplizieren und hierdurch *manifeste* Erkrankungen oder sogar Todesfälle bewirken (LANG u. a., 1975).

KALETA u. HEFFELS (1982) konnten bei der Untersuchung von 1 257 Taubenseren aus der gesamten BRD der Jahre 1976 bis 1980 ab 1978 zunehmend *Ak*-Träger der *APMV*-Serotypen 2 und 3 feststellen. Daraus läßt sich schlußfolgern, daß diese *APMV* erst in den letzten Jahren sich auch in Taubenpopulationen verbreiteten. In derselben Zeit stiegen auch die *APMV-Yucaipa* (*APMV*-2)- und -*Wisconsin* (*APMV*-3)-Infektionen bei Puten und Hühnern in der BRD sprunghaft an. Daher gilt es als sicher, daß sich die *APMV*-Infektionen unter Tauben auch horizontal (z. B. im Kabinenexpreß) ausbreiten.

2.5. Aviäre Influenzavirus-Infektion (AIV-I)

Krankheitsbegriff

Als Influenza bezeichnet man klinisch manifeste Infektionen mit Influenza(Grippe)-viren, die sich nach den Eigenschaften ihres inneren *Nukleoproteins* in die Typen A, B und C einteilen lassen. Influenzaviren der Typen B und C kommen fast ausschließlich beim Menschen vor. Dagegen lassen sich Viren des Typs A sowohl von Menschen und vielen Säugetierarten (besonders Schweine, Pferde, Hunde, Katzen) als auch aus zahlreichen wildlebenden und domestizierten Vogelarten der ganzen Welt isolieren. Offenbar spielen Populationen bestimmter Tiere einschließlich Vögel bei der Entstehung „neuer" Influenza-Pandemien die entscheidende Rolle, wie es mehrere Autoren nachweisen konnten. Ihnen gelang es sogar in experimentellen Studien, durch *Rekombination* bekannter Influenza-Virusstämme neue Typen zu erzeugen. Daher bemüht sich die WHO, alle animalen und humanen Virusisolate zu erfassen, um möglichst frühzeitig über auftretende neue *Subtypen* informiert zu sein und eine umfassende *Immunprophylaxe* der Influenza des Menschen zu ermöglichen.

Klassifikation und Eigenschaften von Influenzaviren

Die Gattung Influenzaviren gehört zur Familie Orthomyxoviren und läßt sich in die Typen A, B, C trennen mit einer Vielzahl an Subtypen und Stämmen beim Typ A. Letztere kennzeichnet man nach dem seit 1972 verbindlichen Nomenklatursystem der WHO (WHO-Memorandum, 1971) wie folgt:

- Antigentyp des Ribonukleoproteins,
- geographische Herkunft,
- laufende Nummer des betreffenden Stammes am Isolierungsort,

- Jahr der Isolierung,
- bei Typ A-Viren in Klammern den Hämagglutinin- und Neuraminidase-Subtyp.

Bisher gibt es beim Influenzavirustyp A 11 verschiedene Hämagglutinin *(H)*- und 8 Neuraminidase *(N)*-Typen. Bei den von Vögeln stammenden Influenza A-Virusstämmen unterscheidet man nach der Hämagglutinin- und Neuraminidase-Aktivität bisher mindestens 9 *H*- (darunter *H* 3 bis *N* 11) sowie 4 *N*-Antigene (*N* 1 bis 4). Bestimmte Oberflächenantigene von Influenza-A-Viren können in mehr als einer Spezies bzw. Tiergruppe vorkommen, andere dagegen nur in einer Art oder Gruppe (z. B. Vögel). Danach gibt es z. B. *N* 7- und *N* 8- sowie *H* 7-Antigene bei Pferden und einigen Vogelspezies, *H* 1 *N* 1- und *H* 3 *N* 2-Subtypen bei Schweinen, Vögeln und dem Menschen. Von den 11 verschiedenen Hämagglutininen gelten einige als sehr eng miteinander verwandt, z. B. *H* O-, *H* 1- sowie *H* 5-Antigene, ferner die *H* 3- und *H* 7-Gruppe.

Struktur von Influenzaviren

Ihr *genetisches* Material, die *segmentierte* Einzelstrang-RNS, bildet mit Protein *(Nukleoprotein, NP-Antigen)* das *helikale Nukleokapsid*, das sich mit RNS-Polymerase verbindet. Die Virushülle als virusspezifisch veränderte Plasmamembran der Wirtszelle besteht aus der *Lipid*doppelschicht, die innen ein sog. *Membranprotein (MP-Antigen)* auskleidet und an ihrer Oberfläche 2 verschiedenartige *Glykoproteide* in Form von knopfförmigen Fortsätzen *(Spikes)* trägt. Diese beiden Oberflächen*antigene* besitzen *hämagglutinierende (H-Antigen)* bzw. Neuraminidase-Aktivität *(N-Antigen)*. Die 3 Influenzavirustypen lassen sich nach den für jeden Typ spezifischen und antigenmäßig stabilen *NP*- sowie *MP*-Antigenen voneinander unterscheiden, Typ C zusätzlich durch die fehlende Neuraminidase. Im Gegensatz zu den stabilen inneren Antigenen besitzen die beiden Oberflächenantigene vom Typ A sehr vielgestaltige Antigenstrukturen, welche die Grundlage für ihre Unterteilung in Subtypen und Stämme bildet.

Vorkommen von Influenza A-Viren sowie ihre Bedeutung für Tiere und Menschen

Infektionen mit diesen Viren gibt es schon seit langem. Eines der ältesten Influenza A-Virus-Isolate stellt das Virus der Klassischen Geflügelpest dar, das um 1900 hohe Verluste unter den Hühnerbeständen verschiedener Länder hervorrief, von Ausnahmen abgesehen danach aber nicht mehr auftrat. Influenzaviren können sich bekanntlich unter natürlichen Bedingungen laufend in kleinen Schritten verändern, was man *Antigendrift* nennt. SHOPE (1930) stellte bei Schweinen eine „grippeähnliche", von einem Influenza A-Virus verursachte Erkrankung fest.

Die Aviäre Influenza-Forschung begann 1955 mit dem Nachweis der Typ A-Influenza-Natur vom Klassischen Geflügelpestvirus (SCHÄFER, 1955) und der Isolation von 2 verschiedenen Influenza A-Viren bei Enten (KOPPEL u. a. 1956; ROBERTS, 1964). Die letzten Jahre erbrachten weitere überraschende Erkenntnisse: Schweine können sich mit Influenza A-Virus-Subtypen des Menschen infizieren, während umgekehrt Schweineinfluenza-Viren beim Menschen Grippe hervorzurufen vermögen. Auch bei anderen Tieren isolierte man „artfremde" Influenza A-Viren, z. B. bei Pferden, Rindern, Hunden, Katzen, freilebenden Vögeln und sogar beim Hausgeflügel.

Nach EASTERDAY (1975) kommen Influenza A-Viren bei zahlreichen Vogelspezies weltweit verbreitet vor. Die bis heute aus Vögeln isolierten Influenzaviren besitzen 9 der bisher 11 bekannten *H*-Antigene sowie alle möglichen *N*-Antigene in den verschiedensten Kombinationen (EASTERDAY

TABELLE 2/11
Influenza A-Viren, betroffene Tiere, *Hämagglutinine* und *Neuramindidasen* (EASTERDAY u. TUMOVA, 1978)

Infizierte Spezies	*Hämagglutinine*	*Neuraminidasen*
Vögel	*Hav* 1 bis *Hav* 10	*Nav* 1 bis *Nav* 6
Schweine	*Hsw* 1	(*N* 1)
Pferde	*Heq* 1	*Neq* 1, *Neq* 2
Menschen	H O bis H 3	*N* 1, *N* 2

u. COUCH, 1975). Mit Ausnahme vom *HGV-Subtyp* 8 erscheinen alle Aviären Influenzaviren über ihre *H*- oder *N*-Antigene direkt oder indirekt miteinander verwandt. Darüber hinaus besitzen einige Aviäre Subtypen Beziehungen zu Influenzaviren von Mensch, Pferd und Schwein (EASTERDAY u. TUMOVA, 1972).

Ab 1936 bis heute ließen sich in steigender Anzahl weit über 100 verschiedene Influenza A-Viren in über 50 Vogelspezies nachweisen, darunter beim Hausgeflügel

TABELLE 2/12
Beispiele für den Nachweis Aviärer Influenzaviren (EASTERDAY u. TUMOVA, 1978)

Jahr	Länder	Infektionen nachgewiesen bei (m)
1902	Deutschland (Rostock)	Hausgeflügel und Wildvögel als klassische Geflügelpest
1927	Indonesien und weitere Länder des Fernen Ostens	Hausgeflügel und Wildvögel als klassische Geflügelpest
1934	Italien (Brescia)	Hausgeflügel und Wildvögel als klassische Geflügelpest
1949	BRD	Hühner
1953	Kanada	Enten
1956	ČSSR, England	Enten
1959	Schottland	Hühner
1960	UdSSR (Ukraine)	Enten
1961	Südafrika	Flußseeschwalben *(Sterna hirundo)*
1962	England, UdSSR (Ukraine)	Enten
1962	England, Kanada	Puten
1964	USA	Puten
1965	Italien, England, USA	Puten, Enten, Fasanen, Wachteln
1966	Italien, Jugoslawien, England, Kanada, USA	Puten, Enten, Hühner, Fasanen, Wachteln
1967	Italien, UdSSR, Polen, Kanada, USA	Puten, Enten, Hühner, Fasanen, Wachteln
1968	Italien, BRD, UdSSR, USA	Wachteln, Enten, Tauben, Rebhühner
1969	England, Ungarn, Italien, USA, Taiwan (Hongkong)	Wachteln, Puten, Perlhühner, Enten
1970	England, BRD, Italien, Ungarn, USA	Puten, Wachteln, „Mynah", Wellensittiche, Papageien, Enten
1971	USA, Australien, England	Puten, „Sharwater", „Mynah", exotische Käfigvögel aus Südostasien
1972	Norwegen, USA, UdSSR, BRD	Kormorane, Enten, exotische Käfigvögel Südostasiens, Krähen, Seeschwalben, Sandpieper
1973	Norwegen, USA, UdSSR, BRD, DDR	Enten, Seeschwalben, Grünreiher, exotische Käfigvögel aus Südostasien
1974	USA, UdSSR, Ungarn	Wildlebende wandernde Wasservögel, Stockenten, Kanadagänse, exotische Käfigvögel aus Südostasien, Enten, Gänse, „Kittiwake", Möwen, Seeschwalben, Wasserhühner, arktische und sonstige Seevögel
1975	England, USA, Ungarn	Turteltauben *(Streptopelia t. turtur)*, Türkentauben *(Streptopelia d. decaocto)*

(Hühner, Puten, Perlhühner, Fasane, Wachteln, Enten, Gänse, Tauben), Wildgeflügel (Reb-, Perlhühner, Fasane, Enten, Gänse) und bei Wildvögeln. Ab 1972 gelang es, in der UdSSR und den USA die verschiedenen Influenza A-Subtypen vor allem aus Kloakentupferproben wandernder Wasservogelspezies zu isolieren. Nach SLEMONS u. EASTERDAY (1972) erwiesen sich 20 bis 30 % herbstwandernder wildlebender Enten und Gänse der nördlichen Halbkugel mit Influenza A-Viren infiziert. Bis zu 47 % der dort serologisch untersuchten wandernden Wasservögel besaßen *Ak* gegen die beim Hausgeflügel isolierten Influenzavirus *A-Subtypen* (EASTERDAY u. a., 1968; EASTERDAY u. TUMOVA, 1972; WINKLER u. a. 1972; BAHL u. a., 1975, 1977; SLEMONS u. EASTERDAY, 1977) sowie gegen Influenzavirusstämme des Menschen, der Pferde und Schweine (SLEPUSKIN u. a., 1972; ZAKSTELSKAYA u. a. 1972).

Wildvögel als Reservoir und Quelle für „neue" Influenza A-Viren

Erstmals vermutete WELLS (1963), daß Wildvögel auf ihrem Frühjahrszug das *A/turkey/England/63-Virus* aus *enzootisch* verseuchten Gebieten Afrikas nach England einschleppten. EASTERDAY u. a. (1968) fanden in Seren von südwärts ziehenden Vögeln *Ak* gegen die in den USA beim Hausgeflügel isolierten Influenza A-Virusstämme. Die aus einem breiten Spektrum von Vogelspezies in geographisch völlig verschiedenen Gebieten festgestellten Viren und *Ak* weisen auf die durch wandernde Wildvögel weltweit verbreiteten Influenza A-Viren hin. Nach SLEMONS u. EASTERDAY (1977) bieten die Lebensgewohnheiten von Wasservögeln auf ihren Wanderungen folgende ideale Voraussetzungen für die Verbreitung dieser Viren:

- lange Flugwege über sehr weite Gebiete,
- Massenansammlungen von Tieren auf Rastplätzen einschließlich Gewässern,
- Ausscheiden großer Virusmengen mit dem Kot.

Bei den Vögeln (besonders Wasservogelspezies) vermehren sich Influenzaviren vor allem im Darmepithel, wodurch diese die Erreger mit dem Kot in das Wasser ausscheiden und somit auch über Vektoren verbreiten. Besonders bei Massenansammlungen von Wasservögeln nicht nur auf kleineren Gewässern, sondern sogar auf größeren Seen reicht die Viruskonzentration im Wasser auch für mögliche Infektionen von Wassergeflügel, Säugetieren und dem Menschen aus (HANNOUN, 1973, HINSHAW, 1978; HINSHAW u. a. 1978; WEBSTER u. a. 1978; SINNECKER u. a., 1982). Nach WEBSTER u. a. (1978) bleiben die bei bis *pH 4 resistenten* Influenza A-Viren von Enten bei 22 °C im Kot 3 Tage und im Flußwasser 4 Tage infektiös. Die Vielzahl von isolierten und serologisch nachgewiesenen *aviären, porcinen* und *humanen Subtypen* bei wandernden Wasservögeln bestätigen die These, daß Influenza A-Viren in diesen Spezies *endemisch* vorkommen. Die aus Hausgeflügelbeständen isolierten Subtypen zirkulieren nach Unter-

TABELLE 2/13

Häufigkeit des Nachweises von Influenza- und Newcastle-Krankheit *(NK)*-Virus bei wandernden Wasservögeln in den USA[1] (EASTERDAY u. TUMOVA, 1978)

Position	Art des Untersuchungsmaterials	Untersuchte Tiere	Isolierte Influenzaviren		Isoliertes *NK*-Virus	
		n	n	%	n	%
1	geschossene Tiere	419	22	5,3	9	2,2
2	lebend gefangene Tiere	70	2	2,9	0	0
3	anläßlich von Krankheitsausbrüchen untersuchte Tiere	581	9	1,6	0	0
1–3		1 070	33	3,1	9	0,8

[1] Im Zeitraum September 1974 bis April 1975

suchungen anderer Autoren in Wildvogelpopulationen, bei denen sie meist nur *latente* Infektionen verursachen. Die bei Wildvögeln vorkommenden meist *persistierenden* Influenzaviren bilden offenbar das entscheidende Problem in der Influenza-*Epidemiologie* vor allem weil sich aus diesen *Reservoiren* sogar neue pandemische Subtypen bilden können (u. a. KILBURNE, 1968; KAPLAN, 1969). Diese Situation aktualisierte sich durch folgende Erkenntnisse:

- die Feststellung, daß die Erreger von sischer Geflügelpest, Enten- und Pferde-Influenza zu den Influenza A-Viren gehören (SCHÄFER, 1955),
- die Tatsache, daß bei der Grippe-*Pandemie* 1957 in China gleichzeitig *Epizootien* bei Schweinen auftraten,
- dem Nachweis enger verwandtschaftlicher Beziehungen zwischen dem Hämagglutinin H 3 z. B. *A/Hongkong/1/68 A/equine/2/Miami/1/63* und *A duck/Ukraine/1/63* (SLEPUSKIN u. a., 1972; WEBSTER u. a. 1972).

Daher besitzen nach SINNECKER u. a. (1977) die Untersuchungen besondere Bedeutung, welche die Rolle von Tieren als *Reservoire* und Weiterverbreiter von Influenza A-Viren im allgemeinen sowie als Ausgangspunkt der *Antigenshift* im besonderen beinhalten. Daß in Wildvögeln durch *Rekombinationen* „neue" Influenza A-Viren entstehen können, bestätigten mehrere Autoren (u. a. KILBURNE, 1968; WEBSTER u. a. 1972, 1974, 1976; DOWNIE u. a. 1977). Darüber hinaus gibt es zahlreiche Veröffentlichungen, welche die Bedeutung von Tieren stammender Influenza A-Viren für den Menschen beeinhalten (u. a. KILBURNE, 1968, 1975; KUNDIN, 1970; EASTERDAY u. TUMOVA, 1972; EASTERDAY, 1975; EASTERDAY u. COUCH, 1975; WEBSTER u. LAVER, 1975). Dagegen berichteten bisher offenbar nur wenige Autoren über natürliche *manifeste* Infektionen des Menschen mit Aviären Influenzavirus-Subtypen (DE LAY u. a., 1967; CAMPBELL u. a., 1970).

Als Influenza A-Virus-*Reservoir* kommen außer Wasservögeln auch andere freilebende Vögel in Betracht, vor allem exotische *Passeriformes* (Finken) sowie *Psittaciformes* (Sittiche, Papageien). Das belegen z. B. die Untersuchungen und Statistiken über den Erregernachweis bei Importen (u. a. BUTTERFIELD u. a. 1973; SLEMONS u. a. 1973, a, b,; ALEXANDER u. a., 1974, 1977, ASHTON u. ALEXANDER, 1980).

Influenza A-Virusinfektionen bei Tauben

In einem Übersichtsreferat stellte LÜTHGEN (1976) die bis dato bekannten Aviären Influenza A-Virusisolate von 42 Vogelspezies mit spontanen Infektionen zusammen. Unter diesen dominierten Enten, Hühnervögel sowie zahlreiche Papageien- und Singvogelarten. Inzwischen kennt man weitere Vogelspezies als Wirte von Influenza A-Viren.

ROMVARY u. TANYI (1975) konnten bei einer Influenza-*Epidemie* der *Budapester* Bevölkerung von freilebenden Türkentauben *(Streptopelia d. decaocto)* sowohl den humanen Subtyp *A/Hongkong (H3 N2)* isolieren als auch *homologe Ak* nachweisen. *Ak* gegen Influenzavirus Typ A *Hongkong*, Variante *Victoria/75* fanden sich bei 14 (40 %) von 35 am Vogelteich des Budapester Zoos und bei 10 (37 %) von 27 auf einer landwirtschaftlichen Genossenschaft an der Theiß gefangenen Turteltauben (Streptopelia t. turtur), wie ROMVARY u. a. (1977) berichteten. Darüber hinaus ließen sich auch *seropositive* Reaktionen zu den in den Vorjahren vorhandenen Influenza A-Virusvarianten des Menschen nachweisen. In der UdSSR isolierten KOVALSCHUK-IVANYUK u. a. (1975) *humane* Subtypen des Influenza A-Virus aus mehreren Vogelarten, u. a. auch aus 2 Turteltauben *(Streptopelia t. turtur)*.

SLEMONS u. EASTERDAY (1972) gingen auf Influenza A-Virus-Infektionen u. a. von Tauben ein.

VINCENTE u. a. (1973) prüften Seren verschiedener Tierarten in Spanien auf Ak gegen humane Influenza A- und B-Viren. In den Seren von 40 Wildtauben ließen sich *Ak* nicht nachweisen.

Serologische Untersuchungen von HEFFELS (1980) bei 1 049 Tauben aus der gesamten BRD auf Influenza A-Virus mit dem Stamm Rostock verliefen sämtlich negativ.

MÜLLER (1980) prüfte von 1975 bis 1977 Serumproben u. a. von 287 Haus- (vorwiegend Rassetiere) einschließlich verwilderten Haustauben von 3 Orten des Bezirkes Gera (Gera, Jena, Steinsdorf) auf folgende Antigene von Influenza A- und B-Viren:
- *Hongkong 107/71 (H3 N2)*
- *England 42/72 (H3 N2)*,
- *Port Chalmers 1/73* do.,
- *Scotland 840/74* do.,
- *Victoria 1/75* do.,
- *New Yersey 8/76 (H1 N1)*
- *Victoria 98926/70* (Subgruppe B),
- *Hongkong 5/72* (Subgruppe B).

Ak gegen diese Antigene ließen sich in keinem Falle bei Tauben nachweisen, wohl aber bei Nutzsäugetieren (Rind, Schwein), Haussäugetieren (Kaninchen) und dem Geflügel (Hühner, Puten, Enten).

Krankheitsbild
Über klinisch *manifeste* Influenzavirus-Infektionen bei Tauben gibt es bisher keine Hinweise. Influenza-Erkrankungen gibt es beim Hausgeflügel vor allem unter Enten, Puten, Perlhühnern, Wachteln, Fasanen und Hühnern, während bei anderen Vogelarten auffällige klinische Symptome fehlen (LÜTHGEN, 1976). Nach GERLACH (1979) können von Wildvögeln auch Puten, Wachteln, Fasanen, Enten, Gänse und freilebende Vertreter verschiedener Vogelordnungen und -familien sichtbar erkranken.

Krankheitssymptome
Die bei Tauben möglichen Krankheitserscheinungen hängen vor allem von Rasse, Alter, Infektionen mit anderen *primären* oder *sekundären* Erregern, sonstigen krankheitsbegünstigenden Faktoren, d. h. arteigene und individuelle Empfänglichkeit sowie dem Virusstamm (*Virulenz, Pathogenität* für Tauben, Infektionsdosis und -weg) ab. Die IKZ kann abhängig von diesen Bedingungen zwischen wenigen Std. sowie 2 bis 3 Tagen schwanken. Manifeste Infektionen können mit m. o. w. stark gestörtem Allgemeinbefinden, Atmungsbeschwerden, *Konjunktivitis, Rhinitis, Infraorbitalsinusitis, Pharyngitis, Bronchitis, Aerosacculitis, Enteritis* einhergehen. Die ebenfalls von den obigen Faktoren abhängige *Morbiditäts-* und *Mortalitäts*rate kann zwischen 0 und 100 % schwanken.

Pathomorphologische Veränderungen
Blutstauung, *hämorrhagische, transsudative* und *nekrobiotische* Prozesse können vor allem Leber, Milz, Nieren, Lungen, Luftsäcke, die sonstige Leibeshöhlen-Serosa und die Schleimhaut des Magen-Darmkanals betreffen.

Histopathologische Veränderungen
Sie lassen sich außer in den genannten Organen oft auch im Gehirn nachweisen.

Krankheitsfeststellung
In Verdachtsfällen empfiehlt es sich, den direkten und indirekten Erregernachweis nach den international üblichen Standardmethoden zu führen (PALMER u. a., 1975; ANON, 1976; EASTERDAY u. TUMOVA, 1978; HITCHNER u. a., 1980).

Differentialdiagnostik
Man muß vor allem ausschließen:
Newcastle-Krankheit, Infektionen mit *Aviären Paramyxoviren* der Serogruppen 2 bis 7, Taubenherpesvirus-, *Aviäre Adenovirus-, Chlamydia psittaci-* und bakterielle Infektionen.

Prophylaxe und Bekämpfung
Hierfür gelten sinngemäß die bei Newcastle-Krankheit angegebenen Maßnahmen.

2.6. Togavirus-Infektion Gehirn-Rückenmarkentzündung

Verschiedene Virusarten können Toga *(Meningo-Enzephalo-Myelitiden)* hervorrufen, vor allem Herpesviren, Virus der Newcastle-Krankheit, sonstige Aviäre Paramyxoviren, Influenzaviren, bestimmte Togaviren.
Zur Familie der Togaviren gehören die Gattungen Alphavirus (ehemalige Arbovirusgruppe A), Flavivirus (ehemalige Arbovirusgruppe B), Rubivirus und Pestivirus. Die Arboviren haben für Vögel die größte Bedeutung.

Definition, Vorkommen

Die Bezeichnung *Arboviren* setzt sich aus den Abkürzungen des Englischen *„arthropod borne"* zusammen und weist damit auf die Übertragung dieser Erreger durch Gliederfüßer oder Arthropoden (Milben, Insekten) hin. Hierzu gehören Viren, die zu ihrer Vermehrung und Verbreitung *Arthropoden* als *Vektoren* und Wirbeltiere *(Vertebraten)* als eigentliche Wirte benötigen.

Arboviren verursachen je nach Art, Wirt und anderen Faktoren *latente, subklinische* oder *manifeste* Infektionen, bei letzteren z. T. auch Todesfälle. Sie kommen bei verschiedenen Säuger- und Vogelspezies vorwiegend in tropischen und subtropischen Gebieten Afrikas, Asiens, Amerikas und Australiens vor. Die von ihnen verursachten Infektionen benennt man meist nach der geographischen Bezeichnung der Gegend ihrer Erstisolierung.

Einteilung

Nach FENNER (1976) lassen sich die Arboviren aufgrund ihrer *Antigen*eigenschaften in die Gruppe A und B sowie mehrere Untergruppen einteilen. 21 der etwa 350 bekannten Arboviren besitzen verschiedene Vogelarten als natürliche Wirte, die sie meist als *Kommensalen* beherbergen. Vögel einschließlich Tauben spielen in der *Epidemiologie* von Arboviren hervorgerufener Erkrankungen des Menschen und der Säugetiere nach COLEMAN (1978) eine große Rolle.

Verbreitung

GERLACH (1979) stellte die bei Vögeln vorkommenden, auch auf den Menschen übertragbaren Arboviren zusammen. Beim Menschen können bestimmte Arboviren Erkrankungen oder sogar Todesfälle verursachen. Die *manifeste* Krankheit kann unter folgenden Bildern verlaufen:

- fieberhafte Systemerkrankung mit oder ohne *Exanthem*,
- *hämorrhagisches* Fieber,
- Gehirnentzündungen *(Enzephalitiden)*.

Arbovirus-Infektionen bei Tauben

Zahlreiche Autoren berichteten über natürliche oder experimentelle Infektionen von Tauben mit Arboviren.

GILTNER u. SHAHAN (1933) bewiesen als erste die Empfänglichkeit von Haustauben für Arboviren, die sie experimentell mit dem Westlichen Equinen Enzephalomyelitis-*(WEE)*-Virus intrazerebral infizierten. Diese Tiere erkrankten meist am 3. Tag, wiesen stark gestörtes Allgemeinbefinden, *Ataxie*, Zittern auf und starben, vollständig gelähmt, am 3. bis 4. Tag *p. i.* Diese Autoren, sowie später auch TEN BROEK u. a. (1935), sahen Tauben als mögliche *Reservoire* für das *WEE*-Virus an.

FOTHERGILL u. DINGLE (1938) informierten darüber, daß bei einer Östlichen Equinen Enzephalomyelitis *(EEE)*-Epidemie des Menschen im Südosten des USA-Staates Massachusetts während des Vorkommens der Krankheit bei Pferden auch Haus- sowie verwilderte Haustauben erkrankten und starben. Diese Fälle hörten plötzlich auf, als kaltes Wetter eintrat und dadurch die blutsaugenden Stechmücken als Erregerüberträger verschwanden. Die Autoren isolierten *EEE*-Virus u. a. aus dem Gehirn einer verendeten Haustaube und konnten es zur Bestätigung der Diagnose sowohl auf Versuchstiere (weiße Mäuse, Meerschweinchen) als auch Haustauben übertragen. Die Ausgangstaube stammte von einem Züchter, dessen Tiere eine benachbarte Farm beflogen, in der 2 Pferde an *EEE* starben.

MEVILL u. a. (1934) sowie TEN BROEK u. MEVILL (1935) konnten Östliches Equines Enzephalomyelitis *(EEE)*-Virus durch Stechmücken *(Aedes aegypti, A. cantator, A. sollicitans, A. taeniorhynchus, A. vexans)* auf Labortiere, DAVIS (1940) darüber hinaus durch *A. atropalpus* und *A. triseriatus* auch auf Vögel (u. a. Carolina- sowie Haustauben und Sperlinge) übertragen. STAMM (1963) berichtete über die Empfänglichkeit von Vogelpopulationen für *EEE-*, *WEE-* und *St. Louis Enzephalitis (SLE)*-Virus. 86 Vogelspezies erwiesen sich aufgrund des Erregernachweises bei natürlicher oder experimenteller Infektion für diese Arboviren *disponiert.* Sie stellen damit bedeutsame Erreger*reservoire* für Erkrankungen oder sogar *Epidemien* von Mensch und Haustieren dar.

STAMM (1964) gab einen Überblick der Beziehungen zwischen Vögeln und Arboviren anhand der bis zu diesem Zeitpunkt bei Wildspezies isolierten Erreger: dem *EEE-*, *WEE-*, *SLE-*, Japanische B-Enzephalitis *(JBE)-*, West-Nil-, Sindbis-, Ilheus- und Sibirischen Zecken-Enzephalitis-Virus. Ausführlich ging er u. a. auf folgende Fragen dieser Arboviren ein: geographische Verbreitung, Vogelwirte und deren Empfänglichkeit, wichtige *Vektoren* und *Epidemien* des Menschen in den USA. Die *SLE-Epidemie* u. a. in der Stadt St. Petersburg (New Jersey) 1962 soll letztlich durch die sehr hohen Konzentrationen von Wildvögeln, vor allem Carolinatauben *(Zenaidura macroura carolinensis)* und Kardinalen *(Richmondena cardinalis)* entstanden sein, die sich aufgrund der dort üblichen Fütterung durch die Bevölkerung übermäßig vermehrten und sich daher in besonders engem Kontakt sowohl zum Menschen als auch zu Stechmücken (Vektoren) befanden. Während der im Spätsommer 1964 in mehreren USA-Staaten herrschenden *SLE-Epidemie* mit weit über 1000 Fällen beim Menschen gab es allein in Houston (Texas) > 300 Krankheitsfälle mit 34 Toten.

CHAMBERLAIN u. a. (1956) infizierten mehrere Wildvogelarten, darunter Carolinatauben *(Zenaidura macroura carolinensis)* sowie Haustauben s. c. oder durch das Blutsaugen arbovirushaltiger Stech-Mücken *(Aedes triseriatus)* mit dem *VEE-*Virus. Sie wiesen dessen Übertragung sowie Einzelheiten der Vermehrung *(Virämie)* in den Vogelspezies und *Vektoren* nach. Carolinatauben besaßen eine geringere

TABELLE 2/14
Arbovirus-Infektionen bei Tauben

Autoren	Tauben-Spezies	Art der Arbovirus-Infektion	Infektionsmodus	
			Natürlich	Experimentell
GILTNER u. SHAHAN (1933)	Haustauben *(Columba livia f. domestica)*	*WEE*		x
TEN BROEK u. a. (1935)	Haustauben *(Columba livia f. domestica)*	*WEE*		x
TRAUB u. TEN BROEK (1935)	Haustauben *(Columba livia f. domestica)*	*EEE*	x	
FOTHERGILL u. DINGLE (1938)	Haustauben *(Columba livia f. domestica)*	*EEE*	x	
DAVIS (1940)	Haustauben *(Columba livia f. domestica)*	*EEE*		x
HOWITT (1940)	Haustauben *(Columba livia f. domestica)*	*EEE*		x
DAVIS (1940)	Carolinatauben *(Zenaidura macroura carolinensis)*	*EEE*		x
KING (1940)	Haustauben *(Columba livia f. domestica)*	*EEE*		x
HAMMON (1948)	Haustauben *(Columba livia f. domestica)*	*SLE*		x
SELLARDS u. a. (1941)	Haustauben *(Columba livia f. domestica)*	*EEE*	x	
KISSLING u. a. (1955)	Haustauben *(Columba livia f. domestica)*	*WEE*		x
CHAMBERLAIN u. a. (1956)	Haustauben *(Columba livia f. domestica)*	*VEE*		x
CHAMBERLAIN u. a. (1956)	Carolinatauben *(Zenaidura macroura carolinensis)*	*VEE*		x

Empfänglichkeit für *VEE*-Virus als Haustauben. Dieses Virus ließ sich außer von Einhufern (Pferde, Maultiere, Esel) auch aus vielen Wildsäugetieren und -vögeln isolieren. Im Verlauf von *VEE*-Seuchenausbrüchen bei Einhufern erkrankten keineswegs selten Menschen, z. B. 1961/62 in Kolumbien, Venezuela und Panama > 320 000 Personen, von denen 190 starben.

Diagnostik, Epizootiologie, Bekämpfung, Prophylaxe einschließlich Immunisierung

KISSLING (1958) beschrieb Einzelheiten zur *EEE* von Fasanen, die sich auch auf die sonstigen Arbovirus-Infektionen von Tauben und anderem Geflügel anwenden lassen. Zur Bekämpfung und Prophylaxe gibt es 2 Alternativen:

- Ausschalten des Kontaktes mit Vektoren (Stechmücken), was sich schwierig verwirklichen läßt oder
- Immunisierung gefährdeter Bestände mit geeigneten Vakzinen, die man z. B. in den USA für die Immunprophylaxe von Arbovirus-Infektionen der Pferde und des Menschen entwickelte.

GERLACH (1979) untersuchte anhand einer Literaturübersicht die Bedeutung sowie *epizootiologische* Einzelheiten von Arbovirus-Infektionen der Vögel einschließlich Tauben im Detail.

EEE und WEE

Bisher ließen sich allein bei der *EEE* und *WEE* weit über 60 Vogelarten als Wirte feststellen. Die Infektionsraten betragen je nach Vogelart 25 bis 100 %. *Ak* beherbergen regelmäßig vor allem verschiedene Wasservogelspezies. Hausenten z. B. erweisen sich für diese Arboviren nur vom 1. bis 18. Lebenstag empfänglich, Haushühner dagegen lebenslang. Vor allem Wachteln, Fasanen und viele neuweltliche Finkenarten besitzen nur kurzzeitig, z. T. niedrig*titrige Virämie*phasen und bilden *immunprophylaktisch* wirksame *Ak*-Spiegel. Beim erst relativ spät in die Neuweltfauna eingeführten Haussperling *(Passer domesticus)* gibt es jedoch hoch*titrige*, langandauernde *Virämien* und deren unerwünschte Folgen. Die als Haupt*vektoren* in Frage kommenden Stechmücken (besonders *Culex tarsalis, Culiseta melanura)* als *ornithophile Spezies* befallen Säugetiere und den Menschen jedoch nur ausnahmsweise. Zwischen den *EEE*- und *WEE*-Viren gibt es nicht nur *serologische* Beziehungen, sondern auch *partielle* Kreuz*immunität*, die niedrige *Virämietiter*, verkürzte *Virämie*dauer und verminderte Todesrate bei den gegen einen der beiden Virusgruppen immunen Vögeln nach Infektionen mit den jeweils anderen Erregern bewirken.

Venezuela-Equine Enzephalomyelitis (VEE)

Hier spielen Vögel eine weniger bedeutende Rolle. Haupt*reservoire* scheinen die bevorzugt befallenen Nagetiere, in Sumpfgebieten auch der Grünreiher *(Butorides virescens)*, zu sein. Stechmücken *(Culex*-Arten) gelten ebenfalls als *Vektoren*.

Flaviviren

Die serologisch miteinander verwandten Erreger von *SLE*, *JBE* und Murray-Valley-Enzephalitis *(MVE)* stellen weitere Arbovirus-Infektionen in den 4 Kontinenten dar. Als *Reservoire* gelten vor allem die in den Brutgebieten der *Vektoren* vorkommenden Reiher, in Australien auch Kormorane, wie bei *EEE* und *WEE* auch der Haussperling *(Passer domesticus)*.

Sibirische Zecken-Enzephalitis (SZE)

Für die von Zecken übertragenen Arboviren mit dem Prototyp *SZE* spielen Vögel in den Naturherden eine untergeordnete Rolle.

West-Nil-Virus (WNV)

Für die Verbreitung von WNV außerhalb des afrikanischen Endemiegebietes besitzen Zugvögel eine besondere Bedeutung. Von 2022 untersuchten südafrikanischen Wildvögeln ließen sich bei 252 (12,5 %) positive Reagenten für *WNV* feststellen, die zu 27 Spezies (darunter Haustauben) gehörten. *WNV* ließ sich auch bei in Mitteleuropa vorhandenen Sperlingsvögeln feststellen, wird somit ebenfalls von einheimischen *Vektoren* (*Culex*-Arten) übertragen.

Arboviren der Bunyamwera-Gruppe

Vögel dürften wohl nur Transportfunktionen für die als Vektoren in Frage kommenden Zecken erfüllen. Das gilt besonders für das Virus des *Crimean-Congo-Haemorrhagic-Fever (CCHF).* Zugvögel verbreiten den Erreger dieser Arbovirus-Infektion des Menschen weltweit. Während ihrer Wanderung führen sie die erregerhaltigen Zecken auf ihrem Körper mit. Sie selbst scheinen weitgehend unempfänglich für *CCHF* zu sein.

Im südöstlichen Mitteleuropa lassen sich sowohl das Uukuniemi-Virus als auch die zum *Orbi*-Virus gehörende *Kemerove*-Serogruppe nachweisen. Die betreffenden Zugvögel (vorwiegend *Passeres,* besonders Rotschwänze, *Phoenicurus* spp.) können selbst infiziert sein.

California-Enzephalitis-Gruppe
Diese heute meist in die Nähe der *Bunyaviridae* gestellte Arbovirus-Gruppe besitzt zunehmende Bedeutung für den Menschen. Besonders trifft das für das *La-Crosse-Fieber* zu. Der Haupt*vektor* Aedes triseriatus kommt vor allem bei Streifen- und Erdhörnchen vor. Natürliche Infektionen gibt es auch bei Haushühnern, -tauben und Kanadagänsen.

Tahyna-Virus (TV)
Die in Mitteleuropa vorkommende Arbovirusuntergruppe des California-Enzephalitis-Virus erzeugt beim Menschen (wenn überhaupt) meist nur komplikationslos verlaufende Fieberanfälle. Die Vogelwirte bevorzugende Stechmücke *Culex modestus* gilt als *Vektor. TV* überwintert sogar in ihren Eiern. Infektionen ließen sich u. a. bei Staren, Haustauben und -hühnern nachweisen.

2.7. Rhabdovirus-Infektion *(Tollwut)*

Publikationen über spontane Infektionen von Vögeln mit dem 60 bis 80 nm großen Rhabdovirus der Tollwut sind selten. Nach ZÜRN (1882) berichteten SPINOLA u. HALOT Ende des 19. Jahrhunderts über solche Fälle bei Hühnern, Puten und Enten. PAARMANN (1955) beschrieb Erkrankungen bei verschiedenen Vogelarten. Die Diagnose Lyssa konnte er bei 3 Tieren durch den Nachweis von NEGRI-Körperchen im Gehirn stellen, bei weiteren 25 Tieren über den Tierversuch mit weißen Mäusen.

Tauben
Berichte über spontane Tollwut bei Tauben liegen bisher nicht vor, experimentelle Infektionen bewirkten nur bei etwa 50 % der Tiere klinisch *manifeste,* unter dem Bild der stillen Wut auftretende, nach längerer Erkrankungsdauer z. T. geheilte Krankheitsfälle (KRAUS u. CLAIRMONT, 1900; von LÖTE, 1904). Van GOUGH u. JÖRGENSON (1976) untersuchten Seren von Wildvögeln (Greife, andere freilebende Vögel einschließlich Tauben) auf *hämagglutinationshemmende* und *neutralisierende Ak* gegen das Lyssavirus. Alle geprüften 70 Taubenseren erwiesen sich negativ.

SCHNEIDER u. BURTSCHER (1967) konnten bei mit infektiösem Rhabdovirus experimentell infizierten Vögeln den Erreger nicht in dem Rückenmark, peripheren Nervensystem und den anderen Organen nachweisen, sondern nur im Gehirn, wo er sich offenbar durch gebildete *Ak* eliminieren läßt und Spontanheilungen ermöglicht. Die Versuchstiere schieden das Virus weder mit Sekreten (Speichel) noch mit Exkreten (Kot, Harnsäure) aus.

Differentialdiagnostisch muß man bei Tollwutverdacht mit *zentralnervalen* Symptomen einhergehende virus- und bakteriellbedingte Krankheiten, Vergiftungen sowie Geschwülste des ZNS sicher ausschließen.

2.8. Aviäre Reovirus-Infektion (AReoV-I)

Die mittelgroßen *Reo*-Viren (ihr Name leitet sich ab von den Anfangsbuchstaben der englischen Bezeichnung *Respiratory enteritic orphan)* kommen sowohl im Atmungs- als auch Verdauungstrakt von Menschen, Säugetieren sowie Vögeln vor und erzeugen meist nur latente Infektionen. Sie besitzen folgende Charakteristika:

- ∅ 75 bis 80 nm,
- symmetrisch *ikosaedrische Virionen* mit zweischaligem, innerem und äußerem nacktem *Kapsid,*
- äußeres Kapsid mit 92 prismatischen, hohlzylindrischen *Kapsomeren,*

- *Virionen* mit 10teiligem, doppelsträngigem *RNS-Genom*, *RNS-Polymerase* und löslichen Gruppen*antigenen*,
- Virus*synthese* und -reifung im Zytoplasma mit in *vivo* nachweisbaren, *eosinophilen EiK* mit kristallin angeordneten Viruspartikeln,
- Resistenz gegen Äther und bei pH 3,
- bei Aviären Reoviren *(AReoV)* gibt es 6, durch den *SNT* abgrenzbare Serotypen,
- in empfänglichen Zellkulturen vermehren sich AReoV mit *zytopathischem* Effekt und *Synzytienbildung*.

Vorkommen, Verbreitung

AReoV-I kommen unter dem Geflügel vor allem bei Hühnern, Puten und Gänsen vor. McFERRAN u. a. (1976) isolierten erstmals ein *AReoV* aus dem Kot von Tauben mit Darmentzündung. HEFFELS (1980) untersuchte 1041, aus den Jahren 1976 bis 1979 stammende Seren von Tauben aus 926 Beständen der gesamten BRD im *AGPT* mit dem AReoV-Stamm 122 auf *ReoV-Ak*. Diese Seren erwiesen sich sämtlich negativ gegenüber dem *gs Antigen* dieses Isolates. Mit dem *AReoV U-Conn S 1 113* reagierten 172 (16,5%) Seren aus 148 (16%) der untersuchten Bestände im SNT positiv, wobei sich sowohl die verschiedenen Altersgruppen als auch Rassen gleich häufig infiziert erwiesen. Die *AReo-V-Ak*-Träger verteilten sich auf die gesamte BRD. Ungeklärt bleibt, ob der Anteil seropositiver Tiere der wirklichen Infektionshäufigkeit entspricht oder ob nicht noch andere Serotypen des *ReoV* bei Tauben vorkommen. Darüber hinaus fehlen noch Angaben über evtl. klinisch manifeste *ReoV-I* bei Tauben und die Bedeutung dieses Virus als *primär* oder *fakultativ pathogener* Erreger dieser Tierart.

TABELLE 2/15
Übersicht über Aviäre Reovirus-Antikörper bei untersuchten Haustauben (HEFFELS, 1980)

Titer	Insgesamt positiv (n = 923)		Brieftauben positiv (n = 860)		Rassetauben positiv (n = 63)	
	n	%	n	%	n	%
1 : 8	115	12,46	101	11,74	14	22,22
1 : 16	31	3,36	30	3,49	1	1,59
1 : 32	2	0,22	2	0,23	0	0,00
	148	16,03	133	15,46	15	23,81

2.9. Aviäre Adenovirus-Infektion (AAV-I)

Die sowohl *horizontal* als auch *vertikal* übertragbaren *AAV-I* kommen bei den Vogel- einschließlich Geflügelarten nicht nur in vielen Serotypen *(ST)* vor, sondern offenbar auch häufig. Sie erzeugen die bei mehreren Spezies bekannten, vorwiegend *inapparenten*, nur z. T. *manifesten* Infektionen. JURAJDA (1981) beschrieb in einer Literaturübersicht die bisher vom Geflügel isolierten häufigsten Aviären Adenoviren *(AAV)*, die von ihnen verursachten Krankheiten, ihre *Pathogenese*, *Epizootiologie* und *Diagnostik*.

Krankheitsursache

Zur Familie Adenoviren *(Adenoviridae)* gehören zahlreiche, bei den Menschen und Tieren vorkommende Virusarten mit folgenden Kennzeichen:

- Im ∅ 70 bis 90 nm große *kubisch-symmetrische, ikosaederförmige* Virionen mit doppelsträngiger *DNS*, die keine Hülle besitzen. Ihr *Kapsid* besteht aus 252 Kapsomeren.
- Diese äther- und chloroformresistenten, bei 56 °C in 30 Min. inaktivierten Adenoviren *(AV)* gelten als relativ widerstandsfähig gegenüber äußeren Einflüssen (z. B. Temperatur, Desinfektionsmittel).
- AV von Säugern und Vögeln unterscheiden sich in ihren *biologischen* und *physikalisch-chemischen* Eigenschaften weitgehend, so daß man sie in die beiden Gattungen Säuger(*Mast*)- und Vogel-

(Avi)adenoviren einteilt, die jede für sich ein gemeinsames *gs Antigen aufweisen.*

- *AV* sind streng wirtsspezifisch, weswegen sich für bestimmte Wirte *pathogene* Virustypen meist für andere als apathogen erweisen.
- *AV* vermehren sich im Zellkern und erzeugen *intranukleäre EiK.*
- *AV* scheinen auch unter Tauben *ubiquitär* vorzukommen. Ihre Bedeutung als *primär* oder *sekundär pathogene* Erreger spezifischer, meist *latenter* und *subklinischer*, bei hinzukommenden starkwirkenden *Stressoren* auch *manifester* Infektionen läßt sich derzeit noch nicht exakt einschätzen.
- Nach *AV*-Infektionen bilden sich im Organismus spezifische Ak, die offenbar ein *Persistieren* und Ausscheiden von *AV* nicht verhindern.

Vorkommen, Verbreitung, Feststellung

Als erster konnte OLSON (1950) ein AAV aus Wachteln isolieren. In der Folgezeit erschienen Publikationen über *AAV-I* bei Hühnern, Perlhühnern, Puten, Gänsen, Enten, Fasanen und Greifen. AAV kommen bei Vögeln vermutlich *ubiquitär* vor. Nach McFERRAN gibt es beim Geflügel viele ST, gegenwärtig bei Hühnern 13, Puten 3, Gänsen 3 und Enten 2.

McFERRAN u. a. (1976, a, b) wiesen erstmals AAV im Kot kranker, 6 bis 10 Wochen alter Tauben Irlands nach, bei denen sie verschiedenartige Symptome (Atmungsbeschwerden, Durchfall oder nur stark gestörtes Allgemeinbefinden mit Tod innerhalb von 24 Std.) feststellten. Bei den plötzlich verendeten Tieren konnten sie braungelb verfärbte Lebern mit Blutungen im Parenchym, vorwiegend *basophile intranukleäre EiK*, *virologisch* AAV Typ 8, nicht bestimmbares AAV sowie Taubenherpesvirus nachweisen, bei Tauben mit respiratorischen Symptomen nur AAV Typ 8. Übertragungsversuche mit den aus Tauben isolierten AAV auf Hühner verliefen jedoch negativ, was für ihre Wirtsspezifität spricht.

HEFFELS (1980) sowie FRITZSCHE u. a. (1981) untersuchten 1 079, aus den Jahren 1976 bis 1979 stammende Taubenblutproben aus 926 Beständen der gesamten BRD im *AGPT* auf *AAV-I. Präzipitierende Ak* konnten sie in 7 (0,7 %) Seren mit dem gs *Antigen* des von Tauben stammenden Isolates *AAV VF 71327 F* nachweisen, *neutralisierende Ak* von 1 026 untersuchten Proben aus 910 Beständen 4 × gegen den ST 1 des Tauben-*AAVHLKF* und 13× gegen das Tauben-AAV VF 71327 F, Serotyp 8. Insgesamt besaßen 23 Tauben (2,17 %) Ak gegen Tauben-AAV, und zwar 21 Brief- und 2 Rassetauben, sämtlich aus verschiedenen Beständen. Weiteren Untersuchungen bleibt es vorbehalten, die *AAV-I* von Tauben eingehend zu erforschen.

Übertragung

Tauben können sich gleichzeitig mit 2 oder mehr *AAV-ST* infizieren. Nach oral oder *aerogen* aufgenommenen *AAV* entsteht eine etwa 2 bis 3 Wochen dauernde *Virämie*, während der sich *AAV* vor allem aus Darmschleimhaut und Kot isolieren lassen.

2.9.1. Einschlußkörperchen-Enteritis (EiK-E)

BERGMANN u. KIUPEL (1982) beschrieben die *EiK-E* als Bestandsinfektion mit AAV und Aviären Adeno-assoziierten Viren *(AAAV)* als sog. Helferviren bei 3 Monate bis 2 Jahre alten Brieftauben.

Krankheitserscheinungen

An verdächtigen Symptomen beobachtete man vor allem stark nachlassende Flugleistungen. Weiterhin ließen sich grünlicher Durchfall, mangelhafte Futteraufnahme, gestörtes Allgemeinbefinden (Apathie, Somnolenz) nachweisen. Die erkrankten Tiere magerten ab, vereinzelt starben sie, halbjährige schienen besonders oft betroffen zu sein. Erwachsene Tauben erholten sich nach vorübergehendem, z. T. mit Darmentzündung (Enteritis) einhergehendem Kranksein meist rasch und komplikationslos.

Pathologisch-anatomische Veränderungen

Sie erwiesen sich als wenig ausgeprägt und uncharakteristisch. Der Dünndarm schien *ödematisiert* zu sein, z. T. ließen sich *petechiale* Blutungen sowie wäßriger hellgrüner Darminhalt feststellen.

Pathologisch-histologische Prozesse
Besonders in dem vorderen Dünndarm (*Duodenum*, Anfangsteil des *Jejunum*) lagen kolbenförmig aufgetriebene, z. T. zerstörte Zotten vor. Die häufig *vakuolisierten apikalen Enterozyten* erschienen *pyknotisch* und *desquamiert*, die Schleimhautkrypten teilweise erweitert und mit *nekrobiotischen* Epithelzellen angefüllt. In der *Propria* befanden sich entzündliche Infiltrate mit *Lymphozyten*, *Makrophagen* und *Granulozyten*, in Leber und Niere vereinzelt Infiltrate *lymphoider* Zellen.

In den *Enterozyten* der *apikalen* und mittleren Zottenbereiche lagen zahlreiche *intranukleäre EiK* unterschiedlicher Struktur und Färbbarkeit vor, in der *Propria* dagegen nur vereinzelt. Diese EiK ließen sich 2 verschiedenen *Prototypen* zuordnen:
- elektronenmikroskopisch massenhaft nachweisbare *Adenoviren*, *daneben auch parvovirusähnliche Partikeln*,
- als adenoassoziierte Viren klassifizierte *parvovirusähnliche Partikeln*.

Krankheitsfeststellung
Klinische Symptome und *pathologisch*-anatomische Prozesse gelten als wenig charakteristisch und lassen u. U. die Erkrankung vermuten. Dagegen besitzen die *pathohistologische* und *elektronenmikroskopische* Untersuchung, gegebenenfalls auch die *Serodiagnostik*, für den Nachweis von AAV-*I* besondere Bedeutung.

Bekämpfung und Prophylaxe
Gesicherte Kenntnisse hierüber liegen zwar noch nicht vor, jedoch lassen sich die vorbeugenden Maßnahmen wie bei anderen virusbedingten Infektionen (z. B. 2. Herpesvirus-Infektionen) empfehlen.

2.9.2. Egg Drop Syndrom 1976 (EDS – 76)

1976 beschrieben McFERRAN u. a. (1977) in Nordirland und später BAXENDALE (1978) in England eine als *Egg Drop Syndrom 76* bezeichnete Legeleistungsdepression bei Hühnern. Sie führten sie ursächlich auf eine Adenovirus-Infektion zurück. Gegenüber den Virusisolaten fanden sie bei Enten präzipitierende, neutralisierende und hämagglutinationshemmende Ak und vermuteten eine weite Verbreitung des Virus unter Entenbeständen. Nachdem sich auch bei Wildenten, Kuhreihern, Weißstörchen, Haussperlingen und verschiedenen Enten das EDS-76-Virus nachweisen ließ, untersuchten KALETA u. a. (1982) auch Tauben.

Die Überprüfung von 1257 Taubenseren im HAH-Test ergab in keinem Falle EDS-76-Ak. Erst nach mehreren experimentellen Infektionen bildeten die infizierten Tauben HAH-Ak. Demzufolge sind Tauben unter natürlichen Bedingungen wenig empfindlich gegenüber Infektionen mit dem EDS-76-Virus.

10. Rubellavirus-Infektion (RV-I)

Vorkommen, Verbreitung
Das den *Togaviren* nahestehende *Rubella*- oder Rötelnvirus (*RV*) kommt nicht nur beim Menschen, sondern nach neueren Berichten auch bei Tauben vor. Die Untersuchungen von 126 Seren verwilderter Haustauben in Frankreich auf Infektionen mit menschenpathogenen Viren ergaben bei 88 (69,8 %) der im *HAH*-Test auf *Ak* gegen *RV* geprüften Seren positive Reaktionen (PLISSIER u. ANDRÉ, 1976). Nach experimenteller *s. c. RV-I* von Versuchstauben bildeten diese spezifische Ak, jedoch ohne manifest zu erkranken. Die Autoren schließen daraus auf die spontane Empfänglichkeit von Tauben für *latente* Infektionen mit *RV* und auf ihre mögliche Rolle in der Weiterverbreitung dieses Virus.

HEFFELS (1980) konnte bei 13 (1,2 %) von 1049, aus den Jahren 1976 bis 1979 stammenden Taubenseren aus 926 Beständen der BRD ebenfalls *HAH-Ak* gegen *RV* mit Titern von 1:8 bis 1:64 feststellen. In einem Brieftaubenbestand mit 4 seropositiven Reaktionen gab es vor der Blutentnahme Röteln im Beschäftigtenkreis des Züchters, einem Geschäftsinhaber mit täglichem Kontakt sowohl zu seinen Beschäftigten als auch zu den im Dachgeschoß untergebrachten Tauben, die er betreute. Weiteren Untersuchungen bleibt es vorbehalten, die Bedeutung *spontaner RV-I* von Tauben zu erforschen.

3. Bakteriell bedingte Krankheiten *(Bakteriosen)*

Bakteriosen gehören zu den häufigsten Krankheiten von Tauben. Im Gegensatz zu den von Viren hervorgerufenen gelten sie als größtenteils gut erforscht. Sie lassen sich mit den bei den einzelnen Krankheiten aufgeführten Maßnahmen wirksam bekämpfen und verhüten.

Vorkommen, Verbreitung und Bedeutung
Zu den häufigsten Bakteriosen von Tauben gehören *Chlamydien-* und *Salmonella*-Infektionen, während *Erysipelothrix rhusiopathiae-*, *Yersinia pseudotuberculosis-* und *Mycobacterium avium*-Infektionen weniger oft, die übrigen, meist nur kurz abgehandelten Bakteriosen *(Mycoplasma-*, *Staphylokokken-*, *Streptokokken-*, *Listeria-*, *E. coli-*, *Pasteurella-* und *atypische Mykobakterien-*Infektionen) nach Krankheitsursachenstatistiken seltener klinisch vorkommen. Bestimmte Bakterien (vor allem *Chlamydia psittaci*, *Staphylokokken*, *Streptokokken*, *Listeria monocytogenes*, *Erysipelothrix rhusiopathiae*, *Salmonellen*, *Yersinia pseudotuberculosis*, *Mycobacterium avium)* lassen sich von Tauben oder anderen Tieren auf den Menschen übertragen und gehören daher zu den Erregern von Zoonosen. Wegen ihrer großen Bedeutung beschreiben wir die Salmonella-Infektionen besonders eingehend, weil sie als *(Prototyp)* Muster für viele Bakteriosen gelten. Das trifft u. a. größtenteils auch für ihre Übertragung, Entstehung, Therapie, Bekämpfung und Prophylaxe zu.

Seltenere Bakteriosen
Sämtliche bei Tauben vorkommenden bakteriell-bedingten Infektionen lassen sich aus Platzgründen nicht besprechen. Das trifft vor allem für seltene zu.

Botulismus
FAY u. a. (1965) berichten über eine *Clostridium botulinum Typ C-Epizootie* am Michigan-See (USA), bei der auch Carolinatauben *(Zenaidura macroura)* starben.

Q (Query)-Fieber
Bei dieser Rickettsien-Infektion können sich nach BABUDIERI u. MOSCOVICI (1952) ebenfalls Tauben anstecken.

Ulzerative Enteritis
Nach GLOVER (1951) u. PECKHAM (1963) beherbergen Tauben mitunter *Clostridium colinum* als Erreger der Ulzerativen Enteritis von Hühnervögeln, die bei Tauben aber selten vorzukommen scheint.

Pseudomonas aeruginosa
Im Gegensatz zu anderen Autoren stellten VINDEVOGEL u. DUCHATEL (1979) bei bis 2 % der jährlich diagnostisch untersuchten Tauben *Pseudomonas aeruginosa* als Sekundärerreger fest. Dieses Bakterium kommt in Taubenkot, kothaltigem Futter und Trinkwasser sowie als Saprophyt auf den Schleimhäuten und damit in Sekreten sowie Exkreten des Körpers gesunder Tiere vor. Bei hygienisch vernachlässigten Nest-

jungen sowie stark resistenz-geschwächten Tieren kann es vor allem mit anderen *obligat* oder *fakultativ pathogenen* Erregern Wund- (z. B. Nabel-) oder Allgemein-Infektionen bewirken.

Coryza contagiosa
VINDEVOGEL u. DUCHATEL (1979) beschreiben den infektiösen Schnupfen *(Coryza infectiosa)* von Tauben. Dieser stellt im Gegensatz zur *Haemophilus paragallinarum*-Infektion des Huhnes (VOGEL, 1980) aber keine ursächlich selbständige bakterielle Krankheit dar, sondern eine Bezeichnung für Infektionen mit verschiedenen obligat und *fakultativ pathogenen* Erregern, vor allem *Taubenherpesvirus, Chlamydia psittaci, Mykoplasma spp.*, ferner z. T. bestimmten Bakterienarten, z. B. *Haemophilus paragallinarum* (HINZ, 1971), *Pasteurella spp., Bordetellen, E. coli*, möglicherweise auch *Aviäre Adeno-* und *Reoviren.*

Campylobacter jejuni (s. Tab. 3/26)

3.1. Chlamydien-Infektion (Ornithose)

Synonyme
Ornithosis, Psittacosis, Chlamydia psittaci-Infektion, Papageienkrankheit, Vogelkrankheit.

Krankheitsbegriff
Die als „intrazellulär parasitierende Bakterien" anzusehenden Ornithoseerreger *Chlamydia (C.) psittaci* können Tauben aller Arten und Rassen befallen, die vorwiegend latent und subklinisch *(Chlamydien*-Infektion), weniger häufig klinisch-manifest *(Chlamydiose)* erkranken. Die z. T. noch heute gebräuchlichen Krankheitsbezeichnungen *Ornithose* (Vogelkrankheit) und *Psittakose* (Papageienkrankheit) gehen auf K. F. MEYER (1942) zurück, der vorschlug, alle manifesten Infektionen bei Nicht-Papageienvögeln als *Ornithose* zu bezeichnen, *Psittakose* für die bei Papageien und Sittichen auftretenden sowie von diesen Vögeln ausgehenden Krankheitsfälle des Menschen zu verwenden und *Ornithose* als Oberbegriff für beide Erkrankungen anzusehen.

Geschichtliches
Die ersten Fälle von Psittakose beschrieb RITTER (1897) in der Schweiz, der offensichtliche Zusammenhänge zwischen solchen Infektionen bei Papageien und dem Menschen vermutete. In der Folgezeit deuteten Gruppenerkrankungen bei Menschen im Zusammenhang mit Papageiensterben immer wieder auf Psittakose hin, ohne daraus weitere Konsequenzen zu ziehen. Erst als 1929/30 infolge unkontrollierter Importe von kranken Vögeln aus Übersee in mehrere europäische Länder eine *Psittakoseepidemie* mit etwa 800 erkrankten Menschen bei 30 bis 40%iger Sterberate auftrat, versuchte man diese Infektionskrankheit mit größerer Aufmerksamkeit zu erforschen. Bald gelang es, *Chlamydien* nicht nur bei Papageien und Sittichen, sondern auch bei zahlreichen anderen Vogelarten, später sogar bei Säugetieren und Gliederfüßern *(Arthropoden)* nachzuweisen.

Wirtsspektrum
C. psittaci kommt nach dem derzeitigen Wissensstand in 23 von 27 Ordnungen, 39 Familien und 142 Gattungen der Vögel, mindestens 33 Säugetierspezies, ferner bei dem Menschen und den niederen Tieren z. B. *(Arthropoden)* vor, besitzt also ein breites Wirtsspektrum und ruft äußerst mannigfaltige Krankheitsbilder hervor. Alle Vogelarten können sich mit ihm infizieren. Dazu gehören u. a. Finken-, Kanarien-, Sperlings- und andere Kleinvögel (z. B. Amseln, Drosseln, Finken, Gimpel, Hänflinge, Kreuzschnäbel, Pirole, Rotkehlchen, Stieglitze, Zeisige), Wassergeflügel, Wildvögel (Möwen, Sturmvögel, Enten, Pinguine, Reiher, Krähen, Fasane, Tauben), Wild- und Hausgeflügel (Tauben, Enten, Gänse, Puten, Fasane, Perlhühner). Durch *C. psittaci* verursachte sowohl *latente* und subklinische Infektionen als auch manifeste Erkrankungen gibt es jedoch nicht nur ubiquitär bei Vögeln, sondern auch unter Säugetieren (u. a. Mäuse, Hamster, Meerschweinchen, Kaninchen, Ratten, Bisamratten, Frettchen, Katzen, Hunde, Ziegen, Schafe, Rinder, Pferde, Schweine, Wildtiere, z. B. Feldhasen, Opossum, Koala-Bären, Robben, Rentiere, Gabelantilopen, Virginiahirsche, Reh-, Rot-, Dam-, Muffel-,

TABELLE 3/1
Ornithose-Fälle beim Menschen von 1931 bis 1963 durch Kontakt mit Geflügel (MEYER 1965)

Land	Tauben		Enten		Puten		Hühner		Geflügel		Küstenvögel	
	n	†	n	†	n	†	n	†	n	†	n	†
Ägypten	*Ak*	—	—	—	—	—	*Ak*	—	—	—	—	—
Argentinien	9	5	—	—	—	—	10	1	—	—	—	—
BRD	30	?	2	1	—	—	—	—	15	—	—	—
ČSSR	5	—	985	13	72	—	200	—	525	—	—	—
Dänemark	5 bis 10 % mit atypischer Pneumonie	—	—	—	—	—	—	—	—	—	—	—
DDR	1	—	—	—	—	—	1	—	1363	—	—	—
Faröer Inseln	—	—	—	—	—	—	—	—	—	—	185	33
Finnland	5,6 % mit atypischer Pneumonie	—	—	—	—	—	—	—	—	—	—	—
Frankreich	6 % mit Bronchitis	—	—	—	—	—	—	—	—	—	—	—
Griechenland	1	—	—	—	1	—	—	—	—	—	—	—
Groß-britannien	15	—	2	—	—	—	—	—	—	—	—	—
Indien	1	—	—	—	—	—	8 ?	—	—	—	—	—
Island	—	—	—	—	—	—	—	—	—	—	5	2
Italien	70 ?	—	—	—	—	—	1	—	—	—	—	—
Israel	24	6	—	—	—	—	—	—	—	—	—	—
Japan	2	—	—	—	—	—	—	—	—	—	—	—
Jugoslawien	6	—	—	1 ?	—	—	—	—	—	—	—	—
Kanada	1	—	—	—	27	—	1	—	—	—	—	—
Neuseeland	2	—	—	—	—	—	—	—	—	—	—	—
Niederlande	154	—	—	—	—	—	—	—	—	—	—	—

Insgesamt n	†	Autor
—	—	ZAGHLOUL and SAVED (1962)
19	6	RUGIERO u. a. (1950)
47	1	MUMME (1955)
		FRITZSCHE u. a. (1956)
1788	13	STRAUSS (1957)
		KRIVINKA (1959)
		SERY u. a. (1961)
		SERY (1962)
—	—	MATTHIESEN (1956)
1365	—	ORTEL (1964)
186	38	RASMUSSEN (1938)
—	—	JANSSON (1966)
—	—	BESSON (1958)
2	—	MICHAEL (1957)
17	—	WESTWOOD (1953)
		MURRAY (1960)
		DEW u. a. (1960)
		SEMPLE (1956)
9	—	KALRA (1958)
5	2	BEDSON (1965)
71	—	OLIVO u. BADIALI (1956)
		LIPPI u. a. (1960)
24	6	BERMAN u. a. (1955)
		KOMAROV u. GOLDSMIT (1952)
2	—	MATUMOTO u. a. (1960)
7	1 ?	TERZIN (1958)
29	—	BOWMER (1958)
2	—	MILES (1959)
154	—	JANSON (1955)

Schwarzwild, Igel, Gelbhals-, Wald- und Waldwühlmäuse, Affen) als Zoonosen bei dem Menschen, ferner bei Zauneidechsen und unter niederen Tieren, z. B. Schalentiere (Muscheln, Austern), Bandwurm-Entwicklungsstadien *(Cysticercus bovis)*, *Arthropoden*, u. a. Zecken (SCHOLZ, 1978).

Vorkommen, Verbreitung

1940 stellten unabhängig voneinander COLES in Südafrika sowie PINKERTON u. SWANK in den USA *Chlamydien* erstmals bei Tauben fest und wiesen nach, daß sie zu deren häufigsten Infektionserregern gehören.

Untersuchungen von Forschern in vielen Ländern der Erde ergaben, daß C. psittaci nicht nur bei Haus-, sondern auch unter verwilderten Haustauben ubiquitär vorkommt, bei Wildtauben dagegen weniger häufig, weil bei letzteren nur geringe Kontakt- und damit Infektionsmöglichkeiten bestehen. Nach BURKHART u. PAGE (1971) ließ sich der Erreger u. a. aus folgenden Arten isolieren: Felsentaube *(Columba l. livia)*, Ringeltaube *(Columba p. palumbus)*, Türkentaube *(Streptopelia d. decaocto)*, Lachtaube *(Streptopelia roseogrisea)*, Halbmondtaube *(Streptopelia semitorquata)*, Dolchstichtaube *(Gallicolumba cruenta und luzonica)*.

ANDREWS u. MILLS (1943) konnten *Chlamydien* bei 10 (66,6 %) von insgesamt 15 aus den USA eingeführten Haustauben nachweisen, darüber hinaus auch bei einer (7,1 %) von insgesamt 14 verwilderten Haustauben von Westminster in London.

HUGHES (1947) beschrieb sehr eingehend die nach heutigen Erkenntnissen mit klassischer Herpesvirus-Infektion kombinierte Ornithose in einem von ihm selbst gehaltenen Bestand von Haustauben. Bei 54 (34,4 %) der gestorbenen 157 Tiere wurde Ornithose festgestellt.

Nach MEYER u. EDDIE (1951 a) ließen sich im Zusammenhang mit Ornithoseinfektionen des Menschen in den USA bei 204 (38,9 %) von 524 auf *Chlamydien* untersuchten Tauben diese Erreger im Mäuse-Tierversuch feststellen. MEYER u. EDDIE (1955) untersuchten im Laufe eines Jahres 332 eines 5000 Tiere umfassenden Bestandes und konnten bei 200 (59,9 %) Orni-

Land	Tauben n	Tauben †	Enten n	Enten †	Puten n	Puten †	Hühner n	Hühner †	Geflügel n	Geflügel †	Küstenvögel n	Küstenvögel †
	(1951–1954) 295 (1951–1961)	—	—	—	—	—	—	—	—	—	—	—
Norwegen	17	—	—	—	—	—	—	—	—	—	—	—
Österreich	—	—	6	—	—	—	—	—	—	—	—	—
Rumänien	—	—	9	2	—	—	—	—	54	—	—	—

† Todesfälle

TABELLE 3/2
Nachweis von Chlamydia psittaci-Infektionen bei Tauben

Untersuchungsart	Rasse	Untersuchte Tiere n	Untersuchte Best. n	Davon positiv Tiere %	positiv Best. %	verdächtig Tiere %	verdächtig Best. %	negativ Tiere %	negativ Best. %
×	Haustauben	15	—	66,6	—	—	—	—	—
×	verwilderte Haustauben	14	—	7,1	—	—	—	—	—
—	Haustauben	157	1	34,4	—	—	—	—	—
×	Tauben	524	—	38,9	—	—	—	—	—
○	Tauben	—	—	69,6	—	—	—	—	—
○	verwilderte Haustauben	96	—	62,5	—	—	—	—	—
×	Tauben	12	—	33,3	—	—	—	—	—
—	Tauben	332	1	59,9	—	—	—	—	—
○	Brieftauben	504	102	35,0	75,5	7,0	7,8	57,0	16,7
○	Haustauben	12 101	—	26,3	—	—	—	—	—
○	verwilderte Haustauben	4 500	—	28,7	—	—	—	—	—
×	Haustauben	2 302	—	22,7	—	—	—	—	—
×	verwilderte Haustauben	946	—	12,9	—	—	—	—	—
×	Rasse- u. Brieftauben	1 092	—	22,3	—	—	—	—	—
○	Haustauben	559	11	17,5	91,0	—	—	—	—
○	verwilderte Haustauben	646	—	79,0	—	—	—	—	—
	Rasse- u. Brieftauben	810	—	13,3	—	—	—	—	—

Insgesamt n	Insgesamt †	Autor
295	—	DEKKING (1963)
17	—	SCHMIDTKE (1957)
6	—	FÜRST u. a. (1957)
63	2	SARATEANU u. a. (1960) BUSILA u. a. (1960) POPOVICI u. MAY (1960)

Land	Autoren
England	ANDREWS u. MILLS (1943) ANDREWS u. MILLS (1943)
	HUGHES (1947)
USA	MEYER u. EDDIE (1951)
Belgien	ANDRIANNE (1952)
Frankreich	LEPINE u. SAUTTER (1952)
Frankreich	LEPINE u. SAUTTER (1952)
USA	MEYER u. EDDIE (1955)
BRD	MONREAL (1958)
USA	MEYER (1965)
BRD	WEYER (1965)
Dänemark	FRIJS (1966)
Finnland	JANSSON (1966)
BRD	LÜTHGEN u. LUCAS (1966)

those sowie bei 205 (61,7 %) Salmonellose nachweisen.

ANDRIANNE (1952) fand bei 69,6 % der von ihm in Belgien untersuchten Brieftauben *komplement*bindende *Ak* gegen Chlamydien.

LEPINE u. SAUTTER (1952) ermittelten bei 60 (62,5 %) von 96 verwilderten Haustauben in Frankreich indirekt, bei 4 (33,3 %) von 12 dagegen direkt *Chlamydien.*

MONREAL (1958) untersuchte stichprobenweise 504 Tiere aus 102 unverdächtigen Brieftaubenbeständen von Koblenz (BRD) und Umgebung auf *C. psittaci-Ak.* Davon erwiesen sich 172 Tauben (35 %) positiv, 31 (7 %) verdächtig und 287 (57 %) negativ, von den 102 Beständen 77 (75,5 %) infiziert, 8 (7,8 %) verdächtig und nur 17 (16,7 %) negativ.

MEYER (1965) stellte die Ergebnisse der von 1940 bis 1963 auf *Chlamydien*-Infektionen untersuchten Tauben aus 25 Ländern (Australien, Belgien, Brasilien, Bulgarien, BRD, Dänemark, England, Finnland, Frankreich, Griechenland, Holland, Irland, Israel, Italien, Japan, Jugoslawien, Kanada, Mexiko, Neuseeland, Norwegen, Portugal, Schweiz, Südafrika, UdSSR) zusammen. In der direkten *KBR* reagierten von 12 101 Haustauben 26,3 % und von 4 500 verwilderten Haustauben 28,7 % positiv, im Erregernachweis von 2 302 Haustauben 22,7 % und von 946 verwilderten Haustauben 12,9 % positiv.

WEYER (1965) überprüfte 1953 bis 1965 in der BRD insgesamt 1 092 Rasse- und Brieftauben in 606 Tierversuchen und konnte 135mal (22,3 %) *Chlamydien* nachweisen.

FRIJS (1966) untersuchte 559 Haustauben aus 11 Beständen von Kopenhagen in der direkten *KBR* und ermittelte bei 98 (17,5 %) der Tiere aus 10 (91 %) Beständen *Chlamydien-Ak.*

LÜTHGEN u. LUCAS (1966) stellten Ornithose als Todes- oder Krankheitsursache bei 108 (13,3 %) von 810 im Zeitraum 1949 bis 1963 untersuchten Brief- und Rassetauben Hessens fest.

JANSSON (1960) untersuchte 646 verwilderte Haustauben aller Altersstufen und Bezirke von Helsinki in der direkten *KBR,* darüberhinaus 95 Tiere sowohl in der di-

TABELLE 3/2 *(Fortsetzung)*

Unter-suchungs-art	Rasse	Untersuchte Tiere n	Untersuchte Best. n	Davon positiv Tiere %	positiv Best. %	verdächtig Tiere %	verdächtig Best. %	negativ Tiere %	negativ Best. %
×	verwilderte Haustauben	142	—	12–20	—	—	—	—	—
○	Brief- u. Haustauben	1 405	844	48,5	59,2	—	—	—	—
×	verwilderte Haustauben	50	—	14,0	—	—	—	—	—
○	verwilderte Haustauben	50	—	28,0	—	14,0	—	58,0	—
○	verwilderte Haustauben	361	—	24,4	—	—	—	—	—
×	verwilderte Haustauben	18	—	94,4	—	—	—	—	—
○	verwilderte Haustauben	266	—	31,2	—	7,5	—	—	—
○	Brieftauben	834	126	54,9	91,3	3,7	—	41,4	7,1
○	Brieftauben	500.)	—	10,4	—	—	—	—	—

Best. = Bestände
○ = serologische Untersuchung *(KBR)*
× = direkter Erregernachweis *(DEN)*
.) = Untersuchung mit *AGPT*

TABELLE 3/3
Titer komplementbindender Antikörper gegen *Chlamydia psittaci* bei Einwohnern von Helsinki, und zwar 149 Personen mit, 1150 ohne Vogelkontakt (JANSSON, 1960)

Personengruppe	n	< 1:10 (negativ) n	< 1:10 (negativ) %	1:10 bis 1:20 (verdächtig) n	1:10 bis 1:20 (verdächtig) %	1:30 und > (positiv) n	1:30 und > (positiv) %
Käfigvogelhalter, davon	149						
Kinder	35	33	94,29	2	5,71	—	
Erwachsene	30	27	90,00	2	6,67	1	3,33
Geflügelhalter, davon							
Absolventen einer Ausbildungsstätte (Lehrlinge)	30	27	90,00	2	6,67	1	3,33
Professionelle Geflügelhalter	42	28	66,67	12	28,57	2	4,76
Professionelle Taubenfänger	12	8	66,67	1	8,33	3	25,00
Personen ohne Vogelkontakt, davon	1150						
Kinder	93	86	92,47	6	6,45	1	1,08
Medizinstudenten	59	55	93,22	1	1,69	3	5,08
Freiwillige Blutspender	998	855	85,67	129	12,93	14	1,40

Land	Autoren
DDR	ORTEL (1966)
DDR	MÜLLER (1970)
BRD	LÜTHGEN (1971)
Österreich	SIXL u. SIXL (1971)
Österreich	KOPSCHITZ u. a. (1976)
DDR	KUTSCHMANN u. a. (1977)
BRD	MEYER-RÖPKE u. a. (1977)

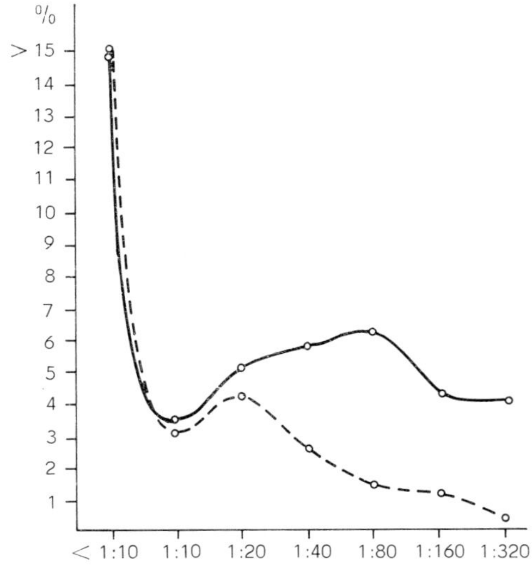

Nachweis von komplementbindenden Antikörpern *(Ak)* gegen *Chlamydia psittaci*-Infektion im Serum von 88 Tauben und 72 Patienten mit „respiratorischer Infektion" (JANSSON, 1960)
———— Tauben
- - - - - Patienten mit „respiratorischer Infektion"

rekten als auch indirekten *KBR*. Von den 646 Serumproben wiesen 465 (71 %) Titer ≦ 1:10 auf, 181 (29 %) von 1:10 und > auf, davon 120 (19 %) mit 1:40 und >. Von den 95 Tauben besaßen nur 24 (25,3 %) *Ak* in der direkten, jedoch 60 (63,2 %) in der indirekten *KBR*. Mit beiden Methoden betrug der Infektionsgrad sogar 78 Tiere (78,9 %). Diese Ergebnisse sprechen für die auch bei verwilderten Haustauben ubiquitären *Chlamydien*-Infektionen, was mehrere Autoren feststellten (u. a. LABZOFFSKY, 1947; DAVIS u. EWIKG, 1947; DAVIS, 1950; LEPINE u. SAUTTER, 1952; VOLKERT u. a., 1954; BARMAN u. a., 1955; DANE, 1955; WEYER u. LIPPELT, 1956; SCHMITTKE, 1957; NESTRUP 1957; INABA u. a., 1958; NIEYER, 1959, 1965; BURI, 1964; TERSKICH, 1964; ORTEL, 1966; EROCHINA u. a., 1967; LÜTHGEN, 1971; SIXL, 1971; KOPSCHITZ u. a., 1976).

ORTEL (1966) untersuchte 142, von mehreren Plätzen der Stadt Halle stammende verwilderte Haustauben in Milztupfpräparaten und 53 Mäusetesten auf *C. psittaci*. Elementarkörperchen *(EK)* ließen sich 14mal (10 %) direkt in Milzausstrichen und 23mal (43,4 %) in Mäuse-Tierversuchen feststellen. Die nach Fangplätzen getrennt ausgewerteten Befunde ergaben, daß 12 bis 20 % der Tiere *C. psittaci* beherbergten.

Über ähnliche Ergebnisse berichtete LÜTHGEN (1971), der 50 verwilderte Haustauben aus Frankfurt am Main untersuchte. 7 Tiere (14 %) wiesen Chlamydien auf, 14 (28 %) besaßen positive, 7 (14 %) verdächtig und 29 (58 %) negative Titer in der direkten *KBR*. Wechselbeziehungen zwischen direktem Erregernachweis und serologischen Befunden gab es nicht.

MÜLLER (1970) untersuchte 1405 Seren von Haus-, (Rasse- und Brief-) tauben aus 844 Beständen im Bezirk Suhl in der *KBR* und fand 681 (48,5 %) aus 500 Beständen (59,2 %) positiv.

SIXL u. SIXL (1971) prüften 361 Blutproben von verwilderten Haustauben der Stadt Graz, wovon 88 (24,4 %) in der *KBR* positiv reagierten. Von 18 Mäusetesten verliefen 17 (94,4 %) positiv.

KOPSCHITZ u. a. (1976) untersuchten von 1970 bis 1972 insgesamt 266 eingefangene verwilderte Haustauben von Wien

TABELLE 3/4
Indirekter Nachweis von *Chlamydia psittaci* bei Tauben in verschiedenen Ländern (MEYER, 1965)

Untersuchte Tiere		Reagenten in der *KBR*				Erregernachweis					
						Wildtauben			Haustauben		
Wildtauben	Haustauben	Wildtauben		Haustauben		n	positiv		n	positiv	
		n	%	n	%		n	%		n	%
100	100	58	58,00	84	84,00	11	4	36,36	—	—	—
177	—	?	69,90	—	—	—	—	—	—	—	?
7	—	4	57,10	—	—	—	—	—	—	—	—
104	591	25	24,00	235	39,70	112	11	9,80	479	50	10,50
230	124	66	28,60	73	58,00	73 (KP)	3	4,10	—	—	—
52	—	16	30,70	—	—	—	—	—	—	—	—
646 (95)	—	181 (60)	28,00 (63,2)	—	—	—	—	—	—	—	—
149	—	72	48,30	—	—	12	4	33,30	—	—	—
304	112	73 (71)	24,00 (20,3)	20 (61)	17,80 (54,4)	—	—	—	—	—	—
143	166	42 (19)	29,20 (13,2)	—	—	—	—	—	57	44	77,10
49	—	15	30,60	—	—	—	—	—	—	—	—
100	—	25	25,00	—	—	—	—	—	—	—	—
417	—	113	27,00	—	—	—	—	—	—	—	—
—	95	—	—	33	34,80	—	—	—	23	5	21,70
155	2	33	21,20	2	100,00	24	14	58,30	2	2	100,00

Land und Autor	Zeit-raum
Australien BEECH u. MILES (1953); DANE u. BEECH (1955); COOK (1962)	1953–1962
Belgien ANDRIANNE (1952)	1952
Brasilien DO VALLE (1950)	1950
BRD SCHOOP u. KAUKER (1955); KEMMERER u. a. (1956); WEYER u. LIPPELT (1956); MONREAL (1958); HENNEBERG (1960)	1955–1960
Bulgarien KUYUMGIEFF (1957)	1957
Dänemark VOLKERT u. CHRISTENSEN (1954)	1954
Finnland JANSSON (1960)	1960
Frankreich LEPINE u. SAUTTER (1951)	1951
Griechenland MICHAEL (1956)	1956
Großbritannien ANDREWES u. MILLS (1943); HUGHES (1947); SEMPLE (1956); KEYMER (1959)	1943–1959
Irland MEENAN u. a. (1950)	1950
Israel EPHRATI-ELIZUR u. BERNKOPF (1956); KOMAROV u. GOLDSMIT (1952)	1952–1956
Italien BABUDIERI u. CERRI (1956); BUTTITTA u. NOBILI (1953)	1953–1956
Japan INABA u. a. (1958)	1958
Kanada MEYER u. EDDIE (1946, 1955); LABZOFFSKY (1947)	1946–1955

und wiesen bei 83 (31,2 %) Tieren komplementbindende *Ak*, bei 20 (7,52 %) verdächtige Reaktionen nach. Bei den kurz nach dem Einfangen geprüften 163 Tauben reagierten 37 (22,65 %) seropositiv sowie 10 (6,18 %) verdächtig. Bei den 103, erst nach einjähriger Volierenhaltung getesteten Tieren gab es bei 46 (45,90 %) positive und bei 10 (9,65 %) verdächtige Reaktionen mit dem höchsten Anteil in den Monaten Mai/Juni sowie September.

KUTSCHMANN u. a. (1977) testeten 834 Blutproben aus 126 Brieftaubenbeständen des Bezirkes Magdeburg und wiesen 458 (54,9 %) positive, 31 (3,7 %) verdächtige und 345 (41,4 %) negative Reaktionen in der direkten KBR nach. Nur 9 Bestände (7,1 %) erwiesen sich negativ, in 115 (91,3 %) gab es mindestens einen positiven Reagenten. Bei den nach Altersstufen aufgeschlüsselten untersuchten Tauben ließen sich keine signifikanten Unterschiede zwischen 14 Jahrgängen nachweisen.

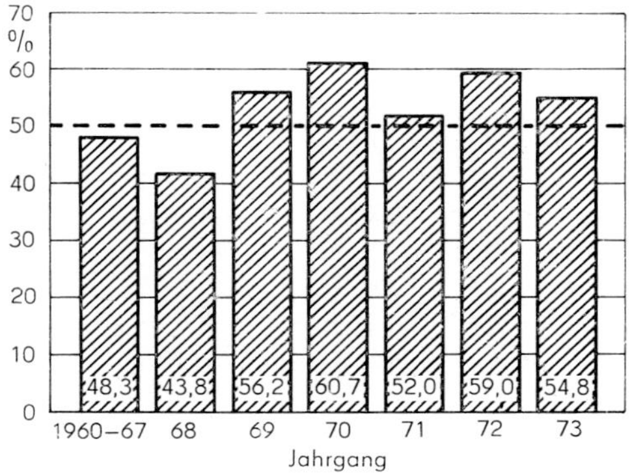

Häufigkeitsverteilung der mit der direkten KBR ermittelten, für *Chlamydia psittaci* seropositiven Reaktionen von insgesamt 834 untersuchten Brieftauben der Jahrgänge 1960 bis 1973 (KUTSCHMANN u. a., 1977)

BUSCHE (1976, 1980) untersuchte vergleichend 605 Serumproben von Brief- und Rassetauben aus insgesamt 60 Beständen Mittelhessen sowohl in der direkten *KBR* als auch dem *AGPT* auf *Chlamydien-Ak*.

Über den serologischen Nachweis von *Chlamydien*infektionen bei Brieftauben berichteten ferner zahlreiche Autoren (u. a.

 TABELLE 3/4 (*Fortsetzung*)

Untersuchte Tiere		Reagenten in der *KBR*				Erregernachweis					
						Wildtauben			Haustauben		
Wild-tauben	Haus-tauben	Wild-tauben		Haus-tauben		n	positiv		n	positiv	
		n	%	n	%		n	%		n	%
398	—	19	4,90	—	—	—	—	—	—	—	—
1012	2995	371	36,66	812	27,10	686	75	10,92	1723	412	23,90

SP = Serumproben KP = Kotproben

VAN VLOTEN, 1954; JANSEN, 1955, 1959; u. a.) mit einer, von verschiedenen Faktoren (Alter, Haltungs-, Ernährungs-, Transport- und Flugbedingungen der Tiere) abhängigen, etwa 10 bis 80 % z. T. noch höheren Quote positiver Tiere.

MEYER-RÖPKE u. a. (1977) prüften 500 Seren von Brieftauben der BRD im *AGPT* und 72 zusätzlich in dem *AGPT* und der *KBR* auf *Chlamydien-Ak*. Nur 52 Proben (10,4 %) besaßen *präzipitierende Ak*. Von den 72 mit beiden Methoden untersuchten Tiere reagierten 34 (47,2 %) in der *KBR* und 17 (23,6 %) im *AGPT*, mit beiden Methoden dagegen 38 (52,8 %) positiv. 25 (34,7 %) Tauben wiesen klinisch Symptome des „ansteckenden Schnupfens" (Lidbindehautentzündung, Nasenausfluß, Atmungsbeschwerden) auf, 11 (15,3 %) Milzschwellung, 58 (80,6 %) entzündliche Prozesse in Bronchien und/oder Luftsäcken.

MÜLLER (1978) untersuchte Blutproben u. a. von 287 Haus- einschließlich verwilderten Haustauben der Jahre 1974 bis 1978 von 3 Orten des Bezirkes Gera (Gera, Jena, Steinsdorf) auf *Ak* gegen *C. psittaci* in der *KBR*. Bei 140 Tieren (48,8 %) ließen sich spezifische *Ak* (Titer 1:4 bis 1:256) nachweisen, was für einen hohen Infektionsgrad sowohl bei Haustauben vieler Rassen als auch bei verwilderten Haustauben spricht.

Krankheitsursache

Chlamydien heißen die ursprünglich nach ihren Entdeckern LEVINTHAL, COLES u. LILLIE als *LCL*-Körperchen bezeichneten

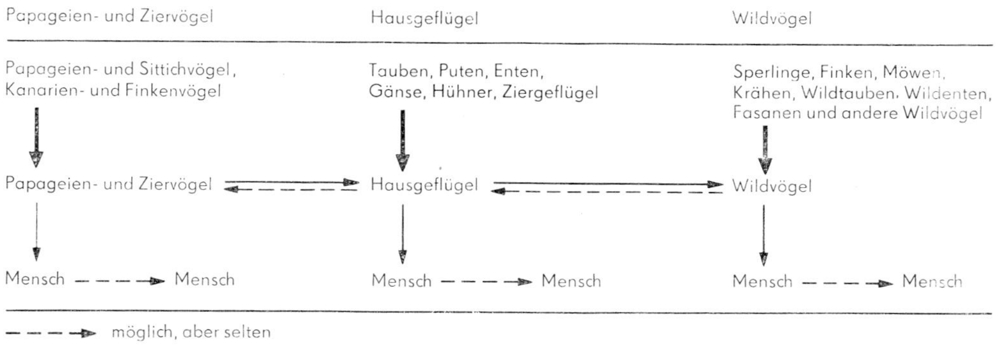

Infektketten von *Chlamydia psittaci* zwischen Vögeln und dem Menschen

Land und Autor	Zeitraum
Mexiko MEYER u. EDDIE (1951, 1955); VARELLA (1955)	1951–1955
USA DAVIS; MEYER; EDDIE; ZICHIS; SMADEL; SHAUGHNESSY; EWING; FRANCIS; GERLOFF; LACKMAN; SMADEL; LEVINSON	1941–1962

Erreger. Heute setzt sich der von PAGE (1966) vorgeschlagene Begriff *Chlamydien* gegenüber den früheren Termini *Miyagawanellen* und *Bedsonien* durch.

Klassifikation
Die ursprünglich als „große Viren" angesehenen *Chlamydien* ordnet man in die selbständige Ordnung *Chlamydiales* mit der eigenständigen Familie *Chlamydiceae* und Gattung *Chlamydia* ein, denn sie stellen weder Viren noch Bakterien dar, obwohl sie Eigenschaften beider besitzen. Als vermutliches Bindeglied zwischen diesen Erregergruppen lassen sie sich am besten als „spezifisch dem intrazellulären Parasitismus angepaßte" Bakterien mit folgenden Arten charakterisieren:

- *C. trachomatis* (Ursache vom Trachom des Menschen und der Mäusepneumonie),
- *C. psittaci* (Erreger der Psittakose, Ornithose und anderen *Chlamydien*-Infektionen von *Arthropoden*, Vögeln, Säugetieren und dem Menschen).

Die unterschiedlich verlaufenden *Chlamydia*-Infektionen bei den einzelnen Wirten lassen sich auf artspezifisch angepaßte Erreger *(Bio-* oder *Serovaren)* zurückführen (WACHENDÖRFER, 1969).

Eigenschaften
Chlamydien färben sich mit basischen Farbstoffen, z. B. nach STAMP oder GIEMSA. Etwa 1200fach vergrößert befinden sich ihre EK an der lichtmikroskopischen Sichtbarkeitsgrenze, bei der STAMP-Färbung als haufenförmige, intensiv rote Pünktchen auf blau-grünem Untergrund in den infizierten Zellen oder um sie verstreut. Als ausgesprochene, im Gegensatz zu Viren gegenüber bestimmten Antibiotika empfindliche Zellparasiten dringen sie in Zellen des *RHS* (Milz, Leber, Knochenmark) ein, vermehren sich in ihnen und zerstören sie. Darüber hinaus lassen sie sich auch in embryonierten Eiern, Zellkulturen und Versuchstieren (z. B. weiße Maus, Meerschweinchen) vermehren.

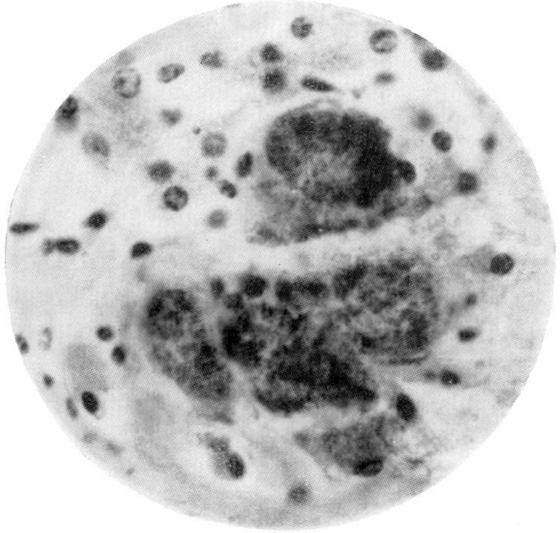

Chlamydia psittaci im Milztupfpräparat einer Haustaube mit geschwollener Milz

Vermehrungszyklus
Mehrere Autoren (u. a. STELZNER u. a., 1970; STORZ, 1971) beschrieben ihn. Am besten läßt er sich entweder in der *CAM* und Dottersackmembran von Hühnereiern oder in Zellkulturen verfolgen. Aus den kugelförmigen, 200 bis 350 nm großen, *EK* genannten infektionsfähigen Partikeln als Glieder einer Entwicklungsreihe, jedoch keinesfalls eigenständigen Entwicklungsformen, mit elektronendichtem, kugelförmigem Zentrum *(Nukleoid)*, z. T. auch exzentrischen, unterschiedlich strukturierten *Nukleoiden* sowie den umgebenden elektronendurchlässigen *Granula* und der äu-

ßeren Membran gehen als weitere Strukturelemente *Initial*körperchen (500 bis 700 nm), 1000 bis 3000 nm große Riesenkörperchen (ohne elektronendichtes Nukleoid), „frühe“ Partikeln und Zwischenformen hervor.

Die etwa 24 bis 48 Std. dauernde Vermehrungsphase beginnt damit, daß Wirtszellen die infektiösen *EK* phagozytieren. Um sie entsteht eine Vakuole, die sich aus den Wirtszellmembranen bildet. Die *Chlamydien*entwicklung setzt sich über „Frühformen“ zu „Riesenkörperchen“ fort, die sich in Initialkörperchen genannte große Zellen reorganisieren und sich als vegetative Formen wie Bakterien durch Zweiteilung logarithmisch vermehren. Über Zwischenformen entstehen schließlich als infektionsfähige Erreger die *EK*.

Nach den zytopathischen Veränderungen der Wirtszellen lassen sich 4 morphologisch unterschiedliche Formen der *Chlamydien*entwicklung unterscheiden: *EK*, auflockernde, retikulierende und kondensierende Formen. Letztere verwandeln sich wieder in *EK*.

Antigene

Chlamydien enthalten 2 Antigene, eine hitzeempfindliche (gruppenspezifische), bei 60 °C zerstörte Komponente und eine hitzebeständige (typenspezifische), die sogar 135 °C übersteht.

Tenazität

Im Kot überleben *Chlamydien* unter geeigneten Umweltbedingungen tage- bis wochenlang, in Leitungs- und Brunnenwasser bis zu 17, in geschmolzenem Schnee bis zu 15, im Schnee bei natürlichem Licht bis zu 18 und in pasteurisierter Milch bis zu 23 Tagen. Kälte konserviert die Erreger. Daher bleiben sie im tiefgefrorenen Schlachtgeflügel vermutlich infektiös.

Extrazellulär überleben nur infektiöse Erregerformen *(EK)*. 0,1⁰/₀ige Formalin- und 0,5⁰/₀ige Phenollösung inaktivieren *Chlamydien* in 24 bis 26 Std., 7⁰/₀iges Chloramin und 2⁰/₀ige Natronlauge bei 18 °C in 30, 56 °C in 5 Min. und 37 °C in $<$ 48 Std., kurzwellige UV-Strahlen in dünnen Erregersuspensionen in wenigen Std.

In der Muskulatur und dem Knochenmark befindliche Erreger lassen sich sicher abtöten, wenn man Schlachttierkörper, Fleisch und Organe wie üblich kocht, brät oder grillt.

Übertragung

Zu den als *Chlamydien*trägern bekannten Vogelarten gehören auch Tauben, die als besonders häufig infiziert gelten. Dies liegt daran, daß sie meist in Populationen mit sehr engem Kontakt von Tier zu Tier leben und sich bei entsprechenden Umweltbedingungen fast das ganze Jahr über vermehren. Dadurch gibt es ständige Infektionsketten sowohl zwischen Eltern und ihren Jungen als auch zwischen erregerausscheidenden und empfänglichen Tieren.

Hinsichtlich der Weiterverbreitung von *Chlamydien* unter Tauben muß man zwischen folgenden Gruppen unterscheiden (VOGEL u. a., 1980): Wild-, verwilderte Haus-, Haus-(Rasse-, Brief-, Flugtümmler, andere Flugsport- sowie Wirtschafts- und Fleisch-)tauben.

Wildtauben erweisen sich meist *latent*, verwilderte Haustauben sowohl latent als auch *manifest* infiziert.

Die vorwiegend in geschlossenen Populationen entweder im Freiflug oder in Volieren gehaltenen *Rasse(Ausstellungs)-tauben* infizieren sich ebenso wie Flugtümmler, Flugsport-, Wirtschafts- und Fleischtauben vor allem durch unkontrolliertes Einstellen infizierter neuerworbener oder zugeflogener Tiere, mitunter auch durch Ausstellungen, weniger oft durch direkten oder indirekten Kontakt mit Wildtauben, verwilderten Haustauben, anderem Hausgeflügel, sonstigen Haustieren, Zier-, Wildvögeln und Nagetieren.

Als am häufigsten von *Chlamydien* befallen gelten *Brieftauben*. Durch den meist gemeinsamen Transport von mehreren tausend, auf engstem Raum befindlichen Tieren aus sehr vielen Beständen in Kabinenexpressen zum Auflaßort gibt es ideale Bedingungen für die Übertragung der Erreger von Taube zu Taube und damit für ihre Verbreitung von Bestand zu Bestand, durch die internationalen Auflässe und Verbindungen dieses Sportes auch in die Brief- und Haustaubenpopulationen anderer Länder.

Ausscheidungs- und Ansteckungswege
C. psittaci scheiden nicht nur kranke, sondern auch latent infizierte Tauben vorwiegend mit dem Kot, ferner mit Sekreten oder Exsudaten von Augenbindehaut, Nasen-, Schnabel-Rachen-, Bronchial- und Kropfschleimhaut aus. Empfängliche Tiere nehmen den Erreger vor allem mit kotbeschmutztem Futter auf, Nestjunge mit dem gekröpften Futter ihrer Eltern, Zuchtpartner auch beim Schnäbeln (*perorale* Infektion). *Chlamydien*haltige Ausscheidungen können sich auch im Gefieder befinden und antrocknen. Beim Sich-Schütteln, Flattern und Fliegen der Tauben gelangen sie mit dem inhalierten Federstaub über den Atmungsapparat in den Körper (*aerogene* Infektion). Indirekt verbreiten sie auch unbelebte *Vektoren* (z. B. Futter, Tränkwasser, Staub, Einstreu, Kot, Reisekörbe, Kabinenexpresse) und lebende Zwischenträger (Tauben, Hausgeflügel, Zier-, Wildvögel, Mäuse, Ratten, Ektoparasiten) weiter.

Bei verschiedenen Vogelarten (z. B. Stockenten, Lachmöven) lassen sich von den ♀♀ *Chlamydien* auch über Bruteier auf die Jungen übertragen (konnatale Infektion). Nach DAVIS (1950) und FRITZSCHE u. a. (1956) spielt diese Übertragung bei Tauben entweder nur eine untergeordnete oder gar keine Rolle.

Nestlinge stecken sich bald nach dem Schlupf durch gekröpftes Futter ihrer Eltern an. Nicht alle infizierten Jungen erkranken. Der größte Teil erweist sich latent infiziert.

Latent infizierte Tauben
Solche Tiere entwickeln sich in der Aufzuchtphase anscheinend normal, scheiden Chlamydien bis etwa 2 Monate, seltener Jahre-, u. U. sogar lebenslang entweder kontinuierlich oder häufiger intermittierend aus, übertragen sie auf ihre Jungen und erkranken besonders nach resistenzschwächenden Einflüssen z. T. sichtbar. Latent infizierte Tauben verbreiten als Zuchttiere *Chlamydien* auf ihre Nachkommen, darüber hinaus über Flugwettbewerbe, Ausstellungen und Zwischenträger auch in andere Bestände. Relativ selten stellen sie Infektionsquellen für Hausgeflügel, Zier- und Wildvögel sowie den Menschen dar.

Pathogenität
Chlamydien erweisen sich zwar für Tauben jeden Alters *infektiös*, aber meist nur für empfängliche junge oder stark *resistenz*geschwächte erwachsene Tiere *pathogen*.

Experimentelle Infektion
Tauben lassen sich mit Bindehaut- und Nasen*exsudat* lebender oder Suspensionen von Organen toter Tiere auf allen möglichen Wegen (*peroral, intranasal, intrakonjunktival, intratracheal, subkutan, intramuskulär, intravenös, intrazerebral*) infizieren.

Nach mehreren Autoren (u. a. PINKERTON u. MORAQUES, 1942; STRAUSS, 1956; MEYER, 1965) sollen *intrazerebral* an Tauben okulierte *C. psittaci*-Isolate dieser Tierart Gehirnhautentzündung (*Menigitis*) und tödlich endende Lähmung (*Paralyse*) hervorrufen. Nach *MONREAL* (1958) besitzen Tauben etwa ab dem 12. Tag *p. i.* komplementbindende *Ak*, deren Titer annähernd bis zum 60. Tag *p. i.* ansteigen, um danach allmählich abzufallen. Etwa 150 Tage *p. i.* sinken die *Ak*-Werte vielfach unter die Nachweisgrenze ab, lassen sich bei reinfizierten Tieren jedoch erneut nachweisen. Auch Tauben, die in der *KBR* negativ reagieren, können *Chlamydien* ausscheiden. Umgekehrt brauchen *seropositive* Tiere nicht unbedingt Erregerträger zu sein (LÜTHGEN, 1971). Nach den Untersuchungen zahlreicher Autoren (u. a. MONREAL, 1958; BUSCHE, 1980) erzeugen Infektionen mit *Chlamydien* keine längerdauernde Immunität, woraus sich ständig Reinfektionen ergeben.

Versuchstiere
Hierfür eignen sich vor allem mit verdächtigem *chlamydien*haltigem Material *intraabdominal* oder *intrazerebral* infizierte weiße Mäuse.

Die *Pathogenitätsunterschiede* bei den von verschiedenen Tierarten (z. B. Papageien, Tauben, Hühner, Puten, Enten, Wildvögel, Säugetiere) und dem Menschen stammenden *Chlamydien* für Versuchstiere (weiße Maus, Meerschweinchen, Baumwollratte, Hamster, Katze, Kaninchen, Affe, Sittich, Reisvogel, Taube) beschrieb MEYER (1965) übersichtlich.

IKZ
Die vor allem von dem Alter und der natürlichen Widerstandskraft von Tauben, der Pathogenität sowie Infektionsdosis von *C. psittaci* und anderen Erregern (Mischinfektionen besonders mit Taubenherpesvirus und *S. typhi murium*) abhängige *IKZ* beträgt etwa 8 bis 15 Tage.

Krankheitsformen
Klinisch *manifest* erkranken meist Jungtiere, besonders Nestlinge. Jedoch können auch stark *gestreßte* erwachsene Tauben (z. B. zu lange oder unvorschriftsmäßige Transporte zum Auflaßort, zu anstrengende Langstrecken- oder Schlechtwetterflüge bei Brieftauben) Ornithose aufweisen. Von Ausnahmen abgesehen, sind sie jedoch nur *latent* infiziert. Bei Elterntieren zeigen sich *C. psittaci*-Infektionen oft nur an ihren Jungen, die vor allem bei hinzukommenden weiteren Erregern (vor allem Taubenherpesvirus, Aviäre Adenoviren, *S. typhi murium* var. *copenhagen*) erkranken und sterben können.

Krankheitsverlauf und -symptome
Bei Brieftauben sprechen nachlassende Flugleistungen oft für klinische Infektionen mit *Chlamydien* und anderen Erregern der Atmungsorgane, vor allem Taubenherpesvirus und Aviäre Adenoviren. Solche Tiere kehren entweder verspätet oder z. T. gar nicht zum Schlag zurück. Stumme Ansteckungen können durch hinzukommende *Stressoren* in *subklinische* und *manifeste* Verlaufsformen übergehen.

An Ornithose erkrankte Tauben fallen durch folgende Symptome auf: nachlassende Freßlust, erhöhte Körpertemperatur, vermehrte Trinkwasseraufnahme, Verdauungsstörungen, extrem weicher Kot (Durchfall), bläulich verfärbte schuppige Haut, vorübergehende „Flügel-“ oder „Beinlähme“, beeinträchtigtes Flugvermögen und Fruchtbarkeitsstörungen (mangelnder Geschlechtstrieb, unregelmäßige Eiablage, unbefruchtete Eier). Sie erscheinen apathisch, sondern sich ab, fressen weniger, magern ab, „zittern“ vielfach am gesamten Körper und plustern ihr Gefieder auf. Weichbreiiger bis dünnflüssiger Kot befindet sich oft „pfützenhaft“ in Nistschalen mit kranken Jungen. Außer Durchfall lassen sich oft noch Bindehaut- und Nasenschleimhautentzündungen sowie Bronchialkatarrh feststellen.

Lidbindehautentzündung
Bei meist einseitig, gelegentlich beidseitig entzündeter Lidbindehaut *(Konjunktivitis)* erscheinen die *Konjunktiven* auffällig gerötet und geschwollen. Außerdem bestehen Tränenfluß und Lichtscheu. Anfangs bildet sich wäßriges (seröses), später wäßrig-schleimiges *(seromuköses)* bis schleimig-eitriges *(mukopurulentes) Exsudat*. Dadurch „tropft“ das Auge und die darum befindlichen feuchten Federn verkleben miteinander.

Selbst nach abgeklungener Erkrankung erkennt man solche Tiere an den beschmutzten Federn um das Auge und an den Flügeloberseiten. Kommen *Sekundärerreger* hinzu, bildet sich *mukopurulentes Exsudat*, wodurch die Lidränder miteinander verkleben und sich deformieren. Durch die verschlossenen Lider kann sich der Augapfel entzünden und sogar eitrig einschmelzen *(Panophthalmie)*.

Nasenschleimhautentzündung (Rhinitis)
Hierbei beobachtet man Nasenfluß als typisches „Schnupfensymptom“. Das anfangs spärlich gebildete *seröse*, später vermehrt abgesonderte gelbliche, *seromuköse* bis *mukopurulente Exsudat* läßt sich häufig erst nachweisen, wenn man auf die Nasendecken drückt. Betroffene Tiere niesen öfter und schleudern mit dem Kopf, um sich vom Schleim zu befreien, wobei sie sich die Halsfedern verschmieren. Versuchen sie mit den Krallen das in den Nasenhöhlen befindliche Exsudat zu entfernen, verfärben sich die sonst weißen Nasenwarzen schmutzig-grau und erscheinen rissig. Verschließen sich die Nasenlöcher mit Schleim, müssen Tauben durch den geöffneten Schnabel atmen.

Bronchialkatarrh (Bronchitis) und Luftsackentzündung (Aerosacculitis)
Solche Tiere zeigen Atmungsbeschwerden mit Schnief- und Rasselgeräuschen („Röchelschnupfen“), die sich besonders nachts

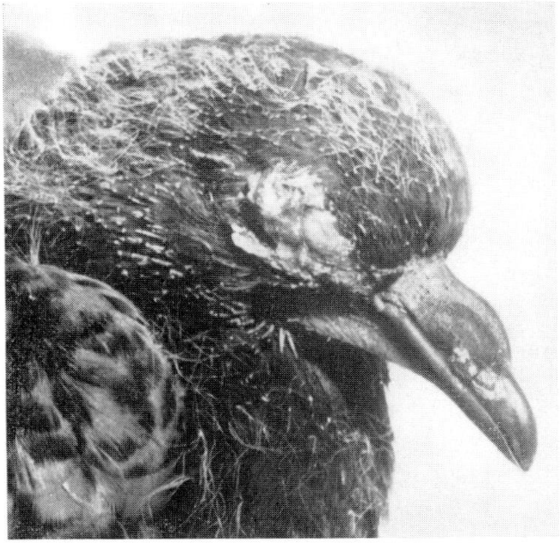

Mit serofibrinösem Exsudat verklebte Augenlider (Augenbindehautentzündung) und Nasenlöcher (Nasenschleimhautkatarrh) eines Brieftauben-Nestjungen mit manifester *Chlamydia psittaci*-Infektion

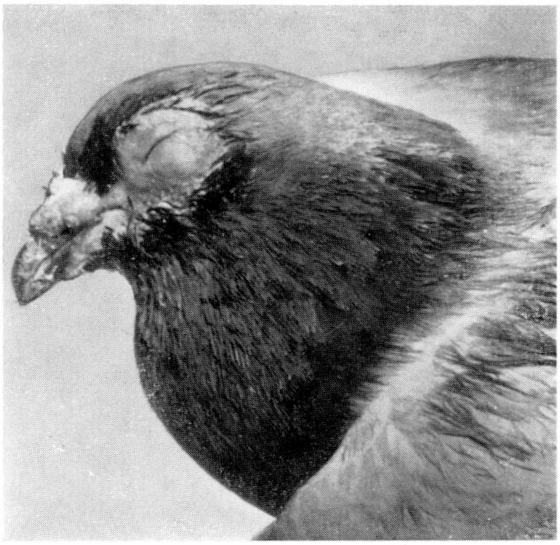

Brieftaube mit verschlossenen Lidrändern, angestautem Exsudat im Bindehautsack sowie durch das abgewischte Exsudat beschmutzten und verklebten Deckfedern der Flügeloberseite. Direkter und indirekter Nachweis von *Chlamydia psittaci* verliefen positiv

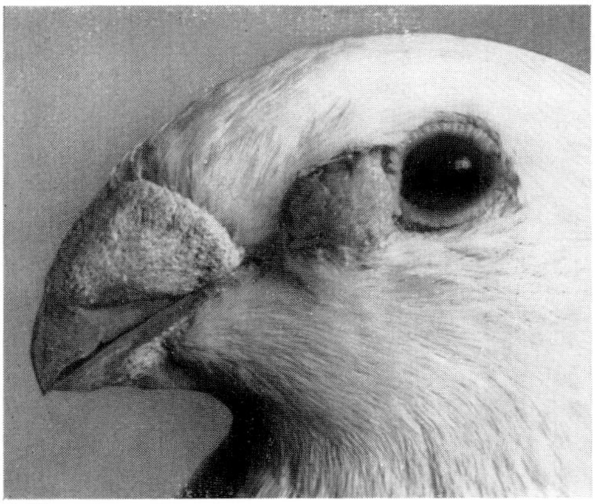

Rassetaube mit eingedicktem Exsudat in der Unteraugenhöhle *(Infraorbitalsinus)*. Entzündungen der Infraorbitalsinus stellen oft eine Folge von *Chlamydia psittaci*-Infektionen dar

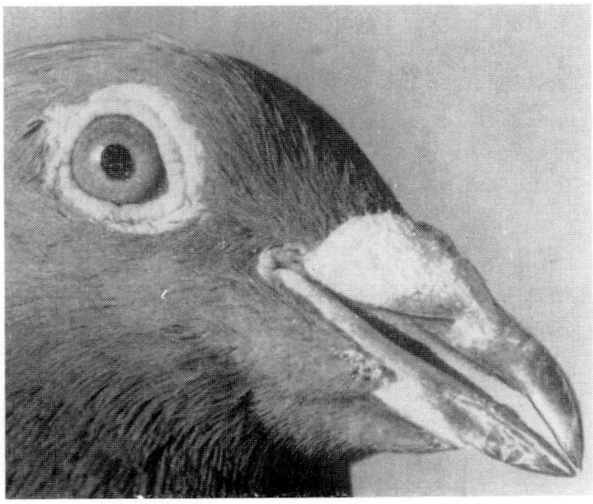

Am geöffneten Schnabel erkennbare Atmungsbeschwerden („Röchelschnupfen") bei einer Brieftaube mit manifester *Chlamydia psittaci*-Infektion

bei absoluter Ruhe im Schlag feststellen lassen. Im Endstadium teilnahmslose, entkräftete, abgemagerte, appetitlose, auffällig zitternde Tauben verenden oft erst nach *chronischem* Verlauf nach mehrwöchigem Kranksein.

Morbidität, Mortalität

Ornithose als typische *Faktoren*krankheit tritt vorwiegend bei jungen, in ihrer natürlichen Widerstandskraft stark geschwächten Tauben auf. Nestjunge erkranken vielfach schwer und tödlich, Jungtiere und er-

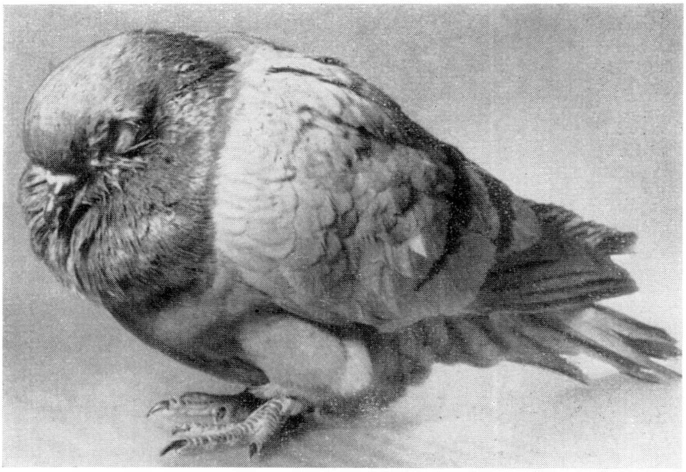

Rassetaube mit stark gestörtem Allgemeinbefinden infolge serofibrinöser Augenbindehautentzündung, Nasenschleimhaut- und Bronchialkatarrh bei manifester *Chlamydia psittaci*-Infektion

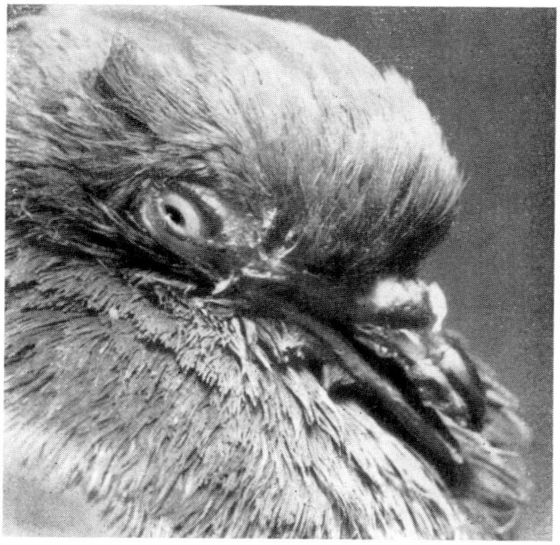

Die Kopfpartie dieses Tieres

wachsene Tauben genesen meist, scheiden aber *Chlamydien* aus. Obwohl sich fast alle Tiere befallener Bestände infizieren, verenden vielfach nur wenige (meist $< 5\,\%$), oft gar keine Tauben. Hohe Verluste mit bis 80 % der geschlüpften Jungen gibt es vor allem in unzureichend gehaltenen und gefütterten sowie von Mischinfektionen mit anderen Krankheitserregern (besonders Taubenherpesvirus, S. typhi murium) betroffenen Beständen.

Pathologische Veränderungen

Ornithoseverdächtige Tauben taucht man vor der *Autopsie* in Desinfektionslösung (am besten Formalin oder auch -präparate), um erregerhaltige Partikeln nicht zu verstauben und einzuatmen.

Das Gefieder verendeter, meist abgemagerter Tiere erscheint aufgeplustert und glanzlos. Um die Augen und auf der Flügeloberseite befinden sich verklebte, beschmutzte Federn. Drückt man auf die schmutziggrauen rissigen Nasenöffnungen, entleert sich aus ihnen häufig seröses bis seromuköses Exsudat. Die Federn im Kloakenbereich sind oft kotbeschmutzt. Eine auffällig vergrößerte Milz läßt Chlamydien-Infektionen vermuten. Die vielfach vergrößerte, z. T. mit feinsten *Hämorrhagien* und *Nekrose*herden durchsetzte entzündete Le-

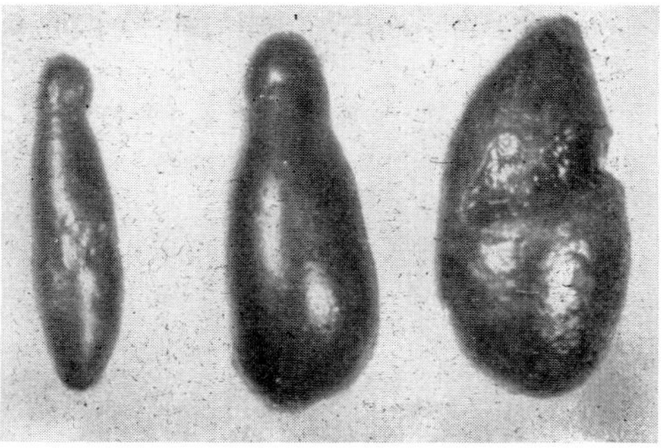

Auffällig vergrößerte Milzen von Haustauben mit subklinischer *Chlamydia psittaci*-Infektion (Mitte und rechts), im Vergleich dazu die Milz eines gesunden Tieres (links)

ber bedeckt mitunter ein *fibrinös-purulenter* Belag *(Perihepatitis)*.

Im Herzbeutel befinden sich häufig die gleichen entzündlichen Auflagerungen, aus denen sich anhand spezialgefärbter Abklatschpräparate die Erreger nachweisen lassen. Herdförmige flockige bis diffuse graugelbliche Beläge bedecken z. T. die Luftsackmembranen, welche u. U. schwartig verdickt sein können.

Die Luftröhren- und Bronchialschleimhaut erweist sich ebenso wie die Darmschleimhaut meist katarrhalisch entzündet, der Darminhalt häufig grün verfärbt. Vermehrt ausgeschiedene Urate bewirken Harnsäureanschoppungen in der Mastdarmampulle.

Krankheitsfeststellung

Chlamydien-Infektionen lassen sich weder klinisch noch pathologisch-anatomisch eindeutig nachweisen. Zur exakten *Diagnostik* gehören Laboruntersuchungen besonders von Organen verendeter, möglicherweise auch ganz frische Kotproben sowie für die *KBR* und/oder den *AGPT* Blutproben verdächtiger oder erkrankter Tiere.

Erregernachweis

Sichere Aussagen über *Chlamydien*-Infektionen von Tieren und Beständen ergibt neben der *KBR* und dem *AGPT* vor allem der direkte Erregernachweis, für den sich – abgesehen von ganz frischen Kotproben (am besten der auf Pergamentpapier oder Folie gesammelte Nachtkot), die frei von Futter und Einstreu sein müssen – vor allem Organ- und Gewebsmaterial (Milz, Leber, Lungen, Luftsäcke) verdächtiger Tiere eignen. Aus letzteren lassen sich vielfach bereits in Abklatschpräparaten (besonders von Leber und Milz) *EK* feststellen. Daher fertigt man zur Bestätigung oder Ausschluß von *Chlamydien*-Infektionen stets hitzefixierte, am besten nach STAMP gefärbte Abklatschpräparate der Oberflächen von Leber, Milz und veränderten Organen (Herzbeutel, Bauchfell, Luftsäcke) an.

Bei nachgewiesenen typischen *intrazytoplasmatischen EK* erübrigen sich weitere diagnositische Verfahren, nicht jedoch bei fehlendem oder zweifelhaftem *EK*-Nachweis und für *Chlamydien*-Infektionen verdächtiger *Anamnese*. In solchen sowie allen Fällen mit Erkrankungen des Menschen lassen sich *Chlamydien* über den Tierversuch mit weißen Mäusen, embryonierten Hühnereiern oder am besten mit der von BEVAU u. a. (1978) entwickelten sehr emp-

TABELLE 3/5
Direkter und indirekter *Chlamydia psittaci*-Nachweis bei Brieftauben verschiedener Bestände (WEHR, unveröff. Unters.)

Nr.	Nachweis von *Chlamydia psittaci* Direkt		Indirekt durch *KBR*	
	Anzüchtung im embryonierten Hühnerei aus Gewebshomogenaten			
	Organ	Ergebnis	Titer	Ergebnis
1	Luftröhre, Lunge	Positiv	1:40	Positiv
	Leber, Milz	Positiv		
	Darm	Positiv		
2	Luftröhre, Lunge	Positiv	1:10	Positiv
	Leber, Milz	Positiv		
	Darm	Zweifelhaft		
3	Luftröhre, Lunge	Zweifelhaft	1: 5	Negativ
	Leber, Milz	Negativ		
	Darm	Zweifelhaft		
4	Luftröhre, Lunge	Positiv	1: 5	Negativ
	Leber, Milz	Positiv		
	Darm	Positiv		

findlichen und schnellen Methoden der Zellkultur mit 5-Jod-2-Desoxyuridin behandelten Mäusefibroblasten und dem direkten *IFT* am sichersten feststellen oder ausschließen.

Nach ORTEL (1966) gelang der Erregernachweis bei Tauben mit vergrößerter Milz in 54 %, bei solchen mit normaler Milz nur in 4,2 % der untersuchten Tiere.

Tierversuch
Das erforderliche Material sendet man entsprechend 1.8. auf schnellstem Weg an die zuständige vet.-med. Untersuchungseinrichtung zum direkten Chlamydiennachweis und evtl. Tierversuch mit jeweils 6, sowohl *i. a.* als auch *i. c.* injizierten weißen Mäusen ein. Bei vorhandenen Chlamydien lassen sich nach einer Woche in Abklatschpräparaten von Gehirn, Leber, Milz und Peritonealexsudat der Versuchstiere die EK feststellen. Bei negativer erster Mäusepassage führt man 2 weitere Blindpassagen durch, so daß das endgültige Ergebnis nach etwa 3 Wochen vorliegt.

Infizierte Tiere scheiden *Chlamydien* nicht gleichmäßig mit dem Kot aus. Daher beweist die einmalige negative Kotuntersuchung nicht das Freisein von Erregern.

IFT
Mit *fluoreszierenden Ak* gelingt der *Chlamydien*-Nachweis bereits 3 Tage *p. i.* Diese Methode läßt sich jedoch kaum für die Routinediagnostik anwenden.

Serodiagnostik
Die serologische Untersuchung eignet sich vor allem für die Bestandsdiagnostik. Der Infektionsstatus von Einzeltieren läßt sich damit nicht bestimmen, da keine Wechselbeziehungen zwischen direktem *Chlamydien*-Nachweis und serologischem Befund bestehen. Die *KBR* als routinediagnostisch am häufigsten angewandte gruppenspezifische und daher zur Bestandsüberwachung empfohlene Methode eignet sich zusammen mit dem klinischen Befund und bei wiederholten Untersuchungen auch zur Einzeltierdiagnostik. Alle *Chlamydien*stämme besitzen das gleiche (daher gruppenspezifische) Antigen. BEER (1980) sieht jeden *KBR-Titer* als spezifisch für Clamydien-Infektionen an, was nicht alle anderen Autoren (u. a. PAGE, 1978; CULLEN, 1980) bestätigen. Mehrere Autoren sehen *KBR-Titer* von 1:10 ++ als negativ, von 1:10 +++ bis 1:20+++ als verdächtig, solche ab 1:40 ++ als positiv an. Bei frühzeitigen Behandlungen mit Antibiotika kann die Ak-Bildung weitgehend ausbleiben. Als beweisend für frische Infektionen gilt der Titeranstieg in der *KBR*.

Nach STELZNER u. a. (1978) verhielten sich die Seren verschiedener Geflügelarten wie folgt *antikomplementär:* Tauben 0 %, Hühner 2 %, Enten 10 %, Puten 12 %. Daraus ergeben sich somit keine Einschränkungen für die direkte *KBR* bei Tauben.

AGPT
Anstelle der sehr material- und zeitaufwendigen *KBR* sind nach mehreren Autoren (u. a. BARRON u. a. 1972; ISMAIL u. a., 1975; PAGE u. a., 1975; MEYER-RÖPKE u. a., 1977; PAGE, 1978; BUSCHE, 1980)

TABELLE 3/6
Nachweis von Antikörpern gegen *Chlamydia psittaci* vergleichend in der direkten Komplementbindungs-Reaktion *(KBR)* und dem Agar-Gel-Präzipitationstest *(AGPT)* bei Brief- und Rassetauben (BUSCHE, 1980)

Direkte *KBR*				*AGPT*				Seropositivität gesamt *(KBR* und *AGPT)*			
positive Tiere		positive Bestände		positive Tiere		positive Bestände		Tiere		Bestände	
n	%	n	%	n	%	n	%	n	%	n	%
196	46,4	38	90,5	80	19,0	28	66,7	210	49,8	38	90,5
33	18,0	10	55,5	13	7,1	8	44,4	38	20,8	12	66,6
229	37,9	48	80,0	93	14,0	36	60,0	248	41,0	50	83,3

TABELLE 3/7
Schlüssel zur Transformation von *KBR*- und *AGPT*-Titern in Titerkennzahlen *(TKZ)* nach BUSCHE (1980)

TKZ	*KBR*-Titer	*AGPT*-Bewertung	
1	keine *Ak*	keine *Ak*	
2	1: 10	(+)	geringgradige Präzipitation
3	1: 20	+	Präzipitation
4	1: 40	++	deutliche Präzipitation
5	1: 80	+++	hochgradige Präzipitation
6	1:160		
7	1:320		

auch der *AGPT* und *Mikro-AGPT* geeignet. *Präzipitierende Ak* bilden sich nach BUSCHE (1980) frühestens ab 21. Tag *p. i.*, steigen bis zum 49. Tag an, halten sich bis zum 70. Tag etwa auf gleicher Höhe, um relativ schnell bis zum 84. Tag *p. i.* abzusinken, lassen sich aber noch danach nachweisen. Nach MEYER-RÖPKE u. a. (1977) läßt sich der technisch einfache, auch für klinische Einzeltieruntersuchungen geeignete *AGPT* vor allem anwenden, um *Chlamydien*-Infektionen von anderen „Schnupfenerregern" *differentialdiagnostisch* abzugrenzen. BUSCHE (1980) betont, daß der *AGPT* folgende Vorteile gegenüber der *KBR* besitzt: einfachere Durchführbarkeit bei sparsamerem Materialverbrauch und geringerer technischer Ausstattung vor allem zum Nachweis von Bestandsinfektionen bei Massen- und Reihenuntersuchungen, weniger zur Diagnostik von Serum-Einzelproben, weil sich hierbei nur die positiven Reaktionen auswerten lassen. Zwischen *KBR* und *AGPT* bestehen jedoch enge Korrelationen.

Taubengruppen	Seren	Bestände
	n	n
Brieftauben	422	42
Rassetauben	183	18
Brief- und Rassetauben	605	60

Differentialdiagnostik
Hierbei muß man vor allem entzündliche Prozesse von Schleimhäuten der Kropfhöhlen („ansteckender Schnupfen", Schleimhautform der Pocken, Taubenherpes- und Aviäre Adenovirus-Infektionen, Rachentrichomoniasis), ferner Aspergillose und *Salmonella*-Infektionen ausschließen.

Therapie
Die relativ teure Behandlung mit *C. psittaci* „verseuchter" Taubenbestände sollte man nur nach vorheriger Tötung weniger wertvoller Tiere durchführen. Unkontrollierte Zusätze von Chemotherapeutika zum Trinkwasser bewirken meist nur milderen Krankheitsverlauf. Sie verschleiern somit Bestandsinfektionen, denn mit ihnen lassen sich weder *Chlamydien* eliminieren noch Bestandsinfektionen beseitigen und die Resistenzbildung des Erregers gegen Antibiotika vermeiden. Die wirksame, aber teure Therapie infizierter Bestände sollte daher stets der Tierarzt anleiten und überwachen.

Breitspektrum-Antibiotika
Für die medikamentelle Behandlung betroffener Bestände eignen sich verschiedene Breitband-Antibiotika, besonders Tetrazykline, wie *Chlortetrazyklin, Doxyzyklin, Oxytetrazyklin, Tetrazyklinhydrochlorid, Minoxyzyklin* und *Tetrazyklin.* Auch Chloramphenikol, Penizillin und unter bestimmten Bedingungen *Tylosin* hemmen Chlamydien in ihrer Vermehrung, konnten sich in der Praxis aus verschiedenen Gründen jedoch nicht durchsetzen. Streptomyzin, *Vankomyzin, Gentamyzin* und *Mykostatin* besitzen keine Hemmwirkung. Daher eignen sie sich nur als antibiotische Zusätze für die im Tierversuch zu prüfenden Kotproben, um die unerwünschte bakterielle Begleitflora zu unterdrücken.

Langzeittetrazykline
Sie ermöglichen in Einzelfällen die Injektionsbehandlung, für die praktische Erfahrungen nur mit Doxyzyklin vorliegen. Die wirksame Dosis liegt bei 60 mg/kg KM, die man alle 5 Tage injizieren muß. Ein wirksamer Blutspiegel soll kontinuierlich über 25 Tage erhalten bleiben, um *C. psittaci* aus dem Körper vollständig beseitigen zu können. DEVRIESE (pers. Mitt., 1980) behandelt Tauben 6 Wochen lang mit Tetrazyklinhydrochlorid.

Eigenschaften der Antibiotika im Tierkörper
Antibiotika wirken auf Chlamydien nur vermehrungshemmend, nicht jedoch abtötend. Daher empfehlen sich langdauernde, gleichmäßig verabreichte hohe Dosen, um zu erreichen, daß die körpereigenen Abwehrmechanismen die antibiotikageschädigten *Chlamydien* vollständig eliminieren können.

Therapiedurchführung
Bei akut erkrankten Tieren empfiehlt sich die einleitende Injektion, danach die *orale* Applikation zweckentsprechender Antibiotika. Im Gegensatz zu Papageien und Sittichen lassen sich Tauben am besten über das Trinkwasser behandeln, weil sie regelmäßig und ausgiebig trinken. Hierfür empfiehlt man wasserlösliche chlortetrazyklinhaltige Präparate in der Dosis 100 bis 110 mg Wirkstoff/kg KM. Am besten eignen sich Mittel, die zusätzlich Vitaminkonzentrate (vor allem B-Komplex, C, K) enthalten, wodurch sich zusätzliche Vitamingaben erübrigen. Während der 25tägigen Behandlungsdauer entzieht man den Tieren alle kalziumhaltigen Futterzusätze (Taubenstein, Ca-Grit), da diese einen großen Teil des wirksamen Chlortetrazyklins im Darm binden. Tauben dürfen in dieser Zeit auch nicht frei fliegen, damit sie das täglich frisch zubereitete medikierte Trinkwasser vollständig aufnehmen. Den Therapieerfolg kann der Züchter erforderlichenfalls durch die Untersuchung von Sammelkotproben nach abgeschlossener Behandlung überprüfen lassen. Zwischen Behandlungsende und Kotprobenentnahme sollten mindestens 5 Tage liegen.

Immunität
Tauben bleiben nach der Therapie für erneute Infektionen empfänglich, da die *humoralen Ak* nur kurze Zeit, und meist auch nur bei latenten *Chlamydien*-Manifestationen, einen gewissen Schutz verleihen. Die zellständige Immunität spielt jedoch eine bedeutende Rolle in der Infektabwehr.

Immunisierungsversuche mit inaktivierten Impfstoffen bei Tauben erbrachten zwar einen gewissen Effekt, jedoch keine belastungsfähige Immunität (HUGHES, 1947, KUBARINA, 1959).

Bekämpfung und Prophylaxe
Hierfür empfehlen sich vor allem folgende Maßnahmen:
- Krankheitsverdächtige Tauben sollte der Züchter umgehend isolieren.
- Zur Bestätigung der Verdachtsdiagnose läßt er verendete, gegebenenfalls auch lebende, erkrankte Tiere auf *Chlamydien*-Infektion untersuchen.
- In befallenen Beständen merzt er am besten sämtliche abgemagerten und unheilbaren Tiere aus, bei seuchenartigem Verlauf erforderlichenfalls alle kranken Tiere. Die Zucht stellt er notfalls ein und tötet alle vorhandenen Nestjungen. Nur gesunde, widerstandsfähige Tauben bilden den Grundstock für den aufzubauenden, auf *Ornithoseresistenz* zu selektierenden Bestand.
- Die verbleibenden Tiere muß er hygienisch einwandfrei halten, vorbildlich füttern und resistenzschwächende Einflüsse von ihnen fernhalten.
- Trinkwasser verabreicht er am besten in automatischen Tränken.
- Schläge muß er wöchentlich mindestens einmal reinigen und dabei das Aufwirbeln von Staub vermeiden. Vor dem Säubern öffnet er die Fenster und befeuchtet Flächen sowie Gegenstände. Solange Krankheitsfälle auftreten, desinfiziert er wiederholt mit wirksamen Mitteln.
- Nach getilgter Krankheit reinigt er Schläge, Volieren, alle mit *Chlamydien* kontaminierten Flächen sowie Gegenstände gründlich und desinfiziert sie.
- In befallenen Beständen muß der Betreuer den Kontakt mit den Tieren auf

das Notwendige beschränken, um Infektionen des Menschen zu verhüten. Den Schlag sollte er nur mit Schutzkleidung, Mund- und Nasenschutz betreten.

- Bei den von Tauben ausgehenden Krankheitsfällen des Menschen empfiehlt es sich, den betroffenen Bestand auszumerzen, besonders dann, wenn die Krankheit seuchenartig auftritt. Hierdurch läßt sich vermeiden, daß weitere Personen erkranken und besonders *pathogene Chlamydien* sich in andere Taubenbestände, auf Hausgeflügel, Wildvögel sowie sonstige Tiere verbreiten.
- Tauben aus Beständen mit klinisch manifester Krankheit dürfen weder an Flugwettbewerben teilnehmen noch darf sie der Züchter ausstellen oder verkaufen.
- Abgesetzte Junge muß er bis zur Zuchtreife von den erwachsenen Tauben getrennt im Jungtierschlag unterbringen.
- Mit neuerworbenen, zugeflogenen oder erheblich verspätet von Weitstreckenflügen zurückgekehrten Tieren verfährt er stets wie im ersten Kapitel beschrieben. Für importierte Tauben empfiehlt sich die 35tägige Quarantäne für die diagnostischen Untersuchungen und eingehende Beobachtung.
- Die für Flugwettbewerbe, Ausstellungen, Flug- und Zuchtgemeinschaften empfehlenswerten hygienischen Maßnahmen müssen alle Züchter einhalten.
- Wegen des damit verbundenen Aufwandes gelingt es nicht, Taubenbestände regelmäßig über Kotproben auf *Chlamydien*-Infektionen zu untersuchen. Dies muß sich auf Fälle begründeten Verdachts beschränken.
- Daher empfiehlt MÜLLER (1970), vor allem Brieftaubenbestände jährlich einmal frühestens 2 Wochen nach beendeten Flugwettbewerben, Rassetauben nach der Ausstellungsperiode auf *Chlamydien-Ak* untersuchen zu lassen. Hierfür eignen sich je nach Bestandgröße 3 bis 5 Einzel- oder ebensoviel Sammelblutproben von jeweils 3 Tieren.
- Haustauben gilt es von verwilderten Haustauben, Wildvögeln sowie sonstigen Infektionsquellen fernzuhalten.
- Verwilderte Haustauben sollte man dezimieren, um die von ihnen ausgehenden möglichen Gefahren für Haustauben und den Menschen auszuschließen.

Tierseuchengesetzliche Bestimmungen
DDR
Nach der „Tierseuchenverordnung" (TSVO) vom 11. 8. 1971 müssen Halter und Züchter von Tauben, Tierärzte sowie alle Personen, die davon Kenntnis erhalten, Ornithoseverdacht umgehend dem zuständigen Kreistierarzt mitteilen (Meldepflicht). Entsprechend dem „Gesetz über das Veterinärwesen" vom 20. 6. 1962, der TSVO und den dazugehörenden Durchführungsbestimmungen kann der Kreistierarzt besondere Bekämpfungsmaßnahmen festlegen (z. B. weitere Untersuchungen, Quarantäne, Desinfektionen, medikamentelle Behandlungen, Freiflug- und Ausstellungssperren, Flugverbote).

BRD
Nach dem „Viehseuchengesetz" vom 19. 12. 1973 besteht Anzeigepflicht für Psittakose, nach der „Verordnung (VO) über meldepflichtige Tierkrankheiten" vom 29. 4. 1970 für Ornithose Meldepflicht. Die „VO zum Schutz gegen die Psittakose und Ornithose" (Psittakose-VO) vom 18. 6. 1975 erlaubt es, nach Ermessen der zuständigen Behörde, Maßnahmen zur Bekämpfung der Psittakose auch auf die Ornithose anzuwenden, z. B. Freiflugsperren für Tauben. Die „Ausführungshinweise zur Psittakose-VO" vom 16. 5. 1975 schlagen eine 25tägige Behandlung „ornithosekranker" Taubenbestände mit 100 mg Chlortetrazyklin *(CTZ)*-konzentrat je kg Körpermasse vor. Nach LÜTHGEN (unveröff. Unters.) bewährten sich die *CTZ*-Pellets aus verschiedenen Gründen jedoch nicht.

3.2. Mykoplasma-Infektion

Krankheitsbegriff
Von *Mykoplasma (M.)*-Spezies hervorgerufene, als Mykoplasmose bezeichnete klinisch manifeste Erkrankungen kommen vor allem als chronische Erkrankung des Atmungssystems (*„Chronic Respiratory Disease"*, abgekürzt *CRD)*, Infektiöse Synovitis des Huhnes sowie Infektiöse Sinusitis der Puten vor. Nach den bisherigen Er-

kenntnissen gibt es dagegen bei Tauben keine durch Mykoplasmen verursachte, klinisch *manifeste* Krankheit, sondern nur *latente* Infektionen mit diesen *fakulativ pathogenen* Keimen, die als Sekundärerreger vor allem bei der meist mit „Schnupfensymptomen" einhergehenden Klassischen Herpesvirus-Infektion vorkommen.

Vorkommen, Verbreitung

Latente M.-Infektionen lassen sich nach den Untersuchungen mehrerer Autoren (u. a. GIANFORTE u. a., 1955; MATHEY u. a., 1956; YODER u. HOFSTAD, 1964; JORDAN, 1975; JORDAN u. a. 1978; GERLACH, 1977, 1978; GERLACH u. GYLSTORFF, 1979; SHIMIZU u. a., 1978, 1979; SCHIMMEL, 1980) bei Tauben häufig nachweisen. Im Gegensatz zu anderen Geflügelarten (besonders Hühnervögel, Puten) tritt bei Tauben die als Mykoplasmose bezeichnete manifeste Krankheit jedoch nicht auf. Einzelne Autoren konnten sowohl bei klinisch gesunden als auch von manifester Herpesvirus- und *Chlamydia* psittaci-Infektion betroffenen Tauben 6 M.-Biotypen als *Saprophyten* von Nasen-, Rachen-, Kehlkopf- und Luftröhrenschleimhaut feststellen (GERLACH, 1977, 1978; GERLACH u. GYLSTORFF, 1979), die sie auf Grund *serologischer* und *biochemischer* Untersuchungen in insgesamt 6, als A bis F bezeichnete Gruppen einteilten, von denen am häufigsten die von A, B und F vorka-

TABELLE 3/8
Wirtsspektrum aviärer *Mykoplasmen* (M.)-Spezies

M.-Spezies bzw. Gruppe	Natürliche Wirte	Autoren
M. anatis	Hausenten (*Anas boschas* f. domestica)	FABRICANT (1969), ASNANI u. AGARWAL (1974)
M. columbinum	Haus- und verwilderte Haustauben *(Columba livia f. domestica)*	GERLACH (1978), SHIMIZU u. a. (1978)
M. columborale	Haus- und verwilderte Haustauben *(Columba livia f. domestica)*	GERLACH (1978), SHIMIZU u. a. (1978)
M. gallinarum	Haushuhn *(Gallus g. f. domestica)* Sperlinge *(Passer domesticus, P. montanus)* Zwergschwan *(Cygnus bewickii)*; Jungfernkranich *(Anthropoides virgo)*	SHIMIZU u. a. (1979)
M. gallisepticum	Haushuhn *(Gallus g. f. domestica)*, Pute *(Meleagris f. domestica)*, Edelfasan *(Phasianus colchicus)*, Rebhuhn *(Bambusicola thoracica)*, Wachtel *(Coturnix c. japonica)*, Zwergschwan *(Cygnus bewickii)*, Rind *(Bos taurus f. domestica)*	RHODES u. a. (1975)
M. iners	Haushuhn *(Gallus g. f. domestica)*	SHIMIZU u. a. (1979)
M. laidlawii	Marabu *(Leptotilus dubius)*	SHIMIZU u. a. (1979)
M. meleagridis	Pute *(Meleagris meleagridis f. domestica)*	SHIMIZU u. a. (1979)
M. synoviae	Haushuhn *(Gallus g. f. domestica)*, Pute *(Meleagris meleagridis f. domestica)*	FABRICANT (1969), SHIMIZU u. a. (1979)
Serogruppe L	Haus- und verwilderte Haustauben *(Columba livia f. domestica)*, Pute *(Meleagris meleagridis f. domestica)*	YODER u. HOFSTAD (1964), DIRKS u. a. (1967), FABRICANT (1969), GERLACH (1978)
	Haushuhn *(Gallus g. f. domestica)*	FREY u. a. (1972)
Serogruppe I	Huhn *(Gallus g. f. domestica)*, Pute *(Meleagris meleagridis f. domestica)*	FABRICANT (1969)

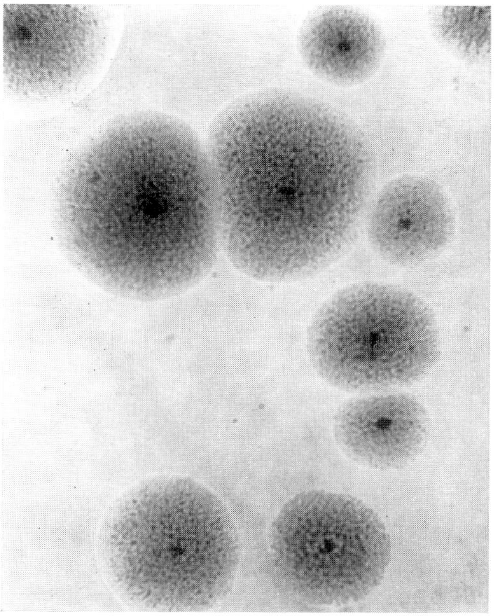

Kolonien von Mykoplasma columbinum (typspezifischer Stamm MMP 1), 50 : 1 vergrößert (SHIMIZU u. a., 1978)

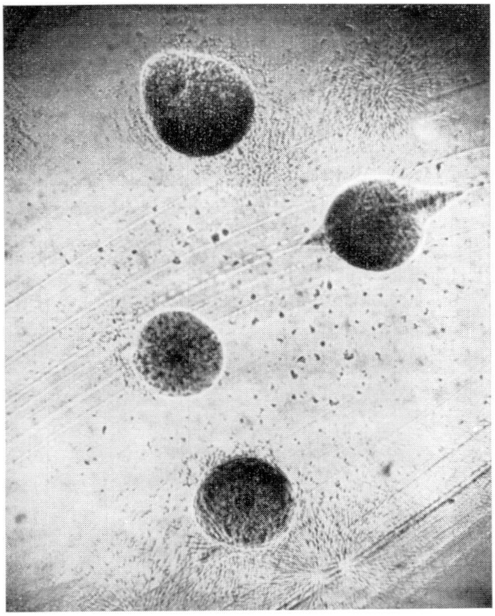

Kolonien von *Mycoplasma columborale* (typspezifischer Stamm MMP 4) (SHIMIZU u. a., 1978)

men. Ihre *Pathogenität* scheint nach experimentellen Untersuchungen äußerst gering zu sein. Das geht nicht nur aus ihrem *ubiquitären* Vorkommen, sondern auch aus dem relativ seltenen Ak-Nachweis bei Tauben hervor. Die von mehreren Autoren (u. a. WINTERFIELD, 1953; MATHEY u. a., 1956; MARJANOVIC u. a., 1963; SCHRAG, 1973) als spezifisch für Mykoplasmose bei Tauben beschriebenen klinischen Symptome und Krankheitsprozesse lassen sich weder durch die von Tauben isolierten *M.-Spezies* noch von den für Hühner und Puten pathogenen Typen *M. gallisepticum* und *M. synoviae* sowie weiteren aviären M.-Spezies erzeugen, denn sie gelten nach mehreren Autoren (u. a. GERLACH, 1977, 1978; GERLACH u. GYLSTORFF, 1979; SHIMIZU u. a., 1978, 1969) sämtlich für Tauben als *apathogen*.

Wirtsspektrum von Mykoplasmen

Sowohl bei verschiedenen Säugetieren als auch dem Menschen kommen die vor allem von pathogenen *M.-Spezies* hervorgerufenen Lungenentzündungen und Erkrankungen der Milchdrüse (SCHIMMEL, 1980) vor. Mykoplasmen besitzen besonders bei Hühnern und Puten als Ursache von Gesundheitsstörungen, Leistungsminderungen und klinisch manifesten Erkrankungen eine erhebliche wirtschaftliche Bedeutung.

Krankheitsursache

Mykoplasmen faßt man gemeinsam mit *Acholeplasmen* und *Ureaplasmen* zur Klasse *Mollicutes* zusammen. Bis heute gibt es $>$ 70 verschiedene Arten, von denen etwa 20 bei Vögeln vorkommen und vermutlich nur ein beschränktes Wirtsspektrum besitzen (SHIMIZU u. a., 1978).

Eigenschaften

Mykoplasmen als besondere Gruppe von Mikroorganismen weisen keine feste Zellwand auf, sondern nur eine gegen die Umwelt abgegrenzte *Lipoproteinmembran*. Ihre fehlende feste Oberflächenumhüllung bewirkt ihre hohe *Plastizität*. Als Einzelorganismen erscheinen sie kokkenähnlich *(kokkoid)* in Form kleiner runder Zellen, vielfach auch als entweder einzeln oder in

Nestern liegende *kokkoide* Stäbchen und z. T. als Fäden (Filamente). Ihre Größe beträgt etwa 0,3 bis 1,0 µm. Bei Vermehrung auf geeignetem Nährboden wachsen ihre Kolonien oft in der sog. Spiegeleiform, weswegen sie sich mit L-Formen bestimmter Bakterien verwechseln lassen.

Bei Tauben beschriebene Mykoplasmen
Als erste konnte man bei ihnen die zunächst als Serotyp L bezeichneten Isolate nachweisen (MATHEY u. a., 1956; YODER u. HOFSTAD, 1964).

WINTERFIELD (1953) berichtete über die Rolle von Haustauben als angebliche Überträger von *M. meleagridis* auf Puten. Als Krankheitsprozesse nannte er ausgeprägte *Konjunktivitis, Rhinitis, Tracheitis* und *fibrinöse Aerosacculitis.* Mit Organmaterial konnte er bei intrasinusoidal infizierten Putenküken Sinusitis, bei inokulierten Hühnerembryonen Absterben innerhalb von 7 Tagen *p. i.* erzeugen.

MATHEY u. a. (1956) züchteten einen, später als Serotyp L bezeichneten M.-Stamm aus Tauben. Das experimentell *konjunktival,* intranasal und in den Choanenspalt auf gesunde Tauben übertragene Isolat verursachte innerhalb von 6 Tagen *seröse* bis *serofibrinöse Rhinitis* und *Pharyngitis.* Erstere bestand nur eine Woche, letztere über die gesamte Beobachtungszeit von 2 Monaten. Das Serum der Versuchstiere reagierte im *Agglutinationstest* mit dem betreffenden *M.*-Stamm jedoch negativ.

MARJANOVIC u. a. (1963) isolierten M. *gallisepticum* aus Tauben mit *seromuköser Sinusitis* und *Tracheitis.* Ihr *M.*-Stamm verursachte bei Tauben und Fasanen ausgeprägte Symptome, Krankheitsprozesse und den Tod. Neben geschwollenem *Sinus infraorbitalis* ließen sich *Dyspnoe, Apathie* und *zentralnervale* Symptome (Ataxie, Zittern, *Opisthotonus, Torticollis,* Hängenlassen der Flügel) feststellen. Bei inokulier-

TABELLE 3/9
Von Tauben isolierte Mykoplasmen(M.)-Stämme (GERLACH, 1977)

Rassen	Bestände n	Tiere n	Klinische oder ätiologische Diagnose	Atmungsbeschwerden	M.-Isolate n	M.-Isolate %
Kröpferrassen, Sächsische Weißschwäne, Strasser, Pfautauben, Türkentauben *(Streptopelia d. decaocto).* Haustauben (ohne Rasseangabe). Brieftauben	28	292	Klinisch gesund (Kontroll- und Einstallungsuntersuchungen)	—	207	70,9
Batschkaer Tümmler, Brieftauben, verwilderte Haustauben	6	11	Gestörtes Allgemeinbefinden	+	9	81,8
Brief- und Kingtauben	2	4	Dyspnoe	+	1	25,0
Brieftauben	2	2	Ornithose	+	2	100,0
Brief-, Pfau-, Schautauben, Strasser	4	31	*Salmonellen*- und *E. coli*-Infektion	—	12	38,7
Brieftauben	4	38	Primärer „Mykoplasmose"-Verdacht	+	24	63,2
Brieftauben	1	1	Herpesvirus-Infektion	—	1	100,0
Brief-, Kingtauben, Kröpfer	4	15	Trichomoniasis	—	6	40,0
	51	394		55	262	66,5

ten Hühner- und Fasanenembryonen verursachte das Isolat hohe Absterbequoten. Das Serum der Versuchstiere agglutinierte mit M. *gallisepticum-Antigen.*

JORDAN u. a. (1978) wiesen nicht näher beschriebene *M.*-Isolate im Oesophagus von Tauben nach.

GYLSTORFF (1971) beschrieb eingehend die von M.-Spezies verursachten *pathomorphologischen* Prozesse im Respirationstrakt vom Geflügel (*seromuköse* oder *-fibrinöse Konjunktivitis, Sinusitis, Pharyngitis, Tracheitis, Aerosacculitis,* herdförmige *Bronchopneumonie).*

GERLACH (1977, 1978) untersuchte 394 Tauben mehrerer Rassen aus 50 Beständen kulturell auf *M.*-Spezies. Lediglich bei 132 Tieren (33,5 %) sowie in 5 Beständen (10 %) ließen sich Mykoplasmen nicht nachweisen. Von den 262 isolierten *M.*-Stämmen subkultivierte sie 243 (92,5 %), von denen 88 (36,2 %) dem Biotyp L angehörten. Aus allen Beständen mit mehr als 3 geprüften Tieren gab es mehr als 2, z. T. sogar 3 bis 4, bei ein und derselben Taube mitunter 2 *M.*-Serotypen. Nur Tiere aus 9 Beständen (20 %) besaßen spezifische, jedoch nicht immer *homologe Ak.* Zusammenhänge zwischen klinischen „mykoplasmoseverdächtigen" Symptomen (Atmungsbeschwerden mit wochenlang vorhandenen tiefen, feuchten Rasselgeräuschen) sowie kulturellem und serologischem M.-Nachweis ließen sich jedoch nicht feststellen.

GERLACH (1978) sowie GERLACH u. GYLSTORFF (1979) prüften die aus den Organen natürlich infizierter Haustauben isolierten *M.*-Stämme, die sich für *SPF*-Hühnereintagsküken sämtlich *apathogen* erwiesen. In einem Bestand von Chinesentauben persistierten die Mykoplasmen mindestens 5 Monate lang auf der Nasen-, Rachen- und Luftröhrenschleimhaut, während sie sich in anderen Organen (Gehirn, Tarso-Metatarsalgelenk, Lungen, Luftsäkke, Hoden, Eierstock, Schilddrüsen, Nebennieren) seltener feststellen ließen.

Die bei Hühnern und Puten als Ursache spezifischer Erkrankungen häufigen *M.*-Spezies kommen bei Tauben nicht vor (u. a. GERLACH, 1977, 1978; GERLACH u. GYLSTORFF, 1979; SHIMIZU u. a., 1978, 1979).

SHIMIZU u. a. (1979) untersuchten von 1968 bis 1977 insgesamt 850 Vögel auf Mykoplasmen, die 40 Arten in 13 Ordnungen angehörten, ferner 2 848 im Ei abgestorbene Hühnerembryonen, die Organe von 275 kranken und Samen (Sperma)proben von 285 gesunden Hühnern. Die Hühnervögel (vor allem Hühner einschließlich im Ei abgestorbene Embryonen, Puten, Fasanen, Rebhühner) und Tauben erwiesen sich stark mit M.-Spezies infiziert. Die Autoren konnten bei 45 (69,2 %) von 65 Haus- einschließlich verwilderten Haustauben Mykoplasmen nachweisen, und zwar 40mal (43 %) *M. columbinum,* 51mal (55 %) M. *columborale* und 2mal (2 %) nicht bestimmbare *M.*-Isolate. Die beiden, für Tauben typischen *M.*-Spezies gibt es bei anderen Vogelarten nicht.

TABELLE 3/10
Charakteristika der bei Tauben vorkommenden *Mycoplasmen* (M.)-Spezies *M. columbinum* und *M. columborale* (SHIMIZU u. a., 1979)

Eigenschaften	Biomuster		4	5
Kolonie-Hämadsorption			—	—
Glukose			+	—
Arginin			—	+
„Film- und Spots"-Reaktion			—	+
M.-Isolate[1]	n	%	n	%
M. columborale	51	54,8		
M. columbinum			40	43,0

[1] Von 93 M.-Isolaten von Tauben

Übertragung

Bei Tauben vorkommende Mykoplasmen erweisen sich nach bisherigen Erkenntnissen nur für diese *infektiös,* aber nicht *pathogen* (u. a. GERLACH, 1977, 1978; GERLACH u. GYLSTORFF, 1979; SHIMIZU u. a., 1978, 1979).

Mykoplasmen lassen sich natürlich über den Atmungstrakt mit eingeatmetem, erregerhaltigem Staub, ferner durch Kontakt mit infizierten Tauben übertragen. Eine besondere Rolle spielt hierbei das Schnäbeln der Zuchttiere und Füttern der Jungtauben durch ihre Eltern. Auch *konnatale* (Ei-) Infektionen scheinen möglich zu sein. Ähnlich anderen M.-Spezies nimmt man eine relativ lange *IKZ* auch für M.-Spezies von Tauben an.

Immunität
Über die Immunitätsbildung bei natürlich oder experimentell mit M.-Spezies infizierten Tauben gibt es kaum Hinweise. GERLACH (1977, 1978) sowie GERLACH u. GYLSTORFF (1979) konnten solche Infektionen in einem Taubenbestand > 5 Monate ohne serologisch feststellbare *Ak* nachweisen.

Symptome
Eine der Mykoplasmose von Huhn und Pute vergleichbare klinisch manifeste Krankheit gibt es bei Tauben offenbar nicht. Die bei *Mischmanifestationen* mit *synergistisch* wirkenden *Primärerregern* (vor allem Taubenherpesvirus und *Chlamydia psittaci)* feststellbaren Krankheitssymptome lassen sich besonders auf die genannten obligaten Erreger, nicht jedoch auf die nur *fakultativ pathogenen Mykoplasmen* zurückführen. Nach GERLACH (1977, 1978) sollen bei der „Mykoplasmose" von Tauben neben Bindehautentzündung *(Konjunktivitis)* auch „Schnupfen" *(Rhinitis)* sowie verblassende Nasenwarzen vorkommen, ferner leicht gerötete Luftröhrenschleimhaut sowie im Choanenspalt befindliches, sich oft längere Zeit bildendes *seromuköses Exsudat.* Die für die Mykoplasmose von Huhn und Pute typischen Atmungsgeräusche fehlen jedoch. Gleiches gilt auch für die „allein von Mykoplasmen" verursachten Symptome, bei denen es sich immer um latente *M.*-Infektionen handelt, die erst bei hinzukommenden *obligaten* Erregern Tauben so stark belasten, daß sie sichtbar erkranken. Nach GERLACH (1977, 1978) sollen durch *Mykoplasmen* geschädigte Gewebe auch *fakultativ pathogenen* Keimen die Möglichkeit bieten, in sie einzudringen und sie zu schädigen.

Klinisch manifeste M.-Infektionen fördernde Faktoren (Stressoren)
Sie sollen u. a. naßkalte Witterung, Überbelegung sowie mangelhafte Be- und Entlüftung der Schläge, in der Reisesaison von Brieftauben hygienische Unzulänglichkeiten (vor allem hinsichtlich Besatzdichte = Überbelegung, Futter- und Trinkwasserverabreichung, Luftzirkulation sowie Reinigung und Desinfektion) der Transportbehälter und -fahrzeuge zum Auflaßort darstellen.

Pathologisch-anatomische Veränderungen
Bei der Autopsie von Tauben mit M.-Infektionen lassen sich nach GERLACH (1977, 1978) bei bestehenden Primärkrankheiten (vor allem Klassische Herpesvirus-Infektion, Ornithose) z. T. Lidbindehautentzündung *(Konjunktivitis)*, entzündete Nasenhöhlen *(Rhinitis)*, Choanenspalten *(Pharyngitis)*, Luftröhre *(Tracheitis)* und Bronchialschleimhaut *(Bronchitis)* feststellen. Seröse, seromuköse und *serofibrinöse* Luftsackentzündungen *(Aerosacculitis)* sollen auch relativ selten vorkommen. Häufig fehlen jedoch sichtbare Prozesse, selbst bei Tauben, bei denen sich aus den oberen Luftwegen *Mykoplasmen* isolieren lassen (GERLACH u. GYLSTORFF, 1979).

Pathohistologische Veränderungen
Sie bestehen aus geringgradigen geweblichen Reaktionen mit auffallend lockerem, vielfach leicht *ödematösem subepithelialem* Gewebe, vorwiegend der Schleimhäute von Nasen-Rachenraum, seltener von Luftröhre und Lungen sowie vermehrt vorhandenen ortsständigen, meist umgrenzt 2- bis 3fach vergrößerten *Lymphfollikeln.*

Krankheitsfeststellung
Die Diagnose Mykoplasmose gibt es bei Tauben deswegen nicht, weil M.-Infektionen nur bei *Manifestationen* mit synergistisch wirkenden anderen Krankheitserregern (vor allem Taubenherpesvirus und *Chlamydia psittaci*, z. T. auch Pasteurellen, *Haemophilus*keime und *Bordetellen)* vorkommen. M.-Spezies lassen sich nur durch komplizierte, langwierige, kostenaufwendige Verfahren in Speziallaboratorien anzüchten und charakterisieren. *Serologische* Untersuchungen eignen sich deswegen nicht als indirekte Nachweismethode, weil sich feststellbare *Ak* kaum bilden. Außerdem fehlen die zur *Serodiagnostik* z. B. bei

den M.-Infektionen von Hühnern und Puten verwendeten *Antigene*, die sich infolge ihrer Typenspezifität nicht zum Nachweis von *M.-Ak* bei Tauben verwenden lassen.

Differentialdiagnostik
Dabei gilt es, alle mit Atmungsbeschwerden verbundenen Krankheiten auszuschließen, z. B. Herpesvirus-, Chlamydien-, Bordetella- und Haemophilusinfektion („ansteckender Schnupfen"), ferner Schleimhautform der Taubenpocken und Aspergillose.

Therapie, Bekämpfung, Prophylaxe
Manifeste M.-Infektionen von Hühnern und Puten lassen sich vor allem durch bestimmte Antibiotika (Makrolide) therapeutisch beeinflussen. Hierzu gehören vor allem Erythromyzin, Spectinomyzin, Spiramyzin und Tylosin.

Um M.-Infektionen von Tauben zu eliminieren empfiehlt SINCLAIR (1980) als neues Präparat Tiamulin (Dynamutilin-Squibb). Die Dosis von 2 ml/l Wasser muß man 14 bis 21 Tage lang als ausschließlich verabreichtes Trinkwasser geben.

3.3. Staphylokokken-Infektion *(Staph.-I)*

Vorkommen, Verbreitung
Nach EBER u. PALLASKE-EBER (1934) sowie LESBOUYRIES (1941) kommen selten *Staph.-I* mit verschiedenen Krankheitsbildern auch bei Tauben vor.

Krankheitsursache
Staphylococcus (Staph.) aureus mit verschiedenen Standortvarietäten, besonders *Staph. aureus var. gallinae*, dabei handelt es sich nach GERLACH (pers. Mitt., 1981), um die Biotypen E und F nach HAJEK = *Staph. intermedius*, ein 0,8 bis 1 µm großes Kugelbakterium, das mehrere als *Hämolysine, Leukozydine, Entero-* und *Dermatoxine* bezeichnete *Fermente* und *Toxine* bildet.

Krankheitsübertragung
Staph. aurens kommt sowohl auf und im Körper gesunder Tauben als auch in der Umwelt (z. B. Kot, Einstreu, Staub) vor und kann bei stark resistenzgeschwächten, massiv infizierten Tauben nach innerer (Verdauungskanal) oder äußerer Ansteckung (Atmungsorgane, Hautwunden, Nabel) bei ein- bis mehrtägiger *IKZ* Krankheitsprozesse hervorrufen. Angeborene *(vertikale)* Infektionen scheinen möglich zu sein.

Krankheitsbild
Bei *septikämischer*, meist nach 1 bis 2 Tagen tödlicher Krankheit sollen nach den obigen Autoren Jungtauben mit Leber- und Milzschwellung einhergehende *katarrhalische* bis *hämorrhagische* Darmentzündungen, serofibrinöse bis eitrige Gelenkentzündungen, z. T. auch Knochenmarksentzündung *(Osteomylitis)* aufweisen.

Krankheitsfeststellung
Hierzu gehören vor allem Erregernachweis und *differentialdiagnostisch* auszuschließende andere Krankheiten.

Therapie, Bekämpfung und Prophylaxe
Hierfür gelten im Prinzip die bei anderen Bakteriosen (vor allem *Salmonella*-Infektionen) aufgeführten Erfordernisse.

3.4. Streptokokken-Infektion

Vorkommen, Verbreitung
Nach einzelnen Autoren (u. a. PANISSET u. VERGE, 1925; HARS, 1937; EBER u. PALLASKE-EBER, 1934; LEVI, 1965) gibt es durch *Streptokokken* verursachte Infektionen mitunter auch bei Tauben.

Krankheitsursache
Bestimmte Arten von *Streptococcus (Sc.)*, wie *Sc. avium, Sc. faecalis, Sc. faecium, Sc. durans.*

Krankheitsübertragung
Streptokokken befinden sich sowohl auf den Schleimhäuten gesunder Tauben als auch in der Umwelt (z. B. Kot, Einstreu, Staub) und können vor allem bei stark *resistenz*geschwächten, massiv infizierten Tieren nach innerer (Verdauungskanal) oder äußerer Ansteckung (Atmungsorgane, Hautwunden, Nabel) und ein- bis mehrtägiger *IKZ* Krankheitsprozesse hervor-

rufen. Auch angeborene *(vertikale)* Infektionen scheinen möglich zu sein.

Krankheitsbild
Fieberhaft verlaufende Allgemeininfektion oder auf bestimmte Organe (Nabel, Gelenke, Sehnenscheiden) beschränkte Prozesse.

Krankheitsfeststellung
Sie setzt Erregernachweis und differentialdiagnostisch auszuschließende Krankheiten voraus.

Therapie, Bekämpfung und Prophylaxe
Hierfür gelten im Prinzip die bei anderen *Bakteriosen* (vor allem *Salmonella*-Infektionen) genannten Maßnahmen.

3.5. Listeria-Infektion

Vorkommen, Verbreitung
Tauben erkranken selten nach Infektionen mit dem Bakterium *Listeria (L.) monocytogenes* bzw. sterben auch nicht nach akutem oder chronischem Verlauf.

Krankheitsursache
L. monocytogenes als ein in der Umwelt (z. B. Erde) weit verbreitetes *grampositives*, bewegliches 0,4×2 µm großes schlankes Stäbchen erweist sich sehr widerstandsfähig gegen äußere Einflüsse.

Krankheitsübertragung
L. monocytogenes kann nach *peroraler* Infektion und sehr unterschiedlicher *IKZ* vor allem bei stark resistenzgeschwächten Tauben Krankheitsfälle hervorrufen. Der Erreger erweist sich auch für andere Vögel sowie für Säugetiere und den Menschen pathogen.

Krankheitsbild
L. monocytogenes kann fieberhaft verlaufende, allgemeine Infektionen oder mit Durchfall, Abmagerung, Zittern und lähmungsartigen Erscheinungen einhergehende, chronisch verlaufende Erkrankungen erzeugen.

Krankheitsfeststellung
Sie gründet sich auf den Erregernachweis und den differentialdiagnostischen Ausschluß anderer Krankheiten.

Therapie, Bekämpfung und Prophylaxe
Hierfür eignen sich im Prinzip die bei anderen Bakteriosen (vor allem Salmonella-Infektionen) genannten Maßnahmen.

3.6. Erysipelothrix rhusiopathiae-Infektion (Rotlauf)

Synonyme
Erysipel; Erysipelas (engl.).

Krankheitsbegriff
Rotlauf stellt eine vom Rotlaufbakterium *Erysipelothrix rhusiopathiae (E. rh.)* verursachte, *sporadische*, meist akut verlaufende Infektionskrankheit dar, die außer Schweine auch andere Säugetiere, Geflügel, Wildvögel und sogar den Menschen befallen kann.

Vorkommen, Verbreitung
E. rh. kommt bei Tauben relativ selten vor, kann jedoch sowohl *sporadische* als auch seuchenartige Erkrankungen verursachen. POELS (1917, 1919) stellte sie als erster bei Tauben fest. VAN DORSSEN u. DONKERVOET (1953) übertrugen die von einem Spontanfall bei Tauben isolierten Erreger auf Schweine und bewiesen somit seine Identität. Über *spontane* oder *experimentelle* Rotlaufinfektionen der Taube berichteten mehrere Autoren in verschiedenen Beiträgen.

Wirtsspektrum
Sporadische oder *enzootische* Fälle von *E. rh.-I* ließen sich nicht nur bei Haus- und Wildtauben, sondern auch bei folgenden Vogelgruppen und -arten feststellen: Hausgeflügel (Puten, Hühner, Enten, Gänse), Ziergeflügel (Wachteln, Fasanen, Pfauen), Ziervögel (Papageien), Zoovögel, Wildvögel (Grünfinken, Möwen, Störche). Von den Säugetieren befällt *E. rhusiopathiae* außer Schweinen vor allem Mäuse häufig. *E. rh.-I* können jedoch auch bei weiteren Säugern (z. B. Schafe, Rinder, Pferde, Hunde, Nerze, Ratten, Eichhörnchen), dem Menschen und sogar bei Wechselwarmblütern und Fischen auftreten.

Krankheitsursache
Das Rotlaufbakterium *Erysipelothrix rhusiopathiae* (Synonym *E. insidiosa*) stellt ein 0,2 bis 0,3 μm breites und 0,5 bis 2 μm langes, sporenloses, unbewegliches, grampositives Stäbchen dar.

Tenazität
E. rhusiopathiae kann sich in der Außenwelt i. d. R. nicht vermehren. Gegen Umwelteinflüsse erweist es sich relativ widerstandsfähig. In feuchter Erde bleibt es 21 bis 30 Tage, im Knochenmark vergrabener Kadaver sogar wochen- bis monatelang infektiös. Erregersuspensionen lassen sich durch einstündiges Erhitzen auf 60 °C abtöten, während bakterienhaltiges Fleisch selbst nach zweistündigem Kochen sich nicht immer sicher keimfrei erweist. Als Desinfektionsmittel eignet sich am besten 2%ige Natronlauge. Phenol- und Kresolverbindungen wirken ungenügend, Formaldehyd und formaldehydhaltige Mittel gar nicht.

Krankheitsübertragung
Kranke und latent infizierte Tiere scheiden *E. rhusiopathiae* vor allem mit Kot, Speichel, Nasensekret aus und übertragen es auf empfängliche Tauben vorwiegend mit erregerhaltigem Futter und Tränkwasser, seltener atmen sie es mit Staub ein.

Infektionsquellen und -wege
Hierzu gehören nicht nur sichtbar oder stumm erkrankte Tauben, sondern auch andere Tiere (z. B. Schweine, Mäuse, Ratten, Wassergeflügel, Puten, Ziergeflügel, Ziervögel, blutsaugende Insekten) sowie unbelebte Zwischenträger (mit Mäuse- oder Rattenkot kontaminiertes Futter, erregerhaltige Gegenstände). *E. rhusiopathiae* dringt vorwiegend über den Verdauungs- und Atmungstrakt in den Körper ein, mitunter durch Kratz- und Stichwunden, läßt sich aber auch mechanisch durch Stiche von Insekten verbreiten. WELLMANN (1950) wies nach, daß Insekten (Stomoxys calci*trans, Chryzozona pluvialis, Tabanus bronius, Heptotoma pelluceus) E. rhusiopathiae* auf Tauben übertragen, nachdem sie bei rotlaufkranken Mäusen Blut saugten.

Krankheitsentstehung
Tauben erkranken meist erst dann sichtbar, wenn sie durch *resistenz*schwächende Einflüsse, z. B. nicht vollwertige, *thiaminarme* Ernährung (MARINELLI, 1928), sich erhöht anfällig erweisen oder wenn sie massenhaft Erreger aufnehmen. KUBIS (1942) infizierte Tauben *experimentell* mit *E. rhusiopathiae.* Manifeste Infektionen entstanden bei ihnen dann, wenn sie die Erreger mit glassplitterhaltigem Futter fraßen, das die Schleimhäute des Verdauungskanals verletzte.

IKZ
Sie schwankt meist zwischen 2 und 5 Tagen.

Immunität
Tauben erweisen sich nach der Infektion mit *E. rhusiopathiae* immun.

Krankheitsformen und -symptome
Widerstandsfähige Tiere erkranken nur stumm, Nestjunge und stark *resistenz*geschwächte Tauben meist sichtbar. Bei größtenteils *subakutem* bis *chronischem* Krankheitsverlauf lassen sich folgende Symptome nachweisen: abnehmende Freßlust, erhöhte Trinkwasseraufnahme, gestörtes Allgemeinbefinden, extrem weicher bis schleimiger, grünlich verfärbter, stinkender Kot, mitunter auch Atmungsbeschwerden. Kranke Tiere sondern sich ab, ziehen den Kopf ein, lassen die Flügel hängen und plustern ihr Gefieder auf.

Krankheitsverlauf
E. rh.-I bei Tauben jeden Alters kommen meist vereinzelt, jedoch nur selten seuchenartig vor und bleiben gewöhnlich auf den befallenen Bestand beschränkt. Betroffene Tiere verenden entweder unvermutet oder erkranken sichtbar und genesen innerhalb von 6 bis 14 Tagen.

Pathologische Veränderungen
Rotlauf tritt meist *septikämisch* auf. Bei verendeten Tauben lassen sich neben *serofibrinöser Exsudation* in der Leibeshöhle vor allem *Hämorrhagien* in der Skelett- und Herzmuskulatur, den serösen Häuten, Lungen, Nieren, der Darmschleimhaut und anderen Organen nachweisen. Die meist stark

vergrößerte, hyperämische, brüchige Leber enthält oft feinste Blutungen oder *Nekrosen*, ebenso die Milz. Die Nieren können geschwollen, die Lungen stark gestaut, *ödematös* und bräunlich verfärbt sein. Im Darm kann sich blutiger Schleim befinden, die Schleimhaut bei *akutem* Verlauf *katarrhalisch* bis *hämorrhagisch*, bei *subakutem* bis *chronischem* dagegen *ulzerierend* entzündet sein. Die Geschwüre gehen von den Lymphfollikeln aus. *Hämorrhagien* oder *pseudomenbranöse* Prozesse und *Nekrosen* können sich auf der Schnabel-Rachen-, Schlund-, Kropf- und Drüsenmagenschleimhaut befinden. Blutgefäße und Organe erscheinen stark gestaut, die Haut manchmal herdförmig oder diffus gerötet. Chronisch erkrankte Tiere weisen mitunter *Endokarditis* mit blumenkohlartigen, gelblichen, *fibrinösen* Prozessen der Herzklappen auf. Gelenke enthalten z. T. vermehrt *Synovia* sowie entzündliche Prozesse.

Krankheitsfeststellung
Rotlauf läßt sich weder klinisch noch pathologisch-anatomisch, sondern nur durch den Erregernachweis exakt feststellen. *Differentialdiagnostisch* muß man alle anderen, mit Allgemeininfektionen und Darmentzündungen einhergehenden Krankheiten ausschließen.

Erregernachweis
Bei infizierten Tauben lassen sich in nach GRAM gefärbten Blut-, Perikardialexsudat-, Milz-, Leber oder Knochenmarkausstrichen massenhaft schlanke, leicht gekrümmte GRAMpositive Stäbchen mit charakteristischen Granula feststellen. Zur endgültigen Differenzierung läßt sich der Erreger auf Blut- und Serumagar sowie in der Gelatine-Stichkultur vermehren, *biochemisch* untersuchen und auf seine Pathogenität im Tierversuch prüfen.

Versuchstiere
Früher verwendete man hierfür oft Tauben, heute bevorzugt man die wesentlich billigeren weißen Mäuse, die 24 bis 96 Std. nach *intraabdominal* verimpften Erregerkulturen verenden. Sie bleiben jedoch gesund, injiziert man ihnen eine Mischung aus 0,5 ml der 24 Std. lang bebrüteten *E. rhusiopathiae*-Kultur und 0,5 ml Rotlauf-Hyperimmunserum.

Therapie
Kranke Tauben lassen sich erfolgreich mit *Penizillin* oder *Breitspektrum-Antibiotika* behandeln. *Sulfonamide* und andere *Chemotherapeutika* wirken ungenügend oder überhaupt nicht. Bei Krankheitsausbrüchen bewährt sich die *parenterale* oder kombinierte (*parenterale* und *enterale*) Therapie mit antibiotischen Mitteln gut, nicht jedoch die Injektion von Rotlauf-Hyperimmunserum. Zur Injektionsbehandlung eignet sich *Penizillin* (50 000 I. E./kg KM), zur *oralen* Therapie über das Trinkwasser bevorzugt man wasserlösliche tetrazyklinhaltige Präparate.

Bekämpfung und Prophylaxe
E. rh.-I lassen sich verhüten, wenn man
- Tauben ständig hygienisch einwandfrei hält, vollwertig ernährt und sie nicht resistenzschwächenden Einflüssen aussetzt,
- Kontakte mit Mäusen, Ratten, Schweinen und anderen Infektionsquellen durch zweckentsprechende Maßnahmen verhindert,
- Taubenfutter mäuse- und rattensicher lagert, um Kontaminationen mit Rotlaufbakterien auszuschalten,
- in erkrankten Beständen die befallenen Tiere entweder tötet oder nach tierärztlicher Anweisung behandelt,
- nach Erlöschen der Krankheit Schläge, Einrichtungsgegenstände sowie die erregerhaltige Umwelt gründlich reinigt und mit $2^{0}/_{0}$iger Natronlauge desinfiziert.

Tauben gefährdeter Bestände lassen sich mit Rotlaufvakzine schutzimpfen.

3.7. Salmonella-Infektion

Synonyme
Salmonellose, Paratyphus, Flügellähme, Beinlähme, Drehhalskrankheit, Darre; Paratyphoid, *Megrims* (engl.); *Vleugelziekte, Kreupelziekte, Belgische ziekte, Draaihalsziekte* (niederl.)

Krankheitsbegriff
Bakterien der Gattung *Salmonella (S.)* ru-

fen die häufigste und verlustreichste Infektionskrankheit aller Taubenarten und -rassen hervor. Sie tritt entweder als *subklinische* und *latente* Ansteckung *(S.-Infektion)* oder klinisch *manifeste* Erkrankung *(Salmonellose)* auf. Meist wird sie von der als *S. typhi-murium* var. *copenhagen* bezeichneten Erreger*spezies* und *-variante* verursacht.

TABELLE 3/11
Häufigkeit (Extremwerte) von *S. typhi murium* var. *copenhagen*-Infektion bei Haustauben im direkten und indirekten Erregernachweis (nach Veröffentlichungen mehrerer Autoren und eigenen Untersuchungen zusammengestellt)

Untersuchungsmaterial	Erregernachweis in %
Blutserumproben	1,23 bis 12,72
Einzelkotproben	3,46 bis 15,12
Sammelkotproben	3,10 bis 22,35
Organproben	3,13 bis 16,67
Tierkörper	14,53 bis 37,56
Infizierte Bestände	6,21 bis 12,72

Geschichtliches
„Paratyphus" bei Tauben beschrieben erstmals MOORE (1895) und MOHLER (1904) aus den USA. In Deutschland stellte ihn als erster ZINGLE (1914) bei Militärbrieftauben in Straßburg fest. Über ihre z. T. umfassenden Untersuchungen zu dieser Krankheit berichteten später mehrere Autoren verschiedener Länder. BEAUDETTE (1926) beschrieb sie bei Nestjungen in den USA, LAHAYE u. WILLEMS (1927) bei Brieftauben in Belgien, EMMEL (1929) bei Tieren mit Gelenkentzündungen in den USA, KHALIFA (1935) und MORCOS (1935) bei Tauben in Ägypten, JUNGHERR u. WILCOX (1943), EDWARDS (1935 b), HOFMAN u.EDWARDS (1937), NIEMEYER (1939) sowie GAUGER u. a. (1940) aus den USA bei Haustauben, SHIRLAW u. IVER (1937) bei zur Produktion von Hühnerpockenvirus-Impfstoff bestimmten Tauben in Indien. SØRUM (1953) beschrieb eine *S. typhi murium* var. *copenhagen-Enzootie* 1950/51 von mehreren tausend Haustauben in der Umgebung von Bergen (Norwegen). Der Erreger ließ sich auch bei erkrankten Menschen nachweisen.

TABELLE 3/12
Nachweis von Salmonellen bei 1965 bis 1980 untersuchten Tauben (MÜLLER, unveröff. Unters.)

Gruppe	n	Davon Salmonellen n	Davon Salmonellen %
Gesamtuntersuchungen	117 658	2402	2,04
Tauben	1 330	358	26,92
Taubenkotproben	41 660	1138	2,73
Tauben und Taubenkotproben	42 990	1496	3,48
Untersuchungen ohne Tauben	74 668	906	1,21

Vorkommen, Verbreitung
S.-Infektionen gibt es weltweit verbreitet nicht nur bei Haus- und verwilderten Haus-, sondern mitunter sogar unter Wildtauben (LÜTHGEN, 1966). Der Nachweis von S. bei Tauben im allgemeinen und von *S. typhi murium* var. *copenhagen* im besonderen hängt nach den Untersuchungsergebnissen mehrerer Autoren von zahlreichen Faktoren ab (vor allem Taubenart und -rasse sowie ihren Haltungsbedingungen, Anzahl erfaßter Tiere und Bestände, Art, Methode und Häufigkeit der Untersuchungen, ausgewerteter Zeitraum) und variiert beträchtlich. Der Anteil von *S. typhi murium* var. *copenhagen* an den gesamten *S.*-Infektionen von Haustauben schwankt demzufolge. Bei den meisten Autoren beträgt er $> 95\,\%$. Nach vorliegenden Berichten ließen sich bei Tauben bis zu 53, bei anderen Geflügelarten (vor allem Huhn, Pute, Ente, Gans) und Ziervögeln (Kanarien-, Papageienvögel) bisher $>$ 88 andere *S.-Spezies* nachweisen.

Brieftauben
S. typhi murium-Infektionen kommen besonders häufig bei Brieftauben vor. Die Ursachen hierfür liegen vor allem im Flugsport begründet, welcher durch den besonders engen Kontakt der aus vielen Beständen stammenden Tiere beim Sammeltransport in Sammelkörben oder Kabinenexpreßabteilen zum Auflaßort vielfältige Ansteckungsmöglichkeiten bietet. So konnte

z. B. NIELSEN (1965) in 4 von 10 Sammelkotproben aus Transportkörben von Brieftauben *S. typhi murium* nachweisen. Hinzu kommen die beim Heimflug relativ häufigen, die allgemeine Widerstandskraft mindernden und somit die *Disposition* fördernden *Stressoren*.

Jahreszeitliches und altersbedingtes Vorkommen

Salmonellose tritt bei Haustauben jahreszeitlich unterschiedlich häufig auf. Es ließen sich nur 24,6 % der Fälle in den Monaten Januar bis März sowie Oktober bis Dezember nachweisen, 75,4 % dagegen von April bis September, also in der Zucht- und Flugsaison. Die Krankheit kommt bei Tieren aller Altersstufen vor, frühestens bei 8-bis 10tägigen Jungen und selbst noch bei > 15jährigen Tieren mit dem Gipfel im 1. Lebensjahr.

S.-Infektionen bei anderen Tieren

Nach der Statistik gibt es S. unter den Nutztieren am häufigsten bei Rindern (besonders Kälber). Dann folgen die Nutzgeflügelarten (Enten, Gänse, Hühner, Puten) und schließlich Schweine. *S. typhi murium* einschließlich *Variante copenhagen* lassen sich auch bei sonstigen Geflügel- und Wildvogelarten sowie Säugetieren nachweisen. Bei bestimmten Wildvögeln gibt es von diesem Erreger hervorgerufene, z. T. sehr verlustreiche Salmonellosen vorwiegend in unmittelbarer Nähe von sowie im direkten Zusammenhang mit Futterstellen. *S. typhi murium* kommt offenbar bei zahlreichen freilebenden Vogelarten *latent* vor und verursacht seuchenhaft verlaufende Erkrankungen besonders bei sehr dichten, auf engstem Raum befindlichen Populationen, die sich aus dem unter diesen Umweltbedingungen massiv angereicherten und aufgenommenen Erreger ergeben.

TABELLE 3/13
Salmonellose, salmonellenpositive Kot- und Serumproben bei diagnostisch untersuchten Tauben (nach 1940 bis 1980 erschienenen Publikationen zahlreicher Autoren aus mehreren Ländern und eigenen Untersuchungen zusammengestellt)

Taubengruppen	Untersuchte Tiere	Salmonellose		Untersuchte Kotproben	*S.* positiv		Untersuchte Serumproben	*S.* positiv	
	n	n	%	n	n	%	n	n	%
Brieftauben	14 098	1892	13,42	131 231	4298	3,28	9194	1698	18,47
Rassetauben	373	60	16,09				636	235	36,95
Rasse- und Brieftauben*	16 156	3209	19,86	63 433	3651	5,76	6026	823	13,66
Verwilderte Haustauben	1 035	88	8,50	300	28	9,33	342	17	4,97

* von den Autoren nicht getrennt

TABELLE 3/14
Jahreszeitliches Vorkommen von *S. typhi murium* var. *copenhagen*-Infektion bei 675 Haustauben mit Salmonellose (nach eigenen Untersuchungen zusammengestellt)

Monat	n	%
Januar	12	1,77
Februar	36	5,33
März	42	6,22
April	97	14,37
Mai	101	14,96
Juni	86	12,74
Juli	79	11,70
August	76	11,25
September	70	10,37
Oktober	49	7,25
November	21	3,11
Dezember	6	0,88

Beziehungen zwischen S.-Infektionen von Tauben und anderen Tieren

Mehrere Autoren prüften die sowohl vom Menschen als auch von verschiedenen Tier-

TABELLE 3/15
Nach Altersstufen geordnete Häufigkeit von *S. typhi murium* var. *copenhagen*-Infektion bei 675 diagnostisch untersuchten Haustauben (nach eigenen Untersuchungen zusammengestellt)

Untersuchte Tiere	Tiere mit Salmonellose		0 bis 4 Wochen		4 bis 24 Wochen		24 bis 52 Wochen		>52 Wochen	
n	n	%	n	%	n	%	n	%	n	%
2447	675	27,58	150	22,0	165	24,44	165	24,44	195	28,88

arten (vor allem Rind, Schwein, Nutzgeflügel, verwilderte Haus-, Haustauben) stammenden Isolate von *S. typhi murium* vergleichend mit der *Biochemo-* sowie *Lysotypie* und fanden, daß die bei Haus- und verwilderten Haustauben vorkommenden Typen sich von denen anderer Tierarten unterscheiden. Demzufolge gibt es nur selten direkte Beziehungen zwischen *S. typhi murium*-Infektionen von Haus-, verwilderten Haustauben und sonstigen Tieren. Daher spielen Tauben als Infektionsquelle für andere *Spezies* nur eine untergeordnete Rolle. Die Lysotypieergebnisse von verschiedenen Geflügelarten lassen erkenen, daß jede Art ihren eigenen Lysotyp bzw. ihre eigenen Lysotypen besitzt.

Krankheitsursache
Die nach ihrem Entdecker SALMON als *Salmonellen* bezeichneten Erreger gehören zur Familie *Entero*(Darm)*bakterien.*

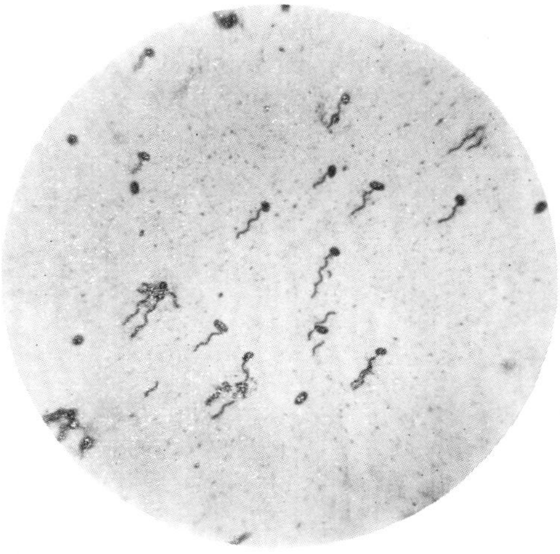

Salmonella typhi murium mit den sichtbaren Bewegungsorganellen, den Geißeln

Eigenschaften
S. sind 1 bis 3 µm lange und 0,4 bis 0,6 µm breite, GRAMnegative, sporenlose, stäbchenförmige, an den Enden abgerundete, *peritrich* begeißelte, daher bewegliche Bakterien. Als Darmbakterien können sie *primäre* oder *sekundäre* Darmentzündungen, aber auch *Septikämien* verursachen. Sie kommen bei Vögeln, Säugetieren und dem Menschen vor, als *Kommensalen* auch bei wechselwarmen Tieren (z. B. Reptilien), außerhalb des Organismus in mit Salmonellen kontaminierten Substraten.

Wirtsspezifität
Nur wenige *S.*-Spezies gelten als weitgehend oder ausgesprochen wirtsspezifisch. Hierzu gehören z. B. *S. typhi* und *S. paratyphi A, B, C* (Mensch), *S. pullorum-gallinarum* (Huhn), *S. typhi murium var. copenhagen* (Taube). Alle über 2000 bekannten *S.-Serotypen* können Krankheitssymptome sowohl bei Tieren als auch dem Menschen verursachen. *S.* gehören daher zu den Erregern von *Zoonosen.*

Klassifikation
Heute gibt es > 2000 registrierte *S.-Serotypen*, zu denen ständig neue hinzukommen. Nach dem KAUFFMANN-WHITE-Schema teilt man sie auf Grund ihrer mehr als 60 verschiedenen Körper(0)Antigene in über 40 verschiedene Gruppen (A bis Z, 51 bis 67) ein, zu denen noch durch Ziffern gekennzeichnete Untergruppen (C_1 C_2 C_3) kommen.

S. typhi murium
Am häufigsten kommt die nicht nur unter Tieren, sondern auch beim Menschen ständig zunehmend festgestellte Spezies *S. typhi murium* vor, die man zuerst aus seuchenartig erkrankten weißen Mäusen iso-

TABELLE 3/16
Bisher bei Tauben nachgewiesene *Salmonella-Serotypen* (Einteilung nach dem KAUFFMANN-WHITE-Schema)

Gruppe	Spezies
B	*S. abony*
	S. agona
	S. bispebjerg
	S. brandenburg
	S. bredeney
	S. chester
	S. derby
	S. heidelberg
	S. java
	S. legon
	(S. parathyphi B)
	S. reading
	S. saint paul
	S. schwarzengrund
	S. texas
	S. typhi murium
	S. typhi murium var. copenhagen
	S. der Gruppe B (O-Form)

Gruppe	Spezies
C_1	*S. bareilly*
	S. braenderup
	S. daytona
	S. infantis
	S. imuru
	S. menston
	S. montevideo
	S. oranienburg
	S. tennessee
	S. thompson
C_2	*S. blockley*
	S. hadar
	S. kottbus
	S. new haw
	S. newport
	S. muenchen
C_4	*S. bornum*
D	*S. dublin*
	S. enteritidis

Gruppe	Spezies
	S. gallinarum-pullorum
	S. saarbrücken
	S. panama
E_1	*S. anatum*
	S. give
	S. london
	S. meleagridis
	S. der E-Gruppe (O-Form)
E_2	*S. newington*
E_4	*S. niloese*
	S. senftenberg
	S. westerstede
F	*S. aberdeen*
G_2	*S. farmsen*
H	*S. caracas*
K	*S. arizonae*

( ) = nicht sicher festgestellt

lierte und deswegen als *„typhi murium"* (Typhus der Mäuse) bezeichnete (LOEFFLER, 1892). 1889 und 1890 fand LOEFFLER bei verendeten Mäusen im Hygiene-Institut der Universität Greifswald ein *Bacillus typhi murium* genanntes Bakterium. Gleichzeitig beschrieb er die Einzelheiten der von diesem Erreger verursachten Krankheit. De NOBELE isolierte 1898 bis 1901 den gleichen Keim bei Fällen einer Fleischvergiftung in dem westflämischen Dorf Aertrijcke.

S. typhi murium var. copenhagen
KAUFFMANN (1934) bezeichnete *S. typhi murium*-Stämme mit fehlendem 0-Antigen 5 als *S. typhi murium var. copenhagen.* Die ersten Isolate stammten von einer an akuter Magen-Darmentzündung erkrankten Frau aus Kopenhagen (KELTERBORN, 1967). Unabhängig davon beschrieb EDWARDS (1938) gleichartige Kulturen, die von Tauben stammten, als *S. aertrycke var. storrs* (weitere Synonyme: *S. typhi murium var. binns, S. typhi murium var. storrs,* IV-Variante, Minusvariante, „Taubentyp").

Eigenschaften
S. typhi murium besitzt wie andere Salmonellen sowohl Körper(0)- als auch Geißel(H)- oder Phasen-Antigene. Die an die Bakterienzellwand gebundenen, alkohol- und hitzebeständigen 0-Antigene *(Polysaccharide)* trennt man von in den Geißeln befindlichen alkohol- und hitzeempfindlichen H-Antigenen *(Proteine)* sowie den verhältnismäßig seltenen Kapselantigenen. Die 0-Antigene lassen sich mit Zahlen (1 bis 67) kennzeichnen, die H-Antigene mit kleinen Buchstaben und z. T. auch Ziffern (1. oder stammspezifische Phase) und Zahlen bzw. kleinen Buchstaben (2. oder unspezifische Phase).

Einteilung und Eigenschaften von S. typhi murium-Stämmen
S. typhi murium besitzt die Antigene 1, 4, 5, 12; i : 1, 2 und zwar die 3 0-Antigene 1, 4 und 12, das Kapselantigen 5 sowie die Geißelantigene i, 1 und 2. Die bei Haustauben verbreitete Varietät *S. typhi murium var. copenhagen* enthält im Gegensatz zum vorgenannten Stammtyp keine 0-Antigene

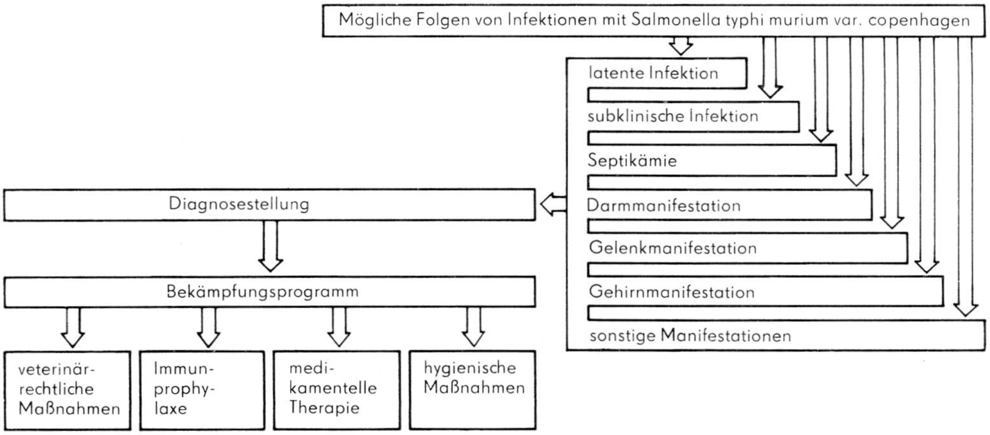

Mögliche Infektionen mit S. *typhi murium* var. *copenhagen* bei Tauben und Erfordernisse ihrer Bekämpfung. Zu den veterinärrechtlichen Maßnahmen gehören vor allem solche zur Verhinderung der Weiterverbreitung des Erregers (z. B. Flugsperre, Ausstellungsverbot, medikamentelle Behandlung, Schutzimpfung, Desinfektion), Kontrolle auf ihre Einhaltung sowie Schutz der menschlichen Gesundheit. Die Immunprophylaxe umfaßt die Anwendung von parenteral verabreichten Tot- bzw. oral applizierten Lebendvakzinen entweder vorbeugend bzw. im Anschluß an die Therapie bei manifesten Infektionen. Zur medikamentellen Therapie eignen sich Breitbandantibiotika am besten kombiniert oral und parenteral nach vorliegender Resistenztestung des Erregers (Resistogramm). Ohne hygienische Maßnahmen, vor allem Verbesserung der Haltungs- und Fütterungsbedingungen, Desinfektion von Schlägen, Volieren, Einrichtungsgegenständen, Isolierung krankheitsverdächtiger und kranker sowie Merzung unheilbarer Tiere, erforderlichenfalls vorübergehende Schlag- und Volierenhaltung (kein Freiflug) manifest infizierter Bestände, Kontrolluntersuchungen bis zur Tilgung der Infektionen, läßt sich die Salmonellose von Tauben nicht wirksam bekämpfen.

TABELLE 3/17
Biotypen der 210 Isolate des Lysotyps 2 von insgesamt 243, nach Sero-, Lyso- und Biotyp untersuchten *S. typhi murium*-Stämmen von Haustauben (BRANDIS u. ANDRIES, 1977)

Biotypen	1a	1b	2a	8a	10a	13a	17a	Σ
n	2	1	29	163	5	8	2	210
%	0,95	0,84	13,80	77,61	2,38	3,81	0,95	100

TABELLE 3/18
Biochemische Eigenschaften von 210 Isolaten des Lysotyps 2 von insgesamt 243 serologisch, lysotypisch und biochemisch untersuchten *S. typhi murium*-Stämmen von Haustauben (BRANDIS u. ANDRIES, 1977)

Biochemische Eigenschaften	Glukose		Maltose	
	Gasbildung	keine Gasbildung	Spaltung	keine Spaltung
Isolate				
n	176	34	68	142
%	83,81	16,19	32,38	67,62

1 und 5 (Antigenformel daher 4, 12; i: 1, 2). Beide *Serotypen* (Stammtyp und *Minusvariante)* umfassen nahezu 100 % der aus Tauben isolierten *S. typhi murium* bis etwa 10 %, *S. typhi murium* var. *copenhagen* meist > 90 %. Dagegen läßt sich *S. typhi murium* var. *copenhagen* bei anderen Tierarten weit seltener feststellen.

Um *epizootiologische* Zusammenhänge zu erkennen, muß man vor allem die *biochemischen* Eigenschaften und *LT* der isolierten *copenhagen*-Stämme miteinander vergleichen (LÜTHGEN u. BULLING, 1967.

Nach der Definition von KAUFFMANN (1961) stellt eine *S.*-Spezies eine Gruppe verwandter serofermentativer *Phag-Typen* dar. Das trifft besonders für *S. typhi murium* zu, bei der sich vier verschiedene *Serotypen (ST)*, nämlich 4, 12; 1, 4, 12; 4, 5, 12; 1, 4, 5, 12, nach dem Vergärungsverhalten besonders gegenüber bestimmten Zuckern zahlreiche *Biotypen (BT)* und durch ihre Empfindlichkeit gegenüber der Wirkung definierter Virusstämme *(Bakteriophagen)* eine Fülle von *Lysotypen* unterscheiden lassen.

Diese Eigenschaft stellt eine wesentliche *epizootiologische* und *epidemiologische* Voraussetzung für das Suchen sowie Auffinden von Infektionsquellen und -ketten von *S. typhi murium* und den daraus resultierenden Kontaminationsmöglichkeiten dar.

S. typhi murium-Isolate von Tauben

BRANDIS u. ANDRIES (1977) untersuchten 243, aus den Jahren 1973 bis 1977 stammende *S. typhi murium*-Isolate von Tauben der BRD nach *ST*, *BT* und *LT*. 175 Stämme (72,02 %) besaßen kein 0-Antigen 5 und gehörten demnach zur Minusvariante *copenhagen*, 12 (4,94 %) mit dem 0 5-Antigen zum Volltyp, während bei 56 (23,04 %) keine Serotypisierung vorlag.

WUTHE (1978) prüfte 2205 *S. typhi murium*-Isolate von Mensch und Tier (davon 353 von Tauben) serologisch und schlüsselte sie in die 4 möglichen *ST* auf. Als Charakteristika haustaubenspezifischer *S. typhi murium*-Stämme nennt er: die fehlenden *Antigene* 1 und 5, die überwiegenden *BT* 2, 8 und 10, die häufiger vorkommenden anaerogenen bzw. *maltose*negativen Isolate, den *ubiquitären LT 2* (früher *LT* 1a).

Sonstige S.-Spezies bei Tauben

Im Vergleich zu *S. typhi murium* und seiner Varietät *copenhagen* lassen sich andere,

TABELLE 3/19

Biotyp-Lysotyp-Kombinationen von 353, im Zeitraum 1968 bis 1975 bei Haustauben *(Columba livia f. domestica)* isolierten *S. typhi murium*-Stämmen (WUTHE, 1978)

Lysotypen	Biotypen													
	1		2		8		10		13		17		Σ	
	n	%	n	%	n	%	n	%	n	%	n	%	n	%
2			44	12,46	277	78,47	3	0,85	7	1,98			331	93,77
13											1	0,28	1	0,28
14			1	0,28									1	0,28
40					1	0,28							1	0,28
46					1	0,28							1	0,28
49							2*	0,57					2	0,57
87											1	0,28	1	0,28
99									1	0,28	1	0,28	2	0,57
Carrier					1	0,28							1	0,28
Unklassifizierbar			1	0,28	1	0,28							2	0,27
Unbestimmbar	1	0,28			4	1,13	1	0,28	1	0,28	3	0,85	10	2,83
	1	0,28	46	13,03	285	80,47	6	1,70	9	2,55	6	1,70	353	100

TABELLE 3/20
Nachweis von Salmonellen beim Nutzgeflügel (Hühner, Puten, Fasanen, Enten, Gänse) und bei Tauben am Bezirksinstitut für Veterinärwesen, Meiningen, von 1965 bis 1980

Untersuchtes Material	n	%
Geflügel, einschließlich Tauben		
Untersuchtes Material	117 658	
Nachweis von Salmonellen	2 401	2,04
Geflügel ohne Tauben		
Untersuchtes Material	74 668	
Nachweis von Salmonellen	906	1,21
Tauben		
Untersuchtes Material	42 900	
Nachweis von Salmonellen	1 496	3,48
Tierkörper und Organe		
Untersuchte Proben	1 330	
Nachweis von Salmonellen	358	26,92
Kot		
Untersuchte Proben	41 660	
Nachweis von Salmonellen	1 138	2,73

meist aus Kotproben isolierte Salmonella-Spezies bei Tauben nur selten feststellen. Solche *atypischen (nicht adaptierten)* S. können in Einzelfällen mitunter *subklinische*, sehr selten auch *manifeste* Erkrankungen verursachen. Sie stellen meist nur Darmpassanten dar, die Tauben entweder mit ihnen kontaminierten Stoffen (z. B. Futter, Wasser) oder durch besonders engen Kontakt mit infizierten Tieren anderer Arten aufnehmen und vorübergehend mit dem Kot ausscheiden.

Vermehrungs- und Widerstandsfähigkeit von S. in der Umwelt
Außerhalb des Wirtskörpers können S. in kontaminierten eiweißhaltigen Medien (z. B. Kot, Einstreu, Abwasser, Futtermittel) enthalten sein und sich unter entsprechenden Bedingungen (ausreichende Temperatur und Feuchtigkeit solcher Substrate) sogar darin vermehren. In der Umwelt erweisen sie sich sehr widerstandsfähig, im Schlag meist länger als im Freien. Ihre Überlebensfähigkeit schwankt extrem zwischen wenigen Std. bis mehreren Jahren. Vor Sonnenlicht und Austrocknung geschützt, bleiben sie in feuchtem Milieu (z. B. Futtermittel, Einstreu, Kot, Erde) wochen- bis monate-, u. U. sogar jahrelang, in Wasser häufig wochen- bis monatelang infektiös. Direktes Sonnenlicht tötet sie durch seine *UV*-Strahlen innerhalb kurzer Zeit ab. Auch Temperaturen > 60 °C und geeignete Desinfektionsmittel inaktivieren sie.

Krankheitsübertragung
Nicht nur kranke, sondern auch *subklinisch* und *latent* infizierte Tauben scheiden S. vorwiegend mit Kot und Speichel aus.

Infektionsquellen
Empfängliche Tiere stecken sich wie folgt an:
- mit erregerhaltigem, kotbeschmutztem Futter und Tränkwasser, Nestlinge durch die erregerhaltige gekröpfte Nahrung der Eltern, Zuchttiere auch beim Schnäbeln (*perorale* Infektion),
- mit eingeatmetem, *salmonella*haltigem Staub (*aerogene* Infektion), besonders in staubigen Schlägen, beim Brieftauben-Sammeltransport und auf Ausstellungen,
- infizierte Täuber beherbergen S. z. T. im Hodengewebe und übertragen sie mitunter durch den Tretakt mit den Samenfäden auf die Eizelle und damit auf den sich entwickelnden Embryo (angeborene oder *konnatale* Infektion).
- Bei Täubinnen können sich S. sowohl im Eierstock als auch Eileiter und damit im Eidotter und Eiweiß befinden, woraus die konnatale Infektion resultieren kann. Meist sterben jedoch die Embryonen in infizierten Eiern.
- Das gleiche geschieht, wenn S. über die Poren kotbeschmutzter Bruteier (sog. Kalkschalen*penetration)* in das Eiinnere gelangen und sich dort vermehren.

Konnatale Infektion
Hierbei können sich sowohl bereits im Dotter und z. T. auch Eiweiß von Bruteiern befindliche als auch erst nach Kalkschalen*penetration* dorthin gelangte S. so stark vermehren, daß der Embryo entweder bereits während der Brut abstirbt oder voll entwickelt sich aus der Kalkschale nicht befreien kann und „steckenbleibt". Aus erregerhaltigen Eiern geschlüpfte Junge sterben durch die vom Dottersack ausgehende Allgemeininfektion meist wenige

Tage nach dem Schlupf. Sie können sich aber auch selten zu scheinbar gesunden Tieren entwickeln, die oft S.-Dauerausscheider bleiben.

Sonstige Ansteckungsmöglichkeiten
Außer Haus- kommen hierfür auch verwilderte Haustauben, Hausgeflügel, Wildvögel, Mäuse und Ratten in Betracht. Von Säugetieren ausgehende *S.*-Infektionen gibt es bei Tauben (u. a. HOFMANN u. EDWARDS, 1937; WINAND, 1941; WUTHE, 1972) offenbar selten.

Vektoren
Als Erregerverbreiter kommen sowohl mit *S.* kontaminierte *Vektoren* (z. B. Futter, Tränkwasser, Staub, Einstreu, Kot, Schlag- und Volierenböden, Reisekörbe, Kabinenexpresse, Ausstellungskäfige) als auch die obengenannten lebenden Zwischenträger in Frage. Infizierte Tauben verbreiten als zeitweilige oder ständige Ausscheider *S.* vor allem mit ihrem Kot weiter.

Mit S. kontaminiertes Futter
Hierdurch können sich Tauben ebenfalls infizieren. Aus bestimmten Futtermitteln (z. B. Hanfsamen, Vogelfuttergemische, Trockenhefe, Fisch-, Fleisch-, Blut-, Knochenmehl, Knochenschrot, Eiweißkonzentrat, industriell hergestellte Mischfutter mit überseeischen Fisch- und Knochenmehlen sowie Ölpreßrückständen) ließen sich wiederholt *S. typhi murium* und andere *S.*-Typen isolieren. Dagegen erwiesen sich Pellets durch die beim Herstellungsprozeß einwirkende hohe Temperatur (> 100 °C) weitgehend frei von *S.*

Mit S. kontaminierte Schutzimpfstoffe
SCHÜTT (1931) konnte *S. typhi murium* aus einer Hühnerpockenvirus-Vakzine isolieren. Das durch mehrere Passagen in subklinisch mit *S. typhi murium* infizierten Tauben vermehrte attenuierte Impfvirus erwies sich stark mit *S. typhi murium* kontaminiert. Ähnliches stellten RASCH (1931) sowie SHIRLAW u. IVER (1937) fest. Heute unterliegen die Impfstoffe in fast allen Ländern strengen Prüfvorschriften.

Krankheitsentstehung
Im Gegensatz zu *S. typhi murium* einschließlich Variante copenhagen passieren nicht an Tauben angepaßte *S.* meist deren Verdauungskanal. Die Darm*flora* hemmt und unterdrückt sie so stark, daß die betroffenen Tiere sie meist nur vorübergehend *(passager)* ausscheiden.

Empfängliche Tauben erkranken dann sichtbar, wenn sie massenhaft und z. T. wiederholt virulente *S.* aufnehmen. Mit geringen Erregermengen lassen sich *disponierte* Tiere kaum *peroral* infizieren. Die mit kotbeschmutztem Futter oder Tränkwasser in den Verdauungskanal gelangten *S.* dringen in die Darmschleimhaut ein, vermehren sich in ihr so stark, daß sie sich entzündet und die betroffenen Tauben „Durchfallkot" absetzen, in dem sich meist > 1 000 000 Erreger/g befinden. Durch die geschädigte Darmwand *resistenz*geschwächter Tauben gelangen *S.* über den Pfortaderkreislauf in die Leber und mit dem Blut in weitere Organe. Die Allgemeinerkrankung *(Generalisation)* endet bei Nestlingen fast immer, bei Jungtieren oft tödlich. Dagegen überstehen weniger empfängliche, nur *subklinisch* oder *latent* infizierte Tauben meist die *Septikämie.* Obwohl ihr Körper nach der Infektion gegen den Erreger gerichtete *Ak* bildet, beherbergen sie vielfach *S.*, vor allem in bestimmten Organen (z. B. Gelenke, Eierstock, Hoden, Gehirn, Labyrinth des Innenohrs).

IKZ
Sie beträgt meist 3 bis 5 Tage.

Krankheitsbild
Nach den Krankheitssymptomen und -prozessen gibt es folgende Erscheinungsformen der *S. typhi murium*-Infektion: *latente* und *subklinische* Manifestationen einerseits, klinisch sichtbare Manifestationen (Septikämie, Darm-, Gelenk-, Gehirnform) andererseits.

Latente und subklinische Manifestationen
Durchschnittlich $^{1}/_{6}$ bis $^{1}/_{5}$ von Brief- und Rassetaubenbeständen sowie Populationen verwilderter Haustauben erweist sich

nur latent und *subklinisch* infiziert. *S. typhimurium* verursacht meist erst dann manifeste Erkrankungen, wenn sie auf unter unzureichenden Umweltbedingungen gehaltene, massiv infizierte junge sowie stark *resistenz*geschwächte erwachsene Tauben trifft. Das gleiche gilt für Tiere, die infolge fehlenden Erregerkontaktes *Ak* nicht bilden konnten und demzufolge keine Immunität besitzen. Daher erkranken erwachsene Tauben oft nur *subklinisch* oder *latent*, Nestlinge und Jungtiere vorwiegend sichtbar.

Die von der *latenten* Form betroffenen Tauben erscheinen völlig gesund. Sie können *S. typhi murium* in Organen und Geweben (vor allem Leber, Darm, Herz, Lungen, Nieren, Gehirn, Milz, Gelenke, Eierstock, Sehnenscheiden, Dottersack, Hoden, z. T. Innenohr) beherbergen und entweder vorübergehend oder ständig wochen-, monate-, jahre-, u. U. sogar lebenslang mit Kot, Speichel, Nahrung (Kropfmilch, Kropfinhalt) ausscheiden und als Täubinnen u. U. auch mit Bruteiern auf ihre Jungen übertragen. Verdächtige Symptome stellen bei Zuchttieren besonders Fruchtbarkeitsstörungen (mangelnder Geschlechtstrieb, unregelmäßige Eiablage, unbefruchtete oder im Embryonalstadium abgestorbene Eier), bei Jungtauben meist Wachstums- und Entwicklungsstörungen, bei Brieftauben mangelnde Kondition und damit verbunden unbefriedigende Flugleistungen dar.

Darmmanifestationen

Davon betroffene, apathische, kraftlose, meist auffällig abgemagerte, nach *subakutem* bis *chronischem* Verlauf verendete Tiere jeden Alters zeigen neben den bei den *septikämischen Manifestationen* aufgeführten Allgemeinerscheinungen ausgeprägte Darmentzündung *(Enteritis)*: unstillbaren, an den stark beschmutzten Schwanzfedern und dem übelriechenden, braun- bis hellgrünen, entweder extrem weichen oder ungeformten, schleimig-wäßrig-schaumigen, z. T. sogar blutigen, unverdautes Futter enthaltenden Kot erkennbaren „Durchfall". Dieser kann auch bei anderen, mit *Enteritis* einhergehenden Erkrankungen vorliegen. Die grüne Kotfarbe entsteht durch Gallensaft. Tauben besitzen keine Gallenblase. Daher gelangt die von den Leberzellen laufend erzeugte

Mit der Darmform von Salmonellose behaftete nestjunge Haustauben. Das rechte Tier zeigt stark gestörtes Allgemeinbefinden, das linke kotbeschmutzte Schwanzfedern sowie eine abgesetzte „Kotpfütze"

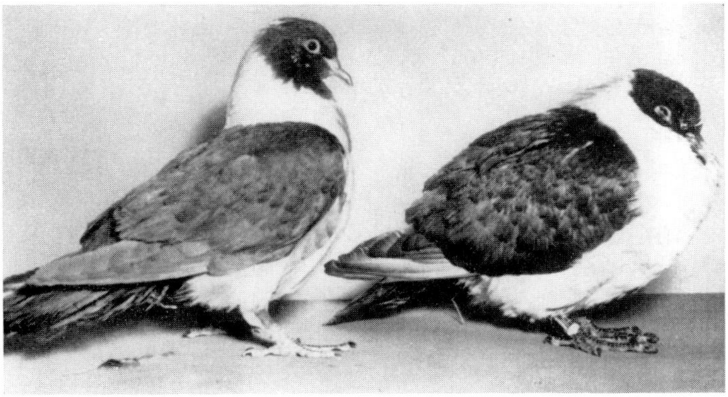

Die aus wenig geformten Anteilen, Harnsäure und Schleim bestehende „Kotpfütze" des linken Tieres vom vorherigen Bild

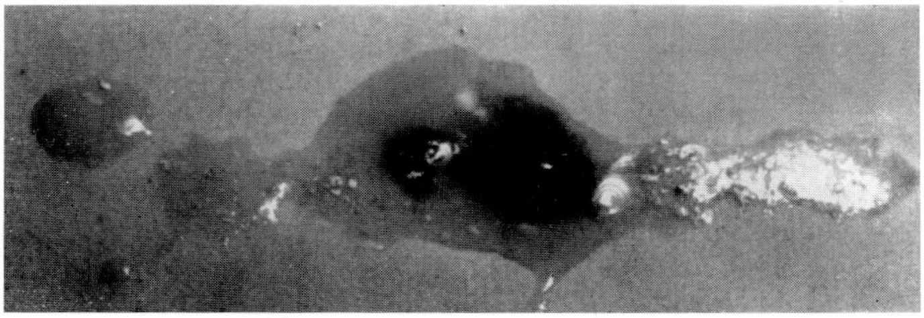

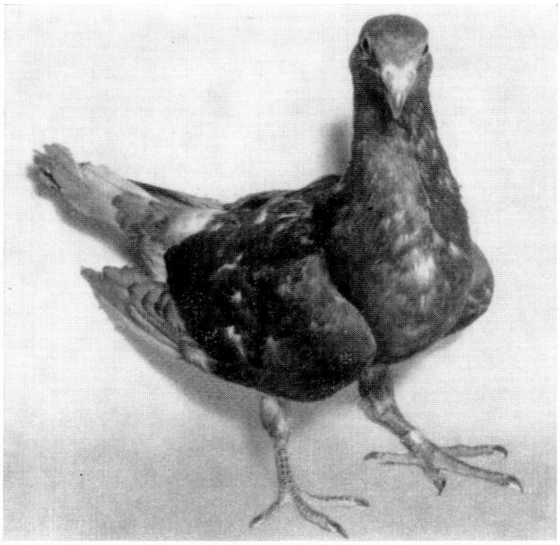

Haustauben mit den durch die arthritische Form von Salmonellose verursachten „Flügellähmen", hier ein Rassetauben-Jungtier mit hängendem rechten Flügel infolge entzündetem Ellbogengelenk

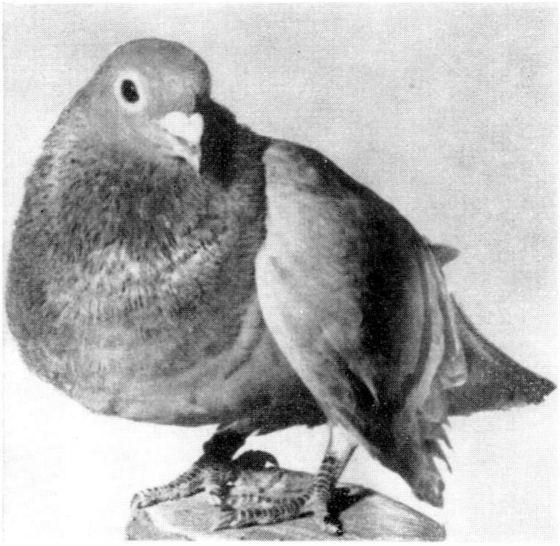

Hängenlassen beider Flügel bei einer Brieftaube mit beidseitig entzündetem Ellbogengelenk

Galle ständig in den Zwölffingerdarm. Tiere mit heftiger Darmentzündung fressen entweder wenig oder gar nichts. Die gebildete Galle verbraucht sich bei ihnen nicht durch Verdauungsvorgänge. Dadurch besteht ihr Kot vorwiegend aus Darmschleim, Gallensaft und aufgenommenem Wasser. Auch Tauben, die längere Zeit hungern müssen, setzen grünlichen Kot („Hungerkot") ab, der sich jedoch bald nach der Futteraufnahme wieder normalisiert. Im „Durchfallkot" befinden sich unvorstellbare Erregermengen, welche die Umwelt der Tauben (Schläge, Volieren und deren Umgebung) kontaminieren. Sie bewirken besonders bei vernachlässigter Hygiene die Erregeranreicherung und damit häufig die Infektion des gesamten Bestandes, durch den Sammeltransport von Brieftauben zum Auflaßort auch die Weiterverbreitung von *S.* auf die in den Kabinenexpressen vorhandenen Tiere anderer Züchter. Dadurch gehört *S. typhi murium* zu den häufigsten bakteriellen Krankheitserregern von Tauben.

Septikämische Manifestationen
Sie treten am häufigsten bei < 6 Wochen alten Tauben auf und verlaufen vorwiegend *akut* bis *subakut.* Betroffene Jungtiere magern auffällig ab, erbrechen mitunter, besitzen nicht selten entzündete Augenbindehäute, setzen meist dünnbreiigen bis flüssigen grünlichen Kot ab und verenden oft nach wenigen Tagen. Die Ursache liegt meist in der *S. typhi murium*-Infektion von Elterntieren, welche die Erreger massiv mit dem Futter (Kropfmilch

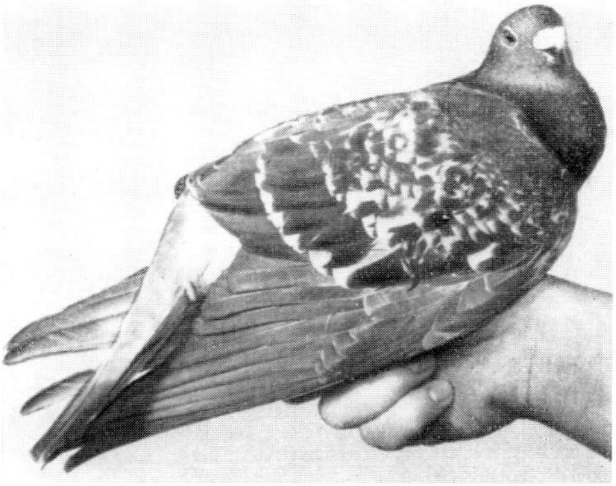

Hängender linker Flügel bei einer Brieftaube mit entzündetem Ellbogengelenk

oder Körnernahrung) auf ihre Jungen übertragen. Die in den Darm gelangten S. vermehren sich massenhaft, dringen über den Blutstrom in die Gewebe und Organe des Körpers ein, erzeugen durch ihre giftigen Stoffwechselprodukte *(Toxine)* die z. T. mit *zentralnervalen* Symptomen einhergehende, oft tödlich endende Blutvergiftung *(Septikämie)*.

Gelenkmanifestationen
Die chronisch verlaufende, nur selten tödlich endende, charakteristische *arthritische* Form tritt vorwiegend bei erwachsenen Tauben (meist weiblichen) als Folge der *Septikämie* auf. Entzündete Gelenke und Sehnenscheiden erscheinen anfangs kaum sichtbar verändert, später jedoch auffällig geschwollen, umfangsvermehrt, z. T. *ödematisiert* und auf Druck m. o. w. stark schmerzempfindlich. Sie fühlen sich vermehrt warm an, weisen umschrieben gerötete äußere Haut, verdickte Gelenkkapsel sowie entzündete Sehnenscheiden auf und enthalten im akuten Stadium veränderte, vermehrte *Synovia*. Schon nach wenigen Tagen zeigen sich erhabene, auf Fingerdruck nachgebende Umfangsvermehrungen, bei Ellbogengelenkentzündungen nachlassende bzw. völlig aufgehobene Flugfähigkeit bei meist schlaff herabhängendem Flügel. Die äußere Haut im Gelenkbereich erscheint borkig und schilfert ab. Oft erkranken Gelenke nur einseitig.

Betroffene Tauben können je nach entzündetem Gelenk entweder schwer bzw. gar nicht fliegen oder nicht normal laufen, erweisen sich als „flügel-" oder „beinlahm" (daher „Flügel-" oder „Beinlähme"). Gelenke der Flügel erkranken öfter als die der Beine, in der Rangfolge am häufigsten Ellbogengelenk ($>$ 90 % der Fälle), seltener Fußwurzel-, Tarso-Metatarsal- und Schultergelenk. Bei der *arthritischen* Form entstehen oft versteifte Gelenke mit verschwarteten Kapseln. Solche Tauben können m. o. w. auffällig gestörtes Allgemeinbefinden, deutliche Schmerzreaktionen, verminderte Futter- und Trinkwasseraufnahme, Schüttelfrost sowie starke *Apathie* zeigen. Betroffene Tiere lassen sich zwar nicht selten klinisch vollständig heilen, oft bleiben in den entzündeten Gelenken S. zurück, die erneute entzündliche Prozesse und deren Folgen bewirken können.

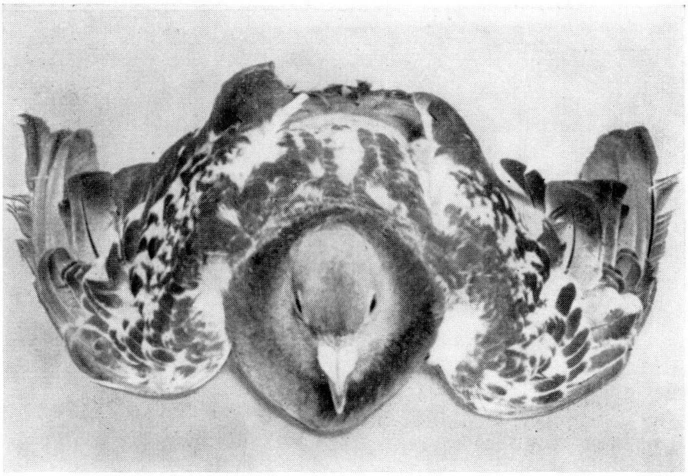

Brieftaube mit beidseitig chronisch entzündeten Fersengelenken, die sich nur noch flügelschlagend fortbewegen kann. Hierbei handelt es sich um die sogenannte „Beinlähme", verursacht durch die arthritische Form von Salmonellose

„Flügellähme"
Hierbei erkranken vor allem Schulter-, Ellbogen- und Handwurzelgelenk sowie Fingergelenke. Betroffene Tauben können nur noch selten hoch, geradeaus und ausdauernd fliegen, bei versteiften Gelenken

gar nicht mehr. Die gelähmten Flügel hängen meist abgespreizt-schlaff am Rumpf und schleifen so über dem Boden, daß die äußeren Handschwingen verschmutzen. Versucht man solche Flügel zu strecken, empfindet das Tier Schmerzen. Mitunter erscheint die Flügelmuskulatur verdickt und verhärtet oder sogar *atrophisch*. In und unter der äußeren Haut von Fingerknochen lassen sich manchmal hirsekorn- bis erbsengroße Knötchen *(Granulome)* fühlen.

„Beinlähme"
Sie tritt bei entzündeten Beingelenken auf. Vorwiegend erkranken Hüft-, Knie-, Tarso-Metatarsal- und Fußwurzelgelenk sowie Zehengelenke. Solche Tauben gehen entweder „steif" und hinken oder können das betroffene Bein nicht mehr belasten. Erscheinen beide Gliedmaßen gelähmt, bewegen sie sich nur noch mit den Flügeln fort.

Gehirnmanifestationen
Betroffene Tauben zeigen häufig Opisthotonus (zurückgebeugten Kopf und Hals), Gleichgewichtsstörungen sowie sonstige *zentralnervale* Symptome, können nicht mehr stehen, liegen z. T. auf der Seite, überschlagen sich und verdrehen mitunter Kopf und Hals (daher „Drehhalskrankheit"). Sie sterben meist erst nach *subakutem* bis *chronischem* Verlauf bei mehrtägigem bis -wöchigem Kranksein.

Kopfverdrehungen (Torticollis)
Sie entstehen nach VAN VLOTEN u. DEBOIS-REINHOLD (1957), wenn das im Innenohrlabyrinth befindliche Gleichgewichtsorgan erkrankt. Entfernt man dieses Organ einseitig, verdreht die Taube den Kopf nach der operierten Körperseite. Befinden sich im Labyrinth entzündliche Prozesse, entsteht das gleiche. Erkranken beide Gleichgewichtsorgane, taumeln betroffene Tiere hin und her und halten den Kopf nur noch selten normal, sondern verdrehen ihn abwechselnd nach links oder rechts. Bei einseitiger Entzündung des Labyrinths kann die Taube anfangs zwar oft noch stehen und sogar fliegen, verdreht den Kopf aber stets in dieselbe Richtung, also entweder nach links oder rechts unten, wobei die Schnabelspitze nach rechts oder links oben zeigt.

Mischmanifestationen
Die beschriebenen Formen treten sowohl einzeln als auch kombiniert auf. Sie lassen sich in betroffenen Beständen bei erkrankten Tieren unterschiedlich häufig feststellen.

Krankheitserscheinungen
Mit *S. typhi murium manifest* infizierte Tauben erscheinen *apathisch*, zeigen geringe oder gar keine Fluglust, auffällig verminderte Futter- und z. T. stark erhöhte Trinkwasseraufnahme. Diese uncharakte-

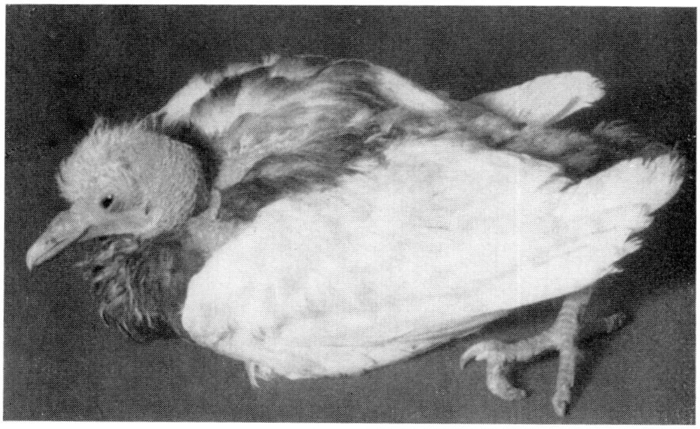

Im Wachstum und in der Entwicklung stark zurückgebliebene, 7 Wochen alte Jungtaube mit der Mischform von Salmonellose, bei der sich der Erreger aus nahezu allen Organen isolieren ließ

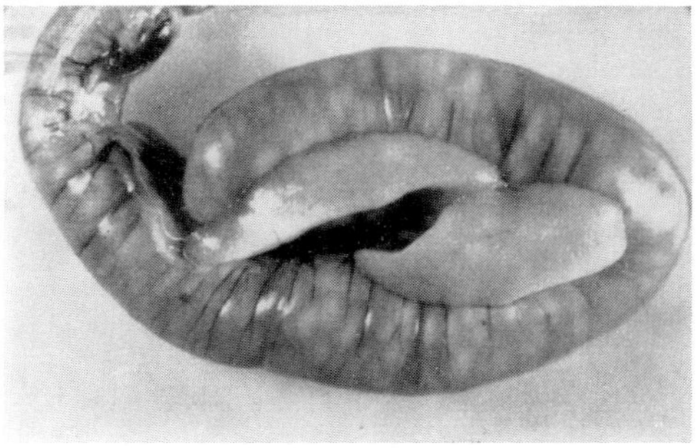

Organe von Haustauben mit chronischer Salmonellose. Durch die ungeöffnete Zwölffingerdarmschleife hindurchschimmernde Granulome

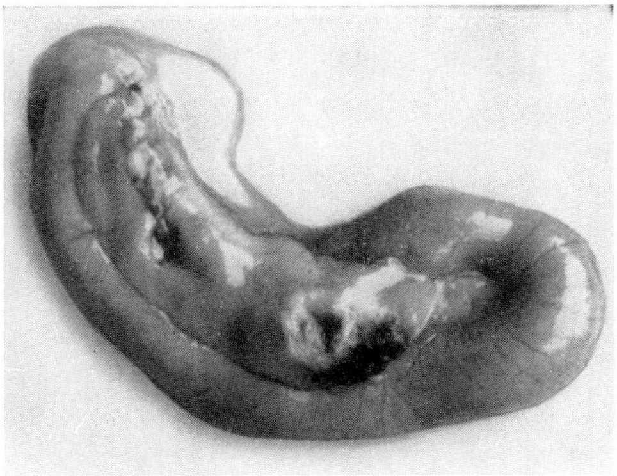

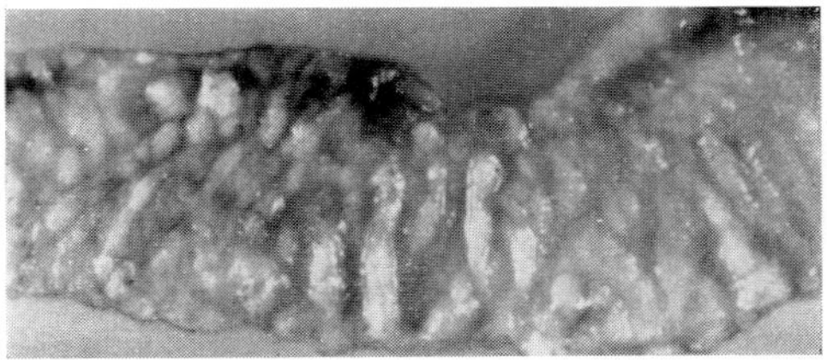

Die Granulome in der Schleimhaut des geöffneten Zwölffingerdarms

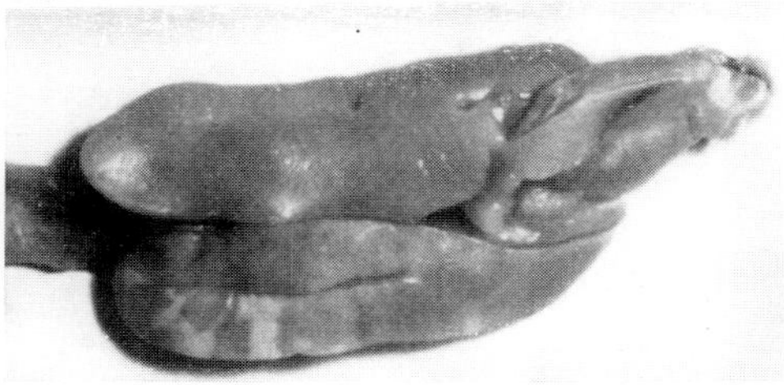

Bauchspeicheldrüse
mit graugelbem verkästem Herd (oben),
mit Granulomen (unten)

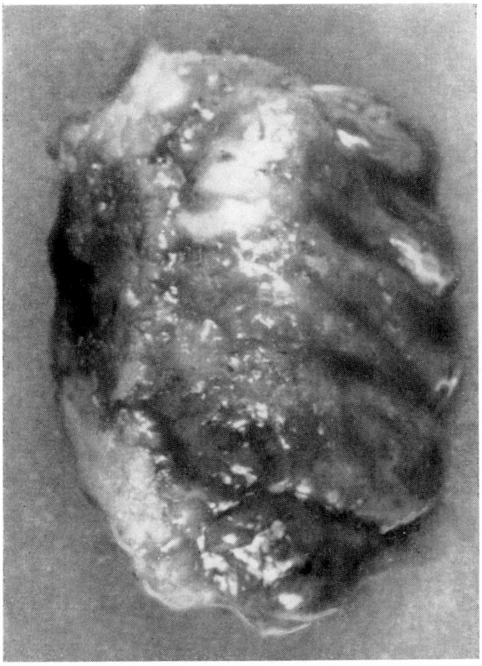

Lunge mit nekrobiotischen Prozessen

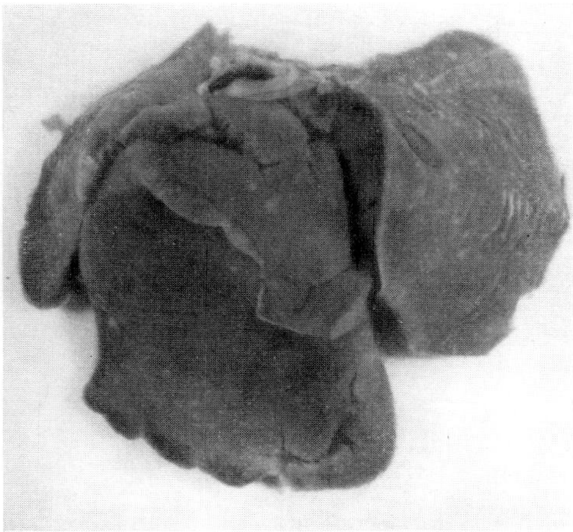

Leber einer Haustaube mit feinsten graugelben Herden

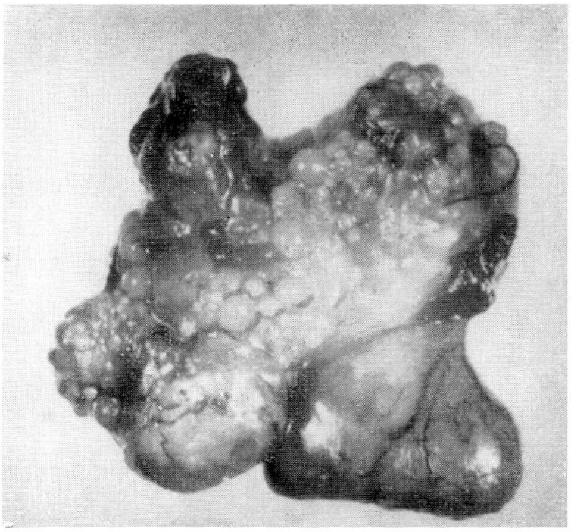

Eierstock mit auffällig degenerierten Follikeln

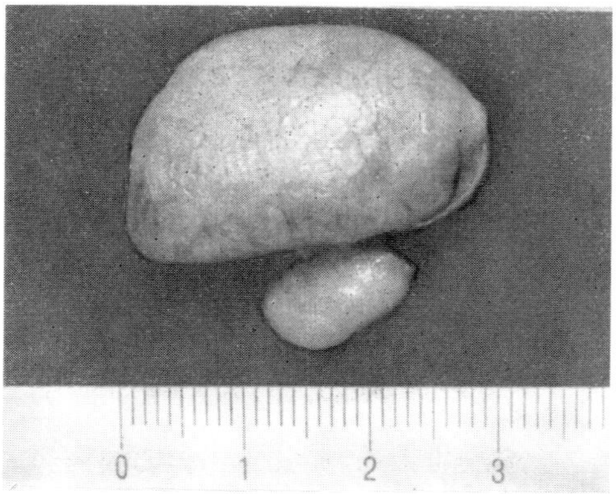

Oben der stark vergrößerte, nekrobiotisch veränderte linke, darunter der ebenfalls, jedoch weniger stark betroffene rechte Hoden

ristischen Symptome treten aber auch bei vielen anderen Krankheiten auf. Gleiches gilt für den abgesetzten Kot, der häufig eine weniger feste bis breiig-weiche oder sogar flüssige Beschaffenheit und grünliche Färbung aufweist.

Von Salmonellose betroffene Nestjunge und Jungtiere bleiben in der Entwicklung zurück. Sie weisen geringere Körpermasse, *Apathie*, *Inappetenz* und oft auch im Kropf gestautes Futter auf und setzen weichbreiigen bis flüssigen grünlichen Kot ab. Ihre Körpertemperatur erscheint erhöht oder erniedrigt, abhängig von der Art und *Manifestation*, Erkrankungsdauer und -schwere. *Zentralnervale* Erscheinungen (Schiefhals, Rückwärtsbeugen von Kopf und Hals) treten vorwiegend bei wachsenden, entzündete Gelenke und Sehnenscheiden dagegen bei erwachsenen Tauben auf.

Pathologische Veränderungen

Bei der Autopsie verendeter, meist stark abgemagerter Tauben fallen vor allem die im Magendarmkanal befindlichen Veränderungen auf. Bei *akutem* Verlauf findet man vorwiegend *katarrhalische bis hämorrhagische Enteritis*, bei chronischem lassen sich die für Salmonellose typischen herdförmigen *diphtheroiden*, *nekrobiotischen* Prozesse in der Dünndarmschleimhaut nachweisen, z. T. auch flächenhafte, m. o. w. tiefreichende, unregelmäßig begrenzte, meist mit *Serositis fibrinosa* verbundene Prozesse.

Die Leber erweist sich z. T. entzündlich, z. T. „zirrhotisch" verändert. Sie enthält oft grauweiße miliare Herdchen, sog. „Paratyphus"-Granulome. Das Herz zeigt mitunter *fibrinöse Pericarditis* und *Epicarditis* sowie herdförmige *Myocarditis* mit *Granulomen*. In den Lungen befinden sich neben hirsekorngroßen Knötchen bis haselnußgroße verkäste Prozesse, mitunter erscheinen Lungenabschnitte speckig verändert. Die Milz kann stark geschwollen sein. Auch in anderen Organen können sich nekrotische Herde befinden.

Bei weiblichen Tauben besiedeln Salmonellen meist Eierstock und Eileiter, in denen sich öfters entzündliche Prozesse nachweisen lassen, während bei männlichen meist einseitig stark vergrößerte, mit *Nekrosen* durchsetzte entzündete Hoden vorliegen. Vereinzelt stellten SCHULTE u. SCHOLZ (1960) auch völlig *nekrotische* Hoden fest.

In den Gelenkhöhlen befindet sich bei *akutem* Verlauf häufig rötlich-gelbes Exsudat, bei *chronischen* Prozessen meist käsig-bröckelige Substanz, während die *Brustmuskulatur* nicht selten weizenkornförmige, z. T. durch die Haut tastbare *Granulome* enthält.

Nach SCHÖLL (pers. Mitt.) eignet sich die für Rinder entwickelte *S. typhi murium-Formol-Adsorbatvakzine „Murivac"* zur Immunisierung von Tauben.

SCHÖLL u. STUHRBERG (1981) empfehlen dabei folgende Immunprophylaxe:

- zweimalige Vakzinierung der erwachsenen Tauben mit je 1 ml „Murivac" im Abstand von 2 bis 3 Wochen, im Winter vor der Paarung,
- zweimalige Immunisierung der Jungtauben, beginnend im Alter von 6 bis 8 Wochen,
- gleichsinnige Impfung aller „Zutreter",
- einmalige Vakzination aller bereits immunisierten Tiere im Jahr.

RÜGER u. RADDEI (1981) überprüften 5 kommerziell hergestellte, *formolinaktivierte* Impfstoffe, die *S. typhi murium* var. *copenhagen* in hoher Konzentration enthielten und als *Adjuvanz* Aluminiumhydroxid oder Mineralöl besaßen, auf ihre Wirksamkeit.

Bei keinem der Impfstoffe ließ sich eine ausreichende immunisierende Wirkung feststellen, gemessen an Ak-Bildung und Belastungsinfektion.

S.-Infektion von Tauben allein mit bestandsspezifischen Impfstoffen oder sonstigen Vakzinen mit abgetöteten Erregern ohne sonstige *präventative* und *prophylaktische* Maßnahmen erfolgreich bekämpfen zu können, verneinen die meisten Autoren.

Perorale Vakzination

Zahlreiche Autoren berichteten darüber (u. a. KOSMODEMJANSKI, 1929; DEMPE, 1931; DORSSEN, 1937; MARCUS, 1964; HÖRTER, 1971 a, b; 1972; HAUSER, 1972; HAUSER u. ROBL-FÜRST, 1972; SPERHAKE, u. HINZ, 1974; LEMAHIEU u. DEVRIESE, 1975).

RÜGER (1979) überprüfte den ab 1971 bekannten „Oralimpfstoff gegen die Salmonellose der Tauben" im Feldversuch in 5 Beständen mit 447 Brieftauben über 6 Monate einschließlich der Reisezeit.

Nach dem vorgeschriebenen Vakzinationsprogramm blieb lediglich der Kontrollbestand von 93 nicht immunisierten Jungtieren über die Schutzfrist von 6 Monaten ohne *S*-Ausscheider. In allen 4 schutzgeimpften Beständen traten *p. v.* Neuausscheider auf. Die bakteriologische Untersuchung von 5006 Einzelkotproben ergab 215mal (4,3 %) *S. typhi murium* var. *copenhagen bei insgesamt 129 Ausscheidern* (27 % der vakzinierten Tiere). Bei der Abschlußuntersuchung zeigten sich 2 geringgradig mit *S.* infizierte Bestände sowie die Kontrolltiere ausscheidungsfrei, während sich in den 2 stärker verseuchten einzelne Ausscheider feststellen ließen. Nach RÜGER (1979) erweist sich das vom Impfstoffhersteller empfohlene Immunisierungsprogramm nicht ausreichend wirksam. Daher empfiehlt er eine 9tägige Ergänzungsvakzination 4 bis 6 Wochen nach der Erstimpfung sowie Wiederholungsimmunisierungen in jeweils 6monatigen Abständen nach abgelaufener Schutzfrist, um Ausbildung und Dauer der Immunität bei den Impflingen zu erhöhen.

S.-Lebendvakzinen

Mehrere Autoren stellten übereinstimmend fest, daß sich Nutztiere vor allem mit *p. o.* verabreichten Lebendimpfstoffen besser als mit *„inaktivierten"* Vakzinen schützen lassen. Nach LINDE (1980) bewirken *zyklische S.*-Infektionen (z. B. mit *S. typhi murium*) stabile zelluläre Immunität, die Reinfektionen weitgehend ausschließen. Abhängig von der Anwesenheit von Impfstämmen in Geweben regen Vakzinen aus lebenden *S.* im Gegensatz zu solchen aus abgetöteten die zelluläre Immunität an. Sie schützen mit *pathogenen S.* belastungsinfizierte Individuen statistisch signifikant vor den Folgen der klinisch-manifesten Krankheit.

Forderungen an S.-Lebendimpfstoffe

LINDE (1980) fordert von genetisch stabilen *S.*-Mutanten, daß sie bei einmaliger *p. o.* Vakzination die Probanden vor den bei ungeimpften Kontrolltieren tödlichen oder die Krankheit auslösenden Folgen der Belastungsinfektion (BI) bewahren. Solche Impfkeime müssen 2 nicht vermehrungsbegrenzende *Marker* besitzen, von denen jeder unabhängig voneinander die Virulenz von Wildstämmen (Krankheitserreger) reduziert, sich als stabil abgeschwächt *(attenuiert)* erweist und die *immunogenen* Eigenschaften der Einmarker-Mutante nicht herabsetzt. Die Stabilität solcher Impfstämme beruht auf dem Fakt, daß die *Reversions*häufigkeiten der einzelnen Marker sich potenzieren, wodurch die gleichzeitige Rückmutationshäufigkeit von zwei Markern bei $< 10^{-14}$ liegt. Durch ihre charakteristischen Merkmale lassen sie sich sicher von Wildstämmen unterscheiden.

Wie bereits bei bestimmten Nutztierarten erprobt, lassen sich solche sowohl *p. o.* als auch *parenteral* verabreichbaren *S.*-Lebendimpfstoffe sicherlich auch für Tauben entwickeln. Sie sollen die mit ausreichend hohen Dosen der Impfkeime immunisierten Tiere schon wenige Tage *p. v.* vor der bei Kontrolltauben *letalen* BI schützen. *S.-Mutanten* verbleiben nur vorübergehend im Tier. Der Impfschutz erweist sich daher zeitlich begrenzt. Entsprechend den daraus resultierenden Impfkonzeptionen muß man die Tauben daher in bestimmten Abständen *revakzinieren.*

Immunität

Die aktive Immunisierung erzeugt sowohl *humorale* (an die Blutflüssigkeit gebundene) als auch vor allem *zelluläre* (zellvermittelte bzw. zellgebundene) und *lokale* Immunreaktionen, die sich wechselseitig beeinflussen und fördern. Der wirksame Schutz gegen virulente *S.* hängt weitestgehend von diesen 3 Abwehrvorgängen ab, besonders von den zellulären.

Im Gegensatz zu Lebendvakzinen erzeugen Impfstoffe mit inaktivierten *S.* eine weniger belastungsfähige zellgebundene Immunität. Ein fast ebenso guter Schutz wie mit Lebendvakzinen läßt sich jedoch auch durch „inaktivierte" Impfstoffe erzeugen, wenn man das Antigen zusammen mit *Adjuvanzien* verabreicht. Hinsichtlich der Praxiseignung von *S.*-Vakzinen spielen neben ihrer *Immunogenität* auch die Verträglichkeit eine große Rolle, weil das vollständige FREUND'sche Adjuvanz starke Reaktionen an der Impfstelle (im Ø 1 bis 2 cm große knötchenförmige Granulome in der Unterhaut) hervorruft. Mehrere Autoren wiesen nach, daß auch mit *S.*-Mineralölvakzinen ohne Mykobakterienzusatz und inkomplettem Adjuvanz sich ein sowohl hinsichtlich *S.-Ausscheidung* als auch *Morbidität* und *Mortalität* gleicher Schutz wie mit diesen Zusätzen erzielen läßt. Gegenwärtig erfüllt leider noch keine angebotene Vakzine die für *S.*-Schutzimpfstoffe hochgestellte Forderung, daß schutzgeimpfte Tauben nach BI weder *subklinisch* erkranken noch die Testkeime ausscheiden und sich selbst gegenüber massiven Infektionen ausreichend und langfristig immun erweisen.

Bekämpfung und Prophylaxe

Hierzu gehören vor allem
- das Ausmerzen unheilbarer Tiere und *S.*-Dauerausscheider;
- die zielgerichtete *Chemotherapie* und *-prophylaxe* mit den lt. *Resistogramm* wirksamsten Mitteln und
- die zum günstigsten Zeitpunkt vorzunehmende Schutzimpfung mit hoch *immunogenen* Vakzinen.

Die wichtigsten, im Prinzip auch für die wirksame Bekämpfung von anderen übertragbaren Krankheiten erforderlichen hygienischen und sonstigen Maßnahmen stellen dar:
- In *S.*-Verdachtsfällen läßt man verendete Tauben und/oder Kotproben in der zuständigen vet.-med. Einrichtung untersuchen.
- Alle stark abgemagerten sowie unheilbaren Tiere sollte der Züchter ausmerzen und den verbliebenen Bestand nach tierärztlichem Rat *chemotherapeutisch* behandeln.
- Tritt die Krankheit seuchenartig auf, merzt er am besten betroffene Bestände aus, reinigt und desinfiziert Schläge, Volieren, Gerätschaften gründlich und beginnt die Zucht mit *S.-negativen* Tieren neu. Ausnahmen sollten nur sehr seltene Rassen und ganz besonders wertvolle Tiere bilden. Dadurch vermeidet er die Übertragung von *S.* in andere Taubenbestände, auf Hausgeflügel, Wildvögel, sonstige Tiere und den Menschen.
- Vor dem Erwerb *S.-negativer* Tauben sollte er Schläge und Volieren gründlich reinigen sowie desinfizieren.
- Auch die unmittelbare Umwelt muß erregerfrei sein, damit sich die neu einzustellenden Tiere nicht infizieren können. Sie sollten möglichst keinen Kontakt mit

verwilderten Haustauben, Geflügel, Wildvögeln und anderen lebenden sowie unbelebten Zwischenträgern besitzen.

- Nach der wirksamen Therapie und gründlichen Desinfektion muß er von sämtlichen Tieren infizierter Bestände Kotproben untersuchen lassen, um die verbliebenen Keimträger ermitteln und Dauerausscheider ausmerzen zu können.
- Von allen bakteriologisch negativen Tauben läßt er in etwa 10- bis 14tägigen Abständen 3mal Sammelkotproben testen. Erst wenn alle Untersuchungen negativ verliefen und die Bestände auch klinisch gesund erscheinen, lassen sie sich als unverdächtig ansehen.
- Liegen in bestimmten Sammelkotproben jedoch noch *Salmonellen* vor, muß er von allen Tauben dieser Gruppen erneut Einzelkotproben untersuchen lassen, um vorhandene Ausscheider erkennen, isolieren und nachbehandeln zu können.
- Infolge Gelenkentzündungen therapierte, klinisch geheilte Tauben muß er 3mal in etwa 3wöchigen Abständen auf *S.*-Ausscheidung und evtl. auf *Ak* überprüfen lassen, ehe er sie bei 3maligem negativen Ergebnis als *saniert* ansehen kann.
- Durch in mehrwöchigen Abständen vorzunehmende mehrmalige serologische Kontrolluntersuchungen lassen sich infizierte Tiere ebenfalls ermitteln.
- Tauben muß er ständig hygienisch einwandfrei halten, vollwertig ernähren und *resistenzsch*wächende Faktoren *(Stressoren)* von ihnen fernhalten. Schläge sowie Volieren darf er nicht überbesetzen und muß sie regelmäßig reinigen.
- Einwandfrei gelagertes, vor Mäuse- und Rattenfraß geschütztes Futter sollte er nur in hygienisch einwandfreien Trögen verabreichen, Trinkwasser ausschließlich in zweckmäßigen Behältern. Tränken mit stehendem Wasser muß er täglich säubern.
- Abgesetzte Junge sollte er stets von erwachsenen Tauben getrennt im Jungtierschlag unterbringen.
- Mäuse und Ratten muß er durch zweckentsprechende Maßnahmen von Schlägen und Volieren fernhalten.
- Alljährlich sollte er ein- bis zweimal Sammelkotproben in der zuständigen vet.-med. Einrichtung auf *Salmonellen* untersuchen lassen, um Ausscheider frühzeitig erkennen und entweder behandeln oder ausmerzen zu können.
- Neu zu erwerbende Tiere sollte er stets aus *S.-negativen* Beständen beziehen. Um das zu gewährleisten, empfiehlt es sich, ein tierärztliches Attest zu fordern, aus dem hervorgeht, daß sich der Herkunftsbestand als klinisch frei von erkennbaren Krankheiten erweist und nicht länger als 4 Wochen zurückliegende bakteriologische Untersuchungen von Sammelkotproben und evtl. von Blutproben auf *Ak* negativ verliefen.
- Liegt diese Gewähr nicht vor, muß man auch klinisch gesunde neuerworbene Tiere zunächst *quarantänisieren*, ehe man sie nach frühestens 4 Wochen und mindestens 3maliger in 10 bis 14tägigen Abständen aufeinanderfolgender negativer bakteriologischer Kotuntersuchung und evtl. serologischer Untersuchung als unverdächtig dem eigenen Bestand beigibt.
- Zugeflogene und erheblich verspätet von Flugwettbewerben zurückkehrende Brieftauben gelten als krankheitsverdächtig, weswegen er sie *quarantänisiert* und *bakteriologisch* sowie evtl. *serologisch* überprüfen läßt.
- Im Reisesport und auf Ausstellungen müssen die dafür Verantwortlichen alle tierhygienischen und seuchenprophylaktischen Erfordernisse besonders exakt kontrollieren und einhalten lassen.

3.8. Escherichia (E.) coli-Infektion

Nach verschiedenen Autoren (u. a. SANFELICE, 1895; DE BLASI, 1906; EBER u. PALLASKE-EBER, 1934; LESBOUYRIES, 1941; SCHNEIDER, 1941; NOORDSY, 1948; VINDEVOGEL u. DUCHATEL, 1979) gibt es von E. coli verursachte Erkrankungen auch bei Tauben.

Krankheitsursache: 0,5 bis 3 µm große, GRAMnegative stäbchenförmige, im Darm vorkommende Bakterien, von denen nur die *pathogenen* Stämme Krankheitserreger vor allem bei jungen und stark resistenzgeschwächten Tauben darstellen.

Krankheitsübertragung
Pathogene *E. coli*-Keime können über die Kalkschale in das Brutei eindringen, den Embryo infizieren und töten. Massiv peroral oder aerogen angesteckte Junge erweisen sich ebenfalls für E. coli empfänglich.

Krankheitsbild
E. coli-Infektionen gehen meist mit Nabel-Dottersack-, Darm-, z. T. auch Lungen- und Gelenkentzündungen einher.

Krankheitsfeststellung
Hierzu gehören der Nachweis pathogener E. coli-Keime und der *differentialdiagnostische* Ausschluß anderer Erreger.

Therapie, Bekämpfung und Prophylaxe
Sie gründen sich im Prinzip auf die bei anderen *Bakteriosen* (vor allem Salmonella-Infektionen) genannten Maßnahmen.

3.9. Yersinia-Infektionen

Die zur Familie *Enterobacteriaceae* gehörende Gattung *Yersinia (Y.)* besteht aus 3 Arten: *Y. pestis, Y. pseudotuberculosis* und *Y. enterocolitica*, den Erregern der Pest des Menschen, der bei Nagetieren, Vögeln, selten bei Nutzsäugern und dem Menschen vorkommenden Zoonose Pseudotuberkulose sowie der *Enterocoliticose* von Säugern, Vögeln und dem Menschen als weiterer *Zoonose*. Keine andere Infektionskrankheit fürchteten Menschen in der Vergangenheit mehr als die Pest. Schon im 6. Jahrhundert v. u. Z. raffte sie während ihres etwa 50jährigen Herrschens mehr als 100 Mill. Menschen hinweg. Im 14. Jahrhundert trat der „schwarze Tod" erneut katastrophal auf und vernichtete etwa 25 % der damaligen Bevölkerung von Europa. 1894 entdeckte YERSIN den Erreger in Hongkong und bezeichnete ihn nach seinem Lehrer PASTEUR als *Pasteurella pestis*. Alle Vertreter der Gattung Y. besitzen ein gemeinsames *R-Antigen*.

3.9.1. *Yersinia (Y.) pseudotuberculosis-Infektion (Pseudotuberkulose)*

Synonyme
Rodentiose, Schein-, Nagertuberkulose, Parapest, Paracholera

Krankheitsbegriff
Die sowohl als latente und subklinische *Y. pseudotuberculosis*-Infektion als auch in *akuten* bis *chronischen* Verlaufsformen auftretende *manifeste* Krankheit (Pseudotuberkulose) kann Säugetiere, Vögel und als *Zoonose* auch den Menschen befallen.

Vorkommen, Verbreitung
Über Pseudotuberkulose *(PT)* bei Tauben berichteten mehrere Autoren (u. a. DOLFEN, 1916; van DORSSEN, 1951; MARTHEDAL u. VILLING, 1954; LEVI, 1963; BORST u. a.,1977). *PT* tritt meist *sporadisch*, selten seuchenartig, vorwiegend bei jungen, mitunter auch bei erwachsenen Tauben auf und kommt unterschiedlich häufig vor. Nach ETZLER (1971) ließen sich *Y. pseudotuberculosis*-Infektionen nicht nur bei Haus-, sondern auch bei folgenden Wildtaubenarten nachweisen: Türkentaube *(Streptopelia d. decaocto)*, Lachtaube *(Streptopelia roseogrisea risoria)*, Hohltaube *(Columba o. oenas)* und Ringeltaube *(Columba p. palumbus)*. Nach PATERSON u. COOK (1963) infizierten sich Ringeltauben in Südengland häufig mit *Y. pseudotuberculosis* und erkrankten oft

TABELLE 3/23
Pseudotuberkulose bei diagnostisch untersuchten Tauben (von 1955 bis 1980 erschienenen Publikationen zahlreicher Autoren aus mehreren Ländern und eigenen Untersuchungen zusammengestellt)

Taubengruppen	Untersuchte Tiere	Pseudotuberkulose	
	n	n	%
Brieftauben	4324	11	0,25
Rasse- und Brieftauben[1]	4764	27	0,57
Rassetauben	855	40	4,68
verwilderte Haustauben	1763	0	

[1] Von den Autoren nicht getrennt

TABELLE 3/24
Nachweis von *Yersinia pseudotuberculosis (Y. p.)* bei von 1958 bis 1975 bakteriologisch untersuchten Vögeln (BORST u. a., 1977)

Bezeichnungen	Untersuchte Tiere	Isolierte Stämme von *Y. p.*	
	n	n	%
Tauben *(Columbiformes)*	861	12	1,39
Schnepfenvögel *(Charadriiformes)*	519	2	0,39
Störche *(Ciconiiformes)*	558	1	0,18
Mäusevögel *(Coliiformes)*	30	2	6,67
Krähenvögel *(Coraciiformes)*	167	8	4,79
Kuckucke *(Cuculiformes)*	82	6	7,32
Hühnervögel *(Galliformes)*	2668	8	0,30
Kraniche *(Gruiformes)*	408	3	0,74
Sperlingsvögel *(Passeres)*	5876	122	2,08
Tukane *(Piciformes)*	233	38	16,31
Papageienvögel *(Psittaciformes)*	4457	40	0,90

tödlich, besonders bei hoch*virulenten* Erregern und starkwirkenden *Stressoren*. VINDEVOGEL u. DUCHATEL (1979) wiesen 1971 *PT* in Belgien bei je einer Ringel- und Turteltaube nach. BORST u. a. (1977) untersuchten von 1958 bis 1975 insgesamt 18315 gestorbene Vögel Hollands. Bei 12 Ordnungen und 98 Arten konnten sie 245 Y. *pseudotuberculosis*-Stämme isolieren, bei Tauben nach Tab. 3/24 in 12 (1,39 %) Fällen.

Wirtsspektrum
Y. pseudotuberculosis-Infektionen kommen besonders in den Zonen subtropischen und gemäßigten Klimas vor. PT ließ sich u. a. bei folgenden Tierarten z. T. enzootisch und verlustreich nachweisen: Feldhasen, Wildkaninchen, Füchse, Mäuse, Ratten, Meerschweinchen, Kaninchen, Nutrias, Katzen, Hunde, Ziegen, Schafe, Rinder, Pferde, Hausgeflügel (Fasane, Puten, Tauben, Hühner, Enten), Kanarien- und andere Ziervögel, Wildvögel (z. B. Sperlinge, Finken, Lerchen, Ammern, Amseln, Dohlen, Krähen, Tukane, Eulen, Tauben, Rebhühner, Wachteln, Fasane, Schwäne). Die Erreger*reservoire* vermutet man vor allem in Nagetieren (Mäuse, Ratten, Kaninchen, Feldhasen) und Wildvögeln, welche Y. pseudotuberculosis durch ihren Kot und kothaltige Zwischenträger (Futter, Wasser, Milben, Insekten, Staub) auch auf Haus-, Zootiere und sogar den Menschen übertragen können.

Krankheitsursache
Das ubiquitäre Pseudotuberkelbakterium Y. *(Pasteurella) pseudotuberculosis* EISENBERG, 1891, ist ein nicht säurefestes, GRAM-negatives, peritrich begeißeltes, bei Zimmertemperatur gut bewegliches, pleomor-

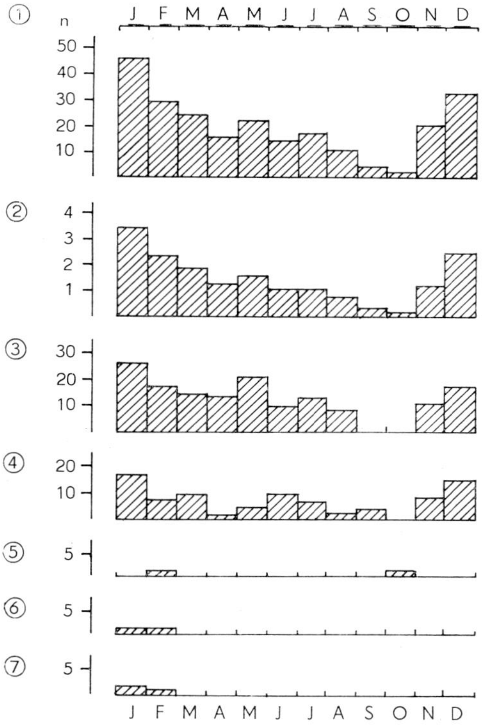

Von 1958 bis 1975 bei 98,
zu 12 Ordnungen gehörenden Vogelarten
isolierte Fälle und Serotypen von
Y. pseudotuberculosis
nach ihrer monatlichen Häufigkeit
(nach BORST u. a., 1977)
1 n Isolate
2 Isolate in % zu untersuchten Tieren
3 bis 7 Isolate der Serotypen I bis V

phes 1,5 bis 6,0×0,4 bis 0,8 µm großes Stäbchen mit abgerundeten Enden und kommt auch in *kokkoiden* oder *filamentösen* Formen in 6 *typenspezifischen* Varianten (Serogruppen I bis VI) und 2 Untergruppen (A, B) vor. Von den 12 durch BORST u. a. (1977) isolierten Y. pseudotuberculosis-Stämmen von Tauben gehörten 9 (75 %) zum *ST* I, dem häufigsten *ST* von Säugetieren und Menschen, 3 (25 %) zum *ST* II.

Erregervirulenz
Sie hängt davon ab, ob und wieviel V(*Protein*)- und W(*Lipoprotein*)-Antigen sie bilden. *Y. pseudotuberculosis* kann sich im Wasser schon bei Temperaturen um 15 °C vermehren.

Eigenschaften
Wachstum *aerob* auf Blutagar ohne *Hämolyse*, optimal bei 30 °C (Minimum 4 °C, Maximum 43 °C). Kolonien auf Nähragar nach 24 Std. bei 37 °C rund, 0,25 bis 1 mm im Ø, glatt bis schleimig, durchscheinend und gelblich, vergrößern sich allmählich und können am Rand Rauhformen bilden.

Biochemische Charakteristika
Y. pseudotuberculosis spaltet Dextrose, Maltose, Mannit, Adonit, Arabinose, Xylose, Rhamnose, Salizin, Glyzerin und Harnstoff; Indol- und VOGES-PROSKAUER-Reaktion negativ, H_2S, Methylrot, Katalase negativ, Milch bleibt unbeeinflußt, Gelatine unverändert, Ammoniak wird gebildet, Lackmusmilch schwach alkalisch verändert, Methylenblau und Nitrate werden reduziert.

Tenazität
Y. pseudotuberculosis erweist sich sehr widerstandsfähig gegenüber Fäulnis, Kälte, Feuchtigkeit, Austrocknung und bleibt unter diesen Bedingungen in der Umwelt, den Futter- sowie Lebensmitteln u. U. monatelang infektiös. Sonnenlicht, Erhitzung > 60 °C und wirksame Desinfektionsmittel (3%ige Formalin-, 5%ige Chlorphenollösung) inaktivieren es.

Krankheitsübertragung und -entstehung
Y. pseudotuberculosis läßt sich nicht nur von Tauben, sondern auch von Wildvögeln und erregerhaltigen Vektoren auf Tauben übertragen. Durch tagelanges Hungern und Dursten stark *resistenz*geschwächte Tiere erweisen sich besonders anfällig. Das gleiche trifft für wochenlang eingesperrte oder ausschließlich in Volieren gehaltene und einseitig ernährte Tauben zu. Von der seltenen Wundinfektion abgesehen, gelangt *Y. pseudotuberculosis* mit kotbeschmutztem Futter und/oder Tränkwasser in den Darm, über die Pfortaderkapillaren der Schleimhaut in die Blutbahn und verursacht entweder mit Leber- und Milzschwellung einhergehende *septikämisch-toxämische* Prozesse oder, wenn das Tier die Generalisation übersteht, feinste *tuberkel*ähnliche Prozesse in verschiedenen Organen. Als besonders empfänglich erweisen sich kälteempfindliche, *tropische* und *subtropische* Vogel- einschließlich Wildtaubenarten, die am häufigsten von November bis April erkranken.

IKZ
Sie hängt von mehreren Faktoren ab und schwankt zwischen 3 und 14 Tagen.

Krankheitssymptome
An PT erkranken nicht nur Nestlinge, die von den Eltern gekröpftes Futter verweigern, rasch abmagern, Durchfall aufweisen und meist verenden, sondern auch abgesetzte sowie erwachsene Tauben. Die betroffenen entkräfteten, teilnahmslosen Tiere hocken schläfrig-aufgeplustert in einer Ecke, trinken vermehrt, fressen wenig und setzen stinkenden, verfärbten, extrem weichen bis schleimig-wäßrigen Kot ab, der auch bei allen anderen mit Darmentzündung einhergehenden Krankheiten und Störungen vorliegen kann.

Krankheitsverlauf
PT verläuft entweder akut fieberhaft innerhalb weniger Tage oder häufiger *subakut* bis *chronisch* bei ein- bis zweiwöchiger Dauer tödlich.

Morbidität und Mortalität
PT tritt meist *sporadisch* und vorwiegend bei wachsenden Tauben auf. Die Erkrankungs- und Verlustquote übersteigt selten 25 % der Tiere des Bestandes.

Krankheitsfeststellung
PT läßt sich *pathologisch-anatomisch* zwar vermuten, aber erst durch Erregernachweis und/oder *Serodiagnostik* (Serum-Langsam-*AR)* feststellen.

Differentialdiagnostisch muß man alle mit Darmentzündungen einhergehenden Krankheiten ausschließen, vor allem *Salmonella-, Pasteurella-, Mycobacterium avium-, Aspergillus fumigatus*-Infektionen. Wegen möglicher Kreuzreaktionen von typenspezifischen *O-Antigenen* von *Y. pseudotuberculosis* mit solchen von *Salmonellen* sowie evtl. Verwechslungen mit atypischen *E. coli(„coliformen")Bakterien* muß man diese differentialdiagnostisch wichtigen Erreger sicher ausschließen.

Pathologisch-anatomische Veränderungen
Sie hängen vor allem von der *Erregervirulenz* und Verlaufsform ab.

Akute Form
Hierbei treten septikämisch-toxämische, mit Darmentzündung, Milz-, Leber- und Nierenschwellung einhergehende Veränderungen auf.

Subakute bis chronisch verlaufende Form
Bei ihr lassen sich katarrhalisch-hämorrhagisch entzündete Darmschleimhaut, entzündlich-degenerative Prozesse auf der Schnabel-Rachen-, Schlund- und Kropfschleimhaut, Darmserosa und dem Gekröse sowie seröses Exsudat in der Leibeshöhle nachweisen. In der *hyperämischen*, geschwollenen Leber befinden sich submiliare bis miliare gelbweiße, von einer winzigen grauen Zone umgebene *Nekroseherde*. Ähnliche Prozesse können auch Milz, Lungen, Nieren, Herz- und Brustmuskulatur aufweisen.

Histopathologische Veränderungen
Die *makros-* und *mikroskopisch* deutlich von *Tuberkeln* zu unterscheidenden Krankheitsprozesse bestehen aus *submiliaren* und *miliaren Nekroseherden*, die zu größeren Knötchen zusammenfließen. Sie besitzen ein *nekrotisches* Zentrum, in dem sich feine Stäbchen nachweisen lassen. Darauf folgen in der Peripherie *nekrobiotische* Zonen mit ungeschädigten Leukozyten *(pseudoeosinophile Granulozyten)*, ein mit Riesenzellen durchsetzter Saum von *Histiozyten, Lymphozyten* und *Fibroblasten*. Bei *protrahiertem* Verlauf lassen sich *Granulome* aus *Histiozyten, Leukozyten, Fibroblasten* und *Fibrozyten* nachweisen. Diese Veränderungen gleichen sich weitgehend in allen betroffenen Organen.

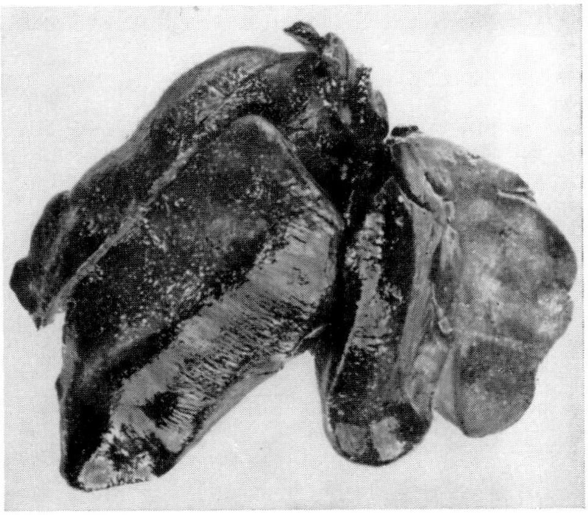

Leber eines gestorbenen Tieres mit den typischen Veränderungen von *Yersinia pseudotuberculosis*-Infektion wie starke Schwellung, Blutstauung und massenhaft graugelbliche, bis etwa hirsekorngroße Herde

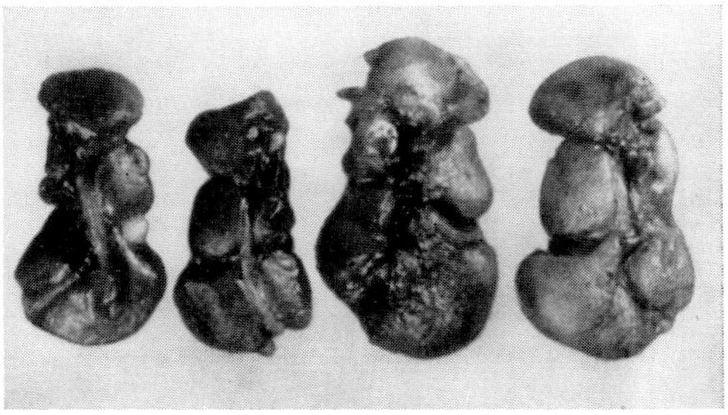

Die stark geschwollenen und aufgehellten Nieren einer Taube mit Pseudotuberkulose (rechts), im Vergleich dazu die unveränderten Nieren eines gesunden Tiere (links)

Bekämpfung und Prophylaxe
Hierfür empfehlen sich folgende Maßnahmen:
– Bei Krankheitsverdacht sendet man verendete Tauben zur *Diagnostik* an die zuständige vet.-med. Einrichtung ein.

– In befallenen Beständen sollte der Züchter alle kranken Tiere isolieren, auffällig abgemagerte und entkräftete ausmerzen sowie den Bestand *chemotherapeutisch* mit den bei *Salmonella*-Infektionen angegebenen Mitteln behandeln.
  Nach BORST u. a. (1977) eignen sich hierfür *Chlortetrazyklin* (z. B. als Pellets mit 5 g/kg) oder andere *Breitspektrum-Antibiotika* (Ampizillin, Chloramphenikol, Cloxazillin, Erythromyzin, Novobiozin, Tetrazyklin, Tylosin) und das Kombinations-Chemotherapeutikum *Trimethoprim-Sulfamethioxazol.*
– Nach der Krankheit reinigt man Schläge, Volieren sowie die erregerhaltige Umwelt gründlich und desinfiziert sie mit 5%iger Formalin-, *Chlorphenol-* oder Chlorkresollösung.
– Tauben muß der Züchter hygienisch einwandfrei halten, vollwertig ernähren, gut betreuen und resistenzschwächende Einflüsse von ihnen fernhalten. Vor allem darf er Schläge und Volieren nicht übersetzen und muß sie regelmäßig reinigen.
– Futter sowie Trinkwasser gibt man nur in zweckentsprechenden Behältern, Tränken mit stehendem Wasser muß man täglich reinigen, abgesetzte Junge stets im Jungtierschlag, empfindliche Wildtaubenarten bei niedrigen Temperaturen kältegeschützt unterbringen.
– Das Futter soll man mäuse- und rattensicher lagern, um Kontaminationen mit *Y. pseudotuberculosis* durch sie und andere *Vektoren* zu vermeiden.
– Aus dem gleichen Grund muß man den Kontakt von Tauben mit Nagetieren, verwilderten Haustauben und Wildvögeln vermeiden. Man füttert und tränkt sie deshalb nur in Schlägen und Volieren.

3.9.2. *Yersinia (Y.) enterocolitica-Infektion (Enterocoliticose)*

Krankheitsbegriff
Diese *spontan* bei verschiedenen Säugern (u. a. Chinchilla, Ratten, Meerschweinchen, Hasen, Kaninchen, Zoo- und Wildtieren, Katzen, Hunden, Schafen, Ziegen, Rindern, Pferden) und Vögeln (u. a. Zugvögel, Hühner, Tauben) und als *Zoonose* auch beim Menschen weltweit nachgewiesene Infektion verläuft meist *inapparent*, geht klinisch-*manifest* z. T. mit *Septikämie* und Organ*manifestation* einher.

Vorkommen, Verbreitung
Nur wenige Autoren isolierten *Y. enterocolitica* bisher bei Tauben.

Krankheitsursache
Y. enterocolitica als ei- oder stäbchenförmiges, 0,5 bis 1×1 bis 2 μm großes, *peritrich* begeißeltes, bei > 37 °C unbewegliches GRAMnegatives Bakterium kommt in der Umwelt (Gewässer, Futter-, Lebensmittel, Nagetierreservoire) offenbar *kosmopolitisch* und *ubiquitär* vor.

Tenazität
Ähnlich wie *Y. pseudotuberculosis* erweist sich *Y. enterocolitica* gegenüber Umwelteinflüssen sehr widerstandsfähig und soll sich schon bei Temperaturen < 20 °C (bereits bei 4 °C) vermehren können.

Krankheitsübertragung, -entstehung, -bild, -bekämpfung und -prophylaxe
Sie ähneln der *Y. pseudotuberculosis*-Infektion.

Krankheitsfeststellung
Voraussetzung hierfür stellt der Erregernachweis und *differentialdiagnostische* Ausschluß von *Y. pseudotuberculosis, Salmonellen* und *Pasteurellen, Mycobacterium avium* und dem Ringeltauben-*Mycobacterium* bei *Columba p. palumbus* dar.

3.10. Pasteurella-Infektion

Krankheitsbegriff
Hierunter faßt man die bei Säugetieren, Vögeln und dem Menschen vorkommenden, von Bakterien der Pasteurella (P.)-Gruppe hervorgerufenen Infektionen zusammen. Bei Tauben kommen solche Ansteckungen mit *P. multocida* und *P. gallinarum* vor, wobei die pathogene Bedeutung letzterer noch unklar ist. *P. haemolytica* scheint es bei Vögeln nicht zu geben (GERLACH, pers. Mitt., 1981).

Vorkommen, Verbreitung
Als Geflügelcholera bezeichnete Erkrankungen beschrieben Autoren schon im 18., ihre Übertragbarkeit im 19. Jahrhundert. PASTEUR (1880) gelang es, den Erreger in Nährböden zu vermehren. Im Gegensatz zum Wirtschaftsgeflügel gibt es *manifeste P. multocida*-Infektionen bei Tauben offenbar selten, da sie selbst nach intensivem Kontakt mit von Geflügelcholera betroffenem Geflügel nicht erkrankten (BROWN u. a., 1969).

Krankheitsursache
Pasteurellen stellen GRAMnegative, unbewegliche, kapselhaltige oder unbekapselte, 0,3×1 μm große, *bipolar* anfärbbare stäbchenförmige Bakterien dar.

Empfänglichkeit
Gegenüber natürlichen Infektionen erweisen sich sämtliche Geflügelarten und Wildvögel empfänglich, für künstliche Infektionen eignen sich vor allem weiße Mäuse.

Nach Untersuchungen mehrerer Autoren gelten Hausratten *(Rattus norvegicus)*, darüberhinaus auch Katzen und Hunde, als Träger und damit Erregerreservoire von *Pasteurella multocida-Serotypen*, die natürlich sowohl bei dem Hausgeflügel als auch den Wildvögeln nicht vorkommen. Nach McDONALD u. a. (1981) erwiesen sich von 39, von Juli 1975 bis April 1978 in England untersuchten Wildvögeln 9 Tiere (23,1 %) von 3 Spezies (Stare, Möwen, verwilderte Haustauben) mit *P. multocida* infiziert, davon 6 (40,0 %) von 15 verwilderten Haustauben (Typen 3; 5; 14).

Krankheitsübertragung
Latent und *manifest* infizierte Tiere scheiden *Pasteurellen* vor allem mit dem Exsudat von Schleimhäuten der Kropfhöhlen aus. Empfängliche Tauben können sie *aerogen*, durch Kontakt oder indirekt über *Vektoren* (Futter, Trinkwasser, Staub) aufnehmen, lebende Zwischenträger (z. B. Insekten, Wildvögel, Mäuse, Ratten, Katzen, Hunde) auch weiterverbreiten.

IKZ
Sie schwankt zwischen wenigen Std. bis mehreren Tagen.

Krankheitsformen, -symptome und -verlauf
Pasteurellen können je nach *Virulenzgrad latente, subklinische* und *manifeste* Infektionen bewirken. Bei *perakuter* bis *akuter* Form lassen sich hochgradig gestörtes Allgemeinbefinden, *Inappetenz*, Fieber, erhöhte Körpertemperatur, Atmungsbeschwerden, schleimiger Nasenausfluß und meist Tod nach wenigen Tagen nachweisen. Dagegen geht die *chronische* Form mit unspezifischen Symptomen (Abmagerung, Atmungsbeschwerden, z. T. Gelenk-, Bindehautentzündungen) einher.

Krankheitsfeststellung
Sie gründet sich auf den Nachweis der Erreger und den *differentialdiagnostischen* Ausschluß anderer Ursachen. *P. multocida* läßt sich nach McDONALD u. a. (1981) bei Vögeln mit Katzen- oder Hundebißverletzungen stets aus der entzündeten Unterhaut von Bißwunden sowie aus Leber und Lunge isolieren.

Therapie, Bekämpfung
Hierfür eignen sich im Prinzip die bei anderen Bakteriosen (vor allem *Salmonella*-Infektionen) genannten Maßnahmen (siehe ab Seite 140).

Prophylaxe
P. multocida-Infektionen der Vögel lassen sich sicher verhüten, wenn man die als Erregerreservoire in Frage kommenden Ansteckungsquellen (Ratten, Katzen, Hunde) von ihnen fernhält. Von diesen Tieren gebissene Tauben sollte man daher unverzüglich isolieren, erforderlichenfalls nach tierärztlichem Rat behandeln, bei unheilbaren Verletzungen am besten töten und unschädlich beseitigen.

3.11. Mykobakterien-Infektion

3.11.1. *Mycobacterium avium-Infektion (Vogeltuberkulose)*

Krankheitsbegriff
Tuberkulose ist eine meist chronisch verlaufende Infektionskrankheit des Menschen und der Tiere und äußert sich je nach verursachendem Erregertyp als Menschen-, Rinder- und Vogeltuberkulose.

TABELLE 3/25
Tuberkulose bei diagnostisch untersuchten Tauben (nach 1921 bis 1978 erschienenen Publikationen zahlreicher Autoren aus mehreren Ländern zusammengestellt)

Taubengruppen	Untersuchte Tiere	Tuberkulose	
	n	n	%
Brieftauben	7002	16	0,23
Rasse- und Brieftauben[1]	5761	48	0,83
Rassetauben	1051[2]	185	17,60
verwilderte Haustauben	1763	0	0

[1] Von den Autoren nicht getrennt
[2] Vorwiegend aus von *Mycobacterium avium* befallenen Beständen der USA mit gezielten Untersuchungen

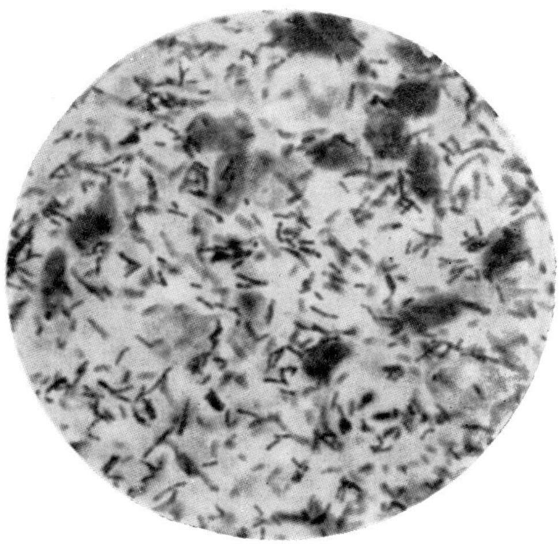

Mycobacterium avium, Erreger der Vogeltuberkulose

Vorkommen, Verbreitung
Die *ubiquitär* verbreitete Vogeltuberkulose befällt alle Geflügelarten, am häufigsten jedoch Hühnervögel (Huhn, Fasan, Perlhuhn, Pute, Pfau). Tauben, Wassergeflügel (Ente, Gans, Schwan). Zier-, Stuben- und Zoovögel erkranken seltener. *Enzootien* gibt es jedoch sogar bei Zoovögeln. Unter Wildvögeln tritt Tuberkulose meist nur vereinzelt auf. Krankheitsfälle ließen sich z. B. bei Rebhühnern, Fasanen, Krähen, Lachmöwen, Falken, Sperbern und Zugvögeln nachweisen. Nicht nur Vögel, sondern auch Säugetiere (z. B. Schweine, Rinder, Ziegen, Hunde, Katzen, Pferde, Schafe, Rotwild, Kaninchen, Meerschweinchen, Hamster, Ratten) können nach *spontaner* oder *experimenteller* Infektion erkranken. Darüberhinaus erweist sich auch der Mensch für Infektionen mit *Mycobacterium (M.) avium* empfänglich.

Tauben erkranken spontan nur am Vogel-, jedoch nicht am Menschen- und Rindertyp des Tuberkelbakteriums. SUTTON u. GIBBS (1884) sowie CORNIL u. MEGNIN (1884) beschrieben die Tuberkulose von Tauben erstmals eingehender. Sie tritt nicht nur bei Haus-, sondern auch bei verwilderten Haustauben auf. So mußte man 1930 die Stadttauben auf dem St. Marcusplatz in Venedig weitgehend dezimieren, weil sie sich größtenteils mit *M. avium* infiziert erwiesen.

Krankheitsursache
Das 1882 von ROBERT KOCH entdeckte Tuberkelbakterium kommt in folgenden Typen vor: *M. tuberculosis* als Erreger der Menschen-, *M. bovis* der Rinder- und *M. avium* der Vogel-(Geflügel)tuberkulose. *M. avium* stellt ein *aerob* wachsendes, unbewegliches, schlankes, leicht gekrümmtes, vielfach *granuliertes*, 0,5 bis 4 μm langes stäbchenförmiges Bakterium dar, das sich GRAMpositiv färbt. Am besten läßt es sich auf Spezialnährböden mit Eiweiß-, Glyzerin- und Kohlenhydratzusätzen vermehren. Nach 2- bis 3wöchigem Wachstum bildet es feuchtglänzende, braungelbe Kolonien. Kulturell unterscheidet es sich von *M. tuberculosis* und *M. bovis* durch sein gutes Wachstum auf *Solaktinagar.*

Tenazität
Durch seine schützende Lipidhülle erweist sich *M. avium* gegenüber äußeren Einflüssen (Kälte, Fäulnis, Austrocknung) sowie Desinfektionsmitteln (Säuren, Laugen) sehr widerstandsfähig. In der Außenwelt überlebt es unter günstigen Bedingungen wochen-, monate- oder sogar jahrelang. In 2 cm tiefer Erde blieb es nach 729 Tagen noch infektiös. Nicht gereinigte und desinfizierte erregerhaltige Schläge und Volieren ermöglichen daher *Reinfektionen.* Direktes Sonnenlicht, Erhitzung auf 70 °C und wirksame Desinfektionsmittel (5%ige

Chlorkresol-, Chlorphenol- und Formalinlösung) zerstören *M. avium*. In der Muskulatur und dem Knochenmark von Schlachtgeflügel befindliche Tuberkelbakterien lassen sich durch 45minütiges Kochen, Braten oder Grillen abtöten.

Krankheitsübertragung
Tauben können sich nicht nur untereinander, sondern auch durch Hühner, anderes Geflügel sowie Zier- und Wildvögel mit *M. avium* infizieren, ebenso wie tuberkulöse Tauben möglicherweise Ansteckungsquellen für Geflügel, Wildvögel, Säugetiere und den Menschen darstellen. Sie infizieren sich am häufigsten, wenn sie sich im engen Kontakt mit tuberkulösem Geflügel befinden.

Infektionspforten
Tauben nehmen Tuberkelbakterien meist mit kotbeschmutztem Futter und Trinkwasser auf. Da die Infektion vorwiegend als Darmerkrankung verläuft, scheiden sie die Erreger mit dem Kot aus. Tuberkelbakterien lassen sich jedoch auch über den Atmungsweg *(aerogen)*, die Augenbindehaut *(konjunktival)* sowie äußere Haut *(perkutan)* übertragen.

Versuchstiere
Hierfür eignen sich außer Tauben auch Hühner und Kaninchen.

IKZ
Sie hängt vor allem von dem Alter und der natürlichen Widerstandskraft der Tauben, der Erregerdosis, dem Infektionsweg ab und schwankt zwischen mehreren Tagen, Wochen bis Monaten.

Krankheitsentstehung
M. avium kann *latente* und manifeste Infektionen verursachen.

Latente Infektionen
Dringt *M. avium* in das Gewebe ein, entsteht im betroffenen Organ ein Entzündungsherd, der tuberkulöse Primär*affekt*, der sich vorwiegend im Verdauungskanal, seltener in den Lungen, der Augenbindehaut oder äußeren Haut befindet. Solche Tauben erweisen sich nur *latent* infiziert.

Manifeste Infektionen
Um klinisch zu erkranken, müssen Tauben wiederholt und massiv Tuberkelbakterien aufnehmen. Im Darmkanal manifestierte Erreger erzeugen dann Darmtuberkulose und, wenn sie über den Pfortaderkreislauf in das Leberparenchym gelangen, auch Lebertuberkulose. Im Staub enthaltene, eingeatmete bzw. beim Kratzen mit kotbeschmutzten Krallen in die Bindehaut oder äußere Haut eindringende Krankheitskeime können *primäre* Lungen-, Bindehaut- oder Hauttuberkulose verursachen. Die tuberkulöse Allgemeininfektion (Generalisation) entsteht, wenn *M. avium* vom *Primäraffekt* aus über die Blutbahn sich in weitere Organe verbreitet und dort ansiedelt.

Krankheitssymptome
Neben den für Knochen- und Gelenktuberkulose sprechenden Veränderungen (verdickte Knochen und Gelenke, Lahmheit, Flugstörungen) sowie verdächtigen Prozessen von Augenbindehaut und äußerer Haut lassen sich vor allem im fortgeschrittenen Stadium folgende unspezifische Symptome wahrnehmen: verminderte Vitalität, zunehmende Abmagerung und Entkräftung trotz normaler Futteraufnahme, erhöhter Durst, extrem weicher oder gar schleimigwäßriger, verfärbter, stinkender Kot mit unverdauten Körnern.

Krankheitsverlauf
Chronisch erkrankte, vollständig abgemagerte Tauben verenden meist nach mehrwöchiger Krankheitsdauer. Plötzliche Todesfälle ereignen sich, wenn Tiere mit brüchigem, hochgradig mit tuberkulösen Herden durchsetztem Leber- und Milzgewebe infolge Ruptur dieser Organe innerlich verbluten.

Breitet sich die Krankheit im Bestand aus, erkranken nicht nur ältere, sondern durch die in Schlägen und Volieren angereicherten, laufend massiv aufgenommenen Tuberkelbakterien auch junge Tauben.

Krankheitsfeststellung
Kranke Tiere lassen sich durch die *pathologisch-anatomische* und *bakterioskopische* Untersuchung von Abstrichpräparaten tu-

berkulöser Prozesse, infizierte Tauben durch die Tuberkulin-Hautprobe und Frischblut-*Schnellagglutination* ermitteln. Bei beiden letztgenannten Untersuchungsmethoden sind jedoch falsche Aussagen möglich. Deshalb eignen sich beide Methoden nur für die Bestands-, nicht aber die Einzeltierdiagnostik.

Pathologisch-anatomische Veränderungen

RIDDLE (1921) untersuchte 940 tuberkulöse Tauben und fand folgende Organe am häufigsten verändert: Leber, Milz, Lungen, Gekröse, Darm, Bauchfellsäcke, Eierstock, Hoden, Nieren, Eileiter, Herzbeutel, Nebennieren, Bauchspeicheldrüse, Herz, Muskelmagen, Kloake. Darüberhinaus können auch Schlund, Kropf, Drüsenmagen, Luftsäcke, Augenbindehaut, äußere Haut, Thymusläppchen, Knochen und Gelenke erkranken.

Leber

Sie erkrankt am häufigsten, erscheint vergrößert, braunrot bis gelbbraun verfärbt, mit einzelnen oder zahlreichen mohnsamen bis haselnußgroßen, glatten oder höckrigen, meist scharf abgesetzten, graugelben, homogenen, käsigen Tuberkeln durchsetzt. Kleinere Herde überragen ihre Oberfläche nicht und lassen sich mit ihrer bindegewebigen Kapsel gut aus dem Parenchym lösen. Die größeren runden bis vielgestaltigen erhabenen Knoten *(Konglomerattuberkeln* oder *Tuberkulome)* besitzen eine dünne schwielige Kapsel und rosenkranzartig angeordnete *Resorptivtuberkeln.* Oft enthält die Leber Tuberkeln verschiedener Größe. Vor allem bei Jungtieren und *protraphiertem* Krankheitsverlauf lassen sich im stark geschwollenen, meist verfetteten Organ*parenchym* massenhaft mohnsamen- bis hirsekorngroße Knötchen nachweisen. In solchen Fällen tritt häufig Leberruptur und innere Verblutung ein.

Verdauungstrakt

Einzeln oder zahlreich vorhandene bis hirsegroße *Tuberkeln* können aus *miliaren* Herden sowohl der Schleimhaut als auch Serosa entstehen. Schleimhauttuberkeln gehen meist von *Lymphfollikeln* aus, ver-

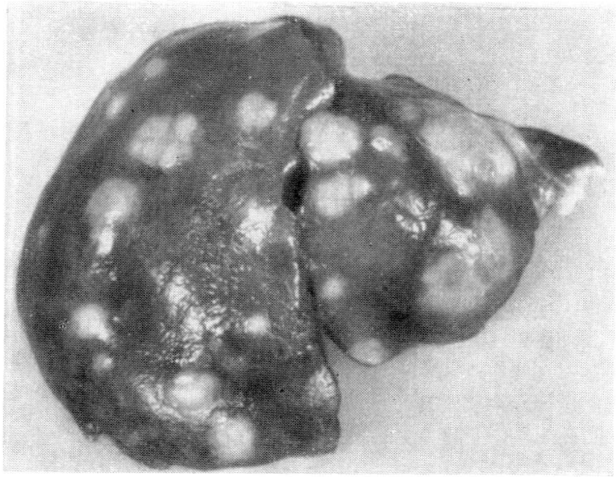

Leber

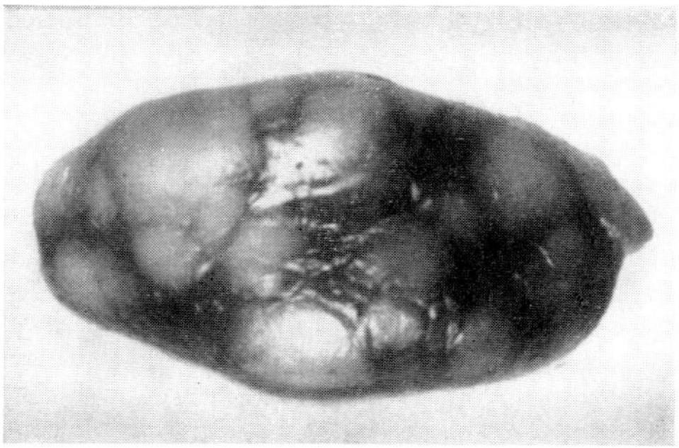

Milz

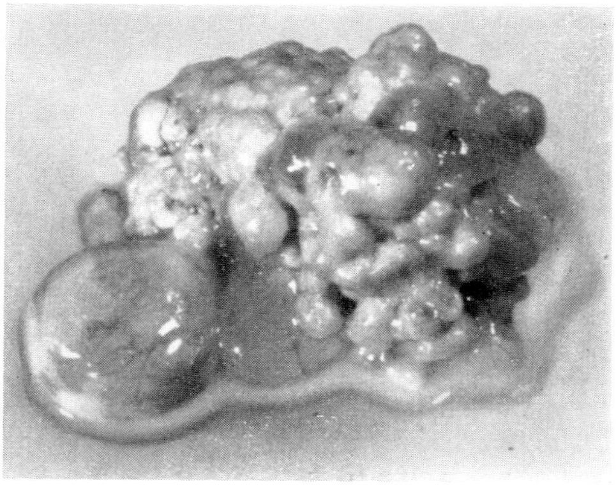

und Eierstock von Tauben mit den typischen tuberkulösen Krankheitsprozessen käsen zentral, durchdringen die Schleimhaut und verwandeln sich in Geschwüre mit wallartigem Rand und käsig-krümeligem Inhalt. Sie erheben sich knopfartig in das Darmlumen, vergrößern sich konzentrisch, erfassen alle Schichten der Darmwand und wölben die *Serosa* knotenförmig hervor. Durchschnittene Tuberkeln enthalten ein mit geschichtetem, homogenem, *nekrotischem* Gewebe ausgefülltes, von einer dünnen Bindegewebekapsel umgebenes Zentrum. In *Tuberkulomen* befindet sich gewöhnlich eine mit abgestorbenem Gewebe und stinkendem Darminhalt gefüllte *Kaverne*. Außer am Darm lassen sich Krankheitsprozesse auch im übrigen Verdauungskanal (Gekröse, Muskel- und Drüsenmagen, Kropf, Schlund, Kloake) feststellen.

Sonstige Organe
Ebenso wie in der Leber und dem Verdauungstrakt kommen *generalisierte* Prozesse häufig auch in anderen Organen (vor allem Nieren, Bauchfellsäcke, seröse Häute, Herzmuskel, Nebennieren, Eierstock, Eileiter, Thymusläppchen) vor.

Atmungsorgane
Tuberkeln lassen sich oft in den *primär* erkrankten Lungen, seltener den Luftsäcken nachweisen. Die Lungen enthalten entweder einzelne oder zahlreiche hirsekorn- bis erbsengroße, derbe Knötchen, die zusammenfließen und größere verkäste Bezirke bilden, die Luftsäcke ähnliche herdförmige oder diffuse Prozesse.

Augenbindehaut
An ihr entstehen keineswegs selten einzelne hirsekorn- bis erbsengroße käsige Tuberkel, die auf die Lider und das Auge übergreifen, aufbrechen und Geschwüre bilden (RICHTER u. a., 1953). Ähnliche Prozesse können auch auf der äußeren Haut, besonders im Kopf-, Hals- und Zehenbereich erscheinen.

Knochen und Gelenke
In der *Spongiosa generalisiert* erkrankter Tauben befinden sich mitunter hirsekorn- bis linsengroße gelbgraue, zentral verkäste, rundliche bis ovale *Tuberkeln*, die auf das übrige Gewebe übergreifen, die Knochenrinde einschmelzen und aufbrechen können. Ähnliche Veränderungen lassen sich auch in der Markhöhle der *Diaphysen* sowie dem *spongiösen* Gewebe der Epiphysen großer Röhrenknochen (vor allem Ober- und Unterschenkel) nachweisen. Schulter-, Ellbogen-, Hüft-, Knie-, Tarso-Metatarsagelenk, Hand- und Zehengelenke können ebenfalls *Tuberkeln* unterschiedlicher Größe enthalten.

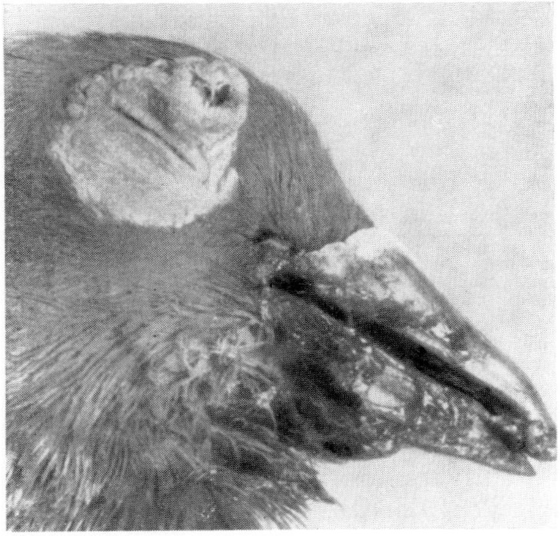

Rassetaube mit erbsengroßem Tuberkel am rechten oberen Augenlid (Lidbindehauttuberkulose)

Pathohistologische Veränderungen
Tuberkulöse Prozesse entstehen aus *miliaren Epitheloidzelltuberkeln*. Diese befinden sich vorwiegend in den Zentren des *RHS* (besonders Leber, Milz, Knochenmark, *lymphoretikuläres* Gewebe im Darm). *Multizentrisch* angeordnet, besitzen sie eine dünne Bindegewebskapsel, vergrößern sich, fließen zusammen und bilden *Tuberkulome* mit homogenem, *nekrotischem* Zentrum und umgebenden zahlreichen radiär gestellten Fremdkörperriesenzellen, spindelförmigen Epitheloidzellen und einer bindegewebigen Hülle, die einzelne, aus *Epitheloidzellen* bestehende *Resorptivtuberkeln* enthält. Ein Wall von *Lymphozyten* und *pseudoeosinophilen Granulozyten* grenzt die Tuberkeln vom gesunden Ge-

webe ab. Die Tuberkelbakterien lassen sich histologisch vor allem in den *Epitheloidzellen* und im *nekrotischen* Bereich nachweisen (FELDMAN, 1965).

Direkter Erregernachweis in Organausstrichen
M. avium läßt sich in Ausstrichpräparaten tuberkulöser Organe verendeter oder getöteter Tauben durch die ZIEHL-NEELSEN-Färbung als rot gefärbtes säurefestes Stäbchen feststellen.

Erregernachweis über den Tierversuch
In Zweifelsfällen sowie als diagnostisches Hilfsmittel bei negativem *bakterioskopischem* Befund und der Typendifferenzierung läßt sich der Tierversuch mit s. c. infizierten Meerschweinchen sowie *i. v.* infizierten Kaninchen oder Hühnern einleiten. *M. avium* erweist sich für Kaninchen und Hühner *pathogen*, für Meerschweinchen jedoch kaum.

Tuberkulin-Hautprobe
Hierbei injiziert man 0,1 ml *albumose*freies gereinigtes Geflügeltuberkulin *intrakutan*, und zwar am besten in die Haut der Zwischenkieferregion (FEDESEEV u. a., 1963; SVRCEK u. a., 1966). Nach 48 Std. läßt sich die *allergische* Reaktion beurteilen. Sie gilt als *positiv*, wenn die Haut in der Umgebung der Infektionsstelle anschwillt, gerötet und schmerzempfindlich erscheint, *negativ*, wenn sie sich nicht verändert.

Frischblut-Schnellagglutination
Mit dieser Methode lassen sich Tauben infizierter Bestände schnell und relativ einfach untersuchen, wenn hierfür ein geeignetes *Antigen* zur Verfügung steht (FELDMAN, 1965). Jedoch sind falsch *positive* und *negative* Ergebnisse möglich, so daß diese Methode nur zur Bestandsdiagnostik empfohlen werden kann, nicht aber zur sicheren Feststellung der Tuberkulose am Einzeltier.

Bekämpfung und Prophylaxe
- Bei Krankheitsverdacht läßt man verendete oder getötete Tauben in der zuständigen vet.-med. Einrichtung untersuchen.
- Bei vorliegender Tuberkulose sollte man den gesamten Bestand tuberkulinisieren oder der Frischblut-Schnellagglutination unterziehen lassen.
- Bei überwiegend tuberkulin- oder seropositiven Tieren empfiehlt es sich, alle Tauben auszumerzen, da es erfahrungsgemäß selten gelingt, solche Bestände zu sanieren.
- Um Tuberkulose tilgen zu können, muß der Züchter die aufgeführten vorbeugenden Maßnahmen konsequent und lückenlos durchführen.
- Erregerfreie Tauben dürfen sich nicht infizieren.
- Tuberkulosefrei gewordene Zuchten sollte man zur Sicherheit 2 bis 3 Jahre lang jährlich einmal tuberkulinisieren oder serologisch prüfen und verendete Tauben diagnostisch untersuchen lassen.
- Tuberkulöse Tiere lassen sich nicht heilen. Die beim Menschen angewendeten *Tuberkulostatika* (Para-Amino-Salizylsäure, Thiosemikarbazon, Isonikotinsäurehydrazit) lassen sich nicht als Therapeutika für Vögel empfehlen. Daher muß man in befallenen Beständen nicht nur die kranken und abgemagerten, sondern auch alle infizierten *(tuberkulin- oder seropositiven)* Tauben ausmerzen.
- Tuberkuloseverseuchte Zuchten schafft man am besten restlos ab, um die Krankheit schnell und sicher zu tilgen.
- Um einen Bestand mit tuberkulosefreien Tieren aufbauen zu können, muß der Züchter Schläge und Volieren gründlich reinigen und mit wirksamen Mitteln desinfizieren.
- Infektionsquellen (z. B. mit *M. avium* infizierte Geflügelarten, Zier- und Wildvögel) muß man beseitigen, um Reinfektionen zu vermeiden.
- Tauben sollte man möglichst nicht gemeinsam mit anderen Geflügelarten, Zier- und Wildvögeln unterbringen. Außerdem soll sie der Züchter ständig hygienisch einwandfrei halten, vollwertig ernähren und resistenzschwächende Einflüsse von ihnen fernhalten.
- Von unbefestigten Volierenböden muß man stets die obere, etwa 20 cm dicke Schicht entfernen und durch frische Erde oder Kies ersetzen.

- Futter und Trinkwasser soll man nur in zweckentsprechenden Behältern verabreichen, Tränken mit stehendem Wasser täglich reinigen.
- Abgesetzte Junge soll der Züchter stets von erwachsenen Tauben getrennt im Jungtierschlag aufziehen.
- Flug- und Ausstellungsleitungen müssen mit *M. avium* verseuchte Bestände bis zur Tilgung dieser Infektion von der Teilnahme an Flugwettbewerben und Ausstellungen ausschließen.
- Tauben sollte man nur aus nachweisbar tuberkulosefreien Beständen erwerben, um die Krankheit nicht einzuschleppen.

3.11.2. *Atypische Mykobakterien-Infektion*

Synonym
Ringeltauben-Mykobakteriose

Krankheitsbegriff
Bei Ringeltauben (Columba p. palambus) und Papageienvögeln gibt es von der durch *Mycobacterium (M.) avium* verursachten Vogeltuberkulose abweichende, von atypischen *Mykobakterien* hervorgerufene Erkrankungen.

Vorkommen, Verbreitung
Tuberkulöse Prozesse bei Ringeltauben beschrieben erstmals CHRISTIANSEN u. a. (1946) in Dänemark sowie McDIARMID (1948) in England, die in der Leber und Milz solcher Tiere säurefeste Stäbchen nachweisen konnten. CHRISTIANSEN u. a. (1946) fanden bei 14 von 230 untersuchten Ringeltauben tuberkulöse Prozesse in Leber und Milz. *M. avium* konnten sie nur von einer dieser 14 Tiere isolieren sowie von weiteren 5, die keine veränderten Organe aufwiesen. Mit dem mykobakterienhaltigen Material infizierten sie Hühner, Tauben, Kaninchen und Meerschweinchen. Nur bei 2 Hähnen und einem Kaninchen ließen sich in Leber und Milz säurefeste, nicht kultivierbare Stäbchen feststellen.

McDIARMID (1948) untersuchte 52 Ringeltauben und fand tuberkulöse Prozesse bei 2 Tieren, konnte aber keine Mykobakterien isolieren im Gegensatz zu 8 von 14 Haustauben mit nachweisbaren *M. avium*-Keimen. Die isolierten Stämme erwiesen sich für Hühner virulenter als für Tauben und wuchsen z. T. sehr langsam auf den für *M. paratuberculosis* verwendeten Nährböden. Nach BOUGHTON (1969) lassen sich bei 4 bis 8 % untersuchter Ringeltauben *atypische Mykobakterien* isolieren. McDIARMID (1962) sowie SOLTYS u. WISE (1967) gelang es, dem M. avium ähnliche *Mykobakterien* in Nährböden mit dem Wachstumsfaktor *Mykobaktin* nach 3- bis 6monatiger Bebrütung bei 37 °C zu vermehren.

Durch *atypische Mykobakterien* verursachte Veränderungen beschrieben ferner PLUM (1942), VROEGE u. a. (1974) sowie JAHONS (1978) bei Ringeltauben, BRACK u. STOLL (1964) bei Zwergflamingos, VROEGE u. a. (1974) bei Psittaziden.

Krankheitsursache
Als Ringeltauben-*Mycobakterien* bezeichnete säurefeste Stäbchen ähneln *M. avium*, lassen sich am besten mit Spezialfärbungen *bakterioskopisch* nachweisen und auf Spezialnährböden mit Mykobaktinzusatz vermehren.

Pathologisch-anatomische Veränderungen
Nach VROEGE u. a. (1974) lassen sich bei Ringeltauben-Mykobakteriose Prozesse vor allem am Darmkanal nachweisen. Die Duodenalwand erscheint durch die geschwollene Mukosa erweitert, die Schleimhautoberfläche besitzt infolge der durch die Serosa scheinenden geschwollenen, weißgrauen Darmzotten körniges Aussehen. In der Leber und Milz befinden sich mitunter einzelne tuberkelähnliche Knötchen.

Histopathologische Veränderungen
Die Schleimhautprozesse bestehen aus massiven Infiltrationen von *epitheloidzelligen Makrophagen* in der *Propria mucosae* und einzelnen mehrkernigen Zellen, z. T. Fremdkörper-Riesenzellen in tiefer gelegenen Epitheloidzellnestern. Säurefeste Stäbchen befinden sich in den *Makrophagen.*

Krankheitsfeststellung
Ringeltauben-Mykobakteriose läßt sich

TABELLE 3/26
Untersuchungen von Brieftauben auf *Campylobacter jejuni* (WEBER u. a., 1981)

Untersuchte Tiere	1. Untersuchung (Februar 1981)		2. Untersuchung (März 1981)		3. Untersuchung (Juni/Juli 1981)	
n	n	%	n	%	n	%
51	17	33,3	12	23,5	8	15,7

TABELLE 3/27
Ergebnisse serologischer Untersuchungen beim Hausgeflügel auf *Coxiella burnetti* als Erreger von Q-Fieber (SYRUCEK u. RASKA, 1956)

Tierart	Untersuchte Tiere	Positiv in der *KBR*	
	n	n	%
Hühner	355	49	13,8
Tauben	31	9	29,0
Enten	111	2	1,8
Gänse	33	3	0,9
Puten	42	2	0,5

durch die *Autopsie*, die bakterioskopische Untersuchung mit den nachzuweisenden säurefesten Stäbchen in den Epitheloidzellen von veränderten Darmpartien und Organen und die beschriebenen *histopathologischen* Prozesse nachweisen. *Differentialdiagnostisch* muß man vor allem *M. avium*-Infektionen ausschließen.

3.12. Aktinobazillus-Infektion

Krankheitsbegriff
Hierzu gehören Infektionen bei Vögeln mit *Actinobacillus (A.) salpingitidis.*

Krankheitsursache
A. salpingitidis, in der Vergangenheit irrtümlich als *Pasteurella haemolytica* bezeichnet (GERLACH, pers. Mitt. 1981), ist ein sehr kleines, schlankes oder *kokkoides*, unbewegliches Stäbchen, wächst *mikroaerophil* und bildet auf festen Nährböden winzige Kolonien. Als *fakultativ pathogener Keim* kann *A. salpingitidis* nur unter bestimmten Bedingungen, z. B. bei geschwächten Tieren, Krankheitserscheinungen hervorrufen.

3.13. Acinetobacter-Infektion

Krankheitsbegriff
Bei bakteriologisch untersuchten Organen verendeter Tauben läßt sich mitunter *Acinetobacter anitratus s. calcoaceticus* als GRAMnegatives bis GRAMlabiles, geißelloses, kurzes, plumpes oder kokkoides Stäbchen ohne Sporenbildung nachweisen. Häufig bildet es Doppelformen, woraus sich Verwechslungen mit *Diplokokken* ergeben. Von anderen Keimen sicher unterscheiden läßt es sich durch auf den Nährboden gelegte Penizillinplättchen, wo *Acinetobacter* fadenförmige Involutionsformen bildet (WILDFÜHR, 1977).

Krankheitsursache
Bisher ist nicht völlig geklärt, ob es sich um einen pathogenen Keim handelt. Vermutlich kann er bei geschwächten Tieren Krankheitserscheinungen hervorrufen (GERLACH, pers. Mitt. 1981). *Acinetobacter* als häufiger *Saprophyt* der Haut und Schleimhaut des Respirationstraktes kann geschädigte innere Organe besiedeln, woraus schwere Verlaufsformen *(Septikämie)* resultieren.

Therapie
Acinetobacter gilt generell als *penizillinresistent.* Zur Behandlung eignen sich Tetrazykline, andere Antibiotika und Sulfonamide nur nach Sensitivitätsprüfung.

4. Von Pilzen hervorgerufene Krankheiten *(Mykosen)*

Von den existierenden 50000 bis 200000 Arten von Pilzen verursachen nur wenige Infektionen und Krankheiten *(Mykosen)* bei Tauben. Sie treten meist als *latente* und *subklinische* Infektionen, selten als manifeste Erkrankungen auf.

Einteilung
Mykosen lassen sich je nach Ausmaß betroffener Gewebe in folgende Gruppen einteilen:
- *Systemmykosen*, die sich erstrangig auf innere Organe und verschiedene Gewebe erstrecken;
- *Unterhautmykosen*, die sich in äußerer Haut, Unterhautbindegewebe, Faszien und Knochen ansiedeln;
- die von Hautpilzen (Dermatophyten) erzeugten *Hautmykosen*, welche die Epidermis und Hautanhangsgebilde (Federn, Schuppen der Füße, Wachshaut des Oberschnabels) befallen und demzufolge *Dermatophytosen* oder *Dermatomykosen* heißen;
- *oberflächliche Mykosen*, die nur die obersten Gewebsschichten und Federn betreffen.

Vorkommen
Als Mykosen treten bei Tauben vor allem Systemmykosen und Vergiftungen durch Pilze *(Mykotoxikosen)*, jedoch nur sehr selten Dermatomykosen auf. Von den Systemmykosen kommen am häufigsten vor:
- *Aspergillose*, meist verursacht von *Aspergillus (A.) fumigatus*,
- *Candidiasis* (Soor, *Moniliasis*), hervorgerufen von *Candida albicans*.

Hautpilze scheinen für Tauben wenig oder gar keine Bedeutung zu besitzen.

BARDEN u. a. (1971) stellten die um-

TABELLE 4/1
Einteilung *(Systematik)* der echten Pilze *(Eumyceten)*

Fadenpilze *(Phycomyceten)*	Schlauchpilze *(Ascomyceten)*	Ständerpilze *(Basidiomyceten)*	Unvollständige Pilze *(Fungi imperfecti)*
Mucor (Köpfchenschimmel)	*Claviceps*	*Ustilago* (Brandpilz)	*Aspergillus*
Rhizopus (mit wurzelähnlichem *nutritivem* Mycel)	*Gibberella* (vollständige Stadien verschiedener Fusarienarten)	*Tilletia* (Brandpilz) *Puccima* (Rostpilz) *Uromyces* (Rostpilz)	*Penicillium* *Candida* (u. a. Soorpilz) *Stachybotrys* *Fusarium* *Scopulariopsis*

fangreiche Literatur über die Mykosen von Vögeln einschließlich Tauben mit > 1000 Anotationen zusammen.

4.1. Aspergillose

Synonyme

Schimmelpilzkrankheit, *Pneumomycosis aspergillina*

Vorkommen, Verbreitung

Aspergillose als eine von *fakultativ pathogenen* Schimmelpilzen der Gattung *Aspergillus (A.)*, dem Kolben- oder Gießkannenschimmel, hervorgerufene Mykose kommt bei Vögeln weitverbreitet, bei Säugetieren und dem Menschen dagegen selten vor. Vögel erweisen sich dafür *prädestiniert*, weil ihr Atmungssystem mit den großflächigen Luftsäcken die Ansiedlung, ihre relativ hohe Körperinnentemperatur das Wachstum dieser Erreger begünstigt. Nicht nur Hausvögel (Tauben, Haus-, Ziergeflügel, Ziervögel) und Zoovögel (u. a. Papageienvögel, Strauße, Schwäne, Flamingos, Tauben, Pinguine), sondern auch Wildvögel (z. B. Singvögel, Sperlinge, Krähen, Greife) können an Aspergillose erkranken. Bei Haustauben kommt sie weniger häufig, und zwar vorwiegend bei jungen, seltener erwachsenen Tieren in Beständen mit unzureichenden Umweltbedingungen vor. Einseitig ernährte, *resistenz*geschwächte Tiere in unsauberen, staubigen, schlecht belüfteten Schlägen erkranken am häufigsten. Unter solchen Bedingungen können nach den Berichten mehrerer Autoren hohe Tierverluste entstehen.

TABELLE 4/2

Aspergillose bei diagnostisch untersuchten Tauben (nach 1955 bis 1980 erschienenen Publikationen zahlreicher Autoren aus mehreren Ländern und eigenen Untersuchungen zusammengestellt)

Taubengruppen	Untersuchte Tiere	Aspergillose	
	n	n	%
Brieftauben	11 281	57	0,51
Rasse- und Brieftauben[1]	4 174	63	1,51
Rassetauben (Einzelbestand)	36[2]	25	69,44
Verwilderte Haustauben	1 763	0	0

[1] Von den Autoren nicht getrennt
[2] Akuter, extrem verlustreicher Verlauf

Krankheitsursache

Folgende, zur Klasse Schlauchpilze *(Ascomyceten)* gehörende Aspergillusarten *(Aspergillaceen)* ließen sich bisher als *fakultativ pathogene* Erreger bei Tauben nachweisen: *A. fumigatus* FRESENIUS (rauchgrauer), selten *A. flavus* LINCK (gelber), *A. glaucus* LINCK (grünsporiger), *A. niger* van THIEGH (schwarzsporiger Kolbenschimmel).

Weitere Schimmelpilze, besonders solche der Gattung *Mucor* (Köpfchenschimmel) und *Penicillium* (Pinselschimmel) gelten als *apathogen*, obwohl man sie als Sekundärerreger aus *aspergillotischen* Prozessen isolieren kann.

Pilzvermehrung und -wachstum

A.-Arten als *ubiquitäre* Mikroorganismen *(Saprophyten)* leben von *organischer* Substanz. Ihre Infektionsträger *(Konidien)* befinden sich vor allem in verschimmelter Einstreu sowie verpilztem Futter und verbreiten sich durch die Luft *(aerogen)*. Gegenüber Umwelteinflüssen erweisen sie sich widerstandsfähig und können daher monate- bis jahrelang überleben. Auf organischen Stoffen sprossen sie in feuchtwarmem Milieu zu feinen, samt- oder watteartigen, zunächst grauweißen Schimmelrasen aus, die sich je nach Erregerart grün, gelb, grau, braun oder schwarz verfärben. Die Konidien *(Sporen)* keimen schon bei Zimmertemperatur, ihr Wachstumsoptimum liegt jedoch bei 30 bis 37 °C. *A. fumigatus* vermehrt sich sogar noch bei 37 bis 40 °C, nicht aber *A. niger*, dessen Sporen im Tierkörper zwar keimen, jedoch kein Pilzgeflecht *(Myzel)* erzeugen. A.-Arten bilden durch einseitiges Längenwachstum einen *makroskopisch* wahrnehmbaren Schimmelrasen *(Fadenmyzel)*. Dieser kann aus einer einzigen Spore hervorgehen und besteht aus langen Fäden, den Pilzzellen *(Hyphen)*, und zwar solchen für die Ernährung *(Ernährungshyphen)* und Fortpflanzung *(Fruchthyphen)*.

Beim Auskeimen der Spore platzt deren widerstandsfähige Membran, und ein feiner Schlauch tritt hervor, das erste *Hyphen*. Dieses vergrößert sich, sproßt weiter und bildet neue Fäden, die sich verzweigen. Auf diese Weise entsteht das in seiner Größe durch den vorhandenen Nährboden begrenzte Pilzgeflecht. Das *Myzel* erzeugt schließlich die senkrecht zu den Ernährungshyphen verlaufenden Fruchthyphen, die sich an ihren oberen Enden keulenförmig zu den Fruchtköpfen *(Phialiden)* verdicken. Diese bestehen aus der Scheidewand *(Kolumella)*, den Stielzellen *(Sterigmen)* und den Sporen *(Konidien)*. Während die *Kolumella* das Fruchtköpfchen vom Fruchthyphen trennt, tragen die zahlreichen strahlenförmig angeordneten *Sterigmen* je eine Kette runder, glatter, je nach Art charakteristisch gefärbter *Konidien*. Diese bilden sich ungeschlechtlich *(vegetativ)*, indem sie sich von den *Sterigmen* abschnüren. A.-Arten erzeugen je cm^2 Myzel täglich einige Millionen Sporen. Obwohl nur ein winziger Bruchteil von ihnen auf einen Nährboden gelangt, reicht dies aus, um sie zu verbreiten.

Pilztoxine

Pilzkulturen und verschiedene Tiere produzieren oft die für Tauben m. o. w. giftigen *Toxine*. Nach *A. flavus*, der diese Toxine bei 24 bis 30 °C erzeugen kann, heißen sie *Aflatoxine*. Auch andere A.-Pilze (z. B.. *A. avenaceus, A. carneus, A. chevalieri, A. clavatus, A. flavipes, A. fumigatus, A. mangini, A. nidulans, A. niveus, A. ochraceus, A. ruber)* können sie bilden. Aflatoxine beeinflussen den Leberstoffwechsel, wirken wachstumshemmend und rufen verminderte Futteraufnahme, Abmagerung, Leberprozesse *(Zirrhose,* Geschwülste) sowie mit Krämpfen, Lähmungen und Gleichgewichtsstörungen einhergehende Schädigungen des *ZNS* hervor. Sie entstehen relativ häufig z. B. in Erdnuß-, Maisschrot und Malzkeimen.

Krankheitsübertragung und -entstehung

Empfängliche Tauben infizieren sich mit massiv eingeatmeten *Konidien* aus verschimmelter Einstreu, staubiger Schlagluft und verpilztem Körnerfutter *(aerogene* Infektion). Die Sporen setzen sich in den Lungen und Luftsäcken fest, keimen, bilden *Myzelien* und rufen dadurch Krankheitsprozesse hervor. Sägemehl, Säge- und Hobelspäne enthalten u. a. sehr häufig massenhaft A.-Pilze, die sich in diesen holzzuckerhaltigen Stoffen massiv vermehren können.

Ei-Infektion

Auf der Kalkschale von Eiern befindliche Sporen sprossen bei Brutwärme. Die aus ihnen hervorgehenden Pilzfäden können über die Poren in das Ei eindringen, sich darin ansiedeln und so stark vermehren, daß der Embryo abstirbt.

Tauben lassen sich experimentell *intratracheal, i. a.* und i. v. leicht mit *A. fumigatus* infizieren.

IKZ

Sie schwankt je nach eingeatmeter oder aufgenommener Sporenmenge, der Pathogenität und der Empfänglichkeit von Tauben zwischen 3 und 12 Tagen.

Krankheitssymptome und -verlauf

Sichtbar kranke Tiere atmen angestrengt, beschleunigt und geräuschlos, wobei sie den Schnabel öffnen. Sie erscheinen teilnahmslos, abgemagert und entkräftet. Ihre Freßlust läßt meist erst kurz vor dem Tod nach.

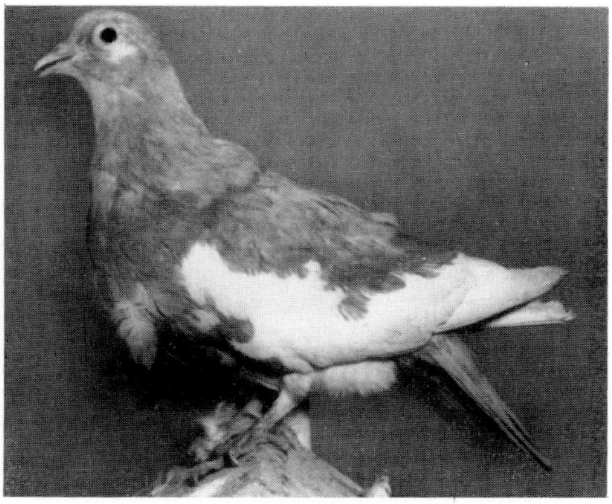

Rassetaube mit den am stark geöffneten Schnabel erkennbaren Atmungsbeschwerden bei Erkrankungen von Lungen und Luftsäcken, hier im Falle von *Aspergillose*

LAHAYE (1928) stellte bei Jungtauben durch *A. glaucus* verursachten flechtenähnlichen Pilzbefall der äußeren Haut fest. Hierbei ließen sich auf den erkrankten Flächen gelbliche borkenartige Prozesse und abnorm trockene abgebrochene Federn feststellen.

Stark *resistenz*geschwächte Nestjunge erkranken meist *akut*, durch andere Ursachen erhöht anfällige Jungtiere und erwachsene Tauben vorwiegend *chronisch*. Je nach Verlauf beträgt die Krankheitsdauer wenige Tage bis mehrere Wochen. Nach mehreren Autoren können befallene Tiere spontan heilen.

„Seuchenhafte" Aspergillose

Über eine *akut* verlaufende, äußerst verlustreiche Erkrankung in einem Bestand von 32, 6 Monate bis 3 Jahre alten Rassetauben berichtete TAYLOR (1966). Innerhalb von 5 Tagen verendeten insgesamt 25 (78 %) der Tiere, in den ersten 3 Tagen 23 (72 %). Sie wiesen nur z. T. auffällig gestörtes Allgemeinbefinden und Atmungsbeschwerden auf. Durch die *mykologische* Untersuchung ließ sich *A. fumigatus* in Reinkultur nachweisen. Der *histopathologische* Befund stimmte mit dem mykologischen überein. Die im gleichen Stall untergebrachten Zwerghühner und 7 verbliebenen Tauben erkrankten nicht. Als Krankheitsursache ließ sich das als Einstreu verwendete stark verschimmelte Heu mit massenhaft Sporen ermitteln, die massive, größtenteils tödlich endende Infektionen bewirkten.

Krankheitsfeststellung

In Verdachtsfällen läßt der Züchter verendete oder getötete Tauben in der zuständigen vet.-med. Einrichtung untersuchen. Dort prüft man ungefärbte Quetschpräparate veränderter Organe *mikroskopisch* auf *Hyphen* und streicht Krankheitsprozesse zur Pilzkultur auf geeignete Plattennährböden (Bierwürze-, Grütz- oder SABOURAUD-Maltoseagar) aus, um *A.*-Pilze nachweisen oder ausschließen zu können.

Pathologische Veränderungen

Die entweder *lokalisierten* oder *generalisierten* pilzbedingten Veränderungen befinden sich vorwiegend in den Atmungsorganen (Luftröhre, Bronchien, Lungenparenchym, Luftsäcke), z. T. auch in anderen Organen (z. B. Körperhöhlenserosa, Gehirn, Augen, äußere Haut).

Lokalisierte Aspergillose

Von ihr können Kehlkopf, Luftröhre, Stimmkopf *(Syrinx)*, Bronchien, Lungenparenchym, Körperhöhlenserosa, Gehirn oder äußere Haut betroffen sein. Die Herde in den *Viszera* bestehen aus gelbgrauen homogenen, käsigen, rundlichen bis vielgestaltigen Knötchen.

Generalisierte Aspergillose

Die von ihr befallenen Organe weisen stecknadelkopf- bis linsengroße, an Körperoberflächen zentral vertiefte Herde auf. Sie vergrößern sich *konzentrisch*, fließen zusammen und bilden bis etwa pfenniggroße Herde. Die Prozesse können in den Lungen 24 Std. *p. i.* grieskorn-, 72 Std. *p. i.* reiskorn- und 96 Std. *p. i.* bereits linsengroß sein. *Konfluierende* Lungenherde erschei-

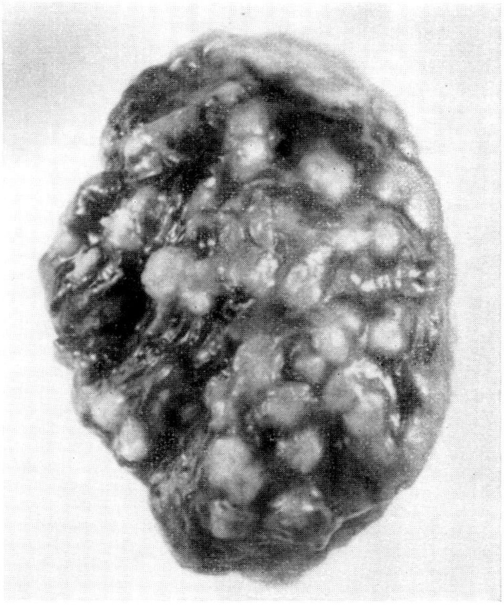

Leibeshöhlenserosa mit den weißgrauen, hirse- bis etwa linsenkorngroßen, rundlichen, meist mit hellem Zentrum versehenen, zum Teil eingedellten Aspergillusknötchen nen unregelmäßig geformt, *homogen* verkäst und auf der Schnittfläche siebartig durchlöchert.

Chronische Aspergillose
Die schwartig verdickten, mit der Brust- oder Bauchwand verklebten Luftsäcke enthalten innen hohle, mit graublauem Schimmelrasen bedeckte Fibrinausgüsse, in denen sich massenhaft Sporen befinden.

Von den Luftsäcken ausgehend können sich Prozesse auch auf die mit dem Atmungssystem verbundenen Röhrenknochen, die Hohlräume der Schädelknochen sowie seröse Häute *(Pleuroperitonaeum,* Herzbeutel, Gekröse, Magen-, Darm- und Leber*serosa)* ausbreiten. Durch die Blutbahn gelangen Sporen auch in Organe (Leber, Nieren, Eierstock, mitunter Gehirn).

Histopathologischer Befund
Bei Lungenerkrankungen lassen sich vor allem in den *Alveolen, Atrien* und Lungenpfeifen schon wenige Std. *p. i.* Infiltrate vorwiegend *eosinophiler Leukozyten* nachweisen. Die *lokale* oder *diffuse exsudative Pneumonie* charakterisieren in den Lungenpfeifen befindliches *Fibrin* sowie *ödematös* durchtränktes, stark verbreitertes *leukozytär infiltriertes Interstitium.* Außerdem lassen sich knötchenförmige *Granulome* aus *eosinophilen Leukozyten* feststellen, die *Epitheloid-* und Riesenzellen umsäumen, *konfluieren* sowie *Myzelien* und *Fruktifikations*organe enthalten können. Diese tuberkelähnlichen *Granulome* besitzen ein *nekrotisches,* kerntrümmerhaltiges Zentrum und eine bindegewebige *lymphohistiozytär infiltrierte* gefäßreiche Kapsel. Ähnliche Prozesse befinden sich oft in Luftsäcken, serösen Häuten und anderen Organen.

Erregernachweis
In *Nativ*präparaten myzeltragender Luftsäcke lassen sich massenhaft *Phialiden,* in solchen aus Lungen- und Luftsackknötchen meist nur *Myzelien* nachweisen. Um A.-Arten *differenzieren* zu können, untersucht man sie *makroskopisch* auf ihre Kulturmerkmale (Wachstum, Gestalt, Farbe der Kolonien) und *mikroskopisch* auf ihre Morphologie. *A. fumigatus* bildet einen niedrigen, blaugrünen bis aschgrauen, samtähnlicher Schimmelrasen mit leicht verstäubbarer Sporenschicht. Seine *granulierten* Myzelfäden erscheinen quer *septiert,* die typischen weihwedelartigen Sporenträger bestehen aus 200 μm langen und 2 bis 8 μm breiten *Konidiophoren* mit 20 bis 30 μm großen endständigen flaschenförmigen *Vesikeln,* 8×3 μm großen *Sterigmen,* und den in 400×50 μm großen Einzelketten aneinandergereihten, 3 μm messenden kugelförmigen *Konidien.*

Serodiagnostik
Obwohl sich bei aspergillosekranken Tieren *Ak* durch die *Kollodiumagglutination* nachweisen lassen, besitzt die *mykologische* Serodiagnostik gegenüber dem direkten Erregernachweis keine Bedeutung.

Therapie
Von den *Chemotherapeutika* erweisen sich *Sulfonamide* und die *Antibiotika* der Penizillin-, Streptomyzin- und Tetrazyklingruppe gegen Schimmelpilze nicht oder nur ungenügend wirksam. Aus *Streptomyzesarten* hergestellte *antimykotische* Mittel (z. B. *Flavofungin, Trichomyzin, Amphoterizin)* eignen sich zur medikamentellen Prophylaxe, gegebenenfalls im Frühstadium der Krankheit zur Therapie. Sie lassen sich am wirksamsten als *Aerosol* verabreichen.

Aspergillotische Hautprozesse
Sie betupft man wiederholt z. B. mit 0,5%iger Sublimatlösung oder einem anderen wirksamen Antimykotikum. Notfalls badet man Tauben in der hierfür geeigneten Lösung.

Bekämpfung und Prophylaxe
Hierfür empfehlen sich als Maßnahmen vor allem folgende Erfordernisse der Haltungs-, Aufzucht- und Fütterungshygiene:

– Um Aspergillose bekämpfen zu können, muß der Züchter die in der Umwelt vorhandenen Pilzsporen vernichten, Einstreu entfernen, den Schlag gründlich säubern und danach mit 3%iger Formaldehydlösung desinfizieren. Außer Formaldehyd erweisen sich andere Desinfektionsmittel gegenüber Schimmelpilzsporen meist unwirksam.

- Aspergillose läßt sich verhüten, wenn der Züchter den Schlag regelmäßig reinigt, ausreichend lüftet, trocken und staubarm hält und nur mit sporenfreien Stoffen einstreut.
- Schimmelpilze vermehren sich vor allem in feuchten organischen Stoffen. Daher darf man nur trockene Streu verwenden.
- Hygienisch unzulängliche Schläge sollte der Züchter so herrichten, daß sie den Anforderungen entsprechen.
- Verpilztes Futter, das man am dumpfig-muffigen Geruch, verklumpten Zustand und evtl. Schimmelrasen erkennt, enthält neben Eiweißabbaustoffen, *Aldehyden*, *Ketonen* und *Peroxiden* oft auch *Mykotoxine*. Weil Tauben durch eingeatmete Sporen an Aspergillose oder aufgenommene Toxine an *Mykotoxikosen* erkranken können, darf man es keinesfalls verabreichen.
- Schimmelpilzbefall von Futtermitteln läßt sich verhüten, wenn man sie kühl und trocken lagert.

4.2. Soor

Synonyme
Moniliasis, Candidiasis, Oidiomycosis; Thrush (engl.)

Vorkommen, Verbreitung
Mehrere Autoren beschrieben Soor bei Tauben (u. a. BRIEG, 1919; LAHAYE, 1928; REINHARDT, 1930; EBER u. PALLASKE-EBER, 1934). Soor gibt es aber auch bei anderen Geflügelarten sowie Wildvögeln. Am häufigsten scheinen junge, *resistenzgeschwächte* sowie unsachgemäß mit *Antibiotika* behandelte Tauben zu erkranken.

Krankheitsursache
Der Soorpilz *Candida (Oidium) albicans* besteht aus $3{,}5 \times 5{,}5\,\mu m$ großen GRAMpositiven ovalen Sproßzellen, die in Pilzmedien bei 37 °C als weißgraue, runde Kolonien wachsen. Gegenüber Umwelteinflüssen erweisen sie sich widerstandsfähig. In Kot können sie 50 Tage überleben.

Krankheitsübertragung
Als *fakultativ pathogener (Kommensale)* Erreger kommt der Soorpilz vor allem auf den Schleimhäuten gesunder Tiere vor und kann bei stark resistenzgeschwächten oder unsachgemäß mit *Antibiotika* behandelten Tieren in das Epithel eindringen und nach 3- bis 10tägiger *IKZ* Krankheitsprozesse hervorrufen.

Krankheitserscheinungen
Tiere mit Soor zeigen meist unspezifische Symptome, gestörtes Allgemeinbefinden, Schluckbeschwerden, Inappetenz, Abmagerung, bei den oft vorkommenden Mischinfektionen mit anderen Erregern auch die für diese verdächtigen Erscheinungen.

Pathologisch-anatomische Veränderungen
Anfangs befinden sich kleine runde, perlfarbene Bläschen vor allem auf der Schnabel-Rachenschleimhaut. Sie trocknen ein und bilden dann 1 bis 2 mm dicke schmierige, oberflächlich gefaltete, braungraue abstreifbare Prozesse, die sich vergrößern, zusammenfließen und ausgedehnte, m. o. w. festsitzende Beläge bilden können. Solche Prozesse lassen sich mitunter auch an anderen, mit Schleimhaut ausgekleideten Organen nachweisen.

Krankheitsfeststellung
Hierzu gehören der *mikroskopische* Nachweis des myzelbildenden Sproßpilzes und seiner Sporen in den Schleimhautprozessen, seine Kultur im geeigneten Pilzmedium sowie der *differentialdiagnostische* Ausschluß anderer Krankheiten (vor allem Taubenpocken, Taubenherpesvirus-Infektion, Trichomoniasis, A-Avitaminose, Mykotoxikosen, Vergiftungen).

Therapie, Bekämpfung, Prophylaxe
Mehrere Autoren empfehlen, erkrankten Tieren 1:2000 verdünntes Kupfersulfat als ausschließliches Trinkwasser bis zur Heilung zu verabreichen. Nach anderen Berichten erweist sich dies als unwirksam, um Soor zu heilen und vorzubeugen. KRONBERGER (1978) rät, die befallenen Schleimhautpartien mit *Jodglyzerin* zu bepinseln und zusätzlich Vitamin A über das Futter oder Trinkwasser zu verabreichen. Wichtiger als die Therapie erkrankter Tiere erscheint die Prophylaxe der Krankheit durch die hygienisch einwandfreie Haltung, voll-

wertige Ernährung der Tauben und das Fernhalten *resistenz*schwächender Einflüsse *(Stressoren)* sowie *Primär*krankheiten von ihnen.

4.3. Mykotoxine und Mykotoxikosen

Begriffsbestimmung
Mykotoxine stellen giftige Stoffwechselprodukte bestimmter echter Pilze *(Eumyceten)* dar, die ihre Produzenten zwar selbst nicht schädigen, für andere Lebewesen (Pflanzen, Tiere, Menschen) aber m. o. w. stark toxisch wirken.

Charakteristika
Bisher gibt es von den > 10 000 in der Literatur beschriebenen Pilz-Spezies > 200 Vertreter als mögliche Toxinbildner. Von den > 120 bekannten Mykotoxinen gelten bereits > 100 als chemisch exakt definiert und > 25 als diagnostisch erfaßbar. Mykotoxine wirken (abhängig vom betreffenden Toxin) auf andere Organismen m. o. w. stark giftig. Sie bestehen meist aus verhältnismäßig einfachen niedermolekularen Verbindungen, die i. d. R. keine *Antigen*wirkung besitzen. Darin unterscheiden sie sich grundlegend von den *Bakterientoxinen* mit ihrer *protein*ähnlichen Natur und den *antigenen* Eigenschaften.

Bedeutung
Die von toxischen Stoffwechselprodukten der Pilze erzeugten, seit alters her bekannten Mykotoxikosen (als Musterbeispiel hierfür gilt die „Mutterkorn"-Vergiftung) nehmen aus folgenden Gründen bei Mensch und Tier ständig an Bedeutung zu:
- Züchtung und Anbau immer ertragreicherer, jedoch für Boden- und Lagerpilzbefall anfälliger Pflanzensorten,
- ständige Vervollkommnung von Anbaumethoden und Agrotechnik zur Erzielung von höchsten Kulturpflanzenerträgen,
- Witterungs- und Lagerabhängigkeit der Bildung von Mykotoxinen in pflanzlichen Nahrungs- und Futtermitteln,
- ständige Vervollkommnung der Methoden sowohl zum *qualitativen* und *quantitativen* Nachweis von Mykotoxinen als auch zur *Diagnostik* von Mykotoxikosen bei Nutztieren und dem Menschen.

Vorkommen, Verbreitung
Erst das als „Turkey X-Disease" bezeichnete, ursächlich zunächst unbekannte Massensterben von > 100 000 Puten- und Entenküken in englischen Geflügelfarmen löste nach aufgeklärter Ätiologie als Vergiftung mit toxischen Stoffwechselprodukten von *Aspergillus flavus (Aflatoxine)* die heute weltweiten, umfangreichen wissenschaftlichen Untersuchungen über Mykotoxine und Mykotoxikosen mit kaum noch zu übersehenden Publikationen aus. Die Forschungsschwerpunkte liegen jetzt nicht mehr nur bei den *Aflatoxinen*, sondern erfassen auch alle anderen, für akute oder chronische Krankheiten der Nutztiere und des Menschen verantwortlichen Stoffwechselprodukte der Pilze.

Chemische Zusammensetzung
Bei den Mykotoxinen handelt es sich um sehr unterschiedlichen Stoffklassen zuzuordnende Verbindungen. Ihre mannigfaltigen chemischen Strukturen erschweren sowohl den *qualitativen* Nachweis als auch die *quantitative* Bestimmung. Verschiedene Pilzarten können gleiche chemische Substanzen produzieren (z. B. *Aspergillus*- und *Penicillium*-Arten die Mykotoxine *Ochratoxin A, Patulin)*. Darüberhinaus vermögen auch chemisch unterschiedliche Schadstoffe ähnliche Krankheitsbilder *(Syndrome)* zu erzeugen. Hunderte weltweit verbreiteter Pilz-Spezies können unter bestimmten Bedingungen eine vermutlich weit höhere, z. Z. noch nicht abschätzbare Zahl von Mykotoxinen bilden. Nach neueren Erkenntnissen gelten etwa 30 bis 40 % aller echten Pilze als mögliche Toxinproduzenten.

Vorkommen, Häufigkeit und Arten mykotoxinbildender Pilze
Die Dauerformen *(Sporen)* von Pilzen befinden sich *ubiquitär* im Erdboden. Manche überleben selbst in Tiefen von 80 cm. Mit Erdpartikeln gelangen sie auf Pflanzen, wo sie bei entsprechenden Bedingungen auskeimen, Pilzgeflecht *(Myzel)*, schließlich Frucht*(Fruktifikations)*organe und damit die zur Vermehrung erforderlichen Sporen bilden. Alle für die Taubenernährung geeigneten Futtermittel (8.8 „die Taube – Biologie, Haltung, Fütterung") können hierfür

TABELLE 4/3
Beispiele für die chemische Struktur von Mykotoxinen

Chemische Struktur	Mykotoxine
Alkaloide	*Ergotamin* und andere „Mutterkorn"-Alkaloide *Slaframine*
Cumarine	*Aflatoxine* *Ochratoxine*
Peptide	*Gliatoxin* *Islanditoxin*
Quinon-Derivate	*Fumigatin* *Spinulosin*
12, 13-Epoxy-Trichothecene	*DAS-Toxin* *Nivalenol* *T-2-Toxin* *Vomitoxin* *Diacetoxyscirpenol*

die entsprechenden Voraussetzungen bieten. Während der Lagerung von Körnerfutter löst die den veränderten Umweltbedingungen besser angepaßte Pilz-„Lagerflora" die „Bodenflora" ab.
Die derzeitig wichtigsten mykotoxinbildenden Pilze stellen die *aflatoxin-* sowie *ochratoxin* erzeugenden *Aspergillus-* und *Penicillium*-Arten sowie die *zearalenon-* und *trichothecen*produzierenden Fusarium-Spezies dar. Abhängig von den unten beschriebenen Umweltbedingungen entwikkeln sie sich, bilden Myzelien sowie Fruktifikationsorgane und in ihnen die Toxine. Solche Schadstoffe können sowohl in den Körnern von Getreide, Hülsen- sowie Ölfrüchten als auch in Eiweißträgern (z. B. Erdnuß-, Soja-, Rapsextraktionsschrot, Fisch-, Fleisch-, Tierkörpermehl, Magermilchpulver, Futterhefe) und in den daraus hergestellten Mischfuttermitteln (Pellets) für Tauben vorhanden sein.

Bildung, Einteilung, Arten von Mykotoxinen und Mykotoxikosen
Mykotoxine als giftige Stoffwechselprodukte werden von den sich unter bestimmten Umweltbedingungen in Futter- und Nahrungsmitteln *saprophytisch* odet *parasitisch* vermehrenden echten Pilzen gebildet. Sie speichern sich sowohl in dem Geflecht *(Myzel)* als auch den Fruchtorganen der Pilze und damit im Nährsubstrat. Sporen enthalten nur Mykotoxinspuren.

An der Entstehung von Mykotoxikosen beteiligen sich Pilze von mindestens 24 Gattungen mit vielen Arten.

TABELLE 4/4
Bestimmbare Pilztoxine und ihre Produzenten (SCHULTZ, 1980)

Toxine	Toxinbildende Pilzarten	Toxisch wirkend für
Aflatoxine (B_1, B_2, G_1, G_2, M_1, M_2, B_{2A}, G_{2A}, R_o/*Aflatoxicol*, B_3/*Parasiticol*, GM_1, P_1)	*Aspergillus (A.) flavus, A. parasiticus*	Alle landwirtschaftlichen Nutztiere, besonders Geflügel (u. a. Pute, Ente), Schwein, Kalb, Hund, Hamster, Ratte, Maus, Meerschweinchen, auch Mensch
Brefeldin A	*Phoma herbarum var. medicaginis*	Rind, Schaf, Säugetierzellkulturen
Citreoviridin	*Penicillium (P.) citreoviride, P. ochrosalmoneum, P. felluatum, P. pulvillorum, P. toxicarum*	Ratte, Maus
Citrinin	*P. citrinum, P. notatum, P. fellutanum, P. expansum, P. lividum, P. palitans, P. implicatum, P. claviforme, P. jenseni, P. citreo-viride, P. steckii, A. terreus, A. niveus, A. candidus*	Schwein, Kaninchen, Meerschweinchen, Ratte, Maus, Hund
Cytochalasin B	*Phoma herbarum var. medicaginis*	Rind, Schaf, Säugetierzellkulturen

Toxine	Toxinbildende Pilzarten	Toxisch wirkend für
Ergot-Alkaloide	*Claviceps purpurea*	Pflanzenfresser, auch Mensch
Ochratoxin A	*Aspergillus ochraceus P. viridicatum, P. palitans, P. commune, P. variabile, P. purpurescens, P. cyclopium, A. sulphureus, A. melleus, A. sclerotiorum, A. ostianus, A. petrakii*	Schwein, Huhn, Meerschweinchen
Patulin	*P. claviforme, P. patulum, P. expansum, P. melinii, P. equinum, P. griseo-fulvum, P. cyclopium, A. clavatus (Clavatin), A. giganteus, A. terreus, Byssochlamys nivea*	Huhn, Kaninchen, Fische, Maus, Ratte, Mensch
Roridin A	*Myrothecium roridum*	Hund, Affe, Säugetierzellkulturen
Rubratoxine A und B	*P. rubrum, P. purpurogenum, A. flavus*	Ente, Ratte, Maus, Meerschweinchen
Satratoxin C, D, F, G, H	*Stachybotrys alternans (S. atra)*	Pferd, Rind, Schwein, Schaf, Huhn, Mensch
Slaframin	*Rhizotonia leguminicola*	Wiederkäuer, Meeschweinchen
Sporidesmin A bis H	*Pithomyces chartarum (Sporidesmium bakeri)*	Rind, Schwein, Schaf, Huhn (Küken), Kaninchen, Ratte, Maus, Meerschweinchen
Sporofusarin	*Fusarium sporotrichioides, F. poae*	vermutlich alle landwirtschaftlichen Nutztiere und Mensch
Tremorgene Mykotoxine		
Penitrem A, (B, C)	*P. crustosum, P. granulatum, P. cyclopium, P. palitans, P. puberulum*	Schwein, Kalb, Schaf, Huhn (Küken), Kaninchen, Ratte, Maus, Meerschweinchen, Hamster
Verruculogen	*P. verruculosum*	Huhn, Maus
Paxillin	*P. paxilli*	Huhn, Maus
Fumitremorgen A, B	*A. fumigatus*	Maus
Flavus-Tremorgen	*A. flavus*	wie Penitrem
Trichothezene		
T-2-Toxin, HT-2-Toxin, Neosolaniol, T-2-Tetra-Diacetoxyscirpenol, Monacetoxyscirpenol, Scirpentriol, Nivalenol, Fusarenon-X, Nivalenol-Diacetat, Deoxynivalenol, Monoacetoxydeoxynivalenol	*F. tricinctum, F. roseum, F. oxysporum, F. solani, F. nivale, F. lateritium, F. rigidiusculum, F. episphaerica, F. sporotrichioides, F. poae, F. culmorum*	Rind, Schwein, Geflügel (besonders Pute), Kaninchen, Hund, Katze, Meerschweinchen
Verrucarin A	*Myrothecium verrucaria*	Schwein, Schaf, Kaninchen, Ratte, Maus, Hund, Affe, Säugetierzellkulturen
Zearalenon (F-2-Toxin)	*F. roseum, F. tricinctum, F. oxysporum, F. moniliforme, F. graminearum, F. culmorum*	Rind, Schwein, Schaf, Pferd, Gans, Pute, Huhn, Maus, Meerschweinchen, Affe

Mykotoxinbildungsvermögen
Nicht alle Pilzarten und -stämme erzeugen Mykotoxine. Als häufigste Toxinproduzenten gelten Alternaria- mit $\bar{x}$ 88 % und *Fusarium*spezies mit $\bar{x}$ 75 % der geprüften Isolate neben den *Aspergillus*pilzen *als* wichtigsten Arten.

Faktoren für das Pilzwachstum und die Toxinproduktion
Hierzu gehören vor allem Vermehrungsfähigkeit und Mykotoxinbildungsvermögen der betreffenden Pilz-Spezies ohne oder mit konkurrierenden Mikroorganismen, ihr Nährsubstrat und Wassergehalt, ferner Temperatur, relative Luftfeuchtigkeit, Sauerstoff, Wasserstoffionenkonzentration (*pH*-Wert) und Zeitdauer der Vermehrung.

Konkurrierende Mikroorganismen
Die Fähigkeit zur Mykotoxinbildung von Pilzen hängt nicht nur von ihren art- und stammspezifischen Eigenschaften, sondern u. a. auch von der vorhandenen Mikroflora ab. Im Vergleich zu Reinkulturen der betreffenden Spezies können nichttoxinbildende Pilze die Produktion von Schadstoffen hemmen oder sie sogar abbauen.

Nährsubstrat
Die von ihm abhängige Toxinbildung nimmt z. B. bei den Aflatoxinen in der Rangfolge Reis, Weizen, Hafer, Erdnüsse, Sojabohnen zu. Futtermittel, in denen sich keine Aflatoxine bilden können, gibt es jedoch nicht. In jedem durch mechanische Einflüsse (z. B. unsachgemäße Ernte und Lagerung, „Abrieb", „Entspitzen" oder Schälen von Hafer, Gerste, Reis, Hirse und anderen Körnerfrüchten) oder Vorratsschädlinge geschädigten Futter erhöht sich die Gefahr für Pilzwachstum und Mykotoxinbildung erheblich, vor allem bei genügender Feuchtigkeit und Temperatur.

Wassergehalt des Nährsubstrats
Pilze stellen je nach Art unterschiedliche Ansprüche an den Wassergehalt von Nährböden, welcher nicht nur von ihrem Feuchtigkeitsgehalt, sondern auch vom frei verfügbaren Wasser abhängt. Die Feuchtigkeits-*Minima* für Toxinproduzenten liegen bei 13 bis 22 %.

TABELLE 4/5
Bekannte Mykotoxine, die sie bildenden Pilzarten und ihre wichtigsten Toxin-Wirkungen (SIEGMANN u. a., 1978, ergänzt)

Toxinbildende Pilzarten	Von ihnen erzeugte Mykotoxine	Toxin-Wirkungen
Aspergillus-Spezies	*Aflatoxine*	1, 2, 3, 4, 5
	Citrinin	2, 9
	Ochratoxin	2, 3, 6
	Patulin	1, 4, 9
	Sterigmatocystin	1, 3, 5
Penicillium-Spezies	*Citreoviridin*	4
	Citrinin	2, 9
	Luteoskyrin	3
	Ochratoxin	2, 3, 6
	Patulin	1, 4, 9
	Penicillinsäure	1, 9
	Rubratoxin	3, 6
Fusarium-Spezies	*Zearalenon* (F-2, F-3)	(4, 7), 8
	Diacetoxyscirpenol (T-2)	4, 6
	Moniliformin	?
Stachybotrys alternans (S. atra)	*Stachybotrytoxine (Satratoxine)*	7

Toxin-Wirkungen 1 bis 9
1 = *karzinogen* (krebserregend) und/oder teratogen (geschwulsterzeugend) und/oder mutagen (mutationsauslösend)
2 = *nephrotoxisch* (nierengewebsschädigend)
3 = *hepatotoxisch* (lebergewebsschädigend)
4 = *neurotoxisch* (nervengewebsschädigend)
5 = *proteinsynthesehemmend* (eiweißstoffwechsel-, wachstums-, fortpflanzungsschädigend)
6 = *Blutbildung*, Herz, Blutgefäße und Kreislauf schädigend
7 = haut- und schleimhautepithelschädigend
8 = *östrogen* wirksam
9 = *antibiotisch* wirksam

Temperatur
Pilze wachsen allgemein am besten bei 20 bis 35 °C. Spezies der Gattung *Fusarium (F.)* vertragen erheblich niedrigere Temperaturen, *F. nivale* z. B. kann selbst bei geringen Frostgraden noch wachsen. Seine obere Toleranzgrenze beträgt 55 °C. Optimale Temperaturen für Vermehrung und Toxinbildung müssen nicht übereinstimmen. Aflatoxine z. B. bilden sich am

stärksten bei 28 bis 32 °C, während die Pilze bei 36 bis 38 °C am besten wachsen.

Relative Luftfeuchtigkeit
Pilze entwickeln sich erst bei einer relativen Luftfeuchte von mindestens 65, am besten bei 85 %. Das Wachstum läßt sich vor allem durch die Substratfeuchte beeinflussen, die bei Getreide > 15 %, bei Ölfrüchten > 9 % betragen muß, um günstige Bedingungen für die Lagerpilzvermehrung zu schaffen.

Sauerstoff
Pilzen als luftliebenden (aeroben) Mikroorganismen genügen schon 1 % O_2 für Wachstum und Toxinbildung. Bereits 20 % CO_2 hemmen, höhere Konzentrationen unterbinden ihr Wachstum.

pH-Wert
Schimmelpilze vermehren sich im sehr weiten Bereich von pH 1,5 bis 8,5.

Zeitdauer der Vermehrung
Abhängig von den obigen Bedingungen lassen sich Pilzwachstum und Toxinproduktion bereits innerhalb von 24 bis 36 Std., Höchstkonzentration z. B. von Aflatoxinen nach 8 bis 10 Tagen feststellen.

Schadwirkung
Mykotoxine wirken vielfältig. Das äußert sich in je nach Pilzarten differenzierter Empfänglichkeit *(Disposition)* sowie unterschiedlichen Krankheitssymptomen und -prozessen sowohl bei den Nutztierarten als auch dem Menschen. Diese Schadstoffe schädigen Gewebe und Organe von Organismen je nach Pilz-Spezies sowie betroffenen Gruppen und Arten von Lebewesen. Sie bewirken durch ihre zellschädigenden *(zytotoxischen)* Eigenschaften vor allem gestörte Membranbildung an Zellwand und -*organellen*, woraus sich folgende Funktionsbeeinträchtigungen von Körperzellen ergeben:

- herabgesetzte Durchlässigkeit *(Permeabilität)* und verminderte Atmungsfunktionen;
- Komplexbildung mit Metall*ionen*, die unter solchen Bedingungen ihre *physiologischen* Aufgaben nicht mehr erfüllen können;
- herabgesetzte *Synthese* der den Eiweißaufbau und die Vererbung steuernden *Desoxyribonukleinsäure* (DNS) des Zellkernplasmas,
- gestörte *Transkription* der genetischen Information mit gehemmter Eiweiß-*Synthese*.

Bestimmte Mykotoxine (z. B. Aflatoxin B_1) wirken krebserregend *(kanzerogen)*, mutationsauslösend *(mutagen) und* geschwulsterzeugend *(teratogen)*.

Krankheitsverlauf und -symptome
Mykotoxine besitzen je nach Art unterschiedliche Eigenschaften für die von ihnen betroffenen Lebewesen. Auftreten sowie Ausmaß (Zahl der Krankheits- und Todesfälle) hängen vor allem von der Art und Menge aufgenommener Toxine sowie Dauer ihrer Einwirkung und der Empfänglichkeit von Tauben ab. Bei Mykotoxikosen gibt es *akute, chronische* sowie gemischte Verlaufsformen.

Akut verlaufende Mykotoxikosen
Für sie können folgende Symptome verdächtig sein: Futterverweigerung, erhöhter Durst, vermehrte Sekretion von Speichel und Tränenflüssigkeit, Erbrechen, Durchfall, Flüssigkeitsansammlungen *(Ödeme)*, Blutungen in den Geweben und Organen, Gelbsucht, Blutarmut, Zittern, Erregungszustände, lähmungsähnliche Erscheinungen (Taumeln, Kreisbewegungen, Sich-Überschlagen, Krämpfe), bis hin zu Flugunvermögen und vollständiger Lähmung sowie Tod nach fortschreitender Entkräftung und Schwäche.

Chronisch verlaufende Mykotoxikosen
Sie äußern sich oft nur in herabgesetztem Flugvermögen, nachlassender Freßlust, gestörter Fruchtbarkeit, Brut und Aufzucht der Jungen, ungenügendem Wachstum, Entwicklungsverzögerungen und auffälliger Abmagerung.

„Mutterkorn"-Vergiftung (Ergotismus)
An der *Claviceps purpurea*-Intoxikation als am längsten bekannter Mykotoxikose starben schon im mittelalterlichen Europa viele Menschen. „Mutterkorn" *(Secale cornutum)* als myzelähnliches Entwicklungssta-

dium (*Sclerotium*) des Pilzes *Claviceps purpurea* befällt die reifenden Fruchtstände von Getreide (vor allem Roggen, seltener Weizen, Gerste, Hafer) und anderen Gräsern. Anstelle der Samen entwickeln sich an den vom „Mutterkorn"-Pilz befallenen Früchten außen schwarzviolette, innen grauweiße, an beiden Enden zugespitzte, bis 2 cm lange kornähnliche Gebilde. Sie enthalten als Toxine 28 *lysergin*säureartige und 23 *clavine*artige *Alkaloide*.

Tauben fressen „Mutterkörner" deswegen nicht, weil sie ihnen geschmacksinnlich (*taktil*) noch geschmacklich zusagen. Die tödliche Dosis für Tauben beträgt 6 bis 15 g „Mutterkorn" je kg KM, welche sie als Bestandteil von gepreßtem Mischfutter (*Pellets*) aufnehmen können. Bei *akuten* Vergiftungen beobachtet man meist Entkräftung, Futterverweigerung, erhöhten Durst, durch Blutstauung blau verfärbte Hautpartien, bei *chronischen Intoxikationen* vor allem Lähmung von Gliedmaßen, absterbende Zehen und Flügelspitzen sowie *degenerative* Prozesse in Herz, Leber und Nieren.

Diagnostik und Differentialdiagnostik

Mykotoxikosen lassen sich nur nach Ausschluß aller anderen, *differentialdiagnostisch* in Frage kommenden Krankheiten vermuten. Weder die klinische noch pathomorphologische Untersuchung gibt bei der Vielzahl von z. T. kombiniert vorkommenden Mykotoxinen eindeutige Hinweise für diese Krankheitsgruppe. Mykotoxikosen können mit *akuten* oder *chronischen* Prozessen an Leber, Milz, Haut-, Kreislauf-, Lymph-, Atmungs-, Verdauungs-, Harn-, Geschlechts- und Nervensystem einhergehen. Verdacht auf solche Erkrankungen besteht vor allem dann, wenn

- sich andere Krankheiten *differentialdiagnostisch* sicher ausschließen lassen,
- mehrere, viele oder gar die meisten Tiere eines Bestandes erkranken,
- die Erkrankung nicht bei den mit anderem Futter ernährten Tauben erscheint,
- direkte Zusammenhänge zwischen verabreichtem Futter und Krankheit bestehen, die man demzufolge durch Verabreichen der Nahrungsstoffe an Versuchstiere erzeugen kann.

Mykotoxine lassen sich exakt nur mit besonderen, chemisch-physikalischen und biologischen Untersuchungsmethoden bestimmen. Bis es jedoch mit vertretbarem Aufwand durchführbare *routinediagnostische* Nachweisverfahren gibt, empfiehlt es sich, in unbedingt abzuklärenden Zweifelsfällen Fütterungsversuche an Tauben oder geeigneten anderen Prüftieren mit den in Frage kommenden suspekten Nahrungsstoffen vorzunehmen und die zuständige vet.-med. Untersuchungseinrichtung zu konsultieren.

TABELLE 4/6
Kriterien für die Diagnostik und Differentialdiagnostik von Mykotoxikosen (VOGEL, 1982)

Verdachtskriterien	Mykotoxikologische Diagnostik zur Bestätigung oder Ausschluß von Verdachtsfällen
Anamnese, d. h. vor allem zeit-, bestands-, futterabhängiges Auftreten, keine Übertragbarkeit (*Akontagiosität*) sowie ausgesprochene Therapieresistenz der Krankheitsfälle	Chemisch-physikalische Untersuchungen zur *qualitativen* und/oder *quantitativen* Toxin-Bestimmung von Futter und/oder seinen Komponenten, evtl. auch von Organproben gestorbener oder getöteter Tiere
Für Toxikosen verdächtige *klinische, hämatologische, pathologisch-anatomische, -histologische* Befunde bei gestorbenen oder getöteten Tieren	Biologische Nachweismethode (Hühnerembryonen-Multitoxin-, Kaninchen- oder Meerschweinchenhaut-Test, Zellkultur-Methode u. a. Verfahren)
Anhand *mykologischer* Untersuchungen (qualitativer und/oder quantitativer Pilznachweis) ermittelter Pilzbefall suspekter Futtermittel und -komponenten	Fütterungsversuch mit anderen Geflügelarten oder anderen geeigneten Versuchstieren verabreichten, suspekten Nahrungsstoffen entweder für die Reproduktion oder den Ausschluß von Mykotoxikosen

Prophylaxe

Schwerpunkt der Bekämpfung von Mykotoxikosen bildet ihre Verhütung durch folgende, strikt einzuhaltenden Erfordernisse:

– verschimmeltes oder anderweitig verdorbenes Futter nicht verabreichen,
– Futtermittel stets luftig, trocken und kühl lagern,
– möglichst nur so viel Futter sachgemäß aufbewahren, wie man in vertretbarer Zeit verbraucht, damit es weder überlagert noch dem Schädlings- und Lagerpilzbefall anheimfällt,
– nur *mikrobiologisch* und *mykotoxikologisch* unbedenkliche Futtermittel kaufen und vorrätig halten.

TABELLE 4/7
Erfordernisse zur Prophylaxe von Mykotoxikosen (VOGEL, 1982)

Agrotechnische Erfordernisse	Technologische und sonstige Erfordernisse der Mischfutterherstellung	Fütterungstechnische und -hygienische Erfordernisse
Anbau der agrotechnisch am besten geeigneten Arten und Sorten von Kulturpflanzen	Durchgängige Qualitätskontrolle mit Sortierung, Lagerung sowie Verarbeitung der qualitätseingestuften Futterkomponenten und -mittel	Zweckentsprechendes kühles und trockenes Lagern von Futtermitteln zur Erhaltung niedriger Substratfeuchte, direkte Witterungseinflüsse sowie Ungeziefer- und Schädlingsbefall vermeiden; nur qualitativ hochwertige, mikrobiologisch (mykologisch) unbedenkliche Futtermittel kaufen sowie bevorraten
Züchtung und Anbau pilzresistenter Arten und Sorten von Kulturpflanzen	Ausschluß oder nur innerhalb der Toleranzgrenzen möglicher Einsatz stark pilzbefallener und evtl. mykotoxinhaltiger Futtermittel	Futtermittel nicht überlagern
Anwendung von dem Feld- und Lagerpilzbefall entgegenstehenden Ernte-, Trocknungs- und Lagerungsverfahren der Kulturpflanzen	Anwendung von Mitteln (z. B. Fungistatika) sowie Methoden, welche die Vermehrung von Lagerpilzen verhindern	Futtervorratsbehälter, -tröge sowie Tränken regelmäßig reinigen und desinfizieren

5. Protozoenbedingte Krankheiten *(Protozoonosen)*

Von bestimmten Urtieren *(Protozoen)* verursachte Infektionen kommen bei Tauben häufig vor. Das trifft vor allem für die von Kokzidien und Trichomonaden hervorgerufenen zu. Dagegen treten sonstige Erreger *(Spironucleus columbae, Toxoplasma gondii)*, weniger oft weitere Vertreter (als Blutparasiten vor allem *Leucozytozoon-, Haemoproteus-, Plasmodium-, Trypanosoma*-Arten) besonders in unseren Breiten mit dem gemäßigten Klima nur selten oder gar nicht auf. Nach DEVOS u. a. (1980) spielen *Protozoen* als Krankheits- und Todesursache bei Haus(Brief)-tauben in Belgien eine überragende Rolle. Sie ließen sich 1970 bis 1979 im Vergleich zu anderen Krankheitserregern wie folgt nachweisen:

TABELLE 5/1
Protozoen als Krankheits- und Todesursache bei Haustauben in Belgien, im Zeitraum von 1970 bis 1979 (nach DEVOS, 1980)

Erregergruppe	Häufigkeit (%) bei	
	Autopsien	Patienten
Eimeria spp.	13,1 bis 16,4	12,9 bis 19,4
Spironucleus columbae	6,7	2,4
Trichomonas gallinae	18,0 bis 24,4	31,9 bis 32,3
Salmonellen	10,4 bis 14,2	1,4 bis 4,2
Helminthen	11,0 bis 15,6	6,7 bis 10,0
Ektoparasiten	9,7 bis 13,4	8,5 bis 12,4

Nach dieser Statistik rangieren die *Protozoen* als Krankheitserreger mit 31,1 bis 47,5 % der *diagnostisch* untersuchten toten sowie 44,8 bis 54,1 % der *klinisch* geprüften behandelten Tauben (Patienten) vor *Ektoparasiten, Salmonellen* und *Helminthen* als weitere häufigste Erregergruppen.

5.1. Kokzidiose *(K)*

Synonym
Coccidiosis columbae

Krankheitsbegriff
Kokzidien stellen neben Trichomonaden die häufigsten *Protozoen* von Tauben dar. Sie verursachen meist *latente* und *subklinische*, vorwiegend bei jungen und *resistenz*geschwächten Tieren, aber auch *manifeste*, als Entzündungen sich äußernde Infektionen im Epithel der Darmschleimhaut.

Vorkommen, Verbreitung
PFEIFFER (1891) beschrieb erstmals die K von Tauben in der deutschsprachigen Fachliteratur, MORSE (1908) K.-*Enzootien* in Taubenfarmen der USA, die sehr verlustreich verliefen.

Über Tauben-K berichteten Autoren aus mehreren Ländern, z. B. Australien (HUNT u. O'GRADY, 1976), Belgien (LAHAYE, 1928; GEERAERTS u. BERGHEN, 1965; ANON., 1967; DEVOS u. a., 1969 bis 1982; COTTELEER u. FAMERÉE, 1978; VINDE-

VOGEL u. DUCHATEL, 1979), BRD (MAYER, 1954; FRITZSCHE u. GERRIETS, 1959; HAUSER, 1959, GYLSTORFF, 1960; LÜTHGEN, 1961, 1980; SCHILLING, 1963; LÜTHGEN u. LUCAS, 1966; SCUPIN, 1966; REHM u. HASSLINGER, 1969, JONAS u. a., 1971; NIELAND, 1974; ROLF, 1977; BOCH u. SUPPERER, 1978; RADDEI, 1978; ROMMEL, 1981), ČSSR (WILLOMITZER, 1953; ZAVADIL, 1958), DDR (KRONBERGER, 1960; PRUSAS, 1964; BRÜCHER, 1965; KRONBERGER u. SCHÜPPEL, 1972; ZURECK, 1972; LEMMERT, 1982), Deutschland vor 1945 (PFEIFFER, 1891; NIESCHULZ, 1925, 1935; NÖLLER u. RUPPERT, 1925; RUPPERT, 1925; WETZEL, 1933; EBER u. PALLASKE-EBER, 1934; ACKERMANN, 1939) Frankreich (LABBÉ, 1896; BONDOIS, 1936; LAVIER u. BONDOIS, 1937), Holland (van VLOTEN, 1955 bis 1958), Großbritannien (BOUGHTON, 1937; HARE, 1937; MILLER, 1964; AXWORTHY, 1969), Indien (DAS GUPTA, 1937; MITRA u. DAS GUPTA, 1937; CHAKRAVARTY u. KAR, 1947; RAY u. HIREGAUDER, 1960; MALHOTRA u. RAY, 1961; PATNAIK u. RAY, 1966; SRIVASTNA, 1966; CHATTERJEE u. RAY, 1969), Italien (PINTO, 1928), Jugoslawien (SLIPJEPCEVIC-JOVANOVIC, 1968), Österreich (OGOEBUNAM, 1975), Spanien (VARGHESE, 1975a, b, 1976, 1977) Ungarn (PELLERDY, 1965, 1974), USA (MORSE, 1908, LEVI, 1926; 1927, 1936; BECKER, 1934; DUNCAN, 1959; LEIBOVITZ, 1962; JASKOSKI u. PLANK, 1967).

Mehrere Autoren stellten übereinstimmend fest, daß Kokzidien sowohl bei Haus- als auch bei verwilderten Haustauben *ubiquitär* vorkommen.

Nach RUPPERT (1925) beherbergten rund 63 % aller Haustauben Kokzidien, Jungtiere sogar bis 71 %. HAUSER (1959) stellte die stärksten Befallsraten bei in Volieren befindlichen Tieren fest, die geringsten bei freifliegenden sowie *hygienisch* einwandfrei (besonders auf Drahtrosten) gehaltenen. Nach zahlreichen Autoren schwankt der Infektionsgrad bei

TABELLE 5/2
Kokzidiose und Kokzidienbefall bei diagnostisch untersuchten Tauben (nach 1925 bis 1981 erschienenen Publikationen zahlreicher Autoren aus mehreren Ländern und eigenen Untersuchungen zusammengestellt)

Taubengruppen	Untersuchte Tauben	Kokzidiose		Untersuchte Kotproben	Kokzidien-Oozysten	
	n	n	%	n	n	%
Brieftauben	7884	1084	13,75	116 676	28 868	24,74
Rasse- und Brieftauben[1]	6167	165	2,67	8 280	4 342	52,44
Rassetauben	56	6	10,71	1 584	929	58,65
Verwilderte Haustauben				374	86	22,99

[1] Von den Autoren nicht getrennt

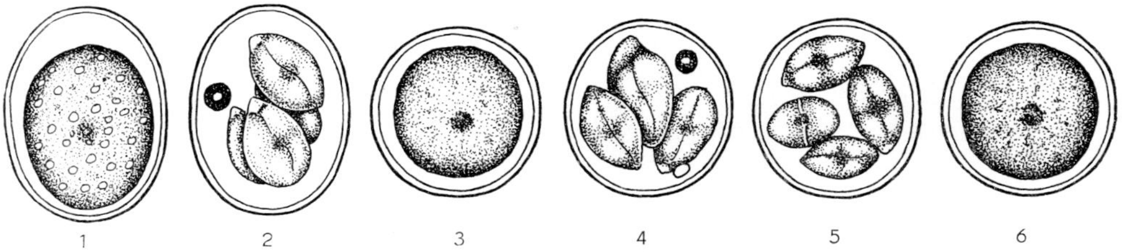

Oozysten von Kokzidienarten der Tauben (nach PATNAIK u. RAY)

1 *Eimeria columbarum*, unversporte Oozyste
2 versporte Oozyste
3 *Eimeria columbae*, unversporte Oozyste
4 versporte Oozyste
5 versporte Oozyste
6 *Eimeria labbeana*, unversporte Oozyste

 TABELLE 5/3
Kokzidienarten von Tauben

Spezies	Nachgewiesen bei	Oozysten	Endogene Kokzidienformen
Eimeria columbae (MITRA u. DAS GUPTA, 1937)	*Columba intermedia* (Indien)	16,4 × 14,3 μm, Schale relativ dünn mit dickerer Innen- und dünnerer Außenhülle, sporozystischem Residualkörper, Sporogonie bei 20 °C in 4 bis 5 Tagen; Sporozysten elliptisch, 7,2 × 4,8 μm mit Residualkörper, Sporozoiten schlank, leicht gebogen, an einem Ende zugespitzt	∅ von Makrogametozyten 6, Mikrogametozyten 10 μm; großer Residualkörper mit vielen peripheren, 4 × 1 μm großen Mikrogameten; Schizonten im ∅ 4 μm mit geteiltem Nukleus und 8 × 4,2 × 1,8 μm großen Merozoiten; Prädilektionsort: ileozäkaler Enddarmbereich; weniger pathogen
Eimeria columbarum (NIESCHULZ, 1935)	*Columba livia* und weitere *Columbiformes*	20 × 18,7 μm, kugelrund, farblos, ohne Mikropyle; versport mit granulären Einschlüssen	Prädilektionsorte: Jejunum und Ileum; besonders pathogene Spezies
Eimeria labbeana (LABBE, 1896, PINTO, 1928)	*Columba livia f. domestica, Columba l. livia*, weitere *Columbiformes, Streptopelia orientalis mecna*	16,5 × 15 μm, kugelrund oder leicht oval, Schale dick und doppelt konturiert, ohne Mikropyle; Sporogonie bei 20 °C in 2 bis 4 Tagen; Sporozysten 12,5 × 6,5 μm mit refraktilem, knopfähnlichen Körper und granulären Residualkörpern; Sporozoiten 6,6 × 2,2 μm mit zentralem Nukleus	Schizonten mit 4 bis 20, ca. 5,5 bis 9 μm langen, sichelförmige Merozoiten und Residualkörper; Mikrogameten 10 μm lang; Prädilektionsorte: Dünn- und vorderer Enddarm; für erwachsene Tauben weniger pathogene Spezies
Eimeria sphenocercae (RAY, 1952)	*Sphenocercus sphenurus* (Indien)	Nierenförmig, 19,2 × 12,6 μm, mit zähnchenförmigen Protuberanzen, zweischichtiger Zystenwand, Mikropyle; Sporulation bei 20 °C in 3 Tagen; Sporozysten 17,5 × 12,5 μm, ohne Residualkörper	
Eimeria kapotei (CHATTERJEE u. RAY, 1969)	*Columba livia intermedia* (Indien)	26,1 × 23,5 μm, Hülle zweischichtig, innere dicker als äußere, Mikropyle und Restkörper vorhanden; Sporulation in 48 bis 60 Std.	Schizogonie in hinteren Darmabschnitten
Eimeria tropicalis (MALHOTRA u. RAY, 1961)	*Columba livia intermedia* (Indien)	Kugelförmig, ∅ ca. 20 μm, Wand mit dickerer innerer Schicht und Restkörper; Sporulation in 40 bis 48 Std.; ellipsoide Sporozysten 10 × 6 μm	In *Duodenum* und oberem *Jejunum*; Merozoiten im Darminhalt 90 Std. *p. i.*

Haustauben zwischen 45 und 75 % (NIELAND, 1974), um 23 bis 59 %; die *manifesten K* betragen hierbei rund 3 bis 14 %.

Die *manifeste* Krankheit tritt meist dort auf, wo sich unzulänglich betreute, stark *resistenz*geschwächte Tauben in überbesetzten Schlägen und Volieren befinden. Dagegen beherbergen *hygienisch* einwandfrei gehaltene Tiere relativ wenig Kokzidien, die sie vor *manifesten* Infektionen schützen.

Krankheitsursache

Kokzidien stellen zu den Sporentierchen (Sporozoen) gehörige wirts- und gewebsspezifische Protozoen dar, die im Epithelgewebe parasitieren und bei den meisten Haustieren vorkommen. Jede Tierart beherbergt ihre Kokzidienspezies. Die Taubenkokzidien lassen sich daher weder auf anderes Geflügel und sonstige Vögel noch auf Säugetiere und den Menschen übertragen.

Kokzidienarten

Nach DAVIS u. a. (1962) sowie PELLERDY (1974) gibt es bei den 2 Taubenordnungen *Columba* und *Streptopelia* die in Tab. 5/3 angegebenen Kokzidienspezies.

Im deutschsprachigen Raum existieren Veröffentlichungen nur über *E. columbarum* und *E. labbeana*. Bei Haustauben kommen nach mehreren Autoren (u. a. RUPPERT, 1925; NIESCHULZ, 1925, 1935; HAUSER, 1959; NIELAND, 1974; VINDEVOGEL u. DUCHATEL, 1979; ROMMEL, 1981) vorwiegend Mischinfektionen von *E. columbarum* u. *E. labbeana* vor, selten solche mit ausschließlich *E. labbeana* (HUNT u. O'GRADY, 1976), der häufigsten Art.

Beide Kokzidienspezies gelten als *pathogen*. *E. labbeana* besitzt entsprechend ihrem häufigen Vorkommen jedoch größere Bedeutung als *E. columbarum*. Mischinfektionen beider Arten gibt es sehr oft, obwohl einzelne Autoren (z. B. HUNT u. O'GRADY, 1976) auch spezifische *E. labbeana-K* beschreiben.

Oozysten

Die Ansteckungsformen von Kokzidien stellen kugelförmige bis ovale, mit dem Wirtskot ausgeschiedene Gebilde dar, die *Oozysten*. Nach PATNAIK u. RAY (1966) schieden experimentell mit Saugwürmern (*Echinostoma revolutum*) infizierte Tauben Kokzidien-Oozysten wie folgt aus: $\bar{x}$ 25 600/g Kot vor der *Echinostomiden*-Infektion, $\bar{x}$ 198 800/g am 16. und $\bar{x}$ 309 200/g am 22. Tag *p. i.*

TABELLE 5/4
Oozystennachweisgrad in Taubenkot (LÜTHGEN, 1961)

Grad		Oozysten/Gesichtsfeld
Vereinzelt	+	1 bis 5
Geringgradig	++	5 bis 10
Mittelgradig	+++	10 bis 20
Hochgradig	++++	> 20

Tenazität

Oozysten besitzen eine dichte, aus 2 oder sogar 3 Schichten bestehende Hülle. Dadurch erweisen sie sich sehr wiederstandsfähig gegenüber Feuchtigkeit, Fäulnis, Kälte und gebräuchlichen Desinfektionsmitteln, empfindlich aber gegenüber direktem Sonnenlicht, Austrocknung, trockener und feuchter Hitze, Temperaturen unter – 10°C sowie chemischen Stoffen mit fettlösendem (*lipophilen*) Zusatz. Zu den gegen Kokzidien wirksamen Desinfektionsmitteln gehören vor allem: 2%ige Schwefelkohlenstoffemulsion mit 2 % Chlorphenolen oder -kresolen, 3%ige Natronlauge, 1,5%iges Dichlorbenzol sowie entsprechende Handelspräparate.

Entwicklungszyklus von Kokzidien

Um *manifeste* K verhüten und bekämpfen zu können, muß der Züchter wissen, wie sich die Erreger vermehren. In ihrem komplizierten Entwicklungskreislauf lassen sich folgende Stadien unterscheiden:

- außerhalb der Taube (*ektogene* Phase) mit der Versporung (*Sporogonie*) von *Oozysten*,
- in der Taube (*endogene* Phase) mit der ungeschlechtlichen (*Schizogonie*) und geschlechtlichen Vermehrung (*Gamogonie*).

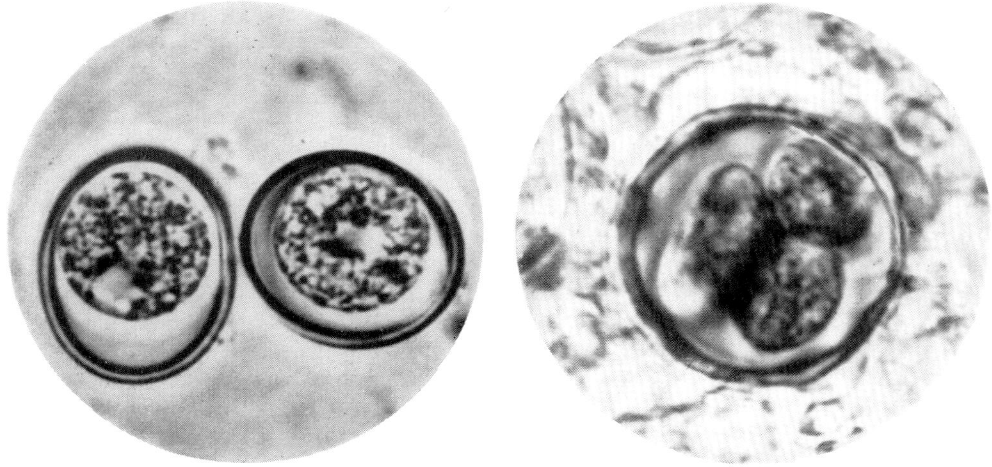

Entwicklungsformen von Taubenkokzidien.
Oozysten aus dem Kot von Tauben,
unversport (links), versport (rechts)

Ektogene Phase
Kokzidienbefallene Tauben scheiden mit dem Kot massenhaft *Oozysten* aus. In der Außenwelt entwickeln sich darin während der Reifungszeit *(Sporogonie)* die infektiösen Formen. Hierbei zieht sich der in den Oozysten befindliche granulierte kernhaltige *Protoplasma*körper zusammen und zerfällt in 4 kugelförmige Gebilde *(Sporoblasten)*. Darum bildet sich eine Zystenhülle *(Sporozyst)*. Aus jedem Sporozyst gehen 2 infektionsfähige Gebilde hervor *(Sporozoiten)*. Die Sporogoniedauer hängt vor allem von der Temperatur, Feuchtigkeit und dem Sauerstoffgehalt des umgebenden Milieus ab und dauert meist 2 bis 4, in feuchter, sauerstoffreicher Umgebung bei 30°C jedoch nur 1 bis 2 Tage. Austrocknung, Kälte und Sauerstoffmangel verzögern oder verhindern die Versporung *(Sporulation)* genannte Reifung. In feuchter Umwelt (Kot, Einstreu, Erde) bleiben versporte Oozysten wochen- bis monatelang infektiös.

Endogene Phase
Nehmen Tauben versporte Oozysten (unversporte lösen keine Infektion aus) mit kotbeschmutztem Futter oder Tränkwasser auf, beginnt die endogene Phase. Im Zwölffingerdarm verlassen die aktiv beweglichen elliptischen *Sporozoiten* die Oozysten und dringen in das Epithelgewebe von Darmzotten ein.

Ungeschlechtliche Vermehrung (Schizogonie)
Im Epithel läuft als ungeschlechtliche Vermehrung die *Schizogonie* ab. In den Epithelzellen entstehen über sog. *Trophozoiten* die runden *Schizonten*, welche in spindelförmige *Merozoiten* zerfallen. Die aktiv beweglichen *Merozoiten* der 1. Generation dringen in noch unbefallenes, unzerstörtes Epithelgewebe ein und bilden die *Schizonten* der 2. Generation, welche sich in *Merozoiten* der 2. Generation teilen. Die *Schizogonie* wiederholt sich dann nochmals. Aus den 8 *Sporozoiten* einer einzigen *Oozyste* können durch die 3 *Schizonten*generationen bis etwa 2,5 Mill. *Merozoiten* hervorgehen.

Geschlechtliche Vermehrung (Gamogonie)
In der danach folgenden geschlechtlichen Vermehrungspase *(Gamogonie)* reift ein Teil der *Merozoiten* zu *Mikro-* bzw. *Makrogametozyten*. Aus ihnen entstehen schließ-

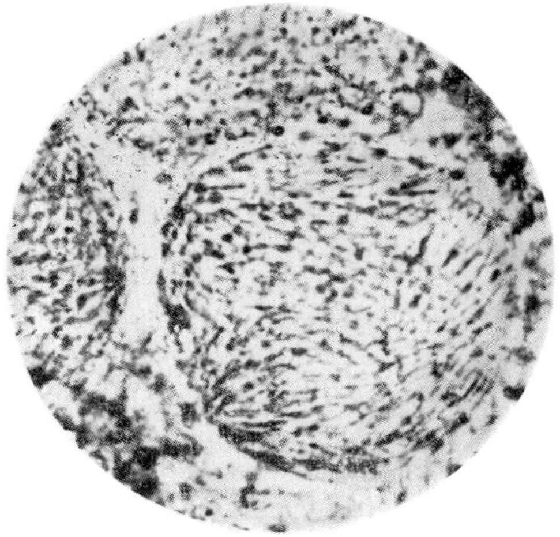

Die als Schizonten bezeichneten kugeligen Formen der ungeschlechtlichen Entwicklung kurz vor dem Zerfallen in die *Merozoiten* genannten spindelförmigen Teilstücke

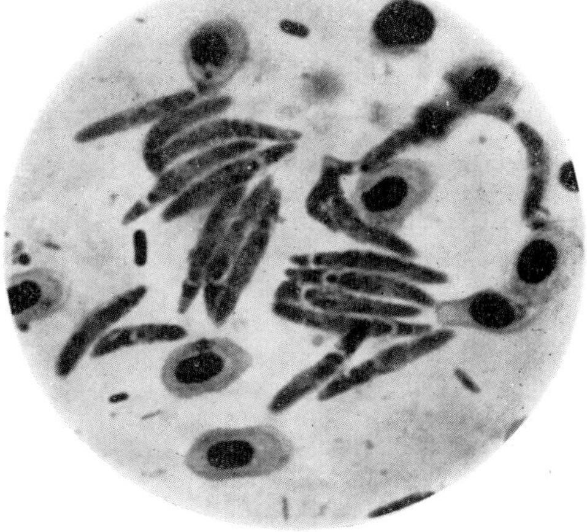

Die nach dem Zerfallen von Schizonten freigewordenen *Merozoiten* als Teilungsformen mit dazwischen befindlichen roten Blutkörperchen *(Erythrozyten)* als elliptischen Gebilden mit dunklem ovalen Zentrum

lich *Mikro-* bzw. *Makrogameten*, die das Epithel verlassen und in das Darmlumen gelangen. Die mit zwei Geißeln ausgestatteten, aktiv beweglichen männlichen Geschlechtszellen *(Mikrogameten)* dringen in die passiv beweglichen weiblichen Geschlechtsformen *(Makrogameten)* ein und befruchten sie. Aus ihnen gehen die unbeweglichen Dauerformen *(Oozysten)* hervor, die mit dem Kot den Darm des Wirtes verlassen. So endet die 4 bis 5 Tage dauernde endogene Phase und damit der Entwicklungskreislauf.

Oozysten versporen günstigenfalls in 1 bis 2 Tagen. Daher dauert die gesamte Kokzidienentwicklung (*ektogene* und *endogene* Phase) mindestens 5 bis 6 Tage.

Nach NIESCHULZ, 1925; SRIVASTNA, 1966; VARGHESE, 1975 a, 1976, 1977 schmarotzen alle Stadien in parasitophoren *Vakuolen* von Epithelzellen des Dünndarms, besonders im Hüftdarm *(Ileum)*. Insgesamt 3 *Schizontengenerationen* gibt es, als *pathogenes* Stadium gilt vor allem die 2. Generation. Im Schizonten entstehen je nach Autor 10 bis 30 *Merozoiten*. Die geschlechtlichen Entwicklungsstadien *(Makro-* und *Mikrogamonten)* lassen sich ab 6. Tag p. i. feststellen. Die *Präpatenz*periode beträgt 6 bis 7 Tage. In Taubennierenzellkulturen vermehrte sich *E. labbeana* bis zu den *Merozoiten* der 2. *Schizonten*generation (GUT u. a., 1977).

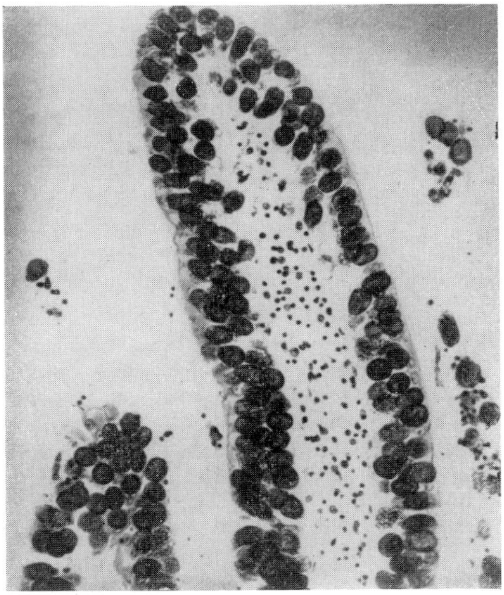

Dünndarmzotten mit den als *Makrogameten* bezeichneten weiblichen Geschlechtsformen

Infektionsquellen
Sie stellen vor allem Tränkwasser, Futter, Einstreu und andere Zwischenträger (z. B. verkotete Schlag- und Volierenböden, Einrichtungsgegenstände, Reisekörbe, Kabinenexpresse, Ausstellungskäfige, Dächer, Dachrinnen) dar. Nestjunge können sich durch oozystenhaltiges Futter ihrer Eltern oder Ammen schon in den ersten Lebenstagen infizieren. Jungtauben stecken sich meist erst nach ihrem Absetzen von den Eltern massiv an. Nehmen sie zum ersten Mal massenhaft versporte Oozysten auf, infizieren sich geschwächte Tiere oft *manifest*, widerstandsfähige entweder nur *latent* oder *subklinisch*. In stark verkoteten Schlägen und Volieren reinfizieren sich Tauben laufend, so daß auch bei widerstandsfähigen Tieren klinische Erkrankungen auftreten können. Bei starkem Befall scheiden Tauben meist > 100 000 Oozysten/g Kot aus.

Infektionsbegünstigende und -auslösende Faktoren
Ob sich Tauben latent, subklinisch oder manifest infizieren, hängt von folgendem ab: aufgenommene Oozystenmenge, Art des Befalls (Erst- oder Reinfektion), Disposition (Immunitätslage, Alter und natürliche Widerstandskraft).

Prämunität
Sowohl Tiere mit überstandener K als auch solche, die nach der Erstinfektion nur *latent* oder *subklinisch* erkranken, beherbergen relativ wenig Kokzidien. Sie besitzen Infektionsimmunität *(Prämunität)*. Solange sie besteht, erweisen sie sich selbst gegen massive Invasionen gefeit, weil *Prämunität* die manifeste K unterdrückt, die Kokzidienentwicklung und *Oozysten*ausscheidung dabei jedoch nicht völlig unterbindet. Vor allem bei erwachsenen Tauben besteht ein Gleichgewicht zwischen ständigen Reinfektionen und *Prämunitäts*grad, der sich stets gegen die betreffende Kokzidien*spezies* richtet, d. h. eine Art immunisiert nicht gegen eine andere.

Krankheitsformen, -symptome, -verlauf
Als Krankheitsformen lassen sich im einzelnen unterscheiden

- die *latent* oder *subklinisch* verlaufenden Kokzidieninfektionen nicht *resistenz*geschwächter junger und erwachsener Tauben,
- die Kokzidiosen genannten, *manifesten* Erkrankungen erhöht empfänglicher Tiere (Nestlinge, abgesetzte Tauben, Jungtiere).

Latente und subklinische Infektionen
Davon betroffene Tauben erscheinen gesund, mitunter weniger lebhaft. Ihr Kot kann manchmal abnorm weich sein, ihre Zucht- und Flugleistung Wünsche offenlassen. Laufend reinfizierte Brieftauben erweisen sich z. T. geschwächt, können auf Flugwettbewerben versagen und für andere Krankheitserreger oder Erkrankungen erhöht empfänglich sein.

Manifeste Erkrankungen (K)
Sichtbar kranke Tiere besitzen meist „Durchfall". Übelriechender, schleimig-wäßriger, jedoch kaum blutiger Kot gilt aber nicht als typisch für K, weil er auch bei anderen, mit Darmentzündungen einhergehenden Krankheiten und Störungen vorliegen kann.
Weiterhin trinken solche Tauben oft mehr, besitzen geringe Freßlust, aufgeplustertes Gefieder sowie kotbeschmutzte Kloaken- und Schwanzfedern.

Morbidität, Mortalität
Schon 2 bis 3 Wochen alte Nestjunge können starken Kokzidienbefall aufweisen. Vorwiegend erkranken 4 bis 16 Wochen alte, durch andere Krankheiten und sonstige *Stressoren* stark geschwächte Jungtiere. Nur selten sterben 5 bis 10 %, seltener noch mehr der geschlüpften, stark abgemagerten, entkräfteten Jungen nach ein- bis etwa dreiwöchiger Krankheitsdauer. Die rechtzeitig erkannte und behandelte Krankheit fordert wenig oder gar keine Verluste. Selbst Jungtiere mit starkem Kokzidienbefall genesen von selbst, wenn man sie so hält, daß sie sich nicht mehr reinfizieren. Kokzidienbefall und K stellen somit sich selbst begrenzende Infektionen bzw. Erkrankungen dar, die mit den ausgeschiedenen *Oozysten* enden bzw. erlöschen.

Krankheitsfeststellung
Kokzidienbefall läßt sich weder *klinisch* noch *pathologisch-anatomisch*, sondern nur durch den *mikroskopischen* Oozystennachweis exakt feststellen.

Pathologisch-anatomischer Befund
Tauben besitzen nur zurückgebildete, stummelförmige Blinddärme. Daher können sie im Gegensatz zu anderen Geflügelarten nur an Dünndarm-*K* erkranken. Kokzidienbesiedeltes Darmepithel regeneriert zwar schnell, aber die Erreger zerstören es ebenso rasch wieder. Dadurch kann der Darm an K verendeter Tiere *katarrhalisch* entzündet und mit Schleim bedeckt sein.

Oozystennachweis
Kokzidien lassen sich durch die *parasitologische* Kotuntersuchung am besten mit dem *Flotationsverfahren* feststellen. Die Befallstärke beurteilt man zweckmäßig nach dem Bestimmungsschlüssel von LÜTHGEN (1961). Zur Artdiagnostik von *Oozysten* eignen sich die Schemata von DAVIS u. a. (1962) und PELLERDY (1974).

Therapie
K läßt sich mit folgenden Arzneimittelgruppen wirksam behandeln:
– *Sulfonamide* als *Kokzidiotherapeutika*,
– *Kokzidiostatika* als *Kokzidioprophylaktika*, von denen die meisten der bei Hühnern angewendeten noch zu erproben sind, falls man sie auch an Tauben verabreichen will.

Sulfonamide
Sie eignen sich im Gegensatz zu den Kokzidiostatika nur für die Therapie. Als rezeptpflichtige Medikamente lassen sich vor allem die wasserlöslichen Präparate wie vorgeschrieben dosiert und verabreicht bei Tauben anwenden. Nehmen Tiere zuviel oder zulange davon auf, können sich Allgemeinsymptome (verminderte Lebhaftigkeit, aufgeplustertes Gefieder, herabgesetzte Futteraufnahme, Wachstumsstörungen, Mauser), in extremen Fällen sogar Arzneimittelvergiftungen mit folgenden Symptomen einstellen: Flugunvermögen oder schwerfälliges Fliegen, unsicheres Aufsetzen, Gleichgewichtsstörungen, torkelndes Laufen mit ausgebreiteten oder hochgestellten Flügeln, Sich-Überschlagen, Rückwärtsrollen, Krampfzustände, Lichtscheu, Liegenbleiben auf dem Boden, wonach Tauben meist verenden. Akute Vergiftungen gehen mit *hämorrhagischer Diathese* einher, chronische häufig mit Eingeweidegicht.

Sulfonamidstoß
Die häufig praktizierte Behandlung erkrankter Tiere mit den hochwirksamen, durch *Pyrimethamin* oder *Diaveridin potenzierten* Sulfonamiden oder Kombinationen aus *Amprolium* und Sulfonamiden als Stoßtherapie über das Tränkwasser läßt sich nach ROMMEL (1981) am besten wie folgt durchführen:
– 5 Tage lang ausschließlich medikiertes Tränkwasser mit 0,2 bis 0,3 % Sulfamethazin oder 0,1 % Sulfadimidin *(p-Aminobenzol-sulfonamido-dimethyl-pyramidin)* – nach SCUPIN (1966) jedoch ohne ausreichenden Therapieeffekt – oder 0,05 bis 0,01 % Sulfapyrimidin *(p-Aminobenzol-sulfonamido-2-pyrimidin)* oder 0,05 bis 0,1 % Sulfamerazin *(p-Aminobenzol-sulfonamido-methyl-pyrimidin)* oder 0,125 % Sulfathiazol *(p-Aminobenzol-sulfonamido-thiazol)* oder 0,025 % Sulfachinoxalin *(p-Aminobenzol-sulfonamido-chinoxalin)* oder 0,05 bis 0,1 % Sulfadimethoxin oder Sulfamonomethoxin (u. a. HAUSER, 1959; MILLER, 1964; VINDEVOGEL u. DUCHATEL, 1979) oder 50 + 15 mg/l Wasser Sulfachinoxalin + Pyramethin oder 76 + 19 mg/l Wasser Sulfachinoxalin + Diaveridin oder der Kombination von je 16,67 % Amprolium + Sulfachinoxalin, und zwar 0,6 g/l Wasser (HUNT u. O'GRADY, 1976) oder Amprolium + Ethopabat als Amprolvet 7 ml/l Wasser (SCUPIN, 1966),
– 2tägige Pause mit prophylaktischer Dosis eines geeigneten Vitamin A-, B-Komplex-, D_3-Präparates,
– 2 Tage lang medikiertes Tränkwasser.

Durch die bei Sulfonamidverabreichung während der Mauser möglichen Federschäden (diese verschwinden erst beim nächsten Federwechsel) lassen sich auch die *potenzierten* Sulfonamide nicht uneingeschränkt anwenden. Daher bevorzugt man meist Amprolium+Ethopabat in Konzentrationen von 0,018 + 0,00114 % und der prophylaktischen Dosis von 4 ml/l Wasser meist 7 Tage lang gegeben. 0,01 % Amprolium wirken nicht ausreichend (AXWORTHY, 1969), erst 0,02 % hemmen die Oozystenausscheidung weitgehend (SCUPIN, 1966).

Abweichend vom obigen Behandlungsschema lassen sich Stoßtherapien auch wie folgt durchführen:

- 3 Tage lang Wasser mit dem vorgesehenen, exakt dosierten Präparat,
- 2 Tage lang Wasser ohne Sulfonamidzusatz, aber mit einem geeigneten Multivitamin-Präparat in der prophylaktischen Dosis als Vitaminstoß,
- nochmals 3 Tage lang sulfonamidhaltiges Wasser.

Damit Tauben nur die täglich frisch zubereitete Arzneimittellösung aufnehmen, läßt man sie vorher einen halben Tag dursten und hält sie während der Kur eingesperrt. STAM (1966) empfiehlt das relativ gut verträgliche Sulfadimidin 0,2%ig. Nach VINDEVOGEL u. DUCHATEL (1979) eignen sich zur Kokzidiosetherapie als Sulfonamide vor allem Sulfamethazin-Na, Sulfanilamid, Sulfadimidin, Sulfachinoxalin, Sulfadiazin, Sulfamono-Dimethoxin.

Kokzidiostatika

Prophylaktisch über das Trinkwasser verabreichte Kokzidiostatika hemmen und unterbinden damit die Entwicklung der Kokzidien im Tierkörper, ohne die *Prämunität* zu beeinflussen. Nach VINDEVOGEL u. DUCHATEL (1959) lassen sich Tauben mit folgenden kokzidiostatisch wirksamen Mitteln behandeln:

- Nitrofurazon (5-Nitro-2-furaldehyd-semikarbazon), 0,003 % Furazolidon (n-5-nitro-2-*furfuryliden)-3-amino-2-axazolidon,*
- 0,002 bis 0,004 % Amprolium *(1-[4-amino-2-n-propyl]-5-pyrimidin-methyl)-2-picoliniumchlorid-hydrochlorid)*
- Nifurprazin *(1-⟨5-Nitro-2-furyl⟩-2-[6-amino-3-pyridazyl]-aethylen).*

Amprolvet als weißes, geruchloses, wasserlösliches Pulver mit 20 % Amprolium läßt sich sowohl prophylaktisch als auch therapeutisch 5 Tage lang 0,02- bzw. 0,04%ig (1 bis 2 g Amprolvet/l Wasser) anwenden. Tauben nehmen diese geschmacklich kaum abweichende, gut verträgliche Lösung ohne weiteres auf und erweisen sich nach abgeschlossener Kur weitgehend kokzidienfrei (SCUPIN, 1966).

Therapieerfolg

Tritt K bei bereits sachgemäß behandelten Tieren erneut auf, können diese entweder massiv reinfiziert sein oder eine andere Kokzidienart beherbergen. Möglich erscheint aber auch, daß gegenüber bestimmten Sulfonamiden oder Kokzidiostatika *resistente* Kokzidienstämme vorliegen, vor allem wenn exakt angewandte Mittel nur ungenügend oder gar nicht wirken. In solchen Fällen empfiehlt sich ein anderes geeignetes Kokzidiotherapeutikum oder -prophylaktikum.

Vitaminstoß

Kokzidiengeschädigtes Darmepithel regeneriert schnell und die „vitaminzehrende" Wirkung von Sulfonamiden und Kokzidiostatika gleicht sich aus, wenn man behandelte Tiere vitaminreich ernährt. Nach jeder Tränkwasserkur empfiehlt sich daher ein Vitaminstoß mit prophylaktischer Dosis eines geeigneten, wassermischbaren Multivitamin-Präparates.

Die nach obigen Therapieschemata zweitägige Behandlungspause stimuliert die Kokzidienentwicklung und damit auch die Immunitätsausbildung. Vitamingaben gleichen die „vitaminzehrende" Wirkung der Sulfonamide und Kokzidiostatika aus. Bei Amproliumapplikation darf man den Vitamin A-, B-Komplex-, D-Stoß jedoch erst danach durchführen, da B-Vitamine den Amproliumeffekt und damit den Therapieerfolg hemmen.

Bekämpfung und Prophylaxe

K läßt sich am besten durch saubere, trockene Schläge und Volieren sowie exakte Haltungs-, Fütterungs- und Umwelthygiene verhüten. Die Einschleppung und Übertragung von Kokzidien kann man vor allem beim Freiflug und Sammeltransport von

Brieftauben in Kabinenexpressen zum Auflaßort nicht verhindern. Um das zu erreichen, müßten sich die Tiere unter *SPF*-Bedingungen in Käfigen befinden, ohne jeden Kontakt mit ihrem Kot. Bei den Kokzidien als *ubiquitären* Erregern gilt es vor allem, massive Infektionen der Jungtiere durch trockengehaltene Fußböden und täglich entfernten Kot zu vermeiden. Tränken und Futtertröge muß der Züchter peinlichst sauberhalten, Bodenfütterung unbedingt vermeiden.

K läßt sich mit folgenden Maßnahmen wirksam bekämpfen und verhüten:

– Bei Krankheitsverdacht sendet man verendete Tauben oder Kotproben zur Diagnostik an die zuständige vet.-med. Untersuchungseinrichtung (Anhang).
– Ohne Reinfektion erlischt der Kokzidienbefall. Daher bestimmen Hygienemaßnahmen seine Bekämpfung und Prophylaxe.
– Am sichersten lassen sich Oozysten durch trockene Hitze oder Austrocknung abtöten, unversporte Dauerformen von E. labbeana bei 37 °C bereits in 2 Tagen (DUNCAN, 1959). Als Desinfektionsmittel eignen sich die in Tab. 5/11 aufgeführten.
– Liegt hochgradiger Kokzidienbefall oder sogar *manifeste* K vor, empfiehlt es sich, alle stark abgemagerten und unheilbaren Tiere auszumerzen und den übrigen Bestand zu behandeln.
– Danach muß der Züchter Schläge, Volieren sowie übrige oozystenhaltige Umwelt gründlich reinigen und desinfizieren.
– Versporte *Oozysten* reichern sich vor allem auf selten gesäuberten sowie eingestreuten Böden an. Daher sollen diese nicht eingestreut sein, sich aber leicht, schnell und gründlich reinigen sowie desinfizieren lassen.
– *Oozysten* können nicht versporen und dadurch infektionsfähig werden, säubert man Schläge und Volieren regelmäßig, je nach Außentemperatur (s. Entwicklungszyklus von Kokzidien) mindestens jeden 2. bis 3. Tag.
– Sammelkotproben aller Tiere ihrer Bestände sollten die Züchter jährlich mindestens einmal nach abgeschlossener Aufzuchtperiode in der zuständigen vet.-med. Einrichtung koprologisch untersuchen lassen, um den Kokzidienbefall kontrollieren und gegebenenfalls therapeutische oder prophylaktische Kuren über das Tränkwasser durchführen zu können.
– Abgesetzte Junge sind stets von den erwachsenen Tauben getrennt im Jungtierschlag unterzubringen.
– Tränken mit stehendem Wasser muß man täglich reinigen. Daher empfiehlt es sich, nur hygienisch einwandfreie automatische Tränken zu verwenden.
– Tauben sind ständig hygienisch einwandfrei zu halten, sachgemäß zu füttern und resistenzschwächende Einflüsse von ihnen fernzuhalten.
– Auf Flugwettbewerben und Ausstellungen sowie mit neuerworbenen, zugeflogenen und erheblich verspätet von Weitstreckenflügen zurückgekehrten Tieren verfährt der Züchter wie unter 1.9. beschrieben.
– Hochgradiger Kokzidienbefall sowie *K* lassen sich verhüten, behandelt man gefährdete Tauben nach tierärztlichem Rat vorbeugend mit einem geeigneten Kokzidiostatikum nach folgendem Prinzip: neuerworbene Tiere vor dem Einsetzen in den Bestand, Nestjunge nach dem Absetzen, Rassetauben vor Brutbeginn und evtl. noch einmal in der Brutzeit, Brieftauben vor, während und nach der Reiseperiode.

5.2. Toxoplasma-Infektionen (*Toxoplasmose*)

Krankheitsbegriff

Unter Toxoplasmose faßt man die vom Sporentierchen *Toxoplasma (T.) gondii* verursachten *manifesten* Erkrankungen von Säugetieren, Vögeln und dem Menschen zusammen, unter *T.*-Infektionen alle *latent* und *subklinisch* verlaufenden Fälle.

Vorkommen, Verbreitung

Schon 3 Jahre nach der Erstbeschreibung von *T. gondii* durch NICOLLE u. MANCEAUX (1908) in Tunesien beim Gundi sowie durch SPLENDORE (1908) in Brasilien beim Kaninchen wies GARINI (1911) in Uruguay Toxoplasmen in Leber- und Milzausstrichen einer 4 Tage nach dem Kauf verendeten Haustaube nach. Über *spontane* T.-Infektionen bei Haus- bzw. Wildtauben berichteten später Autoren aus folgenden Ländern der betreffenden Kontinente: Indien, England, Belgien, Italien, Brasilien, Panama, Uruguay, Venezuela, Ekuador und den USA. WIKTOR (1950) stellte akute Toxoplasmose in einer afrikanischen Farm fest, in der von 280 Kaninchen und 100 Tauben annähernd 80 % der Tiere innerhalb von 10 Tagen verendeten. RATCLIFFE u. WORTH (1951) fanden *T. gondii* bei einer Fächertaube *(Goura victoria)* des zoologischen Gartens von Philadelphia (USA), BIERING-SØRENSEN (1959) konnte *enzootische* Toxoplasmose in einem dänischen Rassetaubenbestand nachweisen.

Aus neuerer Zeit liegen über *spontane T. gondii*-Infektionen bei Tauben mehrere Mitteilungen vor. ORLANDELLA u. COPPOLA (1969) beschrieben die verschiedenen Formen von Toxoplasmose bei Tauben in Italien, KRAGERUKA (1970) stellte sie bei importierten Krontauben *(Goura cristata)* des Antwerpener Zoos fest. ZWART u. a. (1972) ermittelten vom 28. 8. bis 19. 10. 1969 Toxoplasmose u. a. bei folgenden Arten im Rotterdamer Zoo: 3 Kron-, 2 Fächer-, 4 Rotbrustkrontauben *(Goura scheepmakeri)*, 1 Dolchstich- *(Gallicolumba luzonica)* und 1 Zweifarbenfruchttaube *(Ducula bicolor)*.

Krankheitsursache

T. gondii ließ sich erstmals beim Kammfinger oder Gundi *(Ctenodactylus gundi)*, einem kleinen nordafrikanischen Nagetier, nachweisen. Der Erreger stellt ein im Tierreich weitverbreitetes, den Sporentierchen *(Sporozoen)* und innerhalb dieser den zystenbildenden *Kokzidien* zugeordnetes *Protozoon* dar. Auf allen Kontinenten (ausgenommen Arktis und Antarktis) kommt er vor allem unter Fleischfressern *(Feliden* als Hauptwirte, ferner Hund, Nerz, Fuchs, Wolf), Nagetieren (Maus, Hamster, Meerschweinchen, Baumwollratte, Murmeltier, Eichhörnchen, Chinchilla, Kaninchen, Hase) vor, keineswegs selten auch bei Huf- und Klauentieren (Pferd, Rind, Schaf, Ziege, Schwein), *Primaten* (Halbaffen, Affen, Mensch), Haus- und Wildvögeln (Tauben, Hühner-, Enten-, Krähen-, Papageien-, Kanarienvögel).

Tenazität

T. gondii erweist sich in der Außenwelt als wenig widerstandsfähig. In eingetrocknetem Material geht es bei 4 °C innerhalb von 12, bei 20 °C innerhalb von 8 Std. und bei 37 °C innerhalb von 30 Min. zugrunde. In feuchter Umgebung kann es bei 4 °C bis zu 25, bei 20 °C bis zu 10 und bei 37 °C bis zu 5 Tagen ansteckungsfähig bleiben. Magensaft tötet *T. gondii* ab, Vermehrungsformen (innerhalb weniger Min.) und *T.-Zysten* (innerhalb von 3 Std.). 5minütiges Erhitzen auf 55 °C sowie 10minütiges Einwirken von 5%iger Phenollösung oder 70%igem Alkohol inaktivieren *T. gondii*. Als außerordentlich langlebig gelten dagegen *T.-Oozysten*, nach DÖNGES (1980) bis zu 18 Monaten.

Entwicklungszyklus

Folgende Entwicklungsstadien gibt es:

- Freie Toxoplasmen *(Toxo(n)plasma* = Bogenzelle). Diese 1,5 bis 7 µm langen, 0,5 bis 4 µm breiten, ovalen bis sichelförmigen, in den Wirtsgeweben vorhandenen, *Trophozoiten* genannten Entwicklungsformen besitzen neben dem etwas zugespitzten einen mehr abgerundeten Pol. Aus ihnen gehen durch Zweiteilungen in den befallenen Wirtszellen sog. *T.-Pseudozysten* mit den darin enthaltenen 8 bis 16 Vermehrungsformen *(Tachyzoiten)* hervor, die wiederum Wirtszellen und -flüssigkeiten befallen und sich innerhalb weniger Std. bis Tage erneut in T.-Pseudozysten verwandeln können. Diese gestaltlich verschiedenartigen, ebenfalls in den Wirtsgeweben vorkommenden, von der Wirtszellenmembran umhüllten ungeschlechtlichen Vermehrungsformen entstehen durch die *Endodyogenie* („innere Knospung“) genannte Teilung, platzen und setzen dann die *Tachyzoiten* frei.
- *T.-Zysten* stellen die im Ø bis zu 200 µm großen, kugelförmigen, von einer sehr widerstandsfähigen Hülle umgebenen, bis zu mehrere tausend *Merozoiten (Bradyzoiten)* beherbergenden Dauer-

Schematisch dargestellte *zyklische* und *azyklische* Entwicklung des Toxoplasmoseerregers *Toxoplasma gondii*

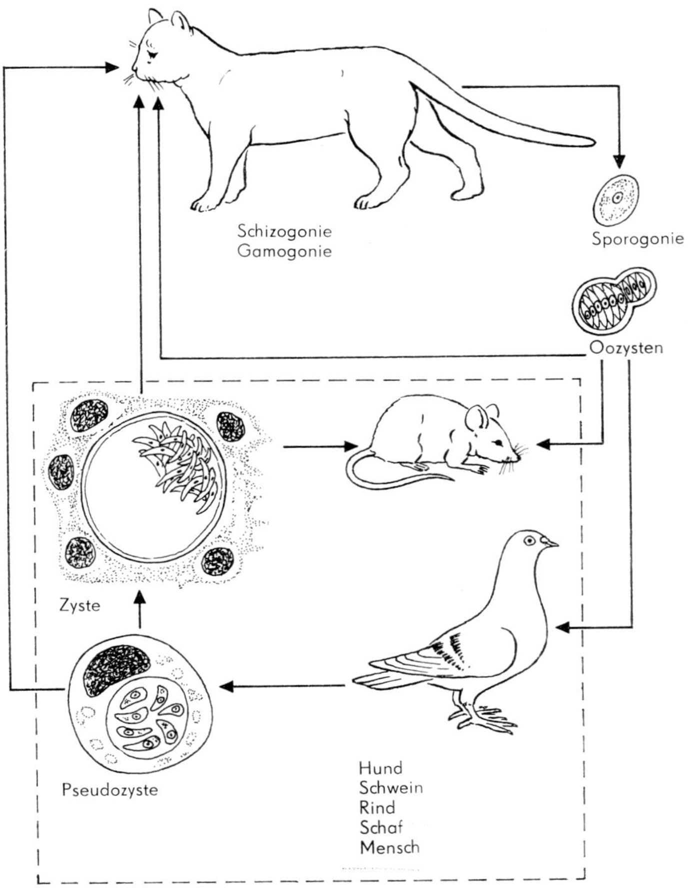

formen dar. Sie befinden sich reaktionslos in befallenen Wirten (vorwiegend Gehirn, Lungen, Darmwand) und können in ihnen jahre- bis lebenslang infektiös bleiben.

- *T.-Oozysten* als rundliche bis ellipsoide, 11 bis 14×9 bis 11 µm große Gebilde enthalten 2 *T.-Sporoblasten*, in denen sich durch die 2 bis 4 Tage dauernde, *Sporogonie* genannte Reifung je 4 *T.-Sporozoiten* entwickeln. Die mit dem Kot infizierter Katzen ausgeschiedenen T.-Oozysten lösen die Infektion und damit entweder *latente* (T.-Infektion) oder *manifeste* Erkrankungen (Toxoplasmose) aus, wenn sie empfängliche Wirte über den Verdauungstrakt aufnehmen.

In der Dünndarmschleimhaut von Endwirten (Katzen), die sich mit *T.-Zysten (Endozoiten)* bzw. *T.-Oozysten* infizieren, findet sowohl die ungeschlechtliche *(Endodyogenie, Schizogonie)* als auch geschlechtliche Vermehrung *(Gamogonie)* mit der Bildung von *T.-Oozysten* statt. Die mit dem Kot ausgeschiedenen *T-Oozysten* sind nach der 2 bis 4 Tage dauernden *Sporogonie* ansteckungsfähig. Endwirte *(zyklische* Entwicklung) oder Zwischenwirte *(azyklische* Entwicklung) müssen sie aufnehmen, um sich mit *T. gondii* zu infizieren. Bei Zwischenwirten gibt es keine in der Darmschleimhaut stattfindende *(enteroepitheliale)* Phase, damit auch keine geschlechtliche Vermehrung *(Gamogonie)* des Erregers. In ihnen bilden sich als Folge der Allgemeininfektion *(Generalisation)* über die ungeschlechtliche Vermehrung *(Endodyogenie, Schizogonie)* sog. Pseudozysten *(Tachyzoi-*

ten), welche die *akut* verlaufende Krankheit *(Toxoplasmose)* bewirken können. Mit zunehmender Ak-Bildung entwickelt sich das *chronische* Krankheitsstadium. Als Folge ungeschlechtlicher Vermehrung entstehen die z. T. schon *makroskopisch* erkennbaren *T.-Zysten (Bradyzoiten)*. Die in Geweben und Organen toxoplasmenbefallener Zwischen- oder Endwirte enthaltenen Erreger können die *latente* bzw. *manifeste* Infektion auslösen, wenn sie die dafür empfänglichen Tiere aufnehmen.

Übertragung
Zahlreiche Autoren erforschten die experimentelle *T.*-Infektion von Tauben. *T. gondii* läßt sich nach SIEGMANN u. a. (1976) durch blutsaugende Außenparasiten übertragen, bei Tauben auch über die „Kropfmilch" fütternder Eltern auf ihre Jungen. Kontaktinfektionen zwischen gesunden und toxoplasmenausscheidenden Tieren gibt es vermutlich bei „schnäbelnden" Partnern. Tauben stecken sich nur dann mit Toxoplasmen an, wenn sie entweder *T.-Oozysten* mit katzenkothaltigen Partikeln oder *T.-Pseudozysten* und *T.-Zysten* mit Fleisch infizierter Tiere aufnehmen, was vermutlich relativ selten vorzukommen scheint.

Nach Untersuchungen mehrerer Autoren (MANWELL u. DROBECK, 1952; DROBECK u. a., 1953; SIMITCH u. a., 1961; BERGER u. a., 1966) gelten die für *T. gondii epizootiologisch* unbedeutenden Tauben nur als ein Nebenglied in der Infektkette empfänglicher Tiere. ZWART u. a. (1972) wiesen entsprechend der Bedeutung von Katzen als Hauptwirte von *T. gondii* besonders auf die mögliche Übertragung des Erregers mit katzenkotkontaminiertem Futter auf Tauben als wichtigsten Ansteckungsweg hin.

Tauben als Toxoplasmenüberträger
Obwohl GIBSON u. EYLES (1957) von „gesicherter" Übertragung von *T. gondii* von Tauben auf den Menschen berichteten, äußern Wissenschaftler heute übereinstimmend, daß es solche Fälle wohl kaum gibt. Einerseits spielen *T. gondii*-Infektionen bei Tauben vermutlich nur eine geringe Rolle, andererseits scheiden infizierte Tiere keine T.-Oozysten aus und können somit den Erreger nicht weiterverbreiten. Tauben verzehrt der Mensch nur in gekochtem oder gebratenem Zustand. Daher entfällt auch eine Infektion über *T.-Pseudozysten* und *T.-Zysten* mit Taubenfleisch. Bei seiner Zubereitung sollte man jedoch stets die *hygienischen* Maßnahmen einhalten, um Schmierinfektionen zu vermeiden. Das Tieffrosten von Fleisch für mindestens 24 Std. tötet die Entwicklungsformen von *T. gondii* sicher ab als wichtige Voraussetzung für den Genuß von rohem oder nur mäßig gebratenem Fleisch.

Experimentelle Infektionen von Tauben
Im Gegensatz zu Hühnern, die sich meist nur latent infizieren lassen, erkranken mit *virulenten T. gondii*-Stämmen künstlich angesteckte Tauben meist *akut* und – falls sie nicht sterben – auch *chronisch*. Bild und Verlauf der experimentell erzeugten Krankheit hängen vor allem von der *Virulenz* (es gibt hoch-, mittel- sowie gering*virulente T.-Isolate)* und Dosis des Erregers, dem Infektionsweg *(i. c., i. v., i. m., s. c., i. a.)* sowie der Empfänglichkeit (Art, Alter) des Wirtes ab.

In den Körper eingedrungene Toxoplasmen können sich außer im *RHS* auch in nahezu allen anderen Geweben ansiedeln und vermehren. Über die Blutbahn gelangen sie während der *Toxoplasämie* in die Organe, die sie mit *extra-* und *intrazellulären* Erregern überschwemmen. Sobald sich durch die Reaktion zwischen T. gondii und Taube *Ak* bilden, verschwinden die Erreger aus dem Blut. *Virulente* Toxoplasmen vermehren sich sehr schnell, zerstören betroffene Zellen, befallen neue und töten entweder den Wirt oder sie werden durch dessen Abwehrkräfte selbst vernichtet. Weniger *virulente* Erreger dagegen vermehren sich langsamer und schädigen die meist nur *subklinisch*, selten manifest und meist *chronisch* erkrankten Tiere nur unbedeutend, können aber als *T.-Zysten* in Körpergeweben jahre- oder sogar lebenslang infektionsfähig bleiben. Durch ihre Hülle befinden sich *T.-Zysten* in engem Kontakt mit den sie ernährenden Wirtsgeweben. Mit hohen Dosen stark *virulenter* Toxoplasmen *i. v.* infizierte Tauben verenden meist nach wenigen Tagen, während mit geringerer Zahl oder weniger *virulenten* Erregern angesteckte Tiere häufig nur latent bzw. *subklinisch* erkranken und überleben.

IKZ

Sie hängt vor allem von der *Pathogenität* und Aktivität von *T. gondii* sowie *Disposition (Reaktivität)* des Wirts ab. Sie schwankt bei der sichtbaren Infektion zwischen wenigen Tagen und 2 bis 3 Wochen.

Prämunität

Solange Wirte Toxoplasmen beherbergen, bilden sich in ihnen *Ak.* Bei Toxoplasmose besteht demzufolge Infektionsimmunität *(Prämunität).*

Krankheitsformen

T. gondii kann *latente, subklinische* und manifeste Infektionen, bei letzteren *akuten* oder *chronischen* Krankheitsverlauf bewirken. Bei Tauben treten meist *latente* und subklinische Erkrankungen auf, die sich nur durch *serologische* Untersuchungen nachweisen lassen.

Krankheitssymptome

Erkrankte Tiere trinken vermehrt, verweigern das Futter, magern rasch ab, zeigen gestörtes Allgemeinbefinden, verkriechen sich, lassen die Flügel hängen, halten die Augenlider halb geschlossen, taumeln und fallen leicht um, wenn man sie zwingt, sich zu bewegen. *Zentralnervale* Erscheinungen, wie Gleichgewichtsstörungen, *klonisch-tonische* Krämpfe, Kopfverdrehungen *(Torticollis)*, fortschreitende Lähmungen gelten nach mehreren Autoren für *T. gondii*-Infektionen ebenso verdächtig wie entzündete, mit schleimig-eitrigem *Exsudat* bedeckte Augenbindehäute und Pupillenerweiterung.

Morbidität und Mortalität

Manifest befallene Tauben sterben entweder meist nach 1 bis 3 Wochen oder überstehen die Krankheit. Die Erkrankungs- und Verlustrate schwankt sehr, da je nach Verlauf keine, wenige oder zahlreiche Tiere eines Bestandes sterben.

Pathologisch-anatomische Veränderungen

Von *manifester T. gondii*-Infektion befallene Tauben können nach ZWART u. a. (1972) folgende Prozesse aufweisen: Lungen *hyperämisch* und *ödematisiert*, Leber leicht vergrößert, aufgehellt, mit im Ø bis 4 mm großen, weißgrauen Herden durchsetzt, auffällig vergrößerte, weiche Milz, im Ø 1 bis 3 mm große *Ulzera* mit nekrotischem Zentrum im *Duodenum* und vorderen Teil des *Jejunums, Perikarditis, Myokarditis, Nekrosen* im *Chiasma opticum.*

Bei experimentell mit hoch*virulenten T. gondii* infizierten Tauben beschrieben mehrere Autoren Veränderungen (feinste *Nekrosen, Degeneration* sowie entzündliche Prozesse) in folgenden Organen bzw. Geweben: Leber, Milz, Knochenmark, Zungen-, Schnabel-Rachen-, Schlund-, Kropf-, Nasen- und Sinusschleimhaut, Binde-, Ader- und Netzhaut der Augen, äußere Augenmuskeln, Gehirn, Sehnerv, *Hypophyse*, Herz- und Skelettmuskulatur, Nieren, Eierstock, Eileiter, Hoden, Darmwand.

Pathohistologischer Befund

Analog den *pathologisch-anatomischen* lassen sich die *pathohistologischen* Prozesse vor allem in Lungen, Leber, Milz, Nieren, Verdauungstrakt *(Oesophagus*, Kropf, Drüsenmagen, Dünndarm), Gehirn und weiteren Organen nachweisen. Die Leber *akut* erkrankter Tiere erweist sich häufig geschwollen, das Parenchym *diffus* mit *neutrophilen* und *eosinophilen Granulozyten* durchsetzt, die Leberzellen erscheinen hochgradig großtropfig *degeneriert*, die KUPFFERschen Sternzellen und *Histiozyten* mit *Hämosiderin* ausgefüllt. Mitunter liegen *lokale lymphozytäre Enzephalitis* sowie *granulomatöse* und *diffuse* entzündliche Prozesse in den Nerven vor. *T.-Zysten* befinden sich bei *chronisch* erkrankten Tauben am häufigsten im Gehirn. MANWELL u. a. (1945) beschrieben die Charakteristika, durch die sich *T. gondii histomorphologisch* von toxoplasmaähnlichen Gebilden unterscheidet.

Krankheitsfeststellung

T. gondii-Infektionen lassen sich weder *klinisch* noch *pathologisch-anatomisch*, sondern nur *pathohistologisch* und durch den Erregernachweis exakt feststellen. *Differentialdiagnostisch* muß man besonders die mit *primären* und/oder sekundären *zentralnervalen* Störungen sowie alle mit *Enteritis* bzw. *Konjunktivitis* einhergehenden Krankheiten ausschließen.

Mikroskopischer Erregernachweis

T. gondii läßt sich sowohl in Form von Einzelparasiten als auch *T.-Pseudozysten* in Organausstrichen von Lungen, Leber, Milz, Nieren feststellen, darüberhinaus oft nicht nur als solitäre Parasiten und im Ø 20 bis 80 μm große *T.-Zysten* im Gehirn, sondern auch als Einzelparasiten und *T.-Pseudozysten* in den *Ulzera* vom Dünndarm. Bei Tieren mit *generalisierter* Infektion befinden sich die Erreger im Blut.

Tierversuch

In Zweifelsfällen eignet sich zur einwandfreien Krankheitsfeststellung vor allem die Übertragung verdächtigen Materials auf weiße Mäuse, in denen sich T. gondii gut vermehrt. Hierfür stellt man eine 10%ige *Suspension* von Organen (Gehirn, Leber, Milz) krankheitsverdächtiger Tiere in physiologischer NaCl-Lösung mit 200 I. E. Penizillin und 2 mg Streptomyzin/ml NaCl-Lösung her und verimpft davon je 1 ml auf empfängliche Mäuse i. a. Von den Versuchstieren, die innerhalb 4 Wochen *p. i.* klinische Symptome zeigen oder verenden, untersucht man nach GIEMSA oder mit Methylenblau gefärbte *Abdominalexsudat-* oder Leberabstriche und Gehirn-Quetschpräparate. Überlebende Mäuse lassen sich 4 Wochen *p. i.* für den Serofarbtest *(SFT)* nach SABIN entbluten und ihre Organe für evtl. weitere Tierpassagen steril entnehmen. Verläuft die *serologische* Untersuchung *positiv*, überprüft man gefärbte Gehirnquetschpräparate auf *T.-Zysten* mikroskopisch.

TABELLE 5/5

Toxoplasmen- und -Antikörpernachweis bei diagnostisch untersuchten Tauben (nach 1949 bis 1966 erschienenen Publikationen zahlreicher Autoren aus mehreren Ländern und eigenen Untersuchungen zusammengestellt)

Taubengruppen	Untersuchte Tiere	Toxoplasmen-Nachweis		Untersuchte Tiere	Toxoplasmen-*Ak*-Nachweis	
	n	n	%	n	n	%
Rassetauben	186	81	43,55	247	5	2,02
Verwilderte Haustauben	80	4	5,00	728	15	2,06

Ak-Nachweis

Subklinisch oder *latent* verlaufende *T. gondii-Infektionen* lassen sich mit dem *SFT* ermitteln (SABIN u. FEDLMAN, 1948). Toxoplasmen färben sich nach GIEMSA oder mit Methylenblau gut an, zeigen diese Eigenschaft nach Kontakt mit spezifischen *Ak* jedoch nicht. Nach *T.*-Infektionen steigt der *Ak-Titer* schnell an und fällt erst allmählich ab, weswegen sich *Ak* noch nach Monaten feststellen lassen. *Ak* erscheinen im *SFT* frühestens 4 bis 5 Tage *p. i.*, mit der *KBR* jedoch erst 15 bis 20 Tage *p. i.* und dann auch nur bei einem Teil der im *SFT positiven* Tauben.

Prophylaxe und Bekämpfung

T. gondii-Infektionen lassen sich wie folgt bekämpfen und verhüten:

- Züchter müssen ihre Tauben ständig *hygienisch* einwandfrei halten, vorbildlich füttern und *resistenz*schwächende Einflüsse früh erkennen und von ihnen fernhalten.
- Direkten und indirekten Kontakt von Tauben mit Infektionsquellen von *T. gondii* (vor allem Katzen) müssen sie vermeiden. Daher sollten sie Taubenfutter stets katzensicher lagern, Katzen von Schlägen, Volieren und der sonstigen Umwelt von Tauben fernhalten.
- Bei Verdacht auf *T. gondii*-Infektionen senden sie betroffene Tiere an die zuständige vet.-med. Untersuchungseinrichtung.
- Von T. gondii befallene Taubenbestände sollten bis zur Tilgung der Krankheit unter vet. -med. Kontrolle stehen.

5.3. Sarcosporidien-Infektion

Synonyme
Sarcosporidiosis, Toxoplasmoridiosis

Krankheitsbegriff
Unter *Sarcosporidiose* faßt man *manifeste* Infektionen von Säugetieren, Vögeln und dem Menschen, mit bestimmten Urtieren *(Protozoen)*, und zwar *zysten*bildenden *Kokzidien* der Ordnung Sarcosporidien (neuerdings den *Toxoplasmoriden* zugeordnet) und Gattung *Sarcocystis* zusammen.

Vorkommen und Verbreitung
Sarcosporidien als in den Zellen befindliche *(intrazelluläre)*, spindel-, schlauchförmige oder eiähnliche grauweiße Parasiten der Skelett-, Zungen-, Speiseröhren- und Herzmuskelfasern kommen vor allem bei vielen Haus- und Wildsäugetierarten, z. T. auch beim Menschen sowie zahlreichen freilebenden und domestizierten Vogelspezies vor. Bei Tauben konnte sie DYLKO (1962) in der UdSSR nachweisen. Im Gegensatz dazu ließen sie sich von anderen Autoren bei Tauben nicht feststellen. Nach MUNDAY u. a. (1979) beherbergten Tauben im Vergleich zu vielen anderen Vogelarten Australiens keine Sarcosporidien. Das gleiche stellte WENZEL (1981) bei 23 Brieftauben von München (BRD) fest.

Ursache
Mehrere *Sarcocystis-Spezies* als *intrazelluläre* Protozoen besitzen einen den *Kokzidien* vergleichbaren Entwicklungszyklus.

Krankheitsbild
Die Erreger gelangen vermutlich vom Verdauungstrakt aus über den Blutkreislauf in die Muskulatur, wo sie sich als *amöbenähnliche* Gebilde *intrazellulär zwischen den* Muskelfasern *(Myofibrillen)* entwickeln, umgeben von einer äußeren festen und der inneren durchsichtigen zarten Hülle. Aus ihnen können vielkernige, *plasmatische*, in der Faserrichtung sich ausdehnende Gebilde entstehen. Sie erscheinen bei befallenen Tieren als trübe, in der Muskelfaserrichtung befindliche, gerade noch sichtbare Stippchen, meist aber als abgestorbene, verkalkte Parasiten in Form kleiner, länglicher grauweißer Herde. Diese Krankheitsprozesse können die davon betroffenen Tiere je nach Befallsgrad m. o. w. schädigen. Darüber liegen für Tauben keine Angaben vor.

5.4. Haemoproteus (H.)-Infektion

Synonym
Taubenmalaria

Krankheitsbegriff
Die zur Familie *Plasmodiiden* und Gattung *Haemoproteus (H.)* gehörenden *Protozoen* rufen die meist *latent* und *subklinisch*, selten *manifest* verlaufenden *H.*-Infektionen hervor. H.-Arten gelten als *fakultativ pathogene* Erreger, die bei nicht resistenzgeschwächten Tieren nur vorübergehende, kaum wahrnehmbare Krankheitserscheinungen verursachen. Tauben infizieren sich erst dann mit diesen *Protozoen*, wenn sie von den mit Ansteckungsformen befallenen Lausfliegen oder anderen blutsaugenden Insekten gestochen werden.

Arten
Nach COOK (1971) kommen bei Tauben 3 *H.-Spezies* vor, *H. columbae*, *H. palumbis* und *H. sacharovi*, *nach* anderen Autoren 6 Arten.

Übertragung
Besonders Lausfliegen und Mücken *(Culicoiden)* übertragen *H.*-Arten auf Tauben. Experimentell lassen sich Tauben auch mit hohen Dosen von Blut oder Gewebs*homogenaten* kranker Tiere infizieren.

Entwicklung
Die komplizierte Entwicklung von *H.*-Arten findet sowohl in Insekten als auch Wirbeltieren (Tauben) statt. Die ungeschlechtliche Entwicklung *(Schizogonie)* erfolgt im Zwischenwirt (Wirbeltier), die geschlechtliche *(Gamogonie)* im Endwirt (Insekt).

Schon SERGENT und SERGENT (1906) wiesen nach, daß die Ansteckungsformen von *H. columbae* durch den Stich der Taubenfliege *Pseudolynchia (P.) canariensis* auf den Wirbeltierwirt übertragen werden. Danach sind sie im Blut des Wirtes (Tauben) anzutreffen. ADIE (1915) konnte in Indien die Entwicklung von *H. columbae* in *P. canariensis* aufklären.

5.4.1. *Haemoproteus (H.) columbae* KRUSE, 1890

Synonyme
H. mallacumi, H. melopeliae, H. turtur.

Vorkommen, Verbreitung
H. columbae ließ sich nach HUFF (1932) erstmals aus Carolinatauben isolieren und mit der Taubenfliege *P. canariensis* auf Haustauben übertragen; dagegen gelang dies COATNEY (1933) nicht. Nach LUND (1972) gleichen sich *H. columbae* von Haustauben und *H. mallacumi* von der Carolinataube. LEVINE (1961) konnte zwar Unterschiede zwischen beiden Erregern nachweisen, empfiehlt aber, *H. mallacumi* nicht als selbständige Spezies anzusehen. *H. columbae* kommt weitverbreitet bei Tauben in tropischen, subtropischen, darüberhinaus auch in gemäßigten Temperaturzonen vor, in welchen die Insektenwirte den Winter überleben. WOOD u. HERMAN (1943) wiesen H. columbae bei der Westlichen Carolinataube *(Zenaidura m. marginella)*, Westlichen Weißflügeltaube *(Melopelia asiatica)* und Bindentaube *(Columba f. fasciata)* nach. BECKER (1959) fand die *Gametozyten* im Blut von jungen und erwachsenen Carolinatauben in Iowa (USA), aber niemals Lausfliegen als Überträger. STABLER (1961) wies H. columbae bei allen 51 im Juni in Texas (USA) untersuchten Weißflügeltauben nach, STABLER u. HOLT (1963) bei 52 % der Binden- und 61 % der Westlichen Carolinatauben im Süden von Colorado (USA). Über *H. columbae* gibt es Berichte u. a. aus folgenden Ländern: USA, Brasilien, Hawai, Indien, England, Mexiko (TUDOR, pers. Mitt.; JASKOSKI u. PLANK, 1967).
Nach LEVINE u. KANTOR (1959) kommt H. columbae bei mindestens 45 Taubenarten *(Columbiformes)* weltweit verbreitet vor. LEVINE (1961) faßte alle Berichte über den H. columbae-Nachweis bei Carolinatauben zusammen und fand diese zu 8 bis 93 % infiziert.

Insektenwirte
Nach TUDOR (pers. Mitt.) ist P. canariensis der häufigste Wirt von *H. columbae*. Aber auch andere Lausfliegen *(Mikrolynchia pusilla, P. brunnea, Lynchia (L.) lividicolor, L. capensis* u. a. m.) werden als Überträger angesehen (BAKER, 1957 u. a.).

Ungeschlechtliche Entwicklung
Nach dem Stechakt gelangen die befallsauslösenden *Sporozoiten* der H.-Arten in die *retikuloendothelialen* Zellen der Blutgefäße von Lungen, Leber, Milz und Knochenmark von Tauben als Wirbeltierwirten. Hier findet die ungeschlechtliche Vermehrung *(Schizogonie)* statt. Die befallenen Zellen runden sich ab und vergrößern sich. Zellkern und auch *Zytoplasma* können sich teilen und in 15 bis 20 unpigmentierte, kernhaltige Gebilde *(Zytomeren)* zerfallen. Die zytomerenhaltigen *Merozoiten (Schizonten)* platzen schließlich und setzen erneut Zytomeren frei, welche in die Gefäß*kapillaren* gelangen. Aus den Zytomeren bilden sich etwa 4 Wochen lang massenhaft *Schizonten* .Die nach dem Platzen der *Schizonten* freigesetzten Merozoiten dringen in noch unbefallene *Retikuloendothelzellen* ein, worauf sich die *Schizogonie* wiederholt. Andere *Merozoiten gelangen* in das Blut und dringen in *Erythrozyten* ein. In ihnen entwickeln sie sich zu Geschlechtszellen *(Gametozyten)*, entweder den kleineren männlichen *Mikrogametozyten* oder den größeren weiblichen *Makrogametozyten.*

ADIE (1924) fand *Gametozyten* am 27. Tag im Blut von Tauben, die sich durch Stiche von *P. canariensis* infizierten. Sie wies nach, daß die befallsauslösenden Entwicklungsstadien von H.-Arten im Insekt überwintern können. Mehrere *Merozoiten* vermögen ein einziges rotes Blutkörperchen zu befallen, aber nur ein Merozoit entwickelt sich in ihm zum erwachsenen *Gametozyt*, der den Erythrozytenkern würstchenartig umgibt. Damit endet die Entwicklung in der Taube.

Geschlechtliche Entwicklung
Saugt der Insektenwirt an mit *H.* befallenen Tauben Blut, nimmt er auch die *Gametozyten* auf. Aus den Mikrogametozyten

bilden sich im Mitteldarm als Endformen 6 bis 8 *Mikrogameten*, welche den *Makrogameten* befruchten. Der befruchtete Makrogamet (*Zygote*) verwandelt sich zur beweglichen *Ookinete*. Diese durchdringt die Magenwand und formt sich am 10. bis 12. Tag p. i. an der Magenwandoberfläche zur Oozyste um. In deren Innern entstehen die *Sporoblasten*, die sich in zahlreiche Sporozoiten teilen. Nach dem Platzen der *Oozysten* gelangen die *Sporozoiten* in die Speicheldrüsen der Insekten. Beim Blutsaugen kann eine neue Infektion stattfinden. Die Entwicklung in *P. canariensis* dauert etwa 12 Tage.

Krankheitssymptome und -verlauf
H. columbae gilt als *fakultativ* pathogener Erreger. Tauben bleiben offenbar zeitlebens mit H.-Arten infiziert. Eine *Prämunität* bildet sich vermutlich nicht. Nur ein Teil der mit H.-Arten infizierten Tauben erkrankt *akut*. Solche Tiere verweigern das Futter, erscheinen apathisch und können nicht mehr fliegen. Ihre geschwollene, dunkel gefärbte Leber und Milz enthalten zahlreiche *gametozytenhaltige Erythrozyten*. Unspezifische Krankheitserscheinungen treten meist erst nach massiven Infektionen auf. Durch die zerstörten *Erythrozyten* entwickelt sich eine *Anämie* (Blutarmut). Die Tauben weisen gestörtes Allgemeinbefinden, unzureichende Flugleistungen, Abmagerung, glanzloses Gefieder und auffällige Schwäche auf. Sie erscheinen einige Tage apathisch und genesen danach meist. Seltener erliegen sie der *chronisch* verlaufenden Erkrankung. Dann zeigen sie sich stark erschöpft, *anämisch* und sterben oft an anderen, ihre natürliche Widerstandskraft stark schwächenden Krankheiten.

Therapie
COATNEY (1933) prüfte *Quinacrin-Hydrochlorid* und *Plasmochin-Präparate* bei von *H. columbae* befallenen Haustauben. Die erstgenannte Verbindung hemmt die Entwicklung der jungen *Gametozyten*, die letztgenannte inaktiviert die reifen Formen innerhalb von 3 Tagen. Die in den Geweben befindlichen Stadien bleiben jedoch unbeeinflußt. Nach TUDOR (pers. Mitt.) gibt es offenbar kein Arzneimittel, das die *Zytomeren* von H.-Arten im Blut der Tauben sicher abtötet. Als spezifische Mittel nennt er *Chloroquin* und *Quinacrin (Atebrin)*. Bei Tauben hemmen *Atebrin*, *Pamaquin* (Plasmochin) und *Aralen* die Entwicklung der jungen *Gametozyten*, aber nicht der *Schizonten*.

Bekämpfung und Vorbeuge
Die wichtigste Maßnahme besteht darin, die Insektenwirte – vor allem Lausfliegen sowie andere mögliche Zwischenwirte – entweder von Schlägen fernzuhalten oder sie durch regelmäßiges Säubern der Brutnester, Fußböden und Einrichtungsgegenstände zu vernichten.

5.4.2. *Haemoproteus (H.) sacharovi* NOVY u. MC NEAL 1904

Vorkommen, Verbreitung
H. sacharovi kommt sowohl bei der Östlichen *(Zenaidura macroura carolinensis)* und Westlichen Carolinataube *(Zenaidura m. marginella)* als auch bei anderen Wildtaubenarten und Haustauben vor. Berichte darüber gibt es vor allem aus den USA (COATNEY u. WEST, 1940; WOOD u. HERMAN, 1943; HERMAN, 1944; BECKER, u. a. 1956; STABLER u. HOLT, 1963). Nach mehreren Autoren erwiesen sich zwischen 51 % und 69,7 % von untersuchten Binden- *(Columba f. fasciata)*, Carolina- und Weißflügeltauben *(Zenaidura m. asiatica)* mit *H. sacharovi* infiziert.

Unterschiede zwischen H. sacharovi und H. columbae
Im Gegensatz zu *H. columbae* füllen die reifen, ovalen bis runden *Gametozyten* von *H. sacharovi* das *Zytoplasma* befallener, bis auf das 1,5fache vergrößerter *hypertrophischer Erythrozyten* völlig aus und drängen den Zellkern an die Seite.

Übertragung, Entwicklung, Schadwirkung, Therapie, Bekämpfung, Prophylaxe
Hier gelten im Prinzip die entsprechenden Ausführungen bei *H. columbae*. Obwohl mehrere Autoren *H. sacharovi* als apathogen für Wild- und Haustauben ansehen, stellten BECKER u. a. (1956) vergrößerte,

TABELLE 5/6
Durch Lausfliegen *(Hipposcidae)* übertragene Blutparasiten von Tauben

Parasit	Wirbeltierwirt	Lausfliegenwirt	Autor
Trypanosoma hannai	*Columba* spp.	*Pseudolynchia canariensis* (?)	ADIE (1915)
Haemoproteus columbae	Felsentaube, Haustauben *(Columba livia)*	*Pseudolynchia canariensis* (?)	BEQUAERT (1953)
Haemoproteus palumbis sp. nov.	Ringeltaube *(Columba p. palumbus)*	*Ornithomyia avicularia*	BAKER (1966)
Haemoproteus sacharovi	Carolinataube *(Zenaidura macroura carolinensis)*	*Microlynchia pusilla* (?)	BEQUAERT (1953)
Haemoproteus maccalumi	Carolinataube *(Zenaidura macroura carolinensis)*	*Microlynchia pusilla* (?)	BEQUAERT (1953)
Haemoproteus turtur	Turteltaube *(Streptopelia t. turtur)*	*Microlynchia pusilla* (?)	ORTEGA u. BERENGUER (1950)
Haemoproteus melopeliae	*Melopelia lenoptera*	*Microlynchia pusilla* (?)	LAVERAN u. PETTIT (1909)

pigmentierte Milz und Herde in der Magenmuskulatur fest. Nach LEVINE (1961) kennt man die Insektenwirte nicht, vermutet aber Stechmücken *(Culicoiden)* als Überträger.

5.4.3. *Haemoproteus (H.) palumbis nov. spec.*

Nach BAKER (1966) kommt *H. palumbis* bei Ringel- jedoch nicht bei Haustauben vor. Als charakteristisch für diese Art gelten die im Vergleich zu *H. columbae* etwas längeren, dünneren, pigmentierten *Gametozyten* in den roten Blutkörperchen, die ovalen *Schizonten* in den *Endothel*zellen von Lungen und Herz, die mindestens 14tägige *Präpatenzperiode* und der 6,5- bis 7tägige *Sporogoniezyklus* in der Lausfliege *Ornithomyia avicularia.* Hinsichtlich Übertragung, Entwicklung, Schadwirkung, Therapie, Bekämpfung und Prophylaxe gelten im Prinzip die bei *H. columbae* angegebenen Fakten.

5.4.4. *Leukozytozoon(L.)-Infektion*

Die Gattung *Leukozytozoon* gehört wie die von *Haemoproteus* zur Familie der *Plasmodiiden* (LEVINE, 1961). Der Parasit kommt in Europa weitverbreitet vor, besonders bei Eulen, Rabenvögeln, Elstern, Drosseln, Finken, Hühnervögeln, Enten und auch Tauben. Klinische Erkrankungen sind unter den einheimischen Vögeln selten, treten dagegen gehäuft bei Papageienvögeln auf.

Im Gegensatz zu *H.*-Arten befallen *L.*-Arten sowohl *Erythrozyten* als auch weiße Blutkörperchen *(Leukozyten).* Sie besitzen keine Pigmentkörperchen. Wie bei *H.*-Infektionen sind Mücken Überträger der *L.*-Infektionen. Im Vogel treten keine *Gametozyten* auf.

5.4.5. *Plasmodien-(Pl.)-Infektion*

Synonym Malaria

Nach *Haemoproteus* und *Leukozytozoon* gehört *Plasmodium (Pl.)* zur 3. Gattung der Familie *Plasmodiiden.* Bisher wurden über 40 *Pl.*-Arten bei Vögeln beschrieben. Einige davon sind weltweit verbreitet. Zu *Pl.*-Infektionen kommt es insbesondere zur Hauptflugzeit der Mücken, die die *Pl.* übertragen, insbesondere durch *Culex*- oder *Aedes*-, aber auch *Anopheles-Spezies.*

Vorkommen, Verbreitung

Von den bei Vögeln beschriebenen Plasmodien kommt folgende Art bei Tauben vor: *Pl. relictum*, Synonym: *Pl. praecox*. GRASSI u. FELETTI, 1891; SERGENT u. SERGENT, 1904; COATNEY, 1938; HERMAN u. a., 1954; HILL, 1942; PELAEZ u. a., 1951; MATTHEY, 1955; BECKER u. a., 1955). SERGENT u. SERGENT (1904) konnten bei Tauben in Algerien erstmals *Pl. relictum* nachweisen. Dann folgten PELAEZ u. a. (1951) in Mexiko, MATTHEY u. a. (1955) in Californien, BECKER u. a. (1956) in Iowa, die sie bei 3 Tauben feststellten, von denen 2 Anämie aufwiesen und an „*Malaria*" starben.

JASKOSKI u. PLANK (1967) untersuchten 60 verwilderte Haustauben von Chicago (USA) und konnten *Plasmodien* nicht ermitteln.

Krankheitsursache

Die *Plasmodien-Spezies* von Vögeln gelten weniger wirtsspezifisch als die von Säugetieren, viele Arten kommen daher bei mehreren Wirten vor. *Pl. relictum* ließ sich bei folgenden Spezies nachweisen: Östliche Carolinataube *(Zenaidura macroura carolinensis)* (COATNEY, 1938) und Westliche Carolinataube *(Zenaidura m. marginella)* (HERMAN u. a., 1954).

COATNEY (1938) konnte sowohl bei weißen Carolina- als auch Haustauben einen identischen *Pl. relictum*-Stamm mit hoher *Pathogenität* für letztere feststellen.

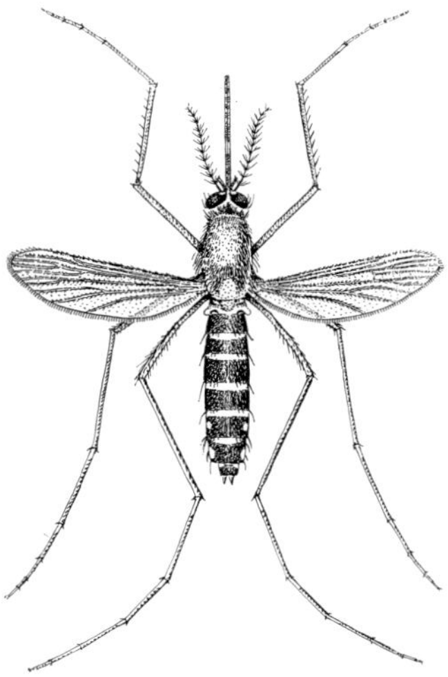

Stechmücke der Art *Aedes taeniorhynchus* als Beispiel für Blutsauger und mögliche Überträger von Krankheitserregern, besonders Viren (z. B. Taubenpockenvirus, Arboviren) und Blutparasiten (z. B. *Plasmodium relictum)*; nach USDA (1968)

Entwicklungszyklus

In der Plasmodienentwicklung gibt es 2 Wirte: Als Zwischenwirt ein Wirbeltier, in dem die ungeschlechtliche Vermehrung *(Schizogonie)* stattfindet und in dem sich die unreifen Geschlechtsformen (*Gametozyten)* bilden, sowie einen Endwirt (Stechmücken), in welchem die Geschlechtszellen reifen, sich befruchten und die *Sporogonie* vor sich geht. Im Gegensatz zu *Haemoproteus-* und *Leukozytozoon-Spezies* befallen die ungeschlechtlichen Stadien *(Schizonten)* von *Plasmodien* die *Erythrozyten* im zirkulierenden Blut. Daher lassen sie sich durch *schizonten*haltiges Blut auch von Tier zu Tier übertragen.

Krankheitsübertragung

Stechmücken verbreiten die befallsauslösenden Plasmodien-Gametozyten durch ihren Stich auf Tauben.

Krankheitsbild

Infolge der Hauptflugzeit von Stechmücken von Juni bis September erkranken in Europa *manifest* infizierte Tauben am häufigsten in dieser Zeit an folgenden Symptomen: *Apathie*, Inappetenz, Gleichgewichtsstörungen. Bei *akutem* Verlauf können sie wenige Tage nach Krankheitsausbruch sterben, auf *latente* und *subklinische* Infektionen reagieren sie kaum.

Krankheitsfeststellung, Therapie, Bekämpfung und Vorbeuge

Hierfür gelten im Prinzip die bei Haemoproteus-Infektionen angeführten Fakten.

5.5. Trypanosomen-Infektion

Trypanosomen kommen sowohl bei Säugetieren als auch Vögeln in zahlreichen Arten vor. HANNA (1903) konnte bei Haustauben in Indien den *Trypanosoma (T.) hannai* PITTALOGA, 1905 genannten Erreger erst-

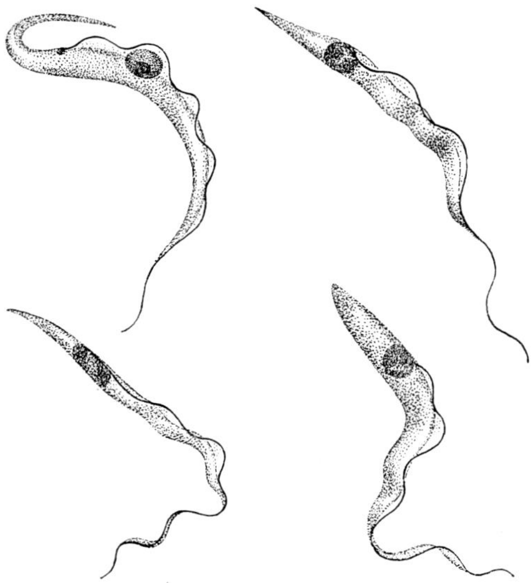

Trypanosoma hannai, Erreger der Trypanosomen-Infektion von Tauben (nach DE BEAUREPAIRE ARAGAO, 1927)

mals nachweisen, dies gelang auch De MELLO u. a. (1977) bei Tauben im gleichen Land sowie De BEAUREPAIRE ARAGAO (1927) in Brasilien im Blut einer Taube. JASKOSKI u. PLANK (1967) dagegen konnten bei 15 verwilderten Haustauben von Chicago *Trypanosomen* nicht feststellen. Übertragung und Entwicklungszyklus von *T. hannai* gelten als noch weitgehend ungeklärt. Nach BAKER (1967) ermittelte man als Zwischenwirt u. a. *Pseudolynchia canariensis.*

5.6. Flagellaten – Infektion

Als Krankheitserreger treten bei Tauben die zu den Geißeltierchen *(Flagellaten)* gehörenden Arten *Spironucleus* (Syn. *Hexamita, Octomitus) columbae* und *Trichomonas gallinae* (Syn. *Tr. columbae)* auf. Von ihnen besitzen nach DEVOS u. a. (1980) *Sp. columbae* als Erreger mit m. o. w. hohen Tierverlusten einhergehender Darmentzündungen vorwiegend bei Jungtauben zunehmende, *Tr. gallinae* als Ursache der häufigsten Aufzuchtkrankheit von Tauben sehr große Bedeutung. Beide Erreger kommen bei Tauben der meisten Gattungen und Arten ubiquitär vor.

5.6.1. *Spironucleus columbae-Infektion (Spironukleose)*

Synonyme
(Hexamita columbae-Infektion, Hexamitiasis, Hexamitose)

Krankheitsbegriff
Sie stellt eine vom *Flagellaten* (Geißeltierchen) *Spironucleus (Sp.) columbae* NÖLLER u. BUTTGEREIT (1923) hervorgerufene, *akut, subakut* oder *chronisch* verlaufende, mit m. o. w. heftiger Darmentzündung einhergehende Krankheit von vorwiegend jungen Tauben dar. Die bei Puten, Fasanen, Rebhühnern, Wachteln und Perlhühnern vorkommende Art *Sp. meleagridis* befällt Tauben nicht.

Vorkommen, Verbreitung
NÖLLER u. BUTTGEREIT (1923) beschrieben als erste diese oft mit Darm*trichomoniasis* verwechselte Krankheit. McNEIL u. HINSHAW (1941) konnten sie bei Haustauben in Kalifornien (USA) nachweisen, ERDÖS u. GERLACH (1966) in Bayern.

Spironucleus columbae tritt bei Haustauben vorwiegend in den Sommer- und Herbstmonaten auf. Vor allem Nestlinge sowie stark resistenzgeschwächte, von den Zuchttieren nicht getrennt untergebrachte Jungtauben erkranken nach besonders massiver Erregeraufnahme. Eine bestimmten hochgezüchteten Rassen zugeschriebene erhöhte *Disposition* für *Sp. columbae* scheint es dagegen nicht zu geben. Über *Sp. columbae*-Infektionen bei Wildtauben*spezies* liegen keine Literaturmitteilungen vor, ebenso nicht von freilebenden Vogelarten als *latent* infizierten Ausscheidern und möglichen Erregerüberträgern.

Krankheitsursache
BRUGEROLE u. a. (1989) empfehlen, nur frei lebende Formen als *Hexamita* zu bezeichnen, parasitische dagegen als *Spironucleus.* Der ohne Geißeln *(Flagellen)* $\bar{x}$ 9×3 μm große spindelförmige, lebhaft bewegliche Flagellat *Sp. columbae* besitzt 8 Geißeln (6 am Vorder- und 2 am Hinterende), 2 deutlich voneinander getrennte Kerngebilde *(Karyosomen)*, mehrere *Basal*körperchen sowie zahlreiche rundliche bis

TABELLE 5/7
Geißeltierchen *(Flagellaten)* als Krankheitserreger von Tauben (nach FRIEDHOFF, 1981, ergänzt)

Gattung	Art	Wirte	Lokalisationen/ Manifestationen	Häufigkeit	*Pathogenität*
Spironucleus (Sp.) (Syn.: Hexamita, Octomitus)	*Sp. columbae*	Tauben aller Ordnungen, Gattungen, Arten	Hinterer Darmkanal einschließlich Enddarm, bei *manifesten* Infektionen auch Dünndarm	?	+ für Tauben
Trichomonas (Tr.)	*Tr. gallinae (Syn.: Tr. columbae)*	Tauben aller Ordnungen, Gattungen, Arten; ferner Hühnervögel (Huhn, Pute, Fasan), Greif-, Sperlings-, Finken-, See-, Papageienvögel	Schnabel-Rachen, Schlund-Kropfschleimhaut; auch Nabel, Leber, Herz, Lungen u. a. Organe möglich	+++ für Tauben	+++ für Tauben + für Puten ++ für Greife

Häufigkeit
? = nicht bekannt
\+ = vereinzelt *(sporadisch)* befallen
++ = < 50 % der Bestände und/ oder Tiere befallen
+++ = > 50 % der Bestände und/ oder Tiere befallen

Krankmachende Wirkung *(Pathogenität)*
\+ = Krankheitsfälle
++ = < 50 % Sterblichkeit der Erkrankten
+++ = > 50 % Sterblichkeit der Erkrankten

ovale, unterschiedlich große Bläschen *(Vakuolen)*. Die reifen Erreger befinden sich vor allem in den Drüsen und dem Lumen des Darmes (besonders Leer-, Hüft- und Enddarm) sowie in dem FABRICIUSschen Beutel *(Bursa Fabricii)*, die Entwicklungsstadien in den LIEBERKÜHNschen Krypten der Zotten dieser Darmabschnitte.

Krankheitsübertragung
Empfängliche Tauben infizieren sich mit den von erkrankten Tieren massenhaft mit dem Kot ausgeschiedenen Erregern, die sie mit kotbeschmutztem Futter und Tränkwasser aufnehmen. Nestjunge scheinen besonders nach dem Absetzen für *manifeste Sp. columbae*-Infektionen *(Spironukleose)* anfällig zu sein, während erwachsene Tauben durch ihre Altersresistenz kaum sichtbar erkranken. Infektionsquellen stellen vermutlich vor allem latent infizierte Tiere (Dauerausscheider) dar.

IKZ
Meist 4 bis 7, selten mehr Tage

Vermehrung von Sp. columbae
Sowohl durch Zweiteilung als auch Zwischenstadien wie folgt:
- die als *Trophozoiten* einkernigen Formen reifen in den befallenen Zellen und bilden in ihnen als ungeschlechtliche Vermehrungsformen *Schizonten*, die in *Merozoiten* zerfallen, aus denen die Parasiten als Endformen hervorgehen,
- über die in den tieferen Schichten der Darmschleimhaut befindlichen, etwa 5 bis 7,5 μm großen *Zysten.*

Die Vermehrung von *Sp. columbae* außer im Wirt gelang bisher nur in embryonierten Hühnereiern.

Krankheitssymptome und -verlauf
Nestlinge versagen das von den Eltern gekröpfte Futter, besitzen Durchfall und verenden meist stark abgemagert sowie entkräftet innerhalb weniger (7 bis 12, selten > 20) Tage. Abgesetzte Junge erscheinen teilnahmslos, hocken schläfrig-aufgeplustert herum, trinken viel und magern trotz oft noch erhaltener Freßlust auffällig ab.

Sie setzen ungeformten, schleimig-wäßrigen, übelriechenden Kot ab. Die entweder *latent* oder *subklinisch* infizierten erwachsenen Tauben zeigen keine so ausgeprägten Symptome wie Nestjunge und Jungtiere, falls sie sichtbar erkranken. Bei *akutem* Krankheitsverlauf fällt vor allem der reiswasserähnliche Kot auf.

Krankheitsverlauf und prädisponierende Faktoren

Leichter erkrankte Tauben können von selbst genesen, durch Begleiterkrankungen (z. B. Herpesvirus-, Chlamydien- S. typhi murium-Infektion, Kokzidiose, Trichomoniasis, Helminthenbefall) und sonstige *Stressoren* (z. B. quantitativ und/oder qualitativ unzureichende Ernährung, widrige Haltungsbedingungen, z. B. Überbesatz, unterlassene Schlagreinigung, verkotete Futterbehälter und Tränken) in ihrer natürlichen Widerstandskraft stark geschwächte Junge erliegen meist der Krankheit.

Morbidität, Mortalität

Bei dem keineswegs seltenen „seuchenartigen" Krankheitsverlauf können zahlreiche oder die meisten Jungtauben (bis 100 %) erkranken und größtenteils sterben, vor allem bei nicht oder zu spät vorgenommener Therapie. Dagegen gibt es Todesfälle bei erwachsenen Tauben nur relativ selten. Die vor allem von hinzukommenden krankheitsbegünstigenden Faktoren abhängige Sterblichkeitsrate *(Mortalität)* schwankt zwischen 10 und 15 % der klinisch manifest infizierten Jungen, kann unter besonders ungünstigen Umweltbedingungen (Streßeinflüsse u. a.) jedoch noch weit höher liegen.

Pathologisch-anatomische Veränderungen

Verendete, meist auffällig abgemagerte Tiere besitzen trockene, dunkle Muskulatur und deutlich erweitertes Darmlumen. Der z. T. grünlich verfärbte, schaumige (nicht blutige) Darminhalt enthält nur Futterteilchen. Die Schleimhaut vor allem der vorderen Darmabschnitte erscheint diffus gerötet und weist mitunter pseudomembranöse Prozesse auf, die Enddarmschleimhaut z. T. zähflüssigen Schleim.

Pathohistologischer Befund

Dem auffällig veränderten Darmepithel fehlen die Zottenspitzen, die *Mukosa* weist starke *Infiltrationen* von *Plasmazellen*, *Lymphozyten*, *Heterophilen*, *Histiozyten* und *Fibroblasten* auf.

Krankheitsfeststellung

Zur exakten Diagnose gehört der oft schwierige Nachweis von *Sp. columbae* in nach GIEMSA gefärbten *Nativpräparaten* von Abstrichen der Darmschleimhaut getöteter oder ganz frisch verendeter, also noch „lebenswarmer" Tauben. Der Erreger läßt sich bei stärkerem Befall auch in Kloakenabstrichen lebender Tiere feststellen. Bei *mikroskopischer* Betrachtung bewegt sich *Sp. columbae* schnell durch das Objektfeld, *Trichomonas gallinae* dagegen bleibt weitgehend stationär. Bei schon erkalteten Tierkörpern gelingt der Erregernachweis kaum. Besonders in solchen Fällen muß man alle anderen, mit Darmentzündung einhergehenden Krankheiten *differentialdiagnostisch* ausschließen.

Therapie

Von *Sp. columbae*-Infektionen betroffene Taubenbestände lassen sich mit den gegen *Trichomonas gallinae* wirksamen Mitteln in *therapeutischer* Dosis behandeln. Als besonders effektiv erweisen sich *Ronidazol* (Duodegran), ferner *Di-n-butyl-Zinn-Dilaurat* (Tinostat), als weniger wirksam *Metronidazol*, *Imidazol* und *Aminonitro-thiazol*.

Bekämpfung

Auffällig abgemagerte, entkräftete und weniger wertvolle Tiere sollte man am besten töten, da sie entweder nicht mehr genesen oder *Sp. columbae* ständig ausscheiden können. Bei begründetem Krankheitsverdacht bestätigt der Erfolg *diagnostischer Therapie* den vorliegenden Erreger. Reinfektionen lassen sich verhüten, wenn man Schläge, Einrichtungsgegenstände sowie die sonstige erregerhaltige Umwelt gründlich reinigt und mit einem wirksamen Mittel desinfiziert.

Prophylaxe

Um *Spironukleose* vorbeugen zu können, muß der Züchter Tauben *hygienisch* einwandfrei halten, vollwertig ernähren, die Jungen rechtzeitig von den Eltern trennen und im Jungtierschlag unterbringen. Zur medikamentellen Krankheitsverhütung eignen sich die unter „5.6.2. Trichomonas gallinae" aufgeführten *Chemotherapeutika.*

5.6.2. *Trichomonas gallinae-Infektion (Trichomoniasis)*

Synonyme
Trichomonaden-, Geißeltierchenseuche, Gelber Knopf, Flagellatendiphtherie, käsige Leber- und/oder Nabelentzündung; Trichomonadosis (lat.); Cancer, Thrush, Croupous Inflamation of the Pigeon (engl.); Frounce, Jaune, Tete, Muguet (franz.); Geel, Mondzwam, Steen (niederl.).

Geschichtliches
RIVOLTA (1878) sowie RIVOLTA u. DELPRATO (1880) beschrieben erstmals Trichomoniasis und ihren Erreger *Trichomonas (Tr.) gallinae* (RIVOLTA, 1878) (STABLER, 1938). *(Synonyme: Tr. diversa, Tr. halli, Cercomonas gallinae, C. hepaticum).* In der Folgezeit erschienen weitere Veröffentlichungen darüber aus Ländern mehrerer Kontinente, u. a. Deutschland (PFEIFFER, 1889), Südafrika (JOWETT, 1909), Ungarn (RÁTZ, 1909, 1910, 1913), Curacao (WATERMAN, 1919), Holland (VAN HEELSBERGEN, 1925), Japan (OGUMA, 1931), USA (CAUTHEN, 1934, 1936; WALLER, 1934), Bulgarien (THOMOV u. GREBENOV, 1937), Belgien (FLORENT, 1938), Schweiz (SPÖRRI, 1938), England (PARKER, 1939), Belgisch-Kongo (JADIN u. DELPERDANGE, 1939).

Vorkommen, Verbreitung
CAUTHEN (1936) untersuchte 2 168 Tauben aus den USA im Alter von 7 bis 42 Tagen auf ihre Todesursache. Trichomoniasis lag bei den verschiedenen Arten wie folgt vor: Haustauben 27 %, Ringeltauben *(Columba*

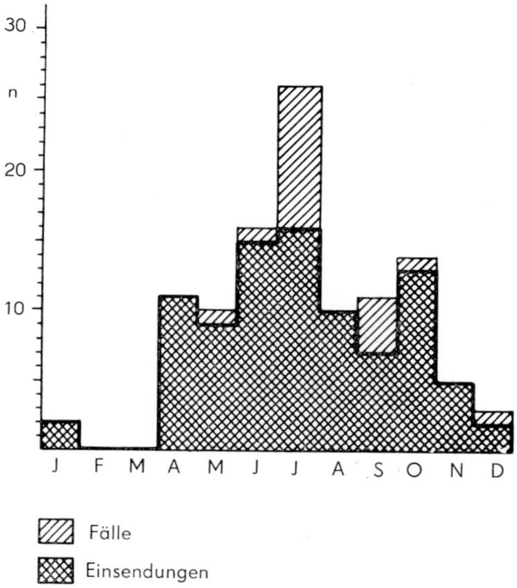

Die von 1933 bis 1936 ermittelten, nach Monaten aufgeschlüsselten 107 Fälle von *Trichomoniasis* bei 90 Einsendungen von Haustauben zum Nachweis der Krankheits- oder Todesursache (nach BOS, 1941)

TABELLE 5/8
Trichomoniasis und *T. gallinae* bei diagnostisch untersuchten Tauben (nach 1934 bis 1980 erschienenen Publikationen zahlreicher Autoren aus mehreren Ländern zusammengestellt)

Taubengruppen	Untersuchte Tiere	*Trichomoniasis*		Untersuchte Tiere	*Tr. gallinae* in Kropfschleimproben	
	n	n	%	n	n	%
Brieftauben	20 395	2263	11,10	29 829	8224	27,57
Rasse- und Brieftauben[1]	7 160	536	7,49	45	33	73,33
Rassetauben	239	34	14,23	1 048	850	81,11
Verwilderte Haustauben				389	242	62,21
Wildtauben				551	269	48,82

[1] Von den Autoren nicht getrennt

TABELLE 5/9
Nachweis von *Trichomonas gallinae* bzw. Trichomonaden bei Tauben und anderen Vögeln

Ordnungen	Gattungen und/oder Arten
Tauben *(Columbiformes)*	Felsentaube *(Columba l. livia)*, Haustauben *(C. livia f. domestica)*, Mauritius-Rosentaube *(C. mayeri)*, Hohltaube *(C. o. oenas)*, Ringeltaube *(C. p. palumbus)*, Weißbindentaube *(C. f. fasciata)*, Östliche Erdtaube*(Columbigallina passerina)*, Indische Taube *(Turtur suratensis)*, Lachtaube *(Streptopelia roseogrisea risoria)*, Turteltaube *(Streptopelia t. turtur)*, Carolinatauben *(Zenaidura macroura subspp.)*, Wandertaube *(Ectopistes migratorius)*
Hühnervögel *(Galliformes)*	Haushuhn *(Gallus g. f. domestica)*, Pute *(Meleagridis g. gallopavo)*, Fasan *(Phasianus c. colchicus)*, Perlhuhn *(Numida m. meleagris)*, Rebhuhn *(Perdix perdix)*, Wachtel *(Coturnix c. japonica)*
Enten- und Gänsevögel *(Anseriformes)*	Hausente *(Anas platyrhynchos f. domestica)*, Hausgans *(Anser a. f. domestica)*, Schwan *(Cygnus cygnus)*
Möwen *(Lariformes)*	verschiedene Arten
Greifvögel *(Falconiformes)*	Habicht *(Accipiter gentilis)*, Sperber *(Accipiter nisus)*, Turmfalke *(Falco tinnunculus)*, Wanderfalke *(Falco peregrinus)*
Eulen *(Strigiformes)*	Schleiereule *(Tyto alba)*, Uhu *(Bubu bubo)*, Waldkauz *(Strix aluco)*, Waldohreule *(Asio otus)*
Papageienvögel *(Psittaciformes)*	Sittiche, Edelsittiche, Papageien, u. a., Wellensittich *(Melopsittacus undulatus)*, Tovosittich, Aras *(Ara ararauna*, A. macao), Tschaja (Chauna cristata)
Krähenvögel *(Coraciformes)*	Aaskrähe *(Corvus corone)*, Saatkrähe *(Corvus frugilegus)*, Dohle *(Corvus monedula)*
Sperlingsvögel *(Passeriformes)*	Vor allem Sperlinge, ferner Amseln, Schwalben, Stare, Finkenvögel *(Fringillidae)*, Kanarienvögel *(Serinus canaria)*, Reisfinken *(Lonchura oryzivora)*, Webervögel *(Ploecidae)*

p. palumbus) 47 %, Carolinatauben *(Zenaidura macroura carolinensis)* 80 %.

ROSENWALD (1944) wies Trichomoniasis als Todesursache bei 102 (19,8 %) von 515 Armeebrieftauben im USA-Staat Louisiana nach, von denen 101 (99,02 %) Jungtiere und nur eine (0,98 %) erwachsene Taube betroffen waren.

Nach HAUGEN (1950) gab es vom Frühjahr bis zum Herbst 1950 in den meisten Südstaaten der USA das größte Massensterben an Trichomoniasis bei Wildtauben, am stärksten in Alabama mit Tausenden, im Talladega County allein mit etwa 5000 toten Carolinatauben. HAUGEN u. KEELER (1953) schätzten die Trichomoniasisverluste bei Carolinatauben in der Aufzuchtperiode 1951 auf etwa 25000 bis 50000 Tiere.

STABLER (1954) beschrieb ein 1941 beobachtetes Massensterben von Carolinatauben in der Umgebung des Bestandes volierengehaltener exotischer Tauben eines Züchters in Hollywood (USA). Nur von den rund 450 futtersuchenden Carolinatauben verendeten während der etwa 3 Wochen herrschenden „Seuche“ > 200 Tiere (>44,4 %) an *pathognostischen* Trichomoniasisprozessen, in keinem Falle jedoch andere vorhandene Wildtaubenarten. Von den mit Material verendeter Tiere infizierten 12 Haustauben zeigten alle am 4. bis 7. Tag *p. i.* typische Krankheitsprozesse und verendeten ausnahmslos am 9. bis 11. Tag *p. i.*

Nach übereinstimmenden Veröffentlichungen aller Autoren tritt Trichomoniasis in der Brutsaison gehäuft auf. Sie stellt somit die häufigste Krankheit der Nestjungen und Jungtiere sowohl von Haus- als auch Wildtauben dar, die keineswegs selten *Enzootien* verursacht.

Wirtsspektrum

Tr. gallinae besitzt ein sehr breites Wirtsspektrum. Als artspezifische Wirte gelten sowohl die Felsentaube *(Columba l. livia)* als auch die von ihr abstammenden Haustauben *(C. livia f. domestica)*. Nach mehreren Autoren (u. a. STABLER, 1954; KOCAN u. SPRUNT, 1971; HAUSER, 1977) kann sie jedoch auch bei anderen Taubenvögeln *(Columbiformes)*, Hühnervögeln (Huhn, Pute, Fasan, Perlhuhn, Wachtel), Enten- und Gänsevögeln, Möwen, Greifvögeln, Eulen, Papageien-, Krähen- und Sperlingsvögeln *inapparente* oder sogar manifeste Infektionen hervorrufen, nicht aber bei Säugetieren.

Versuchstiere

Als hierfür geeignet erweisen sich außer Tauben, Hühnerküken und Meerschweinchen vor allem Labormäuse, die sich leicht mit *Tr. gallinae* infizieren lassen und vorwiegend an Leber-Trichomoniasis sterben (BOS, 1941; STABLER, 1954).

Krankheitsursache

BOS (1936) sowie STABLER (1954) berichteten neben anderen Autoren ausführlich über *Tr. gallinae* und die Trichomoniasis von Tauben. *Tr. gallinae* kommt außer bei Haus- auch unter verwilderten Haus- sowie vielen Wildtaubenarten *ubiquitär* verbreitet vor. Mehrere Verfasser stellten übereinstimmend fest, daß sich *Tr. gallinae* als *fakultativ pathogener* Erreger im Kropfschleim fast jeder Haus- und verwilderten Haustaube befindet. Bei fütternden Tieren läßt er sich außerdem auf der Schlund- und Schnabel-Rachenschleimhaut, bei kranken auch in den veränderten Organen nachweisen. Natürlich von *Tr. gallinae* freie Tauben gibt es nicht. Durch Tränkwasserkuren mit trichomonadenspezifisch wirksamen *Chemotherapeutika* lassen sie sich bis zur erneuten Infektion *(Re-Infektion)* aus dem Tierkörper beseitigen.

Virulenz und Pathogenität

Serienpassagen in Jungtauben erhöhen, Mäuse- und Bouillonkulturpassagen vermindern die *Virulenz* von *Tr. gallinae*. Nach STABLER (1948) gibt es große *Virulenz*- und damit *Pathogenitäts*unterschiede bei den von Tauben isolierten *Tr. gallinae-Stämmen* zwischen gar nicht oder wenig sowie mittel- und hochgradig *virulenten* andererseits. Die *Pathogenität* von *Tr. gallinae* ließ sich weder durch Gefriertrocknung noch einjährigen Aufbewahrungen bei – 19 oder – 72 °C verringern (STABLER u. a. 1964).

HONIGBERG u. GOLDMAN (1968) kultivierten den JONES-BARN-Stamm von *Tr. gallinae* > 3 Jahre *in vitro* und stellten bei gleichbleibender Antigenstruktur graduellen *Pathogenitäts*verlust fest, welcher sich nach fortlaufenden Taubenpassagen jedoch wieder verlor (STABLER, 1953).

Morphologie

Tr. gallinae als zu den Geißeltierchen *(Flagellaten)* gehöriges *Protozoon* beschrieben zahlreiche Autoren auch in seinen *morphologischen* (u. a. BOS, 1936; LEVINE u. BRANDLY, 1939; STABLER, 1941 a, 1954; ABRAHAM u. HONIGBERG, 1964) und *ultrastrukturellen* Eigenschaften (MATTERN u. a., 1967). Der formveränderliche, birnen- bis lanzettähnliche, z. T. rundliche *Flagellat* schwankt in seiner Größe zwischen 6 bis 19×2,5 bis 9 ($\bar{x}$ 10,5×5,2) µm beträchtlich. In seinem Zelleib befinden sich 2 Basalkörnchen, aus denen als *Plasma*fäden die Geißeln entspringen, der relativ große

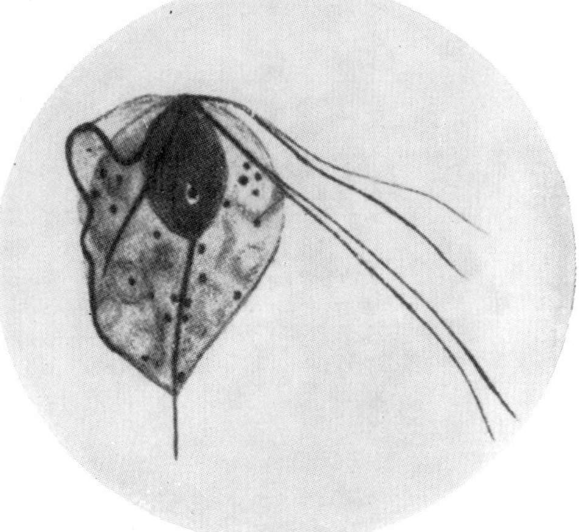

Trichomonas gallinae als Erreger der Trichomoniasis (BOS, 1941)

Kern mit dem Kernkörperchen, der feine Achsenstab, welcher das Körperende überragt sowie zahlreiche Chromatinkörnchen und *Vakuolen*. Durch die 4 paarweise angeordneten Vordergeißeln und die undulierende Membran mit der Randgeißel (daher Geißeltier) bewegt es sich schraubenförmig ruckweise-stoßend fort. In der Ruhestellung kugelförmig, läßt es sich fälschlich als *Zyste* ansehen. Außer im Tierkörper vermehrt es sich auch im flüssigen Nährboden (*Trichomonadenbouillon*).

Tenazität

Gegenüber äußeren Einflüssen (Austrocknung, Fäulnis und Chemikalien) erweist sich *Tr. gallinae* sehr empfindlich. In Wasser mit trichomonadenhaltigem Speichel bleibt es bei Zimmertemperatur 24 bis 48 Std. infektiös. Bei < 32 und > 42 °C vermehrt es sich nicht mehr, bei 4 °C bleibt es nur wenige Tage lebensfähig (BOS, 1941).

Krankheitsübertragung

Erwachsene Tauben beherbergen *Tr. gallinae* als *Kommensalen* regelmäßig auf der Schleimhaut des oberen Verdauungsweges, ohne daß sie die Wirte schädigen oder diese gar an Trichomoniasis erkranken. Sie sind *latent* infizierte Dauerausscheider und verbreiten *Tr. gallinae* auf die von ihnen gefütterten Nestjungen und indirekt über das Tränkwasser auch auf andere Tauben weiter. *Inapparent* infizierte Tiere erweisen sich meist von weniger *virulenten (apathogenen)* Erregern befallen, sichtbar kranke dagegen von ausgesprochen *virulenten (pathogenen)*. Letztere können nicht nur bei Nestlingen und Jungtieren, sondern auch bei empfänglichen erwachsenen Tauben *Trichomoniasis* hervorrufen.

Infektionsquellen

Tauben scheiden *Tr. gallinae* mit Speichel, Kropfmilch und Kot aus. Außerhalb des Körpers befindet sich der Erreger vor allem in Tränk-, Bade- und Dachrinnenwasser. Andere Infektionsquellen bleiben bedeutungslos.

Zucht- und Ammentauben

Sie übertragen *Tr. gallinae* mit gekröpftem Futter auf ihre Nestlinge, deren Nahrung in den ersten 5 Lebenstagen ausschließlich aus Kropfmilch, danach auch aus gequollenen Körnern besteht. Am häufigsten infizieren sich 5 bis 6 Tage alte Junge, die zum erstenmal Körner und Magensteinchen erhalten. Spitze Futterteilchen (Spelzen, Grannen) und scharfkantige Steinchen erzeugen *Mikroläsionen* der Schleimhäute des Verdauungstraktes, wodurch Rachen-, Schlund-, Kropf- oder Darm-Trichomoniasis entstehen kann.

Nabelinfektion und -manifestation

Tr. gallinae kann auch durch während des Kröpfens in den Nestboden gelangte Kropfmilch über den Nabel in den Körper der Nestjungen eindringen und dann Nabel- oder – davon ausgehend – innere Trichomoniasis verursachen.

Jungtiere und erwachsene Tauben

Sie nehmen *Tr. gallinae* vor allem mit nicht regelmäßig erneuertem Tränkwasser auf. Eltern übertragen die Trichomonaden beim „Schnäbeln", Zucht- und Ammentauben mit starkem Fütterungstrieb infizieren nicht nur eigene, sondern auch Nestjunge anderer Paare. Durch den Sammeltransport von Brieftauben zum Auflaßort verschleppen Tiere aus Beständen mit stark *virulenten* Erregern diese über das Tränkwasser auch auf andere Tiere und damit in krankheitsfreie Populationen.

Latente und manifeste Infektionen

Tr. gallinae kann sich auf der Schleimhaut des oberen Verdauungstraktes vermehren, ohne krankheitserregend zu sein (*latente* Infektion). Stecken sich empfängliche Tiere (vor allem Nestjunge und resistenzgeschwächte Jungtiere) mit *pathogenen* Erregern an, überwinden sie deren Körperschranken und rufen Krankheitsprozesse hervor (*manifeste* Infektion).

Infektionspforten

Hierzu gehören sowohl der Verdauungstrakt (Schnabel-Rachen-, Schlund-, Kropf-, Dünndarmschleimhaut) als auch der noch nicht verheilte Nabel geschlüpfter Jungen. Über die Blutbahn und den Nabel gelangt *Tr. gallinae* auch in innere Organe. Bei Tauben mit operativ entferntem Schlund entstehen nach der Infektion mit *pathogenen* Erregern Krankheitsprozesse vor allem in der Leber (JAQUETTE, 1950).

Infektionsdosen
Nach STABLER (1953) ließen sich mit 5 000 bis 10 000 *Tr. gallinae*-Exemplaren (hoch*pathogener* JONES-BARN-Stamm) alle 119 trichomonadenfreien Haustauben anstekken. 114 Tiere (95,8 %) starben nach $\bar{x}$ 8,2 Tagen an Trichomoniasis.

STABLER u. KIHARA (1954) infizierten 10 trichomonaden*negative* Haustauben mit nur je einem Geißeltier des gleichen Isolates. Davon steckten sich 5 (50 %) *manifest* an, die nach $\bar{x}$ 11,8 Tagen mit typischen Krankheitsprozessen starben. Ein einziger hochpathogener Erreger kann somit nicht nur die manifeste Infektion, sondern sogar den Tod des Wirtes bewirken.

Altersverteilung von Tauben mit experimenteller Trichomoniasis
STABLER (1953b) passagierte den hoch*pathogenen* JONES-BARN-Stamm von *Tr. gallinae* in aufeinanderfolgenden Passagen bei Haustauben verschiedenen Alters. Bei den o. a. 114 gestorbenen Tieren konnte er folgende Altersverteilung nachweisen: 52 (45,6 %) 5 bis 8 LW, 38 (33,3 %) 2 bis 6 LM und 24 (21,1 %) > 6 LM alt.

IKZ
Sie hängt vor allem von folgendem ab: Alter, *Konstitution* und *Kondition* der Tauben, *Pathogenität*, Infektionsdosis sowie Infektionsweg von *Tr. gallinae*. Die *IKZ* schwankt nach eigenen Untersuchungen zwischen 4 und 14 ($\bar{x}$ 4 bis 7) Tagen.

Immunität
Tauben mit überstandener Trichomoniasis erweisen sich gegen erneute Infektionen weitgehend immun. Nach STABLER (1948, 1954) immunisieren nicht oder nur schwach *virulente (apathogene)* Stämme von *Tr.gallinae* gegen hoch *virulente (pathogene)*. Bei immunen Tieren konnte der Autor meist kombiniert vorhandene, d. h. sowohl *apathogene* als auch *pathogene* Trichomonaden nachweisen. Die Immunität stellt eine ausgesprochene Infektionsimmunität *(Prämunität)* dar, denn trichomonadenfreie Tiere verlieren die *Prämunität* und erweisen sich dann für *manifeste* Infektionen mit *pathogenen* Erregern empfänglich.

Krankheitsformen, -symptome und -verlauf
Bei *Trichomoniasis* läßt sich zwischen *symptomlos (latent)* verlaufenden *Tr. gallinae*-Infektionen erwachsener und sichtbaren *(klinischen) Manifestationen junger Tauben* mit folgenden Krankheitsformen unterscheiden:
– Rachen-Trichomoniasis („Gelber Knopf"),
– Trichomoniasis innerer Organe,
– Nabeltrichomoniasis,
– gemischte Trichomoniasis

Rachen-Trichomoniasis
Sie kommt als häufigste Form (etwa 50 bis 70 % der Krankheitsfälle) vor allem bei

TABELLE 5/10
Differentialdiagnostik der *Trichomoniasis* (VOGEL, 1964)

Krankheitsform	Differentialdiagnostisch zu berücksichtigen
Rachen*trichomoniasis*	Schleimhautform der Taubenpocken, *Herpesvirus*- und *Chlamydia psittaci*-Infektion *(Ornithose)*, Soor
Trichomoniasis innerer Organe	*Herpesvirus-, Paramyxo-, Adenovirus-, Chlamydia psittaci-, Listeria monocytogenes-, Erysipelothrix rhusiopathiae-, Salmonella-, E. coli-, Yersinia pseudotuberculosis-, Pasteurella-, Mycobacterium avium-, Toxoplasma*-Infektionen, Kokzidiose, Spironucleose, Helminthenbefall, Futterschädlichkeiten, Vergiftungen, unspezifische Enteritiden
Nabel*trichomoniasis*	Nabelentzündungen anderer Genese (z. B. durch Sekundärerreger, wie *E. coli, Pseudomonas aeruginosa, Staphylokokken, Streptokokken*)

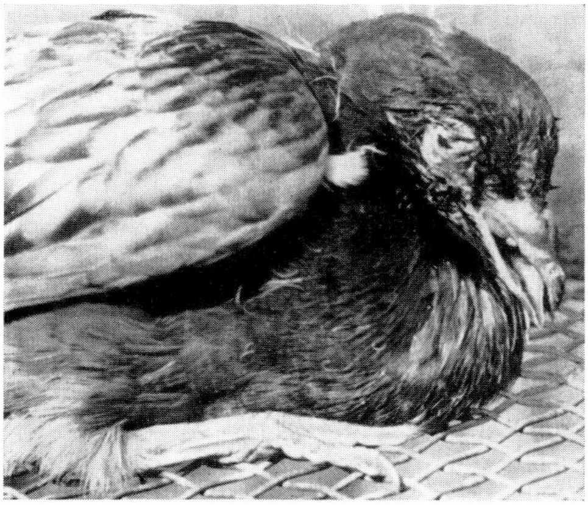

Nestjunges mit *Trichomoniasis* des vorderen Verdauungsweges

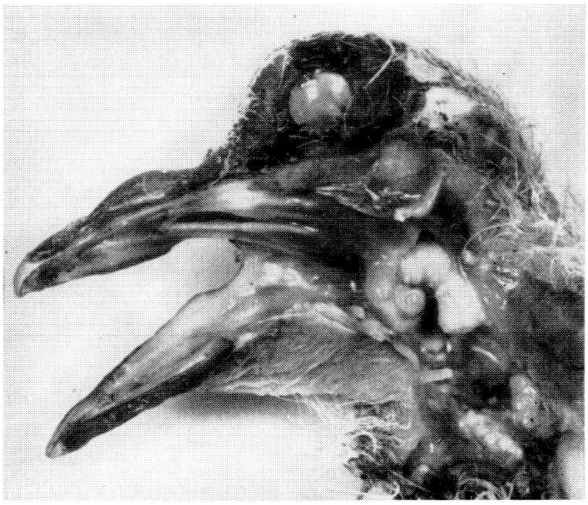

Dasselbe Tier mit den Krankheitsprozessen auf der Rachen- und Speiseröhrenschleimhaut

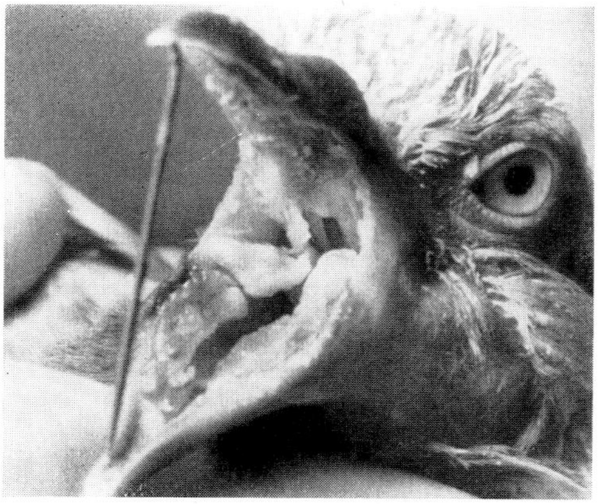

Jungtier mit ausgebreiteter Schnabel-Rachen-*Trichomoniasis*

8 bis 20 Tage alten Nestjungen vor. Seltener erkranken über 3 Wochen alte und nur ausnahmsweise erwachsene Tauben. Befallene Junge erscheinen bei fortgeschrittener Erkrankung apathisch, besitzen einen leeren Kropf und „schnäbeln" nicht wie sonst nach dem gereichten Finger, um Futter zu verlangen. Durch rasch sich vergrößernde Krankheitsprozesse und sich verstärkende Schluckbeschwerden fressen sie nur noch zögernd und widerwillig, bei

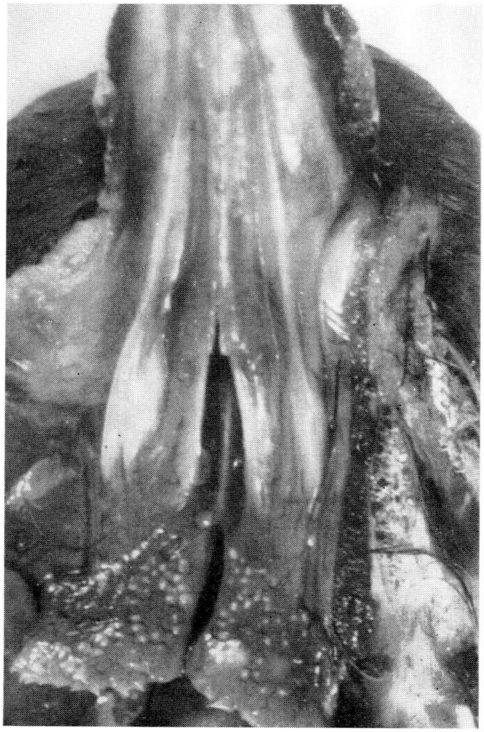

Die bei jungen und erwachsenen Tauben in der Schleimhaut der Gaumenblätter relativ häufig vorhandenen grauweißen „Stippchen" stellen meist Folgen der Herpesvirus-Infektion dar.

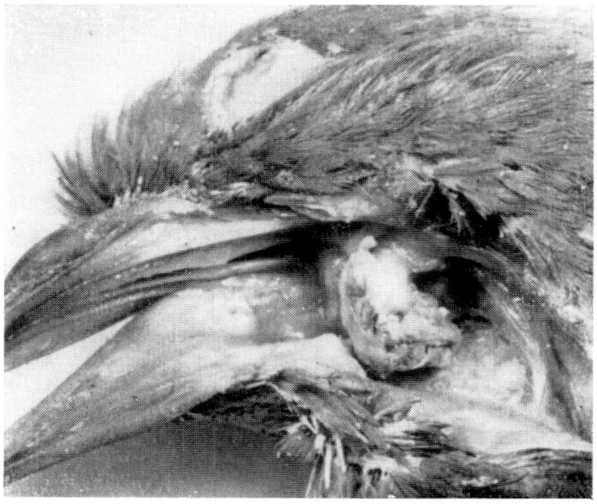

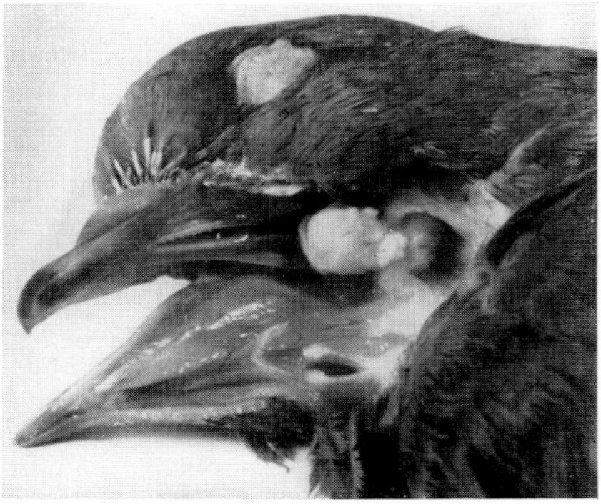

Bei *Trichomoniasis* mögliche Krankheitsprozesse, hier an den bevorzugten Stellen der Rachenschleimhaut im Bereich der beiden Gaumenblätter

verschlossenem Rachen oder Schlund gar nicht mehr, so daß sie verhungern. Liegen nur kleine, auf die Rachenblätter beschränkte Beläge vor, können betroffene Tauben nach entsprechender Behandlung, mitunter sogar von selbst genesen. Solche Tiere besitzen zerstörte Zacken oder Rachenpapillen.

Erwachsene Tauben beherbergen relativ häufig feine weißgraue Herde („Stippchen") auf den Rachenblättern. Sie gelten nicht als Zeichen *latenter* oder *subklinischer* Rachen-Trichomoniasis, sondern meist als Manifestation von Taubenherpesvirus-Infektion.

Verlauf

Der Ausgang von Rachen-Trichomoniasis hängt besonders von dem Alter der Tauben und der *Pathogenität* des Erregers ab. Nicht behandelte Nestlinge können nach 3 bis 10 Tagen sterben, abgesetzte Junge außer an Rachen-Trichomoniasis gleichzeitig an innerer Trichomoniasis erkranken und innerhalb von 2 bis 3 Wochen verenden.

Trichomoniasis innerer Organe

Sie tritt vorwiegend bei > 3 Wochen alten Jungtieren (etwa 25 bis 40 % aller Krankheitsfälle) auf, oft gemeinsam mit Nabel- und z. T. auch Rachen-Trichomoniasis. Im fortgeschrittenen Krankheitsstadium lassen sich folgende Allgemeinsymptome wahrnehmen: Teilnahmslosigkeit, aufgeplustertes Gefieder, geringe Freßlust, vermehrter Durst, Verdauungsstörungen, Durchfall (schleimig-wäßriger Kot), fortschreitende Abmagerung und Entkräftung. Erkranken Bronchien, Lungen und Luftsäcke, liegen auch Atembeschwerden vor.

Verlauf

Innere Trichomoniasis endet nach ein- bis dreiwöchiger Dauer meist tödlich. Selbstheilungen gibt es, kommen aber seltener vor.

Nabel-Trichomoniasis

Sie umfaßt etwa 5 bis 10 % aller Krankheitsfälle, kann sowohl allein als auch mit Trichomoniasis innerer Organe oder Rachen-Trichomoniasis auftreten und läßt sich oft schon bei wenige Tage alten, z. T. erst bei abgesetzten Jungen feststellen. Der anfangs kaum merklich verdickte Nabel vergrößert sich innerhalb weniger Tage zu einem bis etwa wachteleigroßen, gelblich durchscheinenden Prozeß, der sich zunächst weich, später derb anfühlt. Bleibt der *nekrotische* Bezirk abgekapselt, läßt er sich entfernen oder stößt sich sogar *spontan* ab. Dringt er in die Tiefe vor, greift er auf innere Organe über. Dann liegen die gleichen Symptome und derselbe Verlauf wie bei innerer Trichomoniasis vor.

Gemischte Trichomoniasis
Sie besteht, wenn 2 oder mehr Formen gleichzeitig oder nacheinander auftreten. Dies kommt selten vor und endet meist tödlich.

Erkrankungs- und Sterblichkeitsrate
Sie hängt vor allem von der *Virulenz* und damit *Pathogenität* des Erregers sowie der *Disposition* (Alter, Infektionsimmunität) der Wirte ab. Nach STABLER (1954) gibt es *Tr. gallinae-Isolate*, die sich besonders auf den Kropfschleimhäuten aber kaum oder gar nicht in den *Viszera* manifestieren und dort Krankheitsprozesse erzeugen, während umgekehrt andere vorwiegend oder sogar ausschließlich innere Organe befallen. Die höchste *Morbidität* und *Mortalität* rufen hoch*virulente* Erregerstämme hervor, besonders solche, die vorwiegend innere Trichomoniasis verursachen. HURT (1940, 1941, 1945) beschrieb hohe Verluste an Trichomoniasis bei Haustauben mit bis zu 150 (75 %) von insgesamt 200 Nestlingen, während in einem anderen Fall die Jungen von 21 (30 %) der 70 Paare während der 7monatigen Zuchtzeit größtenteils erkrankten und 60 Tiere (30 %) starben.

Pathologische Veränderungen
Diese hängen vor allem von der *Pathogenität* von *Tr. gallinae* sowie Krankheitsformen und -dauer ab. Mehrere Autoren (u. a. MIESSNER u. HANSEN, 1936; OEHLKERS, 1937; LEVINE u. BRANDLY, 1939; BOS, 1941; LEVINE u. a., 1941; GLOOR, 1943; STABLER, 1954; MESA u. a., 1961; KÖHLER u. GRATZL, 1968; HAUSER, 1971, 1975, 1976) beschrieben die *pathomorphologischen* Prozesse bei Trichomoniasis von Tauben.

Rachen-Trichomoniasis
Hierbei lassen sich gelbweiße bis bräunlichgelbe, blumenkohlartige, *fibrinös-diphtheroide* Beläge nachweisen, die vor allem Rachenschleimhautblätter, Schnabelwinkel, Choanenspalte, mitunter auch die übrige Schnabel-Rachenschleimhaut, den Schlund und Kropf betreffen. Diese Prozesse können über die Choanenspalte in die Kopfhöhlen und von dort aus über die Schädelknochen in das Gehirn wuchern. Auf der betroffenen, anfangs stark geröteten Schleimhaut befinden sich meist einzelne stecknadelkopfgroße, erhabene, festsitzende Herde. Sie fließen zusammen und können innerhalb weniger Tage einen extrem bis walnußgroßen, trockenkäsigen, süßlich-faulig riechenden, derben Knoten bilden, der den Rachen verstopfen sowie in den Kehlkopf und die Luftröhre vordringen kann. Der abgelöste Herd hinterläßt ein kraterartiges, leicht blutendes Geschwür. Ähnliche Veränderungen wie im Rachenraum können auch im Schlund vorhanden sein und von hier aus in die angrenzende Halsmuskulatur vordringen. Die Kropfschleimhaut enthält entweder herdförmige Beläge oder erscheint herdförmig-diffus „verschorft". Solche Prozesse darf man nicht mit Kropfmilch verwechseln.

Trichomoniasis innerer Organe
Hierbei erkrankt regelmäßig die Leber. Sie enthält einzelne oder zahlreiche, m. o. w. tief in das Parenchym vorgedrungene, im Ø 0,1 bis etwa 1 cm große trockenkäsige Nekroseherde. Fließen sie zusammen, verändern sich größere Bezirke oder ein ganzer Lappen. Von der Leber ausgehend können Prozesse auch auf andere Organe übergreifen, vor allem Bauchfellsäcke, Magen- und Darmserosa, Bauchspeicheldrüse, Lungen, Luftsäcke, Herzbeutel, Herz- und Brustmuskulatur. Die betroffenen serösen Häute erscheinen *serofibrinös* bis *fibrinopurulent* entzündet und z. T. mit umgebenden Organen verklebt oder verwachsen.

Ähnliche Herde wie in der Leber können sich auch in folgenden Organen befinden: Nabel, Pankreas, Lungen, Nieren, Herz- und Brustmuskulatur. *Nekrosen* und Geschwüre im *Pankreas* gibt es ebenso wie weißgelbe, blumenkohlartige, von einem roten Hof umgebene Prozesse in Lungen und rundliche bis vielgestaltige *Nekrosen* in Nieren, Herz- und Brustmuskulatur. Die Darmserosa entzündet sich durch Kontakt mit Leberprozessen herdförmig-*fibrinös*, die darunterliegende Darmwand besteht mitunter nur noch aus nekrotischem Gewebe. Die Darmschleimhaut kann primär *nekrotisierend* oder *ulzerierend* entzündet sein. Einzelne oder zahlreiche, rundliche geschwürähnliche Herde mit *fibrinös-*

diphtheroiden häutchenartigen Auflagerungen oder diffuse *pseudomembranöse* Veränderungen sind jedoch seltener.

Nabel-Trichomoniasis
Sie kennzeichnet sich durch einen bis etwa walnußgroßen, weißgelben, *nekrotischen* Pfropf. Dieser kann vom Nabel ausgehend sowohl die Bauchwand erfassen als auch in die Leibeshöhle vordringen und auf Bauchfellsäcke sowie innere Organe übergreifen.

Histopathologische Prozesse
MESA u. a. (1961) infizierten von *Tr. gallinae* freie Tauben mit dem JONES-BARN-Stamm und beschrieben die *pathomorphologischen* Veränderungen: Erkrankte Schleimhäute erscheinen verdickt, *ödematös, hyperämisch* und entzündlich *infiltriert. Nekrobiotische* Prozesse grenzen sich vom gesunden Gewebe durch einen *demarkierenden* Wall aus *Histiozyten, Lymphozyten* und *Leukozyten* ab, dessen Innenzone aus palisadenartig angeordneten Riesenzellen besteht. Diese enthalten zahlreiche Kerne und stark *vakuolisiertes Zytoplasma* mit Fortsätzen. In den *nekrobiotischen* Bezirken läßt sich kaum *Fibrin* nachweisen. Die in Leber und anderen *Viszera* vorkommenden Prozesse ähneln denen der Schleimhäute.

Nabelveränderungen erstrecken sich meist auf alle Bauchwandschichten und bestehen vorwiegend aus *nekrobiotischen* Zellen, zwischen denen sich lockeres Bindegewebe befindet. Ein *Demarkationswall* von *pseudoeosinophilen Granulozyten, Fibroblasten,* Fibrozyten und vereinzelten Riesenzellen grenzt das veränderte Gewebe vom gesunden ab. Der umgebende, vorwiegend aus *Fibroblasten* und *Fibrozyten* bestehende Bezirk erscheint *ödematös,* mit *polynukleären Leukozyten* und Rundzellen infiltriert, die Muskulatur *hyalinisiert.*

Der Darm (besonders *Duodenum)* kann *katarrhalisch,* jedoch nur selten *nekrotisierend* oder *ulzerierend* entzündet sein. Im *histologischen* Schnitt lassen sich Trichomonaden vereinzelt im *nekrotischen,* zahlreicher jedoch in den Zellücken am Übergang zum gesunden Gewebe feststellen.

Erregernachweis
Bei lebenden Tauben läßt sich *Tr. gallinae* direkt im *mikroskopisch* untersuchten ungefärbten *Nativpräparat* von mit physiologischer NaCl-Lösung verdünntem Kropfschleim feststellen, bei gestorbenen auch aus erkrankten Organen. In Zweifelsfällen besteht die Möglichkeit, *Tr. gallinae* in geeigneten Nährböden (z. B. Leberbouillon, LOCKE-Ei-Serum-Medium) zu vermehren und *mikroskopisch* nachzuweisen. Die standardisierten Nachweisverfahren von Trichomonaden-Infektionen beschrieben MÜLLER u. GOTTSCHALK (1970) ausführlich. *Tr. gallinae* reichert sich in mit verdächtigem Material beimpften, 2 bis 3 Tage bebrüteten Kulturen an und läßt sich unbegrenzt weiter passagieren, wenn man die Kulturen spätestens nach 8 bis 10 Tagen überimpft.

NIAK (1968) untersuchte 839 Haustauben verschiedener Gegenden Irans vergleichend mit 3 verschiedenen Methoden (gefärbte und ungefärbte *Nativpräparate* sowie *Trichomonadenbouillonkultur* der Kropfschleimhaut) auf *Tr. gallinae.* Den *ubiquitären,* nahezu bei jeder Haustaube vorkommenden Erreger konnte er in 39,8 % der gefärbten, 71,3 % der ungefärbten Nativpräparate sowie 87,2 % der Trichomonadenkultur nachweisen.

Prophylaxe und Bekämpfung
Seitdem es trichomonadenspezifisch wirkende *Chemotherapeutika* gibt, läßt sich Trichomoniasis sicher verhüten und heilen, Die *Chemoprophylaxe* und *-therapie* der *Tr. gallinae-Infektion* beschrieben viele Autoren (u. a. OEHLKERS, 1937; FLORENT, 1938; SCHERLE, 1938; KRANEVELD u. NASOETION, 1940; BOS, 1941; GLOOR, 1943; JAQUETTE, 1948; MENNEMEIER, 1953; STABLER, 1951, 1954; STABLER u. MELLENTIN, 1951, 1953; STABLER u. a., 1958; FRITZSCHE, 1955; SAMBERG u. BORNSTEIN, 1955; HORNACH u. FALADA, 1961; DEUTER, 1962; SCHÖLLNER, 1962; DAMS u. a., 1963; SOVA, 1963; VACCARI u. BALLARINI, 1963; DEVOS u. a. 1965 a, b, 1969, 1973, 1974; McLOUGHLIN, 1966; VOSTA, 1966; LÜTHGEN u. BERNAU, 1967; GRATZL u. KÖHLER, 1968; KREMER u. STEGER, 1968; HAUSER, 1971, 1975, 1976;

TABELLE 5/11
Gegen Protozoen und Helminthen von Tauben angewendete Desinfektionsmittel (BÜRGER, 1981; ergänzt)

Wirksam gegen					
Spironucleus columbae	*Trichomonas gallinae*	*Ascaridia columbae*	*Capillaria obsignata*	*Syngamus trachea*	*Cestoden- u. Trematoden-* spp.
+	+	+	+	+	+
+	+	+	+	+	+
+	+	+	+	+	+
		+	+	+	+
		+	+	+	+
		+	+	+	+

[1] Z. B. Incicoc, P_3 Incicoc, Lyso ASK, Lysococ, Dekaseptol mit Phenol-Derivaten, Schwefelkohlenstoff, Perchloräthylen, Chloroform, Alkohol

[2] je nach Mittel und Erregerart bei 1- bis 2,5stündiger Anwendungsdauer

TAXACHER, 1971; JONAS u. REHM, 1971; VINDEVOGEL u. DUCHATEL, 1979; FRIEDHOFF, 1982).

2-amino-5-nitrothiazol (ANT)
Nach VINDEVOGEL u. DUCHATEL (1979) wirkt ANT 0,025⁰/₀ig 7 Tage lang im Trinkwasser verabreicht sehr gut gegen *Tr. gallinae*. Mehrere Autoren berichteten, daß 0,125⁰/₀ige ANT-Lösung manche Tauben nicht vertragen, so daß sie erbrechen oder sogar auffällig gestörtes Allgemeinbefinden zeigen. Außerdem kann dieses Mittel die *Spermiogenese* (Entwicklung der männlichen Fortpflanzungszellen von den *Spermatogonien* zu den befruchtungsfähigen *Spermatozoen)* ungünstig beeinflussen und somit im Ei absterbende Embryonen bewirken. Durch jahrelangen Gebrauch besteht die Möglichkeit, daß sich *Tr. gallinae* gegen dieses Chemotherapeutikum *resistent* erweist.

ANT-Präparate scheiden deswegen von vornherein als Chemotherapeutika aus. Durch ihre möglichen Nebenwirkungen (Brechreiz, Erbrechen, *zentralnervale* Symptome, gestörte *Spermiogenese*, im Ei absterbende Embryonen, lebensschwach geschlüpfte Junge) erweisen sie sich den neueren Mitteln, vor allem den *Nitro-Imidazol-Derivaten (Metronidazol, Dimitridazol, Ronidazol, Carnidazol)* weitgehend unterlegen.

Metronidazol
(Hydroxy-2-äthyl)
1-methyl-2-nitro-5-imidazol)
Mehrere Autoren (u. a. DAMS u. a., 1963; VACCARI u. BALLARINI, 1963; DEVOS u. a., 1965a, b, 1969; McLOUGHLIN, 1966; VOSTA, 1966; LÜTHGEN u. BERNAU, 1967; KREMER u. STEGER, 1968; TAXACHER, 1971; HAUSER, 1971; VINDEVOGEL u. DUCHATEL, 1979) empfehlen anstelle von ANT 1⁰/₀ige Lösung von Metronidazol zur Trichomonaden-Prophylaxe zu verabreichen. Obwohl diese Konzentration stark bitter schmeckt, nehmen sie die weniger geschmackempfindlichen Tauben vollständig auf.

Dimetridazol
(Dimethyl-2-nitro-5-imidazol)
Nach den Untersuchungen von DEVOS u. a. (1965a, b, 1969) wirkt dieses *Imidazolderivat* noch besser als Metronidazol. Nach VINDEVOGEL u. DUCHATEL (1979) erweist es sich jedoch als ziemlich *toxisch*, weswegen man es ganz exakt dosieren muß, um mit Gleichgewichtsstörungen und anderen Unverträglichkeitssymptomen einhergehende *Intoxikationen* zu vermeiden. Trotz dieser Nachteile setzte sich Nitro-Imidazol weltweit als trichomonadenspezifisch wirksames Medikament durch. Die Wasseraufnahme von Tauben verringert sich während der 6- bis 7tägigen vorbeu-

Eimeria spp.	Substanz bzw. Präparat	Konzentration (%)
+	Natronlauge	3
+	Rohchoramin	5
+	Phenole	2
+	Schwefelkohlenstoff	2
+	Schwefelkohlenstoff + Phenole	2 + 2
+	Handelspräparate[1]	4 bis 6[2]

genden sowie bis 12 Tage möglichen *kurativen* Verabreichung nicht merklich. Kombinationspräparate von Nitro-Imidazol und Antibiotika erweisen sich keineswegs wirksamer als das Mittel allein.

Ronidazol (1-methyl-2-carbamoyloxymethyl-5-nitro-imidazol)
Als weiteres hochwirksames Mittel gilt Ronidazol 0,006%ig im Tränkwasser gegeben (DEVOS u. a., 1969). Ronidazol besitzt im Vergleich zu den vorgenannten Verbindungen eine größere therapeutische Breite und eliminiert bei 7tägiger prophylaktischer Applikation inapparente Tr. gallinae-Infektionen. In therapeutischen Dosen führt es bei Schnabel-Rachen-Trichomoniasis innerhalb von 9, bei der inneren oder gemischten Krankheitsform in 9 bis 20 Tagen zur Heilung, die sich durch zusätzlich verabreichte Antibiotika- und Multivitaminpräparate unterstützen läßt.

DEVOS u. a. (1969, 1974) empfehlen als Chemotherapeutika besonders *Metronidazol* (Flagyl), *Nimorazol* (Naxogin, Nitrimidazin) und *Carnidazol* (Spartrix). Die einmalige Applikation von 10 mg *Carnidazol* soll *manifeste* Infektionen von Brieftauben mit *Tr. gallinae* auf Flugwettbewerben verhüten. *Carnidazol* in Tablettenform eignet sich auch zur Prophylaxe manifester Erkrankungen, weil es *Tr. gallinae* im Wirtsorganismus *eliminiert*. In therapeutischer Dosis gibt man es vor allem am 1. Tag bei der extrem bis 20 Tage möglichen *Ronidazol*-Behandlung bei innerer oder gemischter Trichomoniasis sowie allgemein bei komplizierten Krankheitsfällen.

Voraussetzungen für die Chemoprophylaxe von Tr. gallinae
Tauben sollen erprobte trichomonadenspezifisch wirksame Mittel nach den genau einzuhaltenden Anwendungsrichtlinien erhalten und ohne Abneigung aufnehmen, damit sie weder die Fruchtbarkeit, Kropfmilchbildung, Gesundheit und Leistungsfähigkeit von Zuchttieren noch das Wachstum der Nestjungen nachträglich beeinflussen. Während der Behandlung hält man die Tiere eingesperrt, damit sie nur die Arzneimittellösung trinken können. Trichomoniasis läßt sich sicher vorbeugen, wenn

- alle Tauben etwa 2 Wochen vor dem Schlupf der ersten Brut 6 bis 7 Tage lang ein geeignetes trichomonadenspezifisch wirksames Mittel in der vorgeschriebenen Konzentration erhalten,
- der Züchter mit *pathogenen Tr. gallinae* reinfizierte Bestände vor dem Schlupf der Jungen erneut behandelt,
- sämtliche neuerworbenen und von Weitstreckenflügen erheblich verspätet heimgekehrten Tiere erst dann in den betreffenden Bestand zurückdürfen, nachdem sie sich durch eine Tränkwasserkur als frei von *Tr. gallinae* erweisen.

Die bei Nitro-Imidazol-Verbindungen in den bei 6- bis 7tägig über das Tränkwasser verabreichten Konzentrationen gelegentlich auftretenden Nebenwirkungen klingen nach der Applikation bzw. bei gesenkter Dosis ab. Bei warmer Witterung muß man wegen erhöhter Trinkwasseraufnahme die Medikamentenmenge um 1/4 verringern.

Therapie
Nimmt man *prophylaktische* Behandlungen sachgemäß vor, treten Krankheitsfälle nur ausnahmsweise auf. Abgemagerte und entkräftete sowie von komplizierter Trichomoniasis des Rachens, der inneren Organe und des Nabels betroffene Tauben sollte man vor der Bestands- oder ebenfalls mög-

lichen *Individualtherapie* wegen geringer Heilungsaussichten am besten töten. Rachenprozesse heilen, wenn keine Komplikationen entstehen. Die Beläge darf man nicht ablösen, weil dann tödlich endende Blutungen entstehen können. Die veränderte Schleimhaut behandelt man so lange täglich mit einem *Imidazol*-Präparat, bis die Prozesse verschwinden. Bei Tieren mit innerer Trichomoniasis verabreicht man neben trichomonadenspezifisch wirksamen Chemotherapeutika oft auch zusätzliche antibiotisch wirksame Mittel und ein Multivitamin-Präparat. Bei Nabelentzündungen sollte man den abgekapselten Herd entfernen, die Wundhöhle mit einem trichomonadenspezifisch wirksamen Mittel bepudern und mehrere Tage lang ein *Imidazol*-Präparat in der vorgeschriebenen Dosis und oben beschriebenen Weise eingeben oder über das Tränkwasser verabreichen.

Ungeeignete Arzneimittel und Substanzen
Züchter behandeln kranke Tiere aus Unkenntnis oft noch mit ungenügend oder gar nicht wirksamen Mitteln. Tränkwasserdesinfizien beispielsweise können das Wasser geschmacklich verändern und in konzentrierteren Lösungen sogar gesundheitsschädigend sein. Das umständliche und zeitraubende Bepinseln der Schnabel-Rachen-, Schlund- und Kropfschleimhaut z. B. mit Trypaflavinlösung gilt ebenfalls als unsicher und nutzlos. Für die medikamentelle Therapie und Prophylaxe der Trichomoniasis eignen sich weiterhin nicht: *Sulfonamide* (u. a. Sulfadiazin, Sulfamerazin), *Antibiotika* (z. B. Penizillin, Streptomyzin, Tetrazykline), ferner Lösungen von Kupfersulfat, Sublimat, Natronlauge, Kaliumpermanganat, Chloramin, Salzsäure, Wasserstoffsuperoxyd, Borsäure, Silbernitrat, Sulfoliquid-DS, Trypaflavin und Osmaron B.

6. Ektoparasiten und die von ihnen hervorgerufenen Krankheiten *(Ektoparasitosen)*

Einteilung
Ektoparasiten (Außenparasiten) als schmarotzende Lebewesen gehören zu den Gliederfüßern *(Arthropoden)*. Als wichtigste Außenparasiten von Tauben gelten Rote Vogel-, Feder-, Kalkbein- und Körperräudemilben sowie Tauben- und Vogelzecken, die den Spinnentieren *(Arachnoiden)* angehören, ferner Federlinge, Wanzen, Flöhe, Lausfliegen als Vertreter der Insekten *(Hexapoden)*. Rote Vogelmilben und Wanzen stellen *permanent-temporäre* Schmarotzer dar. Sie halten sich in Schlupfwinkeln des Schlages verborgen und befinden sich nur vorübergehend zum Blutsaugen am Wirt. Dagegen leben die *permanent-stationären* Körperräude-, Kalkbein-, Federmilben, Federlinge und *periodisch-stationären* Lausfliegen sowie Flöhe auf oder in der Haut oder den Federn und verlassen Tauben nur, um neue Wirte aufzusuchen. Zahlreiche Außenparasitenarten können Tauben befallen. Nur die obengenannten besitzen Bedeutung, seltenere Spezies jedoch nicht, da sie in Mitteleuropa kaum bzw. gar nicht auftreten oder den Tieren kaum schaden.

Schadwirkung
Ektoparasiten, besonders *permanent-temporäre*, vermehren sich schnell bei warmer, langsam oder gar nicht bei kalter Witterung und schädigen Tauben je nach Spezies sowie Befallsstärke unterschiedlich. Betroffene Tiere erscheinen unruhig, blutarm, z. T. voller Quaddeln und weisen ungepflegtes, lückenhaftes Gefieder, teilweise sogar Federnausfall auf. Rote Vogelmilben, bestimmte Federmilben, Zecken, Wanzen, Flöhe, Lausfliegen belästigen Wirte am meisten. Sie können Tauben blutleer saugen, durch den Stich Infektionserreger *(Viren, Chlamydien, sonstige Bakterien, Protozoen)* verbreiten und sogar dem Menschen schaden. Starker Ektoparasitenbefall bewirkt besonders bei Jungtieren neben Entwicklungsstörungen auch Todesfälle, bei erwachsenen Tauben vor allem unbefriedigende Zucht- und Flugleistungen.

Arten
Die bei Tauben vorkommenden Ektoparasiten enthält Tab. 6/1, ebenso die vor allem in Nestern von verwilderten Haustauben als Schädlings- und Lästlingsreservoir vorhandenen Milben- und Insektenarten. Nach den Untersuchungen mehrerer Autoren (u. a. HICKS, 1959; WEIDNER, 1961; SCOTT, 1961) stellen die Nester verwilderter Haustauben Brutstätten für jeweils zahlreiche Haus- und Vorratsschädlinge dar.

Vorkommen, Verbreitung
IMHOFF (1975) ermittelte den Ektoparasitenbefall von 36 Brieftauben-Beständen der BRD mit 2 185 Tieren als Beispiel für die bei diesen vorkommenden Infestationsraten. Um alle Arten und das Befallsspek-

TABELLE 6/1
Wichtigste Ungezieferarten, die erwachsen und/oder als Jugendformen bei Tauben, in Taubenschlägen und Nestern verwilderter Haustauben *permanent* oder *temporär* vorkommen können (KRÜGER, 1982)

Pseudoscorpioniden (Afterskorpione)	*Chelifer cancroides* L., Bücherskorpion *Cheiridium museorum* LEACH, Kleiner Bücherskorpion
Acarinen (Milben)	*Argas reflexus* F., Taubenzecke *Argas vulgaris* *Argas polonicus* *Argas persicus* OKEN, Hühnerzecke, Vogelzecke *Ixodes ricinus* L., Holzbock, Waldzecke *Haemaphysalis parva* NEUMANN *Haemaphysalis punctata* CANESTRINI u. FANZAGO *Dermanyssus gallinae* DE GEER, Rote Vogelmilbe *Ornithonyssus sylviarum* CANESTRINI u. FANZAGO, Nordische Vogelmilbe *Haemolaelaps molestus* OUDEMANS *Cheyletus eruditus* SCHRANK, Getreideraubmilbe *Cheyletiella heteropalpa* MEGNIN *Cunaxa capreolus* BERLESE *Harpyrhynchus nidulans* NITZSCH, Federbalgmilbe *Syringophilus bipectinatus* HELLER, Federspulmilbe *Glycyphagus domesticus* DE GEER, Polstermilbe *Tyrophagus dimidiatus* HERMANN, Modermilbe *Hypodectes propus* NITZSCH u. GIEBL *Falculifer rostratus* BUCHHOLZ *Megninia columbae* BUCHHOLZ *Mesonyssus columbae* CROSSLEY *Mesonyssus hirsutus* FEIDER *Mesonyssus streptopeliae* FAIN *Knemidocoptes mutans* ROBIN u. LANQUETIN, Kalkbeinmilbe *Neoknemidocoptes laevis* RAILLIET, Körperräudemilbe *Laminosioptes cysticola* VIZIOLI, Knötchenmilbe
Zygentomen (Fischchen)	*Lepisma sacchrina* L., Silberfischchen, Zuckergast
Dermapteren (Ohrwürmer)	*Forficula auricularia* L., Gemeiner Ohrwurm
Psocopteren (Staubläuse)	*Lachesilla pedicularia* L., Geflügelte Staublaus *Liposcelis divinatorius* MÜLLER, Flügellose Staublaus *Trogium pulsatorium* L., Gemeine Staublaus *Lepinotus inquilinus* HEYDEN *Lepinotus patruelis* PEARMAN *Lepinotus reticulatus* ENDERLEIN *Cerobasis annulata* HAGEN
Mallophagen (Federlinge)	*Columbicola columbae* L., Taubenfederling *Columbicola columbae bacillus* GIEBEL *Columbicola columbae claviformis* DENNY *Columbicola columbae filiformis* *Columbicola montschadskyi* BLAGOVESHTCHENSKY *Campanulotes bidentatus compar* NITZSCH, Kleiner Taubeneckkopffederling *Campanulotes bidentatus bidentatus* SCOPOLI *Coloceras damicornis damicornis* NITZSCH *Coloceras damicornis* fahrenholzi EICHLER, Großer Taubeneckkopf *Coloceras aegypticus* KELLOGG u. PAINE, Ägyptischer Taubeneckkopffederling *Coloceras sofioticus* EICHLER *Physconelloides branderi* KADDOU

	Hohorstiella lata PIAGET, Großer Taubenfederling *Bonomiella columbae* EMERSON *Neocolpocephalum turbinatum* DENNY, Kleiner Taubenfederling *Hohorstiella modesta* ANSARA *Bonomiella concii* EICHLER *Bonomiella beieri*
Heteropteren (Wanzen)	*Lyctocoris campestris* F., Geflügelte Bettwanze *Cimex columbarius* JENYNS, Taubenwanze *Cimex lectularius* L., Bettwanze *Cimex hemipterus* F., Tropische Bettwanze *Empicoris culiformis* DE GEER, Wehrloser Vagabund *Empicoris vagabundus* L., Gemeiner Vagabund
Siphonapteren (Flöhe)	*Ceratophyllus columbae* STEPHENS, Taubenfloh *Ceratophyllus gallinae* SCHRANK, Hühnerfloh *Ceratophyllus garei* ROTHSCHILD, Bodennesterfloh
Coleopteren (Käfer)	*Necrophorus* spec., Totengräber *Silpha* spec. *Staphylinus olens* MÜLLER, Schwarzer Moderkäfer *Staphylinus ater* GRAVENHORST *Creophilus maxillosus* L. *Emus hirtus* L., Zottiger Raubkäfer *Hister cadaverinus* HOFFMANN *Gnathoncus punctulatus* DUVAL *Tenebrio molitor* L., Mehlkäfer *Tenebrio obscurus* F., Dunkler Mehlkäfer *Stegobium paniceum* L., Brotkäfer *Anobium punctatum* De GEER, Holzwurm *Ptinus* spec. *Niptus hololeucus* FALDERMANN, Messingkäfer *Niptus unicolor* PILLER *Gibbium psylloides* CZEMPINSKI *Dermestes* spec., Speckkäfer *Anthrenus* spec., Blütenkäfer *Cartodere* spec., Moderkäfer *Enicmus minutus* L. *Adistemia watsoni* WOLLASTON *Corticaria pubescens* GYLLENHAL *Lathridius bergrothi* REITTER *Chryptophagus dentatus* HERBST, Schimmelkäfer *Cryptophagus saginatus* STURM *Atomaria linearis* L., Moosknopfkäfer *Mycetaea hirta* MARSHAM, Pilzkäfer
Lepidopteren (Schmetterlinge)	*Tinea columbariella* WOCKE, Taubenmotte *Tinea pellionella* L., Pelzmotte *Tineola bisselliella* HUMMEL, Kleidermotte *Niditinea fuscipunctella* HAWORTH, Nestermotte *Monopis* spec., Fellmotte *Tinea pallescentella* STAINTON *Trichophaga tapetziella* L., Gemeine Tapetenmotte *Hofmannophila pseudospretella* STAINTON, Samenmotte *Endrosis sarcitrella* L., Kleistermotte
Dipteren (Zweiflügler)	*Scatopse* spec., Dungmücken *Culex* spec., Gemeine Stechmücken *Culiseta annulata* SCHRANK, Geringelte Stechmücke *Aedes* spec., Wald- u. Wiesenmücken *Anopheles* spec., Malariamücken Vertreter der Fam. der *Phoridae*, Buckel- oder Rennfliegen

Neottiophilum praeustum MEIGEN, Vogelnestfliege
Actenoptera hilarella ZETTERSTEDT
Carnus hemapterus NITZSCH, Gefiederfliege
Tephrochlamys tarsalis ZETTERSTEDT
Fannia canicularis L., Kleine Stubenfliege
Calliphora spec., Blaue Brummer
Lucilla spec., Goldfliegen
Pseudolynchia canariensis MACQUART, Taubenlausfliege
Lynchia spec.
Ornithomyia avicularia L., Große Vogellausfliege
Ornithomyia fringillina CURTIS, Kleine Vogellausfliege

Die aufgeführten Schädlinge gelten als Parasiten, z. B. Rote Vogelmilbe, Körperräudemilbe, Federlinge u. a. m., bzw. als Lästlinge, die sich in der Umgebung unhygienisch gehaltener Tauben aufhalten, vermehren und von hier aus menschliche Wohnungen befallen können (z. B. Silberfischchen, Diebkäfer, Wanzen, Flöhe, Zecken u. a. m.), als Pflanzenschädlinge, die Verderb oder Wertminderung des Futters bewirken (z. B. Getreidemilben, Ohrwurm u. a. m.). Bestimmte Schädlinge können Taubenjunge anfressen (z. B. Aas-, Schwarz-, Speckkäfer u. a. m.). Andere siedeln sich lediglich in Taubennestern an und jagen hier Insekten (z. B. Stutzkäfer u. a. m.). Weitere gelangen zufällig in die Umgebung von Tauben, wo sie keine günstigen Vermehrungsbedingungen finden (z. B. Brotkäfer, Holzwurm, Blütenkäfer, Pelzmotte u. a. m.).

trum voll zu erfassen, untersuchte er 510 Tiere (23,2 %), durchschnittlich 25 % der Tauben jedes Bestandes (jeweils 50 % ♂♂, ♀♀, Jungtiere und Erwachsene) nicht nur *makroskopisch*, sondern alle Körperpartien (besonders Kopf-, Hals-, Rücken-, Bauch-, Flügel-, Schwanz-, Kloakenregion, Beine) auch *stereomikroskopisch*. Zum Nachweis *periodisch-stationärer* Ektoparasiten prüfte er Nistzellen, -schalen, Brutnester und andere Schlupfwinkel (Zwischenwände, Decken, Winkel, Ritzen, Futtertröge, Tränken) mit einem Spatel sowohl bei Tageslicht als auch nachts mit einer Taschenlampe.

Ergebnisse

Von den 36 Beständen erwiesen sich 2 (5,6 %) nur mit dem Federling *Columbicola c. columbae* befallen, 7 (19,4 %) außerdem mit *Campanulotes bidentatus compar*, jeweils 9 (25 %) mit Columbicola c. columbae bzw. den beiden Federlingsspezies und *Megninia columbae*, 2 (5,6 %) mit *Colum-*

TABELLE 6/2
Befallshäufigkeit mit Federlingen und Federmilben *Columbicola c. columbae, Campanulotes bidentatus compar, Megninia columbae* und *Falculifer rostratus)* bei Brieftauben, getrennt nach Alter und Geschlecht (GOTHE u. IMHOFF, 1975)

Tiergruppe	n und %	Untersuchte Tauben	Befallene Tiere	*Columbicola c. columbae*	*Campanulotes bidentatus compar*	*Columbicola/Campanulotes*
♂♂	n	154	150	88	4	12
< 1 Jahr	%		97,4	58,7	2,7	8,0
♀♀	n	96	90	62	0	4
< 1 Jahr	%		93,8	64,6		4,1
♂♂	n	160	146	56	2	12
> 1 Jahr	%		91,3	35,0	1,3	7,5
♀♀	n	100	86	46	0	2
> 1 Jahr	%		86,0	46,0		2,0

bicola c. columbae, *Megninia columbae* und den beiden Federmilbenarten (*Megninia columbae* und *Falculifer rostratus*) sowie 3 Bestände (8,3 %) mit beiden Federlings- und Federmilbenspezies sowie Taubenzecken. Insgesamt waren 9 Bestände (25 %) nur mit Federlingen befallen, die übrigen 27 (75 %) außerdem mit Federmilben, 3 (8,3 %) zusätzlich mit Taubenzecken und 2 (5,6 %) außerdem mit Roten Vogelmilben. Federlinge kamen in jedem der 36 (100 %) Bestände ohne alters- und geschlechtsbedingte Unterschiede vor mit einer höheren *Infestationsextensität* für *Columbicola c. columbae* (87,1 %) als *Campanulores bidentatus compar* (10,6 %). Nur 11,6 % aller untersuchten Tauben besaßen keine Federlinge.

Mit Federmilben erwiesen sich 27 Bestände (75 %) infestiert. Federmilbenbefall lag bei 36,1 %, *Megninia columbae* bei 35,2 %, *Falculifer rostratus* bei 2,4 % der Tiere vor, mit alters-, jedoch nicht geschlechtsabhängigen Unterschieden. 63,9% der untersuchten Tiere besaßen somit keine feststellbaren Federmilben. In 3 Beständen (8,3 %) ließen sich Taubenzecken, in 2 (5,6 %) Rote Vogelmilben jeweils nur in wenigen Exemplaren nachweisen.

Bekämpfung und Prophylaxe

Gesunde Tauben bleiben weitgehend frei von Haut- und Federschmarotzern. Sie pflegen ihren Körper durch Baden und Putzen des Gefieders. Züchter, die ihre Bestände *hygienisch* einwandfrei halten, brauchen diese Parasiten kaum zu fürchten. Unter ungünstigen Umweltbedingungen jedoch können sie sich vor allem in der warmen Jahreszeit so stark vermehren, daß sie Tauben massenhaft befallen und Tierverluste verursachen. Um Ektoparasiten erfolgreich bekämpfen sowie erneute Invasionen verhüten zu können, muß man ihre Entwicklung und Lebensweise kennen sowie die Tiere nach den *hygienischen* Erfordernissen halten.

Mit der VO vom 6. Juni 1957 über die Bekämpfung von Gesundheitsschädlingen (GBl. der DDR, I, 329) und ihren Durchführungsbestimmungen regelt sich in der DDR die Bekämpfung bestimmter, vom Gesetzgeber festgelegter Insekten und Schadtiere. Die 4. DB vom 28. 2. 1975 (GBl. der DDR, I, 283) enthält alle Gesundheitsschädlinge, die der Bekämpfungspflicht unterliegen.

Der Anblick von Insekten bespielsweise läßt den einen kalt und unberührt, ein anderer „schüttelt" sich möglicherweise. Schon dieses „Sichschütteln" gilt als ekelerregender Effekt (EICHLER, 1964). Damit verbinden sich – wenn auch meist kurzfristig, also vorübergehend – beeinträchtigte Gesundheit bei entsprechender Definition der Weltgesundheitsorganisation

Columbicola/ Megninia	*Columbicola/ Campanulotes/ Megninia*	*Columbicola/ Campanulotes/ Falculifer*	*Columbicola/ Falculifer*	*Columbicola/ Megninia/ Falculifer*	*Campanulotes/ Megninia*	*Megninia columbae*
36 24,0	4 2,7	2 1,3	0	0	2 1,3	2 1,3
22 22,9	2 2,1	0	0	0	0	0
52 32,5	8 5,0	0	2 1,3	4 2,5	0	10 6,3
26 26,0	0	0	0	4 4,0	0	8 8,0

(WHO), das heißt fehlende Krankheit, aber ausgeprägtes Unbehagen trotz völligem Wohlbefindens.

Tab. 6.3. enthält über die Liste der Gesundheitsschädlinge hinaus folgendes „Ungeziefer" aus Taubenniststätten, das z. T. als gesundheitschädigend gilt:

– Der Ohrwurm *(Forficula auricularia L.)* kann seine großen Hinterleibszangen skorpionartig nach vorne hochkrümmen, was bei empfindsamen Personen Ekelgefühl auslösen kann. Die Verschleppung von Keimen bei Massenauftreten wies EICHLER (1957) nach.
– *Reduviiden* (Raubwanzen), *Empicoris culfiformis* DE GEER (Wehrloser Vagabund) und *E. vagabundus* L. stechen gelegentlich den Menschen mit einer m. o. w. deutlichen, oft juckenden Qaddelbildung als Folge.
– *Dermestes lardarius* L. (Gemeiner Speckkäfer) und weitere *Dermestes-Spezies* beunruhigen empfindliche Menschen erheblich, wenn sie in Wohnungen und Nebeneinrichtungen (z. B. Müllschlucker) auftreten und Keime auf Lebensmittel und den Menschen übertragen.

Alle in Tab. 6/2 enthaltenen übrigen Arten und Familien, für die Bekämpfungspflicht besteht, erfaßt die Liste der Gesundheitsschädlinge. Dazu gehören vor allem:

– Milben in Wohnungen,
– Wohnungsfischchen,
– Bettwanzen,
– Flöhe,
– Stechmücken,
– *synanthore* Fliegen,
– Lausfliegen im Wohnbereich.

6.1. Milben (Acarinen)

Einteilung

Milben stellen mit $>$ 6 000 Spezies äußerst artenreiche, vorwiegend freilebende, zum geringeren Teil parasitische Spinnentiere dar. Zur Klasse *Acari* gehören sowohl die echten Milben mit den Familien Käfermilben *(Gamasiden)*, Laufmilben *(Trombididen)* und Krätzemilben *(Sarcooptiden)* als auch die Überfamilie Zecken mit der Familie Lederzecken *(Argasiden)* und den Gattungen *Arcas* und *Ornithodorus* sowie die Familie Schildzecken *(Ixodiden)*.

TABELLE 6/3
„Ungeziefer" von Tauben, Taubennestern, Taubenschlägen mit möglichen Schadwirkungen nach Einwanderung in den menschlichen Wohn- und Arbeitsbereich (KRÜGER, 1982)

Schädling	G-S	VLM-S	P-S
Argas reflexus F.	+		
Dermanyssus gallinae De GEER	+		
Ornithonyssus sylviarum CAN. u. FAN.	+		
Haemolaelaps molestus OUDEMAUS	+		
Cheyletiden	+		
Glyciphagus domesticus De GEER	+		
Tyrophagus dimidiatus HERMANN	+		
Lepisma Saccharina	+	+	
Forficula auricularia L.	+		+
Liposcilis divinatorius MÜLLER		+	
Trogiiden		+	
Lyctocoris campestris F.	+		
Cimiciden	+		
Reduviiden	+		
Ceratophylliden	+		
Tenebrio molitor L.		+	
Tenebrio obscurus F.		+	
Stegobium paniceum L.		+	
Ptiniden		+	
Dermestiden	+	+	
Lathridiiden		+	
Cryptophagiden		+	
Endomychiden		+	
Timeiden		+	
Oecophoriden		+	
Scatopsiden			+
Culiciden	+		
Phoriden			+
Musciden	+		
Calliphoriden	+		
Hippobosciden	+		

G-S = Gesundheitsschädling für den Menschen
VLM-S = Vorrats-, Lager- und Materialschädling
P-S = Pflanzenschädling

Körperbau
Milben erscheinen bis auf die > 1 cm großen, mit Blut vollgesaugten Zeckenweibchen sehr klein, nur etwa 0,5 mm lang und daher makroskopisch schwer wahrnehmbar. Als flügellose Parasiten besitzen sie einen kugel- oder wurmförmigen, dorsoventral abgeflachten Körper mit ungegliedertem Hinterleib *(Abdomen)*, der mit dem Kopfbruststück *(Cephalothorax)* zu einem Ganzen verschmilzt. Die im Köpfchen *(Capitulum)* enthaltenen Mundwerkzeuge heißen Kieferfühler *(Cheliceren)* und Kiefertaster *(Maxillarpalpen)*. Die *Cheliceren* enden in Scheren oder bilden Stilette und dienen je nach Bau zum Beißen, Raspeln, Sägen, Saugen oder Stechen. Am *Cephalothorax* befinden sich 4 Beinpaare, deren Endglieder je 2 klauenartige Gebilde und bei manchen Arten noch ein gestieltes oder ungestieltes Haftläppchen *(Pulvillus)* tragen.

Fortpflanzung
Von Ausnahmen abgesehen, pflanzen sich Milben durch Eier fort, aus denen sechsbeinige Larven schlüpfen, die sich nach einem Ruhestadium in achtbeinige Nymphen und diese nach nochmaligem Häuten in geschlechtsreife ♂♂ und ♀♀ verwandeln. Der von mehreren Faktoren beeinflußte, 1 bis 4 Wochen, bei den Zecken erheblich länger dauernde Vermehrungszyklus hängt vor allem von den Parasitenspezies, den klimatischen Bedingungen und dem Vorhandensein von Wirten ab.

Schadwirkungen
Milben gelten als typische Ektoparasiten, ausgenommen bestimmte Feder-, Körperräude-, Kalkbein-, Luftsack-, Knötchen- und Nasemilben, die in die Federn, Haut oder inneren Organe eindringen und in einzelnen oder allen Entwicklungsstadien endoparasitisch leben.

Milben ernähren sich von Säften (Blut, *Lymphe)* oder Geweben der Wirte. Blutsaugende Arten (Rote Vogelmilbe, bestimmte Federmilben, Zecken) schaden Tauben am meisten, da sie diese durch den Blutentzug stark schwächen und häufig Todesfälle verursachen. Oft gehen sie auch auf die Menschen über, bei denen sie juckende Quaddeln erzeugen können. Außerdem können sie durch den Stich Infektionserreger *(Viren, Bakterien, Protozoen)* von Tier zu Tier weiterverbreiten. Die auf oder in der Haut bzw. den Federn schmarotzenden *Acarinen* (bestimmte Federmilben, Körperräude-, Kalkbeinmilbe) nehmen als Nahrung Haut- oder Federsubstanz auf und rufen somit Haut- sowie Gefiederschäden hervor. Hierdurch zeigen sich die Tauben beunruhigt und in ihrem Leistungsvermögen m. o. w. stark beeinträchtigt.

Arten
In einer Literaturübersicht berichtete HOLLANDER (1956) über die bei Haustauben möglichen Milbenspezies, um den damaligen Wissensstand darzustellen und Anregungen für ihre weitere Erforschung zu geben. Die häufigsten ektoparasitischen Milben werden ausführlicher, weniger bedeutungsvolle kürzer oder gar nicht beschrieben. Zur eingehenderen Information über dieses Gebiet verweisen wir auf die im Literaturverzeichnis aufgeführten Veröffentlichungen.

Nach den Untersuchungen mehrerer Autoren können die als Parasiten, Schädlinge oder Lästlinge auftretenden Milbenarten eine Plage für Mensch und Tier darstellen, besonders wenn sie massenhaft vorkommen, weswegen verwilderte Haustauben vielerorts als *hygienisches* Problem gelten und ihre Populationen im Interesse der Bevölkerung durch entsprechende, dem Tierschutz nicht zuwiderlaufende Maßnahmen auf angemessene Zahlen ständig zu dezimieren sind.

6.1.1. Taubenzecken, Argas reflexus FABRICIUS, 1794

Vorkommen, Verbreitung
A. reflexus stellt einen temporär blutsaugenden Ektoparasit von Tauben dar, der auch andere Geflügelarten (z. B. Hühner), freilebende Vögel, mitunter sogar Säugetiere und den Menschen befallen kann. Durch Taubenimporte aus Frankreich und Italien gelangte sie Mitte des vorigen Jahrhunderts nach Deutschland.

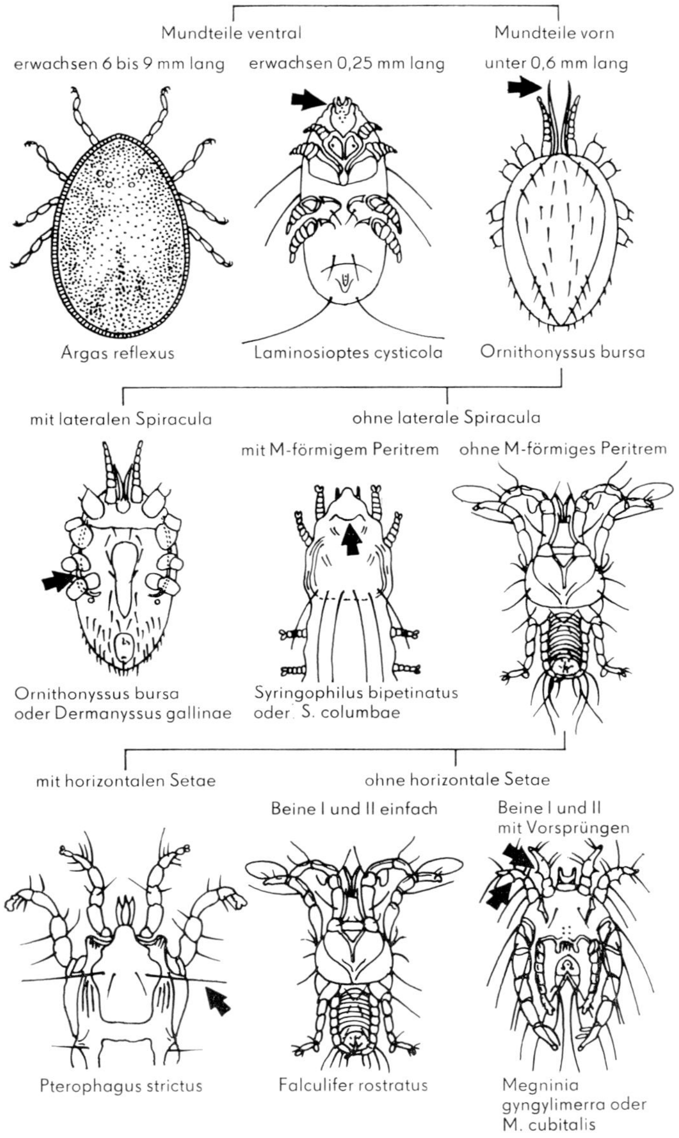

Bestimmungsschlüssel für die bei Haustauben vorkommenden Spinnentiere oder Arachnoiden (Zecken, Milben) (nach SCOTT, 1961). Taubenzecke *Argas reflexus*, Knötchenmilbe *Laminosioptes cysticola*, Tropische Federmilbe *Ornithonyssus bursa*, Rote Vogelmilbe *Dermanyssus gallinae*, Federspulmilbe *Syringophilus bipectinatus*, Federbalgmilbe *Syringophilus nidulans*, Rumpfgefieder-Federmilbe *Pterophagus strictus*, Flügelgefieder-Federmilbe *Falculifer rostratus*, Konturgefieder-Federmilbe *Megninia ginglymura* oder *Megninia cubitalis*

Arten

Nach MATTHYSE (1976) gibt es von *A. reflexus* mehrere Unterarten: *A. reflexus* befällt Tauben in Europa und Asien, *A. reflexus hermanni* in Afrika, *A. neghmei* in Chile.

Körperbau

Hungrige Taubenzecken erscheinen bis 8 mm lang, 6 mm breit und 1 bis 2 mm dick. Ihr ungegliederter, muschelförmiger Körper mit der gelbbraun-marmorierten, faltigen, dehnbaren Chitinhülle, die bei vollgesogenen Parasiten weinrot erscheint, erweist sich bei hungernden Exemplaren fast papierdünn, nach dem Saugen jedoch bauchig vorgewölbt. Die Körperoberfläche besitzt grubenartige Vertiefungen und vom Saum zur Mitte verlaufende Furchen. An der Bauchseite befinden sich in einer Falte

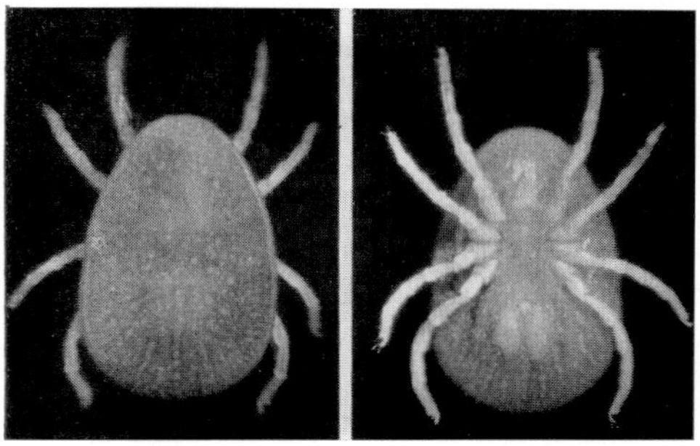

Weibchen der Taubenzecke *Argas reflexus*, links Rücken-, rechts Bauchansicht

die Mundwerkzeuge, Augen fehlen jedoch. Die 8 kräftigen Beine besitzen an ihren Endgliedern je 2 starke Haken mit Haftscheiben. Geruchs- und Wärmereize ermöglichen es den Zecken, ihre Wirte leicht aufzuspüren.

Entwicklung
Die sich in den Sommermonaten mehrmals wiederholende, einige Tage anhaltende **Eiablage** findet Tage und Wochen nach dem Blutsaugen statt. Ein ♀ kann während seines oft mehrere Jahre andauernden Lebens 500 bis 900 kugelförmige, im Ø 0,5 mm große und bräunlich gefärbte Eier in Gelegen von jeweils 20 bis 70 absetzen.

Aus den Eiern schlüpfen bei Zimmertemperatur innerhalb von 5 bis 10 Wochen sechsbeinige Larven, welche nach 1 bis 3 Wochen Wirte aufsuchen, die sie 5 bis 10 Tage lang nicht verlassen. Während dieser Zeit nehmen sie das benötigte Blut auf. Vollgesogene Larven erscheinen etwa fünfmal größer als hungrige, 2,75 mm × 2 mm × 1,5 mm groß und blaugrau gefärbt. 70 bis 150 Tage nach dem Saugen häuten sich die Larven zu achtbeinigen *Nymphen*, die erwachsenen Zecken bis auf die Größe und fehlende Geschlechtsöffnung gleichen. Dem ersten Nymphenstadium folgen nach jeweils vorausgegangenen Häutungen weitere. Aus dem letzten gehen die erwachsenen Zecken hervor. Die Entwicklung von *A. reflexus* schließt unter unseren klimatischen Bedingungen frühestens nach 637 Tagen ab, wenn geeignete Wirtstiere vorhanden sind. Wird sie durch die Kälte verzögert oder unterbrochen, kann sie 2 bis 3 Jahre dauern.

Lebensweise
Tagsüber verbergen sich die lichtscheuen Parasiten im Schlag und seiner Umgebung. Nachts kommen sie aus ihren Schlupfwinkeln hervor und invadieren ihre Wirte, besonders Nestjunge und Jungtiere, bei Zeckenplagen auch erwachsene Tauben. Mit ihren Haftorganen gelangen Larven mühelos an die Schlagdecke und lassen sich von dort herabfallen. Finden sie keinen Wirt, gehen sie erst nach 3 bis 4 Monaten zugrunde. Nymphen können jedoch über 15 Monate, erwachsene Schmarotzer sogar über 2 Jahre hungern.

Schadwirkung
Alle Parasitenarten ernähren sich vom körperwarmen Blut der Tauben, das sie mit ihrem Stech-Saugapparat aufnehmen. Aus dem schmerzhaften Zeckenstich kann ein erhabener Entzündungsherd *(Quaddel)* hervorgehen, der einen Durchmesser von etwa 1 cm aufweist, sich rot färbt und den ein blauer Hof umgibt. Larven und Nymphen saugen vor dem Häuten nur einmal Blut, fortpflanzungsfähige Zecken jedoch wiederholt, ♀♀ vor jeder Eiablage mindestens einmal. ♀♀ können bei jedem, 15 bis 45 Min. dauernden Saugakt das Zwei- und Zehnfache ihrer Eigenmasse an Blut (bis 0,3 ml) aufnehmen, ♂♂ bis 0,2 ml. Um schnell in ihre Schlupfwinkel zu gelangen, scheiden vollgesogene Parasiten das nährstoffarme Blutserum durch die Hüftdrüsen aus. Jungtauben erscheinen nach Zeckeninvasionen durch den starken Blutverlust häufig so geschwächt, daß sie kaum noch fliegen. Nestjunge verenden meist. Wiederholt befallene erwachsene Tauben zeigen auffällig gestörtes Allgemeinbefinden, Blutarmut und Leistungsbeeinträchtigungen. Welches Ausmaß Parasitenplagen annehmen können, geht aus dem Bericht eines Schädlingsbekämpfers hervor, der in einem entwesten Schlag 23 460 tote Zecken aller Stadien vorfand. Mehere Autoren vermuten, daß *A. reflexus hermanni* in Ägypten das West-Nil- und *Chenuda-Virus* sowie die *Quaranfilvirus*-Gruppe unter Tauben weiterverbreitet

und sich auch an der Übertragung von Q-Fieber beteiligt.

Feststellung

Mit Ausnahme der tagelang am Wirt befindlichen Larven nimmt man Nymphen und geschlechtsreife Zecken während der Sommermonate oft nur nachts und zufällig beim Betreten beleuchteter Taubenunterkünfte wahr. *A. reflexus* kann der Züchter jedoch auch tagsüber nachweisen, wenn er ihre kotbefleckten Schlupfwinkel systematisch mit Taschenlampe und Spachtel untersucht.

Bekämpfung und Prophylaxe

Zecken lassen sich wegen ihrer verborgenen Lebensweise äußerst schwierig bekämpfen. Aus diesem Grunde muß der Züchter folgende Maßnahmen sorgfältig durchführen:

- Nach gründlicher Reinigung des Schlages, u. U. auch angrenzender Räume, bespritzt er alle Flächen und Einrichtungsgegenstände möglichst wiederholt mit hochwirksamen *Insektiziden.*
- Zur Desinfestation bevorzugt man Kombinations- bzw. *phosphorsäureester-* oder *carbamathaltige* Präparate. Sowohl sofort als auch lang anhaltend wirkende Kontaktinsektizide wirken am sichersten. MATTHYSE (1976) empfiehlt hierfür Sprays folgender Mittel: 1 % *Rabon*, 3 % *Malathion*, 2 % *Carbaryl* (Sevin) oder Dibrom.
- Mit einer geeigneten Druckspitze muß er die Lösung systematisch aussprühen, damit sie in alle Schlupfwinkel der Parasiten eindringen kann.
- Holzschläge muß er besonders sorgfältig ausspritzen, da dieses Material viel insektizide Flüssigkeit aufsaugt. Die Verstecke sollte er möglichst freilegen sowie alle Flächen und Einrichtungsgegenstände triefnaß besprühen.
- Präparate mit Dauerwirkung töten auch die nach der Entwesung aus den Eiern schlüpfenden Larven und noch zugewanderte fortpflanzungsfähige Parasiten ab. Damit beugt er erneutem Befall vor.
- Zeckeneier erweisen sich gegenüber Insektiziden sehr widerstandsfähig und lassen sich erst durch mehrstündig einwirkende Mittel vernichten.
- Die Desinfestation beginnt man mit der Decke, danach folgen die Wände und von den Flächen abgerückte, auseinandergenommene Einrichtungsgegenstände, als letztes der Fußboden.
- Verwendet der Züchter nicht anhaltend wirkende Desinfestationsmittel, muß er in vier- bis achtwöchigem Abstand erneut entwesen.
- Mit selbstschwelenden Räuchertabletten, die insektiziden Rauch entwickeln, lassen sich Zecken nicht immer erfolgreich bekämpfen.
- Bei Zeckenplagen sollte der Züchter am besten einen Schädlingsbekämpfer mit der Entwesung beauftragen.

Insektizide Mittel als Gifte erweisen sich nur dann als unschädlich für Tier und Mensch, wenn man sie entsprechend den Vorschriften der Hersteller bei Einhaltung folgender Vorsichtsmaßnahmen wie folgt lagert und anwendet:

- Nicht zusammen mit Lebens- oder Futtermitteln lagern und vor Zugriff durch Unbefugte schützen!
- Vor der Desinfektion Tauben sowie Futtertröge, Gritkästen und Tränken aus dem Schlag entfernen!
- Beim Ausspritzen für ausreichend Frischluft sorgen, verstopfte Düsen nicht mit dem Mund durchblasen, während des Arbeitens weder essen noch rauchen. Zuschauer nicht dulden!
- Hände und andere Körperteile nicht mit den Mitteln benetzen!
- Nach der Entwesung alle benutzten Geräte sowie die Schutzkleidung mit heißem Wasser reinigen und ausreichend nachspülen, Hände ausgiebig waschen!
- Nicht verbrauchte Lösungen und leere Packungen unschädlich beseitigen!

Nachlässiges Umgehen mit Kontaktinsektiziden kann Gesundheitsstörungen oder sogar Vergiftungen nicht nur der Tiere, sondern auch des Menschen bewirken. In leichten Fällen nimmt man vorübergehend gestörtes Allgemeinbefinden, Appetitlosigkeit, Erbrechen, Durchfall und Blähungen wahr. Bei bedrohlichen Auswirkungen müssen Betroffene umgehend ärztliche Hilfe in Anspruch nehmen.

- Um am Tierkörper schmarotzende Parasiten sowie nach der Desinfestation ausgeschlüpfte Larven und noch vorhandene fortpflanzungsfähige Zecken vernichten zu können, kann man dem Taubenbad ein geeignetes, in der erforderlichen Konzentration nicht gesundheitsschädigendes insektizides Mittel zusetzen. Bei diesem nicht unbedenklichen Verfahren läßt es sich jedoch erfahrungsgemäß nicht immer vermeiden, daß Tauben von dem insektizidhaltigen Wasser trinken, woraus Unverträglichkeitsreaktionen bis hin zu Leistungsminderungen, Gesundheitsstörungen und Vergiftungen entstehen können.
- Neuerworbene sowie von Flugwettbewerben und Ausstellungen zurückgekehrte Tauben muß der Züchter entweder auf Zeckenlarven untersuchen oder gleich mit einem wirksamen Kontaktinsektizid-Puder oder -Spray behandeln, ehe er sie dem Bestand beigibt.
- Verwilderte Haustauben und Wildvögel (z. B. Sperlinge, Schwalben) muß man als mögliche Zeckenüberträger vom Schlag fernhalten.

6.1.2. Vogelzecke Argas (Argas) persicus OKEN, 1818

Vorkommen, Verbreitung
Die „Hühnerzecke“ oder „Blaue Wanze“ gilt als bekannteste und häufigste Zeckenart der Vögel, die in mehreren Arten weltweit verbreitet vorkommt und als Überträger von Infektionserregern Bedeutung besitzt. Sie ließ sich bisher bei Huhn, Pute, Wachtel, Ente, Gans, Taube, deren Wildformen, Ziervögeln (z. B. Kanarienvögeln), mehreren Wildvögeln (u. a. Sperling, Schwalbe, Drossel, Elster, Eule, Falke, Geier, Strauße), Säugetieren (Hund, Rind) und sogar dem Menschen feststellen. Dieser Parasit kommt in vielen tropischen und gemäßigten Klimazonen der Welt vor, außer in Persien auch in Europa, Südafrika, China, Australien und den USA.

Körperbau
♂♂ 4 bis 5 mm × 3 mm, ♀♀ 7 bis 10 mm × 5 mm. Ihr Körper erscheint abgeflacht, wanzenähnlich, von einer runzligen Chitinhülle umgeben, rötlich-braun gefärbt mit deutlich abgesetztem Randwulst, der aus winzigen gegabelten Rechtecken besteht, die je ein Härchen tragen.

Entwicklung
♀♀ legen nach jedem Blutsaugen 20 bis 100, insgesamt $\geqq$ 700 ovale, erst bräunliche, später sich weißgrau färbende Eier in Schlupfwinkel des Schlages, im Freien meist unter Baumrinden. Daraus schlüpfen je nach Außentemperatur in 10 Tagen bis 3 Mon. winzige Larven, die mehrere Tage an einem Wirt Blut saugen. Nach 4 bis 9 Tagen häuten sie sich in den Verstecken zu *Nymphen* des 1. Stadiums, die sich nach etwa zwölfstündigem Blutsaugen und einer Ruheperiode von 10 bis 12 Tagen in Nymphen des 2. Stadiums verwandeln. Nachdem diese etwa 1 Std. saugten und 7 Tage ruhten, gehen aus ihnen die fortpflanzungsfähigen Zecken hervor. Nach LOOMIS (1961) schließt der Vermehrungszyklus von *A. persicus* günstigenfalls in 7 bis 8 Wochen ab. Larven können einige Monate, Nymphen über ein Jahr, erwachsene Parasiten länger als 2 Jahre hungern, ehe sie zugrundegehen.

Lebensweise, Schadwirkung, Bekämpfung
A. persicus unterscheidet sich darin nicht von *A. reflexus* und läßt sich mit den gleichen Maßnahmen bekämpfen.

6.1.3. Rote Vogelmilbe Dermanyssus (D.) gallinae De GEER, 1778

Synonym
Dermanyssus avium REDI, 1674

Vorkommen, Verbreitung
Die Rote Vogelmilbe gilt unter allen Vogelarten als *ubiquitär* verbreitet. Sie gehört zur Familie der Käfermilben und heißt auch „Rote Milbe“ oder „Blutmilbe“. Wegen ihrer nicht ausgeprägten Wirtsspezifität befällt sie neben dem Geflügel auch Zier- und Wildvögel, mitunter sogar Säugetiere und den Menschen, bei dem sie stark juckende, nesselsuchtähnliche, als Trugkrätze *(Pseudoskabies)* bezeichnete Hautveränderungen hervorrufen kann. Vogel-

milben treten vor allem während der warmen Jahreszeit in Beständen mit vernachlässigter Hygiene massenhaft auf. Sie vermehren sich bei günstigen Außentemperaturen derart schnell, so daß sie durch ihr Blutsaugen unter Tauben Todesfälle verursachen können.

Körperbau

D. gallinae erscheint mit bloßem Auge noch sichtbar und besitzt einen 0,6 bis 0,7 mm langen und 0,3 bis 0,4 mm breiten, gelbbraunen, waagerecht abgeflachten, rundovalen bis birnenartigen Körper. Nach dem Blutsaugen ei- bis kugelförmig kann er sich auf über das Doppelte vergrößern. Hungernde Vogelmilben verfärben sich gelbgrau, gesättigte Tiere jedoch rubin- bis schwarzrot. Kopf, Hals und Hinterleib verschmelzen zu einem gedrungenen Körper. Der kleine Kopf mit den beiden Fühlern und den zum Blutsaugen benötigten stachelartigen stechend-saugenden Mundwerkzeugen paßt sich der parasitischen Lebensweise ebenso gut an wie die 4 relativ kurzen kräftigen Extremitäten mit den sechsgliedrigen beborsteten Beinen, deren Endglieder je eine Doppelkralle tragen.

Entwicklung

Begattete geschlechtsreife ♀♀ legen nach jedem Blutsaugen ($\geqq$ 7- bis 8mal) 3 bis 7 (insgesamt $\geqq$ 50) ovale graue Eier in Schlupfwinkel des Schlages. Temperaturen $<$ 10 °C verhindern die Eiablage, höhere intensivieren sie. Eier sowie Milben aller Entwicklungsstadien zeigen sich gegenüber Kälte sehr widerstandsfähig und können überwintern. Aus den Eiern schlüpfen bei Temperaturen $<$ 9 °C keine, bei 9 bis 15 °C nach 12 bis 5 Tagen, bei 18 bis 20 °C bereits nach 96 bis 48 Std. und bei 33 bis 35 °C schon nach 48 bis 36 Std. die *Larven.* Als *makroskopisch* kaum wahrnehmbare, sechsbeinige, 0,4 mm lange, durchsichtiggraue Parasiten entwickeln sie sich bei Zimmertemperatur in $\bar{x}$ 36 Std. zu achtbeinigen *Nymphen* (1. Stadium). Diese Schmarotzer müssen an Wirten saugen, um sich nach weiteren 36 Std. abermals zu häuten (2. Nymphenstadium). Aus diesen Nymphen gehen nach dem Saugen und Häuten (Dauer $\geqq$ 36 Std.) fortpflanzungsfähige ♂♂ und ♀♀ hervor. Der Vermehrungszyklus schließt unter optimalen Bedingungen nach frühestens 5 Tagen ab. Bei Temperaturen $<$ 9 °C stagniert die Entwicklung. Nymphen des 2. Stadiums und erwachsene Parasiten können 4 bis 5 Monate hungern, ehe sie zugrunde gehen.

Lebensweise, Schadwirkung

Rote Vogelmilben lassen sich von der Körperwärme der Wirte anlocken. Sie befallen diese vorwiegend nachts, bei starken Invasionen auch tagsüber und verlassen sie erst nach Sättigung. Der hohe Blutverlust schwächt die Tauben oft so, daß sie nicht mehr fliegen können. Dringen massenhaft Vogelmilben in den Schlag ein, zeigen sich Nestlinge, mitunter sogar Jungtiere und erwachsene Tauben blutleer gesaugt. Plötzlich verendete Tiere erscheinen hochgradig blaß, die rosaroten Schleimhäute fahlgelb verfärbt, die sonst kräftig dunkelroten Skelettmuskeln fischfleischfarben.

Feststellung

Der Züchter stellt Rote Vogelmilben oft erst fest, wenn Tauben plötzlich verenden. Untersucht er solche Tiere gründlich, sieht er sie ebenso wie beim Aufspüren der Parasiten in ihren Schlupfwinkeln. Sie halten sich vor allem unter Auflagestellen und in Fugen, Ritzen, Spalten und Nagellöchern des Holzes von Fußböden, Wänden, Decken und Einrichtungsgegenständen sowie in Nistschalen und Brutnestern verborgen, wo sie sogar strengen Frost überstehen. Gegenüber direktem Sonnenlicht zeigen sie sich jedoch äußerst empfindlich. Treten sie massenhaft auf, lassen sie sich kolonienweise nicht nur in ihren Verstecken, sondern als flüchtende winzige rötliche Gebilde auch am Tierkörper feststellen. Zahlreich vorhandene Milben können in die Gehörgänge, die Schnabel-Rachenhöhle und den Schlund eindringen, wo sie sich im Schleim verfangen. Auf frisch verendeten Tieren befinden sie sich meist in unzählbaren, auf totenstarren mitunter nur noch in wenigen Exemplaren, da sie vom erkaltenden Körper abwandern, um lebende Wirte zu befallen. Rote Vogelmilben beschmutzen ihre Schlupfwinkel mit

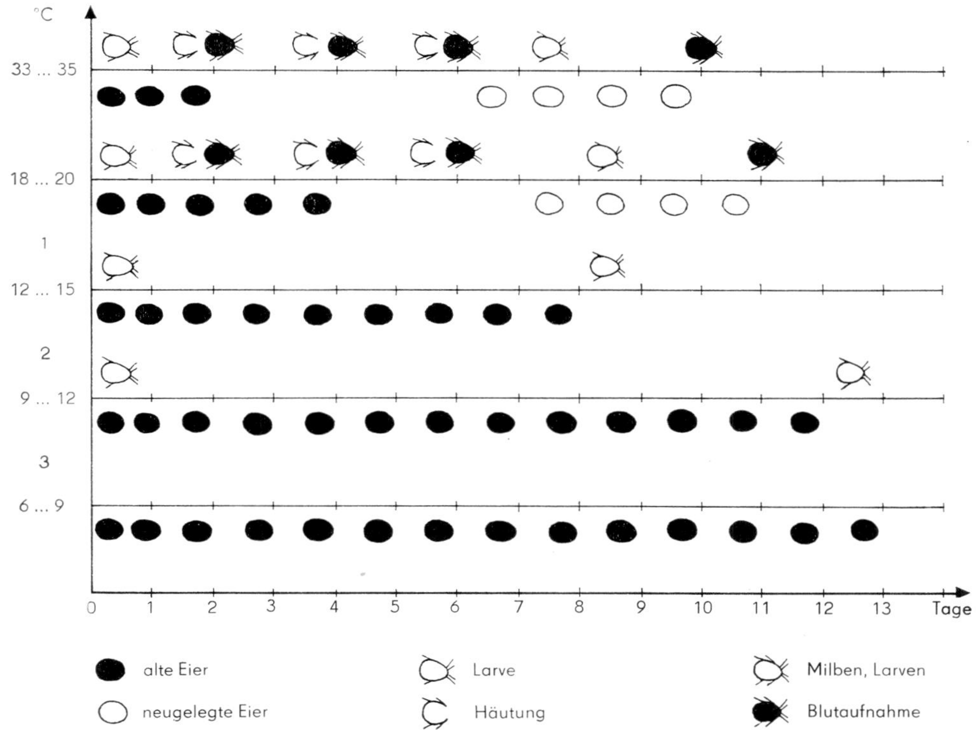

Vermehrung der Roten Vogelmilbe bei unterschiedlichen Temperaturen. Die senkrechte Linie kennzeichnet den Zeitpunkt der ersten Insektizidanwendung, mit der sich Larven, Nymphen und geschlechtsreife Milben, nicht aber Eier abtöten lassen. Die Horizontale gibt den Zeitraum in Tagen an, und zwar sowohl den, in dem sich die Milben von den Larven bis zu den legenden ♀♀ entwickeln (Symbole über den waagerechten Strichen) als auch die Dauer vom Ei-Stadium bis zur beginnenden Eiablage von ♀♀ der neuen Generation (Symbole unter den horizontalen Linien). Bei mittleren und höheren Temperaturen können die ersten Larven schon kurz nach dem Versprühen von Kontaktinsektiziden schlüpfen. Um Rote Vogelmilben restlos vernichten zu können, muß die zweite Desinfestation zwischen dem Schlupf der letzten Eier und der ersten Eiablage von ♀♀ liegen.

1 Für diese Temperaturen fehlen Angaben über die Entwicklungsdauer
2 In diesem Temperaturbereich lassen sich nur schlüpfende Larven, jedoch keine legenden ♀♀ feststellen
3 Hierbei gibt es weder schlüpfende Larven noch legende ♀♀. Sobald die Temperatur auf mindestens 9 °C ansteigt, schlüpfen aus den Eiern Larven.

aschgrauen, Salz-Pfeffer-Gemisch ähnlichen Belägen. Dieser Milbenkot enthält Kolonien lebhaft beweglicher Schmarotzer aller Entwicklungsstadien. Zerdrückt man die prall mit Blut gefüllten, dunkelroten Parasiten, hinterlassen sie Blutspuren am Finger.

Bekämpfung und Prophylaxe

Vogelmilbenbefall läßt sich bekämpfen und verhüten, wenn der Züchter die bei Zeckeninvasionen notwendigen Maßnahmen durchführt. Verwendet er zur Schlagdesinfestation Spritzmittel ohne lang anhaltende Wirkung, muß er zum zweitenmal dann entwesen, wenn alle Larven aus den Eiern schlüpfen und die ♀♀ der neuen Generation noch nicht legen. Bei warmer Witterung (> 20 °C) sollte er die Desinfestation nach 5 Tagen, bei 15 bis 20 °C nach

7 Tagen und bei Temperaturen < 12 °C nach ≧ 12 und 24 Tagen wiederholen. Um Vogelmilbenbefall vorzubeugen, muß er den Schlag alljährlich vor der warmen Jahreszeit und möglichst erneut im Hoch- sowie Spätsommer mit einer geeigneten Kontaktinsektizidlösung besprühen. Parasiteninvasionen der Nestjungen lassen sich vermeiden, wenn man den Boden von Nistschalen mit einem wirksamen Kontaktinsektizidpuder bestreut.

6.1.4. *Nordische Vogelmilbe Ornithonyssus (O.) sylviarum CANESTRINI u. FANZAGO, 1877*

Vorkommen, Verbreitung
Die mit der roten Vogelmilbe verwandte, von ihr nur schwer zu unterscheidende Nordische Vogelmilbe kommt vorwiegend in kalten, gemäßigten, darüberhinaus auch in warmen Klimazonen vor. Sie befällt Hühner, Wildvögel, gelegentlich Tauben sowie Säugetiere und den Menschen.

TABELLE 6/4
Bei Tauben nachgewiesene Federmilbenarten (VOGEL, 1965; ergänzt)

Falculifer rostratus BUCHHOLZ, 1869
Falculifer cornutus
Megninia columbae BUCHHOLZ, 1869
Megninia cubitalis MEGNIN, 1877
Megninia ginglimura
Analges bifidus NITZSCH, 1818
Hemialges anacentros TROUESSART, 1889
Pterophagus strictus MEGNIN, 1877

Entwicklung, Lebensweise, Schadwirkung
O. sylviarium entwickelt sich im Gegensatz zu *Dermanyssus gallinae* als permanenter Ektoparasit auf dem Wirt innerhalb von 5 bis 7 Tagen und verläßt diesen gewöhnlich nicht, obwohl er bis 3 Wochen vom Tierkörper entfernt und ohne Blut zu saugen in der Einstreu oder sonstigen Schlupfwinkeln leben kann. Am häufigsten schleppen Wildvögel (Sperlinge, Schwalben), mitunter sogar Mäuse und Ratten diese Milbe in den Taubenschlag ein und verbreiten sie durch Kontakt von Tier zu Tier weiter. Die ♀♀ legen ihre Eier in die Federn (daher Federmilbe). Aus den Eiern

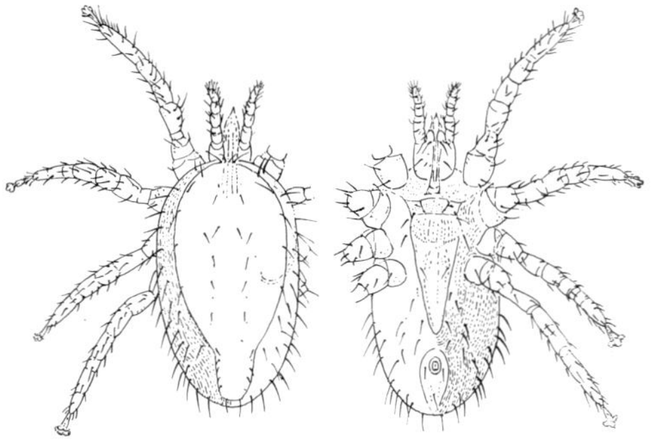

Nordische Federmilbe *Ornithonyssus sylviarum* (nach BAKER u. a., 1966), Körperoberseite (links), Körperunterseite (rechts)

schlüpfen Larven, die sich über 2 Nymphenstadien in fortpflanzungsfähige Parasiten verwandeln, welche sich ebenso wie die Nymphen vom Wirtsblut ernähren. Durch die gleichmäßige Körpertemperatur der Taube können sich die Parasiten das ganze Jahr über vermehren und vor allem bei Nestjungen und Jungtieren massenhaft vorkommen. Das Gefieder befallener Tiere sieht ungepflegt und unsauber aus, da sich auf ihm Schuppen, Milbenkot und Eier befinden.

Bekämpfung und Prophylaxe
O. sylviarum kann der Züchter mit den gleichen Maßnahmen wie andere stationäre Ektoparasiten (z. B. Federlinge) bekämpfen und verhüten. Badebehandlungen wiederholt er in achttägigen Abständen. Um diese Parasiten restlos vernichten zu können, muß er auch den Schlag gründlich reinigen und entwesen.

6.1.5. *Tropische Federmilbe Ornithonyssus (O.) bursa BERLESE, 1888*

Mit der Nordischen Federmilbe nahe verwandt und ihr sehr ähnlich erweist sich *O. bursa*. Sie kommt vorwiegend in warmen und heißen Klimazonen, mitunter in nördlichen Breiten anstelle von O. sylviarum vor. Ihre Entwicklung, Lebensweise, Schadwirkung, Bekämpfung und Prophylaxe gleicht der Nordischen Vogelmilbe.

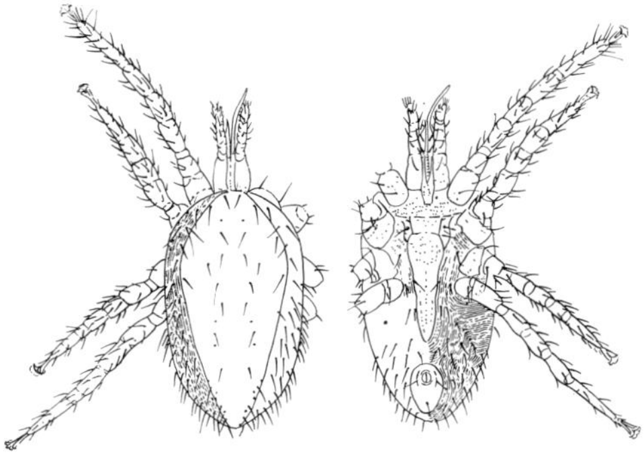

Tropische Federmilbe *Ornithonyssus bursa* (nach BAKER u. a., 1956), Körperoberseite (links), Körperunterseite (rechts)

6.1.6. *Cheyletiella (C.) heteropalpa* MEGNIN, 1878

Vorkommen, Verbreitung
Dieser zur Familie der Raubmilben (*Cheyletidae*) gehörige *permanent stationäre* Parasit kommt vorwiegend bei Sperlingsvögeln sowie Tauben vor und webt am Federgrund kleine, weißgraue Gespinste, in die das ♀ Eier ablegt. Seine Schadwirkung gilt als unbedeutend.

Körperbau
Den sechseckigen, graugelben, 0,35 mm langen Körper umgibt eine weiche *Chitin*hülle. Der Parasit besitzt kräftige, zangenartige Mundwerkzeuge auf einem deutlich abgesetzten rüsselförmigen Abschnitt, starke dreigliedrige Taster, deren vorletztes Glied eine Kralle trägt, während das letzte verkümmert erscheint. Vorder- und Hinterbeine erweisen sich gleichlang, die *Tarsen* besitzen 2 stark abgebogene Haken und eine Doppelfranse.

Bekämpfung und Prophylaxe
C. heteropalpa läßt sich durch Einstäuben des Gefieders mit Kontaktinsektizidpuder bekämpfen. Invasionen verhütet man, wenn sich Tauben regelmäßig baden können.

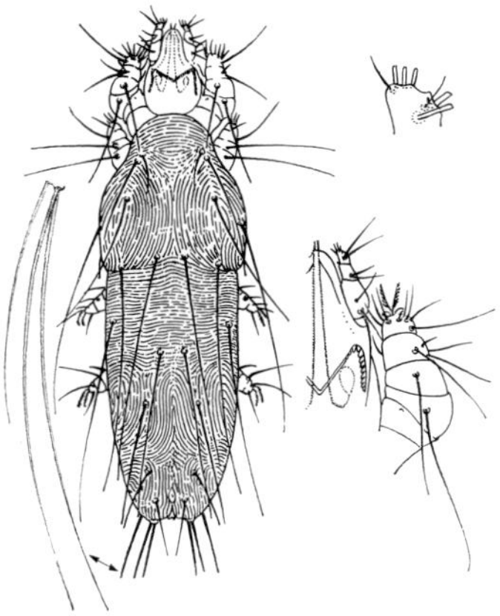

Körperoberseite der Federspulmilbe *Syringophilus bipectinatus* (nach BAKER u. a., 1956)

6.1.7. Federspulmilbe *Syringophilus (S.) bipectinatus* HELLER, 1880

Vorkommen, Verbreitung
Dieser ebenfalls zu den Raubmilben zählende, in den Federspulen schmarotzende *permanent-stationäre* Ektoparasit befällt außer Hühner-, Wasser- und Wildvögel auch Tauben, kommt bei ihnen jedoch seltener vor.

Körperbau
♂♂ 0,7 bis 0,8 mm × 0,14 bis 0,15 mm groß, ♀♀ langgestreckter, fast wurmförmiger Körper mit breiterem Vorder- und abgerundetem Hinterende, das 4 lange Borsten trägt. Beine relativ kurz, beide Vorderpaare nahe dem Kopf, besitzen 2 Klauen und kammartige Borsten, Hinterbeine befinden sich beim ♀ dicht hinter der Körpermitte. Der kräftige Rüssel besitzt griffelförmige Stechborsten und dreigliedrige Taster, an deren letztem Glied sich 3 Dornen befinden.

Lebensweise, Schadwirkung
Die Spulen der vorwiegend betroffenen Schwingen und Steuerfedern schillern nicht mehr, sondern erscheinen durch die vorhandenen *mikroskopisch* nachweisbaren Parasiten und deren Kot undurchsichtig. Vor der Mauser verlassen die Milben die Spule und dringen über den unteren Pol in die sprossende Feder ein. *S. bipectinatus*-Befall schadet Tauben offenbar kaum.

Bekämpfung und Prophylaxe

Invasionen mit *S. bipectinatus* kann der Züchter verhüten, wenn er Tauben regelmäßig baden läßt. Das Gefieder befallener Tiere kann er von den Parasiten befreien, wenn er sie wiederholt, d. h. in vierwöchigen Abständen in insektizide Flüssigkeit taucht.

6.1.8. Federbalgmilbe *Sarcopterinus (S.) nidulans* NITZSCH, 1818

Synonym

Harpyrhynchus nidulans

Vorkommen, Verbreitung

Federbalgmilben treten als *permanent-stationäre* Parasiten vor allem bei Wild-, Hühner-, Wasser- und Stubenvögeln, mitunter auch bei Tauben auf.

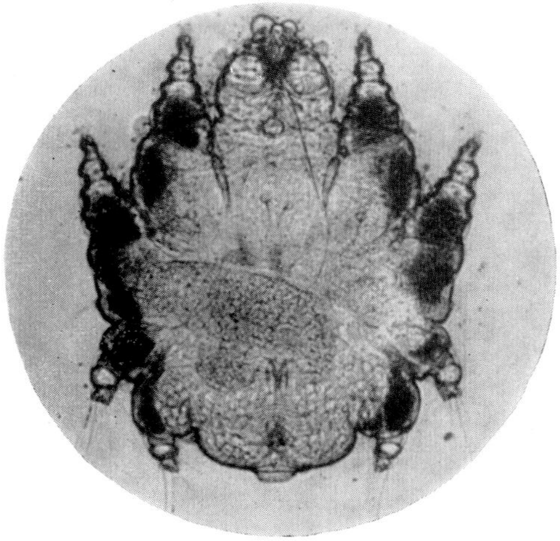

Federbalgmilbe *Sarcopterinus nidulans*

Körperbau

♂♂ oval, 0,3 mm×0,2 mm, ♀♀ mehr rechteckig, 0,4 mm×0,25 mm groß. Die relativ weiche *Chitin*hülle erscheint *symmetrisch* gestreift und durchscheinend. Der kräftige Mundkegel trägt dreigliedrige Taster, die 3 stark gebogene Haken am 2. Glied besitzen. Die vorderen Beinpaare besitzen lange, sichelförmige Krallen und eine gespaltene Borste, die hinteren Beinpaare bilden sich in dreigliedrige Stummel zurück, welche 4 lange Borsten aufweisen.

Entwicklung, Lebensweise, Schadwirkung

In den veränderten Federbälgen lassen sich massenhaft Eier sowie Milben aller Entwicklungsstadien *mikroskopisch* feststellen. Weibchen können zur Eiablage auch in die übrige äußere Haut eindringen, die sich dann ebenso wie die Federbälge herdförmig verdickt. Aus den etwa 0,18 mm×0,06 mm großen Eiern gehen nach 5 bis 6 Tagen *Larven* hervor, die sich innerhalb von 2 bis 3 Wochen zu geschlechtsreifen Parasiten entwickeln. *S. nidulans* schmarotzt vor allem in den Federbälgen, die sich entzünden und verdicken, wodurch Federn ausfallen können.

Bekämpfung und Prophylaxe

Um Tiere von Federbalgmilben zu befreien, taucht man sie am besten in insektizide Lösung. Invasionen lassen sich verhüten ten, wenn sich Tauben regelmäßig baden können.

6.1.9. Luftsackmilbe *Cytodytes nudus* VIZIOLI, 1870

Vorkommen, Verbreitung

Diese den Grabmilben zugeordnete Milbe parasitiert in den Atmungsorganen (Bronchien, Luftsäcke) besonders von Hühnervögeln, mitunter auch von Tauben.

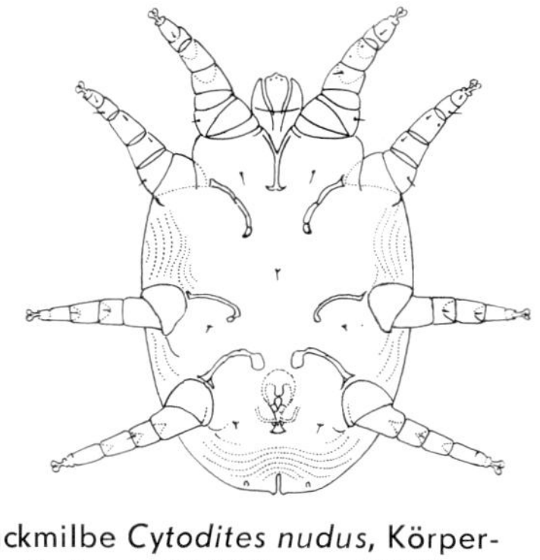

Luftsackmilbe *Cytodites nudus*, Körperunterseite (nach BAKER u. a., 1956)

Körperbau
Körper rundoval, weißgrau, abgeflacht, auf der Rückenseite gewölbt, nackt, mit kräftigen relativ langen Beinen, Endglieder mit gestielten Haftscheiben versehen, letztes Glied des 2. Beinpaares trägt eine kurze stumpfe Kralle, ♂♂ 0,45 mm×0,3 mm groß, mit konischem *Penis* vor dem After, ♀♀ 0,5 mm×0,4 mm, mit längsgestellter *Vulva* zwischen dem hinteren Beinpaar, Kopfbruststück klein, Mundwerkzeuge zu einer Saugröhre zurückgebildet.

Lebensweise, Schadwirkung
Luftsackmilben gelangen über die Bronchien in die Luftsäcke, welche sie zu Tausenden besiedeln können. Dort lassen sie sich als feinste, weißgelbe, punktförmige, seesandähnliche Gebilde nachweisen, die man wegen ihrer geringen Größe leicht übersieht. Stark befallene Tauben können gestörtes Allgemeinbefinden, Atmungsbeschwerden, verminderte Freßlust zeigen und abmagern. Sie schädigen den Wirt anscheinend nur bei starkem Befall.

Bekämpfung, Prophylaxe
Bekämpfungs- und Vorbeugungsmaßnahmen kennt man nicht.

6.1.10. Knötchenmilbe
Laminosioptes (L.) cysticola
VIZIOLI, 1868

Vorkommen, Verbreitung
L. cysticola gehört ebenfalls zu den Grabmilben. Sie kommt vorwiegend bei älteren Hühnervögeln und Tauben in der Unterhaut, mitunter auch in den Lungen vor. KASPAREK (1907) berichtete über gehäuften *L. cysticola*-Befall der Lungen von Tauben.

Körperbau
Körper nackt, abgeflacht, walzenförmig, hinter dem 2. Beinpaar deutlich abgesetzt, abgerundete Enden, 2 lange Borsten am Hinterrand, mehrere Borsten auf der leicht gewölbten Rückenseite. ♂♂ 0,2 bis 0,23 mm, ♀♀ 0,25 bis 0,26 mm lang, *vivipar* (lebendgebärend); Beine stummelförmig, 3. und 4. Paar mit gestiefelten Haftscheiben

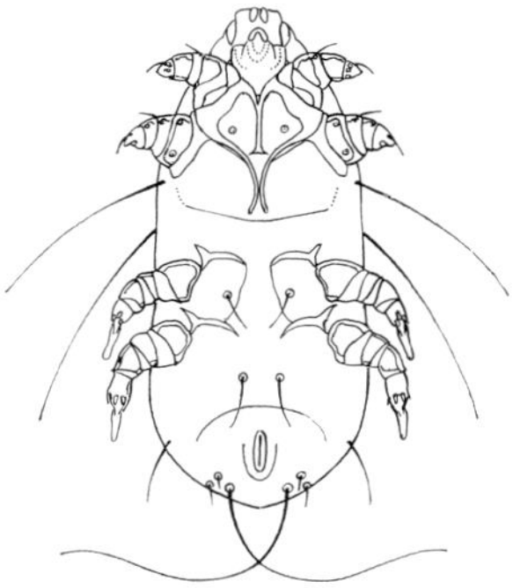

Körperunterseite der Knötchenmilbe
Laminosioptes cysticola
(nach HIRST, 1922)

Lebensweise, Schadwirkung
Knötchenmilben befinden sich vor allem im lockeren Unterhautgewebe (Hals, Brust, Bauch, Oberschenkel). Sterben sie ab, wirken sie als Fremdkörper, die eine Bindegewebekapsel umgibt. In diesen 1 bis 3 mm langen, homogen verkästen, von Laien fälschlich als Tuberkeln angesehenen Knötchen lassen sich *mikroskopisch* oft Parasitenreste nachweisen.

Bekämpfung, Prophylaxe
Bekämpfungs- und Vorbeugungsmaßnahmen kennt man nicht.

6.1.11. Nasenmilben

Nach BENBROCK (1965) können folgende Milbenarten in der Nasenhöhle von Tauben schmarotzen: *Neonyssus columbae, Neonyssus melloi, Speleognathus striatus.* Einzelheiten über diese anscheinend selten vorkommenden endoparasitischen *Acarinen* berichten CROSSLEY (1950, 1952) sowie CLARK (1957). Die zur Familie *Speleognathidae* gehörenden Milben verursachen offenbar keine Krankheitsprozesse.

Körperbau
Die beiden erstgenannten, etwa 0,5 mm langen, ovalen Arten tragen keine *Setae*, besitzen 2 *Dorsalplatten* und ein *Stigmata* ohne *Peritreme.* Als für *Speleognathus* striatus charakteristisch sieht man die weiche *Chitinhülle* und die fehlenden *Dorsal-*

platten, die wenigen kurzen *Setae* auf dem Körper und das Paar lange Setae auf dem *Propodosoma* an. Die kurzen Beine erscheinen netzähnlich sklerotisiert, die *Coxae* bestehen aus 2 Gruppen.

6.1.12. Federmilben (Analgoidea)

Vorkommen und Arten

Diese permanent-stationären *Acarinen* schmarotzen auf und als eierlegende ♀♀ sogar in Federn vieler Vögel, beim Geflügel vor allem bei Tauben, z. T. auch Hühnern, Puten, Perlhühnern, Enten, Gänsen.

Entwicklung

Bei der mehrere Tage dauernden Begattung umfaßt das ♂ das ♀ mit seinen beiden hinteren, besonders kräftigen Beinpaaren, die als Greif- und Klammerorgane dienen. Danach dringen die ♀♀ zur Eiablage über das dünne Häutchen, welches den außerhalb der Spule liegenden Teil der durchbluteten Papille umgibt, in den Papillenhohlraum ein, bei starkem Befall über den oberen Nabel sogar in die Spule sprossender Federn. Diese erscheinen grau und weniger durchsichtig, da sich in ihnen fortpflanzungsfähige ♀♀, Eipakete, Milbenkot und abgestorbene vertrocknete Parasiten befinden. Aus den Eiern schlüpfen nach wenigen Tagen sechsbeinige, länglich-ovale *Larven* mit abgerundetem Hinterleib, die man als *Proto*(Erst-)*nymphen* bezeichnet. Auf das Gefieder gelangen sie durch einen feinen Schlitz der Papille, welcher mit der Spule in Verbindung steht. Diesen Spalt erkennt man bei sprossenden Federn kaum, bei gemauserten jedoch gut. *Protonymphen* verwandeln sich bald in *Teleonymphen*, die einen ovalen Körper mit besonders kräftigen vorderen und schwächeren hinteren Beinpaaren besitzen. Aus diesem Stadium gehen schließlich die fortpflanzungsfähigen Parasiten hervor.

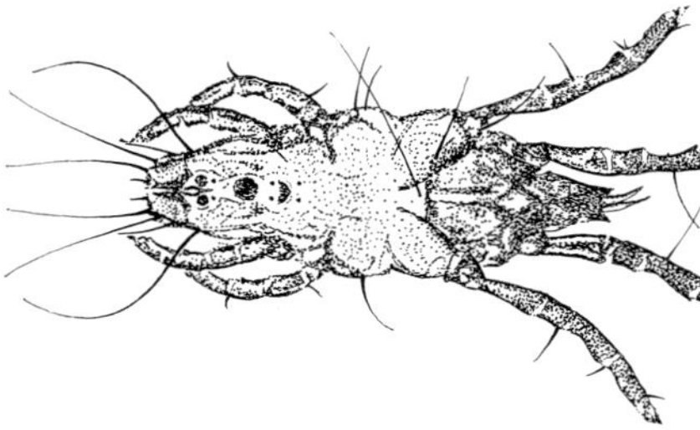

Taubenfedermilbe *Falculifer rostratus* (nach REIS und NOBREGA, 1956)

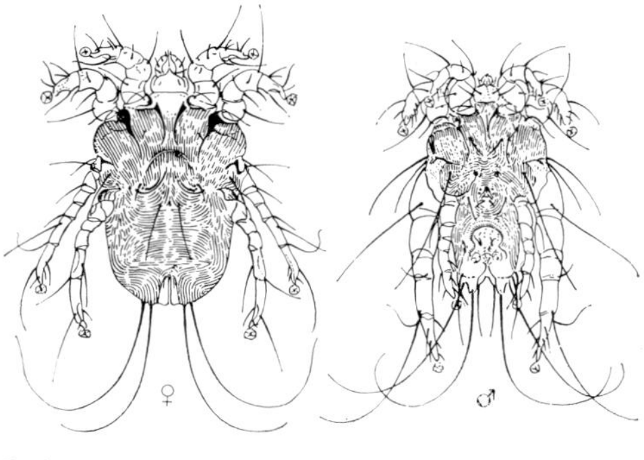

Federmilbe *Megninia ginglymura* (nach BAKER u. a., 1956) ♀ (links), ♂ (rechts)

Lebensweise, Schadwirkung

Federmilben besitzen vor allem während der Mauser des Wirtes optimale Lebens- und Fortpflanzungsbedingungen. Geschlechtsreife ♀♀ ernähren sich von Lymphe der Papille, die übrigen Entwicklungsstadien von Federsubstanz. Stark befallene Tauben zeigen häufig ein ungepflegtes Federkleid, putzen sich ständig und zeigen beeinträchtigtes Flugvermögen. Bei Massenbefall besiedeln die Parasiten die Schwung- und Steuerfedern, die sie so schädigen, daß sie leicht abbrechen. Das Gefieder läßt hierdurch den seidigen Grauschimmer und charakteristischen Glanz vermissen. Die Federn können durch zerstörte Haken- und Bogenstrahlen zerschlissen sein. Federmilben verbreiten sich durch Kontakt von Taube zu Taube weiter, wobei die lebhaft beweglichen Teleonymphen auf noch nicht betroffene Tiere übergehen.

Feststellung

Die je nach Stadium 0,2 bis 0,65 mm langen, 0,1 bis 0,35 mm breiten Federmilben erkennt man im Gefieder nur bei durchfallendem Licht mit einer Lupe deutlich. Außer den geschlechtsreifen ♀♀ und Eiern befinden sich alle anderen Parasitenformen vorwiegend an der Unterseite von

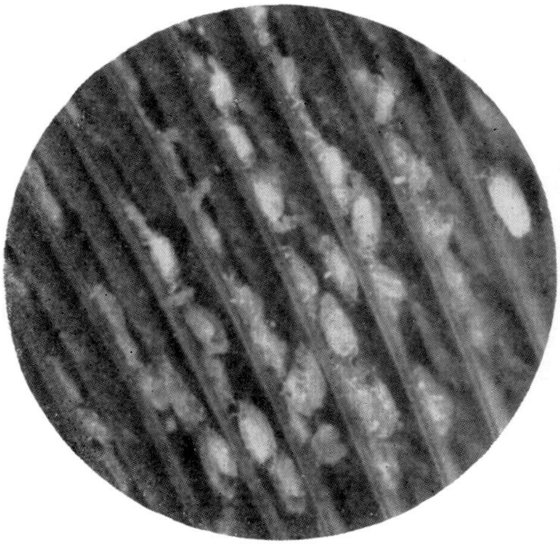

Ausschnitt der Unterseite einer Haustauben-Schwungfeder mit hochgradigem *Megninia columbae*-Befall. Die Federmilben befinden sich in den von jeweils 2 Federästen gebildeten Rinnen

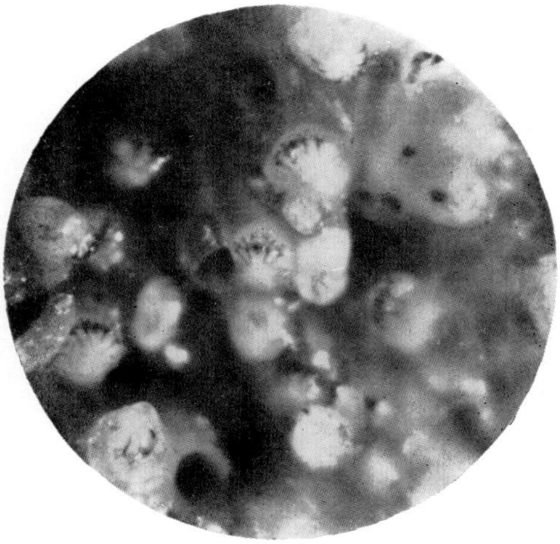

Kalkbeinmilbe *Knemidocoptes mutans* im Bindegewebe unter den Hornschuppen der Füße einer Haustaube

Schwung- und Steuerfedern, bei Massenbefall auch an den Deckfedern des Rumpfes. Die Schmarotzer halten sich in den Federästen auf, mit dem Kopfende dem Federschaft zugewandt.

Bekämpfung und Prophylaxe
Federmilben lassen sich mit den gleichen Maßnahmen wie Federlinge bekämpfen und verhüten.

6.1.13. Kalkbeinmilbe Knemidocoptes (K.) mutans ROBIN u. LANQUETIN, 1859

Vorkommen, Verbreitung
Die zu den eigentlichen Räudemilben gehörige Kalkbein-, Fußräude- oder Fußkrätzemilbe kann neben Hühnervögeln auch Tauben befallen, kommt aber bei letzteren selten vor. Am häufigsten suchen diese Schmarotzer Tiere beströmpfter und belatschter Rassen auf sowie solche, die sich nicht regelmäßig baden.

Körperbau
K. mutans besitzt einen schildkrötenähnlichen Körper mit kleinem stumpf-kegelförmigen Kopf. ♂ ♂ und ♀ ♀ unterscheiden sich deutlich voneinander. Während ♂ ♂ relativ lange Extremitäten mit kräftigen dreigliedrigen Vorder- und viergliedrigen Hinterbeinen aufweisen, die in gestielten Haftscheiben, langen Borsten und 2 Krallen enden, erscheinen die des ♀ ♀ alle viergliedrig, zurückgebildet und nur mit 2 Krallen versehen. Körpermaße: ♀ ♀ 0,3 bis 0,5 mm lang und 0,3 bis 0,4 mm breit, ♂ ♂ nur etwa halb so groß.

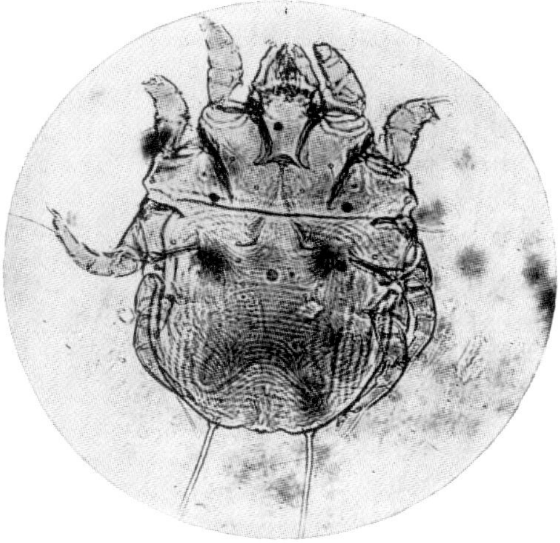

Knemidocoptes mutans, stark vergrößert

Entwicklung
♀♀ legen voll entwickelte Eier, aus denen unmittelbar nach der Ablage *Larven* schlüpfen. Diese besitzen 6 lange Extremitäten mit gestielten Haftscheiben, häuten sich dreimal und verwandeln sich nach einem *Nymphen*stadium in fortpflanzungsfähige, mehrere Wochen lebensfähige Milben. Die gesamte Entwicklung dauert etwa 21 Tage.

Lebensweise, Schadwirkung, Feststellung
Kalkbeinmilben parasitieren in der Haut, und zwar vorwiegend unter den Hornschuppen am unbefiederten Teil der Beine, in denen sie sich *mikroskopisch* nachweisen lassen. Sie gelangen durch innigen Kontakt von Tier zu Tier und gehen meist von Zuchttauben auf deren Junge über. Als Grabmilben ernähren sie sich von Gewebspartikeln und *Lymphe* der *Epidermis*, wobei sie die Keimschicht *(Stratum germinativum* und *granulosum)* so reizen, daß diese stark wuchert. In den entzündeten Bezirken bilden sich graue, kalkartige, verhornte, borkig-blättrige, bis zu 1 mm dicke Beläge, welche die Hautschuppen auseinandertreiben und sich am stärksten an der Vorderfläche der Läufe als sog. Kalkbeine ausbilden. Geringgradiger Befall bemerkt man kaum, hochgradiger jedoch führt nach Monaten zu umfangreichen Prozessen an den Beinen und auffallenden Gehbeschwerden.

Bekämpfung und Prophylaxe
Kalkbeine reibt man in Abständen von einer Woche wiederholt mit flüssigen oder salbenförmigen *akariziden* Präparaten oder einfach mit Speiseöl ein, worauf die Milben absterben und die Borken abbröckeln. Ausgedehnte Auflagerungen sollte man am besten mit Schmierseife vorweichen und abbürsten. Baden sich die Tauben regelmäßig, bleiben sie von K. mutans zumeist verschont.

6.1.14. Körperräudemilbe Neoknemidocoptes (N.) laevis RATTLER, 1886

Vorkommen, Verbreitung
Dieser bei den Hühnervögeln und Tauben vorkommende, mit der Kalkbeinmilbe nahe verwandte permanent-stationäre Ektoparasit tritt bei Tauben relativ selten auf, nach ANON (1968) bei 0,3 % der untersuchten Brieftauben.

Körperbau
♂♂ 0,14 bis 0,18 mm × 0,11 bis 0,13 mm, ♀♀ 0,27 bis 0,35 mm × 0,21 bis 0,26 mm groß. ♂♂ besitzen einen eiförmigen Körper mit kurzen, kräftigen, behaarten Beinen. Diese tragen gestielte Haftnäpfe und an den hinteren Extremitäten auch 2 lange Borsten. Außerdem befinden sich am Hinterende 2 lange Haare und auf der Bauchseite 2 Saugnäpfe. Der Körper von ♀♀ zeigt auf der Rückenseite feine, parallele Rillen, am Hinterteil 2 lange Borsten.

Entwicklung
♀♀ legen nicht wie *K. mutans* Eier, sondern gebären Larven, die den ♂♂ ähneln, sich dreimal häuten und nach einem Nymphenstadium die Geschlechtsreife erreichen. Der Entwicklungszyklus dauert 3 Wochen.

Lebensweise, Schadwirkung, Feststellung
N. laevis parasitiert in der Epidermis und erzeugt einen schuppenden Hautausschlag (Körperräude), der mit Juckreiz und Federausfall einhergeht, sowie Wohlbefinden

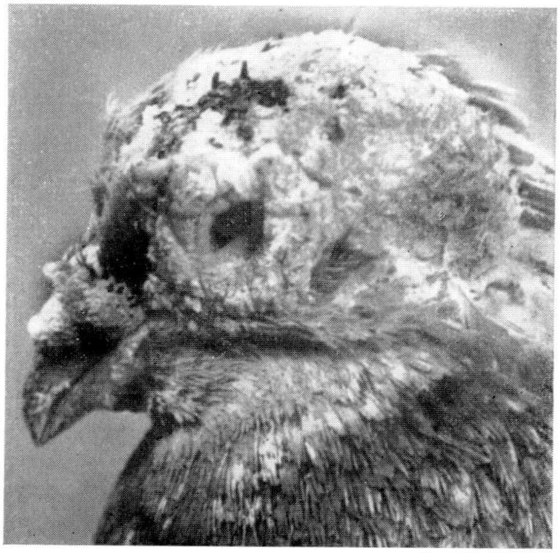

Haustaube mit Massenbefall der Körperräudemilbe *Knemidocoptes laevis*

und Leistungsfähigkeit beeinträchtigt. Der Befall breitet sich meist von der Bürzelgegend aus und kann sich über Rücken, Bauch und Schenkel auf den gesamten Körper erstrecken. Das ungepflegte, lückige Gefieder betroffener Tauben befindet sich in ständiger Mauser. *N. laevis* gelangt durch enge Berührung von Tier zu Tier und läßt sich *mikroskopisch* in den Epidermisschuppen an der Grenze von krankhaft veränderter und gesunder Haut nachweisen.

Bekämpfung und Prophylaxe
Befallene Tauben werden milbenfrei, wenn sie der Züchter mit geeigneten *insektiziden* Lösungen (z. B. Odylen = Dimethyl-Diphenylen-Disulfid) behandelt oder wirksamen, hautverträglichen Mitteln einsprayt. Tiere, die sich regelmäßig baden können, bleiben von *N. laevis* meist verschont.

6.2. **Kerbtiere** *(Insecta)*

Einteilung
Insekten (Kerbtiere oder *Hexapoden)* stellen äußerst artenreiche, größtenteils freilebende, nur in geringem Maße ektoparasitische Gliederfüßer dar, die sich deutlich von den Milben unterscheiden. Schmarotzer folgender Ordnungen können Tauben befallen: Federlinge *(Mallophaga)*, Wanzen *(Heteroptera)*, Flöhe *(Siphonaptera)*, Käfer *(Coleoptera)* und Zweiflügler *(Diptera)*.

Körperbau
Der unterschiedlich große, *makroskopisch* wahrnehmbare, geflügelte oder flügellose Insektenkörper besteht aus 3 Abschnitten: Kopf *(Caput)*, Brust *(Thorax)* sowie Hinterleib *(Abdomen)*. Ihn umgibt eine dicke, zwischen den Segmenten weichhäutige Chitinhülle.

Kopf
Er trägt Fühler, Mundwerkzeuge und Augen (vorwiegend *Fazettenaugen)*. Die beiden artverschieden gestalteten Fühler (Antennen) beherbergen die Sinnesorgane, die Mundwerkzeuge bestehen aus der unpaarigen Ober-*(Labrum)* und Unterlippe (2. *Maxille)* sowie dem paarigen Ober-(Mandibel) und Unterkiefer (1. Maxille). Bei Insekten mit kauenden Mundwerkzeugen (Federlinge, Käfer) zeigen sich diese Organe voll ausgebildet, bei den stechenden Kerbtieren jedoch umgewandelt. Blutaufnehmende Arten sondern während des Saugens ein aus den Speicheldrüsen stammendes gerinnungshemmendes Sekret ab, welches Juckreiz und *Quaddel*bildung hervorruft.

Brust
An ihr erkennt man 3 Abschnitte *(Pro-, Meso- und Metathorax)*, an denen sich 6 Beine befinden (daher *Hexapoden)*, die je nach Funktion Lauf-, Gang-, Grab-, Sprung- oder Raubbeine darstellen. Diese fünfgliedrigen Extremitäten bestehen aus Hüfte *(Coxa)*, Schenkelring *(Trochanter)*, Oberschenkel *(Femur)*, Unterschenkel *(Tibia)* und mehreren Fußgliedern *(Tarsalia)* mit Krallen, Klauen oder Haftläppchen. Geflügelte Insekten (Käfer, Zweiflügler), und zwar nur die Imagines, besitzen an den beiden letzten Thoraxabschnitten außerdem je ein Flügelpaar, von denen das hintere z. T. verkümmert und durch Schwingkölbchen *(Halteren)* ersetzt ist. Federlinge, Wanzen und Flöhe sind flügellos.

Hinterleib
Das meist weniger deutlich segmentierte Abdomen als größter Körperabschnitt enthält die Verdauungs- und Geschlechtsorgane.

Entwicklung
Insekten als getrenntgeschlechtliche Organismen vermehren sich mit Ausnahme der lebendgebärenden Arten durch Eier. Während der Entwicklung von dem *embryonalen* über das *larvale* zum fortpflanzungsfähigen Stadium vollzieht sich ein Formwandel *(Metamorphose)*, der sich entweder vollkommen (Flöhe, Käfer, Zweiflügler) oder unvollkommen (Federlinge, Wanzen) zeigt. Die *Metamorphose* erweist sich als vollständig, wenn aus dem Ei eine „wurmförmige" *Larve* schlüpft, die sich von dem erwachsenen Insekt (Vollkerf oder *Imago)* grundlegend unterscheidet und sich in eine bewegliche *Nymphe* oder unbewegliche

Puppe verwandelt, woraus der Vollkerf hervorgeht. Die Metamorphose bleibt unvollständig, wenn die Larve dem fortpflanzungsfähigen Kerbtier weitgehend ähnelt (sie besitzt jedoch keine Fortpflanzungsorgane, bei den geflügelten Arten auch keine Flügel) und sich nach mehreren, mit Häutungen verbundenen Stadien zum geschlechtsreifen Insekt entwickelt. Der mehrere Wochen dauernde Vermehrungszyklus hängt besonders von der Parasitenart, den klimatischen Bedingungen und vorhandenen Wirten ab.

Lebensweise, Schadwirkung

Insekten ernähren sich von Säften (Blut, Lymphe) oder Körpergewebe der Wirte. Blutsaugende Arten (Wanzen, Flöhe, Lausfliegen) schaden am meisten, da sie durch den Blutentzug Tauben stark schwächen, Todesfälle verursachen und auch auf den Menschen übergehen, bei dem sie juckende *Quaddeln* erzeugen. Außerdem können sie durch den Stich Infektionserreger (bestimmte *Viren, Bakterien, Protozoen)* zwischen Tieren weiterverbreiten. Auf den Federn und der Haut schmarotzende Kerbtiere (Federlinge, Käferlarven) nehmen als Nahrung Feder- oder Hautsubstanz auf, rufen somit Gefieder- und Hautschäden hervor. Hierdurch zeigen sich Tauben beunruhigt und in ihrem Leistungsvermögen beeinträchtigt.

Arten

Zahlreiche ektoparasitische Insekten einschließlich der vor allem in nicht *hygienisch* einwandfreien Taubenschlägen sowie in

TABELLE 6/5
Die wichtigsten *Mallophagenspezies* von Tauben (VOGEL, 1965, ergänzt)

Gruppen	Arten	Vorkommen	Häufigkeit	Lokalisation, Schadwirkung
1. *Amblyceren* (Kletter*mallophagen)* *Somaphantidae*	*Bonomiella columbae* EMERSON, 1857	Brieftauben		Gefieder; vermutlich Blutsauger
Menoponidae	*Hohorstiella lata* PIAGET, 1880	Überwiegend kurzschnäblige Rassen		Gefieder und äußere Haut; meist an der Basis von Rücken- und Schwanzdeckfedern; vermutlich Blutsauger; „nagt" auch blutreiche Kiele sprossender Federn und Blutgefäße an; Eier meist zahlreich am Schaft von Rücken- und Schwanzfedern
Colpocephalidae	*Neocolpocephalum* (Neo-colpocephalum) *turbinatum* DENNY, 1842	?	Ubiquitär und kosmopolitisch verbreitet	Gefieder und äußere Haut

Gruppen	Arten	Vorkommen	Häufigkeit	Lokalisation, Schadwirkung
2. *Ischnoceren* (Haftfuß-*mallophagen)* *Goniodidae*	*Campanulotes bidentatus compar* NITZSCH u. BURMEISTER, 1838	Felsentauben, Haustauben aller Rassen, verwilderte Haustauben	Ubiquitär und kosmopolitisch verbreitet; zweithäufigste Art; oft gemeinsam mit Columbicola c. columbae	Gefieder; bevorzugt im Flaumteil von Hals-, Brust-, Rücken- und Bürzelfedern; bei Nestjungen erst nach 25. Lebenstag
	Coloceras damicornis damicornis NITZSCH, 1866	?	?	Gefieder
	Coloceras damicornis fahrenholzi EICHLER, 1950	?	?	Gefieder
Esthериopteridae	*Columbicola columbae* LINNE, 1758	Felsentaube, Haustauben aller Rassen, verwilderte Haustauben	Ubiquitär und kosmopolitisch verbreitet; häufigste Art	Gefieder; Entwicklungsstadien vorwiegend an Deckfedern im Kopf- und Halsbereich, *Imagines* meist an Schwung- und Schwanzfedern; bei Nestjungen schon vor 25. Lebenstag
	Columbicola montschadskyi BLAGOVESHTCHENSKY, 1951	?	?	Gefieder

Nestern verwilderter Haustauben vorkommenden Schädlinge und Lästlinge können Tauben befallen.

6.2.1. Federlinge (Mallophagen)

Vorkommen, Verbreitung
Die zur Ordnung Kieferläuse (> 2500 Arten) gehörigen, nahezu bei jeder Taube anzutreffenden Federlinge stellen die häufigsten *permanent-stationären* Ektoparasiten von Tauben aller Arten und Rassen dar. Laien verwechseln sie oft mit Läusen, obwohl es solche bei Vögeln nicht gibt.

Gruppen
Man unterscheidet 2 verschiedene Mallophagengruppen: Klettermallophagen (*Ischnocera*), Haftfußmallophagen (*Amblycera*). Die trägeren *Ischnocera* leben vorwiegend auf dem Gefieder, ernähren sich von Federsubstanz und besitzen ausgesprochene Klammerbeine, mit denen sie sich vortrefflich fortbewegen und festheften können. Die lebhafteren *Amblycera* dagegen befinden sich vor allem auf der Haut und nehmen neben Federpartikeln auch *Epidermis*schuppen, mitunter sogar Blut auf.

Körperbau

Federlinge stellen mit bloßen Augen sichtbare, flügellose, stäbchenförmige oder breite, gedrungene 0,7 bis 2,7 mm lange Schmarotzer dar. Ihren waagerecht abgeflachten, aus Kopf, Brust und Hinterleib bestehenden Körper umgibt eine gelbbraune bis schmutziggraue behaarte Chitinhülle. Der Kopf erscheint stets breiter als die Brust und trägt die zum Beißen und Kauen eingerichteten Mundwerkzeuge mit den starken zangenartigen Kiefern sowie 2 drei- bis fünfgliedrige Fühler. Die halsartig verengte Brust besteht aus 3 Abschnitten, an denen sich je ein Paar kräftiger dreigliedriger Beine befinden, die an den Endgliedern 2 Klauen und bei den Amblyceren auch noch Haftläppchen tragen. Der spärlich beborstete Hinterleib setzt sich aus 9, meist bis auf die letzten 2 deutlich voneinander getrennten Segmenten zusammen. Sie beherbergen beim ♂ das Begattungsorgan, beim ♀ die Geschlechtsöffnung.

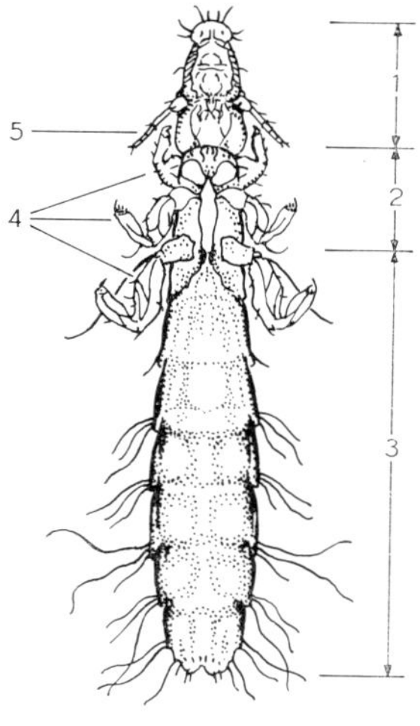

Körperteile
von *Columbicola columbae columbae*, dem häufigsten Federling von Haustaubenrassen, vergrößert
(nach REIS und NOBREGA, 1956)
1 Kopf
2 Brust
3 Hinterleib
4 Beinpaare
5 Fühler

Entwicklung

♀♀ legen *makroskopisch* wahrnehmbare, jedoch äußerst winzige, artunterschiedlich gestaltete Eier (Nissen) einzeln oder in Kolonien im Gefieder ab. Sie erscheinen oval, weißgrau, mit einem vorgebildeten Deckel versehen und mit einem Sekret so fest an bestimmte Federn geklebt, daß sie sich kaum mechanisch entfernen lassen. Federlinge können sich im Gefieder der Taube fortwährend entwickeln. Daher findet die Eiablage das ganze Jahr über statt. Aus den *Nissen* schlüpfen nach 1 bis 2 Wochen *Larven*, die sich von den *Imagines* durch ihre geringe Größe und fehlenden Geschlechtsmerkmale unterscheiden lassen. Sie häuten sich dreimal in Abständen von jeweils 1 bis 2 Wochen, ehe sie sich in fortpflanzungsfähige ♂♂ und ♀♀ verwandeln, welche nach mehreren Wochen absterben. Federlinge erreichen 3 bis 6 Wochen nach dem Schlupf die Geschlechtsreife.

Arten

Columbicola c. columbae als bekanntester Taubenfederling besitzt einen langgestreckten Körper mit parallelen, nach dem Kopf zu sich verschmälernden Seiten. Diese Art ist 1,8 bis 2,7 mm lang, 0,3 mm breit, gelbbraun gefärbt und mit schwarzbraunen Seitenbändern versehen. Wenn man das Gefieder eingehend durchmustert, zeigen sich diese winzigen stäbchenförmigen Mallophagen in wenigen Exemplaren bei den meisten Tieren. Die Imagines befinden sich vorwiegend an den Schwung- und Steuerfedern zwischen den Rinnen der Federäste, die *Larven* auch an den Deckfedern von Kopf, Hals und Rumpf. Erst nach dem Tod des Wirtes verlassen die Parasiten das Gefieder und versammeln sich auf seiner Oberfläche im Kopf- und Halsbereich, wo sie nach wenigen Tagen durch die fehlende Körperwärme absterben. Die perlmuttartig glänzenden, glattschaligen Nissen zeigen sich vor allem an den kleinen Deckfedern der Innenflügel, und zwar in den Federastrinnen mit einem Eipol an den Schaft gekittet. Bei starkem Befall können an einer einzigen Feder mehr als 100 *Nissen* vorhanden sein. Nach 6 bis 7 Tagen schlüpfen aus ihnen die

TABELLE 6/6
Bei den mitteleuropäischen Taubenarten vorkommende *Mallophagenspezies* (EICHLER, 1982)

Taubenart	*Columbicola*	*Campanulotes*	*Coloceras*	*Physconelloides*	*Hohorstiella*	*Neocolpocephalum*	*Bonomiella*
Felsentaube *(Columba l. livia)* und von ihr abstammende Rassen der Haustaube *(Columba livia f. domestica)*	*columbae columbae; montschadskyi*	*bidentatus compar*	*damicornis fahrenholzi; tovornikae*		*gigantea lata*	*turbinatum*	*columbae*
Ringeltaube *(Columba p. palumbus)*	*claviformis*	*bidentatus bidentatus*	*damicornis damicornis*	*branderi*			
Hohltaube *(Columba o. oenas)*	*columbae filiformis*	*bidentatus drosti*			*gigantea gigantea*		
Turteltaube *(Streptopelia t. turtur)*	*columbae bacillus*				*streptopeliae*		
Türkentaube *(Streptopelia d. decaocto)*	*columbae confusissimus*	*sofioticus*		*modesta*		*concii*	

Bei den mitteleuropäischen Taubenarten kommen *Mallophagen* in insgesamt 7 Gattungen vor. Wenn auch nicht alle 7 Gattungen bei jeder Taubenart mit je einer Art vertreten sein müssen, gilt es doch als unwahrscheinlich, daß die Turteltaube wirklich nur 2 Spezies besitzt. Daher dürfen wir erwarten, daß sich durchaus noch neue Federlingsarten bei Wildtauben unserer Fauna entdecken lassen. Tab. 6/6 enthält auch *Mallophagenspezies*, die zwar von dem betreffenden Taubenwirt stammen, als wirtsspezifisch gelten, also nur auf ihm leben. Sie ließen sich aber bisher noch nicht auf dem Territorium der DDR nachweisen. Die *Mallophagen*arten eines Wirtes kommen aber meist in seinem gesamten Verbreitungsareal vor.

Larven, welche 3 Stadien durchlaufen, wovon jede Phase etwa eine Woche dauert. Erst dann verwandeln sie sich in Imagines, deren Lebensdauer 30 bis 40 Tage beträgt. Obwohl sich Larven und Imagines sehr ähneln, lassen sie sich sowohl durch ihre unterschiedliche Größe als auch *Chitin*hülle und Behaarung unterscheiden. Schon 1 bis 2 Tage nach der letzten Häutung beginnen die ♀♀ zu legen. *C. c. columbae* ernährt sich besonders von dem Flaum der Deckfedern und entwickelt sich innerhalb von 4 bis 5 Wochen zum fortpflanzungsfähigen *Mallophagen.*

Campanulotes (c.) bidentatus compar erscheint 0,9 bis 1,6 mm lang, hellgelb gefärbt, kürzer, gedrungener und, obwohl er ebenfalls zu den *Ischnocera* gehört, bedeutend beweglicher als Columbicola c. columbae. Diese Art besitzt einen vorn abgerundeten, breiten, helmförmigen Kopf mit 9 langen Borsten, 2 relativ große fünfgliedrige Fühler und einen breiten, bei ♂♂ ovalen, bei ♀♀ mehr rundlichen Unterleib. Dieser ebenfalls häufig und vorwiegend bei kurzschnäbligen Rassen vorkommende Federling befindet sich wie Columbicola c. columbae ausschließlich

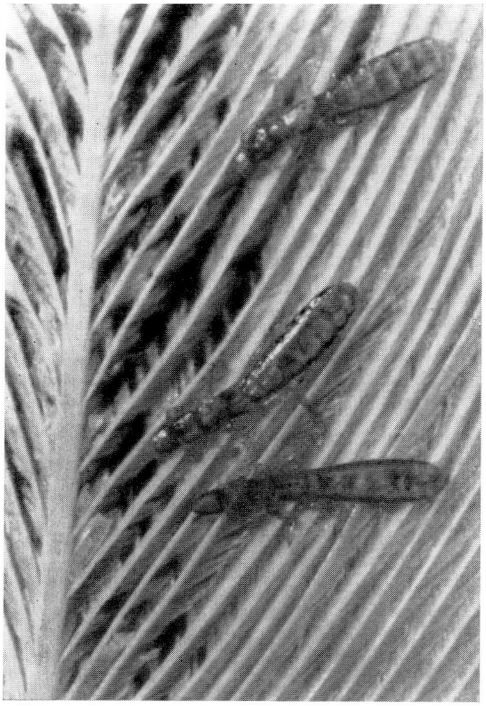

Ausschnitt der Unterseite einer Flügeldeckfeder mit Weibchen und leeren Eihüllen von *Columbicola c. columbae.* Längs des Federschaftes befinden sich die durch Federstrahlenfraß entstandenen Federlücken

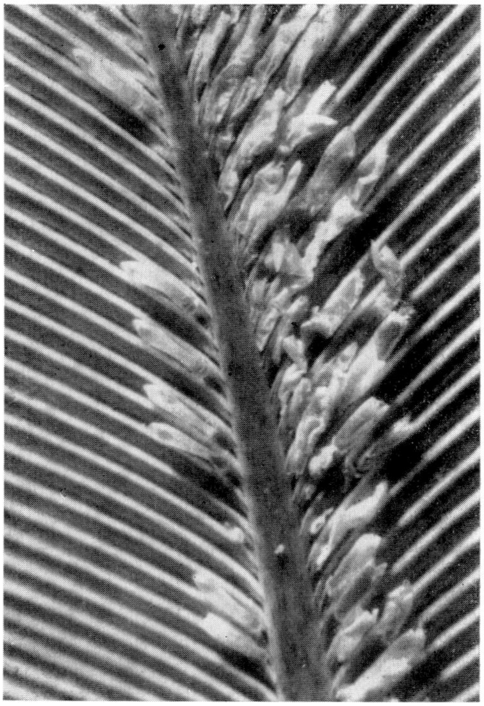

Zahlreiche Eier von *Columbicola c. columbae* beiderseits des Schaftes an der Unterseite einer kleinen Flügeldeckfeder; links vom Federschaft: Nissen mit darin befindlichen Embryonen, rechts davon zum größten Teil leere Eihüllen, erkennbar an den nach dem Schlupf der Larven abgestoßenen Eideckeln.

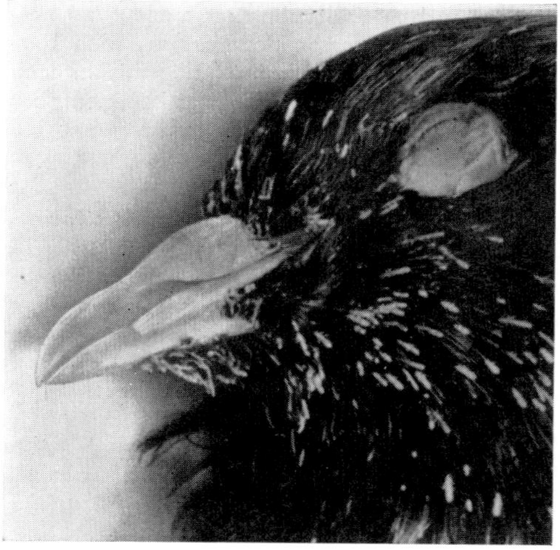

Bei gestorbenen Tauben sammelt sich *Columbicola c. columbae* auf der Oberfläche von Kopf- und Halsfedern an

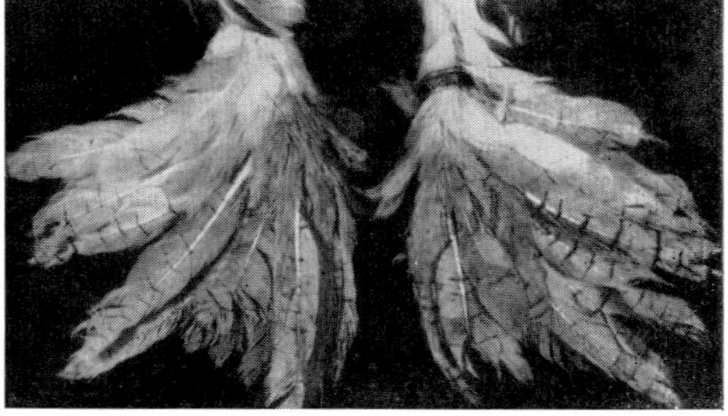

Von *Columbicola c. columbae* hervorgerufene Federlöcher und -lücken an den Fußfedern einer „belatschten" Taube

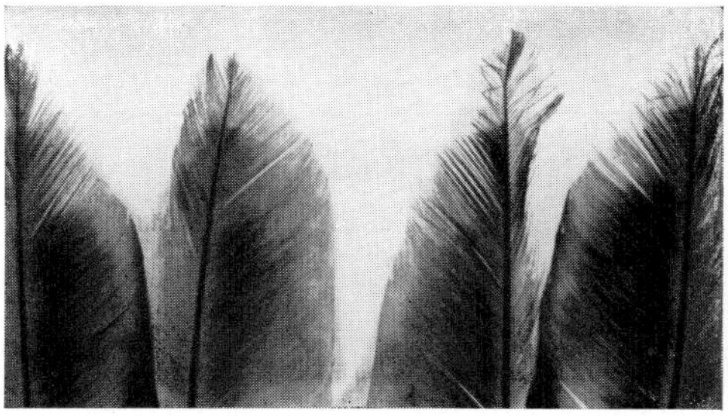

Aufgefaserte Enden der Fahnen pigmentarmer und daher wenig widerstandsfähiger Handschwingen entstehen durch die mechanische Beanspruchung beim Fliegen, nicht jedoch durch Federlingsfraß

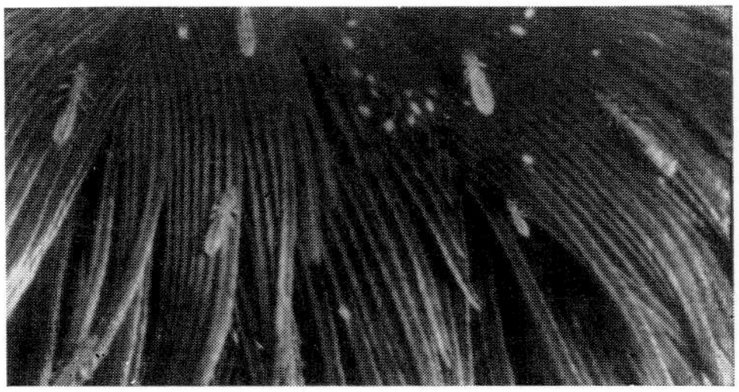

Larvenstadien und erwachsene Exemplare von *Columbicola c. columbae* im Gefieder einer Taube

Schwungfeder einer Taube mit Federlöchern und einzelnen Exemplaren von *Columbicola c. columbae* (Durchlichtfoto)

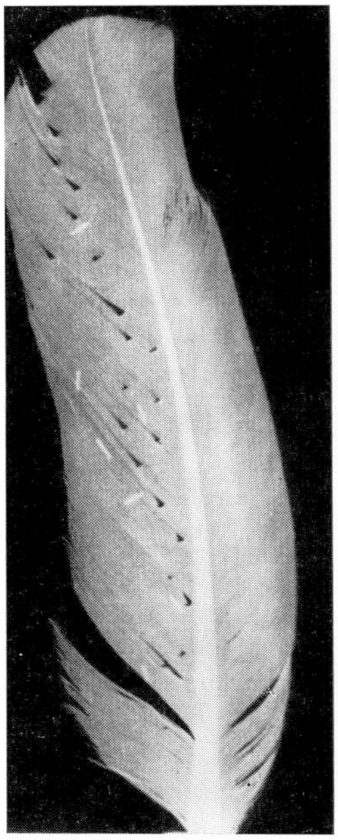

auf den Federn, besonders im Flaum der kleinen Deckfedern im Bereich des Rückens und ernährt sich von Federsubstanz.

Hohorstiella lata ist sehr flink, gelblich gefärbt, 1,5 bis 2,2 mm lang, besitzt zahlreiche, unterschiedlich lange Haare, einen dreieckigen, vorn abgerundeten Kopf mit 2 kurzen, viergliedrigen Fühlern und einen ovalen, breiten, abgerundeten Hinterleib. Die bedeutend kleineren ♂♂ erscheinen spärlicher behaart als die ♀♀. Dieser Federling tritt häufig bei kurzschnäbligen Rassen auf, hält sich besonders an der Basis von Rücken- und Schwanzdeckfedern sowie auf der äußeren Haut verborgen und beißt auch die blutreichen Kiele sprossender Federn sowie Blutgefäße an. Seine Eier befinden sich meist zahlreich am Schaft der kleinen Rücken- und Schwanzdeckfedern. Hohorstiella lata beunruhigt durch ständiges Umherlaufen auf der Haut sowie gelegentliches Blutsaugen und schädigt dadurch mehr als die beiden erstgenannten Arten.

Lebensweise, Schadwirkung, Feststellung

Federlinge verbreiten sich bei der Begattung und Brutpflege sowie den beim Transport von Brieftauben besonders innigen Kontakt von Tier zu Tier. Sobald sich Nestlinge befiedern, gehen die Parasiten von den Eltern auch auf die Jungen über. Putzen sich Tiere laufend, liegen häufig *Mallophageninvasionen* vor, die sich durch Parasiten aller Entwicklungsstadien im Gefieder leicht nachweisen lassen.

Federlinge bleiben am Wirt wochenlang, ohne ihn höchstens 5 bis 6 Tage am Leben. *Ischnocera* ernähren sich von Ästen und Strahlen und Federn, *Amblycera* auch von *Epidermisschuppen*, gelegentlich sogar von Blut. Die aus Gerüsteiweißen *(Keratine)* bestehende Feder- und Hautsubstanz verdauen sie in *Symbiose* mit hefeartigen *Mikroorganismen.* Durch dauerndes Umherlaufen auf dem Körper beunruhigen besonders Haftfußfederlinge die Tiere, so daß starker Juckreiz entsteht, der sich auf das Wohlbefinden und bei Zuchttauben auch auf die Brutleistung nachteilig auswirkt. Brieftauben sind in ihrem Flugvermögen gehemmt, da *Mallophagen* Federstrahlen „abgrasen“, Blutkiele sprossender

TABELLE 6/7

Bestimmungsschlüssel der häufigsten Federlingsarten von Haustauben (EICHLER, 1982)

Die Bestimmungstabelle soll dem Laien auch ohne Mikroskop die Artbestimmung aller auf Haustauben lebenden Mallophagenspezies ermöglichen. Allerdings eignet sie sich nur für die erwachsenen Parasitenstadien. Die Larven ähneln zwar den erwachsenen Federlingen sehr, aber junge Larven lassen sich oft nicht exakt bestimmen.

Der Schlüssel eignet sich ebenfalls für die Wildtauben-Mallophagenspezies, wenn man nur deren Gattungsnamen erwartet. Um welche Arten es sich jeweils im Einzelnen handeln dürfte, läßt sich aus der Mallophagenliste aller mitteleuropäischen Taubenarten (Tab. 6/6) ablesen.

Ganz seltene bzw. in Mitteleuropa noch nicht bekannte Federlingsarten enthält die Bestimmungstabelle nicht.

1	Große, auffallend langgestreckte, schmale, sehr dunkle Art mit etwa doppelt so langem wie breitem Kopf	*Columbicola columbae*
01	Gedrungene oder doch nicht ausgesprochen langgestreckte Arten mit vorne breit abgerundetem Kopf, dieser entweder genau so breit wie lang oder sogar breiter als lang	2
2	Schmale, dunkle Art, deren Kopf seitlich und hinten insgesamt 4, auffällig große schwarze Flecken besitzt (im Vorderrand noch 2 kleinere)	*Neocolpocephalum turbinatum*
02	Gedrungene Arten ohne solche Flecken am Kopf	3
3	Arten, bei denen eine deutliche Randleiste den parabolisch gerundeten Vorderkopf einsäumt, die eckigen Hinterkopfenden sowie die Hinterleibssegmente besitzen seitliche Platten	4
03	Arten ohne Randleiste am Vorderkopf, aber mit abgerundeten Hinterkopfenden; Hinterleibssegmente ohne seitliche Platten	5
4	Seitliche Platten des Hinterleibs fast quadratisch, nur am äußeren Rand befindlich; Körper > 2 mm lang, Kopf annähernd ebenso lang wie breit	*Campanulotes bidentatus compar*
04	Seitliche Platten des Hinterleibs langgestreckt, zungenförmig zur Mittellinie des Hinterleibs weisend; Körper > 2 mm lang, Kopf breiter als lang	*Coloceras damicornis fahrenholzi*
5	Mittelgroße braune Art mit sehr breitem, beinahe kreisförmigem Hinterleib und nahezu halbmondförmigem Kopf	*Hohorstiella lata*
05	Kleine, weißgraue Art mit nur ganz wenigen dunklen Stellen sowie eiförmigem Hinterleib	*Bonomiella columbae*

TABELLE 6/8

Befallshäufigkeit von *Columbicola c. columbae* und *Campanulotes bidentatus compar* bei Haustauben (MANN u. RIBBECK, 1970)

Taubengruppe	Untersuchte Tiere	Invadierte Tiere	Befallsextensität *Columbicola c. columbae*		*Campanulotes bidentatus compar*	
			Befallene Tiere	Invadierte Tiere	Befallene Tiere	Invadierte Tiere
	n	n	n	%	n	%
Brieftauben	57	40	40	100	21	52,5
Rassetauben	32	18	15	83,0	7	38,0
Kreuzungstauben	13	11	9	81,0	6	54,0

Bestimmungsschlüssel für die am häufigsten bei Tauben vorkommenden Federlinge oder Mallophagen (nach SCOTT, 1961); Großer Körperfederling *Hohorstiella lata;* Kleiner Körperfederling *Colpocephalum turbinatum;* Bauchgefieder-Federling *Bonomiella columbae;* Länglicher Taubenfederling *Columbicola c. columbae;* Kopfgefieder-Federling *Physconelloides zenaidurae;* Kleiner Körpergefieder-Federling *Campanulotes bidentatus compar;* Großer Körperfederling *Coloceras damicorne fahrenholzi*

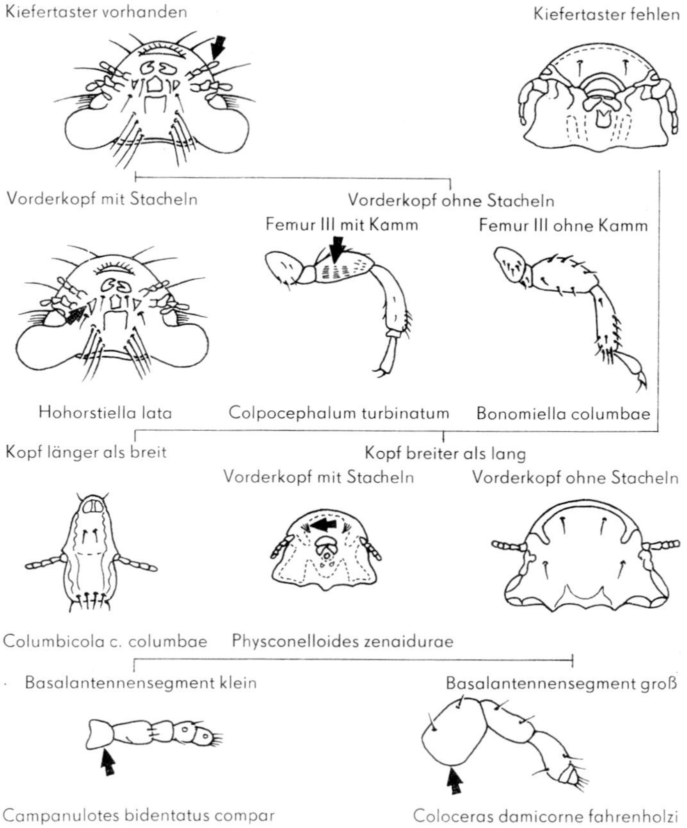

Federn anbeißen und somit die Funktion des Gefieders beeinträchtigen.

Gesunde Tiere beherbergen nur wenige *Mallophagen*, die kaum schaden. Sobald sich Tauben nicht baden können, liegt meist stärkerer Befall vor, der bei erwachsenen Tieren die Zucht- und Reiseleistung, bei jungen sowohl Wachstum als auch Entwicklung beeinträchtigen kann. Am stärksten peinigen Federlinge geschwächte und kranke Tauben, da sie sich ihrer nicht erwehren können. Auf solchen Tieren befinden sich neben Tausenden von *Nissen* meist Hunderte von Federlingen, die das Gefieder weitgehend zerstören.

Bekämpfung und Prophylaxe

Mallophagen lassen sich systematisch bekämpfen, wenn der Züchter das Gefieder in etwa zehntägigen Abständen wiederholt mit Kontaktinsektizid-Puder einstäubt. Empfehlenswerte Handelspräparate (z. B. Pedix-Puder, Alugan-Puder, Neguvon-Puder 3⁰/₀ig, Bolfo-Pulver 1⁰/₀ig) gelten als wirksam, geruchsarm, für Tauben gut verträglich und schädigen weder das Federkleid noch den übrigen Körper. Rumpf (Rücken-, Bauch- und Brustgegend) sowie Flügeldecken und Schwanz sollte man mit insgesamt 0,5 bis höchstens 1 g bestäuben. Die Flügelunterseiten darf man nicht ausschließen, Kontaktinsektizid-Puder erweisen sich auch bei wiederholter, vorschriftsmäßiger äußerlicher Anwendung für Tauben aller Altersstadien und Rassen gut verträglich, orale Gaben können jedoch toxisch wirken.

AECKERLEIN (1970) stäubte *mallophagen*befallene Tauben mehrerer Rassen und Altersstufen (KM 210 bis 510 g) täglich ein-

TABELLE 6/9
Befalls-Extensität und -Intensität von Federlingsinvasionen bei Haustauben mit den Spezies *Columbicola c. columbae* und *Campanulotes bidentatus* compar (MANN u. RIBBECK, 1970)

Taubengruppe	Untersuchte Tiere n	Invadierte Tiere n	Befallsextensität %	Befallsintensität in % der invadierten Tiere: geringgradig[1]	mittelgradig[1]	hochgradig[1]	Federlinge maximal/Tier n
Σ Brieftauben	57	40	70,2	50	32	18	151
Brieftauben < 1 Jahr	18	17	94,4	—	—	—	63
Rassetauben	32	18	56,2	55	45	0	73
Kreuzungstauben	13	11	85,6	27	27	46	189

— = nicht untersucht
[1] = Einteilung nach ČERNY (1970): geringgradig = bis 40, mittelgradig = 41 bis 100, hochgradig = > 100 Imagines/Taube

mal über insgesamt 5 Tage mit jeweils 1 g Neguvon oder Bolfo-Pulver ein. Die Federlinge starben unmittelbar danach ab. Nach 20 Min. ließen sich lebende Exemplare nicht mehr nachweisen. Gefieder- und Hautschädigungen der behandelten Tiere stellte er in keinem Falle fest, auch keine Abweichungen in der Futter- und Trinkwasseraufnahme, dem Allgemeinbefinden sowie den Zucht-, Aufzucht- und Flugleistungen.

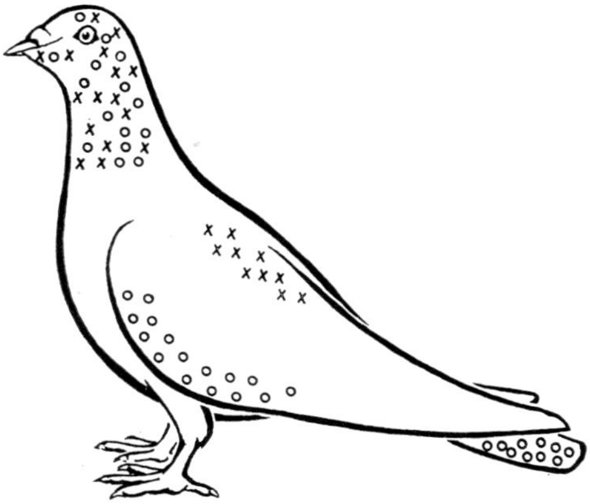

Lokalisation von *Columbicola c. columbae* und *Campanulotes bidentatus compar* als häufigste Federlinge von Haustauben (nach MANN u. RIBBECK, 1972)
o = *Columbicola c. columbae*
x = *Campanulotes bidentatus compar*

Mit dem Puder versieht der Züchter zweckmäßig auch Nistschalenböden (am 1. und 15. Bruttag), erforderlichenfalls 10 und 20 Tage alte Nestjunge, ferner Jungtiere nach dem Absetzen sowie erwachsene Tauben vor und nach Flugwettbewerben bzw. Ausstellungen vorbeugend.

Spraybehandlung

Mallophagen lassen sich auch durch Einsprayen der Tiere mit geeigneten insektiziden Lösungen (z. B. Pedix-Gamma-Emulsion, Alugan-Spray, Neguvon, Malathion, Asuntol, Sevin) vernichten. Hierbei versprüht man das Präparat in der vorgeschriebenen Konzentration bei einbrechender Dunkelheit mit einer Handspritze über die sitzenden Tauben. Wirksamer und ungefährlicher erweist es sich, wenn man die Tiere von einer Hilfsperson halten läßt und sie kurz einsprayt. Diese Behandlung hält wochenlang vor.

HAUSER (1967) empfiehlt jedoch, Kontaktinsektizid-Spray nicht direkt an Tauben, sondern nur für die Ektoparasitenbekämpfung an Gegenständen (z. B. Reise- und Ausstellungskörbe, Nistschalen) und Flächen (z. B. Nistzellen, sonstige Schlupfwinkel) zu verwenden, um mögliche Gesundheitsschäden der Tiere durch Insektizide zu vermeiden.

SCHULTZ (1970) berichtet über einen solchen Schadfall. Nach *Dichlorphos*-Anwendung versagten die behandelten Brieftauben eines Bestandes auf Flugwettbewerben auffällig. Erst nach Wochen zeigten sie sich wieder voll leistungsfähig. Außerdem gingen die Jungtiere in den Nistzellen ein, in die unbeabsichtigt Dichlorphos gelangte.

Taubenbad

Tiere, die sich regelmäßig baden, bleiben weitgehend frei von Federlingen. Manche Züchter geben dem Badewasser wöchentlich einmal ein geeignetes Mittel (z. B. Pedix-Gamma-Emulsion, Alugan, Neguvon) bei (Pedix-Gamma-Emulsion im Verhältnis 1:200, d. h. 5 ml = 1 Teelöffel je l Wasser). Insektizidhaltiges Wasser muß der Züchter jeweils frisch zubereiten und unmittelbar nach dem Baden beseitigen, damit es Tauben nicht trinken können. HAUSER (1967) lehnt die Zugabe von Kontaktinsektiziden zum Badewasser ab, um evtl. Intoxikationen zu vermeiden, falls Tauben doch von solchen Lösungen trinken sollten. Nach AECKERLEIN (1970) eignet sich Bolfo nicht als Badewasserzusatz, da es schon in relativ geringen Dosen (>5 mg/kg KM) Unverträglichkeitsreaktionen (leichte Atmungsbeschwerden und Krämpfe der Gliedmaßen) bis hin zu Vergiftungssymptomen (Atemnot, Erbrechen, *tonische* Krämpfe der Flügel- und Beinmuskulatur) verursacht. Neguvon dagegen läßt sich unter gewissen Vorbehalten dem Badewasser außerhalb der Zuchtzeit beige-

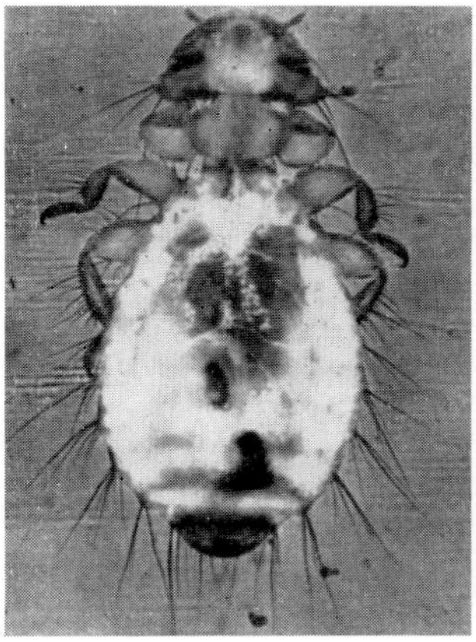

Weibchen des größten Haustaubenfederlings *Hohorstiella lata*

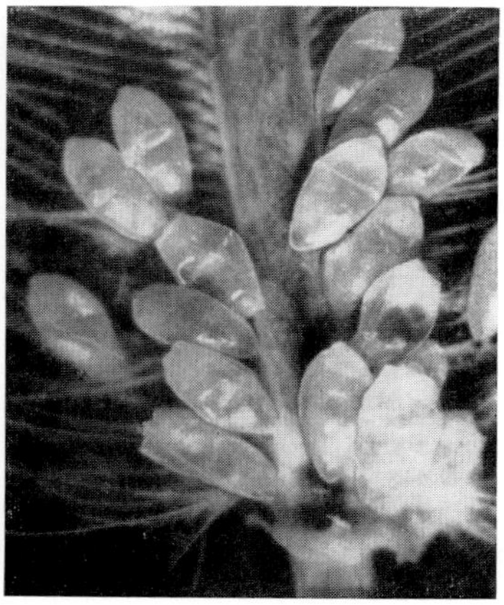

Eier von *Hohorstiella lata* an der Unterseite einer Schwanzdeckfeder

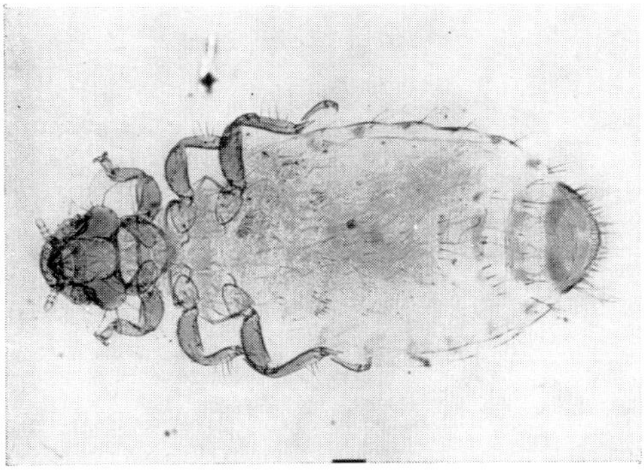

Bauchansicht des Bauchgefieder-Haustaubenfederlings *Bonomiella columbae* (RIBBECK, 1972)

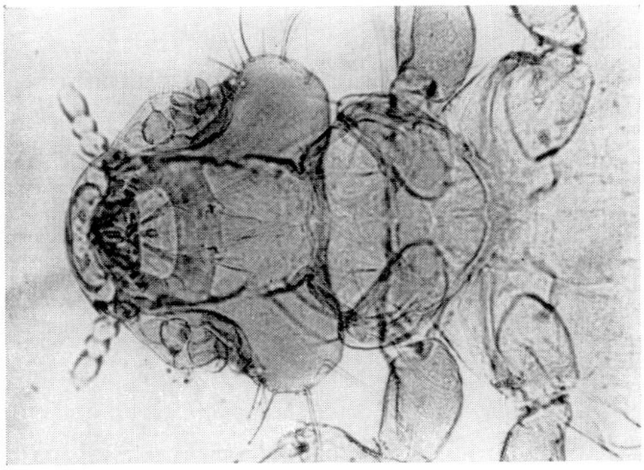

Vorderer Körperteil von *Bonomiella columbae* (RIBBECK, 1972)

ben, falls man alle erforderlichen Vorsichtsmaßnahmen beachtet und einhält.

Badebehandlung
Der Züchter kann Tauben auch in insektizider Flüssigkeit baden. Dabei muß er den Körper mit Ausnahme des Kopfes etwa 60 Sek. lang in die entsprechende körperwarme Lösung eintauchen und das Tier danach in einen warmen Raum bringen, bis das Gefieder vollständig trocknet. Diese *Therapie* wendet man bevorzugt bei Feder- und Körperräudemilbenbefall an. Sie erweist sich aus den vorgenannten Gründen nur dann als unbedenklich, wenn man die für den betreffenden Zweck geeigneten Mittel auswählt und sie vorschriftsmäßig anwendet.

6.2.2. *Wanzen (Heteroptera)*

Vorkommen, Verbreitung, Arten
Wanzen kommen weitverbreitet als wenig wirtsgebundene, *permanent-temporäre* Ektoparasiten in zahlreichen Arten bei Wildvögeln (u. a. Sperlinge, Stare, Schwalben), dem Geflügel (z. B. Tauben, Hühnervögel, Enten, Gänse), Säugetieren (z. B. Fledermäuse, Mäuse, Ratten, Kaninchen, Katzen, Hunde) und selbst dem Menschen vor. Folgende Arten befallen Tauben am häufigsten: Taubenwanze *Cimex columbarius* JENYNS, 1839 und Bettwanze *Cimex lectularius* LINNE, 1758.

TABELLE 6/10
Bei Tauben nachgewiesene Wanzenarten (VOGEL, 1965; ergänzt)

Cimex columbarius JENYNS, 1839, Taubenwanze
Cimex lectularius LINNE, 1758, Bettwanze
Cimex peristerae
Cimex rotundatus
Haematosiphon inodora
Oeciacus vicarius
Triatoma sanguisuga
Triatoma protracta

Körperbau
Tauben- und Bettwanze lassen sich kaum voneinander unterscheiden. Ihr waagerecht abgeflachter Körper besteht aus dem Kopf, den 3 Brustabschnitten und dem breiten Hinterleib. Ihn umgibt eine starke *Chitin*hülle. Der bei Larven hellbraune, bei erwachsenen Parasiten dunkelbraun gefärbte Körper besitzt kurze, dichtstehende Borsten und 3 Beinpaare, die in 2 Krallen enden. Der wenig bewegliche Kopf trägt den für das Blutsaugen eingerichteten langen, nach hinten gerichteten Stech-Saug-Rüssel, die beiden viergliedrigen Fühler und die kleinen stark pigmentierten vorgewölbten Augen. Im mittleren Brustsegment befinden sich 2 *rudimentäre* flügelförmige Gebilde. Der ovale Hinterleib besteht aus 8 Abschnitten. Bei vollgesogenen Parasiten schimmert der blutgefüllte Darm dunkelrot durch die *Chitinhülle*. Die *Imagines* erscheinen 4,5 bis 8,5 mm × 2,5 bis 3,0 mm groß. Die kleinere Taubenwanze besitzt einen breiten Hinterleib, eine dunklere, mit feinen Pünktchen versehene *Chitin*hülle und kürzere Fühler als die Bettwanze. Ob *Cimex (C.) columbarius* als selbständige Art und nicht als Variante von *C. lectularius* gilt, konnte man noch nicht restlos klären. Experimentell ließ sich nachweisen, daß sich sowohl 4 Generationen lang mit Menschenblut gefütterte Taubenwanzen als auch parallel mit Menschenblut ernährte Menschenwanzen nicht veränderten.

Entwicklung
♀♀ legen kolonieweise in trockene Verstecke täglich durchschnittlich 2, insgesamt ≧ 150 bis 300 ovale, annähernd 1,5 × 0,5 mm große, weißgrau durchscheinende, polseitig mit einem schiefsitzenden Deckel, auf ihrer Oberfläche mit wasserlöslichem, klebrigem *Sekret* versehene, gegenüber Kälte, Austrocknung sowie Desinfektionsmitteln sehr widerstandsfähige Eier. Aus ihnen schlüpfen je nach umgebener Temperatur und Feuchtigkeit innerhalb von 1 bis 6 Wochen den *Imagines* ähnliche, aber nur 1 mm lange Larven. Sie müssen 5 Stadien durchlaufen, zu denen jeweils Blutsaugen und Häuten gehören, ehe sie sich in erwachsene Parasiten verwandeln. Bei günstigen Bedingungen (optimale Temperatur und Luftfeuchtigkeit, ausreichend Wirte) entwickeln sich Wanzen innerhalb von 5 Wochen vom befruchteten Ei zum *Imago*, unter ungünstigen (niedrige Temperatur

und Nahrungsmangel) jedoch erst in mehreren Monaten.

Lebensweise, Schadwirkung, Feststellung
Tagsüber verbergen sich die lichtscheuen Parasiten in der Einstreu, den Fugen, Spalten, Ritzen, Nestern sowie sonstigen Schlupfwinkeln des Schlages und seiner Umgebung. Ihr abgeflachter Körper erleichtert es ihnen, die Verstecke aufzusuchen, in denen sie sich auch fortpflanzen. Gewöhnlich nachts, hungrig ebenfalls am Tage, verlassen sie ihre Schlupfwinkel, um Wirte zu befallen. Wanzen aller Stadien ernähren sich ausschließlich von Blut. Eine *Imago* kann bei einmaligem Saugen, das bis zu 15 Min. dauert, $\geqq$ 7 mg, eine *Larve* innerhalb weniger Min. bis zu 1 mg Blut aufnehmen. Der Stich hinterläßt eine hirsekorn- bis linsengroße, *ödematöse*, im Zentrum gerötete Schwellung *(Quaddel)*, die nach einigen Tagen wieder verschwindet. Wanzen vertragen niedrige Temperaturen und Hunger. Frisch geschlüpfte Larven überstehen 15 bis 18 °C 58 bis 65 Tage, 22 bis 26 °C 46 Tage. *Imagines* können bei niedrigen Temperaturen sogar monatelang ohne Nahrung leben. Während der kalten Jahreszeit fallen die Parasiten in einen Winterschlaf und überstehen in geschützten Verstecken auch strengen Frost. Feuchte und trockene Hitze sowie wirksame Desinfektionsmittel töten alle Wanzenformen rasch ab.

Hungrige Schmarotzer wandern oft von einem Gebäude in ein anderes, um Tiere zu befallen. Finden sie ihre bevorzugten Wirte nicht, nehmen sie auch mit anderen vorlieb. Parasitentragende verwilderte Haustauben und Wildvögel verbreiten am häufigsten Wanzen *passiv*. Besonders baufällige, selten gereinigte Schläge bieten ihnen Unterschlupf. Wanzen peinigen nicht nur Nestjunge und Jungtiere, sondern häufig sogar erwachsene Tauben. Betroffene Nestlinge erscheinen teilnahmslos und entkräftet, bei wiederholten Invasionen liegen sie blutleer gesaugt im Nest. Charakteristische *Quaddeln* auf der Haut plötzlich verendeter, *anämischer* Tiere zeigen an, daß Wanzen im Schlag vorhanden sein müssen. Außerdem beweisen der von den Stinkdrüsen stammende spezifische Geruch, die Kotflecke sowie die in den Schlupfwinkeln befindlichen leeren Larvenhüllen, Eigelege, Larven und *Imagines* ihre Anwesenheit.

Bekämpfung und Prophylaxe
Wanzenbefall läßt sich mit gleichen Maßnahmen bekämpfen und verhüten wie die Zeckeninvasion. Da sich diese Parasiten meist jedoch in kürzerer Zeit vermehren, muß man die Desinfestation des Schlages und seiner Umgebung in etwa sechswöchigen Abständen wiederholen.

6.2.3. Flöhe (*Siphonaptera*)

Vorkommen, Verbreitung, Arten
Flöhe als weltweit verbreitete blutsaugende, *periodisch-temporäre* Ektoparasiten gibt es in etwa 800 Arten, von denen folgende Spezies Tauben befallen: Taubenfloh (*Ceratophyllus columbae* STEPHENS, 1829) und Hühnerfloh (*Ceratophyllus gallinae* SCHRANK, 1804); in warmen Klimazonen außerdem Westlicher Hühnerfloh (*Ceratophyllus niger*) und Hühnerkammfloh (*Echidnophaga gallinacea*). Diese Parasiten können nicht nur bei ihren eigentlichen Wirten vorkommen, sondern auch unter dem übrigen Geflügel und den Wildvögeln. Im Hungerzustand befallen sie auch Säugetiere und den Menschen.

Körperbau
Tauben- und Hühnerfloh lassen sich schwer voneinander unterscheiden. Ihr, der parasitischen Lebensweise gut angepaßter, seitlich stark abgeflachter, $\geqq$ 3,5 mm langer Körper setzt sich aus dem kielartigen, starr mit der Brust verbundenen Kopf mit den Augen, der dreiteiligen Brust sowie dem ovalen Hinterleib zusammen. Ihn umgibt ein kräftiger, dunkelbrauner Chitinpanzer, an dem sich Borsten und Dornen befinden, die sich an dem Kopf und der Brust zu sog. Stachelkämmen *(Ctenidien)* zusammenschließen. Die zum Einstechen und Saugen benötigten Mundwerkzeuge bestehen aus dem nach unten und hinten gerichteten Stech-Saug-Rüssel. Die Brust setzt sich aus 3 Abschnitten zusammen, die je ein Beinpaar tragen. Die beiden letzten, besonders kräftigen Beine dienen dem au-

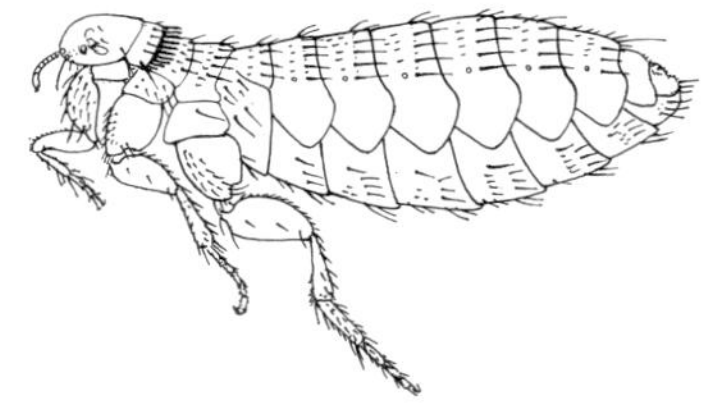

Der Hühnerfloh *Ceratophyllus gallinae* als Blutsauger von Hühnern, Hühnervögeln, Tauben, freilebenden Vögeln, z. T. auch von Säugetieren und dem Menschen, vor allem in Zonen gemäßigten Klimas (nach REIS und NOBREGA, 1956)

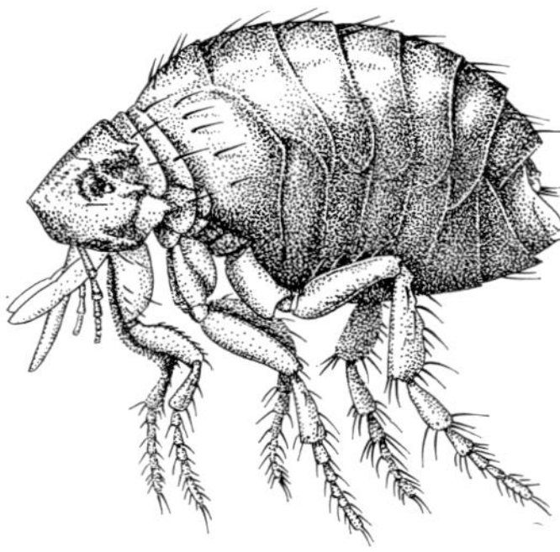

Der Floh *Echidnophaga gallinacea* als Blutsauger des Geflügels, freilebender Vogelarten, zum Teil auch von Säugetieren und dem Menschen, vor allem in tropischen und subtropischen Gebieten (nach USDA, 1964)

ßerordentlichen Sprungvermögen. Der Hinterleib kann durch zahlreiche, häutig-dehnbar miteinander verbundene Rücken- und Bauchklappen viel Blut aufnehmen.

Entwicklung

Vom Ei bis zur Geschlechtsreife muß der Floh folgende Stadien durchlaufen: Ei, Larve, Puppe und *Imago*. Das ♀ legt ein bis drei Monate lang, und zwar nach jedem Blutsaugen schubweise bis zu acht 0,5 mm ×0,3 mm große ovale, weiße, klebrige Eier wahllos in das Gefieder des Wirts,- die Einstreu oder sonstige Schlupfwinkel. Aus den Eiern schlüpfen 1,5 mm lange, weißgelb gefärbte, bein- und augenlose Larven. Ihr Körper besteht aus Kopf, 3 Brust- sowie 10 Hinterleibsabschnitten und trägt in 2 Reihen angeordnete, nach hinten gerichtete Borsten. Nachdem die sich insgesamt dreimal häutenden, annähernd 5 mm langen Larven das letzte Mal ihre Hülle abstreiften, spinnen sie sich mit ihrem Speicheldrüsensekret in einen ovalen, aus seideähnlichen Fasern bestehenden Kokon ein. Dieser bleibt durch anhaftende Schmutzpartikeln getarnt und somit schwer erkennbar. Im Kokon häutet sich die Larve des 3. Stadiums noch einmal und wächst dann zur bereits flohähnlichen Puppe heran, aus welcher der geschlechtsreife Parasit hervorgeht.

Hühner- und Taubenfloh entwickeln sich unter *optimalen* Verhältnissen (genügend Wirtstiere, günstige Temperatur von 18 bis 30 °C und hohe relative Luftfeuchtigkeit von 70 bis 90 %) in 26 bis 36 Tagen. Davon vergehen 8 bis 10 Tage von der Eiablage bis zum Schlupf der Larve, 10 bis 12 Tage für die 3 Larvenstadien und 8 bis 14 Tage für die *Kokonphase*. Unter ungünstigen Bedingungen (niedrige Temperatur und Luftfeuchtigkeit) endet die Vermehrungsphase erst nach mehreren Monaten. Sowohl Jugendformen als auch fortpflanzungsfähige Flöhe erweisen sich gegenüber Sonnenlicht, Austrocknung und hohen Kältegraden sehr empfindlich. Larven können wochenlang, *Imagines* sogar monatelang hungern.

Lebensweise, Schadwirkung

Bei genügend vorhandenen Wirten saugen Flöhe täglich mindestens einmal, unter optimalen Bedingungen jedoch mehrmals, Blut. Dabei bohren sie ihre Mundwerkzeuge in die Haut des Opfers und stechen ein Blutgefäß an. Die Abwehrreaktionen des Wirtes erfordern oft mehere Einstiche, die jedoch nicht schmerzen. Das eingespritzte *Sekret* ruft Juckreiz und eine *Quaddel* hervor. Obwohl der Verdauungskanal des Flohs nur etwa 0,5 mg Blut faßt, nimmt er meist mehr auf, da er es während des Saugens wieder tropfenweise ausscheidet. Eingetrocknetes Blut stellt neben sonstigen organischen Stoffen (*Epidermis*schuppen, Federteilchen und Kot der Taube) die Nahrung der Flohlarven dar, welche nicht parasitisch leben und sich als ausgesprochene Nestbewohner vor allem in den Nistzellen und Brutnestern befinden.

Nicht nur Tauben, sondern auch andere Wirte können Tauben- und Hühnerflöhe weiterverbreiten. Bei Parasitenplagen findet man in den Nestern massenhaft *Imagines* und Larven. Sie zwingen die Tauben häufig, Eier und Junge zu verlassen. Befallene Tiere erweisen sich *anämisch* und in schlechter Kondition, Nestlinge und Jungtiere verenden plötzlich, Zucht- und Brieftauben weisen unbefriedigende Leistungen auf. Invasionen nimmt man oft dann wahr, wenn die Parasiten auch den Züchter plagen oder in die Wohnräume einfallen.

Bekämpfung und Prophylaxe
Flohbefall läßt sich mit den gleichen Maßnahmen bekämpfen und verhüten wie die Taubenzeckeninvasion. Da sich diese Parasiten jedoch in kürzerer Zeit vermehren, muß man die Desinfestation des Schlages und seiner Umgebung in vierwöchigen Abständen wiederholen.

6.2.4. Käfer (Coleoptera)

Vorkommen, Verbreitung, Arten
Zu den zur Ordnung Käfer *(Coleoptera)* zählenden, vor allem in unsauberen Taubenschlägen vorkommenden Schädlingen und Lästlingen gehören vor allem: Mehlkäfer *(Tenebrio molitor)* und verwandte Arten, Gemeiner Speckkäfer *(Dermestes lardarius)* und andere Dermestidae, Aaskäfer *(Silpha thoracica, Silpha opaca, Necrophorus* vestigator u. a.), die sich vorwiegend in Kot und Einstreu entwickeln. Daher stellt man sie in der warmen Jahreszeit häufig in selten gereinigten, unzweckmäßigen Taubenunterkünften fest. Sowohl die *Imagines* als auch ihre Jugendformen ernähren sich von pflanzlicher und tierischer Substanz, weswegen sie Futtermittel befallen und sogar Nestlinge anfressen können. Die aufgeführten Käfer stellen außerdem vielfach Zwischenwirte für Bandwürmer (vor allem *Raillietina-* und *Hymenolepis-*Arten) dar.

Die bisher in den Brutnestern von verwilderten Haustauben als Schädlinge nachgewiesenen Käferarten enthält die Tab. 6/1. Nach den Untersuchungen mehrerer Autoren können sie bei massenhaftem Auftreten Plagen für Mensch und Tier darstellen. Daher gelten verwilderte Haustauben vielerorts als hygienisches Problem, deren Populationen man im Interesse der Bevölkerung durch entsprechende, dem Tierschutz nicht zuwiderlaufende Maßnahmen auf angemessene Zahlen halten und daher ständig dezimieren muß.

Körperbau
Käfer besitzen 4 Flügel, von denen die beiden vorderen feste Decken darstellen, beißende Mundwerkzeuge, die freie Vorderbrust sowie meist fünfgliedrige Beine.

Speckkäfer (Dermestidae)
7 bis 10 mm groß, von länglich ovaler Gestalt und schwarzbraun gefärbt. Ihre braun behaarten *Larven* besitzen eine Länge von 5 bis 15 mm und einen zylindrischen, oben dunkelbraunen, unten grauen Körper. Ihr Vorderende erscheint stärker als das Hinterteil, welches 2 nach oben gerichtete *Chitinh*aken und einen Haarpinsel trägt. Die Körperoberseite zeigt unterschiedlich lange Borsten. Durch 3 Beinpaare können sich die Larven gut fortbewegen.

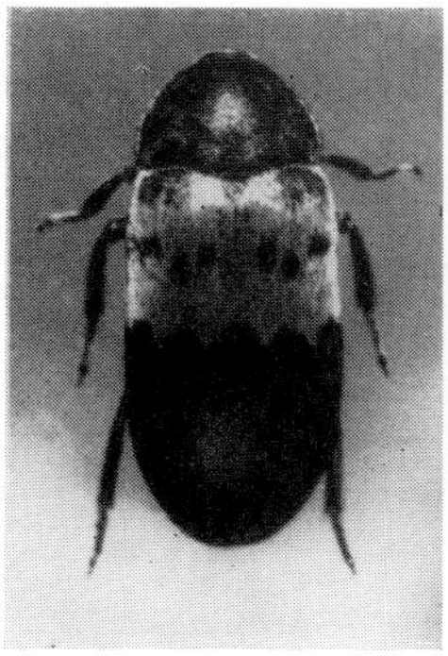

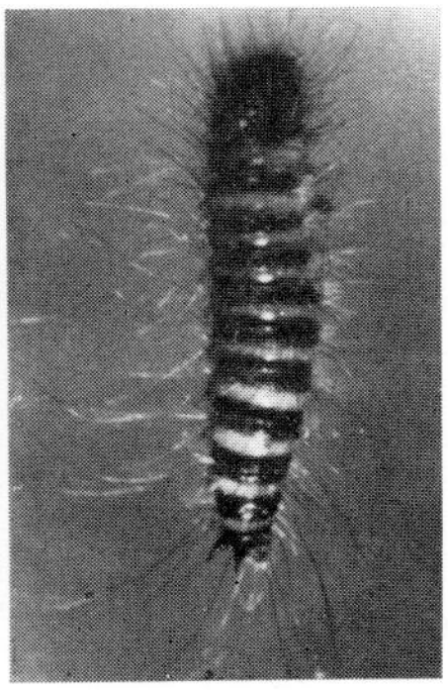

Exemplar des Gemeinen Speckkäfers *Dermestes lardarius*

Larve von *Dermestes lardarius*

Schwarzkäfer (Tenebrinoidae)
Die bis zu 30 mm langen, als Mehlwürmer bezeichneten gelbbraunen Larven der dunkelbraun-bis schwarzglänzenden, maximal 15 mm großen Tenebrioniden besitzen einen zylindrischen Körper und 3 kurze Beinpaare. An ihrem letzten Leibesring befinden sich 2 Chitinhaken.

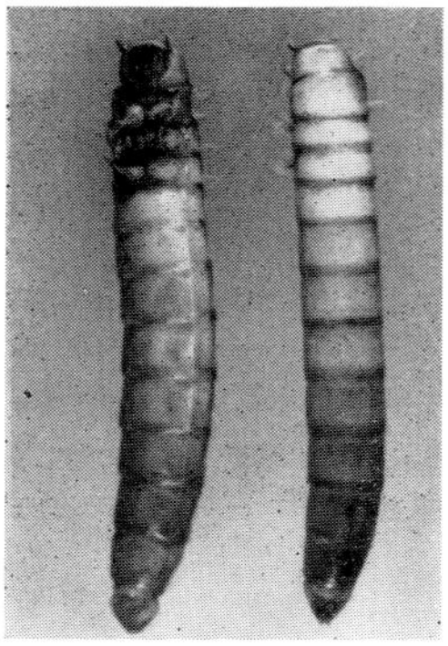

Larven des Mehlkäfers *Tenebrio molitor*, Bauchseite (links), Rückenseite (rechts)

Entwicklung

Speckkäfer und Schwarzkäfer stellen Vorratsschädlinge dar, die gut fliegen und deshalb in Schläge eindringen können. Sie vermehren sich vor allem in dem Kot, Schmutz und der Einstreu von selten gereinigten Schlägen. Die ♀♀ legen mehrere hundert klebrige Eier in Verstecke, aus denen nach 1 bis 3 Wochen Larven schlüpfen. Diese verwandeln sich über ein Puppenstadium in fortpflanzungsfähige Käfer. Die Gesamtentwicklung schwankt zwischen 6 und 18 Monaten.

Schadwirkung

Larven und *Imagines* können kriechen und über die Nistschalen, unter denen sie sich verbergen, zu den Nestjungen gelangen. Sie fressen die Jungen besonders an Kopf, Hals, Brust sowie unter den Flügeln an und bohren tiefe Gänge in ihren Körper, worauf die Eltern ihre Nestlinge meiden. Das gleiche trifft auch für die bis 15 mm langen schwarzen Aaskäferlarven zu.

Bekämpfung und Prophylaxe

Bemerkt der Züchter diese Schädlinge, muß er sie umgehend vernichten. Am Taubenkörper befindliche Larven betupft er mit Öl und löst sie danach mit einer Pinzette vorsichtig ab. Um alle Schmarotzer beseitigen zu können, sollte er den Schlag gründlich reinigen und mit einem geeigneten *Insektizid* entwesen. Käferbefall läßt sich verhüten, wenn er die Schläge regelmäßig reinigt und möglichst nicht einstreut.

6.2.5. Taubenfliege Pseudolynchia (P.) canariensis MACQUART, 1840 und andere Lausfliegen

Vorkommen und Verbreitung

Die zur Familie Lausfliegen (*Hippoboscidae*) gehörige häufige Art, die weltweit verbreitete Taubenfliege *P. canariensis* kommt als *periodisch-stationärer* blutsaugender Ektoparasit vor allem bei Tauben in tropischen und subtropischen Gebieten vor. Lausfliegen gibt es in annähernd 200 Arten als Parasiten von Vögeln und Säugetieren, 152 Spezies (72 %) allein bei Vögeln. Manche Arten gelangen durch Zugvögel auch in Länder mit gemäßigtem Klima und können Tauben befallen, meist jedoch nicht überwintern.

TABELLE 6/11
Als blutsaugende Ektoparasiten von Tauben nachgewiesene Lausfliegenarten (VOGEL, 1965; ergänzt)

Pseudolynchia canariensis MACQUART, 1840
Lynchia capensis BIGOT, 1885
Lynchia hirsuta BIGOT, 1885
Lynchia lividocolor BIGOT, 1885
Microlynchia pusilla SPEISER, 1902
Ornithomyia avicularis LINNE, 1758
Ornithoctona nigricans var. *columbae* SPEISER, 1902
Ortholfersia spinifera SPEISER, 1902
Stribometopa podostyla SPEISER, 1904

Körperbau

Die etwa 6 mm langen, stubenfliegenähnlichen, dunkelbraunen Taubenfliegen besitzen einen langen Kopfkegel mit stechenden Mundwerkzeugen, 2 *transparente*, lange, den Körper weit überragende Flügel, 3 Beinpaare mit starken, gezähnten Krallen sowie *rudimentäre* Antennen.

Entwicklung

Lausfliegen unterscheiden sich in ihrer Entwicklung grundlegend von anderen Zweiflüglern (*Dipteren*). Die Eier entwickeln sich einzeln im Insektenweibchen so, daß in ihnen eine *Larve* schlüpft, die sich im *uterusähnlichen* Organ von „Milchdrüsen" ernährt, sich dort bis zum dritten Larven-

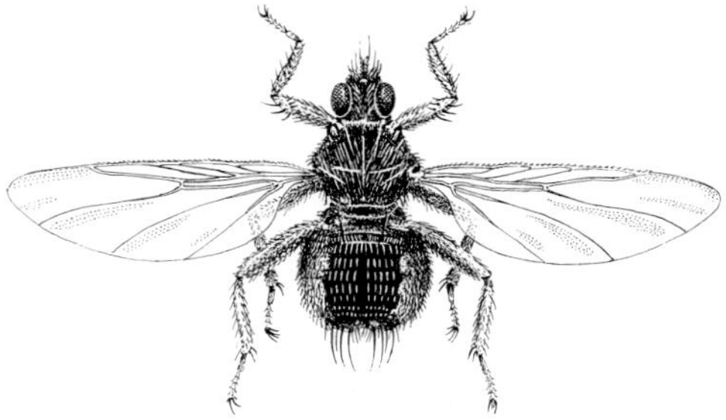

Männchen der Taubenfliege *Pseudolynchia canariensis*, Körperoberseite (nach DRAKE und JONES, 1930)

stadium entwickelt, um dann geboren zu werden. Die Larve verpuppt sich unmittelbar nach der Geburt und ihr Körperäußeres verhärtet sich zu einer sehr widerstandsfähigen Schutzhülle, dem Tönnchen *(Puparium)*, das vom Federkleid des Wirtes abfällt, um in Brutnester, Spalten, Ritzen oder andere Schlupfwinkel des Schlages zu gelangen. Die gelblichen, frisch abgesetzten, in der erstarrenden festen dunklen Puppenhülle befindlichen Larven lassen sich auch in anderen Verstecken nachweisen. Bei Temperaturen um 22 °C dauert das Puppenstadium 29 bis 31 Tage, ehe daraus die fortpflanzungsfähigen ♂♂ und ♀♀ hervorgehen. Die ♀♀ von *P. canariensis* leben etwa 45 Tage. Mit 7 Tagen begatten die ♂♂ sie, mit 16 Tagen „gebären" sie ihre erste Larve, meist 4 bis 5 Puparien während ihres gesamten Lebens.

Lebensweise
Beide Geschlechter von Lausfliegen ernähren sich nur vom Blut ihrer Wirte. Als relativ langlebige Insekten bleiben die Imagines mancher Arten etwa 4 Mon. lang am Leben, wobei die Entwicklung zur Larve im Weibchen etwa 10 bis 14 Tage, die Puppenperiode von O. aviculatia im Winter bis zu 10 Mon. beträgt. Das braune bis schwarze, ovale, ziemlich harte Puppenstadium mit samenähnlichem Äußeren befindet sich je nach Art vorwiegend an den Federn des Wirtes oder vorwiegend in Nistzellen und Brutnestern. Die meisten Lausfliegenarten fliegen trotz ihres kräftigen Vorderflügelpaares wenig, sondern laufen oft von Wirt zu Wirt. Auf ihm bewegen sie sich mit krallentragenden Beinen fort.

Schadwirkung
Lausfliegen stellen *periodisch-stationäre* blutsaugende Ektoparasiten dar. Nach jedem Absetzen des Puppenstadiums, d. h. nach jeweils 6 Tagen, befallen die ♀♀ Wirte, um Blut zu saugen. Nach jeder Störung fliegen sie schnell von der Taube, um bald wieder zurückzukehren. Vor allem an den weniger stark befiederten Körperteilen saugen sie. Lausfliegen befallen vor allem noch nicht vollständig befiederte Nestjunge, die ihnen ausreichend Schutz gewähren. Mitunter befinden sich auf einem Jungen 20 bis 30 oder noch mehr Parasiten. Bei solchen Plagen können sie auch Jungtiere und erwachsene Tauben aufsuchen, weil sie von Wirt zu Wirt zu wechseln vermögen. Finden sie keinen, gehen sie innerhalb weniger Tage zugrunde.

Von Lausfliegen befallene 2 bis 4 Wochen alte Nestjunge können durch den Blutverlust *anämisch* und so stark geschwächt sein, daß sie verenden. Bei Massenbefall befinden sich an einem Tier oft $>$ 70 *Imagines.* Ältere, kaum blutleer gesaugte Tauben erscheinen m. o. w. stark beunruhigt, Zuchttiere zerbrechen hierdurch häufig die Eier und brüten nicht mehr. Brieftauben verlieren ihre Kondition.

Lausfliegen stellen häufig Überträger von Blutprotozoen der Taube dar. Sie stechen mitunter auch den Menschen, vor allem beim Rupfen geschlachteter Nestjunger. Aus dem kaum bemerkten Stich bildet sich nach mehreren Std. eine hellrote, sehr schmerzhafte, über einen Monat nachweisbare *Quaddel.*

Bekämpfung und Prophylaxe
Lausfliegen lassen sich mit den gleichen Maßnahmen bekämpfen und verhüten wie andere Ektoparasiten, z. B. Taubenzecken. Tauben sollten nur in Nistschalen brüten, die man regelmäßig und mit einem wirksamen Kontaktinsektizid-Puder einstäubt.

6.3. Bekämpfung und Prophylaxe von Ektoparasiten

Ektoparasiten lassen sich sowohl mechanisch als auch chemisch bekämpfen. Die mechanischen Verfahren verloren im Gegensatz zu den chemischen zunehmend an Bedeutung. Das Spektrum von chemischen, spezifisch gegen Ektoparasiten gerichteten (antiektoparasitären) Mitteln reicht von pflanzlichen Stoffen (*Derris*-Präparate) über die heute nicht mehr gebräuchlichen Halogenkohlenwasserstoff-Verbindungen (z. B. *DDT, HCH*) bis hin zu den neueren Wirkstoffen, wie *Phosphor-* und *Carbaminsäureester.* Ähnlich wie bei den *Chemotherapeutika*, bemühte man sich auch bei der Entwicklung von Insektiziden durch chemisch veränderte Substanzen die giftige Wirkung dieser Verbindungen für Warmblüter bei gleichbleibender spezifischer *Toxizität* für die Ektoparasiten zu vermindern.

In der Vergangenheit erprobte man auch Mittel, die ausgesprochen *physikalisch* wirkten, z. B. Präparate auf der Basis hoch*disperser* Kieselsäuren, die durch ihre Primärteilchen wasserentziehend *(hygroskopisch)* wirken, die *Lipid*schicht der Ektoparasiten *absorbieren* und ihren Tod durch den Flüssigkeitsentzug bewirken. Der Vorteil solcher Verbindungen besteht neben der nicht zu erwartenden Ektoparasitenresistenz vor allem in ihrer Ungiftigkeit sowie guten Verträglichkeit für Warmblüter (Tier und Mensch). Solche auch an Ektoparasiten von Tauben weitgehend erprobten Mittel (u. a. KRUNER, 1964) gibt es jedoch noch nicht im Handel.

Der bei allen *Phosphorsäureestern* gleiche Wirkungsmechanismus besteht darin, daß sich phosphorhaltige Spaltprodukte der Wirkstoffe an das Ferment *Azetyl-Cholinesterase* lagern und es blockieren. *Azetyl-Cholinesterase* baut im Körper Azetylcholin ab, eine Substanz, welche die Durchlässigkeit *(Permeabilität)* bestimmter Nervenzellen verändert und somit Nervenreize überträgt. Durch Phosphorsäure gehemmte *Esterase* bewirkt gestörte Funktionen des Nervensystems sowie der von ihm gesteuerten Gewebe (vor allem Muskulatur) sowie Organe und damit Lähmungen.

Auf Grund unterschiedlicher *Resorptions-* und Einschleusungsbedingungen infolge verschiedenartig aufgebauter Körperoberflächen bei Warmblütern einerseits und Ektoparasiten (*Chitin*panzer) andererseits gelang es, durch chemisch veränderte Substanzen ihre allgemeine Giftwirkung zu vermindern, ohne dabei den *insektiziden Effekt* zu verringern. Die Tab. 6/12 veranschaulicht die *Toxizität* von Insektiziden (ausgedrückt in der mittleren tödlichen Dosis = LD_{50} für Ratten), die z. B. beim *Nitrostigmin* im Vergleich zum *Dietreen* 15 mg/kg KM : 5000 mg/kg KM = 1 : 330 beträgt. Je höher die LD_{50} *(akute Toxizität)* liegt, bei der die Versuchstiere sterben, um so geringer ist die Giftwirkung für sie. Die LD_{50} gilt als wichtiger, aber nicht als einziger Maßstab zur Beurteilung der *Toxizität.* Hierzu gehört auch die *chronische Toxizität*, d. h. die bei in gleichen Zeitabständen wiederholt verabfolgter Substanzmenge vorhandene Giftwirkung. Diese schädigt den Warmblüterorganismus zwar nicht unmittelbar, die aufgenommenen Mengen können jedoch durch ihre Anhäufung *(Kumulation)* infolge langsamer Ausscheidung bis hin zum *toxischen* Wirkungsspiegel anwachsen.

Dietreen (Wirtstoff *2-Chlor-1-[2, 4, 5 trichlorphenyl]-dimenthyl-phosphat)* besitzt durch die hohe Ausscheidungsrate auch seiner Stoffwechsel-Umwandlungsprodukte *(Metaboliten)* sowohl eine geringe akute als auch *chronische Toxizität.* Über die Anwendung von Dietreen bei Tauben berichteten mehrere Autoren (u. a. KLETTE,, 1971; SCHULTZ, 1971; LUCAS u. LÜTHGEN, 1973). Seine Wirksamkeit erstreckt sich auf alle Taubenektoparasiten, und zwar bei

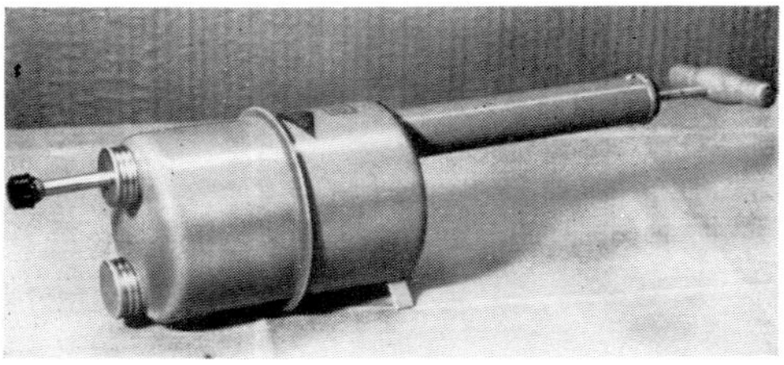

Handspritze für das Versprühen von Insektizidlösungen zur Ektoparasitenbekämpfung in Schlupfwinkeln

TABELLE 6/12
Insektizide und ihre Toxizität für Versuchssäugetiere (SCHULTZ, 1971)

Wirkstoff	Toxizität LD_{50} in mg/kg KM		Aufnahme durch
	orale	*perkutane*	
Dichlordiphenyltrichloräthan (DDT-Chlorphenotan)	Ratten 250	Ratten 2500	Kontakt
Gamma-Hexachlorcyclohexan (Paragal, Pecusanol, Jacutin, Gammexan, Lindan)	Ratten 125	Ratten 180	Kontakt
Thiophosphorsäure-diäthyl-p-nitrophanylester (Dimetilan, CBM 8)	Ratten 6 bis 15 Meerschweinchen 32	Ratten 20 bis 60 Kaninchen 40 bis 50	Kontakt, Fraß Inhalation (mittlere Flüchtigkeit)
N,N-Dimethylcarbaminsäure (1-N, N-dimethyl-carbaminoyl-5-methyl-pyrazolyl-3)ester (Dimetilan, CBM 8)	Mäuse, Ratten 63 bis 64	Ratten 2000	Fraß
0,0-Diäthyl-0 (2-isopropyl-6-methyl-4-pyrinidyl) thiophosphorsäure (Diazinon)	Mäuse 82 Ratten 108	— —	Kontakt
0,0-Diäthyl-0-(3 chlor-4-methyl-7 cumarinyl) thiophosphat (Asuntol)	Mäuse 55 Ratten 100	— —	Kontakt Fraß
Thiophosphorsäure-0-(3-methyl-4-methyl-mercapto-phenyl)-0, 0-dimethylester (Baytex, Fenthion)	Mäuse 128 Ratten 245	Ratten 500 Meerschweinchen 800 Kaninchen 150 bis 175 Hühner 30 bis 40	Kontakt Fraß Kumulation im Tierkörper
Dithiophosphorsäure (N-methyl-aminocarboxy-methyl)-0, 0-dimethylester (Dimethoat)	Mäuse 285 Ratten 265	Ratten 400	Fraß Kontakt
2, 2, 2-Trichlor-l-hydroxyäthyl-phosphorsäure-dimethylester (Neguvon)	Mäuse 660 Ratten 630	—	Kontakt
Transiomer von 2-Chlor-1-(2, 4, 5-trichlor-phenyl)vinyl-dimethylphosphat (Dietreen)	Mäuse 5000 Ratten 4000 bis 5000 Enten 2000	Kaninchen 5000	Kontakt Fraß, keine Kumulation und Inhalation

0,65- bis 1%igem Wirkstoffgehalt in der Suspension, die sich entweder mit der Hand- oder Druckspritze versprühen läßt. Abhängig von der Konzentration beträgt die Wirkungsdauer bei 0,65 % etwa 6, bei 1 % um 8 Wochen.

Zur Bekämpfung von ektoparasitischen Milben (einschließlich Zecken) und Insekten (Federlinge, Wanzen, Flöhe, Lausfliegen) besprüht man alle Flächen und Gegenstände des Schlages, um auch die in Schlupfwinkeln vorhandenen Parasiten zu erfassen. Bei Federmilben und Federlingen verfährt man nach den Richtlinien von LUCAS u. LÜTHGEN (1973).

Zur Fliegenbekämpfung empfiehlt es sich, die Wirkstoffkonzentration auf bis 2 % zu erhöhen, als Lockmittel außerdem 1 bis

TABELLE 6/13
Wirkung mit Insektiziden imprägnierter Bänder und Plastflächen auf Fliegen (SCHULTZ, 1971)

Präparat	Dosierung mg/10 m^2	Sofortwirkung in %	Abtötungszeit in h	Wirkungsdauer in Wochen
Parathion	1	50	3	12
Dimethoat	1,5	50	2	12
Fenthion	2,5	50	2 bis 5	12
Dichlorphos	8	50	1	—
Dimethilan	2	50	2,5	3 bis 4, später hoher Anteil „knock down"
Dietreen	1	50 (auf Glas)	0,25 bis 0,5	5
		100	24	
		25 (auf Plaste)	0,25	
		100	24	

2 % Zucker zuzusetzen und damit nur das obere Drittel der Wände und die Decken zu besprühen. Dort halten sich die Fliegen bevorzugt auf und lassen sich damit so effektiv wie möglich bekämpfen. Um die Entwicklung von Fliegenlarven verhüten zu können, besprüht man den Kot als ihr Vermehrungssubstrat.

Anwendung von Dietreen
1 l Spritzsuspension genügt für 10 bis 20 m^2 Fläche bei einmaligem Versprühen, wenn man alle Flächen, Gegenstände und damit Ektoparasitenschlupfwinkel des Schlages sichtbar befeuchtet. Hierdurch lassen sich innerhalb von 1 bis 2 Wochen auch die in Verstecken befindlichen Parasiten vernichten. Wegen der geringen *Toxizität* für Warmblüter läßt sich die Ektoparasitenbekämpfung zwar auch im belegten Schlag vornehmen, was man jedoch vorsichtshalber besser vermeidet, selbst wenn der Organismus innerhalb von 14 Tagen aufgenommene Wirkstoffmengen ausscheidet.

7. Würmer *(Helminthen)* und von ihnen hervorgerufene Krankheiten *(Helminthosen)*

Die unter 7.4. beschriebenen, zu den Rundwürmern *(Nemathelminthen)* gehörenden Fadenwürmer *(Nematoden)* stellen die häufigsten *Helminthen* von Tauben dar. Dagegen kommen die zu den Plattwürmern *(Plathelminthen)* gehörenden, unter 7.5. und 7.6. aufgeführten artenreichen Bandwürmer *(Cestoden)* und Saugwürmer *(Trematoden)* seltener vor. Nachfolgend besprechen wir zusammenfassend die charakteristischen Eigenschaften dieser Krankheitserreger, ferner Infektion, Krankheitssymptome und -verlauf, anschließend die wichtigsten Helminthen von Tauben sowie zum Schluß ihre Diagnostik, Chemotherapie, Bekämpfung und Prophylaxe.

7.1. Eigenschaften der Helminthen

Körperbau

Helminthen passen sich der parasitischen Lebensweise im Wirt gut an. Manche Organe gibt es bei ihnen nur zurückgebildet *(rudimentär)* oder gar nicht, Augen z. B. fehlen völlig. Capillarien und Cestoden besitzen kein Darmsystem, da sie ihre Nahrung ohne Magen-Darm-System *extraintestinal* verdauen. Damit sie die Bewegungen des Verdauungstraktes *(Peristaltik)* nicht vom Darm ausscheiden, tragen manche Helminthen (z. B. Bandwürmer, Saugwürmer) besondere Haftorgane, während sich andere (z. B. *Capillarien, Ornithostrongylus quadriradiatus, Tetrameres-Arten)* mit ihrem Vorderkörper in die Schleimhaut einbohren.

Lebensweise

Damit die eiweißspaltenden Fermente des Darmes die vorwiegend aus Protein bestehenden Würmer nicht verdauen, enthält ihre Körperhülle Stoffe, die dieses verhindern. *Helminthen* würden im Darm zugrundegehen, wären sie auf Sauerstoff angewiesen. Sie ernähren sich entweder vom aufgenommenen Futter des Wirtes (z. B. *Ascariden, Cestoden)* oder von seiner aus Gewebspartikeln, Gewebesäften und Blut bestehenden Körpersubstanz (z. B. *Capillarien, Ornithostrongylus quadriradiatus, Tetrameres fissipina, Dispharynx nasuta, Pelucitus clava, Trematoden).*

Fortpflanzung

Helminthen müssen außerordentlich fruchtbar sein, damit ihre Art erhalten bleibt. *Cestoden* und *Trematoden* stellen sogar Zwitter (beidgeschlechtliche Organismen) dar, die einen Geschlechtsapparat sowohl vom ♂ als auch vom ♀ besitzen. Sie entwickeln sich im Gegensatz zu bestimmten *Nematoden* indirekt, da sie einen Zwischenwirt benötigen, in dem sich ihre invasionsfähigen Larven befinden. Tauben als Endwirte müssen diese befallsauslösenden Zwischenwirte aufnehmen. Erst dann können sich die Entwicklungsformen in fortpflanzungsfähige Helminthen verwandeln. Bestimmte Rundwürmer *(Ascaridia colum-*

bae, Trichostrongylus tenuis, Ornithostrongylus quadriratiatus) entwickeln sich direkt, d. h. ohne Zwischenwirt. Die begatteten ♀♀ legen während ihres mehrwöchigen bis -monatigen Lebens Hunderttausende bis Millionen Eier. Sie verlassen mit dem Kot das befallene Tier und müssen im Freien embryonieren, ehe sie sich infektionsfähig erweisen. Das sowohl von der Helminthenart als auch den klimatischen Bedingungen (besonders Temperatur, Feuchtigkeit und Sauerstoffgehalt des umgebenden Milieus) abhängige Reifen der Eier kann wenige Tage bis Wochen dauern. Nematodeneier gelten durch ihre Schutzeinrichtungen größtenteils als sehr widerstandsfähig gegen Fäulnis, Feuchtigkeit und Kälte, jedoch empfindlich gegen direktes Sonnenlicht und Austrocknung.

Begriffserläuterungen
Den Zeitraum von der Aufnahme embryonierter Eier bis zur Geschlechtsreife der daraus hervorgehenden Würmer nennt man Präpatenzperiode, die von *Helminthen* hervorgerufenen Krankheiten allgemein *Helminthosen*. Befall mit bestimmten Arten kennzeichnet man durch Anhängen der Endung „*ose*" an den Gattungs- oder Familiennamen, z. B. *Ascaridiose* (Spulwurm-), *Capillariose* (Haarwurmbefall).

7.2. Invasion und Reinvasion

Indirekte Übertragung
Cestoden, Trematoden und bestimmte *Nematoden (z. B. Tetrameres fissipina, T. americana, Dispharynx nasuta, Pelucitus clava, Capillaria caudinflata, Syngamus trachea)* entwickeln sich *indirekt*. In den Vermehrungszyklus dieser Helminthen schalten sich Zwischenwirte ein, welche die infektionsauslösenden Larvenstadien beherbergen. Diese Würmer können Tauben nur dann befallen, wenn sie die infizierten Zwischenwirte aufnehmen.

Direkte Übertragung
Von obigen Helminthen abgesehen, entwickeln sich die meisten Rundwurmarten *direkt*, d. h. ohne Zwischenwirt. Ihre in der Außenwelt embryonierten Eier gelangen mit kotbeschmutztem Futter oder Tränkwasser in den Darm der Taube. In ihm schlüpfen die Larven, welche sich viermal häuten, ehe aus ihnen fortpflanzungsfähige ♀♀ und ♂♂ hervorgehen.

Haltungsbedingungen und Helminthenbefall
Hygienisch einwandfrei gehaltene erwachsene Tiere beherbergen meist nur wenige Helminthen, deren gegenüber Umwelteinflüssen widerstandsfähige Eier sich jedoch in selten gereinigten Schlägen und Volieren anreichern können. Weniger flugfreudige sowie ausschließlich in Volieren befindliche Tauben erweisen sich durch die Haltung auf engem Raum und die hieraus resultierenden intensiven Infektions- und Reinvasionsmöglichkeiten stärker als freifliegende von Spulwurm- und Haarwurmbefall betroffen. Diese beiden häufigsten Helminthosen erreichen dort höchste Ausmaße, wo der Züchter junge und erwachsene Tiere gemeinsam in selten gereinigten Schlägen und Volieren unterbringt, das Futter auf den mit embryonierten Wurmeiern behafteten Flächen oder in unzweckmäßigen Trögen und das Trinkwasser in offenen, verkoteten Gefäßen verabreicht.

Bedeutung der Hygiene für den Helminthenbefall
Nach VOGEL u. a. (1980) stellen neben der Haltungsform (z. B. Art des Schlages, Trennen oder Nichttrennen der Jungtiere von den erwachsenen Tauben, ihr ausschließliches oder zeitweiliges Unterbringen in Volieren, vorhandene oder fehlende Freiflugmöglichkeiten) besonders die *hygienischen* Bedingungen (vor allem Haltungs-, Zucht-, Brut-, Aufzuchthygiene, hygienische Maßnahmen für neuerworbene und krankheitsverdächtige Tiere, Ausstellungs-, Brieftauben und Flugwettbewerbe) den Helminthenbefall m. o. w. stark beeinflussende Faktoren dar.
Infektionen von Jungtieren mit direkt sich entwickelnden Würmern lassen sich nur mit helminthenfreien Zuchttauben vermeiden. Deswegen bleiben „Wurmkuren" (7.8.) ohne nachhaltigen Erfolg, wenn man sie nicht mit den erforderlichen vorbeugenden Maßnahmen zur Vermeidung von Erst- und Reinfektionen verbindet.

7.3. Schadwirkung, Krankheitssymptome und -verlauf

Schadwirkung

Helminthen entziehen dem Wirt vorwiegend entweder die mit Futter aufgenommenen Nährstoffe (z. B. *Ascariden, Cestoden)* oder leben von seiner Körpersubstanz (z. B. *Capillarien, Ornithostrongylus quadriradiatus, Trichostrongylus tenuis, Tetrameres fissipina, T. americana, Dispharynx nasuta, Pelucitus clava, Syngamus trachea, Trematoden).* Mit ihren Mundwerkzeugen und Haftorganen reizen sie die Darmschleimhaut, wodurch sie die Verdauung und den Stoffwechsel von Tauben beeinträchtigen. Würmer können nicht nur Krankheitsprozesse im Darm hervorrufen, sondern auch den Organismus insgesamt schädigen. Ihre *Pathogenität* hängt besonders von der Art, Entwicklungsform und Anzahl der Helminthen ab, von ihrem Sitz und ihren Ernährungsbedingungen im Wirt sowie von dem Alter, der Konstitution, Kondition und Resistenz der Taube.

Wurmbürden

Stark wurmbefallene Tauben gelten als besonders anfällig für andere Krankheiten. Solche Jungtiere entwickeln sich schlecht und kümmern, Zuchttiere lassen in der Aufzuchtleistung nach, Brieftauben versagen häufig auf Flugwettbewerben, denn Helmintheninvasionen vermindern sowohl *Konstitution* und *Kondition* als auch *Resistenz* gegenüber anderen Krankheitserregern und *Stressoren.* Durch Wurmbefall geschwächte Tiere erweisen sich besonders für *manifeste* Infektionen sowohl mit *obligat* als auch *fakultativ pathogenen* Erregern empfänglich. Außerdem bilden sie nach natürlichen Infektionen oder Schutzimpfungen keine ausreichende Immunität.

Krankheitssymptome

Bei helminthenbefallenen Tieren beobachtete Erscheinungen gelten als unspezifisch und ähneln meist denen anderer, mit Darmentzündungen einhergehender Krankheiten. Geringgradige Invasionen verlaufen oft symptomlos. Stärkerer Befall mit einer Spezies oder selbst Mischinvasionen verschiedener Arten können bei erwachsenen Tauben *latent* bleiben, nicht aber bei Jungtieren, die gewöhnlich verlustreich erkranken. Erkennbar infizierte Tiere erweisen sich *anämisch,* entkräftet, fressen entweder weniger oder z. T. sogar mehr als gesunde, trinken viel, setzen weichbreiigen bis schleimigen, mitunter sogar blutigen Kot ab, wodurch sie sich die Kloaken- und Schwanzfedern beschmutzen.

Krankheitsverlauf

Bei *akutem* Verlauf verenden wurmbefallene Tiere meist innerhalb weniger Tage, bei chronischem mitunter erst nach Wochen. Als besonders empfänglich für Helminthen gelten junge Tauben. Von „Wurmbürden" betroffene erwachsene Tiere genesen meist, wenn ihr Körper die Helminthen *spontan* abstößt oder nach der „Wurmkur". Von ihren „wurmtragenden" Eltern gekröpfte Nestlinge können nach kurzer Krankheitsdauer verenden, weil sie mit dem Futter massenhaft embryonierte Wurmeier oder Zwischenwirte mit den invasionsfähigen Helmithenlarven aufnehmen.

7.4. Fadenwürmer *(Nematoden)*

Die zu den Rundwürmern *(Nemathelminthen)* gehörenden Fadenwürmer *(Nematoden)* stellen getrenntgeschlechtliche, unterschiedlich große, zylindrische, von einer *Keratinkutikula* umgebene, nicht segmentierte, weißgraue Parasiten mit durchgehendem Darmkanal dar. Das stets kleinere ♂ unterscheidet sich in weiteren Merkmalen vom zugehörigen ♀. Fadenwürmer entwickeln sich je nach Art *direkt* oder indirekt.

7.4.1. *Taubenspulwurm (Ascaridia columbae (GMELIN, 1790) TRAVASSOS, 1913)*

Synonyme

Ascaridia maculosa, Heterakis columbae, H. maculosa

Vorkommen, Verbreitung

Ascaridia (A.) columbae und die von ihm hervorgerufene *Ascaridiose* kommen weltweit verbreitet vor. Diesen Helminth beschrieb man erstmals Ende des 17. Jahrhunderts und übertrug ihn bereits 1868 experimentell. Außer Tauben aller Arten besitzt er keine weiteren Wirte. WAGNER (1942) beobachtete Spulwurminvasionen von Haustauben. Nach SCHÜRMANN und GREUEL (1957) verwendeten von 60 Tieren eines Bestandes innerhalb von 5 Monaten 25 (41,7 %) an Ascaridose. ZAVADIL (1958) konnte 1956 auf der Internationalen Taubenausstellung in Brno (ČSSR) bei 23,4 % der untersuchten Tiere aus verschiedenen Ländern Spulwurmeier feststellen, REHM und HASSLINGER (1969) wiesen sie bei 22,6 % der Kotproben von Rasse- und Brieftauben nach, LÜTHGEN (1961) ermittelte sie in Sammelkotproben von 139 Rassetaubenbeständen 23mal (15,7 %). Bestände mit Freiflug erwiesen sich nur zu 6,7 % befallen, in Volieren untergebrachte Tauben dagegen zu 24,2 %. Hieraus geht hervor, daß vorwiegend unsachgemäß gehaltene Tiere Spulwürmer beherbergen.

Körperbau

A. columbae stellt einen im Dünndarm parasitierenden, gelblich-weißen, schwach durchscheinenden, an beiden Körperenden zugespitzten Rundwurm dar. ♂♂ 15 bis 35 mm, ♀♀ 20 bis 55 mm lang, Ø 1 bis 1,5 mm. Am Vorderende besitzt der *Helminth* 2 Seitenflügel, einen Mund mit 3 gleichgroßen Lippen und die hinter den ventralen Lippen befindliche *Kutikularfalte*. ♀♀ besitzen einen glatten, konischen Schwanz, ♂♂ einen schräg abgestumpften, mit 2 kleinen Seitenflügeln versehenen. Der *Präanal*saugnapf trägt einen *Chitinring*. Außerdem weisen sie 14 *Kaudalpapillen*paare und 1,2 bis 1,9 mm lange *Spikula* auf.

Entwicklung

Die ♀♀ können während ihres mehrmonatigen Lebens bis zu etwa 10 Mill., gegen Umwelteinflüsse sehr *resistente* Eier legen. In feuchtem Milieu (Kot, Einstreu, Erde) bleiben sie monatelang lebensfähig, im Erdboden können sie milde Winter überstehen. Im Experiment erwiesen sie sich sogar nach mehrjährigem Konservieren bei Kühlschranktemperatur noch invasionsfähig. Direktes Sonnenlicht, Austrocknung und Temperaturen > 40 °C töten sie ab. Die elliptischen, schwach bräunlich gefärbten, 65 bis 90 μm × 40 bis 50 μm großen Eier bestehen aus einer glatten, dicken, mehrschichtigen Schale. Frisch abgesetzt, besitzen sie dunkel *granuliertes Plasma* im Einzellstadium.

A. columbae entwickelt sich direkt. In feuchten Medien bildet sich innerhalb von 10 bis 17 Tagen im Ei die infektionsfähige Larve. Nehmen Tauben embryonierte Eier mit kotbeschmutztem Futter oder Tränkwasser auf, schlüpfen in ihrem Zwölffingerdarm Larven, die sich in Abständen von jeweils 6 Tagen dreimal häuten. 4 aufeinander folgende Larvenstadien gibt es, denn der Embryo (Larve I) entwickelt sich über die Larvenstadien II, III und IV zum geschlechtsreifen Spulwurm. In den ersten 9 Lebenstagen befinden sich die Larven im Dünndarmlumen zwischen den Zotten, dringen am 10. Tag in das Epithel der

TABELLE 7/1
Askaridose und Askaridenbefall bei diagnostisch untersuchten Tauben (nach 1953 bis 1980 erschienenen Publikationen zahlreicher Autoren aus mehreren Ländern und eigenen Untersuchungen zusammengestellt)

Taubengruppen	Untersuchte Tiere	Askaridose		Untersuchte Kotproben	Kotproben mit Askarideneiern	
	n	n	%	n	n	%
Brieftauben	1249	18	1,44	90 788	1656	1,82
Rasse- und Brieftauben[1])	3716	120	3,23	7 690	721	9,38
Rassetauben	179	14	7,82	1 475	88	5,97
Verwilderte Haustauben	318	31	9,75	56	1	1,79

[1] Von den Autoren nicht getrennt

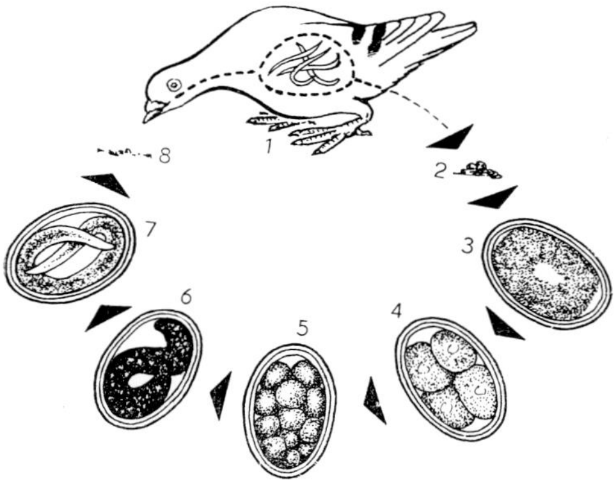

Schematisch dargestellter Zyklus direkt sich entwickelnder Helminthen, veranschaulicht am Beispiel von *Ascaridia columbae.*
Die fortpflanzungsfähigen Helminthen schmarotzen im Dünndarm von Tauben (1). Mit dem Wirtskot gelangen ihre Eier in die Außenwelt (2). Die nicht embryonierten Eier (3) können unter günstigen Bedingungen innerhalb von 7 Tagen embryonieren (4, 5, 6, 7) und gegebenenfalls monatelang lebens- und ansteckungsfähig bleiben. Nehmen Tauben embryonierte Eier (7) mit kotbeschmutztem Futter oder Tränkwasser auf (8), schlüpfen daraus im Dünndarm die Larven, welche sich schließlich zu den geschlechtsreifen Helminthen entwickeln (1). Von direkt sich entwickelnden Helminthen befallene Tauben lassen sich mit wirksamen Anthelminthika entwurmen, Infektionen und Reinfektionen durch nicht aufgenommene embryonierte Wurmeier sicher verhüten.

Darmeigendrüsen sowie Blutgefäße der Darmwand ein und kehren am 16. bis 18. Tag in das Darmlumen zurück, um sich dort innerhalb weiterer 21 Tage in fortpflanzungsfähige Helminthen zu verwandeln.

HWANG und WEHR (1958) sowie WEHR (1959) fanden bei experimentell mit *A. columbae* infizierten Tauben zahlreiche Larven auch in der Leber, in die sie durch den Pfortaderkreislauf gelangten. Dies scheint bei natürlichen Infektionen kaum oder nicht vorzukommen. In die Schleimhaut eingebohrte Larven ernähren sich vom Epithelgewebe, im Lumen befindliche sowie erwachsene Würmer vom Darminhalt des Wirtes.

Präpatenzzeit
Sie schwankt zwischen 3 und 7 Wochen, beträgt durchschnittlich 30 Tage bei jungen und 50 Tage bei erwachsenen Tauben.

Lebensweise
Spulwürmer leben im Dünndarm der Taube. Nach ihrem Tod befinden sie sich auch in anderen Organen, (z. B. Kropf, Schlund, Luftröhre). Die Verfasser konnten in einem Taubenei ein lebendes ♀ von *A. columbae* nachweisen, das über die Kloake in den Eileiter der Täubin gelangte und vermutlich vor der Kalkschalenbildung in das Eiweiß eindrang.

Im Gegensatz zu den Jungtieren beherbergen erwachsene Tauben *Ascariden* infolge vorhandener *Invasionsimmunität (Prämunität)* seltener. Von *A. columbae* befallene Zuchtpaare infizieren ihre Jungen meist schon mit dem ersten, von ihnen gekröpften Körnerfutter, das oft massenhaft embryonierte Spulwürmer enthält (LINDQUIST, 1963). Bei starkem *Ascaridiabefall* lassen sich im Kot oft über 1 500 Spulwurmeier je g feststellen.

Schadwirkung
Geringgradiger Spulwurmbefall schadet Tauben kaum. Solche Tiere scheiden jedoch mit dem Kot massiv Wurmeier aus, die sich vor allem in selten gereinigten Schlägen und Volieren anreichern und besonders bei unzureichend gehaltenen, auf dem Boden gefütterten, von erwachsenen Tauben nicht getrennten Jungtieren zu gehäuften Krankheits- und Todesfällen führen. Am stärksten schädigen Ascariden Tauben durch die während der embryonalen Entwicklung in der Darmschleimhaut wandernden Larven (mehr mechanisch als *toxisch*) und die oft massenhaft vorhandenen erwachsenen *Helminthen*, die das Darmlumen vollständig verschließen können. Die Darmwand solcher Tiere erscheint verdickt und verhärtet, die Schleimhaut *katarrhalisch* entzündet. Sie enthält oft herdförmige Blutungen, mitunter auch feine *Ulzera* und Knötchen. Bei stark befallenen Tieren er-

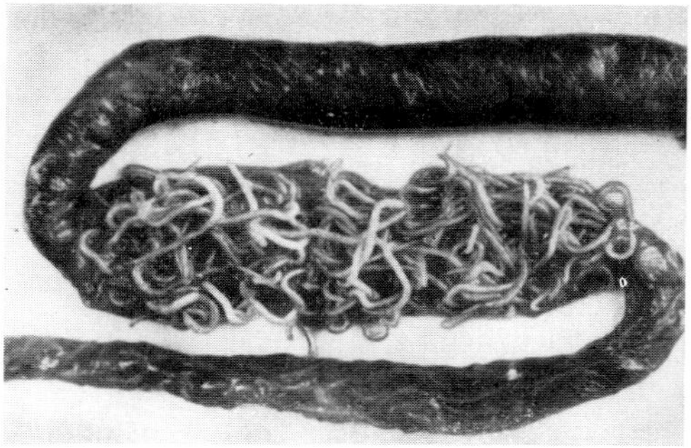

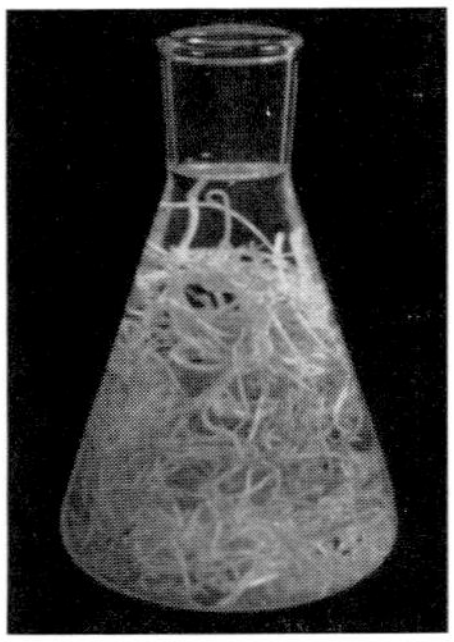

Aufgeschnittener Dünndarm einer Jungtaube mit *Ascaridia columbae*-Massenbefall

Die in dem Glaskolben enthaltene Wurmbürde derselben Jungtaube bestand aus 296 fortpflanzungsfähigen Exemplaren von *Ascaridia columbae*

weist sich oft der gesamte Darm mit den seilartig zusammengedrehten *Helminthen* ausgefüllt. Häufig lassen sich > 100, mitunter sogar mehrere hundert *Ascariden* nachweisen.

WAGNER (1942) schrieb von > 500 Spulwürmern bei einem Tier, ZAVADIL (1958) von 2 Rassetauben, in deren Darm sich 1 165 bzw. 1 074 Exemplare befanden. POUPLARD u. FIEVEZ (1955) stellten bei einer Brieftaube 785 Ascariden, SCHÜRMANN u. GREUEL (1957) bei einer Rassetaube Wurmknäuel von 100, LÜTHGEN u. LUCAS (1966) bei einem Tier 548 Spulwürmer fest. HWANG u. a. (1958) zählten bei 11 behandelten Tauben 1 293 ausgeschiedene Ascariden.

7.4.2. *Taubenpalisadenwurm Ornithostrongylus (O.) quadriradiatus STEVENSON, 1904*

Synonyme
Trichostrongylus, Strongylus oder *Cephalostrongylus quadriradiatus*

Vorkommen, Verbreitung
Dieser von STEVENSON (1904) erstmals beschriebene, zu den Palisadenwürmern *(Strongyliden)* gehörende, im Dünndarm schmarotzende blutsaugende *Helminth* kommt bei Haus- und Wildtauben vor (WEHR, 1965). Mehrere Autoren stellten ihn als Todesursache von Tauben in mehreren Ländern fest, u. a. in Südafrika, Australien, Brasilien, Kuba, Neuseeland, den USA und Großbritannien.

Körperbau
O. quadriradiatus als kleiner, haarfeiner, rotgefärbter Fadenwurm besitzt eine deutlich verdickte *Kutikula* im Kopfbereich (Kopfkappe). Die 9 bis 12 mm langen ♂♂ weisen einen zweilappigen Beutel (Bursa) ohne deutlichen *Dorsallappen* auf. Die relativ kurze *Dorsal*rippe *erstreckt sich nur* bis zur Mitte des *Bursarandes* und teilt sich in 2 kurze Spitzen und einen abgerundeten Fortsatz. Die gleichlangen, 150 bis 160 µm großen, leicht gebogenen *Spikula* enden in 3 spitzen Fortsätzen. Das 57 bis 70 µm lange *Telamon* besteht aus 2 Längs- und 2 Seitfortsätzen. Das Schwanzende der 18 bis 24 mm langen ♀♀ verjüngt sich und läuft in eine scharfe Spitze aus, die einen kurzen Dorn trägt. Die *Vulva* befindet sich im hinteren Körperdrittel und besitzt eine kurze *Vagina*.

Entwicklung
Aus den bereits im Furchenstadium abgelegten, im Kot befindlichen ovalen 70 bis 75×38 bis 40 µm großen dünnschaligen Eiern schlüpfen in feuchter Umgebung nach 19 bis 24 Std. Larven, die sich innerhalb eines Zwischenraumes von 3 bis 4 Tagen zweimal häuten.

Die invasionsfähigen Larven des 3. Stadiums müssen Tauben mit kotbeschmutztem Futter oder Tränkwasser aufnehmen, damit sie sich innerhalb von 5 bis 6 Tagen nochmals häuten und zu fortpflanzungsfähigen Würmern entwickeln können. Kot von Tieren mit starkem Helminthenbefall enthält 100 bis 500 Wurmeier/g (LEIBOVITZ, 1962).

Präpatenzzeit
5 bis 6 Tage.

Lebensweise, Schadwirkung
O. quadriradiatus lebt im Dünndarm, heftet sich mit dem Kopfteil an die Darmschleimhaut, zerstört das Epithelgewebe und saugt Blut. Betroffene *anämische*, entkräftete Tauben trinken vermehrt, fressen wenig, magern ab, erbrechen häufig, setzen ungeformten, grünlichen, schleimigen Kot ab und verenden meist nach kurzer Krankheitsdauer. Ihr *katarrhalisch* bis *hämorrhagisch* entzündeter Darm enthält grünlichen Schleim mit abgestoßenem Epithel und massenhaft Helminthen (mehrere hundert bis > 1000).

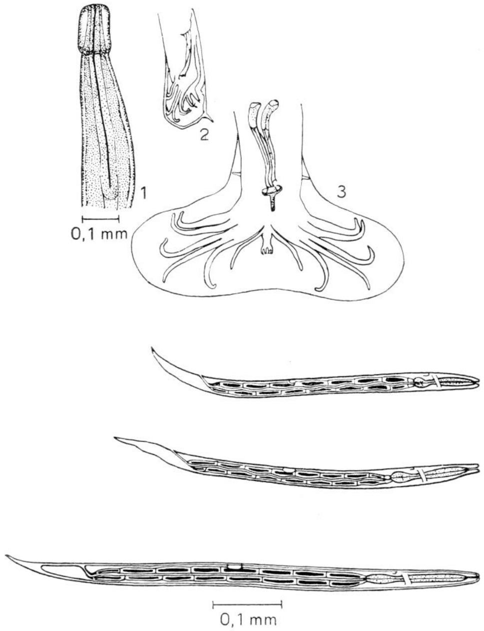

Taubenpalisadenwurm
Ornithostrongylus quadriradiatus
(nach CUVILLIER, 1937)
1 Kopfteil des Helminthen
2 Schwanz eines ♂ des 4. Larvenstadiums
3 Schwanzende des adulten ♂
Larvenformen (Seitenansicht)
4 1. Stadium
5 2. Stadium
6 3. Stadium

7.4.3. *Trichostrongylus (T.) tenuis (MEHLIS, 1846)* RAILLIET u. HENRY, 1909

Synonyme
Strongylus tenuis, S. pergracilis, T. pergracilis, T. pergradilis

Vorkommen, Verbreitung
Strongylus tenuis ließ sich bisher bei zahlreichen empfänglichen Vogelarten nachweisen, vor allem Hühnervögeln (Haus-, Perl-, Reb-, Stein-, Rot-, Alpenschnee-, Moorschnee-, Teich-, schwarzbrüstiges Sandhuhn, Fasan, Glanzfasan, Wachtel, Kalifornische Schopf-, Virginische Baumwachtel), Entenvögeln (Haus-, Kanada-, Schnee-, Kurschnabel-, Bläß-, Saat-, Magellan-, Orinocogans, Haus-, Stock-, Gluck-, Moschusente, Singschwan, Schwarzschwan), ferner bei Silbermöwen, Austernfischern, Eichelhähern, Großtrappen und Tauben (BHATTACHARJEE, 1960). Bei den körnerfressenden Haus- und Wildtauben kommen *T. tenuis-Infektionen* kaum vor, weil die Hauptwirte diesen Helminthen vorwiegend durch verzehrte larvenhaltige Grasteile aufnehmen. Nach übereinstimmenden Untersuchungen mehrerer Autoren gehören Tauben aber zu den für *T. tenuis* empfänglichen Tieren, da sie sich mit seinen invasionsfähigen Larven experimentell infizieren lassen und bei starkem Helminthenbefall auch Krankheitssymptome aufweisen.

Körperbau
Kleiner, feiner, rötlich-brauner Fadenwurm, ♂♂ 5,5 bis 9 mm lang, in der Körpermitte 50 µm breit, ♀♀ 6,5 bis 11 mm lang und etwa 100 µm breit.

Entwicklung, Lebensweise, Schadwirkung
T. tenuis entwickelt sich direkt. Aus den mit dem Wirtskot abgesetzten Eiern schlüpfen innerhalb von 36 bis 48 Std. Larven, die sich innerhalb von 2 Wochen nach 2, mit Häutungen verbundenen Stadien in invasionsfähige Ansteckungsformen verwandeln. Nehmen Wirte befallsauslösende Larven auf, häuten sie sich in deren Darm (vorwiegend Blinddarm) zweimal, damit aus ihnen erwachsene, fortpflanzungsfähige

♂♂ sowie ♀♀ hervorgehen und die Entwicklung von neuem beginnen kann.

Präpatenzzeit etwa 9 Tage

Krankheitserscheinungen
Gestörtes Allgemeinbefinden, Entkräftung, Abmagerung lassen sich nur beim selten vorkommenden Massenbefall nachweisen.

7.4.4. *Tetrameres (T.) fissipina DIESING, 1861*

Synonyme
Tropidocera fissipina, Tropisurus oder *Tropidurus fissipinus, Acanthophorus tenuis, Tropidocera tenuis, Filaria pulicis, Spiroptera pulicis*

Vorkommen, Verbreitung
Dieser zur Familie *Spiruridae* und Gattung *Tetrameres* gehörige *Helminth* kommt vorwiegend bei Enten und anderen Wasservögeln vor, gelegentlich auch unter Tauben und Hühnervögeln. In Südeuropa und Nordafrika läßt er sich bei Tauben häufiger feststellen und verursacht nach DEL BONO (1954) beträchtliche Tierverluste. BECHADE u. BECHADE (1953) konnten bei Tauben Mischinvasionen von *T. fissipina, Ascaridia columbae* und *Capillaria obsignata* nachweisen. SANTUCCI u. a. (1953) berichteten von gehäuften Krankheits- und Todesfällen in einem *indischen* Taubenbestand durch *T. fissipina*, EWING u. a. (1967) von *Tetrameres*funden bei Tauben aus mehreren Beständen in Kansas und Oklahoma.

Körperbau
3 bis 6 mm×0,2 mm groß, fadenförmig, weißgrau, mit 4 nach hinten gerichteten kleinen Stacheln, die sich über die gesamte Körperlänge erstrecken sowie 2 *Zervikalpapillen*; Mund mit 3 kleinen Lippen versehen, Schwanz lang und schmal mit 2 quergestreiften, ungleich langen *Spikula* (80 bis 150 bzw. 280 bis 490 µm). ♀♀ 2 bis 5×1 bis 3 mm groß, unterscheiden sich deutlich von den ♂♂. Sie besitzen ein kurzes, fadenförmiges Kopf- und Schwanzende sowie einen ovalen bis kugelförmigen blutroten Körper. Diesen füllen *Uterus*schläuche aus, die massenhaft 48 bis 56 µm ×25 bis 30 µm große, ovale, farblose Eier mit dicker, glatter Schale enthalten.

Entwicklung
T. fissipina entwickelt sich indirekt. Zwischenwirte stellen Wasserkrebschen (Daphnia- und Gammarusarten), Heuschrecken, Küchenschaben, Regenwürmer und andere niedere Lebewesen dar. Die mit dem Wirtskot ausgeschiedenen, bereits die Erstlarve enthaltenden *(embryonierten)* Eier müssen Zwischenwirte aufnehmen, damit in diesen Larven schlüpfen, sich zweimal häuten und innerhalb von 42 Tagen in das invasionsfähige 3. Larvenstadium verwandeln können. Mit den von Tauben gefressenen Zwischenwirten gelangen die befallauslösenden Larven in den Drüsenmagen, dringen in die *Propria*drüsen ein, häuten sich nochmals und sind dann geschlechtsreif.

Präpatenzzeit
Mehrere Tage

Lebensweise, Schadwirkung
Im Gegensatz zu den im Drüsenmagenlumen befindlichen ♂♂ bohren sich die ♀♀ in die Propriadrüsen ein. Sie ernähren sich von Blut, Lymphe sowie Gewebspartikeln und verursachen bis kirschkerngroße, mit Schleim gefüllte Zysten, in denen sie sich meist zahlreich nachweisen lassen. Befallene *anämische*, entkräftete Tauben magern stark ab und verenden nach *chronischem* Verlauf in *kachektischem* Zustand. Ihre stark verdickte, mit zahlreichen Knötchen durchsetzte Drüsenmagenschleimhaut erscheint herdförmig gerötet.

7.4.5. *Kugelförmiger Fadenwurm Tetrameres (T.) americana CRAM, 1927*

Synonym
Tropisurus americana

Vorkommen, Verbreitung
RAGGI u. BAKER (1957) beschrieben als weitere *Tetrameres*art von Tauben *T. americana*, die auch bei Wild- und Hühnervögeln auftritt. In einem Bestand von 65, annähernd 18 Monate alten Haustauben

ließ sich dieser *Helminth* bei 4 Tieren feststellen, die auch die Spezies *Dispharynx nasuta* beherbergten.

Körperbau, Entwicklung
Im Körperbau unterscheiden sich *T. fissipina* und *T. americana* wenig voneinander. ♂♂ 5 bis 5,5 mm lang und nur 1,15 bis 1,30 mm breit mit 2 ungleichen *Spikula* (100 bzw. 300 μm), ♀♀ 3,5 bis 4,5 mm × 3 mm groß mit dem kurzen, fadenförmigen Kopf- und Schwanzende sowie kugelförmigen, blutrotem Körper mit 4 Längsfurchen. Die indirekte Entwicklung ähnelt der von *T. fissipina*.

Präpatenzzeit
Mehrere Tage

Lebensweise, Schadwirkung
Auch darin ähneln sich beide *Tetrameres*-arten. Nach RAGGI und BAKER (1957) läßt sich bei *T. americana*-Befall ein auffällig vergrößerter Drüsenmagen feststellen, durch dessen Serosa im Ø 4 bis 5 mm große, dunkelrote bis bläuliche Herde hindurchschimmern. Die Drüsenmagenwand erscheint stark verdickt, die Schleimhaut mit *Fibrin* bedeckt, welches das Drüsenmagenlumen vollständig ausfüllt. Die ♀♀ bohren sich in die Drüsenmagenwand ein,

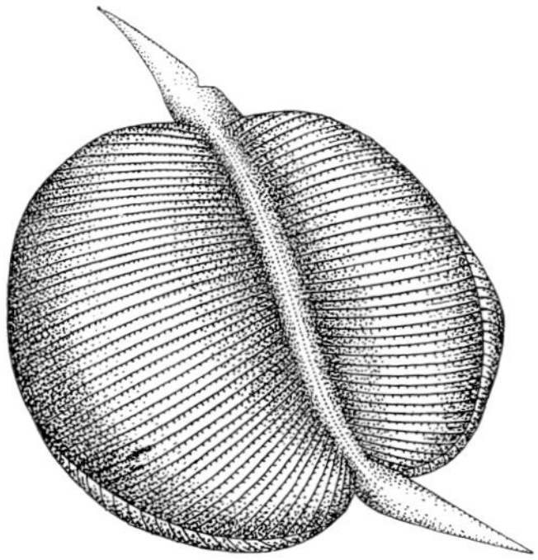

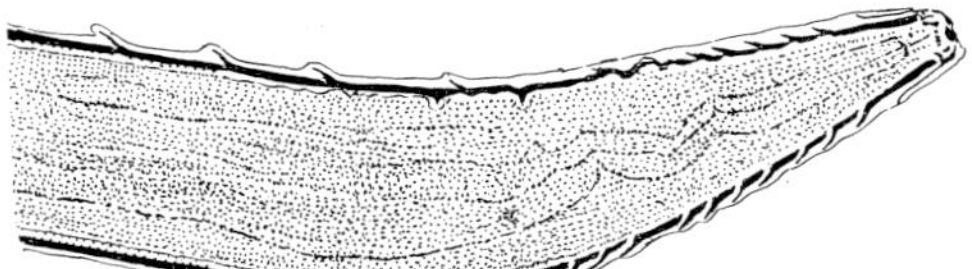

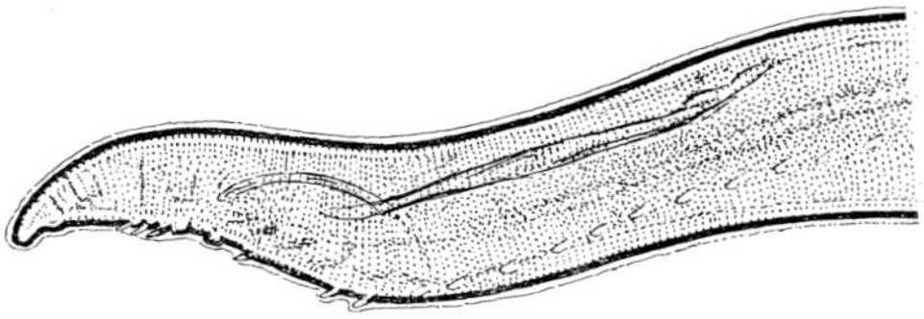

Kugelförmiger Rundwurm
Tetrameres americana-♀
(nach WEHR, 1972)

Vorderteil eines *Tetrameres americana*-♂
mit den beiden Reihen seitlicher Haken
(nach FLATT und NELSON, 1967)

Hinterende eines *Tetrameres americana*-♂
(nach FLATT und NELSON, 1967)

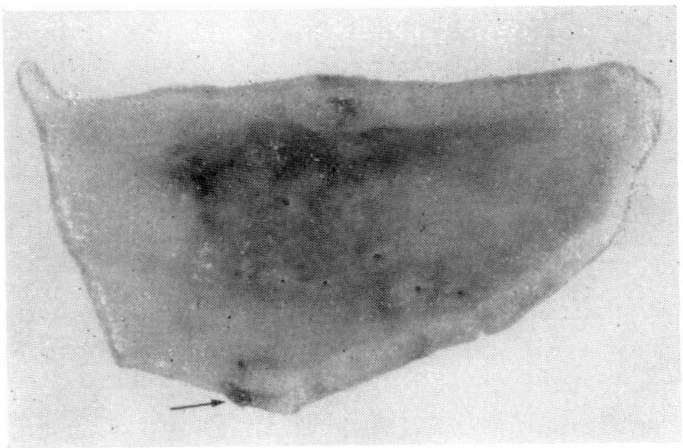

Schleimhautoberfläche des Drüsenmagens
einer Haustaube mit vergrößerten Poren,
welche in die geöffneten Fundusdrüsen
führen, in denen sich die
Tetrameres americana-♀♀ befinden.
Der Pfeil kennzeichnet ein ♀
(FLATT und NELSON, 1967)

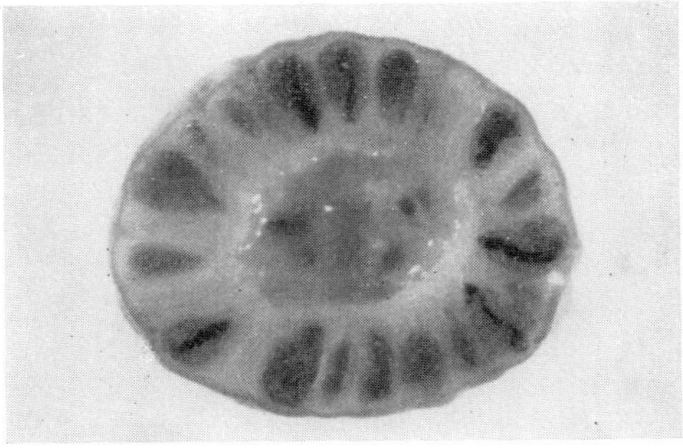

Querschnitt durch den Drüsenmagen einer
Haustaube mit den in den Fundusdrüsen
befindlichen dunkelgefärbten
Tetrameres americana-♀♀
(FLATT und NELSON, 1967)

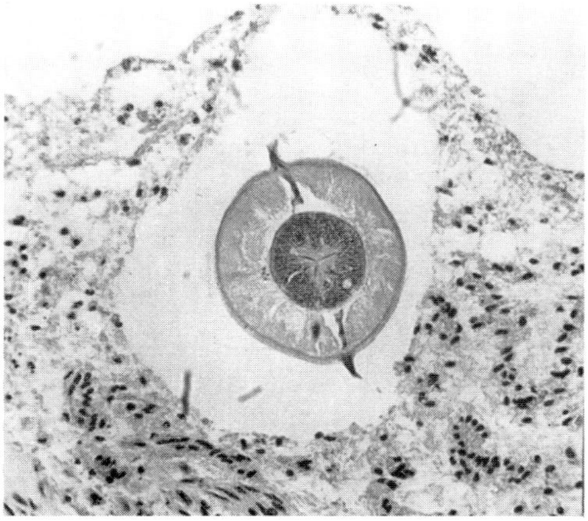

Mikroskopischer Querschnitt des Drüsenmagens einer Haustaube mit dem im Zentrum befindlichen *Tetrameres americana*-♀ (FLATT und NELSON, 1967)

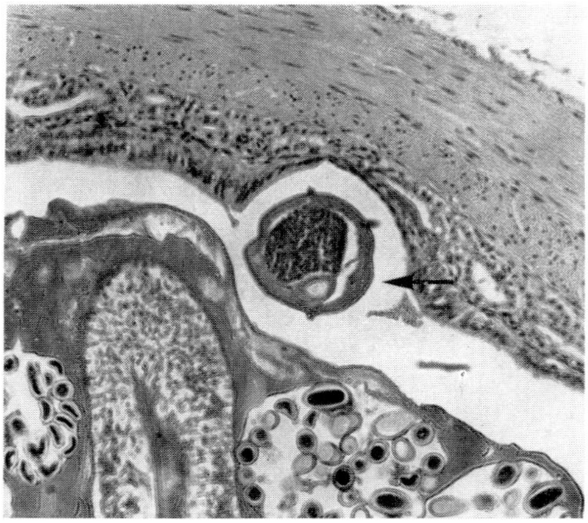

Histologischer Schnitt des Drüsenmagens einer Haustaube mit einem *Tetrameres americana*-♂ (Pfeil), daneben ein in einer Fundusdrüse befindliches ♀ (FLATT und NELSON, 1967)

nur ihr Schwanzende ragt aus den Drüsenausführungsgängen heraus, die ♂♂ befinden sich dagegen ständig im Drüsenmagenlumen. In den Drüsenknospen vorhandene *Helminthen* rufen Druck*atrophie* der *Acini* ohne *Nekrose* des angrenzenden Gewebes hervor. Das Drüsenmagen*stroma* erweist sich *leukozytär* infiltriert, *Serosa*, *Muscularis mucosae* und *Tunica muscularis* bleiben unverändert.

7.4.6. *Spiralwurm, Dispharynx (D.) nasuta RUDOLPHI, 1891*

Synonyme

Spiroptera nasuta, Dispharagus nasutus, Dispharynx oder Dispharagus spiralis columbae, Acuaria spiralis

Vorkommen, Verbreitung

D. nasuta beschrieb zum erstenmal RUDOLPHI (1819) unter dem Namen *Spiroptera nasut* als *Helminth* des Sperlings, der aber auch bei anderen Wild- sowie den Hühnervögeln (Huhn, Pute, Rebhuhn, Wachtel, Fasan, Perlhuhn, Pfau) und Tauben auftritt. CRAM (1928) berichtete über *D. nasuta*-Befall bei Militärbrieftauben in Texas (USA).

RAGGI und BAKER (1957) stellten gleichzeitig T. americana und *D. nasuta* bei Haustauben in Kalifornien (USA), HWANG u. a. (1961) den letztgenannten *Nematoden* in einem *kalifornischen* Taubenbestand fest, in dem von 50, einige Monate bis 4 Jahre alten Tieren innerhalb weniger Wochen 15 (30 %) verendeten und weitere 20 (40 %) der stark geschwächten Tiere Greifvögel als Beute schlugen. WEHR (1965) wies *D. nasuta* auch bei Wildtauben des zoologischen Parkes von San Diego (USA) nach.

Körperbau

♂♂ 5 bis 8 mm×0,2 bis 0,3 mm groß, spiralig eingerolltes Hinterende mit *Kaudal*flügeln und 4 Paaren prä- sowie 5 Paaren *postanaler Papillen* und ungleich langen *Spikula* (150 bzw. 400 µm). 5,5 bis 10 mm×3,6 bis 5,6 mm groß, mit spitzem Dorn am stumpfen Schwanzende und 2 bis 2,5 mm von der Schwanzspitze entfernter *Vulva*. Eier: 36 bis 40×21 bis 22 µm groß, dickschalig, bereits embryoniert

Entwicklung

D. nasuta entwickelt sich indirekt, seine Zwischenwirte stellen u. a. Landasseln (z. B. *Armadillidium vulgare, Porcellio*

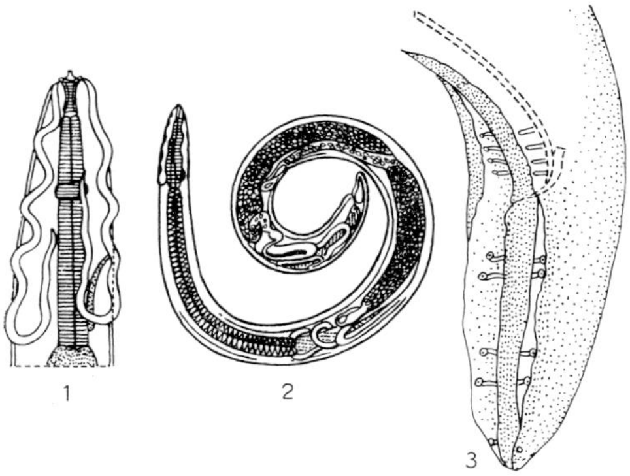

Spiralwurm *Dispharynx nasuta*
1 vergrößertes Kopfende
2 vergrößertes ♀
3 stark vergrößertes Schwanzende des ♂
(nach PIANA, 1897, SCURAT, 1915, CRAM, 1928)

scaber) dar, in denen aus aufgenommenen Wurmeiern Larven schlüpfen, die sich innerhalb von 26 Tagen dreimal häuten und sich in etwa 3 mm lange invasionsfähige Larven des 3. Stadiums verwandeln. Die mit Zwischenwirten in die Taube gelangten Ansteckungsformen häuten sich nochmals und erweisen sich nach 27 Tagen geschlechtsreif. Sie dringen in die Magenschleimhaut des Wirtes ein, in der sich auch die fortpflanzungsfähigen *Helminthen* nachweisen lassen.

Präpatenzzeit
Etwa 27 Tage

Lebensweise, Schadwirkung
Sowohl die befallsauslösenden Larven als auch fortpflanzungsfähigen *Helminthen* leben in der Drüsenmagenschleimhaut, von deren Gewebspartikeln und -säften sie sich ernähren. Von *D. nasuta* befallene, entkräftete, abgemagerte, blutarme Tiere fressen mehr als gesunde und verenden nach *chronisch* verlaufender Erkrankung in *kachektischem* Zustand. Ihr meist auffällig vergrößerter bis 5 cm langer und 4 cm dicker, eiförmiger bis runder Drüsenmagen mit der stark verdickten, herdförmig geröteten Schleimhaut weist *nekrotisches*

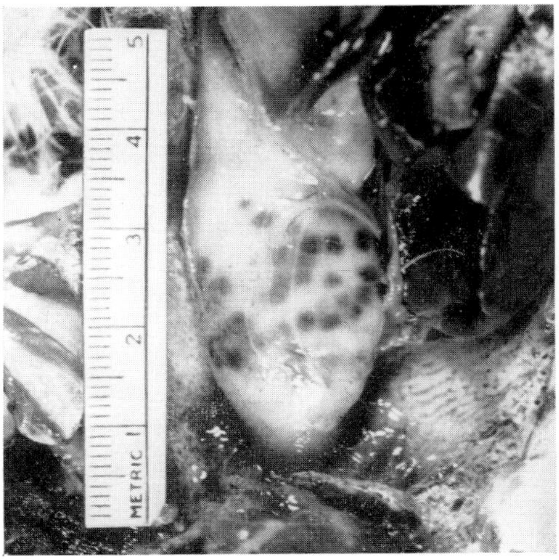

Stark vergrößerter Drüsenmagen einer Haustaube mit hochgradigem *Dispharynx nasuta*-Befall. Durch die Serosa schimmernde rundliche Zonen stellen die in Propriadrüsen befindlichen Helminthen-♀♀ dar
(RAGGI und BAKER, 1957)

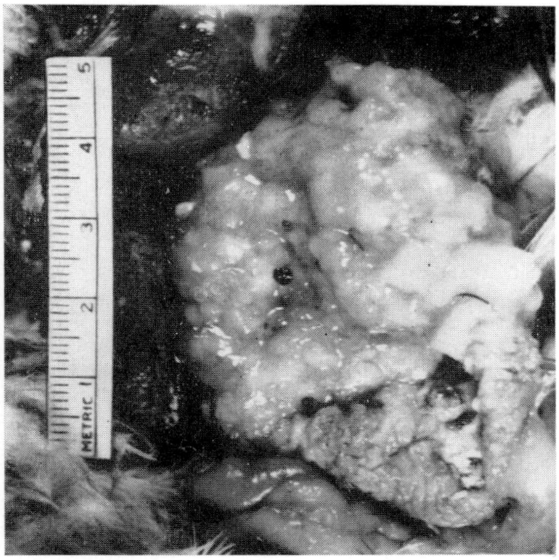

Aufgeschnittener Drüsenmagen mit der durch bis etwa kirschkerngroße Zysten stark verdickten Schleimhaut und den darin befindlichen Helminthen-♀♀
(RAGGI und BAKER, 1957)

Gewebe und *Fibrin* auf. Die tiefen *Propriadrüsen* (Drüsenknospen) mit der *papillen*artig vorspringenden Öffnung erscheinen durch *proliferiertes* Gewebe verdickt und enthalten die von schleimähnlichem *Exsudat* und *Fibrin* umgebenen Würmer, die sich bei starkem Befall in der gesamten Drüsenmagenschleimhaut ausbreiten.

Pathohistologischer Befund
Nach HWANG u. a. (1961) liegt *katarrhalische Proventriculitis* mit *Epitheldesquamation*, *Proliferation* der *Papillen*, schleimiger *Hypersekretion*, vaskulärer Hyperämie, Ödem und sekundärer bakterieller Infektion der Schleimhaut vor.

7.4.7. *Pelucitus clava* *WEDL, 1856*

Synonym
Filaria clava

Vorkommen, Verbreitung
Dieser bei Haustauben offenbar seltenere *Helminth* ruft das als *peritracheale Filariose* bezeichnete Krankheitsbild hervor.

Wirte, Vorkommen, Verbreitung
Als ursprüngliche Wirte gelten die Felsentauben *(Columba l. livia L.)*, als weitere Haustauben. Berichte darüber liegen aus folgenden Ländern vor: Österreich, Frankreich, UdSSR, China, Rumänien, BRD, Indien und Dänemark.

Körperbau
P. clava gehört zur Überfamilie Filaroidea, Unterfamilie *Onchocercidae.* Nach GUILDAL u. SETTNES (1968) handelt es sich um 0,5 bis 1,5 cm lange, fadendünne *Helminthen*, die sich als Adulte vor allem im lokkeren Bindegewebe von Schnabel-Rachen, Schlund, Kropf, Kehlkopf und Luftröhre befinden. Bei einer befallenen Strassertaube konnten sie neben *katarrhalisch* Darmentzündung und Spulwurmbefall *Ödeme* und Blutungen im *subserösen* Gewebe von oberem Verdauungs- und Atmungstrakt und darin befindliche 46 Exemplare von *P. clava* (32 ♀♀ und 14 ♂♂) feststellen, die in ihrem Aussehen den feinen Halsnerven gleichen.

P. clava besitzt eine kleine Mundöffnung und unscheinbare *Papillen.* Die ♂♂ weisen mehrere *prä-* und *postanale Papillen*paare sowie ungleiche *Spikula* auf.

Entwicklung
Die lebendgebärenden *(vivipaaren)* ♀♀ setzen Larven ab, welche blutsaugende Insekten und Ektoparasiten mit dem Stech-Saugakt aufnehmen. Vom Darm gelangen sie in die Leibeshöhle und Muskulatur dieser Zwischenwirte, häuten sich dort und dringen schließlich in deren Speicheldrüsen und den Rüssel ein, um sich mit dem Stich auf die Endwirte übertragen zu lassen. In derem Unterhautbindegewebe entwickeln sie sich nach mehreren Monaten zu geschlechtsreifen, jahrelang lebensfähigen *Helminthen.*

Blutsaugende Insekten (z. B. Stech- und Kriebelmücken), andere blutsaugende Ektoparasiten (z. B. Taubenzecken, Rote

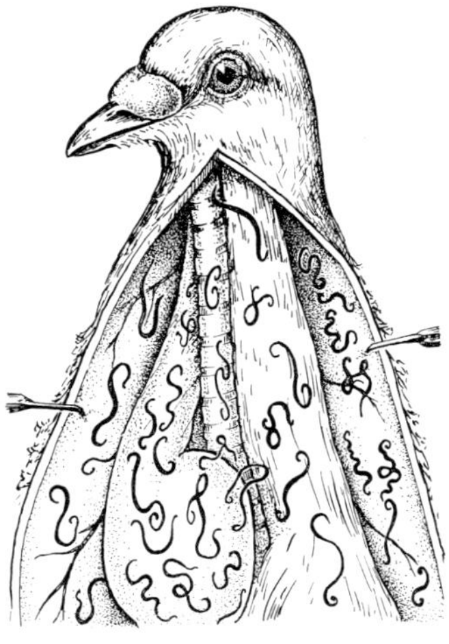

Lokalisation von Filarien der Art *Pelucitus clava* in der Unterhaut von Hals- und Kropfbereich bei Haustauben (nach SETTNES, 1967)

Vogelmilben, Flöhe, Wanzen, Lausfliegen) als Zwischenwirte übertragen die invasionsfähigen Larven auf Tauben als Endwirte.

Präpatenzzeit
Mehrere Monate

Schadwirkung
Nach NEUMANN (1906) soll *P. clava* Tauben nicht schädigen, was andere Autoren jedoch verneinen. Befallene Tiere besitzen meist geringeren Appetit und Schluckbeschwerden durch die helminthenbedingten Blutungen im *subkutanen* Gewebe von Schnabel-Rachenhöhle, Schlund, Kropf, Kehlkopf und Luftröhre. Diese schwanken von 2 bis etwa 10 mm im Ø, fließen z. T. zusammen und in ihrem Bereich befinden sich meist mehrere Helminthen.

7.4.8. *Taubenhaarwurm Capillaria (C.) obsignata, MADSEN, 1945*

Synonyme
C. columbae, C. dujardini, Trichosomum columbae

Vorkommen, Verbreitung
PAULY u. ZÜRN (1883) informierten als erste über Haarwurm (Capillaria-)befall als Krankheits- und Todesursache von Haustauben. EBER (1917) berichtete darüber in einem Bestand, in dem von 40 Tieren 16 (40 %) erkrankten. SCHLEGEL (1920) beschrieb Todesfälle durch Haarwürmer. Nach BENDHEIM (1966) verendeten in einem Bestand von 60 Tauben 30 (50 %) an Capillariose, in einem anderen, in dem gleichzeitig Manifestationen mit dem Taubenspulwurm *(Ascaridia columbae)* vorlagen, von 80 Tieren 60 (75 %).

C. obsignata gilt mit Recht als häufigster, weltweit verbreiteter *Helminth* von Tauben. Nach LÜTHGEN (1979) erwiesen sich entsprechend den 1975 bis 1980 im Staatlichen Veterinär-Untersuchungsamt Frankfurt a. M. untersuchten Kotproben annähernd 20 % der Haustaubenbestände von *Capillaria obsignata* befallen, nach HASSLINGER u. REHM (1969) insgesamt 53,4 % der geprüften Kotproben von Rasse- und Brieftauben. Im Gegensatz zur taubenspezifischen Art *Ascaridia columbae* besitzt *C. obsignata* ein breites Wirtsspektrum, denn sie kommt auch bei Hühnervögeln (Hühner, Perlhühner, Puten, Fasanen, Rebhühner) relativ häufig vor. In Volieren gehaltene Rasse- sowie in menschlicher Obhut befindliche Wildtauben leiden stärker unter klinisch manifesten *C. obsignata*-Infektionen als Brieftauben. Auf engem Raum befindliche Tiere erweisen sich meist am stärksten befallen. Obwohl vorwiegend Jungtiere erkranken und verenden, gibt es vor allem bei unzureichenden Umweltbedingungen verlustreich verlaufende Haarwurminvasionen auch unter erwachsenen Tauben aller Arten und Rassen.

Körperbau
C. obsignata stellt einen nur 0,08 mm dikken, also haarfeinen Fadenwurm mit quer-

TABELLE 7/2
Capillariose und *Capillaria*-Befall bei diagnostisch untersuchten Tauben (nach 1953 bis 1981 erschienenen Publikationen zahlreicher Autoren mehrerer Länder und eigenen Untersuchungen zusammengestellt)

Taubengruppen	Untersuchte Tiere	*Capillariose*		Untersuchte Kotproben	Kotproben mit *Capillaria*-Eiern	
	n	n	%	n	n	%
Brieftauben	1249	15	1,20	88 720	4671	5,25
Rasse- und Brieftauben[1]	5287	350	6,62	9 960	1347	19,35
Rassetauben	107	10	9,35	2 149	534	25,27
Verwilderte Haustauben	318	150	47,17			

[1] Von den Autoren nicht getrennt

gestreifter *Kutikula* und *lateralen* Bandstreifen dar. Die 8 bis 11 mm langen ♂♂ tragen an der Kloake je einen gelappten, bursaähnlichen Anhang. Ihre *Spikulum*scheide erscheint quergestreift, das Hinterende der 13 bis 18 mm langen ♀♀ stärker ausgebildet als bei den ♂♂. Die *Vulva* befindet sich in der Nähe des Darmanfanges.

Entwicklung

C. *obsignata* entwickelt sich als einziger Vertreter seiner Gattung *direkt*, d. h. ohne Zwischenwirt. Unter bestimmten Bedingungen können Regenwürmer als Sammelwirte dienen. Die ♀♀ legen sehr viele, 50 bis 55×25 bis 30 µm große, tonnenförmige, mit 2 flachen Polpfröpfen versehene, gelbbraun pigmentierte dickschalige, gegenüber Milieueinflüssen sehr widerstandsfähige Eier. Sie enthalten homogenes, fein *granuliertes Plasma* und erscheinen ungefurcht. In feuchter Umgebung können sie monatelang (z. T. >1 Jahr), unter schützender Schneedecke wochenlang ansteckungsfähig bleiben. Im Experiment überstanden sie Temperaturen von – 1 °C 316 Tage, von – 20 °C mehr als 12 Monate. Gegenüber Austrocknung erweisen sie sich jedoch sehr empfindlich, da hierbei die Eiflüssigkeit durch die Polpfröpfe verdunstet und der Embryo bereits nach wenigen Tagen abstirbt. Auf trockenen, dem direkten Sonnenlicht ausgesetzten Flächen überleben sie höchstens bis 3 Wochen, in feuchtem Milieu aber 8 bis 10 Monate. Die Entwicklung zum ansteckungsfähigen embryonierten Ei dauert unter optimalen Verhältnissen (22 °C und ausreichende Feuchtigkeit) nur 6 bis 8 Tage, bei niedrigeren Temperaturen jedoch länger.

Endogene Entwicklung

Nehmen Tauben *embryonierte* Haarwurmeier mit kotbeschmutztem Futter oder Tränkwasser auf, schlüpfen daraus Larven, die sich ausschließlich im Dünndarm entwickeln. Sie dringen in die Schleimhaut ein und verwandeln sich nach viermaligem Häuten (Larvenstadien I, II, III, IV) innerhalb von 19 Tagen in erwachsene Würmer. Die ♀♀ können schon am 21. Tag die ersten Eier legen und 9 bis 12 Monate leben.

Präpatenzzeit

Sie beträgt 19 bis 26, die Gesamtentwicklung günstigstenfalls 25 Tage.

Lebensweise

Haarwürmer bohren sich mit ihrem Vorderende in das *Zottenepitel*, seltener in die Eigendrüsen des Dünndarms, während der übrige Körper in Schleim eingebettet zwischen den Darmzotten liegt. Wegen ihrer geringen Größe lassen sie sich nur schwer im Darm, besser erst aus diesem isoliert wahrnehmen. Sie ernähren sich vom Epithelgewebe, das sie mit einem Drüsensekret auflösen und in flüssiger Form durch ihre Körperoberfläche *(extraintestinal)* aufnehmen, weil sie keinen Darm besitzen.

Hochgradig befallene Jungtauben beherbergen meist 100, mitunter sogar > 1000 Haarwürmer. Aus einer experimentell infizierten Taube isolierte WEHR (1939) 1500, aus einer natürlich angesteckten STOICAN (1961) 365 *Capillarien*. Bei geringgradigem Befall kann der Kot bis etwa 200, bei starkem > 5000 Haarwurmeier/g enthalten.

Schadwirkung

Capillarien schädigen den Wirt viel stärker als nur im Darmlumen befindliche *Helminthen* (z. B. *Ascaridia columbae)*. Massive Erstinfektionen verlaufen stets *akut* und enden – vor allem bei Jungtieren – nach sechs- bis achttägiger Krankheitsdauer oft tödlich. Ihr Darm erweist sich meist *katarrhalisch*, nur bei akutem Verlauf *hämorrhagisch* oder *pseudomembranös* entzündet und kann punktförmige Blutungen sowie tomatenketchupähnlichen Inhalt (SCUPIN, 1967) aufweisen.

Widerstandsfähige (erwachsene) Tauben können ebenfalls an C. *obsignata-Befall* erkranken. Selbst größere Wurmbürden stößt ihr Organismus meist ab, wonach sie genesen, falls sie sich nicht laufend reinfizieren. Die wenigen im Darm verbliebenen Helminthen erzeugen *Infektionsimmunität (Prämunität)*, am ausgeprägtesten bei erwachsenen Tieren.

Als Dauerausscheider setzen solche

Tauben aber stark haarwurmeierhaltigen Kot als Quelle ständiger Infektionen und Reinvasionen ab.

Capillariose tritt vor allem dann häufig und verlustreich auf, wenn Jungtiere gemeinsam mit erwachsenen Tauben in selten gereinigten Schlägen und Volieren oder mit Hühnervögeln in feuchten verkoteten Ausläufen leben. Ständig in Volieren gehaltene, oft hygienisch vernachlässigte Tiere erweisen sich durch die auf engem Raum besonders intensiven Infektionsmöglichkeiten am stärksten von *Capillarien* befallen. Bei ihnen lassen sich oft Haarwurmeier sogar im oberen Verdauungstrakt (Schnabel, Rachenhöhle, Schlund, Kropf) nachweisen.

Akut verlaufende Capillariose
Massiv befallene Jungtauben erkranken meist *akut*. Sie magern rasch ab, erscheinen apathisch, anämisch, fressen wenig, trinken viel, setzen grünlichen, schleimigen, manchmal sogar blutdurchsetzten Kot ab und verenden oft innerhalb weniger Tage.

Chronisch verlaufende Capillariose
Sie tritt vor allem bei laufend reinfizierten, entkräfteten, abgemagerten Tieren auf und endet gewöhnlich erst nach mehreren Wochen tödlich. Trotz ausreichender Futteraufnahme magern sie ab, ihre natürliche Vitalität schwindet, Mauserstörungen treten auf, das Gefieder verliert seinen natürlichen Glanz, die Irisfarbe verblaßt. Sie besitzen außerdem *anämische* Schleimhäute und Schwächesymptome, die Lähmungen vortäuschen. Ihre Körpermasse kann bis auf 50 % verringert sein.

7.4.9. *Capillaria (C.) caudinflata* MOLIN, 1958

Synonyme
C. longicollis, Trichosoma gallinum, C. blomei, C. columbae var. sturni, Calodium caudinflatum.

Vorkommen, Verbreitung
C. caudinflata läßt sich bei Tauben relativ selten nachweisen, weil sie sich im Gegensatz zu *C. obsignata* indirekt, also nur über einen Zwischenwirt entwickelt. Als Hauptwirte gelten Hühnervögel (Hühner, Puten, Fasane, Rebhühner), ferner Enten, Gänse und Sperlinge, bei denen sie Krankheits- und Todesfälle hervorrufen kann. Als weitere Haarwurmart befällt sie nur dann freifliegende Tauben, wenn diese Regenwürmer als Zwischenwirte aufnehmen. JANSEN (1958) fand bei einer Brieftaube neben einzelnen Exemplaren von *Ascaridia columbae* und vielen von *C. obsignata* auch ein ♀ von *C. caudinflata*. ZAVADIL (1958) berichtete über *C. caudinflata*-Befall bei Tieren der internationalen Taubenausstellung in Brno (CSSR) 1956. Nach LÜTHGEN (1961) lassen sich die meist *asymmetrisch* geformten Eier von *C. caudinflata* koprologisch deswegen selten feststellen, weil man sie nicht immer eindeutig von *C. obsignata* unterscheiden kann. SUPPERER u. PFEIFFER (1963) betonen in ihrem Bestimmungsschlüssel für die Eidiagnostik der *Capillariaarten*, daß sich bei *C. caudinflata* die innere Eischale an den Polenden henkelförmig umschlägt.

Körperbau
Die 9 bis 18 mm langen ♂♂ haben zwei laterale *Kaudal*flügel, die sich lappenartig bis hinter die Kloake erstrecken, eine große durchscheinende *Bursa* und ein 0,9 bis 2,5 mm langes *Spikulum* mit feinbedornter Scheide. Die 14 bis 26 mm langen ♀♀ weisen stäbchenförmige Bänder, ein abgerundetes, bläschenförmig aufgetriebenes Hinterende und einen membranösen Anhang nahe der *Bursa* auf. Die mit einem fast senkrecht stehenden Deckel versehene *Vulva* befindet sich am *Ösophagusende.*

Entwicklung
In feuchter Umgebung und bei Temperaturen > 20 °C embryonieren die 51 bis 56 × 21 bis 27 μm großen, gelblich pigmentierten, zitronenförmigen, dickschaligen Eier in 10 bis 12 Tagen. In Regenwürmern als Zwischenwirte bilden sich innerhalb von 9 Tagen invasionsfähige Larven, die in Endwirte gelangen müssen, um sich in ihnen zu fortpflanzungsfähigen Haarwürmern entwickeln zu können.

Präpatenzzeit
19 bis 30 Tage

Schadwirkung
Sie ähnelt der von *C. obsignata.*

7.4.10. *Luftröhrenwurm, Syngamus (S.) trachea (MONTAGU, 1811) CHAPIN, 1925*

Synonyme
S. trachealis, S. parvus, S. gracilis, S. skrjabini, Fasciola trachea

Vorkommen, Verbreitung
Der von ROSSI (1906) erstmals als Parasit von Tauben beschriebene, zu den *Strongyliden* gehörige Luftröhrenwurm *S. trachea* gilt als nicht ausgesprochen wirtsspezifisch. CRAM (1927) nennt 28 Vogelarten als empfänglich, LUFT (1960) bereits 35 und MADSEN (1950) sogar 65.

Wirte
Die häufigsten Wirtstiere stellen Hühner- und Sperlingsvögel, die seltensten Tauben dar. Natürliche Infektionen kommen mitunter sowohl bei Wild- als auch Haustauben *(Columba livia f. domestica)* vor. MURTON (1965) beschrieb sie bei Ringeltauben *(Columba p. palumbus)* WEHR (1939) sowie ENIGK u. DEY-HAZRA (1970) gelang es jedoch nicht, *S. trachea* mit 100 bis 500 reifen Eiern bzw. mit freien dritten Larven experimentell auf Haustauben zu übertragen, die somit offenbar nur Nebenwirte darstellen, bei denen es *Syngamose* genannte *manifeste* Infektionen scheinbar seltener gibt.
GERLACH u. HELLER (1972) jedoch berichten über Vorkommen, klinische Symptome, Diagnose, Differentialdiagnose, Therapie und Bekämpfung der *Syngamose in* 14 Brief- sowie 8 Rassetaubenbeständen Bayerns vom Spätsommer bis Winter 1970. Neben den vorwiegend im Freiflug befindlichen Tieren verschiedenen Alters erkrankten auch ausschließlich in Volieren gehaltene Tauben mit *Morbiditätsraten* von 10 bis 90 % und *Mortalitätsquoten* um 1 %.

Körperbau
Die ♂♂ und ♀♀ von *S. trachea* befinden sich zeitlebens in Dauerbegattung *(Kopulation).* Daher erscheint ihr rötlicher Körper y-förmig, zylindrisch (besonders auffällig

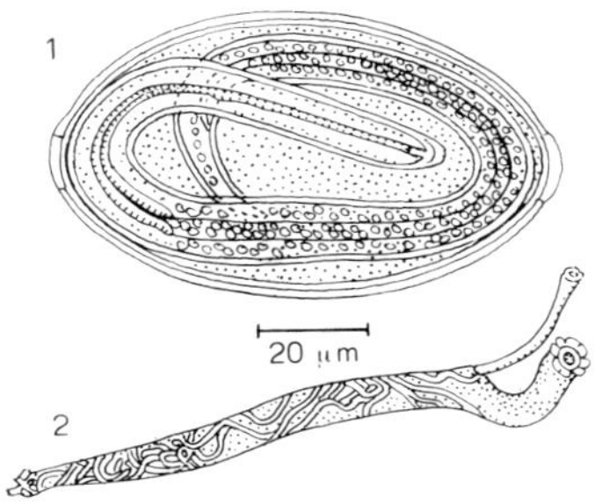

Luftröhrenwurm *Syngamus trachea* (nach WEHR, 1972). Der zeitlebens geschlechtlich miteinander vereinigte männliche (links oben) und weibliche Helminth (2) sowie das *Syngamus trachea*-Ei mit der darin befindlichen vollentwickelten, schlupffähigen Larve (1)

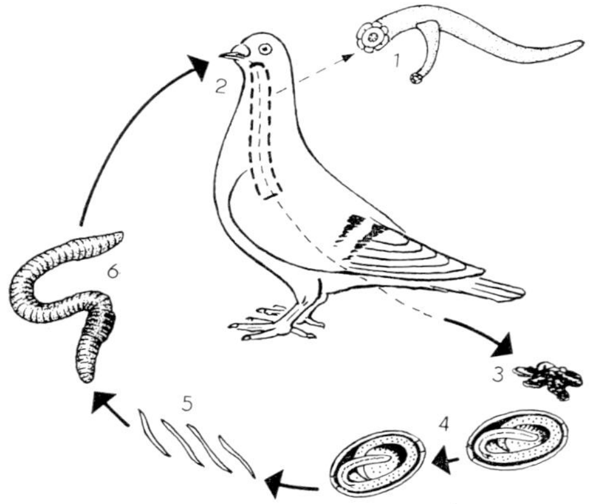

Schematisch dargestellte Entwicklung des Luftröhrenwurmes *Syngamus trachea.* Die geschlechtlich zeitlebens miteinander vereinigten ♂♂ und ♀♀ (1) können vor allem in der Luftröhrenschleimhaut von Tauben (2) parasitieren. Die sowohl mit Trachealschleim als auch Kot (3) ausgeschiedenen Wurmeier (4) oder die daraus geschlüpften Larven (5) werden oft von Transportwirten (6) gefressen. Nehmen Tauben *Syngamus*eier mit darin enthaltenen befallsauslösenden Larvenstadien, geschlüpfte Larven oder larvenhaltige Transportwirte auf, beginnt die Entwicklung von *Syngamus trachea* in Endwirten.

beim ♀), am Vorderende abgestumpft, am Kopfende mit der dickwandigen Mundkapsel breiter als am Halsteil: Größe ♀♀ 5 bis 25 mm lang und 0,5 bis 1 mm Ø, ♂♂ 2 bis 6 mm lang und 0,5 mm Ø. Das ♂ enthält eine schwanzseitige *Bursa*, die sich mit der *Vulva* des ♀ fest verbindet.

Entwicklung

Die von den ♀♀ bereits im Furchungsstadium gelegten ovalen, 75 bis 90×45 bis 50 µm großen Eier besitzen eine kräftige, helle Schale und an beiden Polen einen nicht hervortretenden, aber gut erkennbaren Pfropf. Sie gelangen aus der Luftröhre in die Schnabel-Rachenhöhle, damit in den Verdauungstrakt und mit dem Kot des Wirtes in die Umwelt. Hier findet die Embryonalentwicklung meist bis zur infektionsfähigen dritten Larve statt, die bei ausreichender Wärme und Feuchtigkeit etwa 5 bis 7, bei Temperaturen um 15 °C stets > 60 Std. dauert. Die günstigsten Bedingungen liegen bei 20 bis 30 °C und hoher Luftfeuchtigkeit vor. < 15 °C entwikkeln sich die Larven keinesfalls. Auch Austrocknung überstehen die Eier nicht. Nach experimentellen Untersuchungen sterben sie bei relativen Feuchten von 40, 50 und 70 % sowie Temperaturen um 25 °C nach 12, 22 und 54 Std. ab. – 10 °C vertragen 70 % der Eier 45 Tage lang (ENIGK u. HAZRA, 1970b). *S. trachea* kann sowohl im Ei-Stadium als auch in Sammelwirten überwintern. Infektionen kommen meist erst bei Temperaturen von > 15 °C vor, da sich bei solchen < 15 °C die infektionsfähigen Larven nicht entwickeln. Dagegen ist die Infektion durch aufgenommene Sammelwirte weniger temperaturabhängig.

Bei *S. trachea* unterscheidet man 5 gegen Umwelteinflüsse unterschiedlich widerstandsfähige Entwicklungsformen. Im Ei als wichtigstem Stadium findet die Entwicklung gewöhnlich bis zur dritten Larve statt. Zum geringen Teil schlüpfen bereits infektionstüchtige, vom Wirt aufgenommene erste Larven, meist gehen im Ei 2 Häutungen vor sich, so daß erst die dritten Larven die Infektion auslösen. Die gegenüber den Eiern weniger kälteresistenten freien Larven überleben den Winter gewöhnlich nicht, können aber in Sammelwirten (vor allem Regenwürmer, Schnecken, Fliegenlarven) jahrelang ansteckungsfähig bleiben und somit weniger temperaturabhängige Infektionen auslösen. In Endwirten überlebt *S. trachea* nur wenige Wochen (≦ 35 bis 60 Tage).

Der Helminth kommt vor allem bei *subklinisch* und *latent* infizierten erwachsenen Wirten vor, welche die erst nach abgeschlossener Embryonalentwicklung ansteckungsfähigen Eier verbreiten. Vom Endwirt aufgenommen, streifen die dritten Larven ihre schützende Haut ab, bohren sich in die *Gekrösevenen* und gelangen entweder über Blutbahn, Leber und Herz nach etwa 24 Std. oder innerhalb von 2 Tagen direkt über die Leibeshöhle in die

TABELLE 7/3
Zeit, in der die parasitischen dritten Larven von *Syngamus trachea* vom Darm zur Luftröhre der Wirte wandern können (ENIGK u. DEY-HAZRA, 1970 b)

Organ	Zeit in Stunden (h) bzw. Tagen (d)									
	14,5 h	16 h	24 h	36 h	49 h	3,5 d	4 d	5 d	6 d	8 d
Leber	++++	++++	++++	–			–	–	–	–
Leibeshöhle	++	++	++	++	–	–	–	OX	OXX	–
Lungen	+	+	+	++++	++	+	OOOO	OOOX	XXX	–
Luftröhre	–	–	–	–	++++	OOOO	X	OX	X	XXX

\+ = parasitisches drittes Larvenstadium
○ = viertes Larvenstadium
× = junges fünftes Entwicklungsstadium
Die Anzahl von + veranschaulicht die Häufigkeit der betreffenden Entwicklungsformen (vereinzelt = +, gering- = ++, mittel- = +++, hochgradig = ++++)
— = die betreffende Entwicklungsform läßt sich nicht nachweisen

Lungen. In ihnen häuten sie sich nach 2 Tagen zu den bereits geschlechtlich differenzierten vierten Larven, welche die Lungen*alveolen* durchbohren, in die Bronchien eindringen, sich häuten und nach dem 5. Entwicklungsstadium sich in fortpflanzungsfähige *Helminthen* verwandeln. Dann wandern sie in die Luftröhre, um sich ständig geschlechtlich zu vereinigen.

Präpatenzperiode
Etwa 14 bis 20 Tage

Lebensweise
Die von *S. trachea* verursachten Symptome befallener Tauben hängen besonders von deren Alter, den *prädisponierenden* Faktoren (z. B. herabgesetzte natürliche Widerstandskraft durch körperschwächende Einflüsse seitens der Haltung und Ernährung, ungünstige Witterungsbedingungen) und der *Helminthenzahl* ab.

Bei stärkeren Invasionen können einzelne Luftröhrenwürmer auch in die Lungenpfeifen eindringen und sie durchbohren. Dadurch entsteht ein *interstitielles Emphysem* vor allem im lockeren Bindegewebe der Unterhaut von Kopf und Hals meist am 6. bis 8. Tag nach der Infektion. Die während der *Präpatenzperiode* auftretenden Körperreaktionen erstrecken sich auf die Lungen und äußern sich als Entzündung, die meist *subklinisch*, seltener tödlich verläuft. Nur bei starken Invasionen zeigen sich auffällig gestörtes Allgemeinbefinden befallener Tauben. Ab 8. Tag *p. i.* befinden sich die Helminthen ausschließlich in der Luftröhre. Sie ernähren sich von der Schleimhaut, die sie als Pfropf in ihre Mundkapsel aufnehmen und verdauen. Im Gegensatz zu den ♂♂ als überwiegenden „Gewebsverzehrern" saugen die ♀♀ hierbei auch Blut, wodurch sie auffällig dunkelrot gefärbt erscheinen. Die in einem *Syngamus*paar nachweisbare Blutmenge betrug 0,013 bis 0,014 ml (ENIGK u. a. 1970).

Schadwirkung
Die von *S. trachea* hervorgerufenen Schädigungen äußern sich vor allem in dem für Jungtiere gefährlichen, mit Atmungsbeschwerden oder nachfolgendem Erstickungstod einhergehenden eingeengten Luftröhrenlumen. Bei geringgradigem Befall können Tauben niesen, beim Einfangen als Folge von Abwehrbewegungen erschwert atmen (von leichtem „Knacken" bis hin zu hochgradiger *Dyspnoe* mit tiefsitzenden, feuchten Rasselgeräuschen). Nur bei starken Invasionen zeigen sich bei den im Vergleich zu erwachsenen Tauben erhöht empfänglichen Jungtieren als klinische Symptome vor allem Apathie (Herumsitzen mit aufgeplustertem Gefieder), nachlassender Appetit, abnehmende Körpermasse, verringertes Flugvermögen, meist auch Atmungsbeschwerden (z. T. sogar „Japsen" mit geöffnetem Schnabel bei gestrecktem Hals) und Blutarmut *(Anämie)*. Nach überstandenem Befall erweisen sich Tauben weitgehend immun, so daß nachfolgende Infektionen meist symptomlos verlaufen.

Pathologische Veränderungen
Bei von *S. trachea* befallenen Tauben lassen sich vor allem im mittleren und unteren Drittel der Luftröhre die bei Jungtieren meist nur wenigen, bei erwachsenen Tauben oft zahlreichen *Helminthen* nachweisen, die von Schleim umhüllt bündelartig mit dem Kopf in Kehlkopfrichtung liegen und die Luftröhre verstopfen. Verlassene Ansaugstellen der Würmer erscheinen *serös*-sulzig geschwollen und enthalten bisweilen Knötchen, die mit gelblichem, käsigem Eiter gefüllt sein können. Bei erstickten Tieren liegt meist Lungenemphysem vor.

7.5. **Bandwürmer** *(Cestoden)*

Vorkommen, Verbreitung, Arten
Bandwurmbefall tritt bei Tauben nicht so häufig und verlustreich wie unter auslaufgehaltenen Hühnern auf. Nähere Angaben hierüber befinden sich im Schrifttum jedoch nur sehr spärlich. Nach TERBLANCHE (1965) kommen Cestoden-Invasionen bei Haustauben in Südafrika infolge vorhandener ubiquitärer Zwischenwirte (Käfer, Ameisen) sehr häufig vor. Von 60 klinisch untersuchten Brieftauben schieden 21 (35 %) mikroskopisch im Kot nachweisbare Bandwurmglieder der Arten *Rail-*

TABELLE 7/4
Bandwurmbefall bei Tauben (nach 1953 bis 1966 erschienenen Publikationen und eigenen Untersuchungen zusammengestellt)

Taubengruppen	Untersuchte Tiere	Cestoden-Befall	
	n	n	%
Brieftauben	8678	17	0,20
Rassetauben	632	36	5,70
Rasse- und Brieftauben[1]	2556	7	0,27

[1] Von den Autoren nicht getrennt

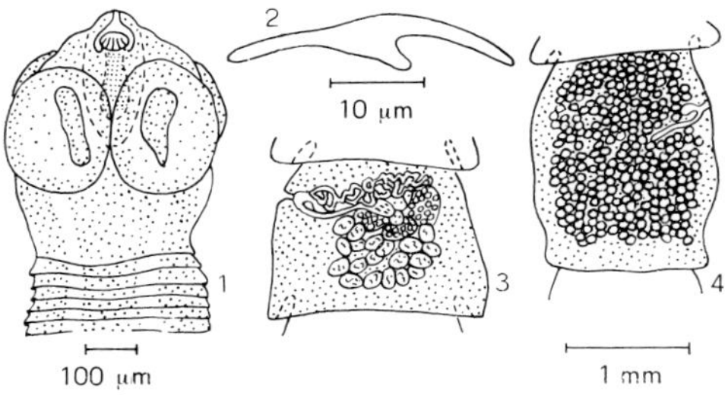

Bandwurm *Choanotaenia infundibulum* (nach RANSOM, 1905)
1 Kopfteil
2 einzelner Haken des Hakenkranzes
3 reifes Glied
4 Glied kurz vor der Abstoßung

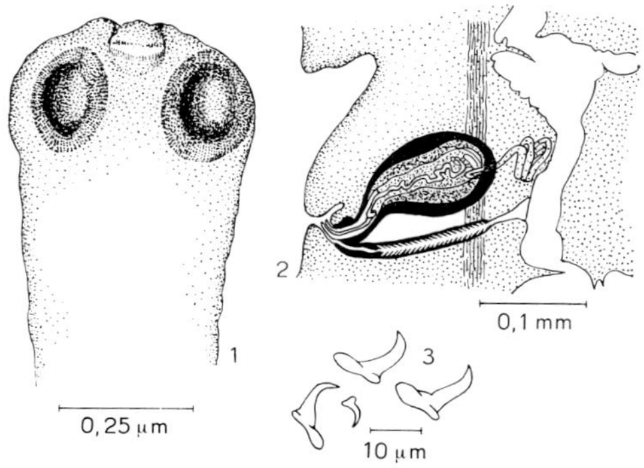

Bandwurm *Raillietina echinobothrida* (nach LANG, 1922)
1 Kopfteil
2 Schnitt durch ein Glied mit den Einzelheiten des Geschlechtssystems
3 Haken des Kopfteiles

lietina (R.) crassula und *R. columbiella* aus.

Bei Tauben vorkommende Cestoden sind in Tabelle 7.5. enthalten. Bis auf wenige Arten gelten diese Helminthen als weitgehend wirtsspezifisch.

Körperbau
Bandwürmer stellen waagerecht abgeflachte, *segmentierte* Helminthen dar, deren unterschiedlich langer und breiter bandförmiger Körper aus Kopf *(Skolex)*, Hals und Gliederkette *(Strobila)* besteht. Der am dünneren Ende befindliche Kopf besitzt bei den Tauben*cestoden* als Haftorgane 4 Saugnäpfe mit oder ohne Stacheln. Manche Spezies weisen außerdem einen einfachen, doppelten oder mehrfachen Hakenkranz auf, der auf einem beweglichen Stirnzapfen *(Rostellum)* sitzt. Während sich der *makroskopisch* kaum wahrnehmbare Kopf zwischen 2 Zotten in das Epithel einbohrt, liegt die Gliederkette frei im Darmlumen. Der undifferenzierte Hals stellt die Wachstumszone dar. Auf ihn folgt die aus einer unterschiedlichen Anzahl von *Proglottiden* bestehende Gliederkette. Bandwürmer als Zwitter *(Hermaphroditen)* enthalten die am kopfseitigen Teil der Gliederkette sehr kleinen, nach dem Körperende zu immer größeren Proglottiden mit einem vollständigen Geschlechtsapparat vom ♂ und ♀. Die letzten Glieder beherbergen je 500 bis 2000 m. o. w. dickschalige Eier. Von der Gliederkette abgestoßene reife Proglottiden gelangen mit dem Wirtskot ins Freie, wo sie sich fortbewegen können, damit sie die Zwischenwirte aufnehmen können. Die in den Gliedern befindlichen Eier erweisen sich am längsten lebensfähig in feuchtem Milieu, am kürzesten in trockener Umgebung.

Entwicklung
Cestoden entwickeln sich *indirekt*, denn in ihren Vermehrungszyklus schaltet sich ein Zwischenwirtsstadium ein. Die mit den *Proglottiden* ausgeschiedenen, aus 2 oder 3 Membranen bestehenden Eier müssen Zwischenwirte (vor allem Nackt- und Gehäuseschnecken, dungfressende Fliegen, Mist-, Mehl-, Speck-, Diebs-, Rüssel-, Lauf- oder Wasserkäfer, Ameisen, Regenwürmer

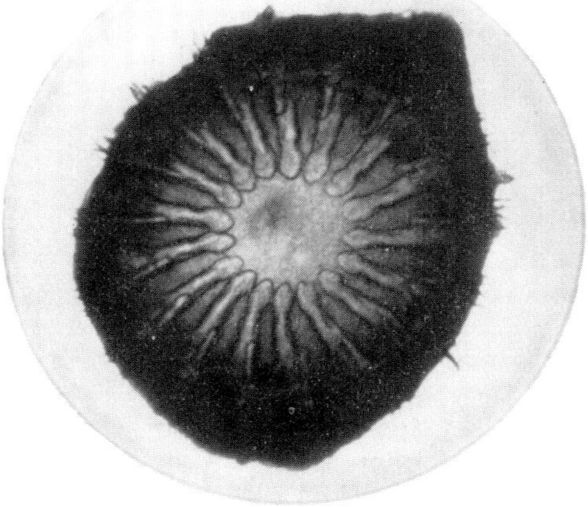

Hakenkranz eines Bandwurmkopfes, Aufsicht

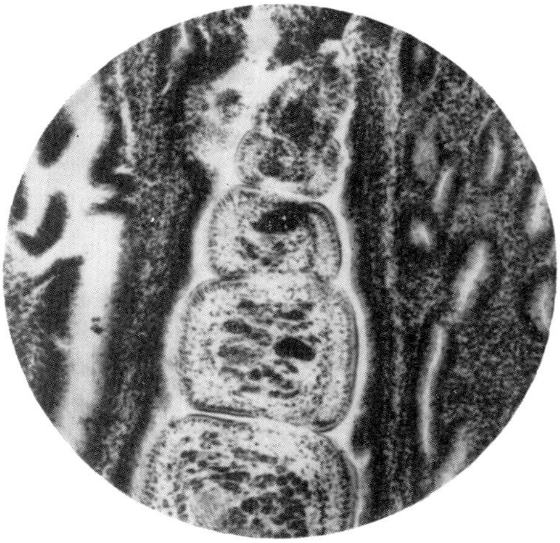

Der zwischen zwei Zotten im Dünndarm befindliche Kopf und die ersten Glieder eines Bandwurmes

TABELLE 7/5
Bisher bei Tauben festgestellte Bandwurmarten (VOGEL, 1965)

Überfamilien	Arten
Anoplocephaloiden	*Aporina delafondi* RAILLIET, 1892
Hymenolepidoiden	*Choanotaenia infundibulum* BLOCH, 1779
	Hymenolepis columbae ZEDER, 1800
	Hymenolepis rugosus CLERK, 1906
	Hymenolepis serrata FUHRMANN, 1906
	Hymenolepis sphenocephala RUDOLPHI, 1809
Davaineoiden	*Raillietina bonini* MEGNIN, 1899
	Raillietina clerci FUHRMANN, 1920
	Raillietina columbae FUHRMANN, 1908
	Raillietina columbiella und *johri* ORTLEPP, 1938
	Raillietina crassula RUDOLPHI, 1819
	Raillietina cryptacantha FUHRMANN, 1909
	Raillietina cuneata MEGITT, 1924
	Raillietina echinobothrida MEGIN, 1880
	Raillietina joyeuxi LOPEZ-NEYRA, 1929
	Raillietina micracantha FUHRMANN, 1909
	Raillietina nagpurensis MOGHE, 1925
	Raillietina polyacantha FUHRMANN, 1909
	Raillietina proglottina DAVAINE, 1860
	Raillietina quadritesticulata MOGHE, 1925
	Raillietina tetragona MOLIN, 1858
	Raillietina torquata MEGITT, 1924
	Raillietina tunethensis JOYEUX und HOUDEMER, 1928

sowie andere niedere Lebewesen) aufnehmen. In diesen Tieren schlüpft der im Ei enthaltene Embryo, die kugelförmige, etwa 20 µm große Sechshakenlarve (*Oncosphaere*). Diese verwandelt sich innerhalb von 3 Wochen in das Finnenstadium (vorwiegend *Zystizerkoid*), das als kleine Blase die Kopfanlage des Bandwurmes enthält.

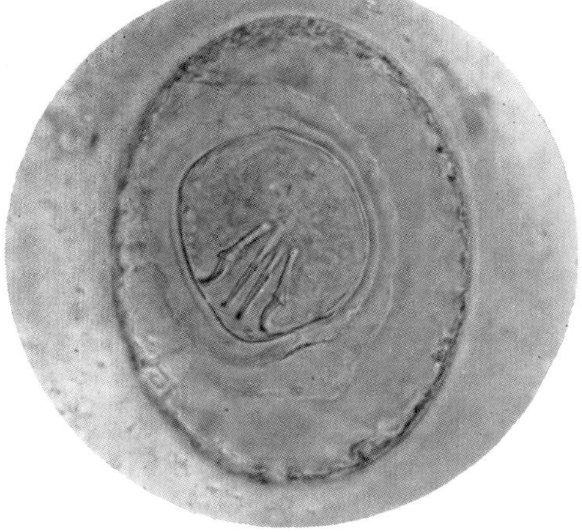

Bandwurmei mit der darin enthaltenen Hakenlarve

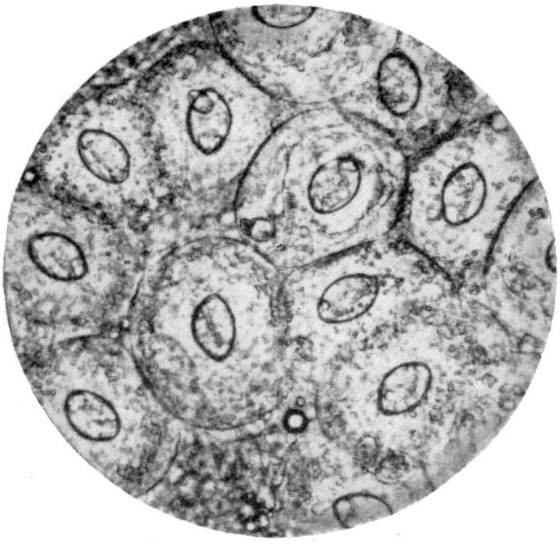

Ausschnitt vom reifen Glied eines Bandwurmes mit den darin befindlichen Eiern

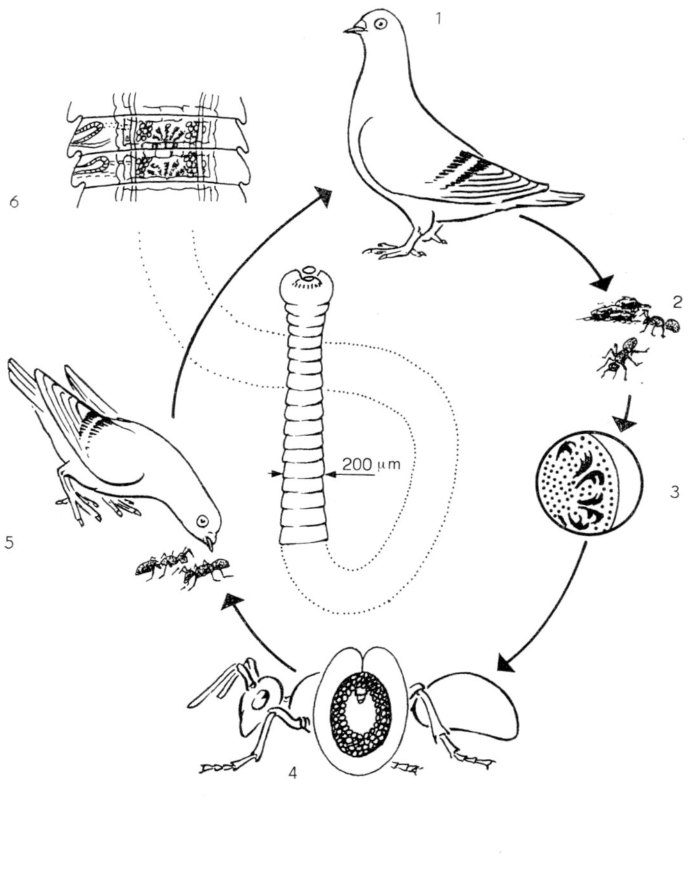

Schematisch dargestellte Entwicklung von Cestoden bei Tauben. Bandwürmer schmarotzen im Darm der Taube (1). Diese scheidet mit dem Kot reife Cestodenglieder aus (2). Zwischenwirte (2) fressen die in den reifen Proglottiden (6) enthaltenen Bandwurmeier (z. B. Käfer, Ameisen, Regenwürmer, Schnecken). Im Zwischenwirt schlüpfen aus den aufgenommenen Cestodeneiern die Hakenlarven (erstes Larvenstadium) und wachsen in ihm zu Finnen (zweites Larvenstadium) heran (4). Nimmt die Taube finnenbehaftete Zwischenwirte (5) auf, entwickeln sich in ihrem Darm die fortpflanzungsfähigen Bandwürmer (1)

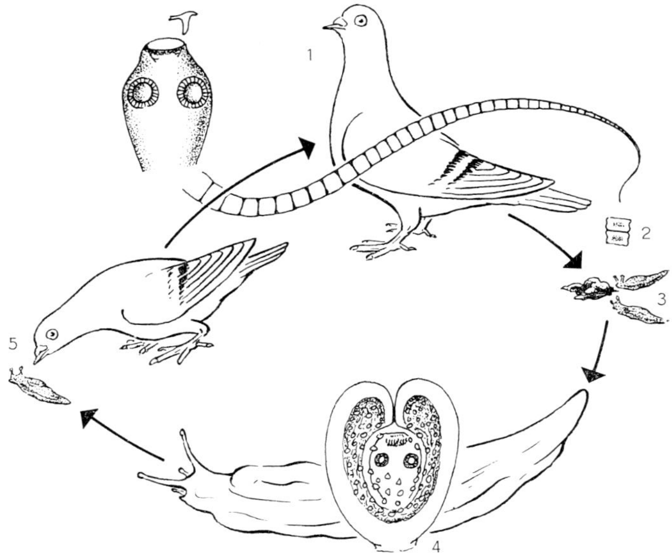

Entwicklungszyklus des Bandwurmes *Raillietina bonini* bei Tauben. Die fortpflanzungsfähigen Bandwürmer schmarotzen im Darm von Tauben (1). Diese scheiden mit dem Kot reife Bandwurmglieder (2) aus. Die Bandwurmglieder werden von Zwischenwirten (3) gefressen. In Zwischenwirten schlüpfen aus den Bandwurmeiern die Hakenlarven und wachsen in ihnen zum Finnenstadium (4) heran. Nehmen Tauben finnenbehaftete Zwischenwirte (5) als Nahrung auf, entwickeln sich in ihrem Darm die fortpflanzungsfähigen Bandwürmer (1)

Mit dem von der Taube gefressenen Zwischenwirt gelangt die invasionsfähige Finne in den Darm des Endwirtes, wo sich nach der Verdauung ihrer Hülle der Kopf ausstülpen, an die Schleimhaut festheften und die Entwicklungsform sich innerhalb von 3 bis 4 Wochen zum fortpflanzungsfähigen *Cestoden* entwickeln kann.

Lebensweise
Bandwürmer leben im Dünndarm, wo sie sich mit dem Kopf zwischen 2 Zotten an die Schleimhaut festheften. Der kleine Kopf weitet das Lumen der *Fundus*drüsen kaum. Hierdurch bleibt er vor *Anthelminthika* gut geschützt, nicht jedoch die frei im Lumen befindliche, von vielen Wurmmitteln abgetriebene Gliederkette. *Cestoden* nehmen ihre aus dem Darminhalt des Wirtes bestehende Nahrung durch die gesamte Körperoberfläche *osmotisch* auf. Sie verdauen sie *extraintestinal*, da sie keinen Verdauungskanal besitzen.

Schadwirkung
Einzelne Bandwürmer schädigen Tauben kaum. Bei dem seltener vorkommenden starken Befall können vor allem Jungtiere sichtbar erkranken, *anämisch* sowie entkräftet sein, vermehrt fressen und trinken, weichbreiigen bis schleimigen (jedoch nie blutigen) Kot absetzen sowie abmagern. Nicht nur unter erwachsenen, sondern auch bei jungen Tauben verlaufen stärkere Invasionen häufig *subklinisch* oder *latent*. Todesfälle gibt es jedoch selten, da auch Jungtiere genesen, wenn die Parasiten verschwinden.

Erwachsene Tauben beherbergen öfter nur einzelne Cestoden, die oft *spontan* abgehen. Vor erneuten Invasionen bleiben sie aber nicht gefeit.

7.6. **Saugwürmer** *(Trematoden)*

Vorkommen, Verbreitung
Saugwurmbefall bei Tauben beschrieben mehrere deutsche Autoren. KRAUSE (1925) konnte im *hämorrhagisch* entzündeten Darm von 8 verendeten Brieftauben 5000, je Tier 315 bis 1550 *Echinostomiden* nachweisen. BITTNER (1927) zählte im besonders stark betroffenen *Jejunum* (Leerdarm) und *Ileum* (Krummdarm) von 2 verendeten

TABELLE 7/6
Saugwurmbefall bei Brieftauben (van VLOTEN, 1955 bis 1958; STAM 1967; und eigene Untersuchungen)

Untersuchungsmaterial		Trematoden-Nachweis	
	n	n	%
Tauben	1 701	45[1]	2,65
Einzelkotproben	11 680	60[2]	0,51

[1] Würmer
[2] Wurmeier

Rassetauben auf 2,5 cm Länge 80 Trematoden der Art *Cotylurus (C.) cornutus*. SPREHN (1927) fand bei einer Brieftaube insgesamt 1119 Saugwürmer, davon 233 von *Echinoparyphium (E.) paraulum* und 796 von *E. recurvatum*. Der Holländer VAN HEELSBERGEN (1929) stellte bei einer Brieftaube 550 Exemplare von *E. paraulum*, der Deutsche WETZEL (1933) bei einer anderen 678 der gleichen Spezies fest. BEAUDETTE (1939) wies bei einer Rassetaube Mischbefall mit *E. paraulum* und *C. cornutus* nach. Weiterhin beschrieb er hohe, durch *C. cornutus* verursachte Verluste in einem holländischen Brieftaubenbestand, wo von 32 freifliegenden Tieren 20 (65,2 %) verendeten, in deren Darm sich insgesamt 15 000 Trematoden ($\bar{x}$ 750/Tier) befanden. STAM (1967) berichtete über *E. paraulum*- und *E. recurvatum*-Invasionen bei Brieftauben in Holland, wo diese Helmithosen relativ häufig auftreten.

Saugwürmer als nicht streng wirtsspezifische *Helminthen* kommen in zahlreichen Arten besonders bei Wasservögeln vor, in geringerem Maße jedoch auch unter Landvögeln, Säugetieren und dem Menschen. *Trematoden* befallen Tauben dann, wenn diese die besonders an Ufern sowohl stehender (Tümpel, Teiche, Sümpfe, Seen, Küsten) als auch langsam fließender Gewässer (Ströme, Kanäle) befindlichen Zwischenwirte (vor allem Wasser- und Sumpfschnecken, Muscheln, Krebse, Wasserinsekten) aufnehmen. Saugwurminvasionen beschränken sich zwar meist auf Taubenbestände in der Umgebung wasserreicher Niederungen, gehen aber oft mit gehäuften Krankheits- und Todesfällen einher.

Arten
Die bei Tauben vorkommenden Trematoden gehen aus Tab. 7/7 hervor. Zu den 6 wichtigsten Arten gehören:

Echinostoma (E.) revolutum
Synonyme: E. paraulum, Echinoparyphium paraulum, E. columbae, E. echinatum, Distomum echinatum

TABELLE 7/7
Bei Tauben vorkommende Saugwurm-Spezies (VOGEL, 1965; ergänzt)

Familien	Arten
Echinostomiden	*Echinoparyphium paraulum* DIETZ, 1909
	Echinoparyphium recurvatum von LINSTOW, 1873
	Hypoderaeum conoideum BLOCK, 1872
Strigeiden	*Apatemon gracilis* RUDOLPHI, 1879
	Cotylurus cornutus RUDOLPHI, 1809
Psilostomatiden	*Ribeiroia ondatrae* PRICE, 1931
Brachylaemiden	*Brachylaemus commutatus* DIESING, 1858
	Brachylaemus mazzanti TRAVASSOS, 1927
	Harmostomum annamense RAILLIET, 1925
	Harmostomum fuscatum RUDOLPHI, 1879
	Harmostomum hawaiiensis GUBERLET, 1928
	Postharmostomum gallinum WITENBERG, 1923
Heterophyiden	*Cryptocotyle concavum* CREPLIN, 1825
Dicrocoeliiden	*Amphimevus elongatus* GROWER, 1938
Tanaisien	*Tanaisia bragai* DOS SANTOS, 1934

Zwischenwirte: Süßwasserschnecken und andere kleine Süßwassertiere

Wirte: Ente, Gans, weitere Wasservögel, Taube; selten Säugetiere und Mensch

Körper: 4 bis 22 mm×0,5 bis 2,5 mm groß, langgestreckt, rötlich gefärbt, ventral abgeflacht und fein, dorsal gewölbt und schuppenähnlich bedornt, vor dem Bauchsaugnapf halsförmig eingeschnürt. Mundsaugnapf umgeben von großem nierenförmigen Kopfkragen mit 37 Stacheln, die aus 27 in 2 Reihen angeordneten Rand- und je 5 Eckstacheln bestehen. Hoden in 2 ungleiche Lappen geteilt

Eier: 94 bis 126 μm×59 bis 71 μm groß

Echinoparyphium recurvatum
Synonyme: Distomum recurvatum, Echinostoma recurvatum

Zwischenwirte: Süßwasserschnecken

Wirte: Ente, Gans, Pute, Huhn, Taube

Körper: 0,7 bis 4,5 mm×0,5 bis 0,6 mm groß, zungenförmig, bauchseitig aufgerollt mit nierenförmigem Kopfkragen. Dieser trägt 37, in 3 Reihen angeordnete Rand- und je 4 Eckstacheln. Vorderkörper mit breiten Schuppen bedeckt, Hoden länglich-oval, gleichgroß, hintereinander liegend, Uterus kurz.

Eier: 108 bis 120 μm×64 bis 84 μm groß

Hypoderaeum conoideum
Synonyme: Echinostomum conoideum, Psilochasmus lecitohosus

Zwischenwirte: Wasser- und Sumpfschnecken, Muscheln, Frösche

Wirte: Ente, Gans, Huhn, Taube und deren Wildformen

Körper: 6 bis 12×0,9 bis 1,6 mm groß, zylindrisch, rötlich gefärbt; Kopfkragen wenig ausgeprägt mit 49 Stacheln, aus 41 Rand- und je 4 Eckstacheln bestehend; Vorderkörper bedornt, trägt kleinen konischen Fortsatz, Bauchsaugnapf groß, Hoden oval oder wurstförmig, gleichgroß

Eier: 95 bis 108×61 bis 68 μm groß

Apatemom gracilis RUDOLPHI, 1819
Synonyme: *Echinostoma oxycephalum, Holostomum gracilis*

Zwischenwirte: Schnecken, Süßwasseregel

Wirte: Ente, Taube

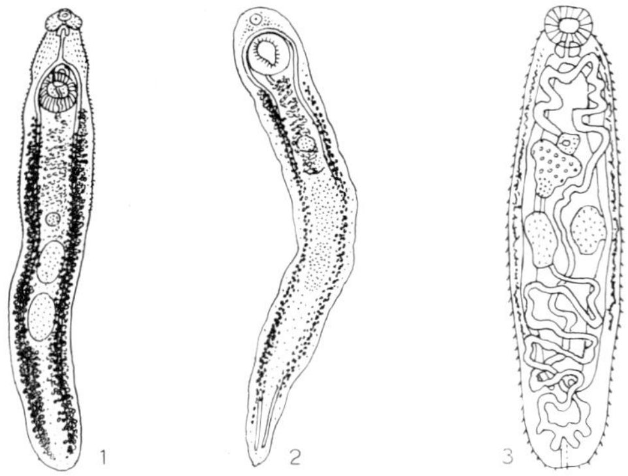

Links: Bauchansicht des Saugwurmes *Echinostoma revolutum* (nach DIETZ, 1910)

Mitte: Bauchansicht des Saugwurmes *Hypoderaeum conoideum* (nach DIETZ, 1910)

Rechts: Bauchansicht des Saugwurmes *Tanaisia bragai* (nach DOS SANTOS, 1934)

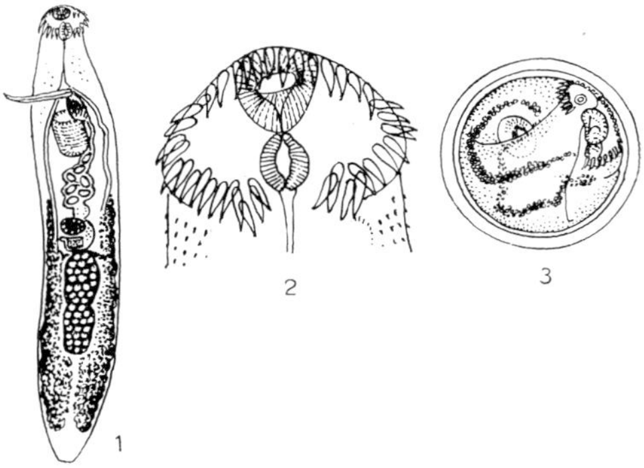

Echinoparyphium recurvatum
(nach BITTNER, 1925)

1 Bauchansicht des fortpflanzungsfähigen Trematoden
2 Kopfende
3 Ei mit darin enthaltener Larve

Körper: 1,5 bis 2,5×0,5 mm groß, ähnlich wie *Cotylurus cornutus;* Vorderkörper 0,9 mm lang mit sehr kräftigen Saugnäpfen; scharf abgesetzter Hinterkörper enthält rundliche, ungelappte Hoden und ovalen Eierstock, ventral Dottersäcke und Uterus

Eier: durchschnittlich 105×75 μm groß

Cotylurus cornutus RUDOLPHI, 1808
Synonym: *Strigea cornuta*

Zwischenwirte: Schnecken und Süßwasseregel

Wirte: Ente, Gans, Taube

Körper: 1,3 bis 3×1,5 mm groß, durch tiefe Ringfurche in 0,5 mm langes Vorder- und 1,5 mm langes Hinterteil getrennt und 2 tiefe Haftgruben. Hoden rundlich, ungelappt, davor der Eierstock, Geschlechtsöffnung dorsal am Körperende.

Eier: 58 bis 60×90 bis 110 μm groß

Brachylaemus fuscatus RUDOLPHI, 1819
Synonyme: Harmostomum, Postharmostomum oder Distomum commutatum

Zwischenwirte: Landschnecken

Wirte: Huhn, Pute, Perlhuhn, Fasan, Taube

Körper: 3,5 bis 7,4 mm lang, 1,5 mm breit, zungenförmig, hinter dem ersten Drittel leicht eingeschnürt; Mund- und Bauchsaugnapf gut ausgeprägt, befinden sich im ersten Körperdrittel, Ovarien und Hoden im hinteren

Eier: 29 bis 32×18 bis 21 μm groß

Tanaisia bragai (DOS SANTOS, 1934),
Synonym: Tamerlania bragai

Zwischenwirt: Landschnecke, *Subulina octona*

Wirte: Tauben, Hühner, Sperlingsvögel

Körper: Länglich-flach, bis 3 mm lang, Mundsaugnapf subterminal und viel größer als der unscheinbare Bauchsaugnapf; *Oesophagus* kurz oder nicht vorhanden, deutlicher *Pharynx*, Hoden m. o. w. *symmetrisch* nahe der Körpermitte, Ovarien meist davor

Eier: 30 bis 34×16 bis 22 μm groß.

BYRD (1978), nennt als mögliche weitere Trematoden von Tauben folgende Spezies bei spontanen bzw. experimentellen Infektionen:

- Ribeiroia ondatrae PRICE, 1931, (Synonyme: Psilostomum ondatrae, *Cercaria marini*),
- Postharmostomum gallinum WITENBERG, 1932 (Synonyme: Harmostomum [Postharmostomum] horizowai, H. annamense, H. [P.] hawaiiensis),
- Cryptocotyle conacavum CREPLIN, 1825 (Synonyme: Distoma concarium, Tocotrema concava),
- Amphimerus elongatus GROWER, 1938

Besonderheiten

Der Parasit besiedelt Nieren und Harnleiter. Mehrere Autoren stellten ihn bei Tauben in Brasilien, Puerto Rico und den Philippinen fest, wo er als Folge der sog. Monostomose vor allem Dilatationen in den Sammelröhrchen der Niere verursacht. Durch den stagnierenden Harnfluß bildet sich amorpher oder kristalliner Detritus. Das übrige Nierenparenchym (abgesehen von der Rindensubstanz) erweist sich intensiv mit Entzündungszellen infiltriert.

Entwicklung

Saugwürmer als Zwitter entwickeln sich indirekt. Ihren sehr komplizierten Vermehrungszyklus kennzeichnen mehrere Larvengenerationen (sog. Generationswechsel) und 2 Zwischenwirte (zweifacher Wirtswechsel). Das mit Wirtskot ausgeschiedene farblose, ovale, an einem Pol mit einem uhrglasähnlichen Deckel versehene dünnschalige Trematodenei, aus dem eine Vielzahl von Saugwürmern hervorgehen kann, muß in Wasser gelangen, damit das Flimmerrepithel tragende Embryonalstadium, die Wimperlarve (Miracidium), schlüpfen kann. Nach vollendeter Embryonalentwicklung dringt das *Miracidium* in den ersten Zwischenwirt oder sog. Hilfswirt ein (Wasserschnecke, Muscheln) und verwandelt sich in ihm in darmlose Keimschläuche (*Sporozysten*), welche die 1. Larvengeneration darstellen. Im Inneren der *Sporozysten* entstehen Keimzellen, die sich zur 2. Larvengeneration entwickeln, und zwar entweder zu *Tochtersporozysten* (diese ähneln den *Sporozysten* der 1. Generation) oder gleich zu *Redien.* Aus den Keimzellen der Redien gehen die Larven der 3. Generation hervor, und zwar *Tochterredien* oder gleich *Zerkarien*, die erwachsenen *Trematoden* bis auf den Ruderschwanz und die fehlenden Geschlechtsorgane gleichen.

Die *Zerkarien* verlassen den 1. Zwischenwirt *aktiv* oder *passiv* und verwandeln sich im 2. Zwischenwirt oder sog. Transportwirt (Schnecken, Muscheln, Krebse, Wasserinsekten) in die als *Metazerkarien* bezeichneten Dauerformen.

Verzehrt der Endwirt den Transportwirt, entwickelt sich in seinem Darm der fortpflanzungsfähige Saugwurm. Tauben neh-

288 Schematisch dargestellte Entwicklung von Trematoden bei Tauben. Die geschlechtsreifen Saugwürmer schmarotzen im Darm der Taube (1). Mit dem Kot des Wirtes gelangen ihre Eier in die Außenwelt (2). Im Wasser entwickeln sich aus den Eiern (3) die als *Miracidien* bezeichneten Wimperlarven (4). Die *Miracidien* verlassen im Wasser die Eihülle und gelangen nach vollendeter Embryonalentwicklung in die Haut des 1. Zwischenwirtes, bestimmte Schnecken- und Muschelarten. Nach Einwandern der Wimperlarven in die Mitteldrüse des 1. Zwischenwirtes, verwandeln sie sich in darmlose Keimschläuche, sogenannte *Mutterredien* (5). Aus den *Mutterredien* geht eine weitere Rediengeneration hervor, die *Tochterredien* (6). Die *Tochterredien* entwickeln sich zu invasionsfähigen Larven, die *Zerkarien* (7). Die bereits die Anlage des künftigen Saugwurms besitzenden *Zerkarien* verlassen den 1. Zwischenwirt und dringen in verschiedene Krebstierarten als 2. Zwischen- oder Transportwirt (8) ein. Nehmen Tauben den *Zerkarien* enthaltenden 2. Zwischenwirt als Endwirt auf (9), entwickeln sich in ihrem Darm fortpflanzungsfähige Trematoden (1).

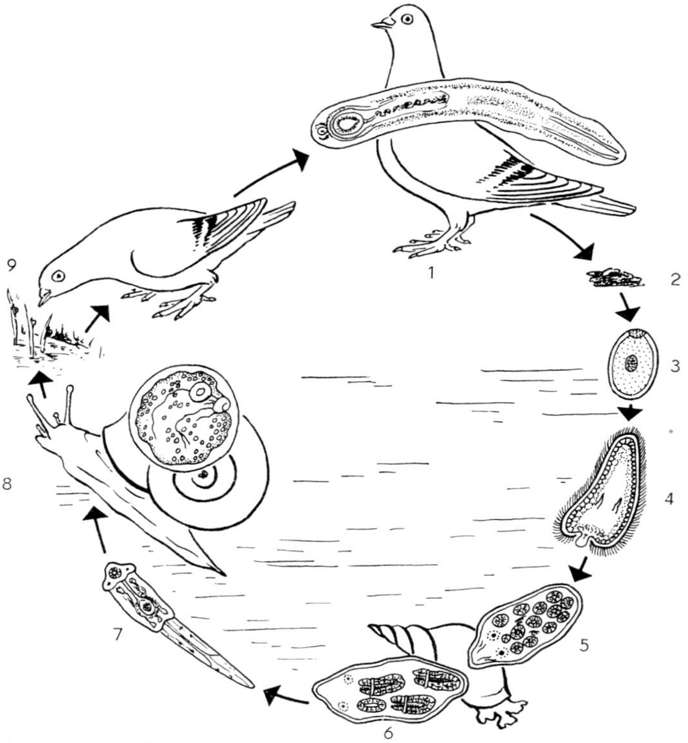

men Transportwirte besonders an den von Wasservögeln beflogenen Flächen auf.

Präpatenzzeit
14 bis 21 Tage

Lebensweise
Trematoden leben im Darm befallener Tauben, wo sie sich mit dem Bauchsaugnapf an die Schleimhaut festheften und dabei Zottengewebe in den Saugnapf einziehen. Ihr Hinterende befindet sich im Darmlumen, in Schleim eingebettet. Die aus Zottenepithel, Gewebsflüssigkeit und Blut bestehende Nahrung nehmen Saugwürmer durch die im Mundsaugnapf liegende Öffnung auf.

Schadwirkung
Wenige Helminthen schädigen Tauben kaum. Bei starken Invasionen entzündet sich die Darmschleimhaut durch das zerstörte, *nekrotische* Zottenepithel *katarrhalisch* bis *hämorrhagisch* und erweist sich sowohl mit Blutungen durchsetzt als auch von den rötlichen, schleimbedeckten Trematoden übersät. Diese heften sich entweder an die *Mukosa* oder liegen frei im Lumen. Befallene *anämische*, entkräftete Tiere setzen schleimigen, häufig blutigen Kot ab und verenden größtenteils nach wenigen Tagen. Als besonders anfällig erweisen sich junge Tauben, während erwachsene genesen, nachdem sie ihre Wurmbürden spontan verloren. Von ihnen

Eltern mit Saugwurmtransportwirten gekröpfte Nestjunge gehen meist plötzlich ein, ohne Symptome zu zeigen.

7.7. Diagnostik und Differentialdiagnostik

Helminthosen lassen sich klinisch zwar vermuten, aber nur pathologisch-anatomisch mit dem Nachweis der betreffenden Würmer exakt diagnostizieren.

Makroskopischer Helminthennachweis
Durch ausgeschiedene Spulwürmer und im frisch abgesetzten Kot enthaltene bis 2 mm große, birnen- oder kugelförmige Bandwurmglieder erkennt der Züchter Ascaridien- und Cestoden-Invasionen lebender Tauben mitunter selbst. Durch die Autopsie lassen sich die im Inhalt des längs aufgeschnittenen Darmes befindlichen Nematoden (ausgenommen Capillarien) und Cestoden und Trematoden makroskopisch feststellen.

Haarwürmer
Wegen ihrer geringen Größe erkennt man sie im Darm makroskopisch nicht. Um sie bei toten Tauben nachweisen zu können, streicht man mit der Präpariernadel so behutsam über die Darmschleimhaut, daß sie daran hängenbleiben und sich durch vorsichtiges Anheben als feinste, bis 2 cm lange spinnenfadenähnliche Gebilde feststellen lassen. Capillarien kann man jedoch auch im mikroskopisch untersuchten Objektträgerpräparat von Abstrichen der Darmschleimhaut diagnostizieren.

Quantiativer Capillarien-Nachweis
Hierfür empfiehlt es sich, den gesamten Darm längs aufzuschneiden und ihn in einem Becherglas mit warmer physiologischer Kochsalzlösung aufzuschütteln. Dann zieht man den geöffneten Darm durch die Schenkel einer zusammengehaltenen Pinzette, spült den Inhalt in einem Sieb aus und gibt den verbleibenden Rest in eine Petrischale mit isotonischer Kochsalzlösung. Auf dunklem Untergrund lassen sich Haarwürmer, als weißgraue, etwa 2 cm lange Fäden zu erkennen, auszählen.

Luftröhrenwürmer
Bei lebenden Tieren lassen sie sich entweder im ausgehusteten und *tracheal* entnommenen Schleim oder Kot nachweisen. Bei starkem Befall erkennt man sie bei geöffneter Schnabel-Rachenhöhle und hochgedrücktem Kehlkopf in der geröteten, schleimbedeckten Luftröhre, im leicht entfernbaren Schleim auch die mikroskopisch darstellbaren Epithelzellen, Erythrozyten und Leukozyten.
Bei verendeten Tauben lassen sich Helmithen meist im unteren Drittel der Luftröhre bis zu ihrer Aufzweigung in die Bronchien feststellen. Die Diagnose läßt sich auch durch den Nachweis von Syngamuseiern mit der koprologischen Untersuchung von Einzel- und Sammelkotproben entweder im Direktpräparat oder in der Kochsalzflotation bestätigen. Im Kot können sich bis über 600 Eier/g befinden.

Mikroskopischer Helminthennachweis
Wurmbefall lebender Tiere läßt sich durch die im Wirtskot befindlichen, mikroskopisch wahrnehmbaren Eier oder Parasitenformen (Bandwurmglieder) diagnostizieren. *Nematoden-* und *Trematodeneier* sowie Bandwurmglieder kann man durch ihre unterschiedlichen äußeren Merkmale *mikroskopisch* voneinander unterscheiden.

Methoden
Rundwurm- und Bandwurmeier lassen sich durch das Flotations-, Saugwurmeier durch das Sedimentationsverfahren feststellen. ENIGK (1961) bevorzugt zum Nachweis von Capillariaeiern die kombinierte Sedimentations-Flotationsmethode.

Für die koprologische Diagnostik von Darmparasiten gibt es somit verschiedene empfehlenswerte Verfahren.

Schnellmethode
Hierbei verrührt man die abgesetzte Kotmenge mit gesättigter Pottasche (K_2CO_3)–lösung in einer Petrischale, gießt diese Flüssigkeit durch ein Teesieb, läßt sie im Reagenzglas 30 Min. stehen und entnimmt anschließend mit einer Drahtöse o. ä. behutsam einige Tropfen vom Oberflächenspiegel, um sie auf einem Objektträger mit Deckgläschen bei 100facher Vergrö-

ßerung zu untersuchen. Man kann jedoch auch gleich nach dem Umfüllen der Kotsuspension in das Reagenzglas ein Deckgläschen auf die Flüssigkeitsoberfläche legen und dieses nach 30 Min. zur Untersuchung abnehmen.

Kotuntersuchungen mit gesättigter Lösung aus $^1/_3$ Zinkchlorid ($ZnCl_2$) und $^2/_3$ Kochsalz (NaCl): Bei dieser aufwendigeren, aber quantitativ besseren Methode gießt man die Kotsuspension durch ein feinmaschiges Sieb in ein Zentrifugenröhrchen, zentrifugiert die Probe 3 Min. und entnimmt von der Flüssigkeitsoberfläche einige Tropfen in der oben beschriebenen Weise und untersucht sie mikroskopisch.

Helmintheneiermenge
Bei der koprologischen Diagnostik gibt man sie wie folgt an: vereinzelt = +, gering- bis mittelgradig = ++, hochgradig = +++, massenhaft = ++++.

Ausscheidung von Wurmeiern mit dem Kot
Tauben scheiden Helmintheneier nicht kontinuierlich aus. Daher läßt der Züchter in Verdachtsfällen Kotproben gegebenenfalls wiederholt untersuchen. Um sich über die im Taubenbestand vorhandenen Wurmarten orientieren zu können, sendet er Sammel- und Einzelkotproben zur Untersuchung an die zuständige vet. med. Untersuchungseinrichtung (Anhang).

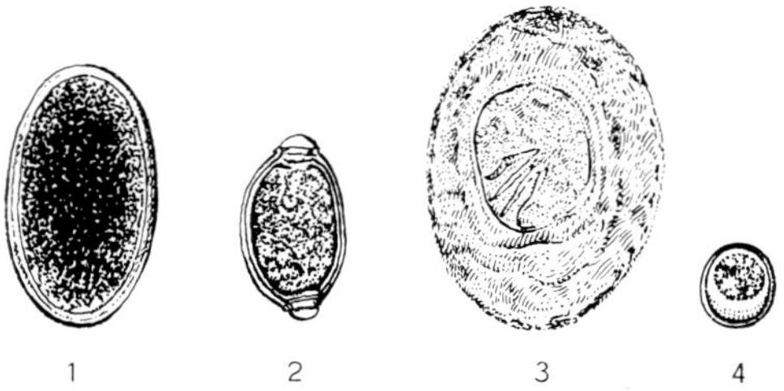

Mögliche endoparasitäre Gebilde im Taubenkot
1 Spulwurmei 2 Haarwurmei
3 Bandwurmei 4 Kokzidien-Oozyste

Differentialdiagnostik
Bei helminthenbefallenen Tauben muß man vor allem folgende Krankheiten differentialdiagnostisch ausschließen: Chlamydien-Infektionen (Ornithose), Salmonella-Infektionen (Salmonellose), Tuberkulose, Pseudotuberkulose, Rotlauf, E. coli-Infektion, Pasteurellose, Kokzidiose, Darmtrichomoniasis, Hexamitiasis, Vergiftung, Futterschädlichkeiten, Mykotoxikosen, bei Luftröhrenwurmbefall klinisch vor allem Schleimhautform der Taubenpocken, *Taubenherpes-*, *Adenoviris-*, *Chlamydien-*, *Salmonella*-Infektionen.

7.8. Chemotherapie und -prophylaxe

Vitaminstoß bei geringgradigem Helminthenbefall
Vor allem beim Nachweis von entweder nur wenigen Spul- und Haarwürmern oder vereinzelten Eiern (+) dieser Arten durch die *koprologische* Diagnostik gibt man anstelle Anthelminthika oft nur die wassermischbaren Vitamine AD_3EC in der Dosis von 1000 bis 5000 IE A, 250 IE D_3, 10 mg E und 100 mg C/Taube 2 Tage lang als ausschließliches Tränkwasser im sog. Vitaminstoß, um die natürliche Widerstandskraft der Tiere zu erhöhen und dadurch die noch im Darm vorhandenen Helminthen abzutreiben. Ein solcher Vitaminstoß empfiehlt sich auch unmittelbar nach der *Chemotherapie* und *-prophylaxe* des Wurmbefalles von Tauben.

Wirksame Anthelminthika
Seit einigen Jahren gibt es zahlreiche neuentwickelte Anthelminthika. Sie eignen sich z. T. entweder allein oder in Kombination mit anderen Substanzen zur Chemotherapie und -prophylaxe des Wurmbefalls bei Tauben. Ein geringer Teil läßt sich durch seine Wassermischbarkeit über das Trinkwasser verabreichen. Die Mehrzahl steht jedoch nur entweder in Form von Tabletten zur Einzelbehandlung oder als Pulver bzw. Suspension zur Applikation über das Futter zur Verfügung. Durch das umfangreiche Angebot moderner Anthelminthika entfallen die in vorausgegangenen Auflagen des Fachbuches aufgeführten Substanzen, vor allem solche mit unzureichender Wirksamkeit oder gar unerwünschten Nebenwirkungen.

Applikationsformen

Jede Verabreichungsmethode besitzt ihr Für und Wider. Beim Einmischen in Trinkwasser besteht die Gefahr, daß bei kurzzeitigen Behandlungen kranke Tiere möglicherweise nicht ausreichende Mengen von Anthelminthika aufnehmen, weswegen man Einzelbehandlungen in Form von Tabletten oder Injektionen bevorzugt. Als Injektionspräparate eignet sich lediglich Methyridin, das sehr gut gegen Haarwürmer wirkt, gegenüber anderen Helminthen jedoch weitgehend versagt. Für die Einzelbehandlung bevorzugt man Tabletten oder Dragees, die sich vom Züchter leicht verabreichen lassen. In kleinen Beständen bereitet es keine Schwierigkeiten, alle Tauben einzeln zu behandeln. Jedoch muß man diese Tiere eine gewisse Zeit beobachten, ob sie nicht die Tabletten erbrechen. Anthelminthika lassen sich auch mehrere Tage über das Taubenfutter verabreichen. Wie bei anderen Tierarten seit langem üblich, setzt man hierbei Präparate ein, die nicht so drastisch wirken, sondern erst durch die mehrtägige Verabreichung die Würmer genau so sicher wie mit den bisher angewendeten Medikamenten abtreiben, aber meist schonender für Tauben. Welches Präparat und welche Applikationsform man wählt, hängt von mehreren Umständen ab und läßt sich am besten von Fall zu Fall entscheiden.

Piperazin

Als eines der ältesten, gegen *Ascaridia columbae* wirksamen Anthelminthika gilt Piperazin *(Diäthylendiamin)*, entweder als Base *(Piperazinhydrat)* oder in Form seiner Salze *(Piperazinadiapat, -zitrat, -sulfat, -hydrochlorid, -succinat, -phosphat)*. 100 mg Piperazinhydrat entsprechen 120 mg -adipat, 125 mg -zitrat und 100 mg -phosphat. Das bevorzugte Piperazinhydrat als weißes, kristallines, schwach ammoniakalisch riechendes, salzig schmeckendes, leicht wasserlösliches Pulver wird ebenso wie Piperazinadipat vollständig resorbiert, in den Körpergeweben abgebaut und größtenteils über die Nieren ausgeschieden. Seine mittlere *toxische* Dosis für Versuchsmäuse liegt bei 5000 mg/kg KM, seine mittlere therapeutische Dosis für Tauben bei 330 mg/kg KM. Sehr hohe Gaben wirken allerdings *kontrahierend* auf die Darmmuskulatur und erzeugen Durchfall. Piperazin besitzt keine wurmabtötenden *(vermizide), sondern lediglich* wurmabtreibende *(vermifuge)* Eigenschaften. Es lähmt sowohl erwachsene *(adulte)* Ascariden als auch ihre Larven, jedoch nur vorübergehend *(reversibel)*, so daß sie sich unausgeschieden wieder erholen können. 3 bis 4 Std. nach verabreichtem Anthelminthikum erscheinen die abgetriebenen Würmer im Kot. Abführmittel braucht man nicht zu verabreichen, da Piperazin selbst leicht *laxiert*. In das Epithelgewebe der Darmzotten eingedrungene Spulwurmlarven sowie *Ascarideneier*, Haar- Band- und Saugwürmer beeinflußt Piperazin jedoch nicht.

Applikation

Um Spulwürmer abzutreiben, erhalten Tauben nach zwölfstündigem Dürsten 24 Std. lang ausschließlich Tränkwasser, das Piperazin in der erforderlichen Konzentration enthält (meist 3 g Pulver/l Wasser). Die Arzneimittellösung stellt man jeweils frisch her und verabreicht sie in Steingut-, Glas- oder Emaille-, jedoch nicht in Metalltränken. Bei täglichem durchschnittlichen Wasserbedarf von 50 ml/Taube in Brieftaubengröße (etwa 500 g) nimmt das Einzeltier hierbei etwa 50 mg Wirkstoff auf. Vorschriftsmäßig eingesetzt, beeinflussen die preiswerten Piperazinpräparate weder Leistungsfähigkeit noch Gesundheit der Tauben nachteilig. Sie lassen sich sowohl *therapeutisch* als auch *prophylaktisch* anwenden, wenn lediglich *Ascariden*invasionen vorliegen. Bei Mischbefall mit Spulwürmern und anderen *Helminthen* eignen sich besser Mittel mit breiterem Wirkungsspektrum.

Prophylaktische „Wurmkuren„

Tauben lassen sich auch vorbeugend „entwurmen", abgesetzte Junge am besten, nachdem sie sich im Jungtierschlag befinden, erwachsene Tauben zweckmäßig vor und nach der Zucht- bzw. Reiseperiode. Einzeltiere behandelt man am besten mit Piperazinpräparaten in Tablettenform, von denen man je nach Vorschrift und KM bis

2 Tabletten tief in den Schlund eingibt und dies zweckmäßig nach 4 Wochen wiederholt.

Galinid
Spulwurmbefallene Tauben lassen sich auch mit dem Breitspektrum-Anthelminthikum Galinid (40 %ige wäßrige Lösung von *2, 3, 5, 6-Tetra-hydro-6-phenyl-imidazol (2, 1-b)-thiazolum)* behandeln. Dieses Mittel treibt sowohl erwachsene Würmer als auch Entwicklungsstadien von *A.columbae, C. obsignata,* anderen *Capillarien* und bestimmten weiteren *Nematoden* ab. Seine *therapeutische* Breite liegt bei 40 mg, die *letale* Dosis bei 4000 mg Wirkstoff/KM Taube. Erst bei vierfacher Überdosis treten *reversible* Unverträglichkeitserscheinungen *(Apathie,* Erbrechen, *zentralnervale* Störungen) auf. Tauben nehmen das innerhalb von 24 Std. über das Tränkwasser zu verabreichende, vorschriftsmäßig verdünnte Medikament (1 ml Galinid/l Wasser) ohne Zögern auf, brauchen also vorher nicht zu dursten. Kranken Tieren kann man das Mittel auch eingeben (1 ml Galinid in 10 ml Wasser lösen und davon 1 ml mit einer Pipette verabreichen).

HASSLINGER u. REHM (1969) prüften die Wirksamkeit von Galinid-Dragees bei gleichzeitig mit Spul- und Haarwürmern befallenen Tauben. Sie verabreichten 1 Dragee/Taube (entspricht 35 bis 48 mg der Wirksubstanz/kg KM), unabhängig von der KM mit einem Applikator. Mit dieser sehr gut vertragenen einmaligen Dosis und der für Einzelbehandlungen neuartigen, vereinfachten Verabreichungsform ließen sich die *Helminthen* fast vollständig abtreiben. Nur in einzelnen Fällen erwies sich die nach 7 Tagen wiederholte Therapie als vorteilhaft. Bereits einen Tag nach der Galinid-Gabe ließen sich die ausgeschiedenen *Askariden* sowie die wegen ihrer geringen Größe nur in Kotaufschwemmungen sichtbaren *Capillarien* nachweisen. Vorbeugende Entwurmungen empfehlen die Autoren jedoch nicht, da sie den Organismus von Tauben unnötig belasten.

Tetramisol
GHENNE (1967) prüfte das ähnlich wie Galinid zusammengesetzte Präparat Tetramisol bei spul- und haarwurmbefallenen Tauben und fand dieses optimal wirksam, wenn man je eine Tablette zu 20 mg in Abstand von 8 Tagen eingibt. Galinid und Tetramisol wirken in der therapeutischen Dosis von 40 mg/kg KM gut. Zur Bestandsbehandlung bekommen Tauben 24 Std. lang nur Tränkwasser, das je l 1 ml Tetramisol enthält, zur Einzelbehandlung gibt man je Tier im Abstand von 8 Tagen je eine Tablette Tetramisol mit jeweils 20 mg Wirkstoff ein.

Levamisol
Tauben lassen sich auch mit dem Breitspektrum-Anthelminthikum Levamisol von *Ascariden* befreien. Hierbei handelt es sich um das vierfach wirksamere und weit besser verträgliche L-Isomer von Tetramisol *(2,3,5,6,-Tetra-hydro-6-phenyl-imidazol (2,1-b)-thiazol),* der optisch inaktiven Grundsubstanz, die sich aus gleichen Anteilen von L- und R-Isomeren zusammensetzt. Dieses Mittel treibt sowohl erwachsene Spulwürmer als auch Entwicklungsstadien von *Ascaridia columbae* und *Capillaria obsignata* sowie andere *Capillarien-* und *Nematoden*arten ab. Die optimale *therapeutische* Dosis beträgt 40 mg/kg KM. Die letale Dosis liegt bei 4000 mg Wirkstoff/kg KM. Erst bei zehnfacher Überdosis treten *reversible* Zeichen der Unverträglichkeit *(Apathie,* Erbrechen, *zentralnervale* Störungen) auf. Tauben nehmen das innerhalb von 24 Std. über das Tränkwasser zu verabreichende, vorschriftsmäßig verdünnte Medikament ohne Zögern auf, brauchen also vorher nicht zu dursten. Schwerkranken Tieren kann man das Levamisolpräparat Concurat L auch wie folgt eingeben: 1 ml in 10 ml Wasser lösen und davon 1 ml in den Schlund pipettieren.

Cambendazol
Gegen Spulwürmer wirken auch Cambendazol-Präparate (z. B. Ascapilla-Tabletten) in der Dosis von 30 mg/kg KM. Hinsichtlich Larvenstadien erweist es sich sowohl dem *Piperazin* als auch *Levamisol* überlegen. Die genannten Präparate treiben *adulte* Würmer gleich gut ab.

Thiabendazol, Mebendazol
WEHR und COLGLAZIER (1966) empfehlen als gegen *A. columbae* wirksames Anthelminthikum auch *Thiabendazol*, andere Autoren als weitere Substanz aus der Reihe der *Benzimidazole* das *Mebendazol* in der Dosis von 8 mg/kg an drei aufeinanderfolgenden Tagen. Mit höheren Dosierungen ließen sich auch Haarwurminvasionen behandeln, wenn es als unerwünschte Arzneimittelnebenwirkungen keine Kropfentzündungen gäbe, die vor allem bei Kropftauben auftreten.

Fenbendazol
Als neueres *Benzimidazolderivat* erprobten mehrere Autoren das Breitbandanthelminthikum Fenbendazol *(Methyl-5-[phenylthio]-benzimidazol-2-carbamat)* bei Tauben, das sich zur Therapie sowohl von *A. columbae-* und *C. obsignata-* als auch *Syngamus trachea*-Befall eignet. Das nicht wasserlösliche Mittel liegt als 2,5%ige, geschmacklich indifferente, milchige Suspension vor. Über das Futter verabreicht, nehmen es Tauben ohne weiteres auf, 5 mg/kg KM hemmen die Ausscheidung von *A. columbae*-Eiern mit dem Kot weitgehend, 7,5 mg/kg KM unterbinden sie (KIRSCH u. a., 1978). Bei den medikamentell schwerer zu beeinflussenden Haarwürmern liegt die wirksame *therapeutische* Dosis bei 20 mg/kg KM.

Nachteile von Fenbendazol
Tauben tolerieren die dreifache Überdosis weitgehend, nur der Harnsäureanteil im Kot steigt an. Die 15fache Überdosis bewirkt vermehrte Tränkwasseraufnahme, es wird dünnflüssiger, stark harnsäurehaltiger Kot abgesetzt, die 30fache Dosis (600 mg/kg KM) meist den Tod der Tauben, bei denen sich Nekrosen in Kropfschleimhaut, Leber und Nieren nachweisen lassen (LÜTHGEN, 1979).

Nach KIRSCH u. a. (1978) starben 106 von 220 Brieftauben, die anstelle von 20 mg *Fenbendazol*/kg KM die 150fache Dosis (3000 mg) erhielten. Ein erheblicher Nachteil von Fenbendazol besteht darin, daß bei mausernden Tieren auch in therapeutischen Dosen Federschäden entstehen können.

Ornithostrongylus quadriradiatus
Hierfür eignet sich als Anthelminthikum nach LEIBOVITZ (1962) vor allem *Thiabendazol*, das man entweder in Dosen von je 75 mg an 4 aufeinanderfolgenden Tagen eingibt oder 0,05%ig 10 Tage lang im Futter verabreicht. Behandelte Tauben genesen schnell und scheiden schon 3 Tage nach Therapiebeginn keine Wurmeier mehr aus.

Anthelminthika gegen andere Nematoden
Bislang gibt es offenbar keine oder keine bekannten Mittel gegen *Tetrameresarten, Trichostrongylus tenuis, Dispharynx nasuta* und *Pelucitus clava.* Daher lassen sich diese *Helminthen* nur mit hygienischen Maßnahmen bekämpfen und verhüten.

Haarwürmer
Die Therapie von *Capillaria*-Invasionen erwies sich bis 1962 als ungelöst. Mehrere Autoren erprobten viele Substanzen, die entweder nur unzureichend wirkten und/oder unerwünschte Eigenschaften aufwiesen. *Methyridin* als erstes gegen *Capillarien* verwendete Anthelminthikum besitzt auch Nachteile, weil man es wegen seiner geringen therapeutischen Breite in der noch verträglichen Dosis von 200 mg/kg KM streng *s. c.* (bei *i. m.* Applikation entstehen Nekrosen) injizieren muß. Therapeutische und toxische Dosis liegen sehr dicht beieinander. Daher muß man die Tauben vor der Behandlung wiegen, um die entsprechenden Methyridingaben zu ermitteln, denn bereits bei 600 mg/kg KM treten Todesfälle auf. Wegen seiner unvollkommenen Wirksamkeit gegen Spulwürmer scheidet Methyridin als Anthelminthikum zur Chemotherapie von *Nematoden*befall bei Tauben von vornherein aus.

Haloxon
Über die Therapie von *Capillaria*-Befall bei Tauben mit dem Haloxon-Präparat Eustidil berichteten LÜTHGEN und BERNAU (1967) sowie SCUPIN (1967). Als Breitbandanthelminthikum wirkt das Organophosphat Haloxon *(0,0-di-chlor-äthylchlormethyl-curaminyl-phosphat)* kaum gegen *Ascaridia columbae.* Bis auf den mitunter beobachteten Brechreiz zeigen sich in

der therapeutischen Dosis von 50 mg/kg KM keine Nebenwirkungen. Erst bei 6facher Überdosierung gibt es unerwünschte, *reversible* Unverträglichkeitssymptome, bei 750 mg/kg KM bereits Todesfälle. Haloxon beseitigt nur *adulte* Haarwürmer, nicht aber die Larven. Daher verabreicht man das preiswerte, wasserlösliche, hochwirksame und nahezu ungiftige Präparat Eustidil am besten zweimal im Abstand von 14 Tagen. Tieren in Brieftaubengröße (etwa 500 g KM) gibt man eine Tablette, solchen schwererer Rassen 2 Tabletten mit einer Pinzette oder dem kleinen Finger über den Zungenwulst hinweg in den Schlund ein.

Levamisol
Mit dem gegen Nematoden wirksamen Breitspektrum-Anthelminthikum (Concurat-L) lassen sich in der therapeutischen Dosis von 40 mg/kg KM sowohl adulte Haarwürmer als auch deren Larven abtreiben. Zur Bestandsbehandlung erhalten Tauben 24 Std. lang nur levamisolhaltiges Tränkwasser.

Nematoden-Mischinvasionen
Hierbei bekommen Tauben als Chemotherapeutikum meist 3 Tage lang nur Futter mit 125 ppm *Fenbendazol*. Diese Dosis erhält man durch homogenes Beimischen von 5 ml der Arzneimittelsuspension (5 ml Panacur 2,5%ig/kg Futter, das Mittel zunächst in einem Teil der Körnermenge vermischen und diese anschließend gleichmäßig unter das gesamte Futter mengen).

Eustidil-P
Wegen der unzureichenden Wirksamkeit von Halaxon auf Spulwürmer gibt es als Kombinationspräparat aus Haloxon und Piperazin das wie Eustidil anzuwendende, in Tablettenform vorliegende Präparat Eustidil-P. Dieses eignet sich besonders als Anthelminthikum bei Mischinvasionen von Spul- und Haarwürmern (LÜTHGEN, unveröff.)

Kombination von Pyrantelpamoat und Oxantelpamoat
Zur Therapie von Mischbefall mit Rundwürmern eignet sich die Kombination dieser Anthelminthika. Pyranteltartrat läßt sich zwar erfolgreich gegen zahlreiche *Nematoden* bei Säugern einsetzen. Für Tauben erweist es sich jedoch hochtoxisch. Pyrantelpamoat besitzt diese Eigenschaf-

TABELLE 7/8
Wirksamkeit von Anthelmintika gegen die bei Tauben vorkommenden Helminthen (LÜTHGEN, 1979)

Taubenpalisadenwurm *(Ornithostrongylus quadriradiatus), Trichostrongylus tenuis*	Luftröhrenwurm *(Syngamus trachea)*	Spiruriden *(Tetrameres spp., Pelucitus clava)*	Bandwürmer *(Cestoden)*	Saugwürmer *(Trematoden)*
?	+++	?	—	—
?	+++	?	—	—
?	?	?	—	—
?	+	?	—	—
?	+++	?	—	—
?	?	?	—	+
—	—	—	++	+++
?	?	?	—	—
—	—	—	—	—
—	—	—	+++	?
?	?	?	—	—
+++	++	—	++	++
+++	++	?	—	—

\+ = gering wirksam
++ = mittelgradig wirksam
+++ = hoch wirksam
? = Wirksamkeit nicht bekannt

ten nicht und wirkt sicher gegen Spulwürmer in der Dosis von 15 mg/kg KM. *Capillarien* treibt es jedoch unbefriedigend ab. Oxantelpamoat wirkt in der Dosis von 60 mg/kg KM sicher gegen *Capillarien*, dagegen bleiben *Ascariden* unbeeinflußt. Mit einer Tablette aus *Pyrantelpamoat* und Pyranteltartrat im Verhältnis 1:4 gelang es LÜTHGEN (unveröff.), Mischinvasionen mit *Capillarien* und *Ascariden* erfolgreich zu behandeln.

Luftröhrenwurm

Das gegen *Syngamus trachea* empfohlene *Bariumantimonyltartrat-Aerosol* erwies sich als zu gefährlich, weil behandelte Tiere durch die in der Luftröhre befindlichen abgestorbenen *Helminthen* ersticken konnten. Mit den besser wirkenden *Benzimidazolderivaten (Cambendazol, Fenbendazol, Mebendazol, Thiabendazol)* läßt sich die *Syngamose* unkompliziert behandeln. Als geeignete, wirksame Anthelminthika erweisen sich entweder Cambendazol *(5-[isopropoxy-carbonylamino-2] [4-thiazolyl]-benzimidazol)* Thiabendazol *(2-[4-Thiazolyl]-benzimidazol)* oder Disophenol (2,6-Dijodo-4-nitrophenol) in der Dosis von je 50 bzw. 500 bzw. 10 mg/kg KM in 2 ml Wasser suspendiert mit der Kropfpipette an 2 aufeinanderfolgenden Tagen eingegeben. Tauben vertragen die Mittel relativ gut. Erbrechen sie dieses innerhalb von 30 Min. nach der Applikation, muß man die Therapie wiederholen. Der Behandlungserfolg läßt sich durch die koprologische Untersuchung von Einzel- oder Sammelkotproben auf Syngamus-Eier kontrollieren. Auf die noch nicht geschlechtsreifen Entwicklungsstadien des Luftröhrenwurms wirkt am besten Fenbendazol.

Präparat	Spulwürmer *(Ascaridia columbae)*	Haarwürmer *(Capillarien)*
Cambendazol	+++	+++
Fenbendazol	+++	+++
Haloxon	—	+++
Levamisol	+++	++
Mebendazol	+++	+++
Methyridin	+	+++
Niclosamid	—	—
Oxantelpamoat	+++	—
Piperazin	+++	—
Praziquantel	—	—
Pyrantelpamoat	—	+++
Rafoxanid	—	—
Thiabendazol	+++	—

Bandwürmer

Am schwierigsten lassen sich von kleinen *Cestodenspezies* befallene Tauben entwurmen, denn deren Kopfteil drängt die Dünndarmzotten nur wenig auseinander, so daß Anthelminthika kaum an diesen gelangen. Dagegen erreichen die Mittel den Scolex von *Choanotaenia-*, *Hymenolepis-* und *Raillietina*-Arten leichter. Die meisten in der Vergangenheit von ENIGK u. a. (1961) bei Hühnern geprüften 75 Verbindungen erwiesen sich als unwirksam. Nur das in Kapselform verabreichte *Di-n-butyl-Zinndilaurat* trieb in der Dosis von 125 bis 150 mg/kg KM große Bandwurm-Spezies ab.

In den letzten Jahren gelang es, weitere bandwurmspezifische Anthelminthika zu entwickeln, die nicht nur die Gliederkette, sondern auch den Kopf der Cestoden abtreiben. Sie liegen als Tabletten vor und erweisen sich durch ihre kaum vorhandene Resorption meist als gut verträglich.

TERBLANCHE (1965) berichtete als erster über erfolgreich behandelten Bandwurmbefall (*Raillietina*-Arten) bei Tauben mit *5-Chlor-N-(2-chlor-4-nitrophenyl)-salicylamid* (Lintex, Yomesan, Mansonil). Dieses Mittel erwies sich in der therapeutischen Dosis von 100 bis 200 mg/kg KM als hochwirksam und gut verträglich. Gleiches gilt für Praziquantel *(2-Cyclohexylcarbonyl-1, 3,4,6,7,11b-hexahydro-2H-pyrazino [2,1-a]-isochinolinon-[4])* einem weiteren, auch bei Überdosierung weitgehend unschädlichen *cestoden*spezifischen Anthelminthikum. In der therapeutischen Dosis von 10 mg/kg KM erweist es sich als sehr wirksam und frei von Nebenwirkungen. Vom Handelspräparat Droncit enthält 1 Tablette 5 mg

Wirkstoff, den erwachsene Tauben gut vertragen.

Saugwürmer
Wie bei anderen Vogelarten müßte auch Niclosamid (Yomesan, Mansonil) gegen *Trematoden*-Befall bei Tauben wirksam sein. Solche Ergebnisse liegen bislang jedoch nicht vor. Das als trematodenspezifisches Anthelminthikum bekannte Rafoxamid (Ranide) erweist sich bei Vögeln häufig wirksamer gegen *Cestoden* als gegen *Trematoden*.

7.9. Bekämpfung und Prophylaxe

Helminthenbefall von Tauben kann der Züchter durch folgende *hygienische* Maßnahmen wirksam bekämpfen und verhüten:

- Bei Krankheitsverdacht läßt er verendete Tiere und/oder Kotproben in der zuständigen veterinär-medizinischen Einrichtung (Anhang) untersuchen.
- Liegen Wurminvasionen vor, muß er alle stark abgemagerten Tiere ausmerzen und die übriggebliebenen mit einem wirksamen *Anthelminthikum* behandeln.
- Nicht alle Medikamente wirken sowohl gegen *adulte* Würmer als auch Larvenstadien. Daher muß er die Wurmkur zweckmäßig nach einem der *Präpatenzperiode* der Helminthen entsprechenden Zeitraum wiederholen.
- Um die von *Anthelminthika* abgetriebenen Würmer und ihre Eier beseitigen zu können, bleiben die Tauben während der Behandlung eingesperrt.
- Unmittelbar nach der *„Entwurmung"* muß er die in Schlägen, Volieren sowie der übrigen Umwelt befindlichen Helmintheneier und/oder Zwischenwirte vernichten sowie alle sonstigen Übertragungsmöglichkeiten (z. B. durch Dachrinnen, Flachdächer) unterbinden, um erneuten Befall zu verhüten.
- Zur Bekämpfung und Verhütung von Saugwurminvasionen muß er die Tauben von den Flächen fernhalten, wo sie Transportwirte aufnehmen können. Gelingt dies nicht, sollte er sie einsperren und jeweils nur in der Dämmerung freifliegen lassen. Auch durch ausreichendes Füttern vor dem Freiflug läßt sich die Zwischenwirtaufnahme zumindest verringern, wenn nicht sogar vermeiden.
- Um Bandwurmbefall sowie Infektionen mit indirekt sich entwickelnden Nematoden zu verhüten, muß er die Zwischenwirte dieser *Helminthen* beseitigen.
- Schnecken und Regenwürmer lassen sich durch Überstreuen befallener Flächen mit ätzenden oder wasserentziehenden Stoffen, z. B. Ätzkalk, Kalkstickstoff, Kalisalz, 1 %ige Kupfersulfatlösung, Natriumpentachlorphenolat (4 g/m^2 der 1 %igen Lösung) oder „Schneckenkorn" bekämpfen. Käfer, Ameisen und Fliegen kann er durch Ausspritzen von geeigneten *Kontaktinsektiziden* beseitigen. Die obengenannten Mittel können z. T. *toxisch* wirken. Daher muß man sie nach der Bekämpfung entfernen oder durch Überbrausen mit Wasser verdünnen, falls Tauben solche Flächen aufsuchen.
- Befall mit direkt sich entwickelnden *Helminthen (Ascaridia columbae, Capillaria obsignata, Ornithostrongylus quadriradiatus, Syngamus* trachea, evtl. weiteren *Nematoden)*, läßt sich nur dann wirksam bekämpfen und verhüten, wenn er Tauben nicht nur hygienisch einwandfrei hält, sondern auch ebenso vorbildlich füttert.
- Der Vermehrungszyklus dieser Würmer läßt sich erst dann unterbrechen, wenn Tauben keine embryonierten Eier mehr aufnehmen können.
- Durch bloßes Aussprühen selbst von wachs- und lipidlöslichen Desinfektionslösungen (Phenolderivate in Alkohol-Netzmittel-Lösungsgemischen oder Schwefelkohlenstoff-Verbindungen) auf nicht oder nur unvollkommenen gesäuberte Flächen lassen sich *Helmintheneier* nicht vernichten. Daher muß er die nach der Wurmkur auszubringende Einstreu und den Taubenkot restlos beseitigen, Schläge, befestigte Volieren, Nistzellen und Sitzgelegenheiten gründlich reinigen, mit möglichst heißem Wasser und zugesetztem Reinigungsmittel scheuern sowie nach dem Abtrocknen desinfizieren.
- Widerstandsfähige Wurmeier lassen sich nur von solchen Desinfektionsmitteln

abtöten, die deren Schutzhülle auflösen und in das Ei-Innere eindringen. Als geeignet erweisen sich 2%ige Schwefelkohlenstoffemulsion mit 2 % Chlorphenolen oder Chlorkresolen oder schwefelkohlenstoffhaltige Handelspräparate. Die von den Herstellern angegebenen Konzentrationen muß er streng einhalten, um sowohl Unter- als auch Überdosierungen zu vermeiden.

– Von unbefestigten Volieren sticht er die oberste Bodenschicht spatentief ab und ersetzt sie durch frische Erde, besser noch durch Sand und Kies, von der sich eingetrockneter Kot leicht abharken läßt. Damit lassen sich jedoch die als Zwischen- und Sammelwirte für viele *Helminthen* dienenden Regenwürmer nicht oder nur unvollständig beseitigen.
– In unbefestigten Volieren oder mit Dauerstreu versehenen Schlägen können sich Wurmeier anreichern. Daher sollten sowohl Schlag- als auch Volierenböden befestigt, trocken und glatt sein, damit sie sich gründlich säubern und desinfizieren lassen.
– Lassen sich unter bestimmten Voraussetzungen Schläge und Volieren nicht regelmäßig reinigen, empfiehlt es sich, Tauben auf Drahtgeflecht-, Metall- oder Holzrahmenböden zu halten. Hierdurch entfällt der Kontakt mit ihrem Kot, sie können demzufolge keine embryonierten Wurmeier mehr aufnehmen, bleiben demzufolge *helminthenfrei.*
– Kot, Einstreu, Erde und sonstige Stoffe, die Wurmeier enthalten können, lassen sich am besten unter Branntkalkzusatz kompostieren.
– Damit Tauben embryonierte Wurmeier nicht mehr aufnehmen können, reinigt er Schläge und Volieren regelmäßig, am besten täglich, in der warmen Jahreszeit jedoch mindestens jeden 2., sonst jeden 3. Tag und entfernt stets den Kot.
– Schläge und Volieren sollte er niemals überbelegen.
– Abgesetzte Junge muß er stets von den erwachsenen Tauben getrennt im Jungtierschlag unterbringen.
– Futter, Magensteinchen und Tränkwasser lassen sich am besten in zweckentsprechenden, hygienisch einwandfreien Behältern verabreichen. Tränk- und Badewasser sollte er nach vorheriger gründlicher Reinigung der Gefäße täglich erneuern.
– Tränken mit stehendem Wasser sollte er vor jedem Füllen säubern.
– Neuerworbene Tauben muß er von den bestandseigenen Tieren getrennt in *Quarantäne* halten und darf sie erst bei Unbedenklichkeit frühestens nach 4 Wochen diesen beigeben.
– Zwischenzeitlich soll das Ergebnis zweimaliger, im Abstand von etwa einer Woche vorgenommener, mit negativem Ergebnis abgeschossener koprologischer Untersuchungen vorliegen.
– Entsprechend der langen *Präpatenzzeit* bestimmter Helminthen können trotz negativer *koprologischer* Untersuchung doch Invasionen bestehen. In solchen Fällen empfiehlt es sich, neuerworbene Tiere mit einem auch gegen Larvenstadien wirksamen, für Tauben gut verträglichen Anthelminthikum vorbeugend zu behandeln.
– Sammelkotproben von jeweils 5 Tauben des Zuchttierbestandes sollte er jährlich ein- bis zweimal *koprologisch* untersuchen lassen, um den Wurmbefall kontrollieren und erforderlichenfalls *therapeutisch* oder *prophylaktisch* behandeln zu können.
– Bei wiederholt nachgewiesenem *Helminthen*befall läßt sich die Wirksamkeit der Bekämpfung nur durch regelmäßige *koprologische* Kontrollen bestätigen.
– Mit zugeflogenen sowie erheblich verspätet von Flugwettbewerben zurückgekehrten Brieftauben verfährt er wie im Kapitel 7. 7. in "Die Taube – Biologie, Haltung, Fütterung" beschrieben.
– Tauben sollte er nur in Schlägen und Volieren füttern und tränken. Hierdurch entfällt der zu vermeidende Kontakt mit Hausgeflügel, verwilderten Haustauben und Wildvögeln.
– Überdachte Volieren verhindern das Absetzen von Kot durch verwilderte Haustauben sowie Wildvögel und somit die Gefahr übertragener Wurmeier.
– *T. tenuis*-Befall läßt sich vermeiden, wenn Tauben keine Grasspitzen mit daran befindlichen Larven aufnehmen.

8. Mangelkrankheiten und Stoffwechselstörungen

Die Ernährung beeinflußt entscheidend die Gesundheit und damit das Leistungsvermögen (Fortpflanzung, Wachstum, Flugleistungen) von Tauben. Daher muß der Züchter Kenntnisse über die nahezu 50 lebenswichtigen *(essentiellen)* Nahrungsstoffe besitzen, um den nachfolgend aufgeführten Erkrankungen vorbeugen zu können. Einseitig, d. h. mineral- und/oder wirkstoffarm gefütterte Tauben erweisen sich durch ihre geschwächte natürliche Widerstandskraft außer für Leistungsminderungen auch für Stoffwechselstörungen, Mineral- und Wirkstoffmangelkrankheiten, darüberhinaus sogar für Infektions-, Invasions- und z. T. Organkrankheiten erhöht empfänglich. Zwischen Ernährung einerseits sowie den Stoffwechselstörungen und Mangelkrankheiten andererseits bestehen daher sehr enge Wechselwirkungen, weil sie sich durch optimale, d. h. vollwertige Fütterung (Versorgung mit Mineralstoffen und Vitaminen) verhüten lassen.

Bedeutung der Mineralstoffe
Tauben benötigen sie ebenso wie die übrigen essentiellen Futterinhaltsstoffe für den ungestörten Ablauf von Stoffwechsel, Wachstum, Fortpflanzung und anderen Körperleistungen. Mangel an einem der 16 lebenswichtigen Mineralstoffe kann neben spezifischen Symptomen (Mangelerscheinungen) verminderte Gesundheit und Leistungsfähigkeit sowie erhöhte Krankheitsanfälligkeit bewirken. Von den Mengenelementen besitzen vor allem *Kalzium, Phosphor*, z. T. auch *Natrium, Kalium* und *Chlor*, von den Spurenelementen besonders Jod Bedeutung für die Ernährung von Tauben.

Bedeutung der Vitamine
Die wichtigsten Vitamine, ihre Synomyme, physiologische Bedeutung, Mangelerscheinungen und Bedarfsdeckung veranschaulicht Tab. 8/7. Wachsende, mausernde, von Gesundheitsstörungen und Krankheiten betroffene Tauben, Elterntiere während der Fortpflanzung (Eibildung, Brut, Aufzucht) sowie Tauben mit besonderen Flugleistungen (Brieftauben, Hoch-, Dauerflieger, Flugakrobaten) besitzen den höchsten Vitaminbedarf und reagieren somit am stärksten auf diesen Wirkstoffmangel. Vitaminarmes Futter beeinträchtigt die Lebensfunktionen und ruft als Mangelkrankheiten Hypo- oder Avitaminosen hervor.

Avitaminosen, Hypovitaminosen
Fehlen Vitamine vollständig längere Zeit, entstehen *Avitaminosen*, die bei Tauben relativ selten vorkommen. Ungenügende Zufuhr erzeugt *Hypovitaminosen*, die häufiger auftreten. Vitaminmangelkrankheiten beeinträchtigen Wachstum, Leistung, Befiederung sowie Mauser und schwächen die allgemeine Widerstandskraft, wodurch sich die Tiere erhöht anfällig gegenüber Krankheiten und sonstigen körperlichen Belastungen *(Stressoren)* erweisen.

TABELLE 8/1
Lebenswichtige *(essentielle)* Stoffe für die Ernährung von Tauben zur Verhütung von Stoffwechselstörungen und Mangelkrankheiten

Hauptnährstoffe	Eiweißstoffe *(Proteine)*, Kohlenhydrate, Fette
Essentielle Aminosäuren	Arginin, Histidin, Isoleuzin, Leuzin, Lysin, Methionin, Phenylalanin, Threonin, Tryptophan, Valin, Glykokoll, Glutaminsäure
Halbessentielle Aminosäuren	Tyrosin, Zystin
Essentielle Fettsäuren	Linolsäure, (Linolen- und Arachidonsäure)
Wasser	
Mineralstoffe	
Mengenelemente	Kalzium (Ca), Phosphor (P), Magnesium (Mg), Natrium (Na), Kalium (K), Chlor (Cl), Schwefel (S)
Spurenelemente	Eisen (Fe), Mangan (Mn), Zink (Zn), Kupfer (Cu), Molybdän (Mo), Kobalt (Co), Chrom (Cr), Selen (Se), Jod (J)
Vitamine	
Fettlösliche	Vitamin A, Vitamin D, Vitamin E, Vitamin K, Vitamin F
Wasserlösliche	Vitamin B_1, Vitamin B_2, Nikotinsäure (Vitamin B_3), Cholin (Vitamin B_4), Pantothensäure (Vitamin B_5), Vitamin B_6, Vitamin B_{12}, Biotin (Vitamin H), Folsäure (Vitamin M), Inosit, Para-Aminobenzoesäure Vitamin P-Faktor, Orotsäure (Vitamin B_{13}), Pangaminsäure (Vitamin B_{15}), Vitamin C

Ursachen
Vitaminmangel kann entstehen, wenn
- das Futter diese Wirkstoffe in zu geringer Menge aufweist oder sie durch Hitze, Licht, Auswuchs, Schädlings- oder Pilzbefall zerstört *(inaktiviert)* sind und die Tauben weder Grünfutter noch Hefe und andere Vitaminzusätze erhalten,
- der Züchter seine Tiere ungünstigen Umweltbedingungen, sehr anstrengenden Flügen und anderen körperschwächenden Einflüssen aussetzt,
- Tauben „vitaminzehrende" Stoffe (z. B. *Kokzidiostatika, Sulfonamide, Antibiotika)* zur *Chemotherapie* oder *-prophylaxe* ohne "Vitaminstoß" erhalten.

Wichtige Vitaminmangelkrankheiten
Tauben, die sich längere Zeit nur in Schlägen oder Voliere befinden und sehr einseitig ernährt werden, können vor allem an Vitamin-A-, B_1-,-D- und -E-Mangel erkranken. Über solche Krankheiten von Tauben gibt es nur spärliche Mitteilungen, so daß sich vieles darüber von anderen Geflügelarten ableitet. Auch bei fehlenden Mangelsymptomen kann ein *Defizit* in der Vitaminversorgung vorliegen, welches die Gesundheit und Leistungsfähigkeit von Tauben m. o. w. stark beeinträchtigt. Daher strebt der Züchter eine optimale Vitaminversorgung seiner Tiere an, wozu ihn die Beschreibung der wichtigsten Vitamine hinsichtlich Vorkommen, Eigenschaften, physiologischer Bedeutung, Mangelerscheinungen und Bedarf befähigen sollen.

Gicht
Als Stoffwechselstörung entsteht sie entweder durch beeinträchtigte Nierenfunktionen und daraus resultierende verzögerte Harnsäureausscheidung oder erhöhten Harnsäurespiegel bei normaler Absonderung des Stoffwechselendproduktes Harnsäure.

8.1. Kalzium (Ca)

Vorkommen und Eigenschaften
Der Taubenkörper enthält etwa 2 % Kalzium, das sich vorwiegend im Knochengewebe befindet und besondere Funktionen für Knochenbildung, Herztätigkeit, Blutgerinnung, Zellstoffwechsel, Wachstum und Eibildung besitzt. Die Kalkschale des Taubeneies besteht aus 93,5 % *Kalziumkarbonat.*

Futtermittel enthalten unterschiedliche

TABELLE 8/2
Charakteristische Eigenschaften von Mineralstoffen für den Tierkörper

Element	Vorkommen im Tierkörper	physiologische Bedeutung	Mangelerscheinungen
Mengenelemente			
Kalzium (Ca)	Knochen, Blut	Bestandteil der Knochen, Mitwirkung bei Blutgerinnung, Erhaltung biochemischer *Potentiale* der Zelloberfläche	Wachstums- und Entwicklungsstörungen, Rachitis, Osteoporose, Weichschaligkeit der Bruteier
Phosphor (P)	Knochen, Blut, in geringem Umfang in allen Geweben	Bestandteil von Knochen, Nukleinsäuren, *Phosphorproteiden (ATP)*	Wachstums-, Entwicklungs- und Fruchtbarkeitsstörungen, Rachitis, Osteomalazie; kommen kaum vor
Magnesium (Mg)	Knochen, Zellflüssigkeit, Körperzellen	Baustoff des Skeletts, Bestandteil und *Aktivator* von *Enzymen*, wichtig für die Übertragung *neuromuskulärer* Erregung sowie für die *oxydative Phosphorylierung* und *Thermoregulation*	Kommen kaum vor
Natrium (Na)	Extrazelluläre Flüssigkeiten, Skelett, Nervengewebe	Aufrechterhaltung des *osmotischen* Druckes gemeinsam mit K, Bedeutung für Impulsübertragung im Nervengewebe	Wachstums- und Entwicklungsstörungen, Abhängigkeit von der Trinkwasseraufnahme; kommen kaum vor
Kalium (K)	Blut *(Erythrozyten)*	Aufrechterhaltung des *osmotischen* Druckes, beeinflußt die Wirkung von *ATP*, Bedeutung für Impulsübertragung im Nervengewebe	Wachstums- und Entwicklungsstörungen; kommen kaum vor
Chlor (Cl)	Extrazelluläre Flüssigkeiten, Nieren	Reguliert *osmotischen* Druck und *pH*-Wert in Zellen und Körperflüssigkeiten	Wachstums- und Entwicklungsstörungen; kommen kaum vor
Schwefel (S)	Federn, Schnabel- und Krallenhorn, Insulin, Thiamin	Bestandteil lebenswichtiger Aminosäuren *(Methionin, Zystin)*	Kommen kaum vor
Spurenelemente			
Eisen (Fe)	Bestandteil von rotem Blutfarbstoff *(Hämoglobin, Myoglobin)* und eisenhaltigen *Fermenten*	Wichtig für die Bildung roter Blutkörperchen und als Bestandteil von Atmungs*fermenten*	Blutarmut; kommen kaum vor

Element	Vorkommen im Tierkörper	Physiologische Bedeutung	Mangelerscheinungen
Mangan (Mn)	Leber, Muskulatur, Knochen, äußere Haut	Beeinflußt die Ausbildung von Knochengrundsubstanzen, *aktiviert* sowohl Körpersäfte und verschiedene *Enzyme* als auch den Kohlenhydrat- sowie Fettstoffwechsel	Skelettmißbildungen *(Chondrodystrophie)* bei der embryonalen Entwicklung, Lebensschwäche der Jungen; Manganmangel bei sehr hohem Anteil von Mais und Gerste im Futter möglich; bei extremem Mangel erhöhte Tierverluste
Zink (Zn)	Federn, Knochen, Leber, Nieren, Brutei	Beeinflußt Knochenentwicklung, Wachstum, Fruchtbarkeit, Eiweiß*synthese*. Bestandteil und *Aktivator* von *Fermenten*	Wachstums-, Entwicklungs- und Befiederungsstörungen, mangelhafte Knochenentwicklung; kommen kaum vor
Kupfer (Cu)	Blut, Körperzellen, Leber, Herz, Lungen, Milz, Nieren	Wichtig für die Bildung von *Hämoglobin* und *Myoglobin* sowie Verwertung von Eisen; Aktivator verschiedener Zellenzyme, Entwicklung des Skeletts, wichtig für zentrales Nervensystem, *Aktivator* verschiedener Zell*enzyme*	Wachstums- und Entwicklungsstörungen, Gefäßschäden; kommen kaum vor
Molybdän (Mo)	Leber, Milz, weniger in Haut, Knochen, Blut, Nieren, Gehirn, Gefieder	Bestandteil von *Ferment*gruppen, besonders von Leber und Nieren; fördert den Stoffwechsel, wirkt auf *Xanthinoxidase*gehalt	Kommen kaum vor
Kobalt (Co)	Leber, Blut, Magen-Darmkanal, Nieren, Milz, Pankreas	Bestandteil von Vitamin B_{12}, fördert die Blutbildung und den Stoffwechsel besonders von Eiweiß	Blutarmut; Abmagerung, Wachstums-, Entwicklungs-, Fortpflanzungsstörungen; kommen kaum vor
Chrom (Cr)	Nukleinsäuren der Zellkerne, Blut, Nieren, Federn	Bestandteil und Aktivator von *Enzymen* (Fermenten), besonders für den Eiweißstoffwechsel *(Trypsin*, Phosphoglukomatase)	Kommen kaum vor

 TABELLE 8/2 *(Fortsetzung)*

Element	Vorkommen im Tierkörper	physiologische Bedeutung	Mangelerscheinungen
Selen (Se)	Nieren, Leber, Herz, Milz, Brutei	Beeinflußt Knochenentwicklung, Wachstum, Fruchtbarkeit, Eiweiß*synthese;* Bestandteil und Aktivator von *Fermenten*	Wachstums-, Entwicklungs- und Befiederungsstörungen, mangelhafte Knochenentwicklung; kommen kaum vor
Jod (J)	Schilddrüse	Bestandteil der Schilddrüsenhormone *Thyroxin* und *Trijodthyronin*	Minderleistungen durch Unterfunktion der Schilddrüsen („Kropf")

Kalziummengen. Öl- und einzelne Hülsenfruchtarten weisen den höchsten, die meisten Leguminosen sowie die Grünpflanzen einen mittleren, Getreide den niedrigsten Gehalt auf. Als kalziumreich gelten vor allem Knochenmehl, ferner die für Mineralstoffgemische verwendeten Verbindungen kohlen- und phosphorsaurer Kalk. Kalzium nimmt der Körper mit Futter und zusätzlich verabreichten Kalksalzen auf und führt es über das Blut den Geweben und Zellen zu. Dem Skelett läßt es sich nur zum Teil entziehen, ohne Mangelerscheinungen auszulösen. Nur etwa 40 % des aufgenommenen Kalziums verwertet der Organismus. Erhöhter Bedarf besteht vor allem während des Wachstums und der Eibildung. Ausreichende Kalziumversorgung verhindert verbogenen Brustbeinkamm, *Rachitis, Osteomalazie,* und verbessert die Kalkschalenstabilität.

8.2. Phosphor (P)

Vorkommen und Eigenschaften

Phosphor befindet sich vor allem im Knochengewebe, organisch gebunden auch in Leber, Eierstock, Gehirn, Rückenmark, Muskulatur und Zellkern. Das Skelett enthält etwa 80 % des gesamten Phosphats, das der Körper nicht nur für den Aufbau und die Funktion des Knochengewebes benötigt, sondern auch im Energiestoffwechsel beim Abbau von Kohlenhydraten und Fetten.

Zwischen Phosphor und Kalzium einerseits sowie Kalzium und Vitamin D andererseits bestehen enge Wechselwirkungen. Sowohl bei mangelndem als auch überschüssigem Phosphat- oder Kalziumgehalt des Futters (unausgeglichenes Kalzium-Phosphat-Verhältnis) wirkt Vitamin D ausgleichend, wodurch sich mangelhafte Knochenbildung, verkrümmter Brustbeinkamm und *Rachitis* bei wachsenden, unzureichende Leistungsfähigkeit, mangelhafte Kalkschalenbildung sowie *Osteomalazie (Osteodystrophie)* bei erwachsenen Tauben verhüten lassen.

Um den Kalzium- und Phosphatbedarf von Tauben zu befriedigen, bildet ein Kalzium-Phosphat-Verhältnis ähnlich dem des Knochengewebes (Kalzium : Phosphor = etwa 2:1) sowie ausreichende Vitamin-D-Versorgung die Voraussetzung. Reichlich Phosphat (Überschuß) enthalten Knochen, die für Mineralstoffgemische verwendeten Phosphatträger und Körnerfrüchte. Ein ausgeglichenes Kalzium-Phosphat-Verhältnis dagegen besitzen besonders Ölfrüchte, Phosphatüberschuß jedoch Getreide und Leguminosen.

8.3. Natrium, Kalium, Chlor (Na, K, Cl)

Vorkommen und Eigenschaften

Diese Mineralstoffe erhalten den osmotischen Druck in den Zellen und Körperflüssigkeiten aufrecht und ermöglichen sowohl Aufsaugung (Resorption) als auch Transport und Austausch von Nährstoffen durch das Blut. Im Zusammenwirken mit Kalzium und Magnesium beteiligen sie sich an Erregungsübertragungen im Organismus. Natrium und Kalium aktivieren verschiedene Sekrete und Enzyme.

Natrium und Chlor als Bestandteile von Kochsalz (Natriumchlorid, NaCl) kommen im Futter meist ausreichend, oft sogar überschüssig vor. „Salzhungrige" Tauben nehmen NaCl besonders gern auf, wenn ihr Futter vorwiegend aus Leguminosen besteht. NaCl gilt daher als Futterergänzungsstoff, den man wegen seines Jodgehaltes gern als Vollsalz entweder direkt oder indirekt über Mineralstoffmischungen oder „Taubenstein" verabreicht. Zuviel NaCl kann sowohl Gicht als auch Kochsalzvergiftung bewirken.

8.4. Jod (J)

Dieses Spurenelement besitzt für die Prophylaxe von Gesundheits-, Fruchtbarkeitsstörungen und unbefriedigenden Flugleistungen (besonders bei Brieftauben und Tümmlern) große Bedeutung. Daher enthält es fast jedes angepriesene „Präparat zur Erzielung bester Wettflugergebnisse". Jodmangel äußert sich vor allem als Vergrößerung (Hyperplasie) der Schilddrüsen (trivial „Kropf" genannt). Die Schilddrüse *(Thyreoidea)* liegt als paarweise vorhandenes, ovales, sehr feines, rosarotes, annähernd gleichgroßes Organ an der Halsbasis beiderseits der Luftröhrengabelung vor dem Eingang der Leibeshöhle in dem von den gemeinsamen Kopf- und Schlüsselbeinarterien gebildeten Winkel. Sie besteht aus dem Parenchym mit den bläschenförmigen *Follikeln*, die eine einschichtige Zellage bilden. Ihre Epithelzellen erzeugen die Hormone *Thyroxin* und *Trijodthyronin*, die sie in den Schilddrüsen*follikeln* als sog. *Kolloid* speichern.

8.4.1. *Schilddrüsenhyperplasie („Kropf")*

Geschichtliches, Vorkommen, Verbreitung

DOUGLAS (1914) untersuchte die Schilddrüsen von 150 Tauben *histologisch* und unterschied nach den vorliegenden Veränderungen 4 Typen, von denen er nur 2 als normal ansah. Auf Einzelheiten von *Thyreoidea*prozessen bei ihrer *Hyperplasie* ging er jedoch nicht ein. McCARRISON (1923) beschrieb offenbar als erster Hyperplasien dieses Organes bei Tauben, wobei er Blutstauung, *Kolloid*schwund sowie Verdickung, *Hyperplasie* und „Knospung" des *Follikelepithels* als *pathognostische* Veränderungen feststellte. BATES u. a. (1941) wiesen gehäuft *Thyreoidea*vergrößerungen 1938 bis 1941 bei Fleischtauben in den USA nach. HOLLANDER u. RIDDLE (1946) veröffentlichten eine ausführliche Studie über

TABELLE 8/3
Inaktivierung von Vitaminen durch die Umweltfaktoren Wärme (Hitze), Luft (Sauerstoff) und Licht (LEIBETSEDER, 1979)

Vitamin	Wärme	Luft	Licht
A und Provitamin A *(Karotine)*	+	+	+
D	+	+	+
E	+	+	+
K		+	
B_1	+	+	
B_2	+		+
B_6	+		+
B_{12}		+	
Biotin			
Folsäure	+		
Nikotinsäure			
Pantothensäure	+		
Cholin			
C	+	+	+

+ = Inaktivierung

TABELLE 8/4
Fälle von stark vergrößerten, > 1 g schweren Schilddrüsen bei Fleischtauben der Rasse Weiße Carneaux (HOLLANDER u. RIDDLE, 1946)

Jahr	Untersuchte Tauben	Tauben mit stark vergrößerten, > 1 g schweren Schilddrüsen	
	n	n	%
1929	215	1	0,47
1930	400	1	0,25
1932	480	1	0,21
1936	285	4	1,40
1937	230	2	0,87
1938	150	2	1,33
1939	135	3	2,22
1940	125	9	7,20
1941	235	13	5,53
1942	160	6	3,75
1929 bis 1942	2215	42	1,90

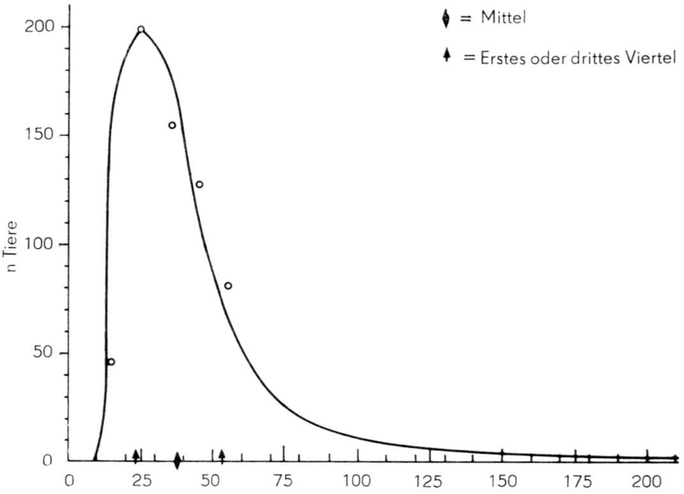

Häufigkeitsverteilung der Schilddrüsenmasse (Klassenintervalle von jeweils 10 mg) von 738 (384 ♂♂ und 354 ♀♀), 3 bis 48 ($\bar{x}$ 14) Monate alten Rassetauben (Weiße Carneaux) mit einer $\bar{x}$ KM von 343 g der ♂♂ und 327 der ♀♀ bei einer entsprechenden Schilddrüsenmasse von 37 bzw. 39 mg (nach HOLLANDER u. RIDDLE, 1946)

den „Kropf" bei Haustauben. Erstmals 1924 ermittelten sie bei autopsierten weißen Carneauxtauben auffällig vergrößerte Schilddrüsen. Die Häufigkeit von „Kropf" bei Tauben in Long Island (New York) und Sumter (California) schwankte von 1929 bis 1942 je nach Jahr beträchtlich. Die meisten Fälle gab es von 1936 bis 1942. Das Durchschnittsalter der untersuchten Tauben betrug rund 2, das der Tiere mit *Thyreoidea-Hyperplasie* über 5 Jahre. Schon 10 bis 12 Monate alte Tiere besaßen auffällig vergrößerte Drüsen. Besonders anfällig hierfür erwiesen sich Carneaux und Kreuzungen von Römern×Homern, während Tümmler und mehrere andere, nicht angegebene Rassen als weniger disponiert gelten.

Krankheitsursache
Nach McCARRISON (1928) kommen als Schilddrüsenvergrößerungen charakterisierte Fälle von „Kropf" sowohl bei dem Menschen als auch den Haustieren in manchen Gegenden (sog. Kropfbezirke) gehäuft vor, in denen der Erdboden und damit die dort gewachsenen Pflanzen wenig oder gar nicht das Spurenelement Jod enthalten. Sojabohnen und andere fettreiche Körnerarten (z. B. Mais) sollen gegenüber fettarmen den Jodbedarf beträchtlich erhöhen.

Krankheitsbild
Erwachsene Tauben, selbst mit enorm vergrößerten, durch die äußere Haut am Brusteingang deutlich fühlbaren Schilddrüsen, weisen außer leicht gestörtem Allgemeinbefinden *(Apathie)* und größtenteils auffälligen Depotfettablagerungen („Fettsucht") meist keine wahrnehmbaren Symptome auf. Bei hochgradig geschwol-

TABELLE 8/5
Einfluß von 10 mg Kaliumjodid/kg Mineralstoffmischung von Tauben auf die Lebenskraft ihrer Jungen (HOLLANDER u. RIDDLE, 1946)

Gruppen	Zuchtpaare	Gelegte Eier	Geschlüpfte Jungen		Vitalität geschlüpfter Jungen			
					normal		lebensschwach	
	n	n	n	%	n	%	n	%
Mit Kaliumjodid behandelt	31	200	138	69	132	95,65	6	4,35
Kontrolltiere (unbehandelt)	24	161	103	63,98	53	51,46	50	48,54

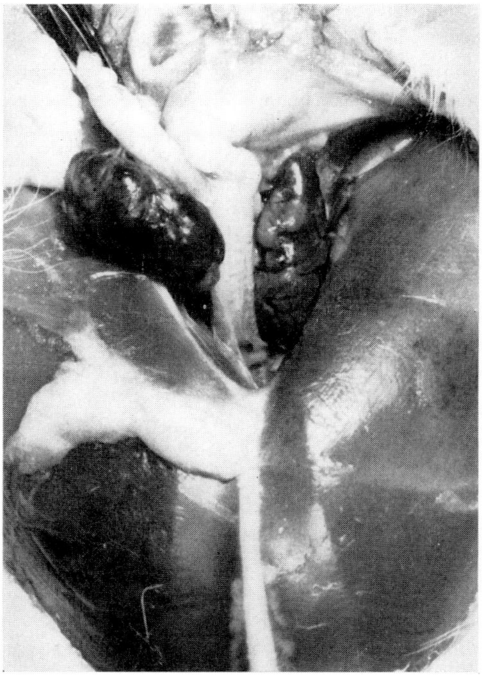

Hochgradig vergrößerte Schilddrüsen *(Thyreoidea)* bei einer Fleischtaube (Weiße Carneaux) mit *Thyreoidea-Hyperplasie* („Kropf") infolge Jodmangel (HOLLANDER)

lenen Organen (ein 8 Jahre alter, 312 g schwerer Täuber besaß eine 11,2 g schwere *Thyreoidea*, dies entspricht 3,6 ‰ der KM) können diese auf die Luftröhre drücken und mit „Giemen" verbundene Atmungsbeschwerden hervorrufen. Bei fortgeschrittenem „Kropf" kann die Haut im Kopfbereich, besonders um die Augen „puffig" erscheinen. Die Schwung- und Steuerfedern erweisen sich verlängert und schmaler, die kleinen Deckfedern in ihren Fahnen nicht mehr geschlossen, wodurch das Gefieder ungepflegt aussieht und solche Tiere entweder unregelmäßig oder gar nicht mausern. Das Krankheitsbild entspricht dem Myxödem des Menschen und der Säugetiere.

Schilddrüsen*hyperplasien* von Zuchttauben gehen meist mit Fruchtbarkeitsstörungen, verminderter Schlupf- und Aufzuchtrate sowie Lebenskraft der Nachkommen einher.

Nach HOLLANDER u. RIDDLE (1946) verschwanden bei den mit *Kaliumjodid* behandelten Tauben die Symptome von „Kropf". Mauser und normale Federbildung stellten sich wieder ein. Das *Myxödem* als Zeichen anomaler *Thyroxin-* und *Trijodtyroninsekretion* ließ sich nicht mehr nachweisen.

Mit Schilddrüsen*hyperplasien* von Zuchttauben können folgende Störungen der Embryonalentwicklung und des Schlupfes ihrer Jungen einhergehen:
- nach RIDDLE (1930) um 1 bis 2 Tage verzögerter Schlupf der lebensschwachen, meist in den ersten 3 Lebenstagen sterbenden Nestlinge,
- besondere Neigung der embryonalen Eihäute zu Blutungen *(Hämorrhagien)*, vor allem während des Schlupfes,
- relativ häufiges Absterben der Embryonen beim Schlupf,
- gehäufte Fälle von Dottersack-Nabelentzündungen sowie schlecht verheilten *Näbeln*,
- mit Blutarmut *(Anämie)* einhergehende allgemeine Lebensschwäche.

Junge mit angeborener *Thyreoideahyper-*

TABELLE 8/6
Wirkung von 10 mg Kaliumjodid/Täubin in 4wöchigen Abständen auf die Nachkommenleistung (HOLLANDER u. RIDDLE, 1946)

Zeitraum	Gelegte Eier	Abgestorben beim Schlupf		Vitalität geschlüpfter Jungen					
				normal		lebensschwach		tot[1]	
	n	n	%	n	%	n	%	n	%
Vor der Behandlung	53	13	24,53	0	0	22	41,51	14	26,42
Nach der Behandlung	51	2	3,92	30	58,82	1	1,96	2	3,92

[1] Innerhalb von 3 Tagen

plasie weisen meist auffällig vergrößerte, blutgestaute, bis etwa 50 (normal 2 bis 5) mg schwere Schilddrüsen auf.

Gesunde Tauben besitzen 75 bis 100 mg schwere Schilddrüsen/kg KM (das entspricht 0,0075 bis 0,01 % der KM), solche mit „Kropf" liegen wesentlich über der mittleren Masse von $\bar{x}$ 25 mg/Tier.

Krankheitsfeststellung
Mit „Kropf" einhergehende Schilddrüsenhyperplasien lassen sich wie folgt exakt feststellen:
- durch die *pathologisch-anatomische* und besonders *histologische* Untersuchung mit dem Nachweis der oben beschriebenen *pathognostischen Veränderungen*,
- in allen Verdachtsfällen durch den Behandlungsversuch mit *Kaliumjodid.*

Prophylaxe und Bekämpfung
Hierzu gibt es folgende Empfehlungen:
- Verabreichung von jodhaltigem Kochsalz („Vollsalz") *ad libitum* im Mineralstoffbehälter, besonders bei Körnerfutter aus Jodmangelgebieten sowie bei fettreichen Rationen,
- Therapie mit *Kaliumjodid* (10 mg/Taube in 4wöchigen Abständen oder 10 mg/kg Mineralstoffmischung zur beliebigen Aufnahme) bei erkrankten bzw. jodarm bzw. fettreich ernährten Tauben.

Zur Prophylaxe von Schilddrüsenhyperplasien kann man auch wöchentlich einmal einen Tropfen LUGOLscher Lösung/Taube im Trinkwasser verabreichen. Mehrere Autoren empfehlen, anstelle von Jod (LUGOLsche Lösung oder Jodtinktur) Medizinallebertran (enthält reichlich Jod), „Vollsalz" bzw. mit diesem angereicherte Mineralstoffmischungen oder „Taubenstein" zu geben.

8.5. Vitamin A

Eigenschaften
Von den fettlöslichen Vitaminen A, D, E, K und F besitzt Vitamin A besondere Bedeutung für Tauben, denn zwischen ihm, anderen Vitaminen sowie Hormonen bestehen enge Wechselwirkungen.

Vitamin A reguliert Aufbau, Funktion und Regeneration von Epithelien, erhöht die natürliche Widerstandskraft des Epithels von äußerer Haut und Schleimhäuten gegenüber *obligat* und *fakultativ pathogenen* Krankheitserregern. Darüberhinaus fördert es Wachstum, Mauser, Gesundheit, Leistungsfähigkeit und verhütet somit häufig unerkannte Gesundheitsstörungen, die sich in verminderter Freßlust, verzögertem Wachstum und unbefriedigenden Leistungen äußern. Die ungestörte Entwicklung des Embryos setzt einen ausreichenden Vitamin-A-Gehalt im Dotter des Bruteies voraus. Die für das normale Wachstum der Jungen in den ersten Lebenstagen an lebenswichtigen Stoffen reiche Kropfmilch weist ebenfalls Vitamin A auf.

Vorkommen
Vitamin A enthalten nur tierische Produkte, nicht jedoch Pflanzen. Futtermittel besitzen Vitamin A ausschließlich als *Provitamine*, unter denen man die *Karotine* genannten gelbroten Pflanzenfarbstoffe zusammenfaßt. Das wichtigste stellt das in Pflanzen zusammen mit grünen Blattfarbstoffen vorkommende *Beta-Karotin* dar.

Als besonders karotinreich gelten junge Grünpflanzen, Möhren, die Körner von gelbem Mais und Lein, karotinarm alle anderen Futtermittel. Im Organismus wandelt sich Karotin nur zum Teil in Vitamin A um, das vor allem die Leber speichert. Heute stellt man Vitamin A vorwiegend *synthetisch* her. Vitamin A enthalten vor allem die zur Lebertranherstellung verwendeten Lebern von Meerfischen (Heilbutt, Thun-, Haifisch, Dorsch, Kabeljau), ferner Vollmilch und -produkte.

Mangelerscheinungen
Ausgesprochene *A-Avitaminosen* scheint es bei Tauben im Gegensatz zu *A-Hypovitaminosen* kaum zu geben.

Therapie und Prophylaxe
Verabreichung von Vitamin A über natürliche Vitaminträger, Medizinallebertran oder Vitaminpräparate.

8.6. Vitamin D

Eigenschaften
Vitamin D reguliert die Ausnutzung von

Kalzium und Phosphat des Futters und somit den Kalzium-Phosphat-Stoffwechsel des Körpers, fördert Wachstum, Verknöcherung und Funktionstüchtigkeit des Skelettes, verhütet *Rachitis* und *Osteomalazie*, begünstigt Mauser, kräftigt die *Konstitution* und erhöht die allgemeine Widerstandskraft des Körpers gegenüber Krankheitserregern und sonstigen Stressoren.

Vorkommen
Ebenso wie Vitamin A kommt es in Pflanzen ausschließlich als *Provitamin* vor. Das vor allem in grünen Pflanzen und Getreidekeimlingen enthaltene *Provitamin* D_2 wandelt sich im Taubenkörper z. T. in Vitamin D_3 um. Vitamin D_2 und D_3 enthalten besonders die Fischleberöle. Synthetisch lassen sie sich entweder aus *UV*-bestrahltem Hefefett oder Provitaminen herstellen. Vitamin D_3 erweist sich für Tauben um ein Vielfaches (etwa 20mal) wirksamer als D_2. Ihr Bedarf hängt vor allem vom Mineralstoffgehalt des Futters ab, denn ungenügend Kalzium und/oder Phosphat, d. h. ein ungünstiges Verhältnis zwischen beiden, erhöhen den Bedarf an Vitamin D. Tauben können es nicht ausschließlich durch Bürzeldrüsensekret dekken, welches beim Gefiederputzen in Spuren über den Schnabel in den Körper gelangt und damit für den Stoffwechsel zur Verfügung steht. Vor allem Jungtauben müssen genügend vielseitig zusammengesetztes Körnerfutter bzw. durch Lebertran oder D_3-Präparate zugeführtes Vitamin D erhalten, um Wachstumsstörungen, Brustbeinverkrümmungen und *Rachitis* verhüten zu können. Das gleiche gilt für Elterntiere in der Zuchtsaison, um ausreichenden Vitamingehalt der Bruteier und unbeeinträchtigte Entwicklung der Embryonen zu ermöglichen.

Mangelerscheinungen
Vitamin D verhütet Störungen des Kalzium-Phosphat-Stoffwechsels, indem es einen Mangel oder Überschuß an beiden Mineralien ausgleicht. Lagern sich nur ungenügend Kalksalze im Knochengewebe ab, erkranken wachsende Tiere an *Rachitis* (Knochenweiche), die sich u. a. in auffällig

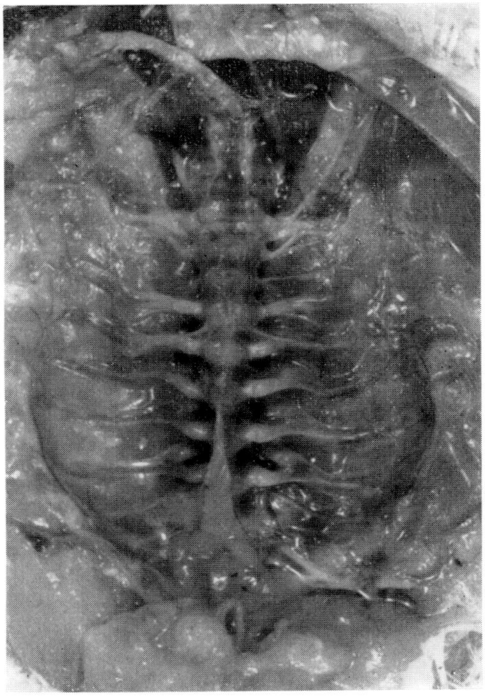

Die für Rachitis charakteristischen Verdickungen und Verbiegungen im Bereich von Wirbelsäule und Rippen

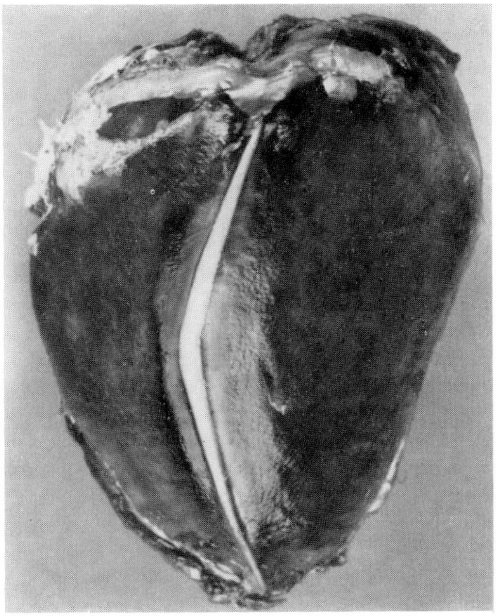

Stark verbogener Brustbeinkamm bei Rachitis

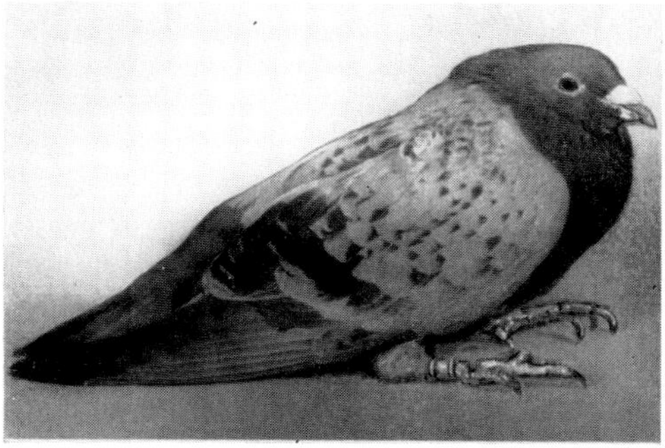

Die nach ausschließlicher Käfighaltung, einseitiger Vitamin D- und mineralstoffarmer Ernährung aufgetretene Knochenweiche *(Osteomalazie)* bei einer Brieftaube

biegsamen Knochen äußert. *Osteomalazie* (Knochenerweichung) und *Osteodystrophie*, die sich als Entkalkung, Brüchigkeit und Erweichung des ausgebildeten Skeletts kennzeichnet, kommen bei Tauben nur selten vor. Rachitis tritt vorwiegend bei eingesperrten, Vitamin-D- und mineralstoffarm ernährten Jungtieren auf. Diese fressen weniger, entwickeln sich schlechter, befiedern sich langsamer und mausern verzögert. In extremen Fällen fliegen sie nicht, laufen wenig, sitzen auf den Fersengelenken und bewegen sich mitunter nur noch flügelschlagend und auf den Beinen rutschend fort. Das rachitische Skelett hält dem Muskelzug nicht stand. Dabei können sich bestimmte Knochen (Bein- und Flügelknochen, Wirbelsäule, Rippen, Brustbein) verbiegen. Betroffene Gelenke zeigen eine m. o. w. stark verbreiterte knorpelige Wachstumszone.

Therapie und Prophylaxe

Vitamin-D-Mangel läßt sich verhüten, wenn den Tieren ausreichend Sonnenlicht zur Verfügung steht. Hierbei kann sich das in der äußeren Haut enthaltene *Dehydrocholesterin* in Vitamin D_3 umwandeln. Eingesperrten Tauben verabreicht man Medizinallebertran oder ein Vitamin D_3-Präparat in der für Tauben empfohlenen Dosis. Um den Mineralstoffbedarf zu befriedigen, gibt man außerdem standardisiertes Mineralstoffgemisch im Automaten ad libitum. Vitamin D_3 muß man immer exakt dosieren, da überschüssige Gaben *D_3-Hypervitaminose*, damit nicht umkehrbare *(irreversible)* Krankheitsprozesse und Gesundheitsschäden verursachen.

8.7. Vitamin E

Eigenschaften

Das vor allem im Fettgewebe gespeicherte Vitamin E fördert den Stoffwechsel von Eiweiß, Kohlenhydraten, Fetten und Mineralstoffen, die Funktion von Drüsen-, Muskel- sowie Nervengewebe, erhöht die Fruchtbarkeit *(Fertilität)* sowohl von männlichen als auch weiblichen Tieren und verhütet somit *Fertilitäts*störungen. Darüberhinaus wirkt es als *Antioxidans*, weil es die gegen Sauerstoff empfindlichen Stoffe (Fette, Vitamin A, und K) schützt.

Vorkommen

Von den in Pflanzen vorkommenden Vitamin-E-wirksamen Stoffen *(Tokopherole)* erweist sich *Alpha-Tokopherol* als eigentliches Vitamin E (1 IE = 1 mg *Tokopherolazetat)* als am wirksamsten. Es läßt sich sowohl natürlich (besonders aus Weizen- und Maiskeimen) als auch synthetisch herstellen. Reichlich *Alpha-Tokopherol* enthalten junge grüne Pflanzen und vor allem die Keimlinge von Getreide, Hülsen- und Ölfruchtsamen, nur wenig dagegen Leinsamen, Hefe, geschrotete sowie längere Zeit aufbewahrte Körner.

Mangelerscheinungen

Vitamin-E-Mangel beeinträchtigt die Organfunktionen, das Wachstum und die Fortpflanzung von Tauben. Hierdurch können Bruteier unbefruchtet sein, Embryonen absterben und Junge lebensschwach schlüpfen oder im Ei steckenbleiben. *Tokopherolarm* ernährte Tiere erweisen sich anfällig für Infektionskrankheiten, Leberschäden und Erkrankungen (Degeneration) der Skelett-, Herz- und glatten Muskulatur.

Therapie und Prophylaxe

Einwandfreies Körnerfutter enthält ausreichend Vitamin E. Daher beobachtet man Fruchtbarkeitsstörungen und andere Mangelsymptome nur selten. Sie entstehen vor allem durch *peroxid*haltige Futtermittel und verdorbenen Lebertran, die ungesättigte Fettsäuren sowie andere Abbauprodukte enthalten und somit *Antivitamin*wirkung besitzen. Daher verwendet man nur einwandfreie Futtermittel und bevorzugt entweder natürliche Vitaminträger oder den in kleinen, alsbald verbrauchten Mengen gekauften, in dunklen, dicht verschlossenen Flaschen kühl aufbewahrten und dem Futter stets frisch zugesetzten Medizinallebertran bzw. Vitaminpräparate zur Therapie und Prophylaxe.

8.8. Essentielle Fettsäuren

Linol-, Linolen- und *Arachidonsäure* als lebenswichtige, früher auch Vitamin F genannte Fettsäuren besitzen mannigfaltige Funktionen im Fett- und *Cholesterin*stoffwechsel, als Bestandteil von *Fermenten* und *essentiellen* Bausteinen von Körperzellen. Im Gegensatz zu Säugetieren benötigen Tauben nur *Linolsäure*, die bei ihnen Linolen- und *Arachidon*säure ersetzt. Lediglich bei völlig fettfrei ernährten Tieren (Versuchsdiäten) können Wachstums-, Entwicklungs- und Fruchtbarkeitsstörungen sowie herabgesetzte Widerstandskraft gegenüber Krankheiten entstehen, die sich durch eine den Erfordernissen entsprechende vollwertige Ernährung von Tauben verhüten lassen.

8.9. Vitamin K

Eigenschaften
Das 1929 entdeckte fettlösliche Vitamin K beteiligt sich an der Bildung des Fermentes *Prothrombin* und damit an der Blutgerinnung. Die in der Darmflora vorhandenen Bakterien erzeugen es. Daher kommt ein *Defizit* bei normal ernährten Tauben nicht vor. Reichlich Vitamin K enthalten alle grünen und frisch getrockneten Pflanzen.

Mangelerscheinungen
Vitamin-K-Mangel vermindert den Prothrombingehalt des Blutes, bewirkt somit gestörte Blutgerinnung, Blutungen in den Organen und Absterben des Embryos im Brutei. *K-Hypovitaminosen* können entstehen, wenn man Tauben tagelang z. B. mit Antibiotika-, Sulfonamid-Präparaten oder anderen Chemotherapeutika ohne Zusatz von Vitamin K_3 behandelt.

Therapie und Prophylaxe
Vitamin-K-Mangel läßt sich meist mit Gaben von Vitaminpräparaten oder natürlichen Vitaminträgern heilen und durch Vermeiden unexakter chemotherapeutischer Behandlungen verhüten.

8.10. B-Vitamine

Eigenschaften
Im Gegensatz zu den fettlöslichen, vor allem in der Leber und dem Fettgewebe gespeicherten Vitaminen kann der Körper die wasserlöslichen entweder nur in geringem Maße oder gar nicht speichern. Sie müssen daher ständig im Futter enthalten sein oder der Organismus muß sie laufend bilden, wie das für mehrere B-Vitamine und Vitamin C zutrifft. Zur Vitamin-B-Gruppe gehören heute 11 Wirkstoffe, die Bestandteile von Fermentsystemen darstellen, den Stoffwechsel von Eiweiß, Kohlenhydraten und Fetten regulieren sowie gestörte Embryonalentwicklung, beeinträchtigtes Wachstum, mangelhafte Befiederung und Krankheitsprozesse sowohl im Nerven- als auch Muskelsystem verhüten.

Vitamin B_1 (Thiamin, Aneurin)
Das für Tauben besonders wichtige, nicht nur für den Kohlenhydrat-Stoffwechsel, sondern auch für die Funktionstüchtigkeit von Nerven- und Muskelgewebe unentbehrliche *Thiamin* erweist sich gegenüber Sauerstoff und Licht sehr empfindlich. Besonders Keimlinge und Schalen von Getreide, Hülsen- und Ölfrüchten sowie die Grünpflanzen enthalten es. Als besonders reich an *Aneurin* und anderen B-Vitaminen gilt Hefe. Bei *Thiaminmangel* „verbrennen" Kohlenhydrate nicht mehr restlos. Hierdurch häufen sich Stoffwechselprodukte in den Geweben an, welche die *B_1-Hypo-* oder *-Avitaminose* auslösen können.

Mangelerscheinungen
Bei ungenügend aufgenommenem *Aneurin* können Mangelerscheinungen *(Beriberi)*

entstehen. Tauben zeigen sich gegenüber *Thiamin*mangel sehr empfindlich. Deswegen benutzte man sie früher häufig als Versuchstiere zur Wirksamkeitsprüfung von Vitamin-B_1-Präparaten. *Thiamin-* und fettarmes, kohlenhydratreiches Futter (z. B. geschälte Körner) beeinträchtigt den Stoffwechsel sowie die Funktionstüchtigkeit des Nervengewebes und ruft die *B_1-Avitaminose (Beriberi)* mit folgenden Symptomen hervor: abnehmende Freßlust, gestörte Verdauung, Abmagerung, nachlassende Flugfreudigkeit, schwankender Gang, Einknicken in den Intertarsalgelenken und fortschreitend gelähmte Körpermuskulatur, beginnend an den Beugern der Zehen, auf die Streckmuskulatur der Beine, Flügel, des Halses und Rumpfes übergreifend. Durch die erkrankte Beinmuskulatur können Tauben nicht mehr stehen, sitzen auf den abgebeugten Intertarsalgelenken, halten die Beine gespreizt und bewegen sich schließlich nur noch rutschend vorwärts. Bei gelähmter Hals- und Rückenmuskulatur biegen sie Kopf sowie Hals auf den Rücken und halten die Schnabelspitze nach oben. B_1-Avitaminose endet meist erst nach wochenlanger Dauer tödlich.

Therapie- und Prophylaxe
Um diese Mangelkrankheit zu verhüten, darf man Tauben nicht einseitig mit geschälten Körnern ernähren. Kranke Tiere erhalten bis zur Heilung je Tag etwa 1 g Bäcker- oder Futterhefe bzw. 5 mg eines Vitamin-B_1-Präparates.

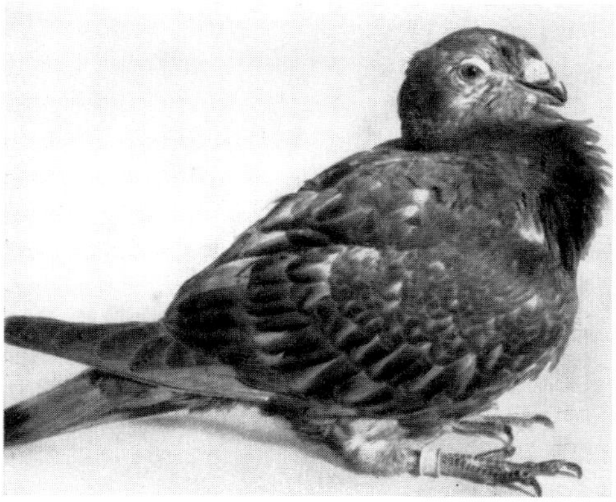

Jungtaube mit B_2-Avitaminose *(Beriberi)*

Vitamin B_2 (Riboflavin, Laktoflavin)
Der Körper benötigt es vor allem im Energie- und Eiweißstoffwechsel, beim Abbau von Fettsäuren und Aufbau von körpereigenem Fett. Gegenüber Sauerstoff und chemischen Stoffen erweist es sich relativ stabil, empfindlicher jedoch gegen Licht, denn selbst monatelang gelagertes Futter enthält noch reichlich *Riboflavin*, das in allen pflanzlichen und tierischen Stoffen vorkommt. Mangel führt zu gestörtem Zellstoffwechsel, Wachstumsrückgang und -stillstand, erhöhtem Nahrungsbedarf, Fruchtbarkeits- und Wachstumsstörungen, Krankheitsprozessen an den Schulter- sowie Beckengliedmaßen und dadurch zu beeinträchtigter Fortbewegung.

Vitamin B_6 (Pyridoxin)
Es besitzt wichtige Funktionen im *Aminosäuren*-Stoffwechsel, für den Abbau von ungesättigten Fettsäuren, die Bildung des roten Blutfarbstoffes *Hämoglobin* und das Wachstum. B_6 enthalten vor allem Hefe, Getreidekeime und alle Grünpflanzen. B_6-Mangel führt zu verminderter Freßlust, gestörter Fortpflanzung, Embryonal- und Jugendentwicklung sowie herabgesetztem Flugvermögen.

Nikotinsäure
Dieses B-Vitamin kommt vor allem in Hefe, Getreide (außer Mais), Mühlennachprodukten, Grünpflanzen vor, bildet sich im Körper aus der Aminosäure Tryptophan und erweist sich für den Stoffwechsel von Eiweiß, Kohlenhydraten und Fetten sowie für Wachstum, Befiederung und ungestörte Entwicklung unentbehrlich. Nikotinsäuremangel bewirkt beeinträchtigte Stoffwechselfunktionen, Wachstums-, Befiederungs- und Fruchtbarkeitsstörungen, Leistungsminderungen sowie Krankheitsprozesse der Haut.

Pantothensäure
Sie beteiligt sich am Stoffwechsel von Eiweiß, Kohlenhydraten und Fetten. Für die Funktionstüchtigkeit von Nervengewebe, äußerer Haut, als Bestandteil von Fermenten und somit für Wachstum, Befiederung sowie Fruchtbarkeit erweist sie sich unentbehrlich. Sie kommt besonders in

Hefe, Getreide, Mühlennachprodukten, Hülsenfrüchten und grünen Pflanzen vor. Ihr Mangel kann Wachstums-, Befiederungs- und Fruchtbarkeitsstörungen sowie verminderte Flugleistung verursachen.

Biotin
Dieses B-Vitamin enthalten besonders Körnerfrüchte, Getreide-, Hülsen- und Ölfruchterzeugnisse, Hefe und Getreidepflanzen. Wichtige Funktionen besitzt es im Eiweiß-, Kohlenhydrat-, Fett- sowie Zwischenstoffwechsel, bei der Synthese sowohl von Fettsäuren als auch den Aminosäuren Leuzin und Isoleuzin. Damit erweist es sich unentbehrlich für das Wachstum, die Fruchtbarkeit und Leistungsfähigkeit. Gegenüber Temperatureinwirkungen sowie chemischen Stoffen ist es beständig. Ein Mangel kommt bei Tauben kaum vor.

Inosit
Es wirkt ähnlich wie Cholin. Mangel tritt deswegen kaum auf, weil einerseits Futtermittel es ausreichend enthalten und andererseits es der Organismus wie andere B-Vitamine selbst erzeugt.

Cholin
Dieses sowohl in den pflanzlichen und tierischen Nahrungsstoffen vorhandene als auch vom Körper selbst erzeugte B-Vitamin erweist sich vor allem für den Fettaustausch zwischen Leber und Fettgewebe, für den ständigen Fettabtransport aus der Leber zu den Zellen sowie für die Reizübertragung im Nervensystem unentbehrlich. Sein bei Tauben praktisch kaum vorkommender Mangel bewirkt vermehrte Fettablagerung in den Leberzellen.

Folsäure
Die zur *Folsäure*-Gruppe gehörenden, chemisch miteinander verwandten, in ihrer Wirkungsweise ähnlichen Verbindungen besitzen lebenswichtige Funktionen, vor allem im Zwischenstoffwechsel, bei der *Synthese* von Aminosäuren *(Methionin, Histidin, Serin)* sowie als Bausteine von Nukleinsäuren *(Thymin, Adenin, Guanin)*. Folsäure enthalten besonders Getreide-, Hülsen- und Ölfrüchte, Hefe, Milchprodukte und alle Grünpflanzen. Bei dem bei Tauben praktisch nicht vorkommenden *Folsäure*mangel können Wachstums-, Befiederungs-, Mauser- und Fruchtbarkeitsstörungen, gestörte Bildung roter Blutkörperchen, Hautentzündungen, Federnausfall, verminderte Gesundheit und Leistungsfähigkeit die Folge sein.

Vitamin B_{12}
Das vor allem in tierischen Eiweißfuttermitteln und Kot enthaltene Vitamin B_{12} beteiligt sich gemeinsam mit *Folsäure* am Kohlenhydrat-Stoffwechsel, an der Blutbildung und an der Synthese von *Aminosäuren*. Bei B_{12}-Mangel entstehen Fruchtbarkeits-, Wachstums- und Entwicklungsstörungen, die sich durch tierische Futtermittel verhüten lassen.

Therapie und Prophylaxe
Mangel an B-Vitaminen läßt sich durch eine vollwertige Ernährung verhüten.

8.11. Vitamin C (Ascorbinsäure)

Ascorbinsäure kommt in allen pflanzlichen sowie tierischen Geweben vor, besitzt mannigfaltige Funktionen im Zellstoffwechsel, *aktiviert* Hormone und Fermente, erhöht die allgemeine Widerstandskraft, Leistungsfähigkeit und Gesundheit. In der Leber und den Nieren von Tauben bildet sie sich aus Traubenzucker unter Mitwirkung von zwei *Enzymen*. Als *ascorbinsäure*reich gelten alle grüne Pflanzen sowie die Keimlinge besonders von Körnerfrüchten.

Vitamin-C-"Stoß"
Wegen seiner vielfältigen Aufgaben für den Organismus verabreicht man dieses Vitamin meist in Verbindung mit Traubenzucker an Brieftauben und Tümmler vor und nach kräftezehrenden Flügen. Hierdurch lassen sich sowohl der Stoffwechsel und damit die Leistungsfähigkeit des Körpers erhöhen als auch die verbrauchte Energie wieder zuführen. Brieftauben z. B. können bei einem Non-Stop-Flug in 10 Std. etwa 600 bis 800 km zurücklegen, wofür sie bei einer *Frequenz* von durchschnittlich 100 Schlägen/Min. insgesamt 60 000 Flügelschläge ausführen, was ihren Körper äußerst stark beansprucht und die Aus-

TABELLE 8/7
Physiologische Bedeutung der wichtigsten Vitamine, mögliche Mangelerscheinungen und erforderlicher Bedarf

Vitamine	Physiologische Bedeutung	Mangelerscheinungen	Bedarf
Vitamin A (*Retinol*, Epithelschutzvitamin, antiinfektiöses Vitamin, Wachstumsvitamin)	Wichtig für Aufbau, Schutz und Regeneration von äußerer Haut sowie Schleimhäuten, ferner für Wachstum, Gesundheit, Fruchtbarkeit, Erhöhung der allgemeinen Widerstandskraft gegen Infektions- und Invasionskrankheiten; beteiligt an Synthese vom Sehpurpur der Augen, Skelett- und Körperwachstum, Stoffwechselregulation von Kohlenhydraten, Eiweiß, Fett	Wachstums- und Entwicklungsstörungen, unbefriedigende Befruchtungs- und Schlupfraten der Bruteier, Fruchtbarkeitsstörungen oder sogar Unfruchtbarkeit *(Sterilität)*, krankhafte Haut- und Schleimhautprozesse (Verhornung), erhöhte Anfälligkeit für Gesundheitsstörungen und Krankheiten, beeinträchtigte Federentwicklung und Mauser	Richtwert je nach Rasse und besonderen Körperleistungen 100 bis 200 IE/kg KM und Tag, Jung- und Zuchttiere noch höherer Bedarf, der durch Umweltfaktoren (z. B. hygienische Bedingungen, *Peroxide* im Futter, Infektions- und Invasionskrankheiten und besondere Körperleistungen) m. o. w. stark beeinflußt wird; Vitamin-A-Speicherung in der Leber
Vitamin D (Antirachitisches Vitamin, *Kalziferol*)	Reguliert Kalzium- und Phosphatstoffwechsel, fördert Kalzium- und Phosphatresorption aus dem Darm, reguliert ihre Ausscheidung über die Nieren, steuert die Kalzium- und Phosphateinlagerung sowie die -austauschrate im Skelett	Gestörter Kalzium- und Phosphatstoffwechsel, Verkalkungshemmungen wachsender Knochen *(Rachitis)*, Abbau mineralischer Knochensubstanz *(Osteodystrophie)*, Knochen- und Gelenkdeformationen, Wachstums- und Entwicklungsstörungen, erhöhte Knochenbrüchigkeit, beeinträchtigte Mauser, Federentwicklung und Kalkschalenstabilität	Richtwert je nach Rasse und besonderen Körperleistungen 10 bis 50 IE/kg KM und Tag, hängt weitestgehend von der Kalzium- und Phosphatversorgung ab. Ungenügende Zufuhr oder ungenügendes Mengenverhältnis von Kalzium und Phosphat erhöhen den Bedarf

schöpfung von Reserven erfordert. Ähnliches trifft auch für Wettbewerbe mit sonstigen Flugsporttauben zu.

8.12. Gicht

Vorkommen, Verbreitung

Diese Stoffwechselstörung tritt vorwiegend bei erwachsenen Tauben auf und kommt relativ häufig vor.

Krankheitsursachen und -entstehung

Von Gicht betroffene Tauben weisen einen bis etwa 20 % erhöhten Harnsäure(Urat)-blutspiegel auf, der normal bei 2,8 bis 8 mg-% liegt. BAUMANN (1980) stellte bei Gelenkgicht bis zu 40 mg-% *Urate* im Blut fest. Die Harnsäurekonzentrationen bei verschiedenen Taubenrassen enthält Tab. 8/9. Danach ließen sich *signifikante* Unterschiede in der Uratplasmakonzentra-

Vitamine	Physiologische Bedeutung	Mangelerscheinungen	Bedarf
Vitamin E (*Tokopherol*, frühere Bezeichnungen *Antisterilitäts-*, Fruchtbarkeits-, *Fertilitäts-*, *Antidystrophie*-vitamin, Leberschutzfaktor)	Steuert Kohlenhydrat-, *Kreatin-*, Muskelstoffwechsel, Glykogenhaushalt, reguliert Entwicklung sowie Funktion der Keimdrüsen (Hoden, Eierstock) und damit die Fruchtbarkeit *(Fertilität)*, verhütet *Fertilitäts*störungen und Unfruchtbarkeit, garantiert die ungestörte Embryonalentwicklung, reguliert den Hormonstoffwechsel über den Vorderlappen der Hirnanhangdrüse *(Hypophyse)*, besitzt *antioxidative* Wirkung, da es die *oxidations*empfindlichen Fettsäuren im Zellstoffwechsel sowie sonstige *oxidationslabile* Stoffe (z. B. Vitamin A, Karotinoide, Vitamin K, Zwischenprodukte des Kohlenhydratstoffwechsels) stabilisiert; durch diese Eigenschaften schützt Vitamin E in Futtermitteln oder Futtermischungen enthaltene *oxidations*empfindliche Fettsäuren, Vitamine und Provitamine vor Inaktivierung und Zersetzung	*Degenerierte* Herz- und Skelettmuskulatur *(Dystrophien, Myopathien)*, unbefriedigende Befruchtungs-, Schlupfraten, erhöhte Embryonal- und Jungtiersterblichkeit, Wachstums- und Entwicklungsstörungen, Leber*nekrosen*, Muskelmagengeschwüre *(Erosionen)*	Richtwert je nach Rasse und besonderen Körperleistungen 1 bis 2 mg/kg KM und Tag, abhängig besonders von Zusammensetzung des Futters, Gehalt an schwefelhaltigen Aminosäuren sowie Qualität an Fetten und ungesättigten Fettsäuren; hoher *Peroxid*gehalt des Futters erfordert je g ungesättigte Fettsäuren zusätzlich 1 bis 3 mg Vitamin E

tion z. B. von Brief- und Luchstauben nachweisen und Zusammenhänge mit dem intensiven Stoffwechsel bei den auf Flugleistung gezüchteten Brieftauben vermuten. Auch bei verwilderten Haustauben gab es ähnliche Werte wie bei Brieftauben, dagegen ließen sich Berner Rieselköpfe und Weiße Kingtauben mit Luchstauben vergleichen.

Harnsäuresalze *(Urate)* lagern sich bei gichtkranken Tieren als Kristalle in bestimmten Geweben ab, so daß sich der Körper chronisch mit diesen vergiftet. Urate bilden sich als Endprodukte des Proteinstoffwechsels aus dem Nahrungseiweiß, werden bei gesunden Tauben vom Blut in die Nierenkörperchen abgeschieden, mit dem Harn über die Harnleiter in die Kloake befördert und nach der Wasser*resorption* als Bestandteil des Kotes abgesetzt, den

Vitamine	Physiologische Bedeutung	Mangelerscheinungen	Bedarf
Vitamin K (*Koagulations-vitamin, anti-hämorrhagisches* Vitamin)	Beeinflußt Blutgerinnung durch Regulation und Aufrechterhaltung der normalen *Prothrombin*bildung, beteiligt sich am Zellstoffwechsel; als Vitamin-K-*Antagonisten* gelten vor allem *Cumarinderivate*, z. B. von bestimmten Schimmelpilzen und Grünpflanzen (z. B. Steinklee)	Gestörte Blutgerinnung (verlängerte Gerinnungszeit); schon bei geringfügigen mechanischen Einflüssen platzen Blutgefäße, wodurch m.o.w. starke Blutungen *(hämorrhagische Diathese)* entstehen	Als Richtwert gelten 2 bis 5 mg Vitamin K_3/kg Futter, abhängig von Rasse, besonderen Körperleistungen und sonstigen Faktoren, z. B. Gaben von *Sulfonamiden* oder *Antibiotika*, die den Vitamin-K-Bedarf um ein Mehrfaches erhöhen, weil sie entweder als *Antikoagulantien* (Sulfonamide) oder als Antibiotika die Eigen*synthese* von Vitamin K im Darm herabsetzen; auch bei Darmentzündungen liegt m. o. w. stark erhöhter Vitamin-K-Bedarf vor
Vitamin B_1 (*Thiamin, Aneurin, antineuritisches* Vitamin, *Anti-beri-beri-*Vitamin, Torulin)	Reguliert als *Thiaminpyrophosphorsäureester (Cocarboxylase)* den Kohlenhydratstoffwechsel, besitzt Funktionen für die normale Tätigkeit von Nervengewebe, Herzmuskulatur und Verdauungstrakt (vor allem *Peristaltik*, Fett*resorption* und *Fermentaktivität*); *Amprolium* ab 500 mg/kg Futter wirkt als *Antagonist* von Vitamin B_1	Wachstums- und Entwicklungsstörungen, Inappetenz, ungenügende Futterverwertung, beeinträchtigte Funktionen von Nervensystem, Kohlenhydratstoffwechsel und Wasserhaushalt	Als Richtwert gelten 2 bis 3 mg/kg Futter, abhängig von Rasse, besonderen Körperleistungen und sonstigen Faktoren (z. B. Art und Energiegehalt des Futters sowie darin vorhandenen *Thiaminasen*, Gaben von *Amprolium* oder anderen *Chemotherapeutika*, Rasse, infektiösen oder nichtinfektiösen Darmentzündungen)
Vitamin B_2 (*Riboflavin, Laktoflavin*)	Als Bestandteil der gelben Fermente unentbehrlich für die Aufnahme und Abgabe von Wasserstoffatomen; wie verschiedene andere Vitamine des B-Komplexes beteiligt es sich am Eiweiß-, Fett- und Nukleinsäurestoffwechsel, darüber hinaus auch am Sehvorgang	Bei *Hypovitaminosen* Wachstums- und Entwicklungsstörungen, schlechte Futterverwertung, bei ausgesprochener *Avitaminose* vor allem einwärts gekrümmte Zehen	Als Richtwert gelten 4 bis 8 mg/kg Futter, abhängig vor allem vom Eiweiß- und Energiegehalt des Futters, der Rasse, besonderen Körperleistungen, vorhandenen infektiösen oder nichtinfektiösen Darmentzündungen, *peroralen* Behandlungen mit *Chemotherapeutika*

Vitamine	Physiologische Bedeutung	Mangelerscheinungen	Bedarf
Vitamin B_6 (*Pyridoxin, Adermin, Anti-Dermatitis-*Faktor)	Besonders für den Eiweißstoffwechsel als *Pyridoxal-5-Phosphat* (Koferment), ferner für den Kohlenhydrat- und Fettstoffwechsel den Abbau der Aminosäure *Tryptophan* und den Stoffwechsel verschiedener Mineralstoffe	Leinsamen z. B. enthält Stoffe, die als Vitamin *B_6-Antagonisten* wirken und typische Mangelsymptome hervorzurufen vermögen, vor allem Wachstums- und Entwicklungsstörungen, Hautentzündungen, Schädigungen an Leber, Herz, peripheren und zentralem Nervensystem, gestörte Fruchtbarkeit, herabgesetzte Schlupf- und Aufzuchtrate, Muskelmagen*erosionen*	Richtwert 3 bis 8 mg/kg Futter, abhängig vor allem von dem Eiweiß- und Energiegehalt des Futters, der Rasse, besonderen Körperleistungen, vorhandenen infektiösen Darmentzündungen, *peroralen* Behandlungen mit *Chemotherapeutika*
Vitamin B_{12} (*Cyanocobalamin*, APF-Faktor, *antianämisches* Vitamin)	B_{12} benötigt der Körper vor allem für Blutbildung, Wachstum, Stoffwechselprozesse, ferner zur Bildung bestimmter *Aminosäuren*	Ungenügende Eiweiß*synthese*, daher Wachstums-, Entwicklungs-, Befiederungs- und Mauserstörungen, Hautentzündungen, erhöhter Anteil von abgestorbenen Embryonen, niedrigere Schlupf- und Aufzuchtraten	Richtwert 10 bis 30 mcg/kg Futter, abhängig vor allem von der Eigensynthese im Darm, dem Anteil von tierischem Eiweiß sowie dem Eiweiß- und Energiegehalt des Futters, der Rasse, besonderen Körperleistungen, vorhandenen infektiösen oder nichtinfektiösen Darmentzündungen, *peroralen* Behandlungen mit *Chemotherapeutika*
Biotin (*Bios* II, Vitamin H)	Beteiligt sich als *Koenzym* an lebenswichtigen Stoffwechselreaktionen (Kohlenhydrate, *Purinsynthese, Tryptophan*abbau, Aufbau ungesättigter Fettsäuren)	Durch *Eigensynthese* von Biotin im Darm von Tauben kaum zu befürchten, am ehesten bei Tieren mit infektiösen oder nichtinfektiösen Darmentzündungen, unsachgemäßen *peroralen* Behandlungen mit *Chemotherapeutika* als Wachstums-, Entwicklungs-, Befiederungs-, Mauserstörungen und Hautprozesse, vor allem an unbefiederten Stellen	Richtwert 100 bis 300 mg/kg Futter, abhängig vor allem von der Eigen*synthese* im Darm, dem Anteil in den aufgenommenen Nahrungsstoffen, der Rasse, besonderen Körperleistungen, vorhandenen infektiösen oder nichtinfektiösen Darmentzündungen, *peroralen* Behandlungen mit *Chemotherapeutika*

Vitamine	Physiologische Bedeutung	Mangelerscheinungen	Bedarf
Nikotinsäure (Vitamin PP, Vitamin B_5, *Nikotinamid, Niazinamid, Niazin*)	Als Bestandteil von den an zahlreichen Stoffwechselreaktionen beteiligten Kofermenten (*Kodehydrase* I und II), im Eiweiß-, Kohlenhydrat- und Fettstoffwechsel, ferner für die ungestörten Funktionen von äußerer Haut und Verdauungsorganen	Durch weitgehende Eigen*synthese* im Darm von Tauben sowie Umwandlung aus der Aminosäure *Tryptophan* kaum zu erwarten, am ehesten bei Tieren mit Darmentzündungen oder unvorschriftsmäßiger Behandlung mit *Chemotherapeutika* als Wachstums-, Entwicklungs-, Befiederungs-, Mauserstörungen, Hautprozesse und erhöhte Anfälligkeit für andere Krankheiten	Richtwert 20 bis 50 mg/kg Futter, abhängig vor allem von der Eigen*synthese* im Darm, dem Anteil in den aufgenommenen Nahrungsstoffen, der Rasse, besonderen Körperleistungen, vorhandenen infektiösen oder nicht infektiösen Darmentzündungen, *peroralen* Behandlungen mit *Chemotherapeutika*
Folsäure (*Pteroyl-Glutaminsäure,* Vitamin B_c)	Bewirkt als *Citrovorum*-Faktor wichtige Umsetzungen im Eiweiß- und Nukleinsäurestoffwechsel, beteiligt sich neben Vitamin C und B_{12} an der Bildung von rotem Blutfarbstoff *(Hämoglobin)* und roten Blutkörperchen *(Erythrozyten)*	Durch den Folsäuregehalt fast aller Futtermittel und die Eigen*synthese* im Darm von Tauben tritt Mangel an diesem Vitamin praktisch kaum auf, am ehesten bei unvorschriftsmäßiger Behandlung mit *Chemotherapeutika* als Störungen der Blutbildung, ferner als Wachstums-, Entwicklungs-, Befiederungs-, Mauserstörungen, verringerte Schlupf- und Aufzuchtrate sowie erhöhte Empfänglichkeit für andere Krankheiten	Richtwert 0,5 bis 1 mg/kg Futter, abhängig vor allem von der Eigen*synthese* im Darm, dem Anteil in den aufgenommenen Nahrungsstoffen, der Rasse, besonderen Körperleistungen, vorhandenen infektiösen oder nichtinfektiösen Darmentzündungen, *peroralen* Behandlungen mit *Chemotherapeutika*

Vitamine	Physiologische Bedeutung	Mangelerscheinungen	Bedarf
Pantothensäure (Vitamin B_5, Filtrat- oder *Antidermatitis-Faktor)*	Als Bestandteil von *Koenzym* A reguliert dieses Vitamin den Eiweiß-, Kohlenhydrat- und Fettstoffwechsel, nimmt am Auf- und Abbau von Fetten teil, gewährleistet die ungestörte Funktion von äußerer Haut und Schleimhäuten, die *Pigmentierung* von äußerer Haut und Anhangsgebilden sowie die natürliche *Resistenz* der Schleimhäute gegen Infektions- und Invasionserreger	Durch den Pantothensäuregehalt fast aller Futtermittel und die Eigen*synthese* im Darm von Tauben gibt es kaum Mangelsymptome, am ehesten noch bei unvorschriftsmäßig angewendeten *Chemotherapeutika* als Wachstums-, Entwicklungs-, Befiederungs-, Mauser-, Fortpflanzungsstörungen, erhöhte Embryonalsterblichkeit, verminderte Befruchtungs-, Schlupf-, Aufzuchtrate sowie Krankheitsprozessen an äußerer Haut und Schleimhäuten	Richtwert 10 bis 20 mg/kg Futter, abhängig vor allem von der Eigen*synthese* im Darm, dem Anteil in den aufgenommenen Nahrungsstoffen, der Rasse, besonderen Körperleistungen, vorhandenen infektiösen oder nichtinfektiösen Darmentzündungen, *peroralen* Behandlungen mit *Chemotherapeutika*
Cholin (Vitamin B_4, Leberschutzstoff)	Als Bestandteil von *Lezithin* im Fettstoffwechsel, für den Fetttransport, die Übertragung von Methylgruppen und die Wechselwirkung mit der Aminosäure *Methionin* lebenswichtig	Durch den Cholingehalt fast aller Futtermittel gibt es die mit gestörtem Fettstoffwechsel einhergehenden Mangelerscheinungen bei Tauben kaum, am ehesten bei unvorschriftsmäßig mit *Chemotherapeutika* behandelten Tieren	Richtwert 800 bis 1000 mg/kg Futter, abhängig vor allem von der *Eigensynthese* im Darm, dem Anteil in den aufgenommenen Nahrungsstoffen, der Rasse, besonderen Körperleistungen, vorhandenen infektiösen oder nichtinfektiösen Darmentzündungen, *peroralen* Behandlungen mit *Chemotherapeutika*
Vitamin C (*Askorbinsäure, antiskorbutisches* Vitamin)	Mitwirkung an *Oxidations-* und *Reduktionsprozessen,* wobei es Wasserstoff überträgt; außerdem Wechselwirkungen mit Hormonen der Nebennieren sowie Vitamin B_1 und E; beteiligt an der *Synthese* von *Steroid*hormonen und Blutgerinnung; erhöht die natürlichen Abwehrkräfte des Körpers bei Infektionen und sonstigen Belastungen *(Stressoren)*		Durch die Eigen*synthese* von Vitamin C gibt es praktisch keine Mangelsymptome bei Tauben, deren Bedarf von verschiedenen Faktoren (z. B. Flugleistungen und sonstige starkwirkende körperliche Belastungen) abhängt

sie in wechselnder Menge als grauweißkreidige Substanz überziehen. Gicht entsteht entweder durch gestörte Nierenfunktionen und daraus resultierende verzögerte Harnsäureausscheidung oder erhöhten Uratblutspiegel bei normaler Absonderung. Chemische und pflanzliche *Noxen* können Nierenschäden bewirken und führen am häufigsten zu erhöhter Harnsäurekonzentration im Blut. Das trifft für alle in *subletalen* Dosen aufgenommenen Schadstoffe zu, vor allem für *Mykotoxine, Phytotoxine*, Kochsalz, unvorschriftsmäßig verabreichte Arzneimittel, synthetische Düngemittel, verdorbene Futtermittel. Gicht läßt sich experimentell nach Nierenschädigung sowohl bei extrem eiweißreichem als auch proteinarmem Futter erzeugen und durch Trinkwasserentzug fördern. BAUMANN (1980) beschreibt Gicht bei Vitamin A-Mangel. Durch die A-Hypovitaminose entstehen Schädigungen am Nierenepithel, die zu verringerter Harnsäureausscheidung und damit zu erhöhtem Urat-Blutspiegel *(Hyperurikämie)* führen. Auch bei Infektionen mit *velogenen* Stämmen der Newcastle-Krankheit ließ sich ein Harnsäureanstieg im Blut beobachten.

Krankheitsformen

Gicht verläuft meist *chronisch* und kann als Eingeweide-, Gelenk- oder Eingeweide-Gelenkgicht auftreten.

Eingeweidegicht

Sie entsteht, wenn sich harnsaure Salze als weißgraue, zuckergußähnliche, kristalline Beläge auf Herzbeutel, *Epikard*, Leber-, Magen- und Darmserosa, Bauchfell-, Luftsäcken sowie als *mikroskopische* Nadeln und Büschel von Kristallen in den auffällig vergrößerten Nieren ablagern. Die Harnleiter zeigen sich meist prall mit *Uraten* gefüllt. Diese Gichtform äußert sich meist in unspezifischen Symptomen (z. B. gestörtes Allgemeinbefinden, nachlassende Freßlust, erhöhter Durst, gestörte Verdauung, Abmagerung, Entkräftung) und läßt sich deshalb nur am toten Tier feststellen.

Gelenkgicht

In den Gelenken angehäufte harnsaure

TABELLE 8/8
Statistische Häufigkeit von Gicht bei diagnostisch untersuchten Tauben (nach 1955 bis 1980 erschienenen Publikationen zahlreicher Autoren aus mehreren Ländern und eigenen Untersuchungen zusammengestellt)

Taubengruppen	Untersuchte Tiere	Gicht	
	n	n	%
Brieftauben	5058	19	0,38
Rasse- und Brieftauben[1]	5126	71	1,39
Rassetauben	72	1	1,30

[1] Von den Autoren nicht getrennt

TABELLE 8/9
Harnsäurekonzentrationen im Blutplasma einiger Haustaubenrassen (BAUMANN, 1980)

Rasse		Harnsäurespiegel im Blutplasma in mmol/l
Luchstauben	♂	0,281 ± 0,071
	♀	0,283 ± 0,069
Brieftauben	♂	0,235 ± 0,028
	♀	0,228 ± 0,030
Berner Rieselköpfe		0,316 ± 0,037
Weiße Kingtauben		0,292 ± 0,073
Verwilderte Haustauben		0,239 ± 0,029

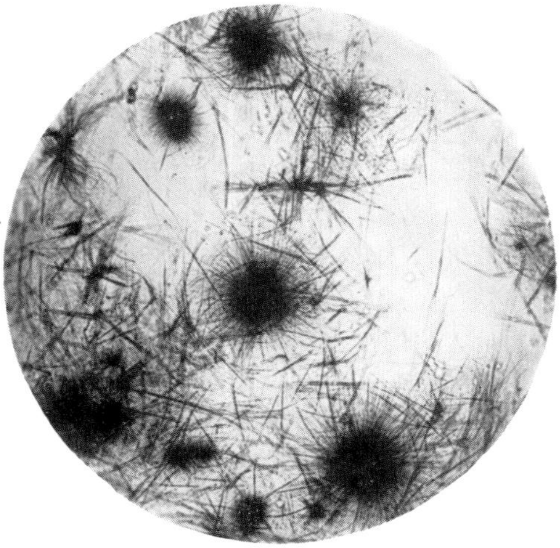

Büschelförmige Harnsäurekristalle aus den Nieren einer mit Gicht befallenen Taube

Salze verursachen Gelenkgicht, vorwiegend von Bein- und Flügelgelenken. Hierbei bilden sich an den betroffenen Gelenken sog. Gichtknoten *(Tophi)*, erbsen- bis bohnengroße Umfangsvermehrungen, die sich hart anfühlen und *Urate* enthalten. Betroffene Tiere gehen lahm und fliegen schlecht oder gar nicht.

Eingeweide- und Gelenkgicht
Beide Formen können auch gemeinsam vorkommen.

Krankheitsfeststellung
Gicht läßt sich mit Ausnahme der Gelenkform nur *pathologisch-anatomisch*, in Zweifelsfällen *mikroskopisch* durch die vorhandenen Harnsäurekristalle, chemisch durch die Murexidprobe, *pathohistologisch* durch die kristallinen oder *amorphen* Urate in den veränderten Geweben nachweisen.

Differentialdiagnostik
Bei der Gelenkform muß man vor allem Gelenkentzündungen infolge Salmonellose, Tuberkulose und *Arthritiden* anderer Genese ausschließen.

Prophylaxe
Gichtkranke Tauben zu heilen, gelingt nicht. Um Harnsäurestoffwechselstörungen zu verhüten, sollte der Züchter vielseitig zusammengesetzte, an Protein und Kohlehydraten ausgeglichene Futtermischungen verabreichen, keinesfalls jedoch Mineralstoffgemische und „Taubensteine" mit $> 3\,\%$ Kochsalz. Der Leguminosenanteil im Leistungsfutter darf nicht $> 70\,\%$ liegen, der im Winterfutter nicht $> 30\,\%$. Außerdem muß man alle Bedingungen vermeiden, die Nierenschädigungen und erhöhten Harnsäureblutspiegel bewirken können.

9. Vergiftungen *(Intoxikationen)* einschließlich Futterschäden

Definition
Gifte *(Toxine)* stellen Substanzen dar, die entweder bereits in geringen Mengen oder sogar in Spuren *toxisch* (giftig) wirken.

Arten
Hierzu gehören u. a.:
- aus der Natur die *Toxine* in *Viren, Bakterien, Pilzen* und höheren Pflanzen,
- aus der chemischen Industrie u. a. *Akarizide, Fungizide, Herbizide, Insektizide, Rodentizide,* Holz-, Rostschutz-, Saatgutbeiz-, Schneckenbekämpfungsmittel, Substanzen gegen Vogelfraß,
- aus der Umwelt sowohl *anorganische* als auch *organische* Schadstoffe einschließlich Verbrennungsrückstände.

Intoxikationen können auch durch erst in größeren Dosen gesundheitsschädigende Substanzen entstehen, z. B. Kochsalz, *synthetische* Düngemittel, überdosierte Medikamente.

Schadwirkung
Schadstoffe nehmen Tauben vorwiegend über den Verdauungstrakt auf. Ihre Wirkung entfaltet sich jedoch nicht nur in diesem, sondern meist entweder in mehreren Organen und Organsystemen oder im gesamten Organismus. *Toxine* können bestimmte Organe und Gewebe besonders schädigen, wodurch man sie u. a. in Magen-, Darm-, Leber-, Nieren-, Herz-, Blut-, Kreislauf-, Lungen-, Atmungs-, Nerven-, Augen-, *Mitose*-, Ferment-, System- oder Körpergifte einteilen kann.

9.1. Vorkommen, Häufigkeit

Die in Krankheitsursachenstatistiken je nach Autor und vorwiegend untersuchten Rasse- oder Brieftauben unterschiedlich häufig ausgewiesenen Vergiftungen treten vorwiegend bei freifliegendenen Tieren auf. Demzufolge geben die Autoren den höchsten Anteil an, die vorwiegend feldernde Tauben untersuchten. GYLSTORFF (1960), KRONBERGER (1960) u. SCHILLING (1963) stellten bei durchschnittlich 14,51 % der untersuchten Tieren Vergiftungen als Todesursache fest, LÜTHGEN u. LUCAS (1966) jedoch nur bei 2,96 %. Bei Brieftauben ließen sich Intoxikationen nur in

TABELLE 9/1
Vergiftungen bei Tauben (nach 1958 bis 1980 erschienenen Publikationen von zahlreichen Autoren aus mehreren Ländern und eigenen Untersuchungen zusammengestellt)

Taubengruppen	Untersuchte Tiere	Vergiftungen	
	n	n	%
Brieftauben	31 803	1394	4,38
Rasse- und Brieftauben[1]	5 080	330	6,69
Wildtauben	—	—	—

[1] Von den Autoren nicht getrennt

durchschnittlich 4,38 % aller Krankheitsursachen ermitteln. Das spricht keineswegs für ihr geringes Vorkommen bei diesen, sondern nur für ihren relativ seltenen Nachweis. Über extrem häufige Vergiftungen bei feldernden Tauben jeweils Ende Oktober bis Mitte November 1960 und 1961 in mehreren Gebieten der Ostschweiz berichtete EHRSAM (1963). Bis zu 70 % der Tiere betroffener Schwärme verendeten innerhalb weniger Std.

9.2. Ursachen und Entstehung

Zufällige Vergiftungen
Sie ereignen sich meist, wenn Tauben bei der Futtersuche und beim Feldern *synthetischen* Dünger, gebeiztes Saatgut, Unkraut-, Schädlingsbekämpfungs-, Pflanzenschutzmittel, evtl. Kornrade- oder andere *toxisch* wirkende Unkrautsamen sowie sonstige Schadsubstanzen aufnehmen. Zur Nagetierbekämpfung gebräuchliche Stoffe *(Rodentizide)* können ebenso wie die gegen Pilz-, Milben- und Insektenbefall benötigten Pflanzenschutz- *(Fungizide, Akarizide, Insektizide)*, Unkrautbekämpfungs- *(Herbizide)* einschließlich *(Defolantien)* sowie zum Imprägnieren verwendeten Holz- und Rostschutzmittel *Intoxikationsursachen* darstellen. Obwohl es verbindliche Vorschriften für Handel, Aufbewah-

TABELLE 9/2
Toxisch wirkende Verbindungen

Bezeichnung	Vertreter
Akarizide (Mittel gegen Milben und andere Gliederfüßer)	Vor allem zyklische organische chlorierte Schwefelverbindungen, Karbamate, Phosphorsäureester
Arzneimittel (nur bei Überdosierung toxische Eigenschaften)	Vor allem bestimmte Antibiotika, Anthelmintika, Chemotherapeutika und -prophylaktika sowie einige Vitamine
Desinfektionsmittel (besonders bei unvorschriftsmäßiger Anwendung)	Vor allem Kresole, Phenole, Formalin
Frostschutzmittel	Äthylenglykol
Fungizide (Mittel gegen pflanzenpathogene Pilze)	Vor allem Schwefel-, Kupfer-II-Verbindungen, Thiokarbamate, organische Quecksilberverbindungen, *HCB*
Herbizide (Unkrautbekämpfungsmittel einschließlich Defolantien)	Vor allem 2,4-Dinitro-ortho-kresol, chlorierte Phenoxyessigsäure-Verbindungen
Holzschutzmittel	Vor allem chlorierte Naphtaline, Arsen-, Fluor-, Kupfer-, Quecksilber- und Zinkverbindungen
Insektizide (Mittel zur Insektenvertilgung)	Chlorierte Kohlenwasserstoffe (*DDD, DDT, HCH*, Endrin, Heptachlor, Lindan, Methoxychlor, Pentachlorphenol, Toxaphen, Endosulfan), Phosphorsäureester (Aldrin, Diazinon, Dieldrin, Dimethoat, Bromophos, Kelevan, Butonat, Malathion, Parathion, *DDVP*, Trichlorphon), Karbamate
Pflanzenschutz- und Schädlingsbekämpfungsmittel („Pestizide")	Akarizide, Fungizide, Herbizide einschließlich Defolantien, Insektizide, Rodentizide, Saatgutbeizmittel einschließlich Bodendesinfektionsstoffe, Schneckenbekämpfungsmittel, Mittel gegen Vogelfraß
Rodentizide (Mittel gegen Mäuse, Ratten und andere Schadnager)	Thalliumverbindungen, Schwefelwasserstoff, Schwefeldioxid, Kohlenmonoxid, Toxaphen, Kumarinderivate, Fluor-Azetate, *ANTU*, Meerzwiebel, Pivaline, Pyrimidine

rung und Gebrauch dieser Substanzen gibt, entstehen durch sie immer wieder Tierverluste.

Vermeidbare Vergiftungen
Sie lassen sich vorwiegend auf folgende Stoffe zurückführen: stark kochsalzhaltige „Taubensteine" oder Mineralstoffmischungen, Giftgetreide, Holz- und gelegentlich auch Rostschutz- sowie unvorschriftsmäßig angewendete Arznei- und Desinfektionsmittel, ferner Futter, das *toxinbildende* Schimmelpilze, massenhaft Samenkäfer oder Milben enthält.

9.3. Verlauf und Symptome

Grundsätzlich unterscheidet man zwischen akuten und chronischen Vergiftungen.

Akute Intoxikationen
Hierbei gelangen rasch und tödlich wirkende Schadstoffmengen in den Körper. Der Tod tritt vielfach ohne vorheriges Herz- und Kreislaufversagen ein. Nicht immer lassen sich auch Würgen sowie Erbrechen von Kropfinhalt, fortschreitende Schwäche, Flugunfähigkeit, Gleichgewichtsstörungen (Taumeln, Kreisbewegungen, Krämpfe) und Atemnot feststellen.

Chronische Vergiftungen
Sie entstehen durch wiederholt oder über einen längeren Zeitraum in unterschwelligen Dosen aufgenommene *toxische* Substanzen, die erst nach ihrer Anhäufung *(Kumulation)* zu Schadwirkungen führen. Chronische Intoxikationen können sich in folgenden Symptomen äußern: vermehrter Durst, Futterverweigerung, wiederholtes Erbrechen, Durchfall mit schleimigem, z. T. blutigen Kot, fortschreitende Entkräftung, *zentralnervale* Störungen (Taumeln, Kreisbewegungen, Sich-Überschlagen, Krämpfe, Lähmungen), Flugunvermögen. Im Vergleich zu Jungtauben erweisen sich Alttiere gegenüber Schadstoffen z. T. weniger empfindlich, weswegen man bei ihnen oft nur *subklinischen* Verlauf und wenig auffällige Zeichen (z. B. verminderter Appetit, erhöhter Durst, gelegentlich Durchfall) beobachtet. Erwachsene Tiere erscheinen daher meist unauffällig, während ihre Jungen durch die im Gegensatz zu den Eltern im Verhältnis zur KM höhere Futter- und damit Schadstoffaufnahme erkranken oder sogar verenden.

9.4. Diagnostik und Differentialdiagnostik

Nicht nur Schadstoffe verursachen ungeklärte Todesfälle vorher gesunder Tauben. Auch starker Befall mit *temporär* blutsaugenden *Ektoparasiten* (z. B. Taubenzecken, Rote Vogelmilben, Wanzen, Flöhe, Taubenfliegen) kann plötzliche Verluste bei Tieren jeden Alters hervorrufen. Vergiftungsverdacht besteht jedoch, wenn in vorher gesunden Beständen mehrere Tauben gleichzeitig erkranken oder verenden und Infektionskrankheiten sowie sonstige Todesursachen sich sicher ausschließen lassen. Tauben nehmen die Mehrzahl gesundheitsschädigender Stoffe über den Verdauungstrakt auf. Daher findet man für *Intoxikationen* verdächtige Veränderungen vor allem in folgenden Organen: Schnabel-Rachenhöhle, Schlund, Kropf, Magen, Darm, Leber, z T. auch Milz, Nieren. Die *Autopsie* ergibt meist nur den Vergiftungsverdacht. Diesen muß man im Einzelfall durch gezielte *toxikologische* Untersuchungen bestätigen lassen.

Akute Intoxikationen
Folgende Krankheitsprozesse können bei diesen vorliegen: vermehrt Schleim in der Schnabel-Rachenhöhle, dem Schlund und Kropf, gerötete oder herdförmig verschorfte Schnabel-Rachen-, Kropf- und Drüsenmagenschleimhaut, geschwollene Drüsenmagenfollikel, leicht ablösbare Muskelmagen-Koilinschicht, auffällig herdförmig oder diffus gerötete, *ödematöse*, mit glasigem Schleim bedeckte Darmschleimhaut, *hyperämische* Eingeweide; erschlaffte, erweiterte linke Herzkammer, eingezogene Herzspitze, gelbrote Herz- und z. T. auch Skelettmuskulatur, punktförmige Blutungen (vor allem in der Herzkranzfurche, dem *Epi-* und *Endocard*, Fettgewebe, den *serösen* Häuten und der Unterhaut), mit kaum oder nicht geronnenem Blut gestaute Gefäße, blutreiche ödematöse Lungen, meist stark bluthaltige und z. T. mit Blut-

gerinnseln bedeckte Leber, vergrößerte, gelbbraun verfärbte Nieren, gelbrötliches ödematöses Fettgewebe. *Pathohistologisch* lassen sich Stauungen und z. T. auch beginnende *degenerative* Prozesse in *Parenchymen* (Leber, Milz, Nieren, Lungen) und der Bauchspeicheldrüse feststellen.

Chronische Intoxikationen
Bei diesen befinden sich harnsaure Salze *(Urate)* vor allem in den Harnleitern, Nieren und häufig auch auf den serösen Häuten. Die Leber zeigt sich vielfach ockerfarben, *toxisch* verfettet und brüchig, wodurch Organzerreißungen entstehen können. *Pathohistologisch* liegen meist fortgeschrittene Gewebs*degenerationen* in den *Parenchymen* vor.

Nachweis toxischer Stoffe
Sie lassen sich mit *chemisch-physikalischen Analysen* identifizieren. Solche Untersuchungen erweisen sich jedoch meist als kompliziert, zeit-, materialaufwendig sowie äußerst kostspielig. Liegt kein begründeter *Verdacht* auf bestimmte Gifte vor und ergibt die *Autopsie* keine Hinweise auf mögliche *Intoxikationen*, sieht man am besten von solchen Analysen ab. Ihre Kosten können u. U. bis mehrere hundert Mark betragen und stehen daher oft in keinem Verhältnis zum Wert der Tauben. Außerdem gelingt es wegen der Vielzahl möglicher giftiger Verbindungen, den hieraus resultierenden unterschiedlichen Untersuchungsverfahren sowie sonstigen Störfaktoren nicht immer, die oft nur in Spuren vorhandenen ursächlichen Schadstoffe sicher festzustellen. Hinzu kommt, daß der Organismus manche Giftstoffe schnell ab- oder in andere chemische Verbindungen umbaut, so daß sie sich dann nicht mehr nachweisen lassen.

Voraussetzungen
Toxikologische Untersuchungen lassen sich mit Aussicht auf Erfolg vornehmen, wenn
– verendete, ungeöffnete Tiere so schnell wie möglich in die Untersuchungsstelle gelangen;

TABELLE 9/3
Beispiele für den Nachweis von Schadstoffen durch die chemisch-toxikologische Untersuchung

Schadstoffe	Magen-Darminhalt	Leber	Nieren	Fettgewebe	Blut	Knochen	Federn
Chlorate					+		
Chloride	+	+					
Fluoride		+				+	
Giftpflanzen	+						
Gelbspritzmittel (4,6-Dinitro-o-kresol)	+	+	+	+			
Insektizide (chlorierte Kohlenwasserstoffverbindungen, Organophosphate, Karbamate)		+		+	+		
Kumarin-Derivate (Wafarin)		+					
Metalloide (Arsen)	+	+	+				+
Organische Quecksilberverbindungen (Saatgutbeizen)	+	+	+				
Phenole	+						
Phosphate	+						
Säuren und Laugen	+						
Sulfate	+						
Schwermetallverbindungen (Blei, Chrom, Kadmium, Kupfer, Quecksilber)	+	+	+		+		
Toxische Stickstoffverbindungen (Nitrate, Nitrite)	+				+		

- man verdächtiges Material in exakt gekennzeichneten, sauberen, dichtschließenden Glasgefäßen mit einschickt;
- der Vorbericht Angaben über vermutete Vergiftungsursachen, Zeitpunkt und Dauer der Erkrankungen, beobachtete Symptome, Anzahl, Alter verendeter Tauben sowie andere zweckdienliche Hinweise enthält.

9.5. Strafrechtliche Verfolgung vorsätzlicher Vergiftungen

Um vorsätzlich herbeigeführte *Intoxikationen* strafrechtlich verfolgen zu können, muß man stets das absichtliche Auslegen der betreffenden Schadstoffe beweisen. In solchen Fällen sollte der Züchter erst alle Umstände genau prüfen und das Ergebnis entsprechender Untersuchungen abwarten, ehe er an böswilliges Handeln mißgünstiger oder rachsüchtiger Personen denkt. Voreilig ausgesprochene Vermutungen erweisen sich später vielfach als unbegründet. Dagegen empfiehlt sich bei vermuteten Vergiftungen durch Dritte in allen begründeten Fällen frühzeitiges und zielgerichtetes Einschalten zuständiger Polizeidienststellen.

9.6. Therapie

Intoxikationen lassen sich einfacher verhüten, als davon betroffene Tauben heilen. Die Therapie mit *Antidoten* („Gegengifte") kommt oft zu spät und bleibt deshalb vielfach nur ein Versuch.

Gibt es keine Hinweise für das ursächliche Gift, kann man betroffene Tiere lediglich *symptomatisch* behandeln. Befinden sich die Schadstoffe noch im Kropf, massiert man ihn schnabelwärts so lange, bis die Tauben erbrechen. Kropfspülungen mit warmem Wasser erleichtern dies. Bereits im Magendarmkanal enthaltene Gifte lassen sich durch Medizinalkohle *(Carbo medicinalis)* binden *(absorbieren)* und danach gegebenes Abführsalz mit dem Kot ausscheiden. Medizinalkohle mit ihrer großen inneren Oberfläche (1 g > 1000 m²) *absorbiert* gesundheitsschädigende Stoffwechselprodukte, Gifte sowie sonstige Reizstoffe. Von ihr verabreicht man (am besten in Tabletten- oder Granulatform) mehrmals bis zu 2 g, von dem in Wasser gelösten Abführsalz (Glauber-, Karlsbader- oder Bittersalz) eine gehäufte Messerspitze voll mit einer Gummiballpipette.

Keinesfalls darf man vergifteten Tauben Milch eingeben, weil sie die unerwünschte *Resorption* vieler Schadstoffe (z. B. Phosphorverbindungen, *Phytotoxine)* fördert. Als Gegenmittel *(Antidote)* empfehlen sich z. B. bei *akuten* Vergiftungen durch Schwermetalle (Blei, Kadmium, Quecksilber) Eiweiß von Hühnereiern, bei solchen durch Fluor injizierbare Kalziumverbindungen (20%ige *Kalziumglukonat*lösung). Bei *Kohlenmonoxid*-Vergiftungen bringt man die Tiere ins Freie.

9.7. Prophylaxe

Um *Intoxikationen* verhüten zu können, muß der Züchter mögliche Ursachen ermitteln und abstellen. Tauben hält man von allen Orten fern, an denen sie gesundheitsschädigende Stoffe aufnehmen können. Das gilt besonders für Gärten und Felder während der Frühjahrs- und Herbstbestellung, Pflanzenschutz- und Schädlingsbekämpfungsmittel sowie im Freien gelagerten *synthetischen* Dünger. Fahrlässig zur Schadnagerbekämpfung ausgelegte Giftköder sammelt man ein und vernichtet sie. Hierfür eignen sich am besten die weitgehend ungefährlichen Präparate auf *Dikumarinbasis*, die man möglichst an für Tauben unerreichbaren Stellen auslegt.

9.8. Intoxikationen durch in Pflanzen vorkommende Schadstoffe *(Phytotoxine)*

Phytotoxine stellen in bestimmten Pflanzen einschließlich Wurzeln, Stengeln, Blättern und Samen enthaltene Verbindungen dar, von denen vor allem Samen und z. T. auch Blätter Vergiftungen bei Tauben verursachen können. Manche Arten enthalten solche Stoffe in der gesamten Wachstumsperiode, andere nur in bestimmten Entwicklungsstadien. Die meisten schadstoffhaltigen Pflanzen schmecken nicht oder besitzen sonstige unerwünschte Eigenschaften, weswegen Tauben sie meist verschmähen. Bei fehlendem Grünzeug können sie jedoch giftige Triebe, Blätter und Samen aufnehmen, die *Intoxikationen* hervorzurufen vermögen. Tabelle 9/4 enthält die für Tauben wichtigsten Giftpflanzen. Diese Übersicht läßt sich aber durch weitere Vertreter, vor allem aus den Familien *Ranunculaceae, Papaveraceae, Asclepias* und *Solanaceae* ergänzen, die jedoch nur geringe Bedeutung besitzen.

TABELLE 9/4
Schadstoffe in Pflanzen und pflanzlichen Substanzen

Art und Name	Vorkommen	Schadstoffe *(Phytotoxine)*
Algen, blaugrüne *(Cyanophyta)*, z. B. *Nodularia spumigena, Microcystis aeruginosa, Anabaena flos aquae, Aphanizomenon flos aquae, Gloeotrichia echinulata*	Nasse Wiesen, Gräben, Binnengewässer, vorwiegend in seichtem Wasser mit schlickigem, morastigen Untergrund	*Hepato-Neurotoxine*, Eiweißzersetzungsprodukte, *Hydroxylamin* und Schwefelwasserstoff
Baumwollsaat	Baumwollsaatmehl	*Gossypol*
Gartenbohnen *(Phaseolus vulgaris)*	Nutzpflanzen	*Toxalbumin Phasin (Hämagglutinin)*
Indische Mondbohne *(Phaseolus lunatus)*	Nutzpflanze	Glykosid *Phaseolunatin* (Blausäure abspaltend), erzeugt Blausäurevergiftung
Rotbuche *(Fagus silvatica)*	Nutzholzart	In den Samen (Bucheckern) enthaltenes *Saponin*, das akuten Vitamin-B_1-Mangel auslöst
Buchweizen *(Fagopyrum esculentum)*, sog. Heidekorn	Äußerst anspruchslose Knöterichart, deren Samen den Bucheckern ähneln; Futterpflanze	Buchweizenschalen enthalten sog. Foto*sensibilisatoren*, die die sog. Lichtkrankheit erzeugen
Coyotillopflanze *(Karwinskia humboldtiana)*	Früchte und Samen	
Crotalariasamen (C. giant-striata, C. retusa, C. spectabilis)	Samen	
Daubentonia-Samen (D. longifolia)	Samen	
Eibe *(Taxus baccata)*	Vorwiegend als Zierkoniferen und Hecken in Gärten, Parkanlagen, Friedhöfen	Enthalten vor allem in Nadeln und Fruchtkernen das Alkaloid *Taxin.* Hauptwirkung als Atmungs- und Herzgift
Eiche, Stiel- oder Sommereiche *(Quercus robur)* und Stein- oder Wintereiche *(Q. petraea)*	Nutzholzarten	Samen (Eicheln) enthalten Gerbsäure *(Tannin)*, die *Gallussäure* und *Pyrogallol* abspalten
Einbeere, vierblättrige *(Paris quadrifolia)*	Mehrjährige, in Laub- und Nadelwäldern vorhandene Pflanze, Blütezeit Mai bis Juni	In allen Pflanzenteilen Saponin, *Sapogenin, Paridin, Paristyphnin*

Art und Name	Vorkommen	Schadstoffe *(Phytotoxine)*
Geißrute *(Galega officinalis)*	Mehrjährig, Arzneipflanze, blüht Juni bis August	Enthält in allen Pflanzenteilen (vor allem Samen) die Alkaloide *Galegin*, (Gehirngift) und *Galuteolin*, ferner *Saponin*, Bitter- und Gerbstoffe
Besenginster *(Sarothamnus scoparius)*	Wasserarme, sandige Böden	Enthält die Alkaloide *Spartein, Genistein, Sarothamnin, Pachykarpin, Skoparosid*, ferner Gerbstoffe, Harze, ätherische Öle
Glottidium-Samen *(G. vesicarium)*	Samen	
Goldregen *(Laburnum anagyroides)*	Vorwiegend als Zierstrauch, blüht von Mai bis Juni	Alkaloid *Zytisin;* Tauben sterben nach Aufnahme von etwa 6 g Samen/kg KM
Hahnenfuß, blauer *(Aconitum napellus)*	Wildwachsend in Gebirgslagen, sonst nur als Zierpflanze	*Akonitine (Akonitin, Mesakonitin, Hypakonitin, Napellin, Neopellin)* in allen Pflanzenteilen
Hahnenfuß, Gift-Hahnenfuß *(Ranunculus sceleratus)*	Ufer, Wiesen, Wegränder	*Protoanemonin, Anemonin, Saponin* in allen Pflanzenteilen
Hahnenfuß, scharfer *(R. acris)*		
Hahnenfuß, knolliger *(R. bulbosus)*		
Hederich *(Raphanus raphanistrum)*	Lästiges Ackerunkraut, Blütezeit Juni bis September	In Samen Glykoside *(Sinalbin, Myrosin* und *Raphanisterin)*
Herbstzeitlose *(Colchicum autumnale)*	Liliengewächs vorwiegend feuchter Wiesen. Gefährliche Giftpflanze mit glänzend schwarzen Beeren.	Alle Pflanzenteile enthalten als wichtigste *Alkaloide Hyoscyamin, Scopolamin, Atropamin, Belladonin*, in allen Zellteilen enthaltenes Zellgift *Colchicin* erzeugt die *Colchicin*vergiftung
Kartoffel *(Solanum tuberosum)*	Nutzpflanze	Gekeimte und verdorbene Kartoffeln enthalten das *Glykoalkaloid Solanin*, das zur *Solanin*vergiftung führen kann
Kerbel *(Chaerophyllum temulum)* Taumelkerbel	Zweijähriges Unkraut	Alkaloid *Chaerophyllin*
Klee, Steinklee *(Meliotus)*, vor allem weißer Steinklee, Bokhara- oder Honigklee *(M. albus)* und Echter oder Gelber Steinklee *(M. officinalis)*	Zweijährig, blühen Juli bis August	*Kumarin*verbindungen erzeugen *Kumarin*vergiftung

Art und Name	Vorkommen	Schadstoffe *(Phytotoxine)*
Kornrade *(Agrostemma githago)*	Samen	Die besonders giftigen schwarzen Samen enthalten Saponine *(Sapotoxin, Githagin)*; 2,5 g Kornradesamen/kg KM gelten als tödliche Dosis für Tauben
Leinsaat *(Linum usitatissimum)*, vor allem Leinextraktionsschrot	Einjährige Kulturpflanze	*Linamarin* spaltet sich in Blausäure, die zur Blausäurevergiftung führen kann
Lupine *(Lupinus)*, vor allem Gelbe Bitterlupine *(L. luteus)*	Wertvolle Zwischenfruchtfutter- und Gründüngungspflanze auf Sandböden	*Alkaloide* (Lupinidin, Lupinin, Allolupinin, Lupanin, Lupinid, Vernin)
Maiglöckchen *(Convallaria majalis)*	Geschützte Pflanze	In allen Pflanzenteilen (vor allem Stengel, Blätter, Blüte) *Glykoside* und *Saponine* *(Konvallamarin, Konvallatoxin, Konvallarin, Konvallarinsäure)*
Malvengewächse *(Malvaceae)*, vor allem Baumwollsaatmehl und Baumwollsaatrückstände	Artenreiche Nutzpflanze	*Gossypol*; Saatschrote und -kuchen enthalten noch etwa 4 bis 10 %
Nachtschatten, bittersüßer *(Solanum dulcamara)*	Ausdauernde, halbstrauchartige Kletterpflanze mit violetten Blüten und roten Früchten (Beeren); Blütezeit Juni bis August	Hauptalkaloide *Soladulzin* und *Soladulzidin*, ferner *Steroidsapogenine*
Nachtschatten, schwarzer *(Solanum nigrum)*	Einjähriges Feldunkraut	Hauptalkaloide *Solasonin, Solamargin* in allen Teilen der Pflanze
Nieswurz, schwarze *(Melleborus niger)*, sog. Christ- oder Schneerose	Wildwachsend in Gebirgslagen, vorwiegend Zierpflanze	Glykoside *(Helleborein, Helleborin, Hellebrin)*, *Akonitsäure*, ätherische Öle
Oleander *(Nerium oleander)*		Blüten, Blätter, Stengel
Pfaffenhütchen *(Evonymus europaeus)*	Strauch, zu den Spindelbaumgewächsen *(Colastraceae)* gehörend	Vor allem in den Samen als chemisch undefinierter Bitterstoff
Platterbse *(Lathyrus odoratus)*, Kicherplatterbse *(L. cicara)*, Saatplatterbse *(L. sativus)*	Einjährige, wohlriechende 40 bis 90 cm hohe, von Mai bis Juni blühende Kulturpflanze	Samen enthalten *Minopropionitril* mit *lathyrogener* Wirkung
Raps *(Brassica napsus var. arvensis)*, Rübsen *(B. rapa var. silvestris)*	Kulturpflanzen, vorwiegend zur Öl- und Grünfuttergewinnung	In Samen *Glukonapin, Glukoiberin, Myrosin, Prozoitrin*, Senföle
Robinie *(Robinia pseudoacacia)* oder Scheinakazie	Noch auf nährstoffärmsten Böden gedeihender Laubbaum	Blätter enthalten Toxalbumine *Robin* und *Phasin*, ferner Glykosid *Syringin*, Gerbstoffe und Harz, am wenigsten im Samen

Art und Name	Vorkommen	Schadstoffe *(Phytotoxine)*
Fleckenschierling *(Conium maculatum)*	Zweijähriges Unkraut, übelriechend, Blütezeit Juni bis September	Toxische Alkaloide (vor allem *Koniin, Methylkoniin, Konizin, Konhydrin, Pseudokonhydrin)*, besonders in den Samen
Gartenschierling *(Aethusa cynapium)*, sog. Gemeine Petersilie oder Hundspetersilie	Einjähriges Unkraut	*Koniin* und *koniin*ähnliches Alkaloid
Seidelbast *(Thymelaeceae)*, vor allem Gemeiner S. oder Kellerhals *(Daphne mezerum)* und Gelber S. oder Lorbeerdaphne *(D. laureola)*	Als Sträucher zu den etwa 50 wildvorkommenden Seidelbastgewächsen gehörend	*Mezerein, Daphnin, Kokkognin, Kokkogninsäure*, ferner ätherische Öle, Farbstoffe
Senf, schwarzer *(Brassica nigra)*	Einjährig, vorwiegend Öl-, Gewürz- und Heilpflanze, auch wildwachsend	Senfölglykosid *Sinigrin* spaltet *Allylsenföl* ab
Senf, weißer *(Sinapis alba)* und Ackersenf *(S. arvensis)*	Öl-, Gewürz- und Futterpflanze	*Sinalbin*senföl, *Sinalbin*, *Sinigrin* und andere Senfölglykoside
Tabakpflanze *(Nicotiana tobaccum)*	Weitverbreitete Nutzpflanze	Alle Pflanzenteile enthalten Glykosid *Nikotin*
Tollkirsche *(Atropa belladonna)*	Wildwachsender Strauch	Vor allem Früchte, Glykosid *Atropin*
Wicken *(Vicia)*, vor allem Futterwicke *(V. sativa)*, Linsenwicke *(V. ervilia)*, Vogelwicke *(V. cracca)*, Zottelwicke *(V. villosa)*	Futter-, Kultur- und Unkrautpflanzen	Blausäurehaltige Glykoside, vor allem *Vicianin*
Kronwicke, bunte *(Coronilla varis)*, sog. Giftwicke	Wiesen, Wegränder	Glykosid *Koronillin*, vor allem in Blättern und Blüten
Wolfsmilch *(Asclepias tuberosa, A. incarnata, A. galliodes, A. mexicana, A. vestita)*	Unkraut	Alle Pflanzenteile
Zygadenus glaberrimus, Z. intermedius, Z. mexicanus, Z. nutallii, Z. paniculatus, Z. venenosus		Grüne Pflanzen

9.9. Intoxikationen durch mineralische Futterzusätze (Natrium, Chlor, Kochsalz)

Grundsätzliches

Natrium (Na) und Chlor (Cl) als Bestandteile von Kochsalz (Natriumchlorid, NaCl), kommen meist ausreichend im Taubenfutter vor. Na enthalten alle Gewebe sowie Säfte des Organismus, Na beteiligt sich an der Bildung des alkalischen Darmsaftes und *neutralisiert* überschüssiges Kalium (K). Na scheidet der Körper ständig durch die Nieren mit dem Harn aus. Daher muß er es laufend ergänzen. NaCl hält das *osmotische* Druckgefälle des Darmes und der Gewebe aufrecht, um *Resorption*, Transport und Austausch von Nährstoffen durch das Blut zu ermöglichen.

Ursachen

In geringen Dosen wirkt NaCl appetitanregend. Mangel braucht man bei normal ernährten Tauben kaum zu befürchten, eher einen Überschuß durch laufend verabreichte, stark NaCl enthaltende „Taubensteine", Mineralstoff- und Gritmischungen, die vor allem bei „NaCl-hungrigen" Tieren *akute* oder *chronische* Vergiftungen und Gicht bewirken. Der NaCl-Hunger nimmt bei Alttauben zu, die Junge füttern, da sie mit der Kropfmilch bei bis 6 Tage alten bzw. dem Kropfinhalt bei älteren Jungen einen Teil des aufgenommenen NaCl an diese weitergeben. In der Zuchtzeit müssen Tauben daher stets eine geeignete Mineralstoff- und Gritmischung *ad libitum* erhalten. Tauben nehmen NaCl-Kristalle in gesundheitsschädigenden Mengen aus diesen Gemischen nur dann auf, wenn man sie unregelmäßig verabreicht. Ein Zuviel schadet besonders dann, wenn sie nicht gleich trinken können.

TRAINER u. KARSTAD (1960) berichten über eine NaCl-Vergiftung bei Kaninchen, Fasanen, Wachteln und Tauben in dem USA-Staat Wisconsin, nach Einsatz von Streusalz auf den verschneiten und vereisten Autobahnen.

Der schon 3 bis 5 Std. nach übermäßiger *NaCl*-Aufnahme abgesetzte, von den unveränderten Ausscheidungen stark abweichende Kot erscheint im Gegensatz zu den normal geformten, mit Harnsäurekristallen überzogenen Häufchen graugrün, breiig-weich, von schleimig-wässrigen Harnsäureschlieren umgeben („Setzeiform"). Überschüssiges NaCl reizt die Schleimhäute des Verdauungskanals, entwässert die Gewebe, dickt das Blut ein und lähmt die Nerven sowie das Herz (VOGEL, 1966a). Der Tod tritt infolge Entwässerung lebenswichtiger Gewebe ein. Die auffälligste chemische Veränderung im Gewebe stellt der ansteigende Na-Gehalt im Gehirn dar. Jungtiere sind empfindlicher gegenüber NaCl-Überangebot als Alttiere, erwachsene Tauben, da erstere über begrenztere Flüssigkeitsreserven verfügen (MEDWAY u. KARE, 1959).

„Taubensteine"
Viele Züchter ziehen unbegründet aus Lehm und Mineralstoffen hergestellte „Taubensteine" standardisierten Mineralstoffgemischen vor. Tauben picken praktisch von jedem „Stein" auf, der die bevorzugte Geschmacksrichtung „salzig" aufweist. Daher gelten viele käufliche „Taubensteine" nur als *„NaCl-Steine"*. Obwohl Tauben NaCl-Lösungen von über 0,6 % ablehnen, liegt die Geschmacksschwelle bei „Taubensteinen" beträchtlich höher, da bei festen Stoffen ein Teil der geschmackswahrnehmbaren NaCl-Wirkung verlorengeht. „Taubensteine" stellen Züchter mitunter selbst her, meist kaufen sie diese. Wer sie verwendet sollte beachten, daß sie zweckentsprechend zusammengesetzt (standardisiert) sind und nicht mehr als 3 % jodiertes NaCl aufweisen. Ablehnen muß man die Unsitte von Züchtern, auf „Taubensteine" zu urinieren, um ihren NaCl-Gehalt zu erhöhen.

Obwohl Taubenfutter meist genügend Na und Cl besitzt, sollte man diese Mineralstoffe am besten als jodiertes *NaCl ad libitum* im Automaten verabreichen. NaCl besteht aus 40 % Natrium, 60 % Chlor, Spuren von Jod (0,5 mg % Kaliumjodid). Man zieht es reinem NaCl vor, weil Jod als Bestandteil vom Schilddrüsenhormon *Thyroxin* die Fruchtbarkeit fördert, Jodmangel dagegen *Fertilitäts*störungen oder sogar *Sterilität* bewirkt. Tauben können jodiertes *NaCl* beliebig aufnehmen, da sie dann nur ihren Bedarf decken. Im Experiment wies man nach, daß NaCl nach dreimonatigen ununterbrochenen Gaben von 1,5 g/Taube und Tag in Gelatinekapseln außer vermehrtem Durst keine nachteiligen Folgen hervorrief. Die tödliche NaCl-Dosis beträgt bei durstenden Tauben 3,3 g/kg KM.

9.10. Intoxikationen durch Arzneimittel

Grundsätzliches
Nicht nur unerwünschte Nebenwirkungen, sondern sogar Vergiftungen können durch entweder zu hoch dosierte oder zu lange verabreichte Arzneimittel *(Antibiotika, Kokzidiostatika, Sulfonamide, Anthelminthika, Antiparasitika)* entstehen. Bei Tauben gibt es im Vergleich zu anderen Geflügelarten z. T. Unterschiede in der Arzneimittelwirkung, so daß man die für Hühner gültigen Angaben nicht in jedem Fall auf sie übertragen kann. Manche Medikamente erfordern höhere Dosierungen als die bei Hüh-

nern, gegenüber anderen erweisen sich Tauben z. B. durch ihren Gehalt an bestimmten, für sie unverträglichen Substanzen überempfindlich.

Antibiotika, Kokzidiostatika, Sulfonamide und Anthelminthika
Als „Vitaminzehrer" können sie die *physiologische* bakterielle Darmflora zerstören, die für die Synthese von Vitaminen der B-Gruppe sowie Vitamin E und K besondere Bedeutung besitzen. Nach jeder *Therapie* mit den genannten Mitteln empfiehlt es sich daher, ein für Tauben geeignetes *Multivitaminpräparat* in der vorgeschriebenen Dosis zu verabreichen. Bei zu langer oder zu hoher Dosierung können außerdem bei einigen *Sulfonamiden* Nierenschäden auftreten.

Prophylaxe
Bei der medikamentellen Therapie und Prophylaxe von Taubenkrankheiten muß der Züchter die unter 1.10. aufgeführten Hinweise beachten, um mögliche *Intoxikationen* durch Arzneimittel von vornherein zu vermeiden.

9.10.1. Antibiotika

Streptomyzin
BERNAU u. LÜTHGEN (1970) wiesen nach, daß Streptomyzin bei Tauben in der üblichen *therapeutischen* Dosis Todesfälle verursacht.

Bei mittelhohen Streptomyzingaben konnten sie *unkoordinierte* Bewegungen und z. T. vollständige Lähmungen beobachten, während bei höheren Dosen der Tod innerhalb von 15 bis 25 Min. durch Kreislaufversagen infolge *neurotoxisch* wirkendem Streptomyzin eintrat. Die gelähmten Tauben besaßen verringerte Körperinnentemperatur.

9.10.2. Anthelminthika

Die früher gebräuchlichen, in Kapselform einzugebenden Wurmmittel *Tetrachlorkohlenstoff* und *Tetrachloräthylen* bewirkten relativ häufig Todesfälle. Sie konnte man inzwischen durch besser verträgliche Anthelminthika ersetzen. Tauben erweisen sich jedoch auch gegenüber den bei anderen Tierarten bevorzugten Verbindungen Mebendazol und *Pyranteltartrat* empfindlicher.

Fenbendazol
Überdosiertes Fenbendazol *(Methyl-(5-phenyl-thio)-benzimidazol-2-carbamat)* bewirkt Kropfentzündungen sowie chronische Leber- und Nierenschäden (LÜTHGEN, 1979). Bei mausernden Tauben gibt es als unerwünschte Nebenwirkungen bereits in therapeutischer Gabe gestörte Federbildung, besonders von Hand- und Armschwingen sowie Steuerfedern. Fenbendazol darf man daher während der Mauser nicht verabreichen. Tauben vertragen die 3fache Überdosis dieses Breitbandanthelminthikums bis auf vermehrte Harnsäureausscheidung und Mauserschäden. Das Mittel eignet sich zur Therapie sowohl von *Ascaridia columbae*- und Capillaria obsignata- als auch *Syngamus trachea*-Befall. Die 15fache Überdosis bewirkt vermehrte Trinkwasseraufnahme mit dünnflüssigem, stark harnsäurehaltigen Kot, die 30fache (600 mg/kg KM) meist den Tod von Tauben, bei denen sich Nekrosen in Kropfschleimhaut, Leber und Nieren nachweisen lassen. Nach KIRSCH u. a. (1978) starben 106 von 220 Brieftauben, die anstelle von 20 mg Fenbendazol/kg KM die 150fache Dosis (3000 mg) erhielten.

9.10.3. Chemotherapeutika und -prophylaktika

Gegen eine Reihe dieser Mittel erweisen sich Tauben empfindlicher als andere Geflügelarten, weshalb man sie besonders exakt anwenden muß.

Amino-nitro-thiazol (ANT)
Das ursprünglich bei der Trichomoniasis von Tauben verwendete *ANT* schädigt die männlichen Keimdrüsen stark und beeinflußt die Bildung von Samenzellen *(Spermiogenese)* so negativ, daß unbefruchtete Eier anfallen. Inzwischen gibt es jedoch weitere Abkömmlinge der Imidazolreihe, welche diese unerwünschten Eigenschaften nicht besitzen und die man anstelle von *ANT* verwendet.

9.10.4. Vitamine

Vitamine A und D
In der Literatur liegen Berichte über mögliche Intoxikationen durch zu hohe Gaben dieser fettlöslichen Vitamine bei Tauben vor.

B-Vitamine
Selbst stark überdosierte Vitamine der B-Gruppe sollen nicht schaden, da der Organismus überschüssige Mengen entweder abbaut oder durch die Nieren ausscheidet.

Vitamin B_6
Über eine akute Vergiftung bei Brieftauben durch ein Vitaminpräparat für den Menschen mit 100 mg Vitamin B_1 *(Thiamin)*, 150 mg Vitamin B_6 *(Pyridoxin)* und 15 µg Vitamin B_{12} *(Cyanocobalamin)* je Dragee berichteten belgische Autoren (PEETERS u. a., 1977). Von 16 damit behandelten Tieren erkrankten 11, davon starben 2.

6 Versuchstauben erhielten je ein Dragee des Kombinationspräparates. Nach wenigen Std. zeigten sie folgende Krankheitserscheinungen: Unruhe, Apathie, Zittern, Erbrechen grüner Flüssigkeit sowie grünlichen, weichbreiigen bis flüssigen Kot. Alle Tiere verendeten nach 24 bis 48 Stunden. Sie wiesen sämtlich ausgeprägte Leber*degeneration* auf.

Ursprünglich vermutete man als *toxisch* wirkende Substanz die Füllstoffe der Vitamindragees, die sich jedoch sicher ausschließen ließen, nachdem man die betreffenden Vitamine und ihre Kombinationen in den aufgeführten Dosen an Versuchstauben mit folgenden Ergebnissen prüfte:

- 100 bis 300 mg B_1/Tier riefen bei 6 Tauben wahrnehmbare Schadwirkungen nicht hervor;
- B_6-Dosen von 40, 60, 75, 80 und 85 mg/Tier lösten bei 21 Tauben klinisch wahrnehmbare Symptome nicht aus, bei 90 mg/Taube verendete ein Tier von 3 Tauben, bei Gaben von 100, 125 und 150 mg/Tier starben 6 von insgesamt 9 Tauben;
- 15 bis 45 µg B_{12}/Tier verursachten bei 6 Tauben keine feststellbaren Gesundheitsstörungen;
- die Kombination von 100 mg B_1, 85 mg B_6 und 15 µg B_{12}/Tier erwies sich bei 2 Testtauben als unschädlich.

Somit wirkt Vitamin B_6 in der Dosis von 90 bis 100 mg/Brieftaube (etwa 200 mg B_2/kg KM) tödlich *(letal)*. Mit der dreifachen letalen B_6-Dosis von Tauben gelang es nicht, bei Küken Schadwirkungen zu erzeugen.

Futter enthält meist nur 2 bis 4 mg Vitamin B_6/kg, so daß man *Intoxikationen* von Tauben durch B_6 im Gegensatz zu solchen bei Vitaminpräparaten nicht zu befürchten braucht.

9.11. Intoxikationen durch sonstige Schadstoffe

9.11.1. Akarizide und Insektizide

Akarizide
Als gegen Gliederfüßer *(Arthropoden)* eingesetzte chemische Substanzen stellen die Akarizide meist Kombinationspräparate mit *akarizider, insektizider* sowie z. T. *fungizider* Wirkung und unterschiedlicher *Toxizität* dar, die man besonders als Spritzmittel gegen Spinnmilben anwendet.

Einteilung
Zu den z. T. mit anderen Wirkstoffen kombinierten Präparaten gehören vor allem:

- Chlorfenson *(p-Chlorphenyl-p-chlorbenzol-sulfonat)*, meist mit *DDT*, Dichlorvos, Lindan oder *Zink-dimethyl-dithiokarbamat* kombiniert;
- Dimethoat *(0,0-Dimethyl-dithiophosphoressigsäure-N-methylamid)* als Kontakt- und Systeminsektizid;
- Methyl-Demeton-methyl *(0,0-Dimethyl-S-methylmercaptoäthyl-thiophosphat* mit systemischer akarizider und insektizider Wirkung;
- Parathiomethyl *(0,0-Dimethyl-p-nitrophenyl-thiophosphorsäureester)*, das sich bei gleicher Wirkungsbreite und -intensität untoxischer als Parathion (E 605) erweist;
- Tetradifon *(2,4,5,4-Tetrachlor-diphenylsulfon)*.

Insektizide
Sie wirken als Berührungs-, Atem- sowie Fraßgifte besonders gegen Milben *(Aca-*

rina) sowie Insekten *(Hexapoda)* und hemmen die Bildung des Fermentes *Cholinesterase*, wodurch *acetylcholin*bedingte Funktionsstörungen und Ausfallerscheinungen des *autonomen* Nervensystems entstehen. Bei Milben und Insekten wirken bereits geringe Insektizidmengen tödlich, während die *letale* Dosis für Wirbeltiere erheblich höher liegt. Akarizide und Insektizide gelangen vorwiegend über damit kontaminiertes Futter sowie zur Ektoparasitenbekämpfung an Tauben und in den Schlägen angewendete Präparate in den Tierkörper. Abhängig von der Art, Zusammensetzung und Dosis der betreffenden Mittel können aufgenommene chlorierte Kohlenwasserstoffe sich im Verhältnis 1:3 bis 1:150 im Fettgewebe des Körpers anreichern. Vor allem überdosierte Präparate verursachen *akute Intoxikationen.* Daher muß man bei allen für die Ektoparasitenbekämpfung von Tauben bestimmten insektiziden Mitteln die Anwendungsvorschriften genau einhalten.

Einteilung

Insektizide umfassen eine Vielzahl von Verbindungen, von denen es folgende Gruppen gibt: chlorierte Kohlenwasserstoffe, organische Phosphorsäureester, Karbamate *(Karbaminsäureester).*

Chlorierte Kohlenwasserstoffe

Zu ihnen gehören vor allem *DDT (Dichlordiphenyl-thrichloräthan), HCH (Hexachlorcyclohexan), HCB (Hexachlorbenzol)*, die überwiegend im Pflanzenschutz verwendeten Verbindungen Heptachlor, Heptachlorepoxid, Chlordan, Toxaphen, Aldrin und Dieldrin, ferner Methoxychlor. Sie weisen eine hohe Stabilität und mehrjährige Halbwertszeit auf.

Aldrin und Dieldrin

Diese Getreidebeizmittel besitzen eine etwa 10fach höhere Toxizität als *DDT*. Daher darf man sie seit dem 1.6. 1974 in der BRD nicht mehr verwenden.

DDT

Wegen der Bedeutung von *DDT* und seiner *Metaboliten* für die Rückstandsbelastung von Lebens- und Futtermitteln verbietet man sie in den meisten *europäischen Ländern* und den *USA*. In zahlreichen *überseeischen Staaten* unterliegen sie jedoch noch keinen Beschränkungen. Daher lassen sich von dort nach wie vor damit kontaminierte Futtermittel einführen.

HCB

Pflanzenschutzmittel mit dem Wirkstoff *HCB* (größtenteils als Fungizid zum Beizen von Saatgut verwendet), setzt man kaum noch ein. Die noch heute nachweisbaren erheblichen Rückstandsmengen führt man meist auf seine mehrjährige Halbwertszeit zurück, zum anderen darauf, daß ein nicht unerheblicher Teil von *HCB* sich bei industriellen Prozessen freisetzt und so in die Umwelt gelangt.

Eigenschaften chlorierter Kohlenwasserstoffe

Die chemisch sehr beständigen *lipophilen* chlorierten Kohlenwasserstoffe lagern sich im Fettgewebe ab, das sie speichert. Beim Abbau von Körperfett metabolisieren sie. Ihre Stoffwechselprodukte erweisen sich häufig *toxischer* als die unveränderten Verbindungen, wodurch sie im Gegensatz zu diesen Vergiftungen auslösen können. Längerdauernd aufgenommene größere Mengen chlorierter Kohlenwasserstoffe bewirken *chronische Intoxikationen* mit Inappetenz, Wachstums- und Entwicklungsstörungen sowie Lähmungen. Betroffene Tauben zeigen fettig degenerierte Leber, Nieren und Herzmuskulatur. *Akute* Vergiftungen kommen seltener vor. HAPKE (1965) ermittelte in experimentellen Untersuchungen für Heptachlor eine mittlere LD_{50} von 50 mg/kg KM für Tauben. Je nach Konzentration des verwendeten Mittels kann diese Menge in 10 bis 15 g Getreide enthalten sein, das Tauben beim Feldern auf frisch bestelltem Land aufnehmen.

An die Stelle chlorierter Kohlenwasserstoffe treten heute organische Phosphorsäureester und Karbamate mit einer relativ kurzen Halbwertszeit. Im Gegensatz zu den chlorierten Kohlenwasserstoffen verursachen sie kaum chronische Vergiftungen.

Phosphorsäureester

Sie umfassen eine große Zahl von Substanzen mit sehr unterschiedlicher *Toxizität*. Hierzu gehören auch das in der Schädlingsbekämpfung verwendete Gift E 605. Tauben mit *Intoxikationen* durch diese Verbindung taumeln und gehen unter Atemnot zugrunde. Bei der *Autopsie* zeigen sich vor allem gestaute Parenchyme (besonders Lungen, Leber, Milz, Nieren), ferner prall gefüllte *Plexus* der *retrobulbären* Venen.

Karbamate
Sie ähneln Phosphorsäureestern, gelten aber als weniger toxisch, weil ihre Wirkung nicht nur schneller einsetzt, sondern auch früher abklingt. Karbamathaltige Präparate eignen sich daher besonders zur Ektoparasitenbekämpfung von Tauben einschließlich Nestjungen.

9.11.2. *Desinfektionsmittel*

Ursachen
Desinfektionsmittel können Vergiftungen verursachen, wenn sie der Züchter unvorschriftsmäßig, d. h. zu konzentriert oder anderweitig fehlerhaft anwendet. Bei ihrem Einsatz muß man besonders darauf achten, ob die Tiere während der Desinfektion im Schlag bleiben können oder ob man sie vorsichtshalber besser aussperrt. Ätzkalk, Ätznatron, Chlorkalk und auf der Basis dieser Verbindungen hergestellte Trockendesinfektionsmittel können die Schleimhäute stark reizen, weil Tauben sie durch das Fliegen ständig aufwirbeln. Umsichtig umgehen muß man auch mit kresol-, phenol- und formalinhaltigen Desinfektionsmitteln wegen ihrer relativ hohen *Toxizität* für Mensch und Tier (Angaben der Hersteller beachten!).

Trinkwasserdesinfektionsmittel
Sie muß man ebenfalls sorgfältig anwenden. Für sie gilt, daß den gleichen Zweck meist auch regelmäßig erneuertes, in vorher gereinigten einwandfreien Tränken verabreichtes Wasser erfüllt.

Borsäure
Obwohl sie sich als relativ gering *toxisch* für Tauben erweist, rät man von 0,1 %iger Lösung als Trinkwasserdesinfektionsmittel ab.

Kaliumpermanganat
Die *toxische orale* Dosis liegt bei 900 mg/kg KM. Tauben tolerieren die 0,5 %ige Lösung, ohne Schaden zu nehmen. Trotzdem empfehlen sich nur 0,05- bis 0,1 %ige Konzentrationen.

Natriumbikarbonat, Kupferkarbonat und -sulfat
Sie wirken bereits in 0,5 %iger Lösung toxisch, in 1 %iger tödlich.

Zinksulfat
0,5 %ige Lösung trinken nur durstige Tauben, 1 %ige verweigern sie.

9.11.3. *Frostschutzmittel auf Äthylenglykolbasis*

Trinken Tauben von Kraftfahrzeug-Kühlwasser, das Frostschutzmittel (Glysantin) enthält, vergiften sie sich mit dem süßlich schmeckenden Äthylenglykol. Die Toxizität dieser Verbindungen kennen die Züchter meist nicht, da der Vermerk „Gesundheitsschädlich!" auf der Verpackung fehlt. Glysantinhaltiges Kühlwasser sollte man daher stets unschädlich beseitigen. Äthylenglykol wirkt als schweres Nierengift. Wenige Std. nach seiner Aufnahme stellen sich Teilnahmslosigkeit und schwankender Gang ein. Betroffene Tauben sterben innerhalb von 24 Std. Bei ihnen liegen geschwollene Nieren mit zahlreichen gelbbräunlichen oder grauweißen bis stecknadelkopfgroßen Herden vor.

9.11.4. *Fungizide*

Zur Bekämpfung pflanzenpathogener Pilze setzt man in der Land- und Forstwirtschaft sowie im Gartenbau pilztötende (*fungizide*) Substanzen ein. Hierzu gehören vor allem kupfer-, schwefel-, z. T. auch quecksilberhaltige Spritzmittel, organische Fungizide und Kombinationspräparate.

Kupferverbindungen
Ihre toxische Wirkung äußert sich vor allem in Ätzungen der Magen-Darmschleimhaut, Reizung der Nervenenden des Verdauungskanals mit reflektorisch ausgelöstem Erbrechen des Kropfinhaltes.

Bei *akuten* Vergiftungen beobachtet man klinisch Erbrechen, Durchfall, Apathie, Lähmungserscheinungen, Kollaps und Tod durch Herzversagen, *pathologisch-anatomisch* blutige Magen-Darmentzündung, Leber- und Milzvergrößerung sowie auffällig grün verfärbten Inhalt im gesamten Verdauungskanal. Bei *chronischen* Intoxikationen überwiegen dagegen auffällige Schwäche, Verdauungsstörungen, Abmagerung, *Anämie*, *Ödeme*, entzündete Schleimhäute des Verdauungskanals, Leber-, Milz-, Nierenvergrößerung, Flüssigkeitsansammlung in der Leibeshöhle und dem Herzbeutel.

Schwefelverbindungen
Bei *Intoxikationen* durch schwefelhaltige Spritzmittel zeigen sich stinkender „Durchfallkot", starke Apathie, baldiger Tod sowie gelegentlich Schwefelwasserstoffgeruch des Körpers und der Organe.

Quecksilberverbindungen
Das von der Darmschleimhaut nicht aufgesaugte metallische Quecksilber *(Hg)* besitzt im Gegensatz zu *oral aufgenommenen* giftigen *Oxiden* geringe toxische Eigenschaften. Die schwer löslichen *Hg-Sulfide* erweisen sich ebenfalls als wenig giftig. *Intoxikationen* entstehen vor allem durch *Hg-Chloride* und Organo-Hg-Verbindungen. Früher verwendete man *Hg-Chlorid* (Kalomel) als Anthelminthikum bei Bandwurmbefall. Orale Gaben von über 150 mg/kg Körpermasse – Taube wirken giftig.

Captan (N-Trichlormethyl-thio-tetrahydro-phtalimid)
Es gilt als weniger toxisch. Die orale letale Dosis liegt bei 10 g/kg KM.

Phaltan
(N-Trichlormethyl-thio-phthalimid)
Diese Verbindung erweist sich ebenfalls als weniger giftig.

Dithiokarbamate
Sie stellen metallhaltige, chemisch eng verwandte organische Verbindungen dar, deren orale akute Toxizität – $>$ 3 g/kg KM beträgt.

Thiuram (Tetramethylthiuramdisulfid, TMTD)
In subletalen Dosen ruft es Wachstums- und Entwicklungsstörungen, Deformationen der Gliedmaßen und dünne, leichtzerbrechliche Kalkschalen der Bruteier hervor. Schon 7,5 mg TMTD/kg KM wirken *toxisch*.

9.11.5. *Herbizide*

Zu den Unkrautbekämpfungsmitteln einschließlich zur Entlaubung verwendeter *Defolantien* gehören vor allem chlorierte Phenoxyessigsäure-Derivate sowie *2,4-Dinitro-ortho-Kresol (DNOK).*

DNOK
Das u. a. als Selektivherbizid zur Unkrautbekämpfung, Desikkans für Kartoffelkraut sowie zur Schädlingsbekämpfung (Akarizid, Fungizid) verwendete wasserlösliche Spritzmittel DNOK kann auch bei Tauben Vergiftungen verursachen (VOGEL, 1969). 34 von 40 Tauben eines Bestandes starben, nachdem sie beim Feldern auf einem Getreideschlag die in einem Behälter stehengebliebene DNOK-Lösung aufnahmen. Sämtliche Tiere, die davon tranken, sowie Nestjunge, die von ihren Eltern DNOK-haltiges Futter erhielten, verendeten innerhalb weniger Stunden unter *zentralnervalen* Symptomen. Einige Tauben erbrachen Kropfinhalt und besaßen daher intensiv gelbgefärbte, für diese Vergiftung verdächtige Hals- und Brustfedern. *DNOK* als *kumulierendes* Gift wirkt bereits in Dosen von $>$ 5 mg/kg KM toxisch.

9.11.6. *Holz- und Rostschutzmittel*

Toxische Verbindungen
Zum Imprägnieren von Holz gegen schädigende Organismen sowie von Metallen gegen Rost verwendet man vorwiegend toxische Stoffe, z. B. Produkte aus Steinkohlenteer (Kreosot, Karbolineum), chlorierte Kohlenwasserstoffe (Chlornaphthaline, Chlorphenole), Nitrophenole, Arsenverbindungen, Metallsalze (Quecksilber-, Kupfer-, Zinkderivate) und Fluoride. Diese Stoffe können daher auch in den Holzabfallprodukten (Sägemehl, Hobelspäne)

enthalten sein, die man mitunter als Einstreu für Taubenschläge verwendet. Sie bewirken *Intoxikationen*, besonders wenn solche Einstreu in Trinkwasserbehälter gelangt. Das gilt vor allem für Sägemehl und Hobelspäne aus der Möbelindustrie, in der man exotisches Holz verarbeitet. Als Einstreu eignen sich daher nur Späne von einheimischem, nicht imprägnierten Holz.

Karbolineum
Das häufig zur Desinfektion von Holzschlägen benutzte Karbolineum als Gemisch schwerer Steinkohlenteeröle wirkt *toxisch*, wenn Tauben seine Dämpfe einatmen. Chronisch erkrankte, dahinsiechende Tiere genesen meist, wenn man sie aus den damit imprägnierten Unterkünften entfernt.

9.11.7. *Rodentizide sowie Mittel gegen Schnecken- und Vogelfraß*

Rodentizide
Sie stellen Mittel und Präparate zur Bekämpfung von Schadnagern mit sehr unterschiedlicher Toxizität dar und lassen sich in folgenden Formen anwenden:
- als toxikologisch unbedenkliche Räucherpatronen;
- als Toxaphen zum flächenmäßigen Einsatz gegen Erd- und Feldmäuse;
- als ausgelegte oder ausgestreute Giftköder mit den Wirkstoffen Zinkphosphid, Thallium, Strychnin, Kumarin-Derivate (z. B. Warfarin) und Alpha-naphtyl-thioharnstoff.

Giftgetreidekörner
Als Rodentizide für den Hausgebrauch eignen sich vorwiegend mit Phosphorwasserstoff-, Thallium- und Strychninverbindungen getränkte Getreidekörner, die nach dem Giftgesetz dunkelrot gefärbt sein müssen. Der Fachhandel bietet überwiegend zinkphosphidhaltigen Weizen an.

Zinkphosphid (Zn_3P_2)-Vergiftung
Die größte Bedeutung besitzt diese Intoxikation, bei welcher der durch die Salzsäure des Magensaftes freigesetzte Phosphorwasserstoff *(Phosphin)* wirkt. Wie andere Giftgetreidekörner färbt man Zn_3P_2-haltige auffällig rot. Die akute orale tödliche Dosis liegt bei 20 bis 30 mg Zn_3P_2/kg KM Taube. 3,5 bis 7,5 mg Zn_3P_2, das heißt schon wenige Giftgetreidekörner, wirken bei Tauben tödlich. Die im Kropf und Muskelmagen vergifteter Tiere befindlichen, auffällig rot gefärbten Körner mit dem typischen karbidähnlichen Geruch nach Phosphorwasserstoff sprechen mit großer Wahrscheinlichkeit für diese Intoxikation. Bei aufgenommenem Zn_3P_2haltigen Getreide kommen Therapiemaßnahmen meist zu spät. Sofern Tauben nur wenige Körner aufpickten, empfehlen sich Kropfspülungen und Eingeben 1%iger Kupfersulfatlösung zur Bildung von ungiftigem Kupferphosphid.

Die Verdachtsdiagnose läßt sich mit dem relativ einfachen Nachweis von *Phosphin* bestätigen. Mit *Aqua dest.* versetzten Kropf- und Mageninhalt erhitzt man in einem Erlenmeyerkolben bis zur Dampfentwicklung und legt auf die Öffnung des Kolbens ein mit Silbernitratlösung befeuchtetes Filterpapier. Bei vorhandenem Phosphor bildet sich ein schwärzlicher Niederschlag von Phosphorsilber *(Ag_3P)*. Um Fehldiagnosen durch evtl. anwesendes *H_2S* auszuschließen, hält man über die Dämpfe zur Kontrolle ein mit Bleiacetat befeuchtetes Papier, das sich nicht verfärben darf.

Eosinierter Futterweizen
Negativ bleibt diese Untersuchung bei dem zur menschlichen Ernährung ungeeigneten, mit 1%iger *Eosin*lösung hellrot gefärbten denaturierten, nicht toxischen Futterweizen. Diesen kann man ohne weiteres ausschließlich und über längere Zeit an Tauben verabreichen.

Thallium-Vergiftung
Tauben, die thalliumsulfat- oder -phosphathaltiges Getreide aufnehmen, erkranken unter zentral-nervalen Symptomen und verenden meist nach wenigen Std.

Strychnin-Vergiftung
Selten kommen Intoxikationen durch strychninhaltigen Weizen vor, mit dem man vor allem Feldmaus- und Sperlingsplagen bekämpft. Strychnin enthalten die Samen

der ostindischen Brechnuß (*Strychnos nux vomica*). Dieses Akaloid stellt ein besonders im Gehirn und Rückenmark gespeichertes Nervengift dar, das Krämpfe, Lähmungen sowie Atemnot hervorruft und zum Erstickungstod führt. Die toxische Dosis für Tauben beträgt 80 mg/kg KM. Sie liegt im Verhältnis zur KM 500 mal höher als die letale Menge für den Menschen.

Warfarin-Vergiftung
Die Toxizität der farb-, geruch- und geschmacklosen *4-hydroxy-Kumarin*-Präparate (Warfarin) steigt mit der wiederholten Aufnahme kleiner Mengen in kurzen Abständen erheblich. Dabei entsteht eine subakute Vergiftung. Der Wirkstoff hemmt die Blutgerinnung und verursacht Schädigungen der Kapillaren. Demzufolge lassen sich bei vergifteten Tieren Blutungen in der Muskulatur und den Organen nachweisen. Die *toxische* Dosis für Tauben beträgt $>$ 1000 mg/kg KM.

Alpha-Naphthylthioharnstoff (ANTU)
Er reizt die Schleimhaut des Verdauungskanals und ruft demzufolge Magen-Darmentzündungen hervor. Akut vergiftete Tauben erbrechen, besitzen Atemnot infolge erhöht durchlässiger Kapillaren der Lungen sowie Luftsäcke und verenden meist innerhalb weniger Std.

Metaldehyd
(Hartspiritus, $[CH_3CHO]_4$)
Diese weiße kristalline, wasserunlösliche Substanz wendet man als Schneckenbekämpfungsmittel an. Die *akute letale* orale Dosis liegt bei 500 mg/kg KM Taube. Das Gift reizt die Schleimhaut des Verdauungskanals, erzeugt Erbrechen, Durchfall, erhöhte Atmungs- und Pulsfrequenz, Erregungserscheinungen, Muskelzittern, Krämpfe, narkoseähnliche Symptome. Der Tod tritt nach Lähmung des Atmungszentrums ein.

9.11.8. *Saatgutbeizmittel*

Zur Saatgutbeizung verwendet man nicht nur organische quecksilberhaltige, sondern auch quecksilberfreie Mittel sowie insektizide Kombinationspräparate.

Verbindungen mit organischem Quecksilber (Hg)
Intoxikationen können durch verfütterte, mit Hg-haltigen Trocken- oder Naßbeizen behandelte Körner entstehen. Resorbiertes Hg gelangt in den Blutstrom, lagert sich in der Leber sowie den Nieren ab, welches der Körper nur sehr langsam über Kot und Harn ausscheidet. Bei den meist vorkommenden *chronischen* Vergiftungen überwiegen zentralnervale Symptome, bei *akuten* dagegen Magen-Darmentzündungen („Durchfall"), stark gestörtes Allgemeinbefinden, fortschreitende Schwäche und baldiger Tod.

Dieldrin und Aldrin
CARNAGHAN und BLAXLAND (1957) berichteten über Todesfälle bei Wildtauben durch Aufnahme mit Dieldrin *(Hexachlorhexahydrodimethan-naphthalin)* behandelter gebeizter Körner. Dagegen erwiesen sich in ihren Versuchen die mit organischen Hg-Verbindungen und HCH getränkten Samen als *atoxisch*.

Akute und chronische Dieldrin-Vergiftung
Bei ersterer beobachteten sie zusammengekauerte Haltung, Unvermögen geradeaus zu fliegen, Gleichgewichtsstörungen beim Landen, später zunehmende zentralnervale Störungen (Taumeln, Sich-Überschlagen, Krämpfe, heftige Seitwärtsbewegungen des Kopfes mit leichtem Zittern von Kopf und Hals, auffälliges „Blinzeln" mit den Augenlidern) und schließlich Tod in Rückenlage. Dagegen gingen *chronische Intoxikationen* mit mangelnder Freßlust, z. T. Durchfall, Abmagerung, gestörtem Allgemeinbefinden und fortschreitender Schwäche einher. Bei der *Autopsie* lassen sich stark gestaute Leber und Nieren, *Hämorrhagien* sowie *degenerative* Prozesse in der Koilinschicht des Muskelmagens nachweisen.

EHRSAM (1963b) untersuchte auf Grund des jährlich in den Monaten Oktober und November in der Ostschweiz auftretenden Massensterbens feldernder Tauben handelsübliche Saatgutbeizen auf ihre Toxizität und stellte folgendes fest: vorschriftsmäßig angewendete HCH- und quecksilberhaltige Präparate rufen keine Vergiftungen hervor, während die mit den Naphthalinderivaten Dieldrin und Aldrin behandelten Körner vor allem bei hungrigen Tauben tödlich wirken. Die *letale orale* Dosis von Aldrin und Dieldrin beträgt jeweils 500 mg/kg KM Taube.

Prophylaxe
Um Intoxikationen durch gebeiztes Saatgut zu vermeiden, sollte der Züchter besonders während der Frühjahrs- und Herbstbestellung seine Tauben vor dem Feldern stets füttern oder sie notfalls einsperren. Gebeizte Körner darf er keinesfalls verabreichen, auch dann nicht, wenn er sie in mehrmals erneuertem warmen Wasser wäscht, anschließend trocknet und mit einwandfreiem Futter im Verhältnis 1:10 gemischt außerhalb der Zuchtzeit an erwachsene Tiere gibt.

9.11.9. *Schwermetalle und Metalloide*

Schwermetalle (Blei, Cadmium, Chrom, Kupfer, Quecksilber) sowie Metalloide (Arsen) und ihre Verbindungen können Vergiftungen verursachen. Diese Schadstoffe gelangen vor allem über Futter- und -ergänzungsstoffe, Trinkwasser, industrielle Nebenprodukte, Pflanzenschutz-, Schädlingsbekämpfungs-, Holz-, Rostschutzmittel, Farbanstriche, Schadstoffe aus Boden, Wasser, Luft (*anorganische* und *organische* Umweltgifte) in den Tierkörper.

Bleiverbindungen
Schrotkugeln aus Blei erzeugen bei Tauben akute Darmentzündungen und Nierenschäden. Tiere, die Bleiweiß aufnehmen, zeigen Unruhe, Taumeln, Krämpfe, Erbrechen und absterbende Zehenendglieder. HANZLIK u. PRESHO (1923) verabreichten Tauben Bleikugeln, stellten nach 8 bis 10 Tagen klinische Erkrankungen fest und ermittelten als *orale letale* Dosis 160 mg metallisches Blei/kg KM Taube. *Intoxikationen* durch Blei- und andere Schwermetallverbindungen können auch in der Umgebung von Industriebetrieben auftreten, die solche Stoffe verarbeiten und die ihre Umwelt mit giftigen Abgasen und Abwässern kontaminieren.

Kupfer- und Zinkverbindungen
Das vor allem als Pflanzenschutzmittel und zur Trinkwasserdesinfektion benutzte Kupfersulfat kann ebenfalls *Intoxikationen* verursachen. Bereits die 0,5%ige Lösung, die nur sehr durstige Tiere trinken, erzeugt Erbrechen und Durchfall. Gesundheitsschäden entstehen auch durch Kupfertränken, wenn sich darin *Kupferoxid* bildet. Ähnliches gilt für verzinkte Gefäße, in denen sich bei Säurezusatz *Zinkoxid* und *Zinkazetat* entwickeln. Kupfer- und Zinksalze als Zellgifte bewirken chronische Darmentzündungen.

9.11.10. *Stickstoffverbindungen (Nitrate und Nitrite)*

Ursachen
Nitrat-Nitritvergiftungen von Tauben lassen sich meist auf Stickstoffdüngemittel (vor allem kalium-, natriumnitrat- und kalkstickstoffhaltige) zurückführen, weil sich hierbei Nitrat in das bis 10fach toxischere Nitrit umwandelt. Niedrige Schadstoffdosen führen lediglich zu vorübergehend gestörtem Allgemeinbefinden mit „Durchfall", höhere ($>$ 2,2 g/kg KM), bewirken extremen Durst, Erbrechen, Durchfall, herabgesetzte Herztätigkeit, erniedrigte Körpertemperatur, lähmungsähnliche Erscheinungen, fortschreitende Entkräftung und schließlich den Tod. *Pathologisch-anatomisch* lassen sich katarrhalische bis hämorrhagische Magen-Darmentzündungen sowie degenerative Veränderungen von Herz, Leber und Nieren nachweisen.

9.11.11. *Synthetische Düngemittel*

Ursachen
Vergiftungen feldernder Tiere entstehen auch durch bestimmte, in Kristall- oder Granulatform vorliegende synthetische Düngemittel, wenn „NaCl-hungrige" Tauben sie in relativ hoher Dosis aufnehmen. Solche „Feldvergiftungen" kommen offenbar häufiger vor als man vermutet. Fehlende Niederschläge bei der Frühjahrs- und Herbstbestellung begünstigen dies, weil sich hierbei die Salzkristalle bzw. Granulate nicht auflösen und Tauben sie dann aufpicken.

Toxizität

EHRSAM (1963a) untersuchte handelsübliche mineralische Düngemittel auf ihre Toxizität für Tauben und stellte folgendes fest: Kalisalz, Kalksalpeter, Thomasmehl und Nitrophosphatkali in Mengen von 11 g/kg KM lösen keine Intoxikationen aus. Ammonsalpeter und Superphosphat vertragen Tauben in der Dosis von ca. 4 g/kg KM symptomlos. Erst 11 g/kg KM Ammonsalpeter führen zu vorübergehenden Gleichgewichtsstörungen, während 11 g/kg KM Kalkstickstoff tödlich wirken.

Prophylaxe

Freifliegende Tiere nehmen erfahrungsgemäß kaum synthetische Düngemittel auf und bleiben daher von „Feldvergiftungen" verschont, wenn sie im Schlag jodiertes NaCl *ad libitum* erhalten.

9.11.12. Tierische Stoffe

Ursachen

Zahlreiche Vegetations- und Vorratsschädlinge können Futtermittel befallen. Als wichtigste gelten: Samenkäfer der Gattungen *Bruchus* und *Acantoscelides* sowie Futtermilben (*Tyroglyphidae* und *Cheyletidae*). Nehmen Tauben von diesen Schädlingen befallenes Futter auf, stellen sich mitunter nachlassende Freßlust, Darmentzündungen, Abmagerung, Dahinsiechen, z. T. sogar Todesfälle ein.

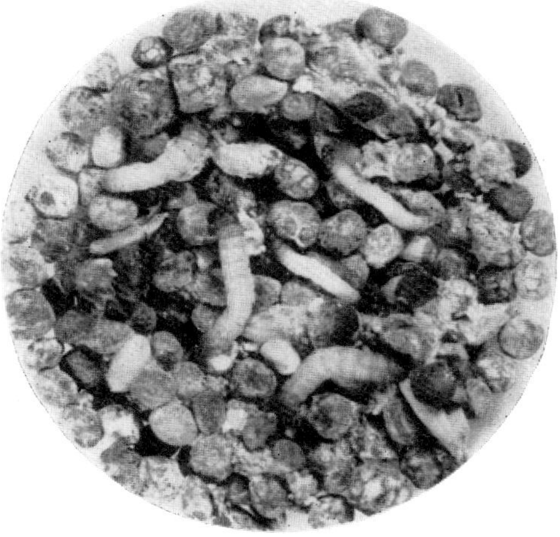

Solche verschimmelten und mit Schädlingen behafteten Hülsenfrüchte eignen sich nicht als Taubenfutter

Erbsenkäfer (Bruchus pisorum L.)

Eine von diesem Vegetationsschädling hervorgerufene Futterschädlichkeit beschrieb VOGEL (1966c). In einem Bestand besaßen die Tiere schleimigen, stinkenden Kot, gestörtes Allgemeinbefinden, abnehmende Freßlust, erhöhte Trinkwasseraufnahme, Entkräftung, magerten ab und verendeten größtenteils nach ein- bis zweiwöchiger Krankheitsdauer. Von 38 Tauben erlagen 16 einer hämorrhagischen Darmentzündung. Als *Intoxikations*ursache kamen die als einziges Futtermittel verabreichten, z. T. durchlöcherten Erbsen in Betracht. In ihnen befanden sich als Vegetationsschädlinge die 4 bis 5 mm langen, dunkelbraunen bis schwarzen Erbsenkäfer. Ihre Weibchen legen nach der Blüte Eier an die Hülsen. Daraus schlüpfende Larvenstadien durchbohren diese, fressen sich in das Innere der Samen vor und verpuppen sich. Bei warmer Witterung (Februar bis Juli) verlassen die Käfer die Puppenhülle und gelangen durch ein der Eintrittsstelle gegenüber liegendes Loch ins Freie.

Sau-, Acker-, Speisebohnen- und Kundekäfer

Diese Vegetationsschädlinge kommen als weitere Leguminosenkäfer außer bei den genannten Wirtspflanzenarten auch in Linsen-, Wicken- und Lupinensamen vor. Von Samenkäfern befallene Hülsenfrüchte sehen ekelerregend aus und eignen sich nicht für die menschliche Ernährung. Infolge stark eingeschränkter Keimfähigkeit taugen sie nicht als Saatgut und man bietet sie daher mitunter als Tierfutter an. Leguminosenkäfer verlassen die Samen, wenn diese mehrere Tage bei Temperaturen $> 30\,^{\circ}C$ lagern. Sie kann man dann absammeln oder absieben und verbrennen. Die so behandelten Leguminosen lassen sich versuchsweise an erwachsene Tauben außerhalb der Zucht- und Reisezeit verfüttern. Sie stellen jedoch höchstens Erhaltungs- aber keinesfalls Leistungsfutter dar.

Futtermilben
Zu diesen, mit bloßem Auge kaum erkennbaren, bis 0,5 mm großen Vorratsschädlingen gehören besonders die in feuchtwarm gelagerten Futtermitteln vorkommende Mehlmilbe *(Tyroglyphus farinae)*, ferner Arten aus der Familie Raubmilben *(Cheyletidae)*. Ihre Weibchen legen in das Futter nur *mikroskopisch* wahrnehmbare Eier, aus denen grauweiße Larven schlüpfen, die sich nach einem Ruhestadium und 2 Häutungen in geschlechtsreife Schädlinge verwandeln. In diese Entwicklung

TABELLE 9/5
Befallsstärke von Milben in Futtermitteln

Milben/g Futter	Befallsstärke
< 700	Geringgradig
bis 5000	Mittelgradig
> 5000	Hochgradig

können sich aber auch sowohl ein Wander- als auch ein Dauerstadium einschalten, durch das sich die Milben weiterverbreiten. Aus den Larven gehen dann entweder bewegliche Wanderformen oder gegenüber äußeren Einflüssen sehr widerstandsfähige unbewegliche Dauerformen hervor, die monate-, vielleicht sogar jahrelang invasionsfähig bleiben. Die bei 18 bis 22 °C innerhalb von 3 bis 4 Wochen erwachsenen Mehlmilben beginnen sich zu vermehren, sobald das Futter einen Feuchtigkeitsgehalt von > 12 % besitzt. Sie steigern sich darin, je feuchter und wärmer (höher aufgeschüttet) dieses lagert. Mit dem Futter aufgenommene, kaum verdaute Milben lassen sich durch die *mikroskopische* Untersuchung im Kot nachweisen. Von Milben befallene, nährstoffarme und wenig bekömmliche Futtermittel können durch die Chitinhülle der Schädlinge auf die Darmschleimhaut entzündungserregend und durch ihren Gehalt an Eiweißabbauprodukten *toxisch* wirken. Außerdem entwickeln sich in ihnen Fäulnisbakterien, Sproß- und Schimmelpilze, die das Futter sekundär verderben können. Milben lassen sich als winzige bewegliche Gebilde feststellen, wenn man verdächtiges Futter auf einen Bogen weißes Papier streut.

Prophylaktische Maßnahmen
Taubenfutter sollte man stets in gründlich gereinigten Behältern kühl, luftig, trocken und weder zu hoch aufgeschichtet noch zu lange lagern. Körner mit geringgradigem Milbenbefall lassen sich versuchsweise außerhalb der Zucht- und Reisezeit an erwachsene Tauben verfüttern, wenn man sie erhitzt und mit einwandfreiem Futter im Verhältnis 1:10 mischt. Hochgradig milbenbefallene und meist grobsinnlich verschimmelte Körner sollten Tauben nicht mehr fressen. Sie enthalten im Gegensatz zu unverdorbenem Futter mit < 10 000 Keimen und < 1000 Pilzsporen/g stets mehrere Mill. saprophytäre Bakterien (Kokken, Pseudomaden, Klostridien, andere Bazillen), meist > 100 000 Pilzsporen/g und oft Mykotoxine. Als Zeichen mikrobiellen Verderbs können sie Schimmelrasen und abweichenden Geruch durch Schwefelwasserstoff- und Ammoniakbildung aufweisen.

9.11.13. Verbrennungsrückstände

Kohlenmonoxid (CO)
Dieses Schadgas erzeugt schon in 0,4-bis 0,5 ‰iger Konzentration *toxische* Reaktionen (Ruhelosigkeit, Schläfrigkeit, Starre, Bewegungsstörungen, Atembeschwerden). Vor dem Tod fallen betroffene Tiere um, liegen mit zurückgezogenem Kopf auf der Seite und weisen Krämpfe sowie lähmungsähnliche Erscheinungen auf. Die charakteristischsten Veränderungen zeigen sich am extrem hellen Blut und den hierdurch blassen Organen, denn CO verwandelt den Blutfarbstoff Hämoglobin in hellrotes (kirschfarbenes) *CO-Hämoglobin*, das Sauerstoff *(O_2)* weder zu binden noch zu transportieren vermag, wodurch infolge O_2-Mangel der Tod eintritt.

Stickstoffoxide (NO, NO_2, N_2O_3) und Schwefeldioxid (SO_2)
Sie wandeln sich mit Wasser zu den entsprechenden Säuren um und stellen ausgesprochene Reizgase dar, welche die Schleimhäute schädigen oder sogar ätzen, in höheren Konzentrationen Bronchitis und Lungenödem, als Stickstoffoxide durch die Nitritwirkung Kreislaufversagen verursachen können.

Aromatische Kohlenwasserstoffverbindungen
Als Rückstände von Verbrennungsgasen fallen hochkondensierte aromatische Kohlenwasserstoffe (*1,2-Benzanthren, 1,12- und 3,4-Benzpyren, 1,2,5,6-Dibenzanthren*) an. Sie stellen Umweltgifte dar, können in Futtermitteln (z. B. künstlich getrocknetes Getreide) enthalten sein und besitzen z. T. kanzerogene Eigenschaften.

9.11.14. Umweltgifte (Xenobiotika)

Ursachen
Als Umweltgifte gelten die in der Biosphäre (Luft, Wasser, Boden) vorhandenen, für Pflanzen und Tiere schädlichen, Xenobiotika genannten Stoffe. Sie gelangen überwiegend unbeabsichtigt, z. T. auch durch unsachgemäße Abfallbeseitigung in die Natur. Umweltgifte können sowohl direkt *akute* und *chronische* Vergiftungen hervorrufen als auch indirekt, wenn sie Futtermittel und Lebensmittel kontaminieren. Als z. T. ungeklärt erweist sich die toxikologische Beurteilung der Kombinationswirkung mehrerer gleichzeitig vorhandener Xenobiotika.

Häufige Umweltgifte
Hierzu gehören vor allem Blei, Chlorwasserstoff, Feinstäube (Korndurchmesser $\leq 5\,\mu m$), Fluor, Kadmium, Kohlenmonoxid, Kohlenwasserstoffe, Quecksilber, Schwefeldioxid, Schwefelwasserstoff und Stickstoffoxide (NO, NO_2, N_2O_3), die sich größtenteils auf die Umweltbelastungen mit den *fossilen* Brennstoffen Erdöl und Kohle zurückführen lassen. Von diesen Schadstoffen beteiligen sich die gas-, dampf- und staubförmigen Bestandteile wesentlich am *Smog*, der aus Aerosolen, Feinstäuben, Aldehyden, Chlorwasserstoff, organischen Säuren, Peroxiden, Polymerisaten von Aromaten und Olefinen, Salpetersäure, Schwefeldioxid, Schwefelsäure sowie Stickstoffoxiden besteht. In Industrie- und Ballungsgebieten kann er höchste Ausmaße erreichen und Gesundheitsschädigungen oder sogar Todesfälle von Mensch und Tier bewirken.

10. Geschwülste

Definition
Geschwülste (*Synonyme:* Neubildungen, *Blastome, Neoplasmen, Neoplasien, Tumoren*) stellen mit schrankenloser Zellvermehrung einhergehende Gewebsneubildungen dar. Sie kommen bei dem Menschen, den Tieren und Pflanzen vor, entziehen dem Organismus Nährstoffe und schädigen ihn sowohl *morphologisch* als auch *funktionell.* Nach ihrem Verhalten gegenüber dem Wirt unterscheidet man zwischen gutartigen *(benignen)* und bösartigen *(malignen)* Blastomen.

Gutartige Geschwülste
Diese, von ihrer Umgebung scharf abgesetzten, operativ relativ leicht entfernbaren Neubildungen bestehen aus ausgereiften Zellen, die langsam vom Zentrum ausgehend *(expansiv)* wachsen.

Bösartige Geschwülste
Sie setzen aus rasch sich vermehrenden, unausgereiften *(heterotypischen)* Zellen zusammen, die von den *peripheren* Teilen des Blastoms ausgehend in die Lücken des umgebenden Gewebes vordringen, dieses auflockern und zerstören. Durch ihr *infiltrierend*-destruierendes Wachstum gelangen sie in Blut- und Lymphgefäße, wodurch sich Tumorzellen im Körper verbreiten *(generalisieren)*, so daß Tochtergeschwülste *(Metastasen)* entstehen. Neoplasmen sind um so bösartiger, je schneller sie wachsen.

Einteilung
Tumoren können sich in allen Körpergeweben bilden und somit jedes Organ befallen. Demzufolge lassen sich nach dem Muttergewebe unterscheiden: Neubildungen des Binde-, Muskel-, Gefäß-, Nerven-, Epithelgewebes, des *retikulohistiozytären* (RHS) und blutbildenden *(hämopoetischen)* Systems sowie Mischgeschwülste, die sich aus mehreren Gewebsarten zusammensetzen.

Bezeichnungen
Ihren Namen erhalten Neoplasien, indem man an die Bezeichnung des betreffenden

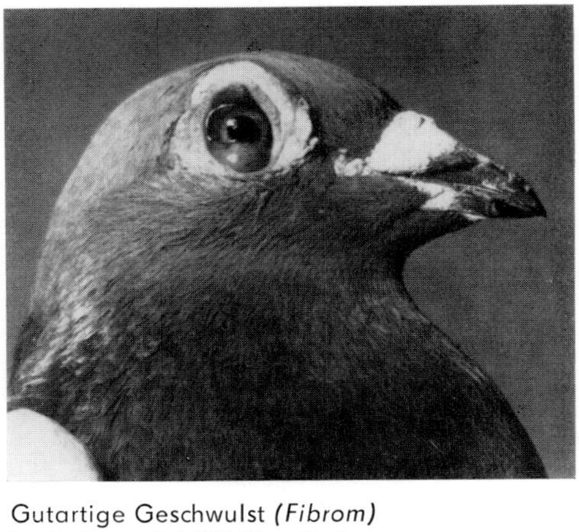

Gutartige Geschwulst *(Fibrom)* im 3. Augenlid (Nickhaut) einer Brieftaube

TABELLE 10/1
Einteilung der Geschwülste von Vögeln (FELDMAN u. OLSON, 1965)

Geschwülste der Bindegewebssubstanzen
Gutartige
Fibrom
Myxom
Lipom
Osteom
Chondrom
Bösartige
Fibrosarkom
Myxosarkom
Liposarkom
Osteogenes Sarkom (Osteochondro-Sarkom)
Chondrosarkom
Histiozytäres Sarkom
Geschwülste der Blut- und Lymphgefäße
Hämangiom
Lymphangiom
Geschwülste des retikulohistiozytären und hämopoetischen Systems
Lymphoide Leukose
Erythroleukose
Myeloleukose
Retikuloendotheliosen
Pigmentierte Geschwülste
Melanom
Geschwülste des Nervengewebes
Gliom
Neuroblastom
Retinoblastom
Ganglioneurom
Geschwülste des Epithelgewebes
Gutartige
Papillom
Adenom
Bösartige
Karzinom
Sonderformen
Hypernephrom
Arrhenoblastom
Dysgerminom
Granulosazell-Geschwulst
Geschwülste der serösen Häute
Mesotheliom
Sonderform
Neurogenes Sarkom
Geschwülste des Muskelgewebes
Leiomyom
Rhabdomyom
Gemischte Geschwülste
Thymom
Karzinosarkom
Teratom
Dermoidzysten
Embryonales Nephrom

Ausgangsgewebes die Endung „*blastom*" oder abgekürzt „*om*" anhängt. So heißen z. B. Neubildungen des Faserbindegewebes *Fibroblastome* oder *Fibrome*, solche des Drüsengewebes *Adenoblastome* oder *Adenome*. Bösartige Neoplasmen des Bindegewebes nennt man *Sarkome*, solche des Epithelgewebes *Karzinome*.

Häufigkeit von Geschwülsten bei Mensch und Tier
Tumoren kommen bei Vögeln etwa ebenso oft vor wie unter Säugern und bei Tauben annähernd gleich häufig wie beim übrigen Geflügel. Sie treten am stärksten bei dem Menschen sowie den Tierarten auf, die man bis zu ihrem natürlichen Tod hält (z. B. Wellensittich, Hund), am wenigsten bei Nutztieren, die ihre Lebenserwartung nicht annähernd erreichen.

Häufigkeit bei Tauben
Wie Statistiken ausweisen, besitzen Tauben – abhängig von verschiedenen Bedingungen – in unterschiedlichem Maße Geschwülste. Sie kommen vor allem bei älteren Tieren vor. Ausnahmen bilden die anscheinend infektiösen *Papillome*, welche es auch bei jüngeren Tauben gibt.

Krankheitsursachen
Neubildungen können im Falle von *Sarkomatosen* und *Leukosen* von *Onkornaviren* verursacht sein, aber auch die Folge sonstiger Einflüsse (z. B. Mykotoxine, fortgeschrittenes Alter, Verletzungen u. a.) darstellen.

Experimentelle Geschwülste
Sie lassen sich z. B. durch Bepinseln der Haut mit *kanzerogenen* Stoffen, wie Methylcholanthren u. a. erzeugen (u. a. DURAN-REYNALS u. a., 1945; MURPHY u. STURM, 1946).

Publikationen über Neoplasmen von Tauben
Zahlreiche Autoren beschrieben Geschwülste dieser Tierart (u. a. BECK, 1924; LUND, 1927; BABIC, 1931; EBER u. MALKE, 1932; EBER u. PALLASKE-EBER, 1934; DURAN u. a., 1945; MURPHY u. STURM, 1946; REWELL, 1948; KAST, 1955/56);

TABELLE 10/2
Zellarten, daraus hervorgehende Gewebe und Geschwülste (VOGEL, 1969)

Zellart	Gewebe	Geschwülste
Fibroblast	Bindegewebe	*Fibroblastom* einschließlich *Fibrom* und *Fibro-Sarkom, Retikulo-Sarkom,* gemischtzellige Sarkome *(histiozytäres* und *fibroblastisches Sarkom)*
Myxoblast	Schleimiges Bindegewebe	*Myxoblastom* einschließlich *Myxom* und *Myxo-Sarkom*
Lipoblast	Fettgewebe	*Lipoblastom* einschließlich *Lipom* und *Lipo-Sarkom*
Chondroblast	Knorpelgewebe	*Chondroblastom* einschließlich *Chondrom* und *Chondro-Sarkom*
Osteoblast	Knochengewebe	*Osteoblastom* einschließlich *Osteom* und *osteogenes Sarkom*
Leiomyoblast	Glatte Muskulatur	*Leiomyoblastom* einschließlich *Leiomyom* (*Fibroleiomyom* der breiten Ligamente) und *Leiomyo-Sarkom*
Rhabdomyoblast	Quergestreifte Muskulatur	*Rhabdomyoblastom* einschließlich *Rhabdomyom* und *Rhabdomyo-Sarkom*
Mesothelioblast	*Mesothel* der serösen Häute	*Mesothelioblastom* einschließlich *Mesotheliom*
Endothelioblast	Endothel der Blut- und Lymphgefäße	*Endothelioblastom* einschließlich *Hämangio-Endotheliom* und *Lymphangio-Endotheliom*
Erythroblast	Erythrozyt	*Erythroblastom* (aleukämisch oder leukämisch)
Myeloblast	Myelozyt	*Myeloblastom* einschließlich *Myeloblastose* (leukämisch) und *Myelozytomatose* (aleukämisch)
Lymphoblast	Lymphozyt	*Lymphoblastom* einschließlich *Lymphozytom* und aleukämischer lymphoider Leukose
Neuroblast	Nervenzelle	*Neuroblastom* einschließlich *Ganglioneurom*
Glioblast	Neurogliazelle	*Glioblastom* einschließlich *Gliom* und *Glio-Sarkom*
Melanoblast	Pigmentzelle	*Melanoblastom* einschließlich *Melanom* und *malignes Melanom*
Epithelioblast	Epithelgewebe	*Epithelioblastom* einschließlich *Papillom, Adeno-Karzinom* und *Karzinom*

van VLOTEN, 1955, 1956, 1958; GANDAL, 1961; KRONBERGER, 1962; VOGEL, 1962, unveröffentl., LEVI, 1963; SCZUDLOWSKA u. OSINSKI, 1964; CHRISTOPHER u. a. 1965; DEVOS u. a., 1967 bis 1982; WEBSTER u. a., 1969; JOST, 1970; KRONBERGER u. SCHÜPPEL, 1972; LÜTHGEN u. VALDER, 1976).

Häufigste Blastome bei Tauben
Sie stellen nach mehreren Autoren *Sarkome* dar, die man früher jedoch oft mit den *makroskopisch* ähnlichen *leukotischen* (einschließlich *retikuloendotheliotischen)* Prozessen verwechselte. Über Karzinome bei Tauben berichteten ebenfalls mehrere Autoren. VOGEL (1962) beschrieb solche aus *squamösen* Zellen in der Haut von einjährigen Brieftauben, die abmagerten, gestörtes Allgemeinbefinden aufwiesen und die der Besitzer wegen Verdachtes auf Taubenpocken tötete. Die zahlreich und unregelmäßig über die gesamte äußere Haut verstreuten, im Ø etwa 1 bis 2 mm großen, kraterähnlichen, gelbbraunen, leicht erhabenen Neubildungen kamen am zahlreichsten im Brust- und Rückenbereich vor. Histologisch bestanden sie aus herd-

TABELLE 10/3
Durchschnittliche statistische Geschwulsthäufigkeit bei Tieren und dem Menschen in % von Todesursachen (nach Veröffentlichungen mehrerer Autoren und eigenen Untersuchungen zusammengestellt)

Tierart	%
Schwein	0,03
Ente	0,14
Gans	0,24
Kaninchen	0,28
Rind	0,31
Schaf	0,33
Ziege	0,38
Haustauben	0,54
Katze	1,68
Huhn	2,09
Pferd	2,70
Wellensittich	4,50
Hund	7,79
Mensch	20,04

TABELLE 10/4
Geschwülste bei Haustauben (nach 1902 bis 1980 erschienenen Publikationen zahlreicher Autoren aus mehreren Ländern und eigenen Untersuchungen zusammengestellt)

Taubengruppen	Untersuchte Tiere	Geschwülste	
	n	n	%
Brieftauben	11 205	226	2,02
Rasse- und Brieftauben[1]	9 351	74	0,79

[1] Von den Autoren nicht getrennt

förmigen, *multiplen, erosiven, squamösen epithelialen* Zellen. Sowohl in der Haut als auch Unterhaut befanden sich darüberhinaus unregelmäßig, z. T. streifenförmig angeordnete, m. o. w. stark differenzierte, z. T. *keratinisierte* Epithelzellen mit *Mitosen.*

Gutartige Geschwülste

Nach van VLOTEN (1955, 1958) kommen *benigne* Neoplasmen *(Fibrome, Myome, Myxome, Lipome, Osteome, Chondrome, Hämangiome, Adenome, Papillome)* bei Haustauben weniger häufig vor als maligne. Bei 43 (2,6 %) von 1669 untersuchten Brieftauben ließen sich spontane Tumoren und bei 44 (2,6 %) Leukosen nachweisen. Von 43 Geschwülsten gehörten 15 (34,9 %) zu den gutartigen und 28 (65,1 %) zu den bösartigen (8 *Karzinome* und 20 *Sarkome).* Das Verhältnis von *benignen* zu *malignen* Neubildungen betrug 1:1,9, das von *Karzinomen* zu *Sarkomen* 1:2,5, das von „echten" Blastomen zu „Leukosen" annähernd 1:1.

Durchschnittliche Geschwulsthäufigkeit und statistischer Nachweis verschiedener Arten von Neubildungen bei Tauben

Die durchschnittliche Blastomrate beträgt nach Tab. 10/5 bei Haustauben 0,7 % (427 Neoplasmenträger unter 61 492 diagnostisch untersuchten Tieren). Die gutartigen Tumoren überwiegen nach dieser Statistik mit 254 (59,6 %) im Vergleich zu den bösartigen mit 172 (40,4 %). Von den 172 malignen Neoplasien entfallen 82 (47,7 %) auf *Sarkome* und 90 (52,3 %) auf *Karzinome.* Die häufigsten gutartigen Geschwülste stellen *Teratome* (14,5 %) *Myome* (10,5 %), *Papillome* (8,0 %), *Adenome* (8,0 %), *Hämangiome* (7,5 %) dar.

Blastomlokalisationen

Unter den nach Organen und Geweben geordneten 20 Tumorlokalisationen von Tab. 10/5 gibt es folgende Rangordnung: äußere Haut einschließlich Unterhaut (20,4 %), Eierstock (15,0 %), Eileiter (10,3 %), Leber (8,0 %), Leibeshöhle (7,3 %), quergestreifte Muskulatur (6,3 %), Darm (4,7 %), Nieren (4,2 %), Atmungsorgane (3,3 %), Gefäßsystem (2,6 %), Schnabel-Rachenhöhle und Schlund (2,3 %), endokrine Drüsen (1,6 %), Muskelmagen (1,4 %), Knochen (1,4 %), Hoden (1,2 %), Drüsenmagen (1,2 %), Nervensystem (0,9 %), Herz (0,5 %), Bauchspeicheldrüse (0,2 %), übrige Lokalisationen zusammengefaßt (7,3 %).

Hämangiome

LEVI (1963) berichtete über kapilläre *Hämangio-Endotheliome,* die in einer Taubenfarm mit 19 000 Tieren innerhalb von 6 Monaten bei annähernd 100, über 2 Monate alten Weißen Carneaux- und Brieftauben sowie deren Kreuzungen auftraten.

TABELLE 10/5
Neubildungen bei insgesamt 61 492 diagnostisch untersuchten Haustauben aller Altersstufen, nach Geschwultsarten und -manifestationen geordnet (nach Publikationen zahlreicher Autoren und eigenen Untersuchungen zusammengestellt)

Lokalisation der Geschwülste nach Organmanifestationen	Geschwulstarten																
	1 Fibrome	2 Myxome	3 Lipome	4 Chondrome	5 Osteome	6 Haemangiome	7 Melanome	8 Sarkome	9 Leiomyome	10 Rhabdomyome	11 Gliome	12 Papillome	13 Adenome	14 Karzinome	15 Teratome	1 bis 15 n	%
Schnabel-Rachenhöhle, Schlund	2							1				3		4		10	2,3
Drüsenmagen								1	1				1	2		5	1,2
Muskelmagen								2	3				1			6	1,4
Darm								4	4				3	9		20	4,7
Leber						6		2					9	17		34	8,0
Bauchspeicheldrüse													1			1	0,2
Nieren						1		1					3		13	18	4,2
Eierstock		1				1		9	27				7	27	19	64	15,0
Eileiter	4					2		1						3	7	44	10,3
Hoden															5	5	1,2
Leibeshöhle						2		4						7	18	31	7,3
Herz										2						2	0,5
Luftröhre, Bronchien, Lunge, Luftsäcke	2					1		2						9		14	3,3
Quergestreifte Muskulatur	3	2						19		3						27	6,3
Äußere Haut und Unterhaut	7	1	4			9	11	21				31		3		87	20,4
Knochen				1	2			3								6	1,4
Blutgefäßsystem						9		2								11	2,6
Endokrine Drüsen								1					6			7	1,6
Nervensystem											4					4	0,9
Übrige Lokalisationen	1	1	2			1		9	3	2			3	9		31	7,3
Summe n	19	5	6	1	2	32	11	82	38	7	4	34	34	90	62	427	
Summe %	4,4	1,2	1,4	0,2	0,5	7,5	2,6	19,2	8,9	1,6	0,9	8,0	8,0	21,0	14,5	100	

Die einzeln oder zahlreich vorhandenen blauschwarzen, sehr blutreichen Neubildungen in der äußeren Haut vergrößerten sich schnell und erreichten innerhalb einer Woche einen Ø von 3 cm und mehr. Die betroffenen, weder in ihrem Allgemeinbefinden noch in ihrer Leistungsfähigkeit merklich gestörten Tiere bepickten diese gutartigen Geschwülste, die aufplatzten und Blutkrusten auf der Haut und den Federn hinterließen. Etwa 3 bis 4 Wochen nach ihrem Erscheinen trockneten die Prozesse ein und fielen ab.

Symptome
Tauben mit Blastomen der inneren Organe können – vor allem im fortgeschrittenen Stadium – gestörtes Allgemeinbefinden und zunehmende Abmagerung trotz normaler Futteraufnahme aufweisen. Tiere mit bösartigen Neoplasmen verenden meist erst im völlig entkräfteten *(kachektischen)* Zustand.

Diagnostik
Tumoren lassen sich nicht in jedem Falle sicher am lebenden Tier, sondern oft erst

bei der Autopsie zweifelsfrei feststellen. *Differentialdiagnostisch* sind vor allem Zysten, ferner „Hörner“ und entzündliche Veränderungen der äußeren Haut (Pocken, Tuberkulome), Granulome der inneren Organe sowie Leukosen und Retikuloendotheliosen auszuschließen. Erst der histopathologische Befund gibt Auskunft über die Geschwulstart. Doch auch dabei gibt es Überschneidungen. HARTIG u. FRESE (1973) beschrieben Melanineinlagerungen enthaltende „tumorförmige“ Taubenpocken, die sie als echte, gutartige Neubildungen interpretierten und daher den „*Virustumoren*“ zuordneten.

Behandlung

Sofern es sich um wertvolle Tiere handelt, lassen sich Blastome von äußerer Haut, Unterhaut sowie erreichbaren Organen (Kropf) relativ gut entfernen, was vor allem für gutartige Neoplasmen zutrifft.

11. Erblich *(genetisch)* bedingte Krankheiten *(Erbschäden)* und sonstige besondere Erbphänomene

Die meisten von den Züchtern geschätzten genetischen Merkmale von Haustauben entstanden durch erheblich veränderte Gene, also durch Erbsprünge *(Mutationen)*. Plötzlich auftretende Mutationen kommen zwar sehr selten vor, lassen sich aber nicht vermeiden, unterliegen also nicht dem Einfluß des Züchters.

Unerwünschte Mutanten

Unter den zahlreichen (weit > 50) *mutierten Genen (Mutanten)* gibt es jedoch nicht nur geforderte, sondern auch zahlreiche unerwünschte, z. B. Pigmentverluste *(Albinismus al*, albinoähnliche Augenfarbe pd), Skelettveränderungen (z. B. die mit Verzwergung einhergehende *Achondroplasie ac)*, Abweichungen an den Federn (z. B. ausgefranste Äste der Fahnen bei *F* bis zu Flugunvermögen infolge ausgeprägter Gefiederdefekte bei *sc*), zurückgebildete Körperteile (z. B. fehlende Zehenendglieder, Flügelspitzen und verkürzter Unterschnabel bei *am*), fehlerhaft entwickelte Abschnitte des *ZNS* (z. B. die mit unkoordinierten Bewegungen durch gestörtes Zusammenwirken der Skelettmuskulatur einhergehende *Ataxie at*). Manche unerwünschte *Mutanten* erzeugen durch ihre Mehrfacheffekte sog. *Syndrome (Symptomenkomplexe*, d. h. in typischer Kombination auftretende Gruppen von Erscheinungen) als Ausdruck mannigfaltiger Veränderungen. Hierzu gehören z. B. *Mutanten* der Gefiederfärbung, wie Verdünnungsfaktor *d* und *Albinismus* al, die mit sehr kurzen, spärlichen Nestdunen der Jungen einhergehen, ferner Polydaktylie (überzählige Zehen), bei der auch ausgefranste Federfahnen und Erblinden auftreten können.

Auf der anderen Seite gibt es aber viele Züchter, die sich an bestimmten, erheblich von der Stammform Felsentaube *(Columba l. livia)* abweichenden Mutationen erfreuen, vor allem Federsonderbildungen (z. B. Kopfhauben, Schnabelnelke, Scheitelrose, Perücke, Beinbefiederungen bis hin zu „Geierfersen" und m. o. w. stark ausgeprägten „Latschen"). Gleiches trifft auch für bestimmte Verhaltensäußerungen (z. B. aufgeblasener Kropf bei Kröpfern, "Trommeln" bei Trommeltauben, „Rollen" (beim Fliegen rückwärts sich überschlagen) oder „Bodenpurzeln" bei den darauf selektierten Rassen zu. Dagegen merzen sie rigoros Tiere mit solchen Erbschäden aus, die sich selbst unter der Obhut des Menschen als unvorteilhaft erweisen, z. B. solche mit Stachelfiedrigkeit *(p)*, *homozygoter* Seidenfiedrigkeit *(L L)* und anderen, vom Normalen auffällig abweichenden Gefiederveränderungen (z. B. *sc*), ferner Tauben mit stark gestörter Fortbewegung (z. B. Ataxie at), Sehstörungen, z. B. *Albinismus al* und *albino*ähnlicher Augenfarbe *pd*, Futterblindheit *fb)* und Verzwergung (z. B. Achondroplasie *ac*).

TABELLE 11/1
Erbschäden (Erbfehler *(EF)* und Letalfaktoren *(LF)* von Tauben)

Bezeichnungen Deutsch	Englisch	Gen-Symbol	Erbschadenart (*EF* oder *LF*)	Bisher nachgewiesen bei
Achondroplasie	Achondroplasia	*ac*	*LF*	Weiße King
Albinismus	Albinism	*al*	*EF* oder *LF*	Brief- und Schautauben, langschnäblige Tümmler, Nutzking, Carneaux, Lachtauben *(Streptopelia risoria)*, Carolinatauben *(Zenaidura macroura)*, Weißflügeltauben *(Melopelia asiatica)*
Albinoähnliche Augenfarbe	Pink eye-dilute	*pd*	*EF*	Brieftauben, Tümmler, King, Carneaux
Amputiert	Amputated	*am*	*EF*	Silber-King
Ataxie	Ataxia	*at*	*LF*	Brieftauben
Ausgefranste Federfahnen	Frayed	*F*	*EF*, bei dafür *Homozygoten* jedoch *LF*	Kreuzung von King- und Brieftauben
Backenbart-Federn	Sideburns	*Sb*	*EF*	Kreuzungen von Brief- und Kingtauben
Bürzeldrüsen-Aplasie (fehlende Bürzeldrüse)	Glandless	*n*	*EF*	Pfautauben, Orientalische Roller, Malteser, Englische Zwergkröpfer, Weiße Carneaux
Haut- und Gefieder-abnormität (Ichthyosis)	Scraggly	*sc*	*EF*	Brieftauben, Feldtauben Blau mit Binden
Hermaphrodismus (Zwitterbildung)	Hermaphrodism		*EF*	Kreuzungen von Perücken-, Pfau-, Feldtauben und Tipplern (Linien 267 und T × 267)
Katarakt („grauer Star", Linsentrübung)	Cataract	*ca*	*EF* oder *LF*	Deutsche Schautauben, Langschnäblige Tümmler
Microphthalmie (Kleinäugigkeit)	Microphthalmia	*mi*	*LF*	Brief- und Trommeltauben, Giant Homer
Mosaik-Muster	Mosaic	je nach Merkmalen	kein *EF* (Bipaternität)	Mindestens 20 Rassen
Nackt (Federlosigkeit)	Naked (Featherless)	*na*	*LF*	Brieftauben
Polydactylie (Vielzehigkeit) einschließlich Show King-Typen	Polydactylia	*py*, *skpy*	*LF* oder *EF* (je nach Erscheinungsform)	Silber- und Weiße King, Brief- und Deutsche Schautauben, Giant Homer, Syrische Tümmlertauben (Huerte Syrien und Reehani), Kreuzungen Weiße Carneaux × Weiße King, Französische Mondain
Sehstörungen	Clumsy	*cl*	*LF*	Brieftauben, Bucharische Trommeltauben

Bezeichnungen Deutsch	Englisch	Gen-Symbol	Erbschadenart (*EF* oder *LF*)	Bisher nachgewiesen bei
Seidenfiedrigkeit	Lace (Silky)	*L*	*EF*	Pfau-, Brief-, Schild-, Carneauxtauben, Tümmler, Sedosa, Holländische und Brünner Kröpfer, Lachtauben, *(Streptopelia risoria)*, Kreuzungen Haustaube × Lachtaube *(Streptopelia risoria)*, Brief- × Schwarze Wammentaube
Stachelfiedrigkeit	Porcupine	*p*	*EF*	Pfau-, Brief-, Weiße Carneaux-, Deutsche Schautauben
Syndaktylie Schwimmfüßigkeit	Web-foot	*w*	*EF* oder *LF*	Brieftauben, Altenburger Trommler, belatschte Kröpfer und Tümmler, Perücken- und Pfautauben, Show Homer, Dragoon, Elstern, (Tümmler und Kröpfer), Tippler, Kreuzungen Indianer- × Pfautauben, Modeneser, Birmingham Roller, Gimpel- und Schwalbentauben, Stargarder Zitterhals, Stralsunder und Wiener Hochflieger
Verdoppelte äußere Zehe (Haß-Typ)	Outer toe repeat (Haß-type)	t^H	*EF*	Giant Homer, Deutsche Schautauben, Modeneser, Französische Mondain, Syrische Reehani

11.1. Definition, Ursachen, Entstehung, Arten, Bekämpfung und Prophylaxe von Erbschäden

Von den Eltern auf die Nachkommen übertragene, als Erbschäden bezeichnete genetische Veränderungen nennt man bei geringergradigen Prozessen Erb*defekte* (*Synonyme:* Erbmängel, Erbfehler, Erbanomalien). Dagegen entstehen durch stärkere Abweichungen von der Norm infolge *Gen-*, *Ploidie-* oder *Genommutationen* die Erb- und Erbumweltkrankheiten. Nach der Anzahl beteiligter Gene, dem Grad ihrer Veränderlichkeit *(Variabilität)* und Umweltbeeinflußbarkeit lassen sie sich als Erbkrankheiten ursächlich meist *qualitativen*, als Erbumweltkrankheiten vorwiegend *quantitativen Genen* zuordnen, von denen es verschiedenartige Zwischen- oder Übergangsformen gibt.

Die *monogen* oder *oligogen*, d. h. an einem *Locus* oder wenigen Genorten *(Loci)* manifestierten erblich bedingten Krankheiten *variieren diskontinuierlich*, d. h. sie bilden sich unregelmäßig in mannigfaltigen Erscheinungsformen aus. Sowohl Erb- als auch die mit *genetischer Disposition* einhergehenden Erbumweltkrankheiten entstehen somit durch *Mutationen.* Sie vererben sich meist *autosomal* und einfach *monofaktoriell rezessiv. Phänotypisch* zeigen sie sich, wenn man Tauben derselben *mutierten* Erbanlage miteinander paart und das *heterozygot rezessive* Merkmal der Eltern bei ihren Nachkommen *homozygot* erscheint. Als weitere Möglichkeiten kennt man zum einen *dominante* Mutationen, zum anderen die Faktorenkoppelung mit der Sonderform geschlechtschromosomengebundene Vererbung.

Autosomale und heterosomale Erbschäden

Nach ihrer Lokalisation in den Genen entweder von Körper- oder aber von Geschlechtschromosomen trennt man die *autosomalen* von den geschlechtschromosomengekoppelten genetischen Defekten. Letztere verschieben das Geschlechtsverhältnis bei den Nachkommen.

Erb- und Erbumweltkrankheiten
Je stärker Erbschäden von der Umwelt abhängen, desto mehr verwandeln sich die Erb- in Erbumweltkrankheiten und die Erbschäden in erbliche Anfälligkeit (genetische *Disposition).* Die von mehreren Genen *(Polygene)* verursachten quantitativen Merkmale erscheinen infolge ihrer Schwellenwerteigenschaften durch die Umweltabhängigkeit erst nach überschrittenen Toleranzgrenzen *alternativ*, d. h. entweder bei „erbgesunden" oder „erbkranken" Tauben. Trotz dieser unregelmäßigen Veränderlichkeit lassen sich mit bestimmten *populationsgenetischen* Methoden *quantitative genetische* Analysen durchführen und somit der Erblichkeitsgrad *(Heritabilität)* schätzen.

Häufigkeit (Frequenz) von Erbschäden
Die *Frequenz* von *defekten Genen* in Haustaubenpopulationen hängt ab sowohl von der *Mutations- (n)* als auch *Selektionsrate (s).* Schließt man alle phänotypisch erkennbaren „erbkranken" Tiere von der Fortpflanzung aus, bleibt die Häufigkeit von Erbfehlern *(EF)* und Letalfaktoren *(LF)* gering. Die sehr seltenen *dominanten* Erbschäden breiten sich deswegen nicht aus, weil der Züchter ihre *phänotypischen* Träger ausmerzt. Dagegen lassen sich *rezessiv defekte Gene,* welche die meisten *EF* und *LF* verursachen, durch *Selektion* ihrer meist selten vorkommenden *rezessiv-homozygoten* Merkmalsträger erst ausschalten, wenn man heterozygote Tauben mit Inzuchtmethoden ermittelt.

Erbfehler (EF) und Letalfaktoren (LF)
Die größte Bedeutung als Erbschäden im weitesten Sinne besitzen *EF* und *LF.* Vor allem letztere können tiefgreifende, mit dem Tod ihrer Träger schon vor der Geschlechtsreife einhergehende Veränderungen bewirken. Als mendelnde Gene lassen sie sich nach dem Grad ihrer Ausprägung *(Penetranz)* nach den auslösenden Faktoren wie folgt einteilen:
– ursächlich sowohl in *gametische* (in den *Heterosomen* der Geschlechtszellen lokalisierte) als auch *zygotische* (von der befruchteten Eizelle = *Zygote* ausgehend),
– vom zeitlichen Erscheinen her *prä-* oder *postnatale* (entweder bereits vor oder erst nach dem Schlupf vorhandene),
– bezüglich des Erbganges entweder in *dominante* (z. T. bereits in einfacher Dosis *letal,* Häufigkeit entsprechend der Mutationsrate), *dominante* mit *rezessivem Letaldefekt* (bei *heterozygoten* Tieren gibt es nicht tödlich endende, (subvitale) Effekte sowohl in der *embryonalen* als auch *postembryonalen* Entwicklung, bei *Homozygoten* entsteht ohne das Normalallel Letalität) oder rezessive (dominante homozygote und heterozygote Tauben normal, rezessive letal).

TABELLE 11/2
Letalfaktoren und ihre Einteilung

Art	Absterbende Embryonen in %
Letale	bis 100
Semiletale oder Subletale	> 50
Subvitale	< 50

Erbschäden als Rassenattribute
Hierzu gehören z. B. auch der hier nicht näher beschriebene *St-Faktor,* der allerdings nur bei dafür Homozygoten *(St St)* Blindheit bewirkt, ebenso reinerbig *dominantes* Opal *(Od Od),* das meist angeborene Lebensschwäche und Unfruchtbarkeit verursacht.

Streng genommen stellen auch alle Rassen mit äußerst kurzen Schnäbeln (z. B. kurzschnäblige Möwchen und Tümmler) sowie solche mit sonstigen, extrem vom Grundtyp (Felsentaube) abweichenden Merkmalen *EF* dar. Kurzschnäblige Tauben fressen zwar noch z. T. mühevoll größere Körnerarten, ihre Jungen können sie aber nicht mehr füttern und aufziehen. Ihre Fortpflanzung und somit Überlebensfähigkeit erfordert daher Ammentauben.

Zitterhalsfaktor
Als weiterer, genetisch nicht näher beschriebener *EF* gilt die „Zitterhalsigkeit",

besonders ausgeprägt z. B. bei Stargarder Zitterhals, Indischen Mokee, Pfautauben, Amsterdamer Ballonkröpfern. Sie geht mit verlangsamten Körperbewegungen bei erhöhter Spannung *(Tonus)* der Skelettmuskulatur einher, wodurch sich solche Tiere reflexartig unkontrolliert, auffällig „starr" und „gespreizt" bewegen. Sie scheinen außerstande zu sein, natürliche, fließend ineinander übergehende Aktivitäten auszuführen.

Dieses Merkmal „Zitterhalsigkeit" beeinträchtigt alle davon betroffenen Rassen in ihren Lebensäußerungen gegenüber der Normalform, z. B. bei der Futteraufnahme („ruckartiges" Picken), Paarung, Brut, Fütterung und Aufzucht ihrer Jungen. Beim „Schütteln" scheinen sie zu anderen Lebensäußerungen nicht fähig zu sein. Ohne die Fürsorge des Züchters vermögen sie sich nicht zu erhalten.

Bei Amsterdamer Ballonkröpfern sowie Pfautauben bewirken der übertrieben zurückgenommene Kopf und die „Zitterhalsigkeit" Gleichgewichtsstörungen. Voll „aufgeblasene" Ballonkröpfer gehen häufig rückwärts und können sich dabei nicht mehr orientieren. Durch den nach hinten verlagerten Körperschwerpunkt und die abnorme Kopfhaltung sind bei diesen Rassen auch Gefiederpflege und Fortbewegung (Laufen, Fliegen) sehr erschwert.

Neben den in diesem Kapitel aufgeführten *EF* und *LF* gibt es bei Haustauben sicherlich weitere, entweder noch unbeschriebene oder bisher noch nicht festgestellte Erbschäden.

Mißbildungen

Von den *genetisch* bedingten *Anomalien* muß man die durch verschiedenartige, entweder noch nicht publizierten oder bisher nicht nachgewiesenen *prä-* und *postnatalen* Umweltfaktoren verursachten, nichterblichen *Defekte* abtrennen. Hierzu gehören z. B. Flügellosigkeit, geteiltes Brustbein sowie weitere, u. a. von LEVI u. HOLLANDER (1939) sowie HOLLANDER u. LEVI (1940) bei Fleischtauben beschriebene Mißbildungen.

Bekämpfung und Prophylaxe

Tauben mit Erbkrankheiten, die dem Zuchtziel (Standard, Musterbeschreibung) der betreffenden Rasse nicht entsprechen, muß man von der Zucht ausschließen. Solche Tiere lassen sich leicht erkennen, wenn sie die Gene für die betreffenden Merkmale nicht *rezessiv*, sondern *dominant* vererben. *EF* und *LF* erscheinen vor allem bei Inzucht, also bei dafür *homozygoten Eltern*. Inzucht gilt daher als sicherste Methode, um unerwünschte Merkmale nachweisen und durch Zuchtwahl ausmerzen zu können. Alle neuen sowie noch nicht eingehend beschriebenen *Mutanten* sollten Züchter an Tauben interessierten *Genetikern* für wissenschaftliche Untersuchungen übergeben, damit sie diese erforschen können.

11.2. Achondroplasie (Gen-Symbol ac)

Geschichtliches, Vorkommen

HOLLANDER (1945) beschrieb diesen *autosomal* und einfach *rezessiv* vererbten *LF* eingehend. 1939 wies er ihn erstmals bei einem Paar Weiße King nach, von dem 6 im Ei steckengebliebene Jungen sämtlich etwa um 50 % verkürzte Knochen (vor allem Gliedmaßen und Schnäbel) aufwiesen, die sie am Schlupf hinderten. Solche Nachkommen gab es im Verhältnis 1:3 zu normalen Nestlingen, *ac* trat also nur bei den Nachkommen dieses Zuchtpaares auf. Von den 14 Tieren der miteinander gepaarten F_1 brachten 7 Paare Junge mit *ac*, die darüberhinaus keine sonstigen Abweichungen aufwiesen. Mit jedem der *achondroplastischen*, im Ei steckengebliebenen Nestlinge schlüpfte ein völlig normales Tier.

Charakteristische Veränderungen

Achondroplasie geht mit stark verkürzten Knochen (ausgenommen vielleicht der Hirnschädel) einher. Embryonen können durch diese Abnormität die Eischale nicht anpicken und deswegen nicht schlüpfen. Solche steckengebliebenen Jungen sollte man daher auf achondroplastische Veränderungen untersuchen. Nachkommen mit diesem *LF* lebend aus dem Ei befreien zu wollen gelingt nicht, da sie sich durch die achondroplastischen Prozesse als nicht lebensfähig erweisen.

Vererbung

Von den 14 im Nachkommen-Test geprüften Tauben, die von dem Ausgangszuchtpaar stammten, das achondroplastische Junge hervorbrachte, erzeugten 7 Tiere (50 %) Nachfahren mit *ac*, einem Prozentsatz, den man bei einem *autosomal* und einfach *rezessiv* vererbten Merkmal erwarten kann.

11.3. Albinismus (Gen-Symbol al)

Geschichtliches, Vorkommen

Allgemeiner Albinismus kennzeichnet angeborenen, meist *autosomal* und einfach *rezessiv* vererbten vollständigen Pigmentmangel von sonst farbstoffhaltigen Körperpartien (bei Tauben besonders äußere Haut einschließlich Federn, Augen). Bei beschränktem Albinismus (albinoähnliche Augenfarbe *pd)* bezieht sich der Pigmentmangel nur auf die Augen. Unter Tauben kennen wir den Albinismus bei reinweißen Tieren mit rosaroten Augen. Das bekannteste Beispiel für allgemeinen Albinismus stellt das weiße Hermelinkaninchen dar. Albinos existieren aber auch unter vielen anderen Tierarten (z. B. weiße Mäuse, Ratten, Meerschweinchen, Eichhörnchen, Hirsche, Wildvögel, Hühner, Puten, Enten, Sittiche) und kommen sogar beim Menschen vor.

LIENHART (1937) berichtete in einem Beitrag zur Farbvererbung bei Haustauben über albinotische Nestjunge in einem großen Brieftaubenbestand Nordfrankreichs, die Augenzittern *(Nystagmus)* zeigten. Sie starben sämtlich nach dem Absetzen, weil sie durch ihr stark eingeschränktes Sehvermögen sich nicht selbständig ernähren konnten. Sogar bei Lachtauben *(Streptopelia risoria)* gibt es eine *albinotische Mutante*, die aus Japan stammt und TANGE (1932) erstmals beschrieb. Unter den Lachtauben gibt es eine geschlechtschromosomengebundene, *rezessive Mutante.* Die Augen ihrer Jungen sind nahezu *albinotisch*, dunkeln aber im Laufe des Wachstums nach. Die echte albinotische Mutante von TANGE (1932) ist jedoch nicht geschlechtsgebunden, und die Augen dunkeln daher auch nicht nach (HOLLANDER, pers. Mitt. 1981).

HOLLANDER (1951) veröffentlichte Fälle von Albinismus bei Tauben. Ein Tümmler-Zuchtpaar (Silber ohne Binden ♂×Schimmel-Silber ♀) besaß innerhalb von 7 Jahren 7 albinotische Jungen, die nach dem Entwöhnen starben, weil sie nicht selbständig fraßen. Ein Paar Weiße Nutzking einer Schlachttaubenfarm erzeugte ebenfalls mehrere Albinos, z. T. in Gelegen mit je einem doppeldottrigen und normalen Ei, aus denen jeweils 2 normale (nicht albinotische) Jungen (!) und ein Albino mit völlig rosaroten Augen schlüpften.

NAETHER (1958) veröffentlichte in seinem Buch „The book of the pigeon" das Foto einer Albino-Carolinataube *(Zenaidura macroura)*. Nach HOLLANDER (1968) gibt es auch albinotische Weißflügeltauben *(Melopelia asiatica).*

Vererbung

al vererbt sich *autosomal* und einfach *rezessiv*, also nicht geschlechtschromosomengebunden, obwohl es letzteres bei der japanischen albinotischen Mutante von Lachtauben geben soll. HOLLANDER (1951) kreuzte ♂♂ und ♀♀ von Nachkommen der obigen albinotischen Tümmler-♀ miteinander und erhielt von 41 Jungen 15 (36,59 %) Albinos, sowohl ♂♂ als auch ♀♀. Die Paarung Normal-♂×Albino-♀ (beide aus der Albino-Familie) ergaben 6 (60 %) albinotische Jungen von insgesamt 10. Kreuzungen von Albino-Nutzkings mit normalen, zu diesen nicht verwandten Partnern erbrachten 8 Junge vom King-♂ und 14 vom King-♀, aber keinen Albino. Aus der Paarung Albino-Nutzking-♂× Albino-Tümmler-♀ gingen ebenfalls keine albinotischen Jungen hervor, weil es sich nicht um *genotypisch* unterschiedliche Typen handelte.

Tümmler-Albinos mit nicht albinotischen Tauben gepaart, spalteten in der F_2 auf und brachten Nachkommen mit silber-, dunfarbigem oder gelbem Gefieder und rosaroten Augen hervor. Diese albinoähnliche Augenfarbe nennt HOLLANDER *pink-eyed dilution* oder *pink-eyed dilute type*, Gen-Symbol *pd*. Sie muß man von den eigentlichen Albinos (Gen-Symbol *al)* trennen.

Weitere, von HOLLANDER (1951) untersuchte 2 Albinos (♂ und ♀) stammten von einem Zuchtpaar Weiße Carneaux der Palmetto-Taubenfarm in Sumter (North Carolina). Die Paarung Weiße Carneaux-Albino-♂ × Tümmler-Albino-♀ brachte 5 (100 %) albinotische Junge, die von Nutzking-Albino-♂ × Tümmler-Albino-♀ nur normale, aber keine albinotischen Nachkommen, was für die Identität der erst- und nicht vorhandene Übereinstimmung der letztgenannten Kreuzung spricht. Andererseits gingen aus der Paarung Tümmler-Albino-♂ eines Züchters × Tümmler-Albino-♀ aus der obigen Herkunft wiederum albinotische Jungen hervor. Hier handelt es sich also ebenfalls um identische Typen.

Nach HOLLANDER (1968) gibt es für *al* heterozygote Tiere vermutlich in Populationen mehrerer Taubenrassen. Befindet sich angenommen unter 100 Zuchttieren ein *heterozygoter* Albino, läßt sich erst in einer Stichprobe von 40 000 Nachkommen ein albinotisches Junge erwarten.

11.4. Albinoähnliche Augenfarbe (Pink-eyed-dilute type, Gen-Symbol pd)

Vorkommen
HOLLANDER (1951) beschrieb diese albinoähnliche, von den eigentlichen Albinos zu trennende Mutante, die dem Aufhellungs- oder Verdünnungsfaktor ähnelt, im Gegensatz zu diesem sich aber nicht geschlechtschromosomengebunden, sondern *autosomal* und einfach *rezessiv* vererbt.

Charakteristische Veränderungen
Die albinoähnliche Augenfarbe geht mit unpigmentierten Augen (fehlendes Pigment in der Netz- und Aderhaut), mit kurzen, spärlichen Nestdunen, keinen Farbstoff enthaltender äußerer Haut sowie Schnabel und Zehen, gelbbraunem Gefieder mit dunfarbenen Mustern einher. Solche Zuchttiere pflanzen sich normal fort, zumindest in Schlägen mit relativ wenigen Tauben. Als Nestjunge besitzen sie ähnlich dem *d*-Faktor kurze, spärliche Nestdunen, helle äußere Haut einschließlich Schnabel und Zehenkrallen sowie silber-, dunfarbiges oder gelbes Gefieder. Durch das mit der albinoähnlichen Augenfarbe verbundene beeinträchtigte Sehvermögen können sie sich ebenso wie echte Albinos in stärker bevölkerten Schlägen nicht behaupten, erleiden Hunger und Durst, fliegen gegen Wände sowie Einrichtungsgegenstände und bewegen den Kopf ständig seitwärts, als ob sie schwindlig seien. Als Kuriosität können sie dafür begeisterte Liebhaber jedoch erfreuen.

11.5. Amputiert (Amputated, Gen-Symbol am)

Geschichtliches, Vorkommen
HOLLANDER u. MILLER (1978) beschrieben diesen spontan, vermutlich durch Punkt*mutation*, weniger wahrscheinlich durch *Chromosomen*abweichungen entstandenen *autosomal* und einfach *rezessiv*, mit *reduzierter Penetranz* übertragenen *EF*, welcher erstmals 1945 bei mehreren Nestjungen von Silber-King in der Palmetto-Fleischtaubenfarm Sumter (North Carolina) vorkam. Bis 1948 ließen sich 5 Zuchtpaare mit nachweisbar gleicher Abstammung ermitteln, welche Junge mit diesem Defekt brachten. Die Autoren begannen 1948 mit einem solchen Zuchtpaar (♂-*am* × ♀-*am*) die Vererbung dieser Mutation zu erforschen.

Charakteristische Veränderungen
Tauben mit *am* können mannigfaltige, scheinbar regellose Abweichungen von der Norm an Zehenenden, Flügelspitzen und Unterschnabel aufweisen. Am häufigsten fehlt ihnen die Kralle der inneren (2.) Zehe entweder eines Fußes oder sogar beider Füße. Mitunter besteht diese Zehe nur aus einem Stumpf, z. T. erscheint die noch vorhandene Kralle zurückgebildet oder mißgestaltet. Die Prozesse können sowohl mehrere Zehen als auch die Flügelspitzen betreffen. Sogar Verkürzungen des Unterschnabels mit dadurch hakenförmig abgebogenem Oberschnabel kommen vor. Extrem ausgeprägt kann der Unterschnabel so stark verkürzt sein, daß betroffene Junge nicht zu schlüpfen vermögen.

Vererbung
am scheint sich mit *reduzierter* Penetranz

zu vererben, d. h. die Veränderlichkeit (*Variabilität*) dieses *Phänotyps* überschneidet sich mit dem Normalzustand, wobei *genetische Modifikatoren* und Umweltvariable (besonders die Bedingungen während der Embryonalentwicklung) für die vielfältigen Abweichungen von der Normalform sprechen. Ob *am* eine *Amputation* der betreffenden embryonalen Strukturen oder nur ihre Wachstumshemmung bewirkt, ließ sich noch nicht ermitteln.

11.6. Ausgefranste Federfahnen (Frayed, Gen-Symbol F)

Geschichtliches, Vorkommen
HOLLANDER u. MILLER (1978) veröffentlichten Einzelheiten dieses vermutlich durch Punkt*mutationen* spontan entstandenen, *autosomal* und teilweise *dominant* übertragenen *EF*, welcher *homozygoten* Tauben der Mutante Seidenfiedrigkeit (Gen-Symbol L) ähnelt, aber mit dieser weder übereinstimmt noch verwandt erscheint, also keine *Allele* von *L* darstellt. Aus einem Zuchtversuch mit einem Farbmosaik-♂ (HOLLANDER, 1975) ging ein ♀ hervor, das am gesamten Körper außergewöhnlich „weiches“, „dünnes“ Gefieder besaß und entfernt an Seidenfiedrigkeit erinnerte. Aus der Paarung leicht Seidenfiedrig-♂×Normal-♀ gingen 15 Nachkommen hervor, davon 8 (53,3 %) leicht seidenfiedrige mit dieser *Anomalie* an allen Federn. Die Autoren sahen die *Originalmutante* als „mosaikartig“ zusammengesetzt an.

Charakteristische Veränderungen
Tauben mit *F* besitzen (abhängig davon, ob hierfür heterozygot *[F]* oder homozygot [F F]) m. o. w. stark in ihren Strahlen ausgefranste Federn. *F*-Tauben können noch gut fliegen, obwohl ihr Gefieder leichter als normales durchfeuchtet. Ihre Federn erscheinen *mikroskopisch* betrachtet normal strukturiert, aber weniger fest, ihre Häkchen (Haken- und Bogenstrahlen) neigen wie bei Seidenfedern dazu, sich zu verdrehen. *F F*-Tauben besitzen außerdem z. T. verkürzte und abgerundete Häkchen.

Vererbung
Bei Kreuzungen zwischen *F*-Tauben × normalen gibt es etwa je 50 % normale und anormale (*F*) *Nachkommen*. Paarungen von leicht seidenfiedrigen Tieren unter sich bringen 3 *Phänotypen* von Jungen im Verhältnis 1:2:1 hervor, nämlich normale, leicht seidenfiedrige und ausgesprochen seidenfiedrige. Letztere unterscheiden sich *phänotypisch* nicht von *heterozygot* seidenfiedrigen (*L*), erzeugen in Kreuzungen nur leicht seidenfiedrige Nachkommen, erweisen sich somit für dieses Merkmal *homozygot*.

Wegen der Ähnlichkeit von Ausgefranst (*F*) mit Seidenfiedrigkeit (*L*) kreuzten HOLLANDER u. MILLER (1978) eine *heterozygot* seidenfiedrige (*L*) Taube mit einer F homozygoten (*F F*). Ein Teil der Nachkommen erwies sich *phänotypisch* als seidenfiedrig, ein anderer als leicht seidenfiedrig. Solche seidenfiedrigen Tiere mit normalen gepaart, brachten bei insgesamt 28 Jungen 8 (28,6 %) normale, 6 (21,4 %) ausgefranste Federfahnen und 14 (50 %) seidenfiedrige hervor, was dagegen spricht, daß *F* eine *Allele* von *L* darstellt. Seidenfiedrigkeit kommt meist in *heterozygoter* Form (*L*) vor, wenn man seidenfiedrige mit normalen Tauben kreuzt. Dagegen ergeben Paarungen Seidenfiedrig×Seidenfiedrig ausschließlich homozygot seidenfiedrige Nachkommen mit „krausem“ Gefieder und so spröden Federn, die sich bis auf die Fahnen abnutzen, z. T. abbrechen und wenig attraktiv erscheinen. Diesen Nachteil gibt es jedoch nicht bei den für *F F homozygoten* Tauben, die Liebhaber als Reinzuchttypen schätzen.

11.7. Ataxie (Gen-Symbol at)

Geschichtliches, Vorkommen
RIDDLE (1918) berichtete als erster über diese 1914 bei einem Brieftauben-♀ festgestellte *Mutante*. KOCH u. RIDDLE (1918, 1919) sowie HOSHINO (1919) veröffentlichten die Ergebnisse ihrer Untersuchungen an ataktischen Tauben, besonders im Vergleich zu normalen. RIDDLE u. HOLLANDER (1943) stellten vor allem die Vererbung dieses Merkmals dar.

Charakteristische Veränderungen
Ataktische Tauben können mannigfaltige

Störungen der *Koordination* (geordnetes Zusammenspiel von Organteilen, Organen und Organsystemen zur Gewährleistung einer den jeweiligen Gegebenheiten angepaßten Funktion) zeigen. Zum normalen Funktionieren des Bewegungsapparates (Zusammenspiel der ungestörten Tätigkeit der verschiedenen Muskelgruppen untereinander durch regelmäßiges Arbeiten der entsprechenden Nervenzentren) gehört somit ein *intaktes* Nervensystem. Bei der Ataxie können dagegen folgende *Inkoordinationen* vorliegen: entweder Nicken des Kopfes oder Nicken sowie Hin- und Herbewegen von Kopf und Hals, unsicheres, schwankendes Laufen, mitunter auch sich rück- oder vorwärts überschlagen, Fallen auf die Seite, sehr stark *unkoordiniertes* Fliegen, z. T. sogar seit- und rückwärts, „Sitzen" auf dem Schwanz. Von *at betroffene* Tauben zeigen demzufolge ein vielgestaltiges Bild gestörter *Koordination.* Besonders in erregtem Zustand (z. B. bei Angst) äußern sie diese Symptome verstärkt, im Ruhestadium z. T. kaum wahrnehmbar. Deswegen fliegen sie selten geeignete Sitzplätze an, sondern halten sich meist am Boden auf.

Nach KOCH u. RIDDLE (1918, 1919) gibt es auffällige Unterschiede in der chemischen Zusammensetzung (besonders im Gehalt an *Lipiden, Phosphatiden*, *Cholesterin)* von Gehirn, vor allem Kleinhirn *(Cerebellum)* und verlängertem Mark *(Medulla oblongata)* bei ataktischen und normalen Tauben. Diese sprechen für eine Entwicklungshemmung des *ZNS* (Gehirn, Rückenmark), die sich u. a. im geringeren *Myelin*anteil bei den *at*-Tieren äußert. HOSHINO (1919) stellte *histologisch* nachweisbare *Defekte* im Gehirn (vor allem *Cerebellum)* und Rückenmark (besonders *Medulla oblongata)* fest, u. a. geringere Größe von Rückenmark, Kleinhirn und verlängertem Mark, die für eine Entwicklungshemmung *(Hypoplasie)* des *propriozeptiven* Teils vom motorischen System sprechen, darüberhinaus auch von Strukturen des *Cerebellums* und der *Medulla oblongata*, die sich während der *embryonalen* sowie *postembryonalen* Entwicklung einstellen und mit kaum feststellbaren degenerativen Prozessen einhergehen.

Vererbung
Die Mutante at überträgt sich meist *autosomal* und *rezessiv*, nach HOLLANDER u. RIDDLE (1943) auch selten unregelmäßig *dominant.* Solche für *at heterozygoten* Tauben besitzen offenbar nur undeutliche ataktische Symptome.

11.8. Haut- und Gefiederabnormität (Scraggly, Gen-Symbol sc)

Geschichtliches, Vorkommen
Nach RIDDLE u. HOLLANDER (1943) gibt es seit 1914 als *E F* die Mutante *Scraggly*, die der *Ichthyosis* des Menschen ähnelt.

Charakteristische Veränderungen
Bis zum Alter von etwa 3 Wochen lassen sich Nestlinge mit sc nicht von normalen Jungen unterscheiden. Erst dann erscheint die Haut nur an bestimmten Stellen, später durchgehend schuppig-krustös, weniger beweglich und verschiebbar. Solche Tiere befiedern sich langsamer als unveränderte. Einzelne Federn sprossen nicht aus den Follikeln, sondern bleiben eine gewisse Zeit unter der Epidermis, so daß sie anormal aussehen und die betroffenen Nestlinge durch die mangelhafte Befiederung sich besonders wärmebedürftig erweisen.

sc-Junge scheinen durch diesen *EF* sowohl für widrige Umweltbedingungen als auch Krankheiten erhöht anfällig zu sein, so daß sie u. U. im Ei steckenbleiben oder im Nestlingsstadium sterben können. Obwohl die etwas haarähnlichen Federn später ihre normale Größe erreichen können, weichen sie sowohl in ihrer Struktur als auch Funktion (Hülle für den Wärme- und Nässeschutz, Regulator für die Körpertemperatur, Sinnesorgan, für das Flugvermögen entscheidende Gebilde) von solchen normaler Tiere ab. *sc-Tauben* können trotz ausgeprägter Flügelbewegungen infolge abreißenden Luftstromes und dadurch fehlenden Auftriebes nicht fliegen.

Von *sc* muß man die *dominant* vererbten *Mutanten* ausgefranste Federfahnen (Gen-Symbol *F)* und Seidenfiedrigkeit (Gen-Symbol *L)* sowie den ebenfalls wie *sc autosomal* und einfach *rezessiv* übertragenen *EF* Stachelfiedrigkeit (Gen-Symbol *p)* trennen.

Die an den Federn feststellbaren Veränderungen bestehen aus sowohl nicht ausgebreiteten Federästen als auch nicht ineinander verschränkten Federästen und -strahlen. Sie bleiben wie bei sprossenden Federn gegen die Seiten und obere Fläche der Äste gerichtet. Die brüchigen Federäste und damit -fahnen brechen leicht, so daß solche Tauben „ungepflegt" erscheinen. *Mikroskopisch* lassen sich Federäste sowohl mit normalen als auch abgebrochenen Häkchen nachweisen.

Vererbung

Die Ergebnisse von Versuchspaarungen mit *sc*-Tauben weisen eindeutig die *autosomale* und einfach *rezessive* Vererbung aus. Beziehungen und Wechselwirkungen zwischen *sc* sowie Seidenfiedrigkeit *(L)*, ausgefransten Federfahnen *(F)* und Stachelfiedrigkeit *(p)* bestehen nicht.

11.9. Federlosigkeit (Naked oder Featherless, Gen-Symbol na)

COLE u. OWEN (1944) berichteten über ihre eingehenden Untersuchungen an „nackten", d. h. völlig federlosen Brieftauben einer Herkunft aus dem USA-Staat Washington, von der sie 1938 zwei Paare erhielten, um einen Experimentalbestand aufzubauen. OWEN (1941) schuf eine Methode der künstlichen Besamung, um diese Tiere zu reproduzieren, da sie sich infolge fehlender Befiederung nicht begatten konnten. Diese federlose, *autosomal* und einfach *rezessiv* vererbte *Mutante* erwies sich als L F. Sie gibt es heute nicht mehr. Ihre Eignung zur Schlachttaubenproduktion (das Federrupfen der Jungen entfällt) wurde nicht erprobt. Neben den Berichten über völlig nackte gibt es solche über teilweise federlose Tiere, z. B. Nackthalstauben (Rumänische, Russische, Spanische), über deren Vererbung nur wenige Mitteilungen vorliegen.

11.10. Kleinäugigkeit (Mikrophthalmie, Gen-Symbol mi)

Geschichtliches, Vorkommen

HOLLANDER (1948) beschrieb diesen *autosomal* und einfach *rezessiv* vererbten *LF* bei amerikanischen Giant (Riesen) Homer- und Brieftauben aus den USA-Staaten Ohio und North Carolina. Von mehreren Giant Homer-Zuchttieren erzeugte ein Paar wiederholt blinde Junge mit extrem kleinen Augen, die extrem nur etwa 25 % der Normalmasse aufwiesen. Die Jungen entwickelten sich bis zum Absetzen normal, blieben aber dann infolge fehlender Futteraufnahme sowohl in dem Wachstum als auch der Entwicklung zurück und starben völlig abgemagert sowie entkräftet.

Charakteristische Veränderungen

Die bereits mit Mikrophthalmie geschlüpften, völlig blinden Jungen zeigen typischen *Nystagmus* (Augenzittern, d. h. unwillkürliche, gleichartige, schnell aufeinanderfolgende, *rhythmische* Augenbewegungen). Obwohl einzelne solcher Nestlinge normal wachsen, bleiben die meisten im Wachstum zurück, weil das Gen mi als L F neben den Augenprozessen auch verminderte *Vitalität* bewirkt, die sich in vermehrtem Absterben der Embryonen im Ei zeigt. Die spezifischen Prozesse äußern sich als auffällig kleine Augäpfel (meist 50 % zu normal großen), stark verdickte Aderhaut *(Chorioidea)* und relativ kleine vordere Augenkammer. Die zwar vorhandene, aber zurückgebildete Netzhaut *(Retina)* erscheint defekt. Außerdem bewegen sich die Augenlider nicht, so daß die kleinen Lidöffnungen das Sichtfeld zusätzlich einengen.

Das von HOLLANDER (1948) beschriebene Brieftauben-♂ mit kleinen, aber noch funktionierenden Lidern, im Vergleich zum Normalen etwa halb so großen Augäpfeln, verhältnismäßig kurzen, eng anliegenden Federn, der „Schwimmhaut" zwischen mittlerer (3.) und äußerer (4.) Zehe des linken Fußes konnte weder fliegen noch ♀♀ so begatten, daß sie befruchtete Eier legten, was sich erst nach künstlicher Besamung erreichen ließ.

Das von LEVI (1963) dargestellte Weiße King-♀ mit im Ø 2 mm großen Augäpfeln erzeugte selbst bei Paarungen mit ihren Söhnen keine mi-Nachkommen, so daß es sich offensichtlich um einen in der embryonalen Entwicklung entstandenen nichterblichen Defekt (Mißbildung) handelte.

Differentialdiagnostik

Nach HOLLANDER (1948) geht auch der *dominante* geschlechtschromosomengebundene Farbfaktor Gesprenkelt oder *Almond St* mit *defekter* (unregelmäßiger) Irisstruktur und z. T. dem als „schwarzes Blasenauge" (oft mit fehlender Linse verbunden) bezeichneten Augendefekt (Hornhautvorwölbung) einher, welcher meist als Folge der Kombination von Almond *(St)* mit Verdünntfarben *(d)* entsteht. Auch bei der von HOLLANDER u. LEVI (1942) beschriebenen *letalen Polydaktylie* gibt es bis zur Erblindung reichende Augen*defekte* ohne strukturelle Veränderungen. Der von HOLLANDER (1938) veröffentlichte *E F Clumsy* zeichnet sich durch nur relativ geringfügige abweichende Strukturen der Iris, aber stark beeinträchtigtes Sehvermögen aus.

Vererbung

Die Mutante mi ließ sich zufällig von 2 anderen *autosomalen* Farbmerkmalen des Gefieders von Haustauben abspalten, dem *rezessiv* übertragenen Lackrot (Gen-Symbol e) und dem *dominanten* Schimmelfaktor (G).

11.11. „Backenbart"-Federn (Sideburns, Gen-Symbol Sb)

Geschichtliches, Vorkommen

Beim von der Felsentaube abstammenden Grundtyp von Haustauben gibt es im stromlinienförmigen Gefieder keine gegenüber der Normalform *rezessive Mutanten* als Federsonderbildungen im Kopfbereich (z. B. Spitz-, Muschelhaube, Schnabelnelke ohne oder mit Muschelhaube, Augenschirm, Perücke). HOLLANDER u. MILLER (1978) beschrieben den vermutlich durch Punkt*mutation spontan* entstandenen, *autosomal dominant* übertragenen *E F Sb*, der mit Abweichungen der Federrichtung im Kopfbereich sowie der Neigung zu Hornhautvorwölbungen einhergeht. Die für diese Mutante *homozygoten* Tiere *(Sb Sb)* überlebten meist nicht den Schlupf oder gar die erste Lebenswoche. HOLLANDER stellte erstmals 1952 einen ♂ mit „Backenbart" bei den Nachkommen von Kreuzungen zwischen Brief- und Kingtauben fest, und zwar bei einem Paar mit dem 9 Jahre alten ♀ und 7 Jahre alten ♂ in schlechter gesundheitlicher Verfassung. Mit dem daraus hervorgegangenen „Bakkenbart"-♂ nahm er zahlreiche Paarungen vor. Am häufigsten tritt diese Mutante bei Kreuzungen mit Tümmlern und Rollern auf, am geringsten unter solchen mit Modenesern.

Bei Paarungen von $Sb \times Sb$ gab es bei 8,2 % der Nachkommen Zittern *(Tremor)* des Kopfes, z. T. so stark, daß die betroffenen Tiere schwierig fressen und trinken konnten. Dabei bewegten sie den Kopf mit *enzephalitischem Nystagmus* nach allen Seiten, also auf-, ab- und seitwärts, wobei der Schnabel bis etwa 2,5 cm ausschwingt. Der ständig vorhandene *Tremor* verstärkt sich bei Erregungen. Solche Tauben fliegen nur widerwillig, umherirrend. Ihr etwas unsicheres Laufen ähnelt „Walzertanzen", vor allem, wenn sie sich beunruhigen. Aus den Paarungen von $Sb \times Sb$ gingen, nicht wie zu erwarten, vorwiegend oder gar ausschließlich *Sb*-Tiere hervor, weil vermutlich die hierfür *homozygoten* Jungen *(Sb Sb)* entweder nicht zu schlüpfen oder die ersten Lebenstage zu überstehen vermochten. Nach HOLLANDER u. MILLER (1978b) stellen Tauben mit *Tremor* überlebende *Homozygote* dar, die sich kaum vermehren.

Charakteristische Veränderungen

Tauben mit *Sb* können vielfältige, scheinbar regellose Abweichungen der Federn von der Norm im Bereich von Gehörgangsöffnung, Vorderkopf (Ober- oder/und Unterschnabelbasis, Stirnregion) aufweisen, die sich entweder auf zahlreiche bzw. nur wenige Federn oder die linke, rechte bzw. beide Körperseiten erstrecken. Außer den Federabweichungen besitzen sie eine etwas vorgewölbte Augenhornhaut, aber offensichtlich keine beeinträchtigte Sicht, darüberhinaus Atmungsbeschwerden, die man sämtlich der vielfältigen *(pleotropen)* Wirkung von *Sb* zuschreibt.

Vererbung

Sb vererbt sich *autosomal* und *dominant* mit verminderter Ausprägung *(Penetranz)*. Daher erscheint der Anteil von *Sb*-Tieren bei Kreuzungen von Sb×Normal nicht allzu hoch, darüberhinaus bei den *Sb*-♂♂ bedeutend niedriger als bei den *Sb*-♀♀. 17 Paarungen von *Sb×Sb erbrachten* nach HOLLANDER u. MILLER (1978) mindestens 10 (8,2 %) Nachkommen mit Kopfzittern von insgesamt 122 (und zwar 80 = 65,57 % mit Sb sowie 42 = 34,43 % normale).

11.12. Sehstörungen (Clumsy, Gen-Symbol cl und Cataract, Gen-Symbol ca)

11.12.1. Clumsy (cl)

Geschichtliches, Vorkommen
HOLLANDER (1938) beschrieb den *autosomal* und einfach *rezessiv* übertragenen E F cl in einer Familie von Brieftauben in Wisconsin (USA), dessen Farbvererbung er untersuchte. Von den völlig normalen Vorfahren erhielt er 30 Nachkommen, die auf Grund dieses Merkmals, – selbst nur wenige Meter von ihrem Schlag entfernt – nicht mehr in diesen zurückkehren konnten.

Charakteristische Veränderungen
Wegen ihres abnormen Verhaltens bezeichnete HOLLANDER solche Tiere als *clumsy* (schwerfällig, unbeholfen). Sie irren tastend umher, stürzen von höher gelegenen Stellen, fliegen gegen Wände, finden ihr Futter sowie Trinkwasser kaum und können ohne die Fürsorge des Menschen nicht überleben. Sie lassen sich leicht fangen, da sie bloß zwangsweise, dann sehr zögernd und meist nur wenige Meter weit fliegen. Im Gegensatz zu normalen Tauben, die direkt ihr Ziel ansteuern, fliegen aufgescheuchte *cl*-Tiere äußerst vorsichtig und so, als ob sie mitten in der Luft landen wollten. Ihre zögernden Bewegungen lassen sich auf die schmerzhaften Erfahrungen zurückführen. Durch ihre Charakteristika eignen sie sich vortrefflich als Lockvögel, z. B. für Hoch- und Dauerflieger *(Tippler)* sowie Einfangtauben *(Tilduiven)*.

Feingewebliche Untersuchungen des Gehirns von *cl*-Tauben erbrachten keine Abweichungen im Vergleich zu normalen Brieftauben, wohl aber solche der *makroskopisch* unveränderten Augen. Die Stäbchen- und Zapfenschicht ihrer Netzhaut *(Retina)* besaß unregelmäßig *transversale* Strukturen. Außerdem erwiesen sich die fettlöslichen lichtempfindlichen Öl *(Pigment)*tröpfchen der *Retina* weniger gleichmäßig angeordnet und nicht so rotgefärbt wie bei unveränderten Tieren. Diese Veränderungen sprechen für das stark, jedoch nicht völlig eingeschränkte Sehvermögen der *cl*-Tauben.

Vererbung
Paarungen mit *cl*-Tieren bestätigten den *autosomalen* und einfach *rezessiven* Erbgang, denn nur die von *cl×cl* erbrachten solche Nachkommen, nicht aber die von *cl* mit anderen bekannten Merkmalen, zwischen denen es weder Beziehungen noch Wechselbeziehungen gibt.

11.12.2. Cataract (ca)

HOLLANDER (1958) berichtet über den ebenfalls *autosomal* und monofaktoriell übertragenen *E F* Cataract *(ca)*, der zum ersten Mal bei Schautauben, in einer weniger schweren Form auch bei langschnäbeligen Tümmlern auftrat. Unter *Cataract* faßt man alle Arten von Linsentrübungen zusammen, von denen es altersbedingte, angeborene (z. T. erbliche, z. T. embryopathische) und verletzungsbedingte *(traumatische)* gibt.

11.13. Seidenfiedrigkeit (Lace oder Silky, Gen-Symbol L)

Geschichtliches, Vorkommen
Diese *autosomal* und *dominant* vererbte Mutante kannte man nach dem 1560 von FRANZISCO HERNANDEZ verfaßten, in der Madrider Nationalbibliothek vorhandenen Manuskript „De la Naturalesza de las Aves“ schon im Altertum. Nach diesem Autor schrieb GAIUS PLINIUS II in seinem „X. Buch der Naturgeschichte“ folgendes: „... Ich sah Tauben mit seidigen Federn wie im Gefieder von Straußen, die sich deutlich von anderen Tauben unterschieden ... und die fast nicht fliegen konnten ...“. Als Musterbeispiel für Seidenfiedrigkeit gelten die ursprünglich von

Hongkong stammenden seidenfiedrigen Pfautauben sowie die Sedosa aus Spanien.

Seidenfiedrige *Mutationen* gibt es bei verschiedenen Rassen, z. B. Carneaux mehrerer Farben, Brieftauben, Tümmlern, Schildtauben. Dieses *dominante* Merkmal läßt sich aber auch ohne weiteres in andere Rassen einführen.

Charakteristische Veränderungen
Der Seidenfedereffekt entsteht durch die nicht miteinander verzahnten Strahlen *(Radii)* der Federäste *(Rami)*. Im Gegensatz zu normalen Federn verbinden sich die weniger starken und elastischen Haken- sowie Bogenstrahlen von Seidenfedern nicht innig mit den leicht verdrehten Federästen, wodurch ihr weiches, lockeres Gefieder sich kaum zum Fliegen eignet. Die Nestdunen seidenfiedriger Jungen erscheinen gewellt und ähneln denen von Jungen mit dem d-Faktor.

Vererbung
Diese erforschten COLE u. HOLLANDER (1932) eingehend. Aus Paarungen Seidenfiedrig×Normal und umgekehrt gehen – entsprechend dem *autosomalen dominanten* Erbgang – je 50 % seidenfiedrige und normale Nachkommen hervor. Von insgesamt > 400 000 Nestjungen Weiße Carneaux gab es nach LEVI (1957) von 1923 bis 1956 nur einmal bei einem Zuchtpaar Weiße Carneaux-♂×Blaugehämmerte Brieftauben-♀ ein Nestlings-♀ mit Seidenfiedrigkeit (*Mutationsrate* n = 1:400 000 oder 0,00025 %). Die Eltern besaßen von > 40 normalen Jungen nur ein Tier mit Seidenfiedrigkeit. Von weiteren 25 000 Nestjungen der Rassen Weiße Carneaux und Brieftauben fielen je eine seidenfiedrige Weiße Carneaux- und Brieftaube von völlig normalen Eltern (*Mutationsrate* n = 1:12 500 oder 0,008 %).

11.14. Stachelfiedrigkeit (Porcupine, Gen-Symbol p)

Geschichtliches, Vorkommen
Diese erstmals 1913 von COLE bei einer Weißen Pfautaube festgestellte, autosomal und einfach *rezessiv* vererbte *Mutante* beschrieben COLE u. HAWKINS (1930) eingehend. Sie kommt offenbar häufiger vor, als es die Literatur ausweist, weil Züchter solche Tiere wegen ihrer unerwünschten Eigenschaften (sie können weder fliegen noch sich in jedem Fall fortpflanzen) ausmerzen. Stachelfiedrige Tiere gab es bisher bei Pfau-, Brief-, Weißen Carneaux- und Deutschen Schautauben (VOGEL, 1969).

Charakteristische Veränderungen
Bei der Stachelfiedrigkeit bleibt die Federfahne in der sie umhüllenden Scheide, entfaltet sich also nicht zur typischen Feder, sondern zur „Stachelfeder". Solche Tauben entwickeln sich normal, abgesehen vom Gefieder. Sie können meist gar nicht fliegen, die ♂♂ z. T. auch schlecht begatten, ♂♂ und ♀♀ nicht in jedem Fall gut brüten.

Vererbung
COLE u. HAWKINS (1930) bauten aus 3 stachelfiedrigen Brieftauben (1 ♂, 2 ♀♀) einen Bestand mit diesem *EF* auf, um seine Vererbung zu erforschen. LEVI (1957) erhielt von einem Paar Brieftauben ein stachelfiedriges ♀, das zwar nicht fliegen konnte, aber sich mit einem Normal-♂ paarte, Eier legte und normale Nachkommen besaß. Mit einem stachelfiedrigen ♂ erzeugte es ebenfalls nur normale Junge. Zwischen stachelfiedrig und anderen Gefiedermerkmalen ließen sich weder Beziehungen noch Wechselwirkungen nachweisen. Nach HOLLANDER (pers. Mitt. 1981) handelt es sich bei der *„Porcupine"* von LEVI (1957) offensichtlich um eine *genetisch* unterschiedliche Form der bisher bekannten *p-Mutanten*.

11.15. Verwachsungen von Zehen (Web-foot, Syndaktylie, „Schwimmfüßigkeit", Gen-Symbol w)

Geschichtliches, Vorkommen
STAPLES-BROWN (1904) berichtete über ein Brieftauben-♂ (Antwerpener Typ) mit dieser *autosomal* und einfach *rezessiv* vererbten *Mutante*, was sich durch Paarung mit einem Nönnchen-♀ bestätigte. BONHOTE (1911, 1915) konnte dies ebenfalls

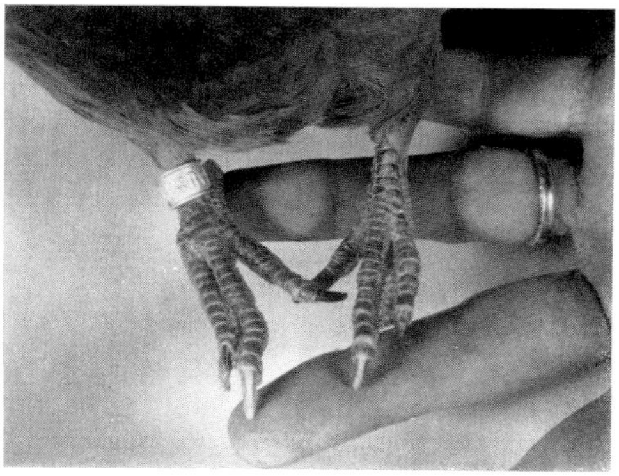

Brieftaube mit dem Erbfehler Syndakylie („Schwimmfüßigkeit") (HOLLANDER)

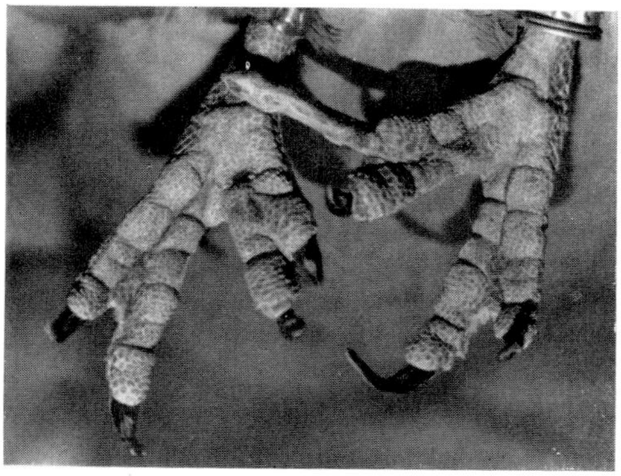

Füße einer Haustaube mit dem Erbfehler „doppelte Schwimmhaut", bei dem oft embryonaler Tod in den letzten Bruttagen sowie bestimmte Augendefekte vorkommen (HOLLANDER und MILLER, 1981)

nachweisen, indem er Tiere mit diesem Merkmal der Herkunft STAPLES-BROWN und der Rasse Dragoon paarte. Häufiger als bei glattfüßigen Herkünften kommen durch eine „Schwimmhaut" miteinander verwachsene Zehen bei beinbefiederten vor. Schon DARWIN (1859) erwähnt dies. LYELL (1887) stellte bei seinen Altenburger Trommlern häufiger Tiere mit verwachsener innerer (2.) und mittlerer (3.) Zehe fest, was keinesfalls als Charakteristikum dieser Rasse gilt. COLE 1915, unveröff.) fand bei stark belatschten Tümmlern „Schwimmfüßigkeit" der mittleren (3.) und äußeren (4.) Zehe. HOLLANDER (1974) analysierte > 40 Fälle von meist vollständig verwachsener 3. und 4. Zehe bei Brieftauben aus den USA. Als typisch hierfür gilt, daß die mittlere Zehe nach außen zeigt, die Krallen der Endglieder von 3. und 4. Zehe miteinander verschmelzen und zwischen beiden Beinen Unterschiede im Anteil der „Schwimmhaut" bestehen.

Die *Mutante* w ließ sich bisher außer bei den obigen Rassen auch bei Pfautauben und Tümmlern zwischen 2. und 3. Zehe nachweisen. HOLLANDER (1974) schätzt die Häufigkeit dieses Merkmals *(Mutationsrate)* bei Brieftauben zwischen 1 : 1000 bis 10 000 (0,1 bis 0,01 %). Bei hierfür *heterozygoten* Tieren, welche *w genotypisch* besitzen, aber es *phänotypisch* nicht zeigen, kommt es im Verhältnis von etwa 50:1 (2 %), also häufig vor. Unter den von HOLLANDER ausgewerteten Brieftauben mit diesem, offenbar auf die Leistungsfähigkeit und Gesundheit nicht nachteilig wirkenden *EF* befanden sich auch solche, die hervorragende Flugergebnisse aufwiesen. Daher bleibt es rätselhaft, warum sich solche Tiere schlecht verkaufen lassen und ihre Besitzer sie deswegen mit der Schere von diesem „Mangel" befreien.

Vererbung

DOOLEY (1968) wertete die am Institut für Genetik der Universität Ames des USA-Staates Iowa durchgeführten langjährigen Untersuchungen über die 3, an den Füßen von Haustauben vorkommenden, *Mutanten* in seiner Dissertation aus. Der w-Erbfaktor beruht auf einem einfachen, gegenüber dem Normalzustand *autosomalen rezessiven* Gen, dessen Veränderlichkeit *(Variabilität)* weitere Faktoren beeinflussen.

11.16. Vielzehigkeit (Polydaktylie, Gen-Symbol py skpy) und verdoppelte äußere Zehe (outer toe repeat, Gen-Symbol t^H)

Geschichtliches, Vorkommen, Vererbung

HOLLANDER u. LEVI (1942) beschrieben diesen *subletalen, autosomal* und einfach *rezessiv* übertragenen, *py* bezeichneten *LF,*

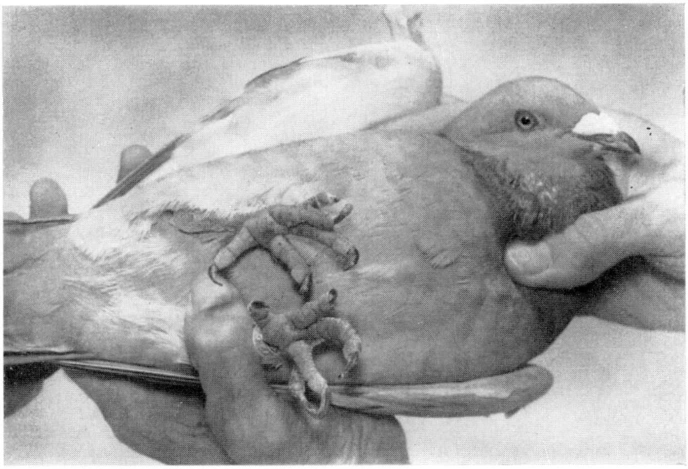

Erwachsene Haustaube mit dem Erbfehler Vielzehigkeit (Polydaktylie, Genotyp t^H)

der bei einer Familie von Silber-King in der Palmetto-Taubenfarm in Sumter (North Carolina) auftrat. Mehrere hundert Nestlinge besaßen extra Zehen, doppelte Daumen, kurze Oberschnäbel, Gefiederdefekte und Erblindung. Die meisten der nicht lebensfähigen Jungen starben in der 2. bis 3. Lebenswoche, nur wenige überlebten den 1. oder gar 3. bis 4. Lebensmonat.

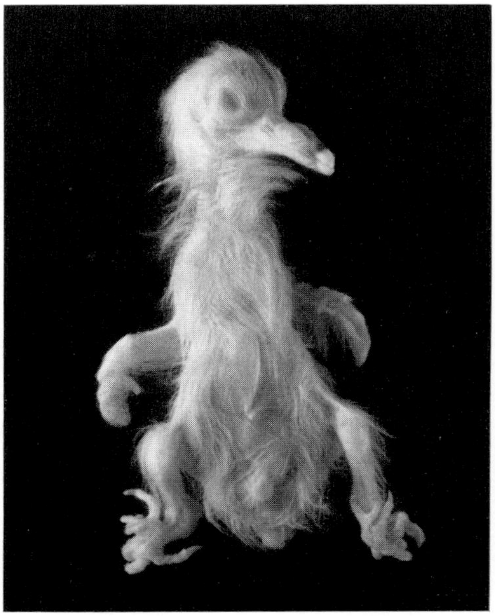

Als Subletalfaktor bei einem aus dem Ei „befreiten" Nestjungen mit extrem veränderten Gliedmaßenspitzen infolge PY (HOLLANDER)

Eine 2., von der obigen zu unterscheidende *Show King Polydactyly* (Gen-Symbol *skpy)* genannte Form der *Polydaktylie* ließ sich als EF bei Ausstellungs-King mit entweder verdoppelter oder nur leicht geteilter hinterer (1.) Zehe und keinen Defekten an anderen Organen nachweisen. Diese ebenfalls *autosomal* und einfach *rezessiv* vererbte *Mutante* verursacht offenbar nur selten embryonalen Tod oder Steckenbleiben im Ei.

Als 3. Erscheinungsform der Vielzehigkeit gibt es als EF die von HOLLANDER (1954, 1972) veröffentlichte, auch *autosomal* und einfach *rezessiv* übertragene verdoppelte äußere (4.) Zehe, die sich in je einer Herkunft von Amerikanischen Giant Homern und Deutschen Schautauben feststellen ließ. Sie unterscheidet sich von den beiden vorgenannten *Mutanten* der *Polydaktylie.* Nach dem Erscheinungsbild bezeichnet man sie als verdoppelte äußere Zehe *(outer toe repeat)* mit dem Gen-Symbol t^H. Nur in seltenen Fällen bewirkt sie embryonalen Tod oder Steckenbleiben des Jungen im Ei.

11.17. Fehlende Bürzeldrüse (Glandless, Gen-Symbol n)

Vorkommen

Nach LEVI (1967) fehlt die Bürzeldrüse stets bei Pfautauben (TEGETMEIER, 1868),

Orientalischen Rollern und Maltesern, häufig auch bei Englischen Zwergkröpfern. Rund 2 ⁰/₀ der von LEVI (1957) untersuchten 13 000 Zuchttiere Weiße Carneaux seiner Taubenfarm besaßen sie ebenfalls nicht, auch nicht die von ihm beschriebenen Weißen Carneaux mit 8 Steuerfedern und das Carneaux-♀ ohne Schwanzfedern (*„Rumpless"*), welches keine Schwanzwirbel besaß. Eine Übersicht aller Rassen ohne Bürzeldrüse gibt es vermutlich nicht, ebenso fehlen evtl. Hinweise über verminderte Gesundheit und Leistungsfähigkeit sowie sonstige Besonderheiten bei solchen Tieren.

Charakteristische Veränderungen

Neben völlig fehlender Bürzeldrüse als einziger Hautdrüse gibt es Rassen mit zurückgebildetem *(rudimentären)*, extrem kleinen (stecknadelkopfgroßen) Organ, solche mit einer einzigen Papille (Bürzelzitze) ohne oder mit medialer Einbuchtung und einem Papillenausführgang und solche mit 2 beidseitigen symmetrischen Lappen sowie 2 Ausführgängen.

Vererbung

DARWIN (1868) sah Wechselwirkungen zwischen fehlender Bürzeldrüse und überzähligen Steuerfedern. MORGAN (1918) vermutete die geschlechtschromosomengebundene Vererbung zwischen den Genen für überzählige Steuerfedern und fehlende Bürzeldrüse. DONCASTER (1912) untersuchte die von ihm als *autosomal* und einfach *rezessiv* bezeichnete Vererbung der bei Pfautauben fehlenden Bürzeldrüse.

TABELLE 11/3
Einfache und komplexe Mosaik-Muster der Gefiederfärbung von Haustauben (HOLLANDER, 1975)

Gruppe	Einfache Mosaikmuster – Kontrastierende Allele*	Tiere n	Gruppe	Komplexe Mosaikmuster – Kontrastierende Zonen	Nachgewiesen bei
1	+ : b	3	1	b : St^F B^A	King-♀
	b : +	3		St^F B^A : B	King-♀
	+ : B^A	10		d b : +	Giant Homer-♂
	B^A : +	45		+ : d B^A	?-♀
	B^A : b	2		b : B^A : +	Brieftaube-♀
	B^A : +	8		B^A b : +	King-Kreuzung-♂
	+ : d	9		+ : d B^A	F_2-Brieftaube × Tümmler-?
	r : +	1		B^A : d	F_1-Brieftaube × Roller-♂
	d : +	4		d B^A : +	Pfautaube-?
				d B^A : +	Tümmler-♂
2	+ : e	16	2	C : S	Brieftaube-?
	e : +	11		S : + : In	Giant-Homer-♀
	+ : S	1		+ : In In : S	Giant-Homer-♀
	S : +	2			
	C : +	2			
	C^T : +	1			
	Od : +	1			
	+ : Od	1			
	+ : St St	2			
	In : +	1			
	my : +	1			
1 + 2		124			

Gruppe 1 = *heterosomale* Gene
Gruppe 2 = *autosomale* Gene
Gruppe 3 = *heterosomale* und *autosomale* Gene

JOHANNSON (1927) sah das vorhandene Organ als zumindest teilweise *dominant* vererbt an. Keine Beziehungen fand er zwischen überzähligen Steuerfedern und vorhandener oder fehlender Bürzeldrüse. PENNEBAKER (1938) untersuchte die Entwicklung, Funktion und *Heredität* der Bürzeldrüse bei Haustauben. Das fehlende Organ soll sich autosomal und einfach *rezessiv* vererben. LEVI (1963) beschrieb die *Heredität* dieses Merkmals anhand praktischer Beispiele.

11.18. Mosaik als besonderes Erbphänomen (Synonyme: Chimeren, Vielfarbigkeit)

Geschichtliches, Vorkommen
Vor allem HOLLANDER u. COLE (1940) sowie HOLLANDER (1944, 1949, 1975) berichteten eingehend über die Erscheinungsformen, möglichen Ursachen und registrierten Fälle bei Mosaik von Haustauben. Sie können sich (wenn auch äußerst selten) jederzeit und überall bei den meisten Rassen als außergewöhnliche Erscheinung feststellen lassen. Über ihren bisherigen Nachweis bei den verschiedenen Rassen informiert Tab. 11/3, welche die von HOLLANDER (1975) innerhalb von 1949 bis 1975 registrierten vielen *spontanen* Fälle von > 20 Rassen enthält. Sie stammen aus 28 Staaten der USA und mehreren Ländern der übrigen Welt. Mindestens 15 Gefiederfarben und -muster beteiligen sich an den registrierten Mosaikformen mit 2 gegensätzlichen Genen. Wie oft solche Chimeren auftreten, hängt davon ab, wie verbreitet

Tiere n	Gruppe	Komplexe Mosaikmuster Kontrastierende Zonen		Nachgewiesen bei
58	3	$B^A C^T$	: C	Brieftaube-♀
		G	: b	Französische Mondain-♂
		e	: 4 r	Tümmler-♀
		d e	: +	Carneaux-♀
		d e	: +	Giant Homer-?
		d e	: +	Modeneser-?
		d e	: +	Roller-♀
		d e	: +	Strasser-?
		d e	: +	Pfautaube-♀
		St^F	: d e	Giant Homer-♀
		St	: d e	Giant Homer-?
		+	: d e	Roller-?
		G	: d e	Dragoon-♂
		S G	: d e	Trommeltaube-♂
		S : C	: d e	Giant Homer-♀
		G e : B	: +	Französische Mondain-♀
		G b	: S	Giant Homer-?
		e	: d b	Tümmler-Kreuzung-♀
		d	: e	Tümmler-♀
		B^A : S	: d B^A	Roller-♂
		e	: S	Roller-♀
		S : b	: d e	Möwchen-♂
		+ : e	: d e	Möwchen-♀
		B^A G	: +	Brieftaube-?
		B^A G	: +	Brieftaube-♂

? = nicht angegeben (Geschlecht oder Rasse)
× = links vom Doppelpunkt stehende Gen-Symbole kennzeichnen im Vergleich zu den rechtsseitigen diejenigen mit dem größeren Flächenanteil im Gefieder

ihre Gene vorkommen und wie häufig man ihre Träger miteinander kreuzt. Von den 182 Fällen stellen 124 (68,1 %) „einfache" und 58 (31,9 %) komplexe Mosaik-Muster dar (HOLLANDER, 1975). Neben Farben, Farbmustern und Zeichnungen des Gefieders können Mosaiks auch andere Organsysteme, Organe und Gewebe von Tauben verändern (z. B. Gefiederstrukturen, Knochen, Geschlechtsapparat).

Mosaik als außergewöhnliche, bereits bei mehreren Tierarten (z. B. Taufliegen, Bienen, Meerschweinchen, Hühner, Puten, Finken, Wellensittiche, Mäuse) festgestellte Erscheinung sollte jeden Züchter veranlassen, dieses Phänomen in allen Einzelheiten (Elterntiere, ihre Abstammung, genaue Beschreibung der Abweichungen vom Normalen) sowie in möglichst einwandfreien Fotos festzuhalten und den Verfassern dieses Kapitels für die internationale Auswertung mitzuteilen.

Charakteristische Veränderungen
HOLLANDER unterscheidet in seinen Veröffentlichungen folgende 2 Hauptgruppen von Mosaik (nicht zu verwechseln mit dem z. T. ebenfalls Mosaik genannten Opalgehämmert der Homer-Gruppe):

- einfaches Mosaik (Fleckenbildung, Vielfarbigkeit oder *Variegation*),
- *sektorales* oder *komplexes* (vielfältig zusammengesetztes) Mosaik.

Einfache Mosaik-Muster
Sie kommen bei Haustauben als häufigste, vorwiegend bei Tieren der Aschrot-(*B^A*), Gefleckt- oder Almond-(*St*), Verblaßt-(*St^F*) und Schimmel-(*G*)farben ausgeprägte, nach den *Manifestationen* in *lokale* (örtliche) *somatische* (körperzelleneigene) *Mutationen* eingeteilte Arten der Gefiederfärbung vor. Die Mosaiks erscheinen hierbei wegen der *Instabilität* verschiedener *Mutanten* entweder als äußerst winzige (fast *mikroskopische*) oder deutlich sichtbare Bezirke einzelner Federn bzw. Federregionen. Dafür folgende Beispiele: Für Schwarz (*S*) *heterozygote* Aschrot (*B^A*)-♂♂ weisen schwarze (*S*) Flecken auf, für Braun (*b*) *heterozygote* ♂♂ dagegen braune (*b*), für b heterozygote Almond (*St*)-♂♂ jedoch gleichzeitig schwarze (*S*), braune (*b*) und verblaßtfarbene (*St^F*) Flecken.

Die in Tab. 11/3 dargestellten einfachen Mosaik-Muster beziehen sich auf die in Tab. 11/4 enthaltenen, zum einen auf Körperchromosomen (*Autosomen*) zurückzuführenden und somit *autosomal* übertragenen, zum anderen auf die von Geschlechtschromosomen (*Heterosomen*) erzeugten, also *heterosomal* vererbten Mutanten. HOLLANDER (1949) schätzt ihre Häufigkeit (*Mutationsrate*) bei Kreuzungen der Farb-Mutanten von Tab. 11/4 auf etwa 1:1000.

TABELLE 11/4
An der Entstehung von *sektoralen* (komplexen) Mosaik-Mustern beteiligte *Mutanten* der Gefiederfärbung und -zeichnung von Haustauben

Autosomale Vererbung Bezeichnung der Mutante	Gen-Symbol	Heterosomale Vererbung Bezeichnung der Mutante	Gen-Symbol
S (Spread)-Faktor (Einfarbigkeit)	*S*	Gefleckt („Almond")	*St*
Gehämmert („Checker")	*C*	Verblaßtfarben („Faded")	*St^F*[2]
Dunkelgehämmert („T-pattern")	*C^T*[1]	Braun („Brown")	*b*
Indigo	*In*	Aschrot („Ash-red")	*B^A*[3]
Milchfarben („Milky")	*my*	Reduziertfarben („Reduced")	*r*
Opal, dominant	*Od*	Verdünntfarben („Dilute")	*d*
Opal, rezessiv	*o*		
Rot, rezessiv („Lackrot")	*e*		
Schimmelfarben („Grizzle")	*G*		

[1] Allele von C [2] Allele von St [3] Allele von b

Vielfältig zusammengesetztes Mosaik
Hierzu gehören vor allem

- die im Vergleich zum einfachen Mosaik selteneren, abschnittsweise *(sektoral)* vorhandenen, als *sektorale* oder *komplexe* Muster *(Chimeren)* bezeichneten Gefiederfarben,
- Farbmuster, -strukturen oder sonstige Merkmale, die sich auf eine ganze Körperseite erstrecken können.

An ihrer Entstehung beteiligen sich mindestens 2, z. T. noch mehr Gene. Die in Tab. 11/3 aufgeführten Beispiele weisen auf die Möglichkeiten der Kombination von *Mutanten* und beteiligten Rassen hin. Zu dieser Gruppe gehören auch „beidgeschlechtliche" Tiere *(Gynandromorphen)*. Ein Brieftauben-♂ z. B. wies linksseitig Blau mit Binden (+) und weibliche Geschlechtsorgane (Eierstock), rechtsseitig dagegen aschrotes Gefieder *(B^A)* und männliche Geschlechtsorgane (einen Hoden) auf.

Ursachen
Nach HOLLANDER (1949) entstehen Mosaik-Muster weder durch an den Körperzellen lokalisierten Erbsprung *(somatische Mutation)*, Aufspaltung *(Segregation)* oder Nichttrennung *(Non-Disjunction)* noch durch Eier mit 2 Zellkernen und doppelte Befruchtung, sondern durch Samenfäden *(Spermien)* von 2 Vätern *(Bipaternität)*. Hierbei bilden die überzähligen Spermien *(Polyspermie)* von ihnen ausgehendes inselförmiges Gewebe im Embryo und somit mosaikartige Strukturen als gegenüber normalen Gefiederfarben, -zeichnungen, -farbmustern, -strukturen und anderen Merkmalen *genetische* (erbliche) Abweichungen (Mutanten).

11.19. Zwitterbildung (Hermaphrodismus)

Geschichtliches, Vorkommen
RIDDLE u. a. (1936, 1942, 1945) beschrieben wirklichen *Hermaphrodismus* (Merkmale beider Geschlechter in einem *Individuum)* bei einer von ihnen ingezüchteten Linie (Rasse 267), die aus Kreuzungen von Perücken-, Pfautauben und „Landflüchtern" hervorging. Das als spontane *Mutante* angesehene Ausgangstier stellte funktionell ein ♂ mit extrem kleinen Hoden dar, befruchtete die von seinem ♀ gelegten Eier in den ersten 2 bis 3 Jahren nur teilweise und blieb danach *steril*. Aus der Paarung von 2 Schwestern dieses Original-*Hermaphroditen* mit 2 Tippler-♂♂ (als Linie T×267 bezeichnet) gingen sowohl ein echter *Hermaphrodit* als auch ein *Pseudohermaphrodit* hervor.

Charakteristische Veränderungen
Die Nachkommen der Linie T×267 bestehen nicht nur aus normalen ♂♂ und ♀♀, sondern auch aus ♂♂ mit *Oviduct*, das entweder nur Fragmente des Eileiters oder das gesamte Organ (etwa 1 % der KM) enthält *(Pseudohermaphroditen)*, ferner aus Tieren mit rechtem Hoden und linkem *Ovotestis* (Eierstock/Hoden), darüber hinaus solchen mit vollständigem *Oviduct* (echte *Hermaphroditen)*. Beide Arten von *Hermaphroditen* als erblich veränderte ♂♂ erweisen sich als ♀♀ fruchtbar. Die ♂♂ der Linie 267 besitzen außergewöhnlich kleine, die der Tippler-Herkunft (T) sehr unterschiedlich geformte Hoden. Beide Linien (sowohl 267 als auch T×267) trugen wesentlich zur Kenntnis der Vererbung von Abweichungen der Geschlechtsorgane bei.

Vererbung
Nach RIDDLE u. a. (1945) entstehen die als *Intersexualität* bezeichneten abweichenden Geschlechtsmerkmale durch entweder nur ein Gen oder mehrere Erbfaktoren, offenbar in Verbindung mit nicht genetisch bedingten inneren *(endogenen)* oder äußeren *(ektogenen)* Einflüssen als fehlgesteuerte Abweichung *(ursächlich* z. B. durch übermäßige *Östrogen*konzentrationen im Brutei, vom Normalen abweichende embryonale Entwicklung zum männlichen Geschlecht). Bekanntlich entwickelt sich das Reproduktionssystem embryonal erst in der Richtung des einen, dann des anderen Geschlechtes. Daher gibt es im Embryonalstadium von Tauben ♂♂ einen linken *Ovotestis*, der unter den genannten anomalen Bedingungen männliche *Intersexe* (sowohl Pseudo- als auch echte *Hermaphroditen)* bewirken kann.

12. Operationen und sonstige chirurgische Eingriffe

Arten, Häufigkeit

Wie häufig Operationen bei Tauben vorkommen, geht z. B. aus Jahresberichten des holländischen Brieftauben-Gesundheitsdienstes hervor (van VLOTEN, 1955 bis 1958). Dort operierte man 1954 bis 1957 von 8678 klinisch untersuchten Tauben 494 (5,7 %), und zwar vorwiegend solche mit Knochenbrüchen, komplizierten Verletzungen (besonders von äußerer Haut und Kropf), Geschwülsten, Legenot sowie Bauchdeckenbruch. Allein Knochenbrüche traten bei 181 (2,1 %) dieser Tiere auf.

Erfordernisse

Die Voraussetzungen für Operationen müssen gegeben, ihre Aussichten und Gefahren abwägbar sein. Chirurgische Eingriffe an Tauben nimmt man nach den gleichen Erfordernissen wie bei Säugetieren vor. Die Tiere dürfen jedoch nicht schon zu sehr geschwächt sein. Als chirurgische Instrumente eignen sich besonders die in der augenärztlichen Praxis gebräuchlichen. Ausreichende Lichtverhältnisse gelten als wesentliche Voraussetzung für Operationen. Störende Federn im Operationsbereich muß man ausrupfen, das Operationsfeld entsprechend vorbereiten.

Tauben erweisen sich gegenüber Wundinfektionen weitgehend unempfindlich. Trotzdem operiert man auch bei ihnen nach den Grundsätzen der Keimarmut. Stärkere Blutverluste gilt es zu vermeiden. Sterile Tupfer, Klemmen und blutstillende Mittel sind daher ebenso erforderlich wie möglichst stumpfes Trennen von Geweben und doppeltes Unterbinden der zu durchschneidenden Gefäße. Die Nähte sollten keine dicken Knoten und langen Fadenenden aufweisen, damit sie nicht zum Bepicken anregen.

Wunden heilen bei Tauben meist schnell und gut, denn Infektionen kommen selten vor. Um sie sicher zu vermeiden, versorgt man sie *chemotherapeutisch* oder mit Wundspray. Man braucht sie jedoch nicht unbedingt abzudecken. Pflaster und Verbände veranlassen die Tauben oft, diese mit dem Schnabel zu bepicken oder mit den Zehenkrallen zu entfernen. Das stört die Heilung oder führt zu neuen Verletzungen. Bepicken sie die Nähte, sollte man ihnen einen Halskragen anlegen. Die Nähte kann der Züchter nach der Heilung entfernen, die Wundheilung sollte er stets überprüfen. Nach der Operation sperrt er die Tauben in einen Käfig, um sie auf mögliche Folgen kontrollieren zu können.

Heilungsaussichten

Der Erfolg chirurgischer Eingriffe hängt besonders ab von

- Körperverfassung (Allgemeinzustand) der Tiere,
- exakter Diagnose,
- vorhandenen Möglichkeiten zur Schmerzausschaltung,
- verfügbaren Instrumenten und Mitteln

TABELLE 12/1
Nicht übertragbare Krankheiten der im holländischen Brieftauben-Gesundheitsdienst von 1954 bis 1957 untersuchten Tiere (nach Jahresberichten von VAN VLOTEN, 1955 bis 1958 zusammengestellt)

Untersuchte Tauben		Ursachen		
Autopsie n	klinisch n		n	%
1173		Darmentzündungen, unspezifische Herz-	193	16,5
1173		erkrankungen	53	4,5
1173		Organrupturen, vorwiegend unfallbedingt	48	4,1
1173		Entzündungen der Leibeshöhlenserosa, Bauchwassersucht	48	4,1
1173		Traumatische Gastritis (Gastroperitonitis)	47	4,0
	8678	Traumatische Gastritis (Gastroperitonitis)	27	0,3
1173		Geschwülste	43	3,7
1173		Eileitererkrankungen	41	3,5
1173		Lebererkrankungen	34	2,9
1173		Nierenerkrankungen	28	2,4
453		Vergiftungen	10	2,2
	8678	Knochenbrüche	181	2,1
1173		Verletzungen (außer Knochenbrüchen, Organrupturen)[1]	24	2,0
	8678	Augenbindehautentzündungen	160	1,8
1173		Erkrankungen von Luftröhre und Lungen	16	1,4
1173		Luftsackentzündungen	9	0,8
1173		Gicht	5	0,4
1173		Kropferkrankungen	4	0,3
1173		Eierstockerkrankungen	2	0,2

[1] Einschließlich Verrenkungen, Verstauchungen, Hämatome

für Operationen einschließlich Blutstillung,
– erforderlichen Nachbehandlungen.

Bedingungen für den Operationserfolg
Nach mehreren Autoren (GERLACH, 1968; RADDEI, unveröff.; STAM, unveröff.) muß der Operateur folgende, für den Erfolg chirurgischer Eingriffe wichtige Fakten beachten:

– Tauben vertragen chirurgische Eingriffe nicht so gut wie Säugetiere (z. B. Katzen, Hunde). Das trifft besonders für mausernde, in ihrem Allgemeinbefinden, ihrer Vitalität und natürlichen Widerstandskraft stark geschwächte Tiere zu.
– Bei Operationen muß man den Blutverlust durch zweckentsprechende Maßnahmen so gering wie möglich halten. Je kleiner die Taube, um so wichtiger ist dieses Erfordernis, denn ihr mittleres Blutvolumen beträgt nur 0,1 (± 0,01) ml/g KM.
– Die meist diffusen operativen Blutungen lassen sich mit den üblichen Methoden nur schwer stillen, die feinen Gefäße nur schwer ligieren, dafür am besten kauterisieren.
– Daraus resultiert, daß sich bei dem durch Reflexe, pharmakologische oder mechanische Einflüsse während der Narkose ansteigenden Blutdruck tödlich endende *Hämorrhagien* einstellen können.
– Diese Fakten erfordern ein mehr stumpfes Präparieren der Muskulatur als ihr Durchschneiden.
– Nur schwer oder gar nicht zu stillende Blutungen lassen sich entweder mit dem Elektrokauter oder durch Gelschaum (Wundspray mit *Thrombase*) vermeiden, den man auf die Wunden bringt.
– Bei stark geschwächten oder erschöpften Tieren (besonders Wildtaubenarten) empfiehlt sich zur Vorbehandlung 10 %ige Glukoselösung entweder in den Kropf instilliert oder injiziert.

- Tauben gelten wie andere Vögel durch ihre wesentlich geringere Anzahl von Nervenenden in der äußeren Haut weniger schmerzempfindlich als Säugetiere. Daher lassen sich kleinere Eingriffe auch gut ohne Betäubung vornehmen. *Lokalanästhetika* verursachen oft mehr Unruhe bei den Tieren als sie durch Schmerzausschaltung nützen. *Procaine* vertragen Tauben weniger gut.
- *Anästhesie* beeinträchtigt die *Thermoregulation* von Tauben erheblich. Um *Hypothermie* zu vermeiden, muß man, vor allem bei längerdauernden Eingriffen, die *kloakal* zu messende Körpertemperatur (normal 41 bis 42 °C) kontrollieren und mit abfallender Temperatur verbundene Wärmeverluste des Tieres durch zweckentsprechende Maßnahmen (Erhöhen der Umgebungstemperatur) zu verhindern versuchen.
- Stärkerer Blutverlust geht oft mit schockähnlichen Symptomen einher. Bei *Laparotomien* empfiehlt es sich, vorbeugend sterile physiologische NaCl-Lösung in die Leibeshöhle zu träufeln oder zu injizieren. Therapieversuche versprechen nur bei bewußtlosen Patienten Erfolg, Schockbehandlungen bei vollem Bewußtsein enden besonders bei Wildtauben häufig tödlich.
- Zur Wundabdeckung eignen sich Pflaster nicht, weil sie die Tiere zu entfernen versuchen. Dafür lassen sich besser selbsttrocknende Wundgelees oder -sprays verwenden.
- Wie andere Vögel erweisen sich Tauben sehr widerstandsfähig gegen Wundinfektionen, so daß man ohne weiteres auf Verbände und *antibakterielle* Mittel verzichten kann. Bei stark verschmutzten Verletzungen und geschwächten Tieren empfehlen sich Injektionen des wenig toxischen, sehr gewebsfreundlichen *Oxytetrazyklins* in der Dosis von 100 mg/kg KM oder eines anderen Breitspektrum-Antibiotikums.
- Operierte Tauben bringt man bis zur Genesung zur Ruhestellung *separat* im Käfig unter und verabreicht ihnen Diätfutter. Nehmen sie keine Nahrung auf, ernährt man sie künstlich mit dem natürlich bevorzugten Futter oder Glukoselösung. Als „Vitaminstoß" empfehlen sich Wirkstoff- und Multivitaminpräparate in der prophylaktischen Dosis oder das von GERLACH (pers. Mitt.) propagierte Glukose-Methionin-Vitamingemisch.
- Fäden braucht man bei Tauben nicht unbedingt zu ziehen. Bei operativen Nachkontrollen läßt sich dies aber zweckmäßig vornehmen.
- *Amputationen* von Gliedmaßenteilen, besonders nach komplizierten Verletzungen sowie Beinabschnürungen durch Fußringe vertragen Tauben relativ gut. Sie beeinträchtigen die Zuchtfähigkeit beider Geschlechter meist nicht.

12.1. Schmerzausschaltung

Operationen (ausgenommen einfache chirurgische Eingriffe) und dazu nötige Schmerzausschaltungen gehören in die Hand des Tierarztes. Tauben erweisen sich zwar weniger schmerzempfindlich als Säugetiere, ihre Schmerzempfindungen darf man jedoch nicht unterschätzen. Manche Eingriffe lassen sich ohne *Anästhesie* vornehmen. Tauben neigen wie andere Vögel aber mehr und schneller zum Schock und Kollaps als Säuger. Narkosen können einen Schock verhindern, weil sie schädigende Einflüsse von den Tieren fernhalten. Die äußere Haut von Tauben enthält je Flächeneinheit wesentlich weniger Nervenenden als die von Säugetieren, weswegen sich leichtere Eingriffe an ihr auch ohne Betäubung ausführen lassen. Bei der *Inhalationsnarkose* muß man die Besonderheiten ihres Atmungssystems beachten, welche die Steuerbarkeit der *Anästhesie* erschweren. Die narkotikumhaltige Einatmungsluft gelangt ohne wesentlichen Gasaustausch in die Luftsäcke, die sie zunächst speichern. Erst bei der Ausatmung kommt die Luft in die Lungenpfeifen. Dort gibt sie während des Gasaustausches das Narkotikum an das Blut ab, mit dem es in das *ZNS* gelangt. Dieser von Säugetieren stark abweichende Atmungsmechanismus gilt als Hauptursache für Narkosezwischenfälle mit *Chloroform* und Äther bei Tauben.

12.1.1. Lokalanästhesie

Man benötigt sie bei Tauben seltener als bei Säugetieren. Darüber hinaus erscheint sie nicht gefahrlos, da z. B. das Besprühen mit bestimmten *Lokalanästhetika* oder andere Applikationsverfahren zum Schock führen können. Durch den intensiven Stoffwechsel von Tauben *resorbieren* die Gewebe *Lokalanästhetika* sehr schnell, so daß sich tödliche Folgen einstellen können. Nach ZEDLER (1962) eignet sich bei Vögeln die *Lokal(Infiltrations- und Leitungs)anästhesie* für größere Eingriffe nicht, weil die dazu benötigten, in relativ hoher Menge injizierten *Pharmaka* sehr schnell resorbiert werden und toxisch wirken können. Auf die mit der örtlichen Schmerzausschaltung verbundenen Gefahren bei Tauben weisen auch andere Autoren hin (GOSS, 1955; GOLDWASSER, 1959; LEONARD, 1960; WESTHUES u. FRITZSCH, 1962; GERLACH, 1968).

Der Operateur muß sich demzufolge dafür entscheiden, ob sich ein Eingriff völlig ohne Schmerzausschaltung oder besser unter Narkose vornehmen läßt. Beide erweisen sich bei sachgemäßem Vorgehen für Tauben ungefährlicher als die *Lokalanästhesie.* Auf keinen Fall eignen sich hierfür „cainhaltige" Präparate, z. B. *Procain.* Viele Wildtaubenarten, vor allem kleinere, reagieren auf sie sehr empfindlich. Dosen von > 0,5 ml eines 2 %igen *Procainhydrochlorids* können bei ihnen tödlich wirken. Für Zwergtauben verbietet sich die Lokalanästhesie völlig, für größere Tauben eignen sich *Chloräthyl, Cetacain* (nur bedingt) und *Neo-Novutox* m. o. w. gut, nicht jedoch die für Säugetiere empfohlenen *Tranquilizer.*

12.1.2. Allgemeinnarkose

Durch die Nachteile der *Lokalanästhesie* (infolge zu schneller *Resorption* wirken diese Mittel *toxisch* oder sogar tödlich, außerdem schalten sie Aufregungszustände der Tauben nicht aus) bedingt, kommt man bei tiefgreifenderen und länger dauernden chirurgischen Eingriffen nicht ohne Allgemeinnarkose aus. Auch sie gilt als nicht risikolos. Bei ihrer Anwendung muß man stets die Funktion des Gleichgewichtsorganes, die Atmung und die Reflexerregbarkeit prüfen. Nach WESTHUES u. FRITZSCH (1961) läßt sich der *Pectoralis*(Flügelstell)reflex bei Tauben zwar im Stadium tiefster Narkose ausschalten, sich aber nur mit fast tödlich wirkenden *Narkotikadosen* erreichen. Vor Allgemeinnarkosen dürfen Tauben nicht fressen, ihr Kropf muß also völlig leer sein.

12.1.2.1. Inhalationsnarkotika

Als solche kennt man *Chloroform, Äther, Halothan, Trichloräthylen, Cyklopropan, Methoxyfluran, Chloräthyl* und *Lachgas.* Ihre Nachteile: Tauben besitzen einen Respirationsapparat mit einem relativ weitverzweigten Röhrensystem. Die eingeatmete Luft gelangt mindestens zweimal in die Lungen, ehe sie ausgeatmet wird. Inhalationsnarkosen lassen sich daher bei ihnen schwieriger durchführen als bei Säugetieren. Vögel benötigen mehr Zeit bis zum verhältnismäßig kurzen Narkoseschlaf. Die Narkosetiefe läßt sich wie folgt kontrollieren:

- Atemfrequenz (bei < 12 Atemzügen/Min. muß man die *Anästhesie* sofort abbrechen),
- Muskelspannung (vor allem am Hals),
- Stellreflexe der Flügel (Druck auf den im Bereich des Ellbogengelenks verlaufenden *N. radialis* und *N. ulnaris).*

Flügelreflexe verschwinden auch bei weitgehender Empfindungslosigkeit nicht völlig. Der *Kornealreflex* bleibt sogar bei operationstüchtiger Narkose erhalten und erlischt erst sekundenschnell in lebensbedrohlichem Zustand. Die äußeren Augenlider erweisen sich nahezu schmerzunempfindlich, besitzen nur geringen Lidreflex und bleiben lediglich während des natürlichen Schlafes und der Narkose geschlossen. Daher gelten Inhalationsnarkosen bei Tauben als nicht ungefährlich.

Inhalationsnarkotika
Wenige Inhalationsnarkotika eignen sich für Tauben.

Chloroform
Dieses empfiehlt sich weder allein noch

als Gemisch von Äther und Chloroform im Verhältnis 3:1. HÄNEL (1908) erprobte es an Tauben, sah Unruhe (Flügelschlagen), Krämpfe, häufig Todesfälle infolge geringer *narkotischer* Breite. Daher eignet es sich nur zur *Euthanasie.*

Äther

Dieser läßt sich jedoch für kleinere Eingriffe verwenden. Hierbei sollte man dem Tier, dessen Kropf leer sein muß, einen Watte- oder Verbandmullbausch über den Schnabel bzw. eine kleine Narkosemaske über den Kopf stülpen und je Sekunde einen Tropfen *Äther pro narcosi* aufträufeln. Die Ätherzufuhr muß aufhören, sobald sich die Halsmuskulatur entspannt. Diese Narkose läßt sich auch in einem geschlossenen Gefäß durchführen, in das man Äther mit einem Handgebläse oder Inhalator zuführt. Sobald die Taube den Kopf sinken läßt und umfällt, entfernt man sie aus dem Behälter. Die Betäubung auf diese Weise fortzusetzen gilt als nicht ganz ungefährlich, da Äther in der *Exzitationsphase* heftige Abwehrbewegungen sowie durch *Hyperaktivität* des *sympathiko-adrenalen* Systems starke pharyngotracheale Sekretion hervorruft. Außerdem erbrechen die Tiere und können sogar ersticken, falls sich das *Tracheallumen* mit Schleim verstopft. Da unbeeinflußbare Schädigungen des ZNS und *postnarkotischer* Tod möglich erscheinen, eignet sich die Äthernarkose nicht für langdauernde Operationen. Nach ARNALL (1961) läßt sich die störende *Salivation* und *nasolacrimale* Sekretion bei Tauben durch sc. Injektion von 5 mg Atropin vermeiden. Nach BONATH (1972) verläuft die Äthernarkose nur in wenigen Fällen komplikationslos. Besonders häufig erbrechen Tauben z. T. mehrmals während der Narkose. Außerdem treten vermehrt Speichelfluß, Schluckbewegungen, häufiges Lidzwinkern, Kopfschütteln sowie heftige Unruheerscheinungen auf. Ein reflexfreies Narkosestadium läßt sich selten erreichen. In 2 (9,1 %) von 22 Fällen verliefen die Äthernarkosen bei Tauben tödlich.

Halothan

Im Gegensatz zu Äther gilt *Bromchlor-Trifluoräthan* (Halothan) aus folgenden Gründen als brauchbares *Inhalationsnarkotikum* für Tauben (BONATH, 1972):

- die Einleitung verläuft *exzitationslos,*
- das *Toleranzstadium* tritt schnell ein,
- die kurze Aufwachphase erscheint komplikationslos,
- alle Narkosestadien lassen sich nach Tabelle 12/2 gut kontrollieren,
- eventuelle Atmungsdepressionen sprechen auf manuelle Thoraxmassage schnell an,
- *postnarkotische* Folgen gibt es vermutlich nicht,

TABELLE 12/2
Anästhesiestadien von Tauben (VOGEL, 1981)

Anästhesiestadium	Kriterien
Geringgradig (oberflächliche Anästhesie)	Alle Reflexe (*Palpebral-, Korneal-,* Zwischenzehenkneif- und Pedalreflex) noch deutlich ausgeprägt, ebenso der Gleichgewichtsreflex, bei der die auf dem Rücken befindliche Taube wieder die Bauchlage einnimmt, Halsmuskeltonus noch vorhanden, deutlich erhöhte Atmungsfrequenz
Mittelgradig (ausreichende Anästhesie)	Palpebral- und Gleichgewichtsreflex erloschen, träger Corneal- und Zwischenzehenkneifreflex, Atmung langsam, tief und regelmäßig, Muskulatur z. T. noch verkrampft, mittlere Narkosetiefe für Operationen erreicht
Hochgradig (tiefe Anästhesie)	Bis auf den *Pectoralisreflex* keine Reflexerregbarkeit mehr, Halsmuskulatur völlig *relaxiert,* Kopffedern lassen sich reaktionslos ausrupfen, Atmung sehr langsam, tief, Analgesie erreicht; auch schmerzhafte chirurgische Eingriffe reaktionslos durchführbar

- Haustauben atmen bei noch auslösbaren Reflexen $\bar{x}$ 46mal/Min., im Toleranzstadium 31mal/Min.,
- die Körperinnentemperatur fällt nach 40 bis 50 Min. bis auf 38 °C ab, was man durch entsprechende Umgebungstemperatur weitgehend kompensieren kann,
- Todesfälle gibt es bei exakt durchgeführter Anwendung nicht.

Halothan eignet sich sowohl für kurze (10 bis 20 Min.) als auch lange (90 bis 120 Min.) Narkosen, wofür man den 30×25×25 cm großen Narkosekasten nach HINZ oder die 20×30×25 cm große Plexiglasbox nach DESMEDT u. DELWAIDE (1966) verwendet, in die sich das Narkotikum auf einen Gazetupfer tropfen oder aus einer Flasche einsprühen läßt. Für kurze Narkosen reichen 1,5 Vol.-%, für längere muß man nachdosieren. Das *Toleranzstadium* tritt nach 3 bis 7 Min. ein. 1 bis 4 Min. nach dem Absetzen des Mittels gibt es die ersten Bewegungen, nach 6 bis 14 Min. bewegen sich die Tauben frei und können wieder fliegen.

DESMEDT u. DELWAIDE (1966) bevorzugen Brom-Chlor-Trifluoräthan (Halothan, Fluothan) als derzeit bestes Inhalationsnarkotikum für Tauben im Gegensatz zum ungeeigneten *Trichloräthylen* (Narkosoid, Trichloran, Trilen). Die Autoren beschreiben ausführlich die steuerbare Halothannarkose mit der aus Sauerstoff- und Lachgas-(Stickoxydul)flasche, Tachygraph, Inhalator und Plexiglaskasten bestehenden Einrichtung. Brom-Chlor-Trifluoräthan läßt sich in der Menge von 1 Tropfen/Sek. auch auf einen über den Schnabel gestülpten Watte- oder Verbandmullbausch träufeln, den man entfernt, sobald sich die Halsmuskulatur entspannt. Im Gegensatz zu Äther kann man dieses Pharmakon, das eine *exzitationslose* Narkose erzeugt, ohne Gefahr in der beschriebenen Weise nachdosieren. Als besonders wichtig gilt, daß zu betäubende Tiere kein Futter im Kropf enthalten und daß sie sich während der Anästhesie nicht unterkühlen dürfen.

Trichloräthylen

Dieses Inhalationsnarkotikum wendet man in 25 %iger Konzentration mit O_2 ähnlich wie Äther an. Nach DESMEDT u. DELWAIDE (1966) besitzt es für Tauben die gleichen Nachteile wie Äther. Einleitungsphase etwa 1 Min., Aufwachphase je nach Narkosedauer 12 Sek. bis 30 Min.

Cyklopropan

Darüber liegen offenbar noch keine Erfahrungen bei Tauben vor.

Methoxyfluran

Dieses Mittel erprobten WHITTOW u. OSSORIA (1970) erfolgreich an Tauben.

Chloräthyl

Anwenden läßt es sich nach BONATH (1972) ähnlich wie Äther, wirkt aber sicherer und reizt die Schleimhäute nicht. Vorteil: kurze Einleitungs- (etwa 5 Sek.) und Aufwachphase (2 bis 4 Min.).

Lachgas

Nach ARNALL (1961) bewirkt es in 90%iger Konzentration mit O_2 nur oberflächliche Anästhesie.

12.1.2.2. *Parapulmonal zu verabreichende Narkotika*

Der Vorteil dieser besteht darin, daß sich der Operateur nach ihrer Applikation nicht mehr um die Anästhesie zu kümmern braucht. Man muß sie wegen ihrer meist relativ geringen narkotischen Breite jedoch sehr genau dosieren, die Tiere also am besten vorher wiegen. Den besonders interessierten Leser verweisen wir hinsichtlich Einzelheiten auf die Publikationen mehrerer Autoren (HÄNEL, 1908; GANDAL, 1956; 1969; REINKE, 1959; ARNALL, 1961; WESTHUES u. FRITZSCH, 1961; ZEDLER, 1962; DESMEDT u. DELWAIDE, 1966; GERLACH, 1968; BREE u. GROSS, 1969; BORST u. VROEGE, 1971; BONATH, 1972).

Orale oder rektale Applikation

Oral und *rektal* verabreichbare Narkotika, wie *Äthylalkohol*, *Chloralhydrat*, *Alpha-Chloralose*, *Paraldehyd*, *d-l-Methadion* (Polamidon, Polamivet), Pentobarbital *(5-äthyl-5-(1-methylbutyl)-barbitursäure)* und Rectidon (5-sec. *amyl-5-3-bromallylbarbitursäure)* wirken bei Tauben nur ungenügend. Deswegen scheidet die auf diesem Wege durchgeführte zentrale Schmerzausschaltung von vornherein aus.

Intravenöse Applikation
Bei Tauben konnten sich bis auf wenige Ausnahmen i. v. zu applizierende Anästhetika im Gegensatz zu i. m. gegebenen nicht durchsetzen. CLARCSON u. a. (1963) verwendeten Pentobarbital-Na in der Dosis von 30 mg/kg KM, wobei sie die übliche Lösung (64 mg/ml) mit 4 Volumenteilen physiologischer NaCl-Lösung verdünnten.

Intramuskuläre Applikation
Zur i. m. Injektion eignen sich vor allem die Kombinationsnarkotika *Equi-Thesin* und *Sedax*, die aus Chloralhydrat, Magnesiumsulfat und Pentobarbital-Na bestehen. Ihre narkotische Breite erscheint wie die von Barbituraten gering, aber besser als bei diesen. Um die wirksame Dosis von 2,5 ml/kg KM für das Einzeltier genau berechnen zu können, muß man die Tauben wiegen. ZEDLER (1962) benutzt anstelle von Equi-Thesin ein entsprechendes selbsthergestelltes Anästhetikum folgender Zusammensetzung: 21,3 g Chloralhydrat, 10,6 g Magnesiumsulfat und 4,8 g Pentobarbital-Na in 500 ml physiologischer Kochsalzlösung.

I. m. gegebenes Pentobarbital-Natrium *(Narcoren, Nembutal)* verwendet man in 1%iger Lösung (10 mg/ml physiologischer NaCl-Lösung) und der Dosis von 5 ml/kg KM. Als Verdünnungsflüssigkeit eignet sich besser 5%ige Glukoselösung. Die Narkose tritt nach etwa 20 Min. ein und hält annähernd 30 Min. an. Die *Pentobarbitalanästhesie* befriedigt aber nicht restlos (geringe narkotische Breite, ungenügende Schlaftiefe, Exzitationsstadium).

BREE und GROSS (1969) verwenden anstelle von Pentobarbital-Na und Equi-Thesin die Kombination von Pentobarbital-Na und Ketamin *(Cyclohexamin-Derivat)*. Als *Präanästhetikum* injizieren sie zunächst 20 mg Pentobarbital-Na/kg KM i. m., 10 Min. später 16, 32 oder 64 mg Ketamin/kg KM in die Brustmuskulatur. Bis zur ausreichenden Anästhesie vergehen 5 bis 30 Min. Die mittlere Anästhesiedauer beträgt je nach Ketamindosis 20, 40 oder 109 Min. Die Autoren anästhesierten 12 Tauben für neurophysiologische Untersuchungen 15 Std. lang, wobei sie Ketamin in bis 9 sukzessiven Dosen von 32 mg/kg KM in 1- bis 3stündigen Intervallen i. m. applizierten. Eine ausreichende Anästhesie für chirurgische Eingriffe läßt sich schon mit 32 mg/kg KM Ketamin erreichen. Weder bis zum Eintritt der Narkose noch nach dem Aufwachen davon gibt es unerwünschte Nebenwirkungen. Die Anästhesie zeigt sich sowohl im nicht mehr vorhandenen Pedalreflex und Halsmuskeltonus als auch im reaktionslos vertragenen Ausrupfen von Kopffedern.

Intraabdominale (i. a.) Applikation
Um Nekrosen an der Applikationsstelle zu vermeiden, empfiehlt es sich, geeignete Injektionsnarkotika i. a. zu verabreichen. Hierfür lassen sich neben den bereits genannten Pharmaka auch *Äthylurethan-(Äthylcarbamat)*präparate verwenden.

TABELLE 12/3
Kriterien der Anästhesie von Tauben mit dem Sedativum Rompun (2-⟨2,6-xylidino⟩-5,6-dihydro-4-H-1,3-thiazine-hydrochloride) nach BORST u. VROEGE (1971)

Kriterien	Dosis in mg/kg Körpermasse		
	4	7	10
Beginnende Analgesie in Min. *p. i.*	5 bis 7	4 bis 5	3 bis 5
Geringgradige (oberflächliche) Anästhesie in Min. *p. i.*	7 bis 10	6 bis 7	5 bis 6
Dauer der Analgesie in Min. *p. i.*	60 bis 120	110 bis 130	140 bis 160
Analgetische Wirkung völlig verschwunden in Std. *p. i.*	4 bis 5,5	5,5 bis 6,5	bis 6,5

Äthylurethan als farb-, geruch- und geschmackloses, leicht wasserlösliches Pulver in der Menge von 1 g/kg KM i. a. gegeben, erzeugt eine lang anhaltende, oberflächliche Narkose. Man kann es zu einem Drittel der Normalmenge nachdosieren (HEISE u. ROSENBLUTH, 1952; STOPP u. WHITFIELD, 1961).

Psychosedativa (Luminal, Megaphen, Decentan)
Sie wirken zur Ruhigstellung von Tauben vor der Betäubung ebenso ungenügend wie das Muskelrelaxans *Guajakolglyzerinäther*. Ein für die *Prämedikation* empfehlenswertes Mittel der Curaregruppe stellt nach DESMEDT u. DELWAIDE (1966) Gallamin *(1,2,3-Tri-(Beta-Triäthylammoniumäthoxyl)-Benzo-trijodid*, Präparate: *Flacedil, Retensin, Tricuran* dar, das man in der Dosis von 5 bis 10 mg i. v. injiziert.

BORST u. VROEGE (1971) erprobten das *Thiazinderivat* Rompun *(2-[2,6-xylidino]-5,6-dihydro-4-H-1,3-thiazin-hydrochlorid)* als 2%ige Lösung in der Dosis von 4, 7 und 10 mg/kg KM i. m. als brauchbares Sedativum *(Analgetikum* und *Narkotikum)*.

12.2. Verletzungen

Gewebe und Organe von Tauben können vielfältige mechanische Schädigungen erleiden, deren Folgen oft Verletzungen aller Grade an verschiedenen Organen und Organsystemen bis hin zu solchen mit tödlichem Ausgang darstellen.

Ursachen
Verletzungen entstehen vor allem durch Rivalenkämpfe, natürliche Feinde, Nachstellungen des Menschen mit Fallen, Geschossen oder anderen Hilfsmitteln sowie durch Anfliegen der Tauben an feste Gegenstände und kommen relativ häufig vor.

Keinesfalls selten verwunden sich Tauben gegenseitig, besonders vor dem Verpaaren, beim Kämpfen um Nistplätze oder während des Sammeltransportes zu Ausstellungen und Flugwettbewerben.

Tödliche Verletzungen verursachen besonders Haarraubwild (Wiesel, Iltis, Marder) sowie Wanderratten, die in ungenügend gesicherte Schläge eindringen können. Ratten gefährden vor allem Nestlinge und Jungtiere, weil sie nicht nur tote, son-

TABELLE 12/4
Statistische Häufigkeit von Unfällen und Verletzungen bei Tauben

Autor	Land	Zeitraum	Taubengruppen	n untersuchte Tauben	Unfälle und Verletzungen	
					n	%
VAN VLOTEN (1955 bis 1958)	Niederlande	1954 bis 1957	Vorwiegend Brieftauben	1173	235[1]	21,6
LÜTHGEN und LUCAS (1966)	BRD	1949 bis 1963	Rasse- und Brieftauben	810	11	1,4
Anon. (1968)	Belgien	1961 bis 1967	Brieftauben	3075	37	1,2
RADDEI (1977)	BRD	1975 bis 1977	Brieftauben	2148	45	2,1
KRONBERGER und SCHÜPPEL	DDR	1955 bis 1975	Rasse- und Brieftauben	162	5	3,1
DEVOS u. a. (1969 bis 1978)	Belgien	1970 bis 1977	Brieftauben	4809	162	3,4
LUDWIG (unveröff.)	DDR	1972 bis 1980	Rasse- und Brieftauben	737	7	1,0
CALSOW (unveröff.)	DDR	1975 bis 1980	Rasse- und Brieftauben	1448	42	2,9
MÜLLER (unveröff.)	DDR	1977 bis 1979	Rasse- und Brieftauben	371	6	1,6

[1] Einschließlich Knochenbrüche, Organzerreißungen

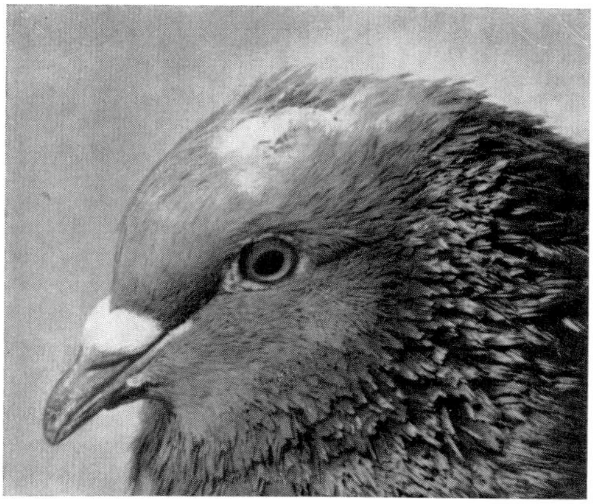

Durch Artgenossen kommt es oft zu Verletzungen bei Tauben. Hier in der Heilung befindliche Verletzungen im Bereich des Hinterkopfes

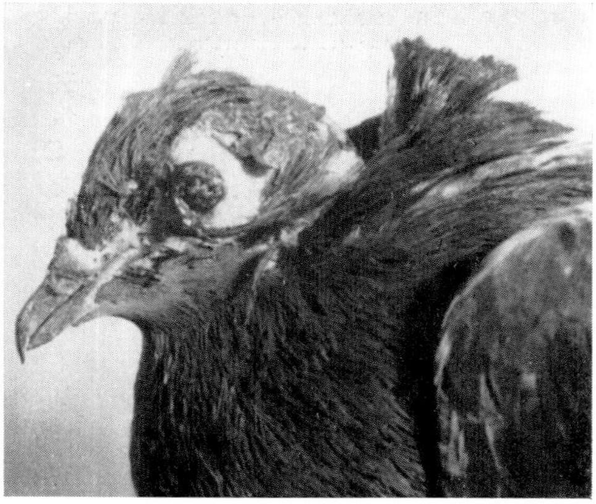

Umfangreiche Verletzungen im Bereich von Augen, Hinterkopf und Hals

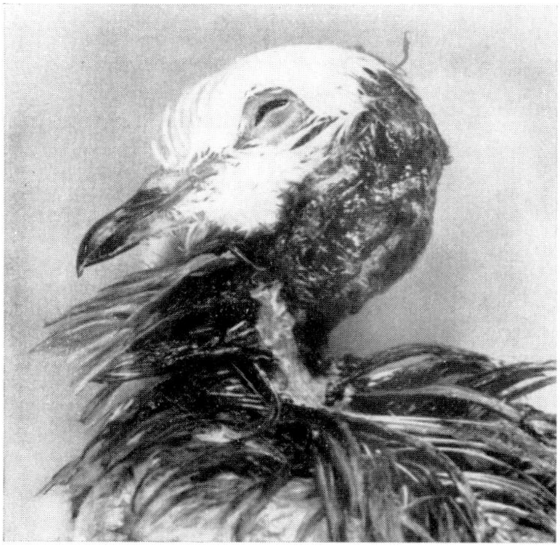

Unheilbare Verletzungen von Hinterkopf und Hals

dern häufig auch fluguntüchtige lebende Tiere annagen.

Im Freien reißen besonders streunende Katzen und Hunde sowie Raubwild flugungewandte und körperlich geschwächte Tauben.

Greifvögel (besonders Wanderfalke, Habicht, Sperberweibchen) können sogar flugtüchtige Tauben schlagen. Daß durch Greife verursachte Taubenverluste beträchtlich sein können, beschreiben mehrere Autoren. Nach DORN (1954) fand man in einem Wanderfalkenhorst 144, in einem anderen 139 Fußringe von Brieftauben. Bei 108 Habichtsbruten ließen sich 284 Säugetiere und 2242 Vögel als Beutetiere feststellen. Die Vögel setzten sich unter anderem aus 247 Haus-, 244 Ringel-, 16 Hohl- und 20 Turteltauben zusammen. Dagegen befanden sich bei 205 Sperberbruten unter 15230 Beutevögeln nur 17 Haustauben.

Tauben können sich auch verwunden, wenn sie in Fallen geraten oder wenn sie Geschosse treffen. Komplizierte Verletzungen und Todesfälle gibt es meist nach ihrem Anprallen an Leitungsdrähte, Zäune, Fensterscheiben und Gebäude.

Arten

Verletzungen entstehen durch Druck, Zug und andere mechanische Schädigungen, wobei sich Gewebe und Organe aus ihrem natürlichen Zusammenhang lösen. Druck führt zu Quetschungen, Schnitten und Brüchen, Zug zu Dehnungen, Zerrungen und Zerreißungen.

Verdeckte Verletzungen
(infolge Quetschungen, Dehnungen, Zerrungen, Zerreißungen, Brüchen, Verstauchungen und Verrenkungen entstanden)

Sie liegen vor, wenn der Körper äußerlich unversehrt erscheint und geschädigtes Gewebe vor Umwelteinflüssen und Infektionen geschützt bleibt.

Offene Verletzungen
Bei ihnen können äußere Haut, Schleimhäute oder andere Gewebe verwundet sein. Sie lassen sich vor allem auf mechanische, seltener chemische, thermische oder elektrische Einwirkungen zurückführen und kennzeichnen sich meist durch Blutungen, Schmerz und gestörte Funktion der betroffenen Organe.

Behandlung
Geringfügige Wunden heilen oft von selbst, tiefgreifende versorgt man *chirurgisch* (Blutstillung, Entfernen von Geschossen oder sonstigen Fremdkörpern, Säubern und Desinfizieren der Wunden, u. U. Wundabdeckung). *Chemotherapie* verhindert Infektionen mit Sekundärerregern.

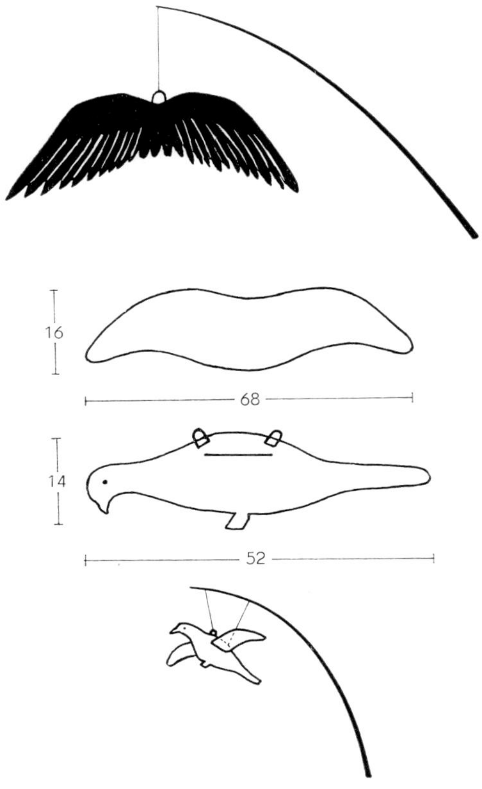

Krähenflügelscheuche (oben) und Habichtattrappe (unten) zum Selbstbauen (nach MANSFELD, 1967), Zahlenangaben in cm

12.3. Knochenbrüche (Frakturen)

Während der Mauser neigen Tauben durch die in dieser Zeit stattfindenden Umbauvorgänge in den Knochen besonders leicht zu *Frakturen*. Ihre Heilungsaussichten hängen sowohl vom Alter der Tiere als auch besonders davon ab, wie stark Blutgefäße, Nerven und sonstige Gewebe mitbetroffen sind. Lange, dünne, harte und spröde Gliedmaßenknochen splittern am stärksten bei mechanischen Einwirkungen. Hierdurch können auch Gefäße, Nerven und Muskulatur stark geschädigt sein. Daher amputiert man stark verletzte oder abgestorbene Gliedmaßenteile am besten.

Beinknochen
Frakturen kommen weniger am Lauf *(Tarsometatarsus)*, sondern vor allem am Unterschenkel *(Tibiotarsus)* vor. Dagegen treten Frakturen des Oberschenkelbeines *(Femur)* seltener auf.

Bei kleinen Tauben lassen sich einfache Frakturen (nach vorhergehendem Einrichten sowie Fixieren der Gliedmaße an den Körper mit Pflaster) heilen, auch wenn die Bruchenden nicht vollständig aufeinanderliegen. Pflasterverbände entfernt man bei Beinbrüchen frühestens nach 12, bei Flügelfrakturen nach 14 Tagen, wobei die Tiere noch einige Tage im Käfig verbleiben sollen. Bei sehr kleinen Tauben bewährt sich das Schienen nicht immer.

Frakturen des Tarsometatarsus größerer Tauben
Sie lassen sich durch Ziehen an den Vorderzehen sowie Strecken des Laufes einrichten und durch dreifaches Umwickeln mit Heftpflaster fixieren, ehe man den Verband nach 2 bis 3 Wochen entfernt. Befinden sich Bruchstellen in Gelenknähe, bezieht man sie in natürlicher Lage bei ausreichender Bewegungsmöglichkeit in den Verband mit ein.

Frakturen des Tibiotarsus
Sie versorgt man ähnlich wie die des *Tarsometatarsus*.

Femurfrakturen
Bei kleinen Tauben soll man das Bein stark

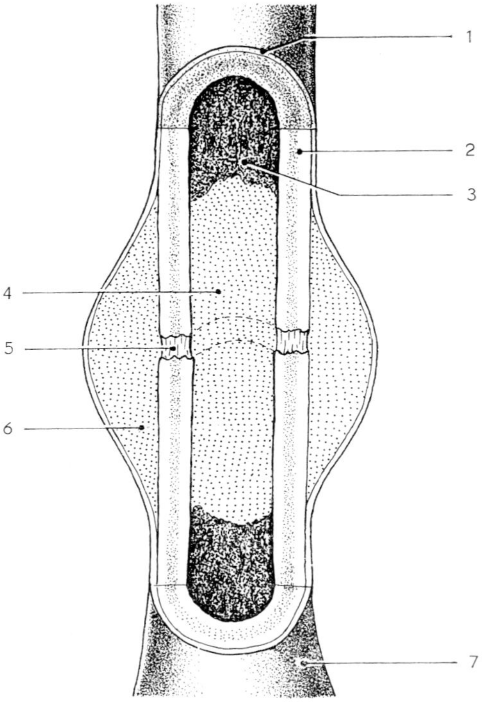

Schematisch dargestellter geheilter Knochenbruch *(Fraktur)* mit der nicht gezeichneten *Campacta* im vorderen Teil, um den Knochenaufbau zu erkennen
1 Knochenhaut
2 dünne kompakte Knochensubstanz
3 schwammartige *(spongiöse)* Knochensubstanz
4 inneres Knochengewebe
5 zwischen der Fraktur befindliches Knochengewebe
6 äußeres, neugebildetes Knochengewebe *(Kallus)*
7 intakter Knochen

beugen, den Knochen in möglichst natürlicher Lage mit Klebeband fixieren und mit den Federn zusammenkleben. Bei größeren Tauben verwendet man Fixationsmittel (z. B. Streichhölzer, aufgeschnittene Federkiele, Aluminiumfolie, dünnen Draht).

Gebrochene Vorderzehen
Sie fixiert man mit Kollodium oder Klebestreifen, Hinterzehen mit Klebeband. Bei nicht zu komplizierten Frakturen heilen sie innerhalb von 10 Tagen. Zu stark beschädigte Zehen amputiert man am besten.

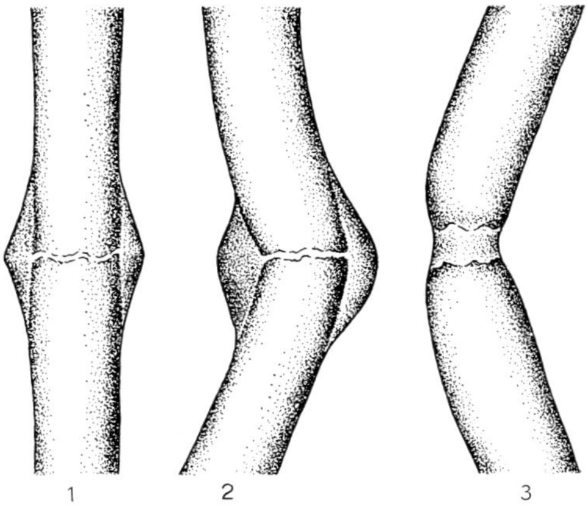

1 Knochenbruch normal geheilt
2 Bruchenden schief zusammengewachsen
3 Frakturenden mit *Kallus* als „falschem Gelenk" verbunden

Flügelknochen
Flügelknochenfrakturen lassen sich zweckmäßig durch Anlegen des Flügels in normaler Haltung an den Körper nach vorherigem Reponieren der Bruchenden so fixieren, daß man die Flügelspitzen der betroffenen mit der der unveränderten Seite zusammenklebt. Entweder führt man eine Klebebinde vor den Beinen so um den gesamten Körper und über die Flügel, daß

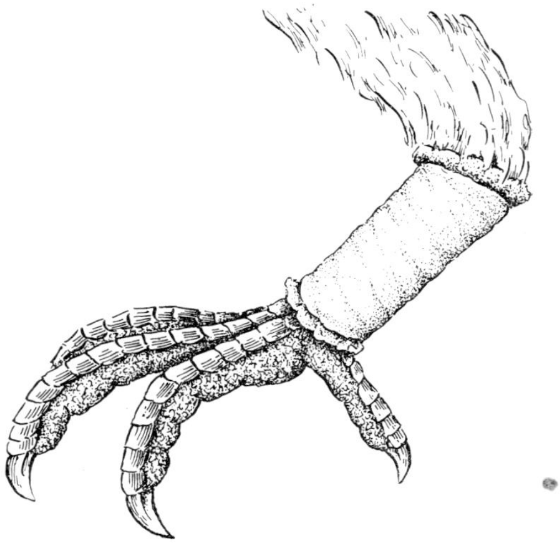

Aus mit Wasserglas getränkter Mullbinde bestehender Verband am gebrochenen Mittelfußknochen *(Tarso-Metatarsus)* einer Haustaube

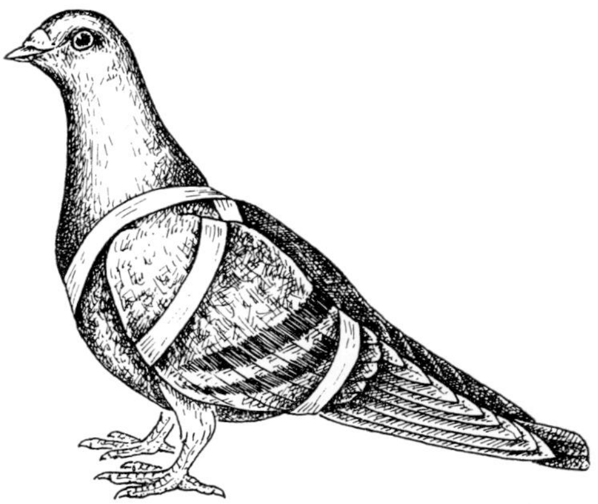

Nach Frakturen von Flügelknochen anlegbarer zweckmäßiger Verband bei einer Haustaube

ein Streifen diese Binde zwischen Rücken und Flügelspitzen verbindet oder verwendet zur Fixation luftdurchlässigen, rutschfesten, das Gefieder nicht verklebenden Latexverbandstoff. Bei größeren Tauben entfernt man Verbände nicht vor 2 bis 3 Wochen. Komplizierte Flügelverletzungen lassen sich meist nicht zufriedenstellend behandeln. Daher amputiert man notfalls den Flügel in solchen Fällen.

12.4. Chirurgische Eingriffe am Kopf

Schnabelverletzungen
Verletzte Schnäbel lassen sich bei kleinen Tauben durch umgewickelten starken Zwirn oder eine Naht zusammenfügen, bei größeren durch feinen Draht. Schnabeldefekte kann man notfalls durch Abfeilen des Hornes ausgleichen. Meist wartet man jedoch ab, bis das Schnabelhorn nachwächst und der Schnabel wieder seine ursprüngliche Form erhält. Überstehende Schnabelenden lassen sich durch Kürzen korrigieren.

Wucherungen der Wachshaut des Oberschnabels und sonstige Wucherungen
Bei Warzentauben kann sich die Wachshaut so stark vergrößern, daß sie die Nasenlöcher einengt und damit die Atmung behindert. Das gewucherte Gewebe läßt sich vorsichtig entfernen (evtl. nach Erweichen mit Öl oder Salbe), größere Partien am besten mit einem Thermokauter. *Granulome* im Kopfbereich darf man nicht mit Pocken und Tuberkulomen verwechseln.

Beseitigung der Sinusitis infraorbitalis
Entzündungen des zwischen Augenhöhle und Schnabel befindlichen *Sinus infraorbitalis (Sinusitis)* bilden sich häufig nicht von

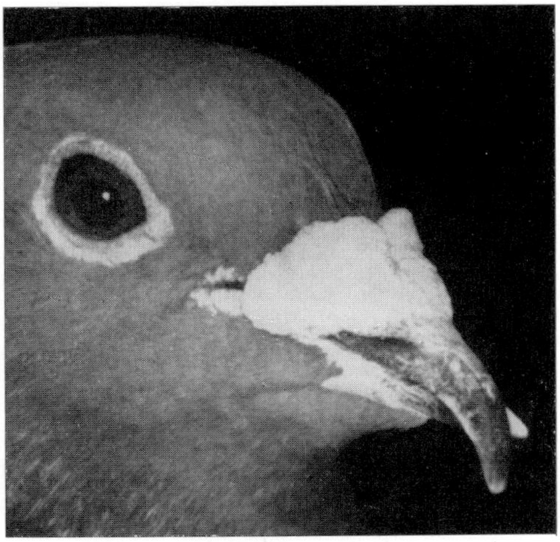

Brieftaube mit Kreuzschnabelbildung

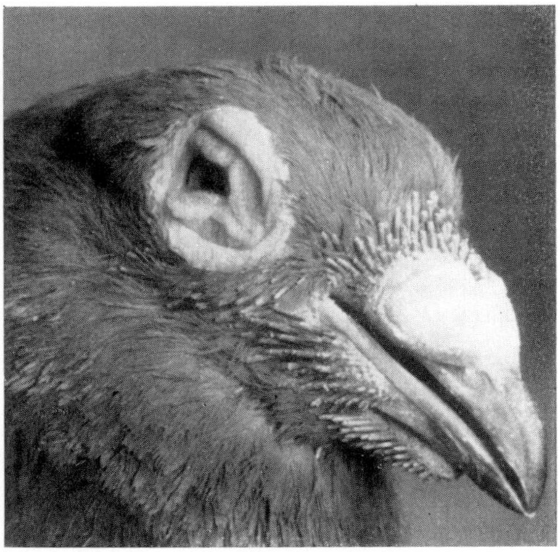

Brieftaube mit fremdkörperbedingter Augenbindehautentzündung, die nach Entfernen einer Getreidegranne spontan heilte allein zurück. Im *akuten* Stadium enthält der entzündete *Sinus* flüssiges Exsudat, das man mit nicht zu dünnlumiger Kanüle und 10 ml-Spritze bei ausreichender Sogwirkung absaugen und anschließend durch ein in den leeren *Sinus* injiziertes, antibiotisches Mittel ersetzen kann. Im *chronischen* Stadium erscheint der *Sinus*inhalt meist käsig oder krümelig. Die äußere Haut läßt sich dann zwischen ihrer stärksten Schwellung und dem unteren Augenlid durch einen parallelen Schnitt öffnen, das Exsudat durch Fingerdruck herauslösen, die Wundhöhle mit Pinzette und Wattetupfer säubern, anschließend mit antibiotischer Lösung oder Salbe füllen. Den *Sinus*inhalt entfernt man notfalls mehrere Tage lang und füllt die Wundhöhle mit einem geeigneten antibiotischen Mittel. Der entzündete *Sinus infraorbitalis* läßt sich auch unterhalb der stärksten Anschwellung mit vertikalem Schnitt öffnen, das Exsudat entfernen und das vorgesehene Antibiotikum einfüllen, das dann aber leichter abfließen kann.

12.5. Chirurgische Eingriffe an Schlund und Kropf

Diese nimmt man besonders bei Schlund- und Kropfgeschwülsten sowie den relativ häufigen Kropfverletzungen und -verstopfungen vor. Bei letzteren erweist sich die verhältnismäßig leicht auszuführende, relativ ungefährliche Kropfoperation als unumgänglich. Sie kann der geschickte Züchter selbst vornehmen, falls er sie vorher an einer Schlachttaube versuchte.

Instrumente und Hilfsmittel
Zur Operation benötigt man 1 Skalpell, 1 Pinzette, 2 gerade mittelfeine Nähnadeln, 2 Arterienklemmen, 1 Wundspritze, Nähseide, Tupfer, Jodtinktur und Handtuch. Anstelle des Skalpells genügt notfalls auch ein Rasiermesser oder eine -klinge. Arterienklemmen sind ebenfalls entbehrlich. Die Nähte lassen sich mit Nähseide ausführen.

Operationstechnik
Das Tier schlägt man am besten in ein Handtuch ein, aus dem nur Brust, Hals und Kopf herausragen. Ein Gehilfe sollte es in Rückenlage nahe der Tischkante halten, damit es sich nicht bewegen kann. Im nahezu schmerzunempfindlichen Operationsbereich erübrigen sich sowohl Narkose als auch örtliche Betäubung. Störende Federn der Kropfgegend lassen sich herausziehen, am Rand des Operationsfeldes liegende anfeuchten und zur Seite

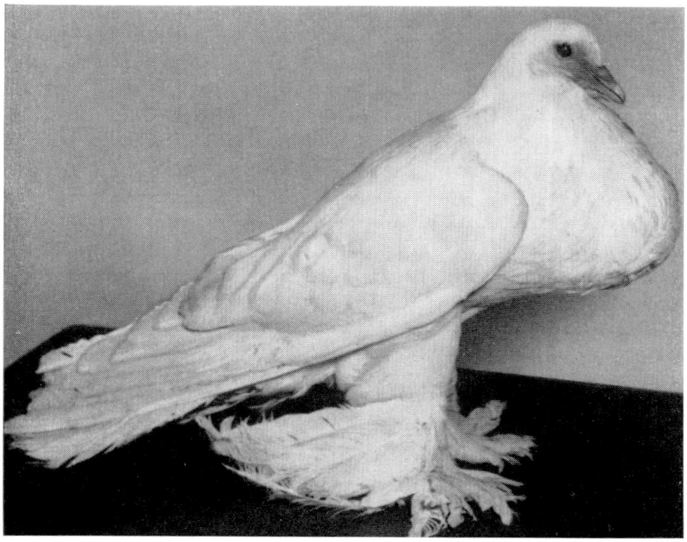

Kropftaube mit Hängekropf infolge überdehnter Kropfwand durch das ständige Aufblasen des Kropfes als Verhaltensmerkmal

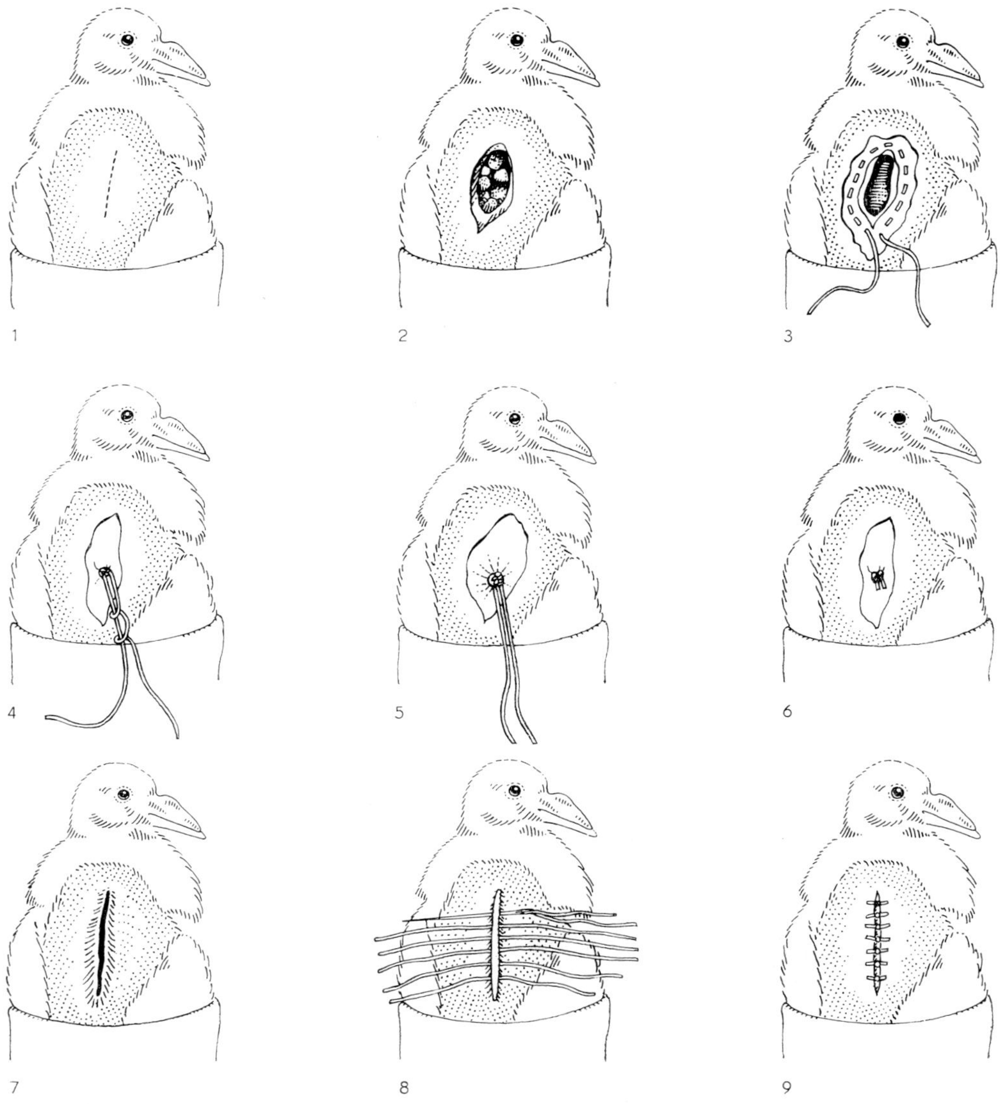

Ablauf einer Kropfoperation.
Zum Kropfschnitt vorbereitete Taube. Die Schnittführung ist gestrichelt (1).
Äußere Haut und Kropfwand sind durchschnitten, der Kropfinhalt wird sichtbar (2).
Nachdem der Kropfinhalt ausgeräumt und das Kropflumen ausgespült worden sind, wird durch die Kropfserosa eine Tabaksbeutelnaht gelegt (3).
Die Nahtenden werden zusammengezogen, die Wundränder mit einer Pinzette in das Kropflumen gestülpt (4), die Fäden miteinander verknüpft (5)
und die Fadenenden etwa 5 mm vom Knoten entfernt abgeschnitten (6).
Die äußere Haut ist mit Knopfheften zu verschließen. Hierzu wird ein Kamm gebildet (7), der mit der Pinzette zu fassen ist, damit leicht genäht werden kann (8).
Wenn die Nähte geknüpft und die überstehenden Enden abgeschnitten sind (9), ist die Operation beendet.

streichen. Dann desinfiziert der Operateur die äußere Haut im Kropfbereich mit Jodtinktur oder Alkohol, spannt sie mit Daumen sowie Zeigefinger der einen Hand straff und durchtrennt sie mit dem Skalpell in der anderen 3 bis 5 cm lang. Den zunächst noch ungeöffneten Kropf muß man ringsherum vom Unterhautzellgewebe ablösen und etwas aus der Hautwunde herausziehen. Nun durchschneidet er die Kropfwand (möglichst ohne ein Blutgefäß zu verletzen) annähernd 2 bis 3 cm lang, angestauten Inhalt entfernt er restlos, das Lumen spült er mit einer Wundspritze (Gummiballspritze) aus und das Operationsfeld tupft er sauber ab. Stärker blutende Gefäße muß man abbinden, Kropf- und Hautwunde getrennt voneinander vernähen, die Kropfwand mit der Tabaksbeutelnaht, die äußere Haut mit Knopfheften oder fortlaufender Naht. Bei der Kropfnaht soll der Faden am Beginn etwa 10 cm überstehen und die Serosa muß man (wie die Schnur eines Tabakbeutels) gleichmäßig entlang der Kropfwunde umstechen. Nach ausgeführter Naht muß der Operateur die Fadenenden (bei gleichzeitigem Einstülpen der überstehenden Wundränder in das Kropflumen) genügend fest anziehen, verknoten und etwa 0,5 cm lang abschneiden. Die operierte Taube sperrt man in einen Käfig. Sie bekommt 2 Tage lang nur Trinkwasser, das 5 % Traubenzucker enthält, am 3. und 4. Tag außerdem gequollene Körner (Graupen, Reis, Weizen, Wicken). Am 5. Tag läßt sie sich wieder normal ernähren und, sobald man die Hauthefte entfernte, wieder in den Bestand zurücksetzen.

12.6. Eröffnung der Leibeshöhle (Laparotomie)

Operatives Öffnen der Leibeshöhle läßt sich selbst bei kleinen Tauben relativ leicht und sicher vornehmen. Das zu operierende Tier befestigt man zweckmäßig auf einem Brett mit an Nägeln befestigten Gummiringen so, daß es auf der Seite liegt, man seine Flügel spreizen und die Beine weit nach hinten strecken kann. Kleine Tauben lassen sich aber auch in der linken Hand des Operateurs festhalten.

Operationstechnik
Zunächst streicht man die Federn der obenliegenden Körperseite über den letzten Rippen auseinander, befeuchtet sie stark und beträufelt die Haut mit einem geeigneten Lokalanästhetikum. Zwischen der zweit- und der drittletzten Rippe führt man einen Hautschnitt parallel zum Rippenverlauf, bei kleinen Tauben etwa 0,5 cm lang und verschiebt die äußere Haut darauf schwanzwärts, damit die Öffnung über den Raum zwischen letzter und vorletzter Rippe liegt. Interkostalmuskulatur und Serosa muß man vorsichtig durchtrennen, um in die Leibeshöhle gelangen und die erforderlichen Eingriffe vornehmen zu können. Bei kleinen Tauben erübrigen sich meist Nähte, bei größeren vernäht man sowohl Muskulatur als auch äußere Haut. Um Herz- und Kreislaufversagen zu verhüten, empfiehlt es sich, nach Eröffnung der Leibeshöhle sterile körperwarme physiologische Na Cl- oder Glukoselösungen entweder einzutropfen oder vorher zu injizieren.

Indikationen für Laparotomien
Für Tauben stellen sie vor allem Kastration (Kapaunisieren) männlicher Tiere, Beseitigen des Eies bei Legenot sowie Entfernen von Geschwülsten dar.

12.6.1. *Kapaunisieren*

Hierdurch verlieren männliche Tauben ihren Geschlechts- und Paarungstrieb. Im Habitus unterscheiden sich Kapaune (abgesehen vom ruhigeren Verhalten) nicht von Täubern. Kastrieren gibt es noch heute bei Hochflugtauben, da sich Kapaune besonders für diesen, leider nicht mehr so verbreiteten schönen Sport eignen (GALLREIN, 1940).

Operationstechnik
Tauben lassen sich am besten bei beginnender Geschlechtsreife kapaunisieren. Dann kann man die genügend großen Hoden gut fassen und abdrehen. Für die bei guter Beleuchtung vorzunehmenden Operation eignet sich das Kapaunisierbesteck nach COLLIGNON, das aus Skalpell, Pinzette, Sonde, Rippenspreizer und

Hodenentferner besteht. Vor dem Kapaunisieren sollen die Tiere 1 bis 2 Tage hungern, damit sich der Darm entleert und um das Aufsuchen sowie Herauslösen der Hoden zu erleichtern.

Zur Operation sollte man die Tauben möglichst narkotisieren und von einem Gehilfen in Seitenlage halten lassen. Störende Federn des Operationsbereiches zieht man heraus, die in der Peripherie befindlichen befeuchtet man und streicht sie zur Seite. Die etwa 3 bis 4 cm lange Laparotomiewunde befindet sich im letzten Zwischenrippenraum oder hinter der letzten Rippe und läßt sich durch den eingeführten Rippenspreizer auseinanderhalten. Danach durchstößt der Operateur das Bauchfell mit dem an der Sonde befindlichen Haken vorsichtig, ohne Organe zu verletzen. Mit dem blattförmigen Sondenteil schiebt er die Darmteile beiseite, um – genügend große Laparotomiewunde und Übung vorausgesetzt – beide Testes von einer Seite aus entfernen zu können. Hierbei faßt er nacheinander zunächst den unten- und dann den obenliegenden Hoden mit dem Instrument und löst ihn durch vorsichtiges Drehen von seinem Gekröse ab. Die Hoden muß er deswegen vollständig beseitigen, weil sich zurückbleibendes Gewebe *regenerieren* kann und die Operation dann erfolglos bleibt. Da sich die Testes dicht neben *Aorta* und *V. cava caudalis* befinden, kann er selbst bei ihrem Ablösen diese Gefäße verletzen, wodurch das Tier verblutet. Nach dem Entfernen des Rippenspreizers verschließt man die Laparotomiewunde durch Knopfhefte, setzt den Kapaun in einen Käfig und bringt ihn nach Entfernen der Hautnähte in den Bestand zurück. Im Gegensatz zur chirurgischen Methode bewährt sich bei Tauben das Kapaunisieren mit *synthetischem Follikelhormon* nicht.

12.6.2. Operative Entfernung des Eies bei Legenot

Läßt sich das Ei bei „Legenot" auf natürlichem Weg nicht entfernen, kann man wertvolle Tiere folgendermaßen operieren: Hierzu muß man die Taube narkotisieren, die störenden Federn im Bereich der ventralen bzw. seitlichen Bauchwand kaudal der letzten Rippe herausziehen, das Operationsfeld desinfizieren. Danach öffnet der Operateur die Leibeshöhle durch eine 3 bis 4 cm lange Laparotomiewunde. Mit dem eingeführten Zeigefinger schiebt er das Ei vorsichtig der Kloake zu und entfernt es durch diese. Gelingt dies nicht, sollte er den Eileiter etwas aus der Leibeshöhlenöffnung hervorlagern, etwa 2 cm lang durchschneiden, das Ei beseitigen und die Eileiterwunde mit fortlaufender Naht, die Laparotomieöffnung durch Knopfnähte verschließen. Die Heilungsaussichten hängen vor allem davon ab, wie lange die „Legenot" besteht. Keinesfalls sollte man bei „Legenot" das Ei im Eileiter zertrümmern, weil hierdurch eine meist tödlich endende Eileiterentzündung entsteht.

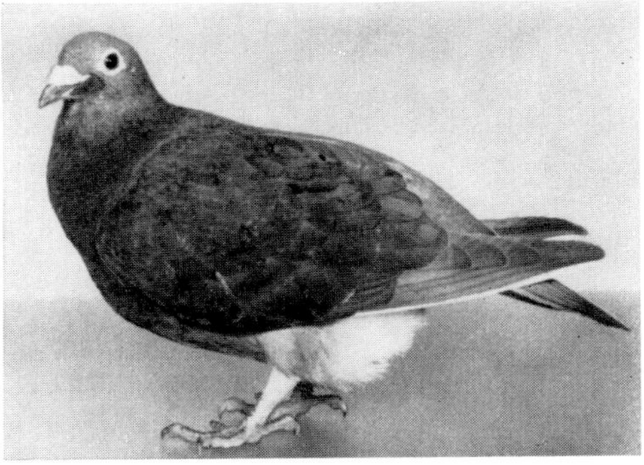

Brieftaube mit „Legenot"

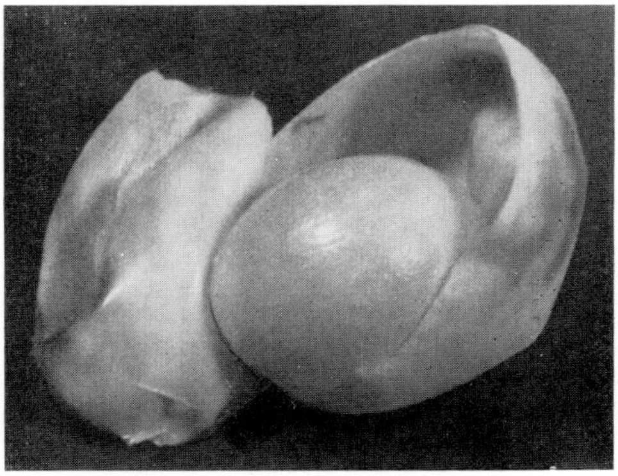

Das durch Laparotomie entfernte Ei der Brieftaube mit „Legenot"

12.6.3. *Entfernung von Fremdkörpern bei traumatischer Gastritis (TG)*

Van VLOTEN (1964) berichtete als erster über chirurgische Eingriffe bei Tauben mit röntgenologisch nachgewiesener *TG*. Anfangs entfernte er Fremdkörper mit den umgebenden nekrotischen Geweben nach Inzision der äußeren Haut, darunter liegenden Serosa, dem Bauchfell und der Muskelmagenwand, worauf er diese Gewebe wieder mit Nähten verschloß. Diese Methode bewährte sich jedoch nicht, weil *post operationem* eine Muskelmagenfistel entstand, die eine Heilung ausschloß, so daß das betroffene Tier an *septikämisch* verlaufender Eingeweide-Bauchfellentzündung einging. Nach radikalem Ausschneiden des mit der Fistel verbundenen nekrotischen Gewebes und versuchsweisem Anlegen einer Muskelmagen-Hautfistel verbesserten sich die Ergebnisse auffällig.

12.7. Beseitigung von Kloakenvorfällen

Wertvolle Tauben mit dieser Erkrankung lassen sich wie folgt behandeln: Nachdem der Operateur den Kloakenbereich mit einem *Infiltrationsanästhetikum* umspritzte, u. U. ein Lokalanästhetikum auf die vorgefallenen Teile tropfte, störende Federn entfernte und den *Prolaps* säuberte, reponiert er ihn. Nach dem Abklingen der örtlichen Betäubung preßt das Tier oft nicht mehr, so daß es sich dann erübrigt, die Kloakenöffnung zu vernähen. Sollte der Vorfall jedoch erneut erscheinen, verschließt er die Kloakenöffnung mit einigen dorsoventral verlaufenden Knopfheften so, daß die Taube die Kloake nicht mehr herauspressen, den Kot aber noch absetzen kann. Die Nähte sollte man nach etwa 3 Tagen entfernen.

STAM (pers. Mitt.) behandelte auf diese Weise mehrere Täubinnen mit z. T. komplizierten Kloakenvorfällen und erzielte damit den besten Erfolg.

12.8. Entfernung von Geschwülsten

Geschwülste kann man operativ beseitigen, wenn sie sich in der Haut oder Unterhaut befinden, vom gesunden Gewebe gut, d. h. vollständig und ohne nennenswerte Blutungen ablösen lassen. Der Erfolg von Geschwulstoperationen hängt weitgehend vom Allgemeinzustand der betreffenden Taube und der zweckentsprechenden Anästhesie ab. Der Operateur muß möglichst stumpf präparieren und darf nicht in die Muskulatur schneiden, da sich Blutungen nur sehr schwer stillen lassen. Mit dem *Thermokauter* kann er Gewebszerstörungen weitgehend vermeiden. In der Leibeshöhle befindliche Geschwülste erweisen sich besonders bei *destruierendem* Wachstum z. T. *inoperabel.*

12.9. Eingriffe zur Flugverhinderung

Tauben lassen sich wie folgt am Fliegen hindern:
- Ausziehen oder Beschneiden der Schwingen,
- *Amputation* eines Flügelendes im Karpalgelenk oder distal von diesem,
- funktionelle *Ankylose* eines Karpalgelenks,
- einseitige *Resektion* des *N. radialis,*
- *Tenektomie* der Strecksehnen im Bereich eines Karpalgelenks.

Ausziehen oder Beschneiden der Schwingen

Als Vorteile dieser Methode gelten:
- Man braucht das Tier nicht zu anästhesieren,
- der unblutige Eingriff läßt sich leicht durchführen,
- die Taube kann wieder fliegen, sobald sich die ausgezogenen Federn erneuern oder die Federstümpfe sich durch die Mauser abstoßen und neue Federn bilden,
- die Schwingen lassen sich so ausziehen oder beschneiden, daß das Tier noch beschränkt fliegen kann, um nachstellenden Katzen, Hunden oder anderen Vierbeinern zu entgehen,
- selbst wiederholtes Ausziehen oder Beschneiden der Schwungfedern beeinträchtigen sowohl Gesundheit als auch Wohlbefinden der Tauben kaum.

Durchführung

Das Tier wickelt man in ein Handtuch und

streckt den betreffenden Flügel so aus, daß der Züchter sämtliche oder nur bestimmte Schwingen ausziehen oder nur stutzen kann. Beschneiden zieht man Ausziehen vor, da bei letzterem die Federn nach relativ kurzer Zeit wieder nachwachsen. Die flügelbeschnittene Taube kann um so schlechter fliegen, je spitzer der dadurch entstehende Winkel erscheint. Das gleiche tritt ein, wenn man beide Flügel stutzt.

Amputationen eines Flügelendes im Karpalgelenk oder distal von diesem
Diese Methode empfiehlt sich, sollen Tauben ständig nicht fliegen. Die Operation läßt sich am leichtesten bei Nestjungen durchführen, bei denen man das betreffende Flügelende einfach abschneidet.

Durchführung
Der Flügel erwachsener Tiere läßt sich nur unter Narkose oder Lokalanästhesie amputieren. Bei örtlicher Betäubung muß man entweder den *N. radialis* durch Umspritzen des Ellbogengelenkbereiches *anästhesieren* oder die Umgebung des Karpalgelenks damit *infiltrieren*. Das Operationsfeld bereitet man wie üblich vor (Ausziehen störender Federn, Hautdesinfektion). Die Haut muß man etwa 2 cm distal vom Gelenk kreisförmig durchtrennen, damit sich diese über dem Amputationsstumpf vernähen läßt und die Wunde schnell heilen kann.

Bei Amputation im Karpalgelenk muß man dieses freilegen und nach dem Durchschneiden von Sehnen und Gelenkbändern die beiden Handwurzelknochen *(Os carpi radiale und ulnare)* ablösen, den 1. Finger *(Digitus I)* jedoch stehen lassen. Beim Absetzen des Flügelendes distal vom Karpalgelenk muß man den 2. und 3. Mittelhandknochen *(Os metacarpi II und III)* quer durchtrennen. Vorher ist eine straff sitzende Ligatur zweckmäßig aus Nähseide um das Gelenk zu legen, wofür sich bei erwachsenen Tauben eine Krallen-, Gips- oder Knochenschere eignet. Stärker blutende Gefäße faßt man mit einer Arterienklemme und unterbindet sie. Die Haut über dem Knochenstumpf muß man zusammenziehen, mit 2 Knopfheften vernähen und das Tier für einige Tage in einen Käfig sperren.

BORST u. VROEGE (1971) empfehlen nach komplizierten Verletzungen Flügelamputationen im Schultergelenk wie folgt unter Anästhesie vorzunehmen: Wundtoilette vorhandener Hautverletzungen, Ligieren der *A. brachialis mediodorsal*, Durchtrennen der Gewebskapsel, *Exartikulation* des Gelenks und *Amputation* des Flügels, Modellieren der Hautwunde und Verschließen mit Knopfheften, die man nach 8 Tagen entfernt.

Funktionelle Ankylose eines Karpalgelenks
Die Taube muß der Operateur *anästhesieren*. Nachdem er das Karpalgelenk freigelegt und durch das distale Ende der Elle *(Ulna)*, den ulnaren Handwurzelknochen *(Os carpi ulnare)* und den proximalen Teil des 3. Mittelhandknochens *(Os metacarpi III)* ein Loch gebohrt hat, muß er durch diese Knochen einen Stahldraht führen. Beim Knüpfen der Naht muß er das Karpalgelenk beugen. Die vorschriftsmäßig ausgeführte Naht heilt komplikationslos in das Gewebe ein. Ein Nachteil dieser sicheren, jedoch nicht einfach durchzuführenden Methode besteht darin, daß operierte Tiere den Flügel leicht hängen lassen.

Einseitige Resektion des N. radialis
Dieser Nerv, der die Streckmuskulatur des Flügels innerviert, verläuft an der medialen Seite des Oberarms *(Humerus)* am Übergang vom mittleren zum äußeren Drittel dicht neben der Oberarmvene *(V. brachialis)* zur Beugeseite des Ellbogengelenks.

Durchführung
Vor der Resektion anästhesiert man den *N. radialis* durch Umspritzen des Ellbogengelenkbereichs mit einem Lokalanästhetikum. Die Haut über dem Nerv ist etwa 1 cm lang zu durchtrennen, der zwischen 2 Muskeln liegende Nervenstrang mit einer Hakenpinzette hervorzuholen und bei gestrecktem Flügel möglichst weit proximal ein etwa 1 cm langes Stück herauszuschneiden. Die *N. radialis*-resezierte Taube fliegt noch vorübergehend, da sich die Streckmuskeln reflektorisch zusammenziehen. Das verliert sich jedoch bald. Sie kann den operierten Flügel zwar bewegen, aber nicht mehr vollständig strecken.

Tenektomie der Strecksehnen
Bei diesem weniger sicheren Verfahren muß man das im dorsalen und dorsolateralen Teil des Karpalgelenks befindliche Operationsfeld vorbereiten (Entfernen störender Federn, Desinfektion der Haut), zur Infiltrationsanästhesie 1 bis 2 ml einer Lokalanästhetikumlösung injizieren und die Haut proximal vom Karpalgelenk etwa 2 cm lang durchtrennen. Dann gilt es die Sehnen des *M. extensor digitorum longus* und *M. brevis* auf je 1 bis 2 cm Länge zu resezieren und die Hautwunde mit Knopfheften zu vernähen.

12.10. Eingriffe an Gelenken

Bei sehr wertvollen Tauben mit Gelenkentzündungen empfiehlt sich die von mehreren Autoren beschriebene, nicht immer wirksame Therapie als Versuch, um vor allem bakteriellbedingte akute Gelenk- und Sehnenscheidenentzündungen zu heilen. Hierbei bepinselt man die betroffenen Gelenke ein- bis zweimal täglich mit Jodtinktur. Ellbogengelenkentzündungen lassen sich damit jedoch nicht immer beseitigen. Folgendes Verfahren führt gelegentlich zum Ziel: Nach dem Entfernen störender Federn jodiert man die Haut, entfernt die stark angestaute Synovia unter antiseptischen Kautelen mit einer Kanüle (Größe 12) und füllt das Gelenk mit einem geeigneten Antibiotikum- und Cortisonpräparat auf.
Nach 2 Tagen muß man dies wiederholen und durch die kombinierte *perorale* und *parenterale Therapie* mit hohen Dosen von Breitband-Antibiotika ergänzen, um einen ausreichenden Wirkstoffgehalt in den betroffenen Gelenken und Sehnenscheiden zu erreichen. Die Haut im Gelenkbereich soll man weiter täglich einmal jodieren. Betroffene Tiere sperrt man in einen Käfig, damit sie sich so wenig wie möglich bewegen und die behandelten Gelenke schnell sowie vollständig heilen und keine Rezidive entstehen.

Diese Behandlung versagt jedoch, wenn z. B. *Salmonellen* in der therapeutisch unbeeinflußbaren „L-Form" (GERLACH, 1976) vorliegen. Außerdem läßt es sich nicht immer verhindern, daß entzündete Gelenke trotz völlig eliminierter *Salmonellen* „steif" bleiben und diese Tauben nicht mehr normal fliegen oder laufen können. Die Prognose des Therapieerfolges von Tieren mit chronischen Gelenkentzündungen muß man immer kritisch beurteilen. Daher ziehen es die Züchter meist vor, solche Tauben zu töten.

12.11. Geschlechtsbestimmung nach kloakalen Merkmalen

Bei Tauben gibt es nur bei wenigen Arten geschlechtliche Unterschiede (Geschlechts-*dimorphismus* oder *-dichromatismus*), wodurch sich ♂♂ von ♀♀ sicher unterscheiden lassen. Dagegen kann man bei vielen Spezies die Geschlechter anhand von Kennzeichen, wie Körpergröße, -form, Kontur von Kopf, Hals und Wachshaut, Unterschiede im Verhalten zwischen ♂♂ und ♀♀ nicht eindeutig bestimmen. Daher mußte man bisher vor allem bei Wildtauben zum einwandfreien Geschlechtsnachweis mitunter auf die *Laparotomie* zurückgreifen. Bei Haustauben erwiesen sich die Unterschiede in den Kloakenlippen nach der Methode von IWATA (1926) als zu ungenau und unsicher, um sie praktisch anwenden zu können.

Kloakenmethode
Nach MILLER u. WAGNER (1955) läßt sich das Geschlecht von Tauben aller Arten und Rassen am besten mit einem von Ärzten benutzten, modifizierten Nasenspekulum nach den bei ♂♂ und ♀♀ unterschiedlichen Kennzeichen der Kloakenlumenstruktur bestimmen. Die Backen dieses Spekulums schleift man so ab, daß sie völlig glatt, 17 bis 25 mm lang und 3 bis 5 mm breit sind. ♂♂ besitzen an jeder Seite der Kloake je eine konische Papille, mit welcher der Samenleiter in die Kloake mündet. Je nach Körpergröße erscheinen diese Samenleitermündungen als 1 bis 3 mm lange erhabene Gebilde.

Technik
Zur Geschlechtsbestimmung hält man die Taube unter einer Lichtquelle mit dem Kopf nach unten und den Füßen zum Operateur. Nachdem er vorher störende Federn im

Kloakenbereich entfernte, drückt er mit dem linken Zeigefinger die Steuerfedern zurück, mit dem Daumen auch die ventralen und vorderen Deckfedern des Hinterbauchbereiches. Den Spekulumkopf schiebt er dann vorsichtig etwa 1 cm tief nach links gerichtet in die Kloake ein (das Kloakenlumen als Zifferblatt betrachtet bei 10^h). Die Schenkel des Spekulums erweitert er leicht und drückt das Instrument bei dieser Stellung leicht nach dorsal und kaudal. Dadurch weiten sich die Kloakenlippen und lassen die linke, z. T. auch hintere Kloakenwand, bei ♀♀ die linke Eileiteröffnung, bei ♂♂ die Harnleiterpapille deutlich sichtbar erscheinen. Um die für die Geschlechtsbestimmung nicht benötigte rechte Kloakenseite betrachten zu können, dreht er das Spekulum in die entgegengesetzte Richtung und prüft so die Kloakenstruktur.

Genauigkeit der Methode

MILLER u. WAGNER (1955) untersuchten damit mehrere hundert Tiere von 30 Taubenarten und konnten bei annähernd 90 % das Geschlecht sicher bestimmen, während bei den restlichen 10 % der Nachweis nicht gelang, weil es sich um *juvenile* Tiere handelte. Bei noch nicht geschlechtsreifen Tieren konnten sie bei ♂♂ die Kloakenpapillen nach i. m. Injektion von *Testosteronpropionat* feststellen, bei *juvenilen* ♀♀ nach i. m. applizierten *Östradiolgaben* die Öffnung des linken Eileiters.

13. Zoonosen und sonstige, von Vögeln einschließlich Tauben ausgehende Gesundheitsgefährdungen des Menschen

Definition
Wörtlich übersetzt bedeuten Zoonosen „Tierkrankheiten", sinngemäß von Tieren ausgehende, u. U. auch auf den Menschen übertragbare Krankheiten. Sie treten originär bei Tieren auf. Mit ihren Erregern kann sich sogar der Mensch (wenn auch relativ selten) infizieren, entweder direkt über den Kontakt mit den betreffenden Tieren und den von ihnen stammenden Produkten (z. B. Sekrete, Exkrete, animale Lebensmittel) oder indirekt über Zwischenträger *(Vektoren)*.

13.1. Grundsätzliches über Zoonosen

Einteilung
Zoonosen teilt man nach den 7 Erregergruppen in *virus-*, *rickettsien-*, *bakterien-*, pilz-, *protozoen-*, *arthropoden-* und *helminthen*bedingte ein. 1954 gab ein Expertenkomitee der Weltgesundheitsorganisation *(WHO)* 101 Zoonosen an, von denen 20 auf virus-, 7 auf rickettsien-, 20 auf bakterien-, 6 auf pilz-, 8 auf protozoen-, 7 auf arthropoden- und 33 auf helminthenbedingte entfielen. Diese Zahl erhöhte sich mit heute 150 Zoonosen beträchtlich, ohne daß damit die Häufigkeit solcher Erkrankungen des Menschen zunahm.

Bedeutung
Die von Vögeln einschließlich Tauben verursachten Zoonosen und sonstigen Gesundheitsgefährdungen des Menschen kommen verhältnismäßig selten vor. In ihren Auswirkungen darf man sie daher keinesfalls überschätzen, auch wenn dies manchmal aus Unkenntnis noch geschieht.

Vögel als Reservoire und Verbreiter von Krankheitserregern
Vögel bevölkern einen dreidimensionalen Lebensraum und wandern als Zugvögel – jahreszeitlich bedingt – in großen Schwärmen über Tausende von km. Falls sie Krankheitserreger beherbergen, können sie diese somit über weite Gebiete verschleppen. Kenntnisse über das Ausmaß und die Beteiligung von Vögeln an Infektketten von Warmblütern und damit über das tatsächliche Ausmaß der Gefährdung von anderen Tieren und dem Menschen liegen längst noch nicht ausreichend vor. Schon 1879 vermutete RITTER besondere Zusammenhänge zwischen Papageienvögeln und Lungenentzündungen des Menschen, den heute als *Chlamydien*-Infektionen *(Ornithose)* bekannten Erkrankungen. Beziehungen vermutete man damals auch zwischen dem Pocken*diphtheroid* der Vögel und menschlicher Diphtherie sowie zwischen aviärer und humaner Tuberkulose.

Als wesentlicher Fakt für entstehende Infektketten gilt das Verhalten von Vogelgruppen gegenüber dem Menschen und seinen Haustieren in den von ihnen besiedelten Biotopen. Hierbei lassen sich folgende Kategorien unterscheiden:
– Domestizierte sowie im betreffenden

TABELLE 13/1
Festgestellte Zoonosenerreger bei 6350 untersuchten Vögeln (KRONBERGER und SCHÜPPEL, 1976)

Zoonosen	%
Zoonosen gesamt	19,8
davon	
Mykosen	5,1
Salmonellosen	4,4
Escherichia coli-Infektion [1])	3,2
Mycobacterium avium-Infektion (Vogeltuberkulose)	2,7
Streptokokken-Infektion [1])	1,5
Pasteurellosen	0,8
Ornithose/Psittakose	0,4
Äußerst seltene Zoonosen	
Listeria-Infektion	
Erysipelothrix rhusiopathiae-Infektion (Rotlauf)	
Hafnia-Infektion	
Klebsiella-Infektion	
Pseudomonas-Infektion	
Nocardia-Infektion	
Mycoplasma-Infektion	
Toxoplasma-Infektion	

[1]) Kommen originär auch beim Menschen vor

Lebensraum nur in menschlicher Obhut lebensfähige Vögel;
- kulturfolgende Vögel, die sich innerhalb m. o. w. großer Populationen im Kontakt zum Menschen befinden;
- Kulturflüchter, die den menschlichen Siedlungsraum meiden;
- Zug- und Strichvögel, die, jahreszeitlich bedingt, meist in größeren Schwärmen entweder auf festen Routen wandern oder nur das Futterangebot berücksichtigen, das lokalen Witterungsbedingungen entspricht.

Gefahren für den Menschen und seine Haustiere gehen meist von domestizierten sowie Zug- und Strichvögeln aus, die vor allem auf engem Raum erhebliche Mengen von Erregern ausscheiden, die sich mit der Zeit anreichern können.

Blutsaugende Arthropoden können infektionsfähige Erreger von Vögeln aufnehmen und sie auf sie, auf Säugetiere und den Menschen übertragen. Vögel können die infizierten Ektoparasiten als Transportwirte auch nur weiterbefördern. Die Wirtsbevorzugung entscheidet dann über die Infektion bestimmter Lebewesen (Vogel- und/oder Säugerspezies). Die Literatur beschreibt daher besonders die von Wildvögeln ausgehenden Gefahren für den Menschen.

Vögel spielen nicht nur bei der mechanischen Verbreitung bestimmter Erreger (vor allem *Viren, Rickettsien, Chlamydien, Protozoen, Arthropoden)* eine Rolle, sondern können auch direkt, d. h. als Glieder in deren Infektketten eingeschaltet sein (z. B. *Arboviren, aviäre Paramyxoviren, aviäre Influenzaviren, SMON-Virus,* bestimmte *Rickettsien,* z. B. die von Rocky Mountain- und Südamerikanischem Fleckfieber als *Rickettsia rickettsii*-Infektion, Q-Fieber als *Coxiella burnetti*-Infektion, *Chlamydia psittaci,* Salmonellen, *Mycobacterium avium, Yersinia pseudotuberculosis,* z. T. auch *Pasteurella tularensis, Histoplasma capsulatum, Cryptococcus neoformans* sowie als Arthropoden mitunter auch Zecken, Milben, Wanzen, Flöhe).

Bedeutung von Zoonosenerregern bei Vögeln

Die weltweite Verbreitung von *Influenzavirus* A-Infektionen bei Vögeln beweisen mehrere Forscherteams. SLEMONS u. EASTERDAY (1975) z. B. stellten fest, daß die regelmäßig im Herbst wandernden wildlebenden Enten und Gänse der nördlichen Halbkugel Infektionsraten von 20 bis 30 % aufweisen und die aus ihnen isolierten Influenzavirus A-Stämme ein breites Spektrum an *Hämagglutininen* und *Neuraminidasen* besitzen. Gilt auch die *Antigenshift* von Vogel- in Menschentypen als noch unbewiesen, lassen sich aus der natürlichen Übertragung von *Influenza* A-Viren von Schweinen und Puten auf den Menschen die theoretischen Möglichkeiten aus der hohen Rekombinationsfähigkeit von *Influenza* A-Viren ermessen.

Vögel spielen auch als Glieder in der Infektkette von *Rickettsiosen* eine Rolle. Nach LINDGREEN u. a. (1966) gelten sie als Reservoire für Rocky Mountain- und Südamerikanisches Fleckfieber. Von den empfänglichen Arten (z. B. Hühner, Fasane,

Tauben, Elstern, Greifvögel, wie Sperber, Falken) spricht man Tauben besondere Bedeutung als Erregerreservoir zu. *Vektoren* stellen Zecken dar.

Nach SYRUCEK u. RASKA (1956), ENFIGHT u. a. (1971) sowie POSPISIL u. a. (1976) erwiesen sich Vögel auch für Q-Fieber-Infektionen hoch empfänglich. Der Erreger *Coxiella burnetti* ließ sich bisher aus 37 Vogelspezies einschließlich Tauben isolieren. Nahrungswahl, Brutgebiete, jahreszeitliche Wanderungen der Vögel sollen ausschlaggebend für seine Weiterverbreitung sein. Aasfressende Vögel (z. B. Krähen, Greife) infizieren sich in Endemiegebieten direkt durch die erregerhaltigen Nachgeburten von Wiederkäuern (Rind, Schaf, Ziege).

Vögel gelten auch als Reservoir und Überträger bakterieller Krankheitserreger. Nach MAIR (1973) kommt *Yersinia pseudotuberculosis* nur in Mittel- und Nordeuropa *ubiquitär* vor. Südeuropa, Afrika, Asien und Amerika gelten (ausgenommen Einzelfälle) als frei. Nach MOLLARET (1967) fallen die geographischen Grenzen von *Pseudotuberkulose* in Europa mit denen der 2. *Pestpandemie* zusammen. Entsprechend der *Kreuzimmunität* zwischen *Y. pestis* und *Y. pseudotuberculosis* sieht man letztere als Variante von ersterer an, welche das Erlöschen der 2. Pestpandemie in Europa bewirkte und unseren Kontinent vor der 3. Pandemie schützte. Alle Pseudotuberkulosefälle des Menschen sollen durch Keimverschleppung entstehen. Als Reservoir für *Pseudotuberkulose* gelten Säugetiere und Vögel, die sich meist *peroral* mit erregerhaltigen Futtermitteln infizieren. Nach BORST u. a. (1971) kommt bei Vögeln und dem Menschen überwiegend der gleiche Serotyp I vor.

Wildnagetiere erkranken meist nicht sichtbar, Vögel öfter manifest oder sogar tödlich. *Vektoren* (z. B. der Rattenfloh *Xenophylla* und verschiedene Zeckenarten) können den Erreger wochenlang ausscheiden. Die nahe verwandte Art *Y. entercolitica* läßt sich im Gegensatz zu *Y. pseudotuberculosis* seltener aus Vögeln isolieren, sicherlich durch die serologische Kreuzreaktion mit *Brucellen*, gegen die sie eine hohe Resistenz aufweisen.

Weitere Zoonosenerreger

Mehrere Tierarten bilden ein Reservoir der für sie fakultativ pathogenen Erreger für mögliche Ansteckungen des Menschen, vor allem nach Katzen- und Hundebißverletzungen. Menschliche Erkrankungen äußern sich vor allem als lokale Infektionen mit schnell einsetzendem Schmerz der stark geschwollenen Wunden, Lymphknotenbeteiligung, u. U. sogar als *Sinusitis, Bronchitis,* chronische *Pneumonie, Osteomyelitis, Meningitis* oder *Bakteriämie.*

Nach CABELLI u. a. (1964) erwiesen sich verschiedene Wildtaubenarten auch nach experimenteller Infektion nur kurzfristig als Ausscheider von *Pasteurella tularensis,* dem Erreger der *Tularämie.* Dagegen vermehrt sich *P. tularensis* stark in verschiedenen Seeschwalben-Spezies, die sie auf ihrer weiten Herbstwanderung bis in die südliche Halbkugel verschleppen können. Seidenschwänze *(Bombycylla garrula)* erwiesen sich nur gelegentlich infiziert. Nagetiere gelten als Reservoire, *Arthropoden* (Zecken, Insekten) spielen als *Vektoren* eine Rolle. Untersuchungen von verschiedenen Eulenarten als Hauptvertilgern von Kleinsäugern verliefen jedoch negativ.

SMIBERT (1969) sowie WEBER u. a. (1981) isolierten aus dem Kot von Haustauben die zu den *Vibrionen* als sog. Schraubenbakterien gehörige Art *Campylobacter (C.) jejuni (Synonym C. fetus subspecies jejuni),* die sich von *C. campanulotes fetus subspecies intestinalis* in mehreren Kriterien unterscheidet. *C. jejuni* läßt sich nach mehreren Autoren u. a. KARMALI u. FLEMING, 1979; SKIRROW, 1979; ABOTT u. a., 1980; GRAF u. a. 1980; MÜLLER, 1980) zunehmend als epidemiologisch weitgehend ungeklärter Erreger von Darmentzündungen des Menschen nachweisen. Untersuchungen bei Tieren ergaben, daß sich *C.jejuni* im Darminhalt sowohl von Nutztieren (Rind, Schaf, Ziege, Schwein) als auch von Haussäugetieren Hund, Katze, Kaninchen (KARMALI u. FLEMING, 1979; BLASSE, 1980; MÜLLER, 1980, PRESCOTT u. BRUIN-MOSCH, 1981) und dem Hausgeflügel besonders Hühner und Puten sowie Wildvögeln (SMIBERT, 1969; SIMMON u. GIBBS, 1979; BLASSE, 1980; MÜLLER, 1980) befindet. WEBER

u. a. (1981) untersuchten die in relativ engem Kontakt zum Mensch lebenden Hausbrieftauben auf C. *jejuni* in über fünfmonatigen kulturellen Verfolgungsuntersuchungen. Sie erwiesen sich als Träger und Ausscheider dieses Erregers, ohne subklinisch oder manifest zu erkranken.

28 (54,9 %) von 51 dieser gesunden Brieftauben schieden C. *jejuni* mit dem Kot aus. Der Erregernachweis gelang aus den in Abständen von 3 Wochen bis 5 Monaten entnommenen Kotproben bei 19 Tieren (37,3 %) nur einmal, bei 9 (17,6 %) dagegen mindestens 2mal. Die isolierten C. *jejuni*-Stämme von Tauben erwiesen sich mit denen von Menschen und der obigen Tiere serologisch identisch.

Erregerreservoir und Infektketten

Aus den aufgeführten Fakten geht folgendes hervor: Sowohl bei den Wildvögeln als auch dem Hausgeflügel einschließlich Tauben gibt es Erregerreservoire und daraus entstehende Infektketten Vögel – Haustiere und der Mensch. Hierüber entscheiden vor allem die Anzahl von Vögeln, die von ihnen transportierten oder ausgehenden Vektoren, ferner bestimmte *epizootiologische* Situationen (z. B. die Einfuhr infizierter fremdländischer Vögel als Zoo-, Heim- und Haustiere).

Statistische Häufigkeit

Die Zoonosen, an denen (wenn auch meist nur in äußerst seltenen Fällen) der Mensch erkranken kann, verteilen sich in ihrer Häufigkeit auf 10 Vogelordnungen. Von diesen 10 Vogelordnungen rangieren Tauben zwar an 3. Stelle, aber noch nach den Hühnervögeln. Von letzteren ausgehende Gesundheitsgefährdungen für den Menschen gehören ebenso zu den seltenen Ausnahmen wie die von Tauben oder anderen Geflügelarten verursachten. Die Papageienvögel stehen an letzter (!) Stelle, obwohl sie als Reservoir für die Erreger der *Psittakose-Ornithose (Chlamydien)* gelten und die von ihnen stammenden *Chlamydien*-Stämme sich meist als hoch pathogen für den Menschen erweisen. Diese Statistik läßt sich deswegen kaum verallgemeinern, weil man stets zwischen der theoretisch zwar gegebenen, aber in praxi meist extrem seltenen tatsächlichen Übertragung von Zoonosenerregern auf den Menschen unterscheiden muß.

TABELLE 13/2
Häufigkeit der Zoonosen bei verschiedenen Vogelordnungen

Ordnung	%
Kranichvögel *(Grues)*	40,4
Hühnervögel *(Galli)*	36,0
Tauben *(Columbae)*	34,3
Gänsevögel *(Anseres)*	27,5
Wat- und Möwenvögel *(Limicolae, Lari)*	26,7
Schreitvögel *(Gressores)*	23,7
Greifvögel *(Accipitres)*	22,1
Eulen *(Striges)*	21,4
Sperlingsvögel *(Passeres)*	17,5
Papageienvögel *(Psittaci)*	13,8

Vögel als Träger und Überträger von Zoonosenerregern

Hinsichtlich der Verbreitung solcher Erreger lassen sich Tauben nicht isoliert betrachten, sondern nur als Vertreter der gesamten Vogelwelt.

Bei der Übertragung von Krankheitserregern sowohl unter Tauben selbst als auch von diesen auf andere Tiere und den Menschen muß man zwischen folgenden Gruppen unterscheiden (VOGEL u. a., 1980): Haustauben (Rasse-, Brieftauben, Flugtümmler, andere Flugsporttauben, Wirtschafts-, Fleischtauben), verwilderte Haustauben, Wildtauben.

Die vielerorts zur Plage gewordenen verwilderten Haustauben stellen vor allem ein praktisch nicht ausrottbares Erreger- einschließlich Schädlings- und Lästlings („Ungeziefer-")Reservoir für Haustauben dar.

Wildtauben besitzen wegen ihrer geringen Kontaktmöglichkeiten mit dem Menschen (ausgenommen Konzentrationen von Türkentauben in städtischen Parkanlagen) *epidemiologisch* keine Bedeutung, nicht dagegen verwilderte Haus- und Haustauben.

13.2. Virusbedingte Gehirn-Rückenmarksentzündungen (Arbovirus-Infektionen)

Verschiedene Virusarten, besonders sog. *Arboviren* (durch Arthropoden = Gliederfüßer übertragen („borné"), verursachen die größtenteils meldepflichtigen virusbedingten Gehirn- und z. T. Rückenmarksentzündungen des Menschen.

Wichtige Arbovirus-Infektionen
Als bekannte *Arbovirus*-Infektionen gelten die Östliche und die Westliche (Pferde-) *Encephalomyelitis*, die St. Louis-*Encephalitis*, die Japanische *B-Encephalitis* und die Europäischen Zecken*encephalitiden*. Die als Kommensalen in der Tierwelt weit verbreiteten Erreger kommen vor allem in den Tropen und Subtropen, aber auch in gemäßigten Klimazonen vor, im mitteleuropäischen Raum als Zeckenencephalitiden allerdings weniger häufig.

Definition
Arboviren als *heterogene*, mehr durch biologische als morphologische oder chemisch-physikalische Grundlagen definierte Virusgruppe stellen nach der *WHO*-Definition (1967) durch blutsaugende Arthropoden (Milben einschließlich Zecken, Stechmücken, Sandfliegen) auf empfängliche Vertebraten (Vögel, Säuger, Mensch) übertragene Erreger dar. Sie vermehren sich artabhängig in den Geweben bestimmter *Arthropoden*, die sie durch den Stechakt auf die betreffenden Wirbeltierwirte verbreiten. Letztere beherbergen die Viren während der von dem Erreger, Wirt u. a. Faktoren abhängigen *Virämiephase* unterschiedlich lang in ihrem Körper (Blut) und können somit während dieser Zeit die an ihnen Blut saugenden *Arthropoden* infizieren.

Arbovirus-Reservoire
Hierfür kommen neben den genannten Arthropoden vor allem Wechselwarmblüter *(Amphibien, Reptilien)* Vögel und Säugetiere in Frage. Der Mensch kann zwar ebenfalls latent, subklinisch oder *manifest* erkranken, bei ihm endet jedoch die In-

TABELLE 13/3
Auf den Menschen übertragbare *Arboviren* bei Vögeln (GERLACH, 1979)

Virusgruppe	Vogelwirte	Wichtige Vektoren
I. *Togaviridae*		
A. *Alphaviren* Eastern-*(Equine)-Encephalomyelitis (EEE)* Western-*(Equine-)Encephalomyelitis (WEE)*	Über 60 Vogelarten[1 2], darunter Haustauben; Reservoire vor allem Haussperling[2] *(Passer domesticus)*, Gelbkopfnachtreiher[3] *(Nyctanassa violaceae)*	*Culiseta melanura, Culex tarsalis*
Venezuela-*(Equine)-Encephalomyelitis (VEE)*	7 Vogelarten[4], darunter Haustauben; Reservoire: Grünreiher[4] *(Butorides virescens)*	*Culex spp.*
B. *Flaviviren* St. Louis-*Encephalitis (SLE)*	Über 30 Vogelarten[6 7], darunter Haustauben Reservoire: *Molothrus ater*[5], Haussperling *(Passer domesticus)*, mehrere	*Culex quinquefasciatus, Culex pipiens, Culex tarsalis*
Japanische-*B-Encephalitis (JBE)*	Reiherarten *(Nyctanassa spp., Nyctitorax spp., Egretta spp.)*	*Culex tritaeniorhynchus, Culex pipiens, Culex gelidus*
Murray-Valley-*Encephalitis (MVE)*	Ibisse[7], Kormorane[7]	*Culex annulirostis, Culex tarsalis Aedes spp.*
Sibirische Zecken-*Encephalitis (SZE)*	Trottellumme *(Cepphus grylle)*[8]	*Ceratixodes putes*

fektion. Vor allem die inapparent infizierten Zugvögel gelten als größtes Arbovirus-Reservoir.

Epidemiologische Bedeutung der Vögel
Bei 21 der etwa 350 heute bekannten, über die gesamte Welt verbreiteten *Arboviren* ließen sich verschiedene Vogelspezies, besonders Wildvögel als natürliche Wirte ermitteln. Die *Arboviren* befinden sich in ihnen als Kommensalen. Daher spielen infizierte Vögel, darunter auch Tauben, in der *Epidemiologie* von *Arbovirusinfektionen* bei Säugetieren (Nager, Einhufer, Ziegen, Schafe, Schweine, Beuteltiere) und dem Menschen eine große Rolle (COLEMAN, 1978).

Krankheitsbild
Beim Menschen rufen *Arboviren* neben Allgemeinsymptomen (besonders Abgeschlagenheit, Kopf- und Muskelschmerzen, erhöhte Körpertemperatur) Gehirn- und Rückenmarksentzündungen mit gestörten Funktionen des *ZNS* hervor. Die Infektionen verlaufen meist latent und subklinisch, nur relativ selten manifest. Bestimmte *Arboviren* können nicht nur *latente* und *subklinische*, sondern auch *manifeste* Infektionen oder sogar Todesfälle hervorrufen.

Krankheitsfälle können sich als
– fieberhafte Systemerkrankung mit oder ohne *Exanthem*,
– *hämorrhagisches* Fieber,
– Gehirnentzündungen *(Enzephalitiden)*
äußern.

Schutzmaßnahmen
Bekämpfung und Tilgung der *Arbovirus-Reservoire*, besonders der *Vektoren*; *Impfprophylaxe* für einige *Arbovirus-Infektionen* (z. B. Gelbfieber) möglich.

Meldepflicht
Gehirn-Rückenmarksentzündungen des Menschen durch *Arboviren* unterliegen der Meldepflicht.

Virusgruppe	Vogelwirte	Wichtige Vektoren
West-Nil-*Encephalitis (WNE)*	Mindestens 27 Vogelarten, viele Zugvögel[9] [10], auch Haustauben	*Aedes spp., Culex univittatus*
II. *Bunya viridae*		
A. Crimean-Congo-*Haemorrhagic*-Fever *(CCHF)*	Vögel gegen Virus refraktär, nur Transportwirt für Zecken[11]	*Hyalomma spp. Ixodes spp., Haemaphysalis spp., Amblyooma spp.*
B. Uukuniemi	Passerine Zugvögel (5 spp.)[12]	*Ixodes spp.*
C. California-*Encephalitis*-Gruppe *(CEG)* LaCrosse-Fever	Haushuhn, Haustaube, Kanadagans *(Branta canadensis)*	*Aedes triseriatus*
Tahyna	Haushuhn, Star *(Sturnus vulgaris)* [12] [13]	*Aedes spp., Culex modestus*
III. *Rectinidae*		
A. *Orbivirus* Kemerova	Passerine Zugvögel besonders Rotschwänze *(Phoenicurus spp.)*	*Ixodes spp.* [12]

1 PALMER u. TRAINER (1969)
2 WILLIAMS u. a. (1971)
3 STAMM (1958)
4 GRAYSON u. GALNIDO (1968)
5 REEVES u. a. (1958)
6 HASEGAWA u. a. (1975)
7 RHODES u. ROOYEN (1962)
8 BEKLESHOVA u. a. (1971)
9 MCINTOSH u. a. (1968)
10 ASPÖCK (1976)
11 HOOGSTRAAL (1976)
12 ASPÖCK u. a. (1972)
13 SINKOVA (1962)
14 CHIPPAUX u. a. (1970)
15 YUILL u. HANSEN (1975)

13.3 Newcastle-Krankheit (Atypische Geflügelpest) und andere Aviäre Paramyxovirus-Infektionen (Serogruppen 2 bis 7)

Vorkommen, Verbreitung
Die Newcastle-Krankheit als virusbedingte, hoch *infektiöse*, bei akutem Verlauf sehr verlustreiche Krankheit besonders der Hühnervögel und Papageien kommt unter Tauben meist nur bei Seuchenzügen vor, und dann oft in latenten und subklinischen Formen.

Übertragung
Ansteckungsquellen für den Menschen stellen vor allem kranke Hühner nach Schmier- und *Inhalationsinfektionen* dar. Beim Menschen reißen die Infektketten ab. Humane Infektionen mit dem Virus der Newcastle-Krankheit beschrieben mehrere Autoren (u. a. BURNETT, 1943; KASCHULA, 1951; SCHOOP, 1954; REUSS, 1961; GALTON u. ARNSTEIN, 1960; LANCASTER, 1963; ULBRICH u. SODAN, 1965; ZEHETBAUER u. a. 1971).

Symptome
Nach einer *IKZ* von (1) 2 (4) Tagen beobachtet man meist Kopfschmerzen, Schwindel und beidseitige *follikuläre* Augenbindehautentzündungen, die nach wenigen Tagen von selbst verschwinden. Selten treten Entzündungen der Schleimhäute des Nasen-Rachenraumes, *atypische Pneumonien, zentralnervale Symptome* sowie *hämolytische Anämien* auf.

Therapie
Eine *symptomatische* Behandlung der beim Menschen meist harmlos verlaufenden Infektionen mit dem Virus der Newcastle-Krankheit oder anderen *Aviären Paramyxoviren* erübrigt sich meist.

13.4. Chlamydien-Infektion (Ornithose)

Krankheitsbegriff
Die *Chlamydien*-Infektion stellt eine typische Zoonose dar, denn bei ihr verläuft die Infektionskette von Tier zu Tier. Der Mensch befindet sich darin nur gelegentlich als Seitenkette mit fast immer blind endenden Ansteckungen. In der Literatur und Seuchengesetzgebung gilt heute der Fachausdruck *„Ornithose"* als Oberbegriff, während *„Psittakose"* den Erkrankungen der *Psittaciden* (Papageien, Sittiche) sowie den von diesen ausgehenden Krankheitsfällen des Menschen vorbehalten bleibt. Obwohl es sich nach dem derzeitigen Kenntnisstand in allen Fällen um denselben, *Chlamydia psittaci* genannten Erreger handelt, kommen bei den einzelnen Tierspezies infolge Anpassung an sie unterschiedliche, jedoch nicht absolut artspezifische *Chlamydien*-Stämme (*Bio-* und *Serovaren)* vor. Von *Psittaciden*, Puten und Enten stammende Erreger erweisen sich für den Menschen meist höher pathogen als solche anderer Vogelarten.

Vorkommen, Verbreitung
Die ersten Fälle von *Chlamydien*-Infektionen des Menschen beschrieb RITTER (1879) in der Schweiz. Bei der vor allem in Nordamerika und mehreren europäischen Ländern aufgetretenen *Psittakose-Pandemie* 1929/30 registrierte man allein in Deutschland 215 Krankheits- und 45 Todesfälle. Durch die in Taubenbeständen *ubiquitären Chlamydien* läßt sich der Erreger relativ leicht auch auf den Menschen übertragen, ohne manifeste Erkrankungen zu verursachen (u. a. MÜHR, 1955; MEYER, 1965; FRITZSCHE u. HÜRTER, 1976). Nach MOHR (1955) wiesen 45 %, nach MEYER (1965) 50 % der von ihnen untersuchten Taubenhalter, -züchter, -händler und ihren Familienangehörigen Ak gegen *Chlamydien* auf, obwohl es Krankheitsfälle in diesem Personenkreis nicht gab. Nach FRITZSCHE u. HÜRTER (1976) reagierten von 131 *Seren* gesunder Brieftauben-Züchter 23 (17,6 %) in der *KBR* positiv, von 74 Proben klinisch für *Chlamydien*-Infektionen verdächtiger Personen dagegen 27 (36,5 %). Damit bestätigten sich gleichzeitig die *ubiquitär* und weltweit verbreiteten *Chlamydien*-Infektionen bei Tauben. Diese Ergebnisse weisen aber auch darauf hin, daß die von ihnen stammenden *Chlamydien* sich für den Menschen infektiös, aber meist nicht oder nur gering *pathogen* erweisen und daher vorwiegend *latente* Infektionen ver-

ursachen. Dies schließt jedoch nicht aus, daß es auch *virulentere Isolate* gibt, die vor allem bei den mit hohen Erregerdosen massiv infizierten hochempfänglichen Personen (Schwangere, Kleinkinder, Greise, Geschwächte, Kranke sowie Menschen, die erstmals mit Tauben Kontakt besaßen) *Chlamydiose* hervorrufen können.

Nach MEYER (1965) erkrankten 1954 bis 1963 in den USA 2418 Menschen an *Psittakose/Ornithose*. Bei 1270 dieser Personen (59 %) ließen sich folgende Infektionsquellen ermitteln (in %): Papageienvögel 58,8, Puten 27,2, Hühner 6,2, Tauben 2,4, Enten 1,7, andere nicht genannte Tiere 3,7. Diese 1270 erkrankten Menschen besaßen folgende Berufe (in %): 4,3 Ziervögelzüchter, 6,2 -händler, 34,3 -besitzer und 28,7 Geflügelhalter. JANSSON (1960) gab eine Übersicht der KBR-Titer bei Personen mit und ohne Kontakt zu Vögeln.

Die Statistiken des Bundesgesundheitsamtes der BRD weisen um 300 Psittakose-Ornithose-Fälle im Jahr aus, die sich zu etwa 8 % auf Tauben und 60 % auf *Psittaciden* zurückführen lassen (BECK u. JÜSTEL, 1970). Man erfaßt hierbei aber nur die manifesten Erkrankungen des Menschen. Lediglich ein äußerst geringer Teil der Infektionen äußert sich als *Ornithose*, weil die von Tauben ausgehenden Ansteckungen meist *latent* oder mild verlaufen, und man sie oft als grippalen Infekt (Sammelbezeichnung für fieberhafte Entzündungen der Atmungsorgane) ansieht.

Erkrankungen des Menschen weisen oft erst auf *Chlamydien*-Infektionen in Taubenbeständen hin (LÜTHGEN, 1972). In der Fachliteratur werden mehrere genannt, besonders auf Haus- und verwilderte Haus-, aber nur wenige auf Wildtauben zurückführende *Ornithosefälle, die meist* harmlos, nur ganz selten bösartig oder gar tödlich verliefen (VOGEL, 1967). Sie betrafen vorwiegend Einzelpersonen aller Altersstufen. Die äußerst seltenen Familien- und Gruppenerkrankungen gingen größtenteils von Beständen mit akuter *Ornithose* aus. In diesen reagierte ein beträchtlicher Teil der Tauben *seropositiv*, teilweise ließen sich auch *Chlamydien* direkt nachweisen. MEYER (1965) berichtete anhand der von 1931 bis 1963 ausgewerteten Literatur über 680 *Ornithose-Fälle* des Menschen, die auf Kontakt mit Tauben zurückgingen, von denen nur 19 (2,8 %) tödlich endeten. Diese Statistik enthält erfahrungsgemäß nur einen Bruchteil der tatsächlichen Infektionen.

Krankheitsübertragung

Chlamydien lassen sich von allen Taubengruppen auf den Menschen übertragen. Die Mehrzahl der Infektionen geht jedoch auf Haustauben zurück.

Staub

Empfängliche Personen stecken sich meist indirekt durch eingeatmeten erregerhaltigen Staub als wichtigstem *Chlamydien*-Reservoir an. Eingestreute, selten gereinigte und schlecht belüftete Unterkünfte enthalten besonders viel Staub, denn flatternde und fliegende Tauben sowie Säubern wirbeln ihn auf, den der im Schlag befindliche Mensch massiv einatmet.

Besonders intensiver Tierkontakt

Chlamydien lassen sich auch direkt durch den sehr engen Kontakt von Taube und Mensch beim Mundfüttern von Nestjungen oder Aufblasen von Kropftauben übertragen. Personen können sich außerdem anstecken, wenn sie unvorsichtig mit latent infizierten oder kranken Tieren umgehen, die *Chlamydien* vor allem in *Sekreten, Exsudaten* und im kotbeschmutzten Gefieder enthalten.

Schlachten und Genuß von Tauben

In der Literatur werden Erkrankungen beschrieben, die nach dem Trockenrupfen geschossener verwilderter Haus- sowie Wildtauben auftreten und sich entweder auf eingeatmeten erregerhaltigen Gefiederstaub oder Schmierinfektionen mit Kot und Exsudat zurückführen ließen.

Bisher kennt man noch keinen Fall von *Ornithose* des Menschen, der durch den Genuß von Taubenfleisch entstand. Diese Möglichkeit besteht deswegen kaum, weil man Schlachttiere vor dem Verzehr ausreichend erhitzt.

Mensch zu Mensch-Infektionen

Chlamydien verbreiten sich kaum von

Mensch zu Mensch weiter, denn nur selten scheiden *infizierte* Personen *virulente* Erreger aus und übertragen sie auf andere.

IKZ
Sie schwankt meist zwischen (2) 7 bis 14 (32) Tagen.

Krankheitsbild
Dieses kann sich sehr vielfältig äußern.

Latente Infektionen
Angesteckte Menschen erkranken meist nicht manifest, sondern oft nur latent. Nachdem sie *Chlamydien* aufnahmen, setzt sich ihr Körper mit diesen auseinander und bildet *serologisch* nachweisbare *Ak*.

Subklinische und mild verlaufende *Infektionen*
Außer den symptomlosen Infektionen gibt es auch subklinisch und mild verlaufende Fälle, die man oft als grippale Infekte ansieht und deshalb nicht als Ornithose erkennt.

Manifeste Infektionen
Den Krankheitserscheinungen gehen meist unbestimmte Anzeichen *(Prodromalsymptome)* voraus, vor allem Unwohlsein, Benommenheit, Müdigkeit, Stirnkopf-, Glieder-, Rücken- und Kreuzschmerzen, Schwindelgefühl, Übelkeit, Brechreiz, Erbrechen, Druck in der Magengegend, Schweißausbruch, Schüttelfrost, Nasenbluten und trockene, stark belegte Zunge. Nach 24 bis 48 Std. setzt ein trockener Reizhusten ohne vermehrten Auswurf ein, der auch nachts anhält. Außerdem tritt Fieber auf, das zur Bettruhe zwingt. Als typisch gelten vor allem Symptome der Lungenentzündung, wie erhöhte Atemfrequenz und Stechen in der Brust. Die Körpertemperatur unbehandelter Personen beträgt 39 bis 40 °C, hält sich etwa 2 Wochen lang und fällt dann allmählich ab. Diesen charakteristischen Verlauf gibt es jedoch selten.

Ornithoseverdacht
Länger dauerndes Fieber, vor allem in Verbindung mit den obigen Symptomen, sprechen bei sehr engem Kontakt des Menschen mit Tauben für Ornithose. Solche Personen sollten sofort den Arzt aufsuchen und sich eingehend untersuchen lassen. Den Hinweis auf den intensiven Tierkontakt darf man jedoch nicht verschweigen, um *Ornithose* rechtzeitig erkennen und behandeln zu können.

Krankheitsfeststellung
Ornithose läßt sich wie folgt nachweisen:
- durch das klinische Bild,
- die in der Röntgenaufnahme sichtbaren Lungenveränderungen *(atypische Pneumonie)*,
- bei *akut* erkrankten Personen vor Behandlungsbeginn mit *Antibiotika* auch durch die aus Rachenspülwasser, Auswurf und Blut über den Tierversuch mit weißen Mäusen oder embryonierten Hühnereiern nachgewiesenen *Chlamydien*,
- die etwa ab 12. Tag *p. i.* im Blut feststellbaren, mit der *KBR* erfaßbaren *Ak*. Ein vierfacher Titeranstieg im Vergleich zu einer bei Krankheitsbeginn entnommenen Blutprobe beweist die frische Infektion. Titer von 1:40++ und höher gelten als positiv, 1:10 +++ bis 1:20 +++ als negativ. Die *Ak*-Titer steigen oft erst in der 3. Woche *p. i.* an und fallen nach Wochen bis Monaten ab. Chemotherapie kann *Ak*-Bildung verzögern oder verhindern.

Abklärungsuntersuchungen
Neben den humanmedizinischen Untersuchungen sollte man zum Nachweis möglicher Infektionsquellen auch Tauben aus verdächtigen Beständen im direkten Erregernachweis und/oder serologisch in der *KBR* überprüfen lassen. Zwischen den Ergebnissen serologischer Untersuchungen von Taubenbeständen und der Erregerausscheidung gibt es oft keine Wechselbeziehungen (LÜTHGEN, 1971). Daher empfehlen sich Tierversuche entweder mit frisch entnommenen Kotproben oder Organen getöteter Tauben zum direkten *Chlamydien*-Nachweis, für den auch der Zellkultur- und direkte *IF*-Test möglich erscheint.

Meldepflicht
In der DDR schreibt die 1. DB vom 5.10.1956

zur VO zum Schutze gegen übertragbare Krankheiten vom 18.5.1955 „für *Psittakose* und alle anderen *Ornithosen*" die Anzeige jeder Erkrankung, jedes Verdachtes und Sterbefalles des Menschen vor.

In der BRD nennt das Bundesseuchengesetz vom 18.7.1961 als Oberbegriff *Ornithose* mit den untergeordneten Erkrankungen *Psittakose* der *Psittaciden*, während Infektionen des Menschen durch sonstige Vögel (z. B. Tauben) als „übrige Formen" zu melden sind.

In vielen Ländern besteht für jeden verdächtigen oder nachgewiesenen Fall von manifesten *Chlamydien*-Infektionen des Menschen Melde- und z. T. auch Krankenhauseinweisungspflicht.

Therapie

Erkrankte Personen behandelt man nach fachärztlicher Anordnung je nach Krankheitsverlauf entweder zu Hause oder in Infektionsabteilungen von Krankenhäusern. Zur spezifischen Therapie eignen sich vor allem Tetrazykline (Chlortetrazyklin, Doxyzyklin) oder andere Breitspektrumantibiotika, die man etwa 10 bis 14 Tage lang bzw. mindestens 1 Woche nach Entfieberung in der Gesamtdosis von 15 bis 25 g verabreicht. Auf die hohe *Initialdosis appliziert* man entweder Tetrazyklinpräparate in der Tagesdosis von 2 g (4 Einzeldosen von 0,5 g alle 6 Std.) oder Langzeittetrazykline.

Morbidität, Mortalität

Bereits nach 24 bis 48 Std. normalisiert sich die Körpertemperatur, nicht oder unzweckmäßig behandelte Personen können dagegen 4 bis 6 Wochen oder noch länger krank sein, Rückfälle haben oder sogar sterben. Während früher jeder 5. von *Chlamydiose* befallene Mensch starb, enden heute, dank der Fortschritte auf dem Gebiet der Diagnostik und der Therapie, nur weniger als 0,5 % der Fälle tödlich. Dieser Anteil ließe sich noch verringern, begäben sich Erkrankte stets rechtzeitig in entsprechende ärztliche Behandlung.

Eindringlich muß man Taubenzüchter davor warnen, verdächtige Symptome zu verschweigen oder sich gar selbst behandeln zu wollen.

Krankheitsverhütung

Durch die folgenden Maßnahmen können sich Taubenzüchter und ihre Angehörigen vor manifesten *Chlamydien*-Infektionen und ihren Folgen schützen:

– Nestjunge und Jungtiere nicht mit dem Mund füttern,
– in Schlägen weder essen, trinken noch rauchen,
– Kleinkinder und sonstige empfängliche Personen, die mit Tauben bisher nicht in Kontakt kamen, nicht in Schläge lassen,
– Schlaganlagen erst dann gründlich säubern, nachdem man Fenster und Ausflüge öffnete sowie Flächen und Einrichtungsgegenstände mit Wasser befeuchtete, um den Staub zu binden. Tauben dürfen sich dabei nicht im Schlag befinden.

Darüber hinaus dienen folgende Maßnahmen dem vorbeugenden Gesundheitsschutz der Züchter und anderen gefährdeten Personen:

– Züchter und Zuchtrichter von Kropftauben sollten deren Kropf nicht mit dem Mund (bisher vielfach üblich), sondern nur mit einem zweckentsprechenden Hilfsmittel (Gummischlauch) aufblasen.
– Den sichersten Atemschutz beim Säubern von Schlägen bieten Kolloidfilter- oder Frischluftmasken. Über den Sanitätshandel lassen sich auch „Einmalmasken" beziehen, die Ärzte bei Operationen tragen. Notfalls eignet sich hierfür auch ein Tuch, das Mund und Nase bedeckt. Dieses muß man nach jedem Gebrauch auskochen.
– Durch den Kontakt vor allem mit an „Schnupfen" erkrankten Tieren infiziert sich der Mensch leicht mit *Chlamydien*. Deshalb darf man solche Tauben nur nach tierärztlichem Rat und entsprechenden Vorsichtsmaßnahmen behandeln. Dies bleibt dem Züchter vorbehalten, der vielfach Infektionsimmunität und damit Schutz vor manifesten Ansteckungen besitzt.
– *Chlamydien* lassen sich durch Erhitzen (bei 56 °C innerhalb von 3 bis 5 Min.) sicher abtöten. Geschlachtete Tiere muß man daher vor dem Rupfen mit siedendem Wasser überbrühen, Federn und

Schlachtabfälle verbrennen oder unschädlich beseitigen. Taubenfleisch darf man nur gargekocht oder gargebraten verzehren.

– Um die Bevölkerung vor möglichen Chlamydien-Infektionen zu schützen, empfiehlt es sich, zu intensiven Kontakt mit verwilderten Haustauben zu vermeiden und ihre Population durch tierschutzgerechte Maßnahmen auf ein erträgliches Maß zu reduzieren.

13.5. Salmonella (S.) typhi murium var. copenhagen- und andere Salmonella-Infektionen

Vorkommen, Verbreitung

Latente Infektionen mit *Salmonellen*, seltener manifeste Erkrankungen *(Salmonellosen)* gehören zu den weitverbreitetesten Zoonosen des Menschen. Abgesehen von spezifischen *Salmonellosen* durch *S. typhi* und *S. paratyphi*, lassen sich beim Menschen statistisch besonders häufig Erkrankungen mit *S. typhi-murium* nachweisen. Unterscheiden muß man die eigentlichen Infektionen durch direkten Kontakt bzw. über kontaminierte Zwischenträger einerseits und die durch *Salmonellen* verursachten Lebensmittelvergiftungen andererseits.

Krankheitsentstehung

Salmonellen können sich in ungekühlt gelagerten Speisen vornehmlich in der warmen Jahreszeit sehr stark vermehren. Nimmt der Mensch massenhaft Keime mit ungenügend erhitzten salmonellenhaltigen Nahrungsmitteln auf, setzen sich im Darm durch die Verdauungsprozesse deren *Endotoxine* frei, die nach ihrer *Resorption akute* fieberhafte Magen-Darmentzündungen mit selten bösartigem Verlauf verursachen.

Krankheitssymptome

Meist stellen sich innerhalb von 2 bis 12 Std. nach Verzehr von Nahrungsmitteln mit hohem Salmonellengehalt folgende Symptome ein: Benommenheit, Übelkeit, Kopfschmerzen, Aufstoßen, Leibschmerzen mit heftigen Darmgeräuschen, Erbrechen, Durchfall mit übelriechendem, dünnem, gelegentlich schleimigem, jedoch kaum blutigem Kot, Schüttelfrost, auf 40 °C ansteigende Körpertemperatur.

Therapie

Als besonders anfällig erweisen sich Säuglinge, Kleinkinder, ältere Menschen und Magenkranke, bei denen ohne ärztliche Therapie nach zwei- bis fünftägigem Kranksein Bewußtseinsstörungen, Kreislaufschwäche und Herztod entstehen können. Rechtzeitig behandelte Nahrungsmittelvergiftungen des Menschen verlaufen meist gutartig und enden nur in seltenen Fällen tödlich.

Meldepflicht

Salmonella-Infektionen des Menschen gehören zu den meldepflichtigen Krankheiten.

Krankheitsursachen und ihre Verhütung

Lebensmittelvergiftungen entstehen nach dem Genuß meist erst während der Gewinnung und Zubereitung kontaminierter *salmonellen*haltiger Lebensmittel tierischer Herkunft. Sorgfältige hygienische Überwachung aller mit der Herstellung und Zubereitung von Lebensmitteln beschäftigter Betriebe und Einrichtungen unterbindet Infektionsketten. Hygienische Maßnahmen müssen auch im eigenen Haushalt selbstverständlich sein. Geflügelfleisch und daraus bereitete Speisen darf man daher nur gargekocht und -gebraten verzehren, weil sich hierdurch vorhandene Keime und ihre Endotoxine sicher inaktivieren lassen.

Direkte Infektionen des Menschen

Sie gibt es in seltenen Fällen durch besonders engen Kontakt mit erkrankten Vögeln (LÜTHGEN, 1970), wenn empfängliche Personen massenhaft an Staub gebundene Krankheitskeime einatmen oder durch Schmutz- und Schmierinfektionen aufnehmen. Sie lassen sich meist auf *S. typhi murium* zurückführen. Weitergehende Untersuchungen der isolierten Stämme ergaben jedoch, daß sich diese biochemisch und *lysotypisch* oft von den von Tauben isolierten *Salmonella*-Spezies unterscheiden, so daß Tauben in der *Epidemiologie* humaner Infektionen entweder nur eine geringe oder gar keine Rolle spielen.

Zusammenhänge zwischen menschlichen Erkrankungen und salmonellainfizierten Tauben

In der Literatur gibt es darüber nur wenige Mitteilungen. CLARENBURG u. DORNICKX (1932) stellten eine Nahrungsmittelvergiftung bei 20 Personen nach dem Verzehr eines mit 100 Taubeneiern zubereiteten Puddings fest. *S. typhi murium* ließ sich aus den Eiern und Tieren des betreffenden Bestandes, Puddingresten sowie Kot, Urin und Blut der Erkrankten isolieren. In Norwegen berichtete SØRUM (1953) über eine *Enzootie* von mehreren tausend Tauben 1950/51 durch *S. typhi murium var. copenhagen.* Dieser Erreger lag auch bei gleichzeitig erkrankten Menschen der Stadt Bergen vor. WUTHE (1972) beschrieb eine Lebensmittelvergiftung durch *S. typhi murium var. copenhagen* nach dem Genuß von mit Enteneiern hergestelltem Kartoffelsalat. Die Enten befanden sich in engem Kontakt mit Tauben, nahmen deren kothaltiges Futter auf und verbreiteten den Erreger weiter.

WUTHE (1978) berichtet eingehender über die Bedeutung taubenspezifischer Isolate von *S. typhi murium var. copenhagen* für andere Tiere und den Menschen. Die Angaben verschiedener Autoren, die entsprechend dem häufigen Vorkommen solcher Stämme bei Tauben auf deren Rolle für Infektionen der Tiere (z. B. LADEHOFF, 1959; STEINIGER u. VOGELSANG, 1974) und des Menschen (z. B. SØRUM, 1953; SCHULTE u. SCHOLZ, 1960; LEONHARD, 1962) schlossen, konnte er nicht bestätigen. Gleiches trifft auch für Veröffentlichungen anderer Autoren, z. B. SCHOLTENS u. CAROLI (1971) aus Holland, von OYE u. BORGHIJS (1969) aus Belgien sowie die mehrerer Autoren aus der BRD (z. B. BULLING, 1960, 1961; SEIDEL u. EILSBERGER, 1962; LÜTHGEN u. BULLING, 1967; BRANDIS u. ANDRIS, 1977; BRANDIS u. a., 1980; LÜTHGEN u. BRANDIS, 1981) zu.

Sie alle schlußfolgern aus ihren Untersuchungen, daß Tauben bei den durch *S. typhi murium var. copenhagen* verursachten humanen Infektionen keine wesentliche Rolle spielen. Ausnahmen von dieser Regel dürften selten sein. Daraus darf man jedoch nicht absolut schließen, daß von Tauben stammende *Salmonellen* keine menschlichen Infektionen auszulösen vermögen. SPANO u. GULOTTI (1961) beschrieben eigenartigerweise Todesfälle des Menschen nach dem Genuß erkrankter Tauben in Italien. Offenbar lagen hierbei Schmierinfektionen durch ungünstige Zubereitung der Schlachttiere vor. Dagegen scheint der bloße Kontakt zu *salmonellen*ausscheidenden Tauben nicht auszureichen, um Keimmengen zu übertragen, die Krankheitserscheinungen des Menschen hervorrufen. Dafür folgendes Beispiel: Ein Züchter pflegte seine von Salmonellose betroffenen Tauben, erkrankte jedoch nicht, obwohl er einige Wochen lang taubenspezifische Salmonellen mit den Fäzes auschied.

Hinweise für Erkrankungen des Menschen durch infizierte Tauben gibt es nur selten, da sich der „Taubentyp" von *S. typhi murium var. copenhagen* für ihn meist sehr gering pathogen erweist. Träfe das nicht zu, müßten bei dem sehr engen Kontakt von Züchtern und ihren Familien mit Tauben relativ häufig Erkrankungen dieses Personenkreises vorkommen. Das gilt auch für Lebensmittelvergiftungen, da sowohl Taubeneier als auch Schlachttauben und die daraus bereiteten Speisen zu den Leckerbissen gehören.

13.6. Mycobacterium avium-Infektion (Vogeltuberkulose)

Vorkommen, Verbreitung

Der Erreger der Vogeltuberkulose *Mycobacterium (M.) avium* kommt bei zahlreichen Vogelarten vor, besonders bei Hühnervögeln, seltener bei Tauben, wenn sie mit Mycobakterien kontaminiertes Futter oder Wasser (z. B. in Geflügelausläufen) aufnehmen. Nach der Infektion scheiden sie die Erreger massenhaft mit dem Kot aus und können somit andere empfängliche Tiere und (offenbar sehr selten) sogar den Menschen infizieren.

Krankheitsentstehung

Obwohl *M. avium* sich nach Angaben mehrerer Autoren (z. B. DRAGSTED, 1949; FELDMAN, 1938, 1947; FINLAYSON, 1948; NASSAL, 1961; KÄPPLER, 1965; MEINER,

1965, 1969) bei weitem nicht so pathogen für den Menschen erweist wie *M. tuberculosis* oder *M. bovis*, bestätigen die in der Literatur beschriebenen Fälle von Tuberkulose des Menschen durch *M. avium* dessen allerdings sehr geringe Bedeutung als Zoonosenerreger. Bei solchen Erkrankungen spielen natürliche Widerstandskraft betroffener Menschen sowie die Menge und Häufigkeit aufgenommener Erreger eine entscheidende Rolle. Für Infektionen mit *M. Avium* erscheinen daher nur Personen besonders gefährdet, die sich in ständigem Kontakt mit tuberkulösen Tauben befinden. Die häufigsten Ansteckungsquellen stellen der mit Tuberkelbakterien angereicherte Staub von Taubenschlägen und der Genuß ungenügend erhitzten Fleisches tuberkulöser Tauben dar. Aus den Ansteckungswegen bei der auf dem Blutweg übertragenen Tuberkulose des Menschen durch *M. tuberculosis* oder *M. bovis* mit den Phasen I bis III der Infektion, sind auch die Möglichkeiten der Entstehung eventueller Ansteckungen und Erkrankungen des Menschen durch *M. avium* anzudeuten.

Beim Schlachten und der Autopsie erregerhaltiger Tauben muß man wegen der Infektionsgefahr Schutzmaßnahmen einhalten. Tuberkelbakterien lassen sich zwar in Eiern nachweisen, als Infektionsursache kommen sie jedoch kaum in Frage. Kinder und Jugendliche stecken sich vorwiegend über den Verdauungs-, ältere Personen meist über den Atmungstrakt an.

Krankheitsprozesse
Sie lassen sich bei aerogener Infektion in den Lungen nachweisen, bei *peroraler* vorwiegend in den Darmlymphknoten und Nieren.

Meldepflicht
Für die Tuberkulose des Menschen besteht Meldepflicht.

Prophylaxe
Um von Tauben ausgehende Tuberkuloseerkrankungen empfänglicher Personen zu vermeiden, muß man mit *M. avium* infizierte Taubenbestände ausmerzen sowie die bei der Krankheit aufgeführten Maßnahmen beachten.

13.7. Yersinia (Y.) pseudotuberculosis- (Pseudotuberkulose) und Yersinia enterocolitica-Infektion (Enterocoliticose)

Außer der in der Vergangenheit besonders gefürchteten, von *Y. pestis* verursachten Pest mit ihrem Erregerreservoir Nagetiere (vor allem der Rattenfloh überträgt *Y. pestis* durch Blutsaugen auf den Menschen) kommen als weitere Zoonosen relativ selten die *Y. pseudotuberculosis*- und *Y. enterocolitica*-Infektion vor.

13.7.1. Y. pseudotuberculosis-Infektion (Pseudotuberkulose)

Vorkommen, Verbreitung
Y. pseudotuberculosis kommt weltweit verbreitet besonders bei Nagetieren vor, weniger häufig unter Puten, Kanarienvögeln und seltener bei Tauben.

Übertragung
Tauben stellen daher kaum Infektionsquellen für den Menschen dar, für die in der Rangfolge besonders Wasser, von Tieren stammende Lebensmittel und erst an letzter Stelle Tiere in Frage kommen. Infolge anderer Ursachen erhöht empfängliche Personen infizieren sich nach der *IKZ* von 3 bis 10 Tagen manifest mit massiven Dosen ($> 10^9$ Keime) des Erregers vor allem über den Verdauungstrakt und Hautwunden.

Symptome
Die meisten Ansteckungen verlaufen klinisch inapparent, die wenigsten als *akute* bis *subakute* Magen-Darmentzündungen. Sie gehen mit oder ohne Erbrechen sowie *Pseudoappendicitis* und wässrigem (nicht *blutigen)* Durchfall, krampfartigem Leibschmerz (besonders im rechten Unterbauch), z. T. auch mit Gelenkentzündungen *(Polyarthritis)*, *Erythema nodosum*, *Meningitis*, REITER's Syndrom einher und dauern wenige Tage, selten einige Wochen an. Die meist gutartige Darmform äußert sich oft als *akute* bis *subakute Appendicitis* mit *Leukozytose* und beschleunigter Blutsenkung. Bei den *septisch-typhösen* Manifestationen stellen sich mitunter *Intoxikations*erscheinungen und selten der Tod ein.

Krankheitsprozesse
Die pathomorphologischen Prozesse können sich als *Gastroenteritiden, ulzerative Enterocolitis,* regionale *Lymphadenopathien, Granulome* in Leber, Milz, *Pankreas* und Lymphknoten äußern.

Prophylaxe
Zur Verhütung möglicherweise von Tauben ausgehender *Y. pseudotuberculosis*-Infektionen des Menschen eignen sich sinngemäß die unter Chlamydien-Infektion genannten Maßnahmen.

13.7.2. *Y. enterocolitica-Infektion (Enterocoliticose)*

Vorkommen, Verbreitung
Das 1939 erstmals beschriebene *Bakterium Y. enterocolitica* ließ sich bisher aus dem Kot von Menschen, Säugetieren, Vögeln, Reptilien, ferner aus Lebensmitteln (z. B. Fleisch, Muscheln, Eiskrem), Futtermitteln, Gewässern, Trink- und sogar Quellwasser nachweisen. Beim Menschen kommt es annähernd häufig wie Salmonellen vor.

Übertragung
Die Infektion von Tieren geht vermutlich meist von erregerhaltigem Futter und Wasser aus, die des Menschen vorwiegend von solchen Lebensmitteln. Zur manifesten Erkrankung müssen stark resistenzgeschwächte, erhöht empfängliche Personen mindestens 10^9 Keime je g Lebensmittel aufnehmen.

Krankheitsbild
Die *IKZ* kann 3 bis 10 Tage betragen. Das Krankheitsbild ähnelt oder gleicht der *Y. pseudotuberculosis*-Infektion.

Prophylaxe
Hierfür empfehlen sich sinngemäß die unter *Chlamydien-Infektion* aufgeführten Erfordernisse.

13.8. Erysipelothrix (E.) rhusiopathiae-Infektion (Erysipeloid, „Rotlauf")

Vorkommen, Verbreitung
E. rhusiopathiae als Zoonosenerreger kann die als *Erysipeloid* bezeichnete, meist harmlose Wundinfektion bei Personen verursachen, die mit dem Erreger intensiv in Berührung kommen (z. B. Fleischer, Fischverarbeiter, Köche, Tierärzte). Rotlaufbakterien dringen hierbei meist durch Wunden an Händen oder Unterarmen in den Körper ein.

Symptome
Nach der 2- bis 5tägigen *IKZ* können sich folgende Erscheinungen einstellen: blaurot verfärbte, schmerzhaft geschwollene Hautpartien, vergrößerte Achsellymphknoten, mitunter auch fieberhaft verlaufende *septikämische* Prozesse, vor allem scharlachähnlicher Hautausschlag, Gelenk-, Herz- und Kreislaufbeschwerden. Infektionen durch nicht oder nur ungenügend erhitztes erregerhaltiges Fleisch (Nahrungsmittelvergiftung) gibt es nicht oder nur extrem selten.

Therapie
Setzt die Behandlung rechtzeitig ein, heilt Rotlauf schnell und komplikationslos. Unbehandelte Personen dagegen können längere Zeit krank sein, Rückfälle erleiden und sogar sterben. Um das zu verhüten, muß man in Verdachtsfällen umgehend den Arzt aufsuchen.

Meldepflicht
Als Zoonose gehört das *Erysipeloid* zu den meldepflichtigen Berufskrankheiten, welches nach einer Statistik von BRANDT (1963) die dritthäufigste Zoonose darstellt.

13.9. Cryptococcus neoformans-Infektion (Kryptokokkose, K)

Krankheitsbegriff
K stellt eine vom kapselhaltigen, im ∅ 3,5 bis 8 µm großen, hefeähnlichen Pilz *Cryptococcus neoformans (C. n.)* verursachte, weltweit verbreitete Mykose dar, die außer bei Säugetieren (z. B. Katze, Hund, Meerschweinchen, Ziege, Schaf, Rind, Pferd, Wildtiere, Affen) auch bei Menschen aller Altersstufen vorkommt. Vor allem bei empfänglichen Personen (besonders solchen mit tumorösen Krankheiten, *Diabetes mellitus* und längerfristiger Steroidbehand-

lung) kann der Erreger das als Lungen- und Gehirnkryptokokkose (*Meningoencephalitis*) bezeichnete Krankheitsbild hervorrufen.

Krankheitsursache
C. n. kommt vor allem in der Erde (primärer Standort) sowie erdhaltigem Schmutz und Staub vor. Mehrere Forscher wiesen seit 1955 nach, daß sich dieser Pilz regelmäßig im trockenen Kot von Tauben und anderen Vögeln (sekundärer Standort) nachweisen läßt. C. n. gehört nicht zu den pathogenen Erregern von Tauben, denn sie lassen sich auch nach massiver experimenteller Ansteckung meist nur symptomlos infizieren. Mehrere Autoren konnten aus bis zu 100 % von Kotproben, aber nur in wenigen Fällen aus Organen (z. B. Darminhalt, Leber, Herz, Lungen) von Tauben C. n. isolieren. In feuchtem Vogelkot kann sich C. n. infolge des durch die bakterielle Zersetzung entstehenden hohen pH-Wertes nicht vermehren, dafür aber um so mehr in trockenem aufgrund seines hohen Gehaltes an niedermolekularen Stickstoffverbindungen als idealem Substrat. Durch seine hohe Resistenz gegenüber Austrocknung bleibt C. n. in Erde und Vogelkot jahrelang vermehrungsfähig. Nach EMMONS (1960) enthält 1 g trockener Taubenkot > 50 Mill. C. n.-Zellen.

C. n. und Tauben
Versuche ergaben, daß Tauben den mit Erde aufgenommenen Erreger selten längere Zeit im Darm beherbergen. Die meisten C. n.-Stämme können durch die höhere Körperinnentemperatur von Vögeln keine Kapsel bilden und unterliegen somit den Abwehrzellen des Organismus. BÖHM (1980) wies jedoch nach, daß es einzelne C. n.-Isolate gibt, die sich noch bei > 40 °C vermehren und schließt daraus, daß unter diesen Bedingungen Tauben den Erreger aktiv verbreiten können. Von diesen Ausnahmen abgesehen, passieren mit Erde (alle samenverzehrenden Tauben picken außer Steinchen auch Erde triebhaft auf) oder erdbeschmutztem Futter aufgenommene C. n.-Keime den Verdauungstrakt von Tauben, ohne ihren Körper zu schädigen.

Tenazität
C. n. vermehrt sich in trockenem Taubenkot massenhaft und überlebt darin jahrelang, während ihn Feuchtigkeit inaktiviert. 80 °C übersteht C. n. 24, 100 °C 3, 120 °C 1 Std.

Krankheitsübertragung
Empfängliche Personen infizieren sich vor allem beim Reinigen von Schlägen mit massiv eingeatmeten C. n.-Sporen manifest.

Krankheitsbild
SEELIGER u. STAIB (1966) wiesen auf > 1500 registrierte, tödlich verlaufende C. n.-Fälle des Menschen hin. Obwohl diese Statistik nur einen Teil der wirklichen Erkrankungen umfaßt, stellt K. nach *Histoplasmose* die zweithäufigste *Mykose* dar. Die Zahl subklinischer und latenter C. n.-Infektionen liegt wesentlich höher, weil das typische Krankheitsbild der Lungen*kryptokokkose* mit anfangs unbestimmten, nach subakutem oder chronischem Verlauf typischen Symptomen (Husten, Brustschmerzen, schleimiger Auswurf, Gewichtsabnahme, gering erhöhte Körpertemperatur, Atmungsbeschwerden, Nachtschweiß, allgemeine Schwäche) selten vorliegt. Bei *Kryptokokkose* des *ZNS* können *Meningitis, Meningoencephalitis* oder *-myelitis* und die daraus resultierenden Allgemeinsymptome und zentralnervalen Störungen vorliegen.

Krankheitsfeststellung und -behandlung
K läßt sich durch eingehende fachärztliche Untersuchungen nachweisen und mit wirksamen *Antimykotika* (Amphotericin B) behandeln.

Prophylaxe
Zur Verhütung manifester C. n.-Infektionen gefährdeter Personen empfehlen sich folgende Maßnahmen:
- Tauben nur in hygienisch einwandfreien, laufend gereinigten Schlägen und Volieren halten!
- Taubenschläge nur mit dort getragener, regelmäßig erneuerter Schutzkleidung betreten!
- C. n. reichert sich vor allem auf eingestreuten sowie selten gesäuberten, stark

taubenkothaltigen Böden an. Daher Böden nicht einstreuen, den Kot aber regelmäßig (jeden 2. bis 3. Tag) entfernen!

- Vor dem Reinigen von Schlägen und Volieren stets Fenster sowie Ausflüge öffnen, trockenen Kot und Staub durch Überbrausen mit Wasser befeuchten, als Atemschutz Mundtuch oder noch besser Staubschutzmaske tragen!
- Diese Schutzmaßnahmen bei allen mit Staubbildung einhergehenden Verrichtungen einhalten!
- Trockenen Kot und Schmutz nicht in offenen, sondern geschlossenen Behältern aufbewahren und kompostieren oder eingraben!
- Geschwächte und besonders anfällige Personen sollten Taubenschläge sowie den Kontakt mit Taubenkot und -staub meiden!
- Bei Verdacht auf Infektionen mit *C. n.* umgehend sich ärztlich untersuchen lassen!

13.10. Histoplasma capsulatum-Infektion (Histoplasmose, H)

Krankheitsbegriff

H gilt nach neueren Untersuchungen als weltweit verbreitete, vom 1 bis 5 µm großen hefeähnlichen Pilz *Histoplasma capsulatum (H. c.)* verursachte häufigste *Mykose* des Menschen. In europäischen Ländern soll sie selten, in außereuropäischen (vor allem USA, Südamerika, Ostasien, Südafrika) dagegen häufig auftreten. Spontane *latente* oder *manifeste H. c.*-Infektionen gibt es darüber hinaus auch bei zahlreichen Haus- und Wildsäugetieren. Für Vögel erweist sich *H. c.* apathogen.

Krankheitsursache

H. c. kommt vor allem in der Erde (primäres Erregerreservoir), darüberhinaus im eingetrockneten Kot von Vögeln einschließlich Tauben und Wildtieren (sekundäres Erregerreservoir) vor. Bei Tauben verursacht *H. c.* auch nach massiver Ansteckung meist nur symptomlose Infektionen. Mehreren Autoren gelang es, *H. c.* aus bis zu 100 % von Trockenkotproben von Tauben zu isolieren, dagegen nur in Einzelfällen aus Darminhalt oder Organen experimentell infizierter Tiere. In feuchtem Taubenkot vermehrt sich *H. c.* durch seinen hohen pH-Wert nicht, in trockenem durch seine niedermolekularen Stickstoffsubstanzen als idealem Nährsubstrat jedoch stark.

Tenazität

Durch seine hohe Resistenz gegen Austrocknung überlebt *H. c.* im primären und sekundären Erregerreservoir jahrelang. 1 g trockener Taubenkot kann Mill. von *H. c.*-Sporen enthalten. Feuchtigkeit inaktiviert sie schnell.

Ansteckung

Empfängliche Personen (vor allem Säuglinge, Kleinkinder, ältere und durch andere Krankheiten geschwächte Menschen) infizieren sich vor allem mit massiv eingeatmeten *H. c.*-Sporen, seltener durch über den Verdauungstrakt aufgenommene Erreger manifest. Nach Kontakt mit Taubenkot besaßen Kinder eine dreifach höhere Infektionsrate als nicht exponierte (FURCOLOW u. NEY, 1957).

Krankheitsbild

Latente *H. c.*-Infektionen kommen nach mehreren Autoren beim Menschen ubiquitär vor. In den USA verlief die bei 25 000 gesunden Personen durchgeführte allergische Probe mit dem *Histoplasmin*-Hauttest zu 24 % positiv. Mehrere Autoren beschrieben mit Fieber, Lungen-, Darmentzündungen, Geschwüren der Nasen-Rachen-Schleimhaut sowie äußeren Haut, Leber-, Milz-, Lymphknotenschwellungen, Anämie und daraus resultierenden Allgemeinsymptomen einhergehende gehäufte Erkrankungen von Züchtern und anderen Personen nach massivem Kontakt mit taubenkothaltigem Staub. Die Zahl subklinischer und latenter *H. c.*-Infektionen liegt bei exponierten Menschen sehr hoch und schwankt von 75 bis 100 %.

Krankheitsfeststellung und -behandlung

H. c.-Infektionen lassen sich durch fachärztliche Untersuchungen nachweisen, manifeste Erkrankungen mit wirksamen Antimykotika behandeln.

Prophylaxe
Zur Verhütung manifester *H. c.*-Infektionen gefährdeter Personen empfehlen sich die unter *Kryptokokkose* aufgeführten Maßnahmen.

13.11. Toxoplasma gondii-Infektion (Toxoplasmose)

Krankheitsbegriff
Toxoplasma (T.) gondii gilt als weltweit verbreiteter und häufiger Gewebsparasit von Warmblütern. Auch der Mensch kann sich mit ihm infizieren. Daher gehört die *Toxoplasmose* zu den *Zooanthroponosen*, bei denen Anzeigepflicht für jeden ärztlich nachgewiesenen Krankheits- und Sterbefall besteht. Der Mensch stellt jedoch einen blinden Seitenzweig der Infektionskette dar, wenn man von den Sonderfällen der *diaplanzentaren* Infektion von Embryonen oder der Übertragung durch die Muttermilch absieht.

Krankheitsübertragung
Für die Infektion des Menschen mit *T. gondii* gibt es 2 Möglichkeiten:
- *Oral* aufgenommene, von Endwirten ausgeschiedene sporulierte und damit infektionsfähige *T.-Oozysten* als Schmutz- oder Schmierinfektion durch kontaminierte Hände und Speisen. Als Endwirte gelten nach den derzeitigen Kenntnissen Hauskatzen.
- Verzehr von rohem oder nicht vollständig durchgebratenem Fleisch von den mit *T. gondii* infizierten Zwischen- und Endwirten. Bei diesem häufigsten Infektionsweg nimmt der Mensch *T.-Endozoiten* in Form von *Zysten* oder *Pseudozysten* auf, die sich in ihm ungeschlechtlich vermehren.

Als Zwischenwirte kommen alle warmblütigen Säugetiere und Vögel in Frage. Zu den wichtigsten Quellen für Infektionen des Menschen gehören Schafe (Infektionsrate 80 %), Schweine (Infektionsrate 70 bis 80 %). In der Natur stellen verschiedene Arten von Kleinnagern (vor allem Mäuse) das wichtigste Erregerreservoir dar.

Krankheitsformen
Beim Menschen kommen angeborene *(konnatale) Toxoplasmosen* heute verhältnismäßig selten vor, da sich durch die Schwangerschaftsüberwachung solche Fälle vermeiden lassen. Darüber hinaus besitzen die meisten Frauen *Ak* gegen *T. gondii* als Folge früherer Infektionen, so daß von vornherein keine embryonalen Schäden entstehen. Kennzeichen *diaplazentar* erworbener *Toxoplasmose* stellen Todgeburten sowie *zerebrale* Schäden dar, wie Wasserkopf *(Hydrocephalus)*, Ader- und Netzhautentzündungen der Augen *(retinoenzephalopathisches Syndrom)*.

T. gondii-Infektionen des Menschen verlaufen meist latent und lassen sich durch serologisch nachweisbare *Ak* feststellen. Sie nehmen etwa vom 10. Lebensjahr an zu und erreichen bei älteren Menschen 50 bis 60 %, bei der Landbevölkerung oft noch mehr. Statistiken wiesen aus, daß die Haltung von Katzen ohne Einfluß auf den Infektionsgrad blieb, jedoch stiegen bei dem Verzehr von rohem Fleisch die positiven Reaktionen deutlich an.

Krankheitssymptome
Die Immunitätslage des Menschen entscheidet darüber, ob und welche Symptome nach *T. gondii*-Infektionen auftreten. Akut, subakut oder chronisch verlaufende Erkrankungen gibt es selten. Verdächtige Zeichen stellen geschwollene Halslymphknoten, Kopfschmerzen, Abgeschlagenheit und leicht erhöhte Körpertemperatur dar, die auch bei grippalen Infekten vorhanden sein können. Die Infektion verläuft zwar nur selten ganz symptomlos, bleibt aber wegen ihrer unspezifischen Symptome meist unerkannt.

Tauben als Krankheitsüberträger
Obwohl GIBSON u. EYLES (1957) von „gesicherter" Übertragung von *T. gondii* von Tauben auf Menschen berichteten, äußern Wissenschaftler heute übereinstimmend, daß es solche Fälle nicht gibt. Einerseits spielen *T. gondii*-Infektionen bei Tauben nur eine untergeordnete Rolle, andererseits scheiden infizierte Tauben keine *T.-Oozysten* aus und können somit den Erreger nicht weiterverbreiten. Tauben verzehrt der Mensch nur in gekochtem oder gebratenem Zustand. Daher scheidet

auch eine Infektion über *Zysten* oder *Pseudozysten* im Taubenfleisch aus. Bei der Fleischzubereitung sollte man jedoch die hygienischen Maßnahmen einhalten, um Schmierinfektionen zu vermeiden. Das Tieffrosten von Fleisch für mindestens 24 Std. tötet die Zwischenformen von *T. gondii* sicher ab (wichtig für den Genuß von rohem oder nur mäßig gebratenem Fleisch).

13.12. Ektoparasiten, Schädlinge, Lästlinge (Milben, Insekten)

Arten, Vorkommen, Verbreitung

Zecken, Rote Vogelmilbe, Nordische und Tropische Vogelmilbe, Wanzen, Flöhe, Lausfliegen können den Menschen nicht nur belästigen, sondern auch Gesundheitsstörungen hervorrufen. Diese blutsaugenden Ektoparasiten kommen vor allem in unzweckmäßigen, selten gereinigten, verwahrlosten Schlägen und häufig auch in den Niststätten verwilderter Haustauben vor. Vor allem verwilderte Haustauben spielen nach mehreren Autoren als Überträger von Parasiten, darüberhinaus auch von Schädlingen und Lästlingen die größte Rolle. DÖHRING (1958) sowie WEIDNER (1961) untersuchten die Niststätten verwilderter Haustauben und wiesen nach, daß sie fast ausnahmslos ein Reservoir für die Ektoparasiten, Milben und Insekten darstellen. Besonders bei massiven Befall können sie auch in benachbarte Wohnungen oder andere Räume eindringen, sich dort ansiedeln und den Menschen belästigen.

Mehrere Autoren (u. a. KEMPER u. REICHMUTH, 1941; BOETTGER u. REICHENBACH-KLINKE, 1955; IMHOFF, 1975; KRÜGER, 1981) beschrieben von Tauben ausgehende Zeckeninvasionen des Menschen, die keineswegs selten vorkommen. Ähnliches trifft auch für die Rote Vogelmilbe, z. T. auch für den Tauben- und Hühnerfloh, die Tauben- und Bettwanze sowie Lausfliegen zu.

Übertragung

Wegen ihrer nicht ausgesprochenen Wirtsspezifität können die genannten Parasiten andere freilebende Vögel befallen, die sie auf Tauben und andere Geflügelarten übertragen. Sie vermehren sich besonders in der warmen Jahreszeit. Bieten ihnen die Tiere nicht mehr genügend Nahrung, dringen sie massenweise in benachbarte oder sonstige Räume ein, wo sie sich tagsüber in Schlupfwinkeln (Polstermöbel, Dielenritzen, Tapetenrisse, Zwischenwände, Decken) verbergen. Als besonders betroffen gelten Wohnungen in alten Häusern, in denen sich verlassene Schläge oder Niststätten verwilderter Haustauben befinden. Auch nach Taubenbekämpfungsaktionen in Großstädten muß man mit verstärkt in Wohnungen oder sonstige Räume eindringenden Ektoparasiten rechnen, weil dann der Mensch als Ersatzwirt dient. Die Parasiten befallen ihn vor allem nachts, saugen Blut und bilden oft ausgesprochene Plagen.

Symptome und Verlauf

Milben- und Insektenstiche können tagelangen Juckreiz, Quaddeln, Hautausschläge der betroffenen Stellen, Wundinfektionen und – vor allem bei empfindlichen Personen – sogar m. o. w. stark *ödematös* geschwollene Körperpartien, Lymphgefäßentzündungen, Fieber, erhöhte Herz-, Puls- und Atemfrequenz, allergische Symptome sowie sonstige Allgemeinbeschwerden bewirken, die zur Bettruhe oder sogar zum Krankenhausaufenthalt zwingen.

Prophylaxe

Neben den blutsaugenden Ektoparasiten gibt es eine Reihe von Milben und Insekten, die weniger von Taubenschlägen, sondern meist von Niststätten verwilderter Haustauben aus in Wohnungen eindringen und den Menschen ebenfalls belästigen können.

Um das zu verhüten, muß der Züchter Tauben hygienisch einwandfrei halten. Darüberhinaus sollte er alljährlich vor der warmen Jahreszeit Schlag und Einrichtungsgegenstände mit einem möglichst nachhaltig wirkenden insektiziden Mittel besprühen, damit sich Ektoparasiten, Schädlinge und Lästlinge nicht ansiedeln können. Stellt er solche Schmarotzer fest, muß er Schläge und Volieren gründlich reinigen und entwesen.

13.13. Aspergillus-Infektionen (Aspergillose, Pneumomykose)

Vorkommen
Vor allem stark schimmelpilzsporenhaltige Schlagluft, kaum jedoch aspergillosekranke Tauben, gefährden u. U. auch die Gesundheit der Züchter. Atmen sie massenhaft die Sporen von Schimmelpilzen (*Aspergillus* (*A*)-Arten) ein, können sie an *Pneumomykose* (Lungenverpilzung) erkranken, die zur Gruppe exogener allergischer Lungenerkrankungen gehört.

Krankheitsbild
A. fumigatus kann sowohl allergische als auch ohne Allergien auftretende Manifestationen der Atmungsorgane hervorrufen. Diese ließen sich u. a. bei Taubenmästern feststellen, die täglich Hunderte von Jungtauben mit vorgekauten Körnern ernährten, wobei sie diese mit aus Hirse, Wicken, Erbsen und anderen Körnerarten bestehendem vorgequellten Futter aus ihrem Mund fütterten. Offenbleiben muß hierbei, ob die infektionsauslösenden Pilzsporen – wie zu vermuten – aus dem Futter oder – kaum wahrscheinlich – von den Jungtauben stammten.

Krankheitsfeststellung
Zur Diagnostik von *Aspergillose* und anderen Erkrankungen der *exogenen allergischen Alveolitis* eignen sich die unter Aspergillose genannten Kriterien. Die Diagnostik stützt sich auf den Ak-Nachweis im Serum der Erkrankten.

Therapie und Prophylaxe
Hierfür gelten im Prinzip die unter *Allergische Alveolitis* aufgeführten Maßnahmen. Darüber hinaus darf man Jungtauben nicht mit dem Mund füttern und Kropftauben nur mit einem entsprechenden Hilfsmittel aufblasen.

13.14. Allergische Alveolitis (AA)

Synonyme
Exogene allergische *Alveolitis*, Tauben- oder Vogelhalterlunge oder -krankheit; bird (pigeon) breeder's (fancier's) lung, hypersensivity pneumonitis.

TABELLE 13/4
Zur Gruppe der *exogenen allergischen Alveolitis* gehörende Krankheiten (SENNEKAMP, 1978)

Allergene (Antigene)	Krankheiten
Thermoactinomyceten	Farmerlunge Pilzarbeiterlunge Bagassose Befeuchterfieber
Schimmelpilze	Käsewäscherlunge Holzarbeiterlunge Malzarbeiterlunge Aspergillose
Tierische Proteine	Vogelhalterlunge (Tauben, Wellensittiche, Hühner)
Pflanzliche Antigene	Kaffeearbeiterlunge Byssinose

Vorkommen, Verbreitung
Die vor allem bei Tauben- sowie sonstigen Geflügel- und Vogelhaltern auftretende AA gehört zu den in der Tab. 13/4 aufgeführten Erkrankungen. Sie kommt im Vergleich zu anderen Lungenerkrankungen des Menschen (z. B. *Bronchitis* und Asthma) zwar selten vor, besitzt aber wegen der großen Anzahl nicht nur von Taubenhaltern und -züchtern, sondern auch von Personen, die Kontakt mit Geflügel und Vögeln besitzen, zunehmende Bedeutung.

Nach VOGEL u. a. (1980) halten oder züchten Millionen von Menschen auf der ganzen Welt Tauben. Seit dem ersten Bericht von REED u. a. (1965) über die „Taubenzüchterlunge" erschienen zahlreiche Publikationen über die AA. Daher weiß man heute, daß für AA empfängliche Personen, die Tauben, anderes Geflügel (besonders Hühner) und Ziervögel (vor allem Wellensittiche, Papageien, Kanarienvögel) halten oder mit ihnen und ihren Ställen häufig in Kontakt kommen, ein allmählich sich verdichtendes Lungengewebe aufweisen können, woraus oft sog. Lungen*fibrosen* entstehen, die ihrerseits Herzerweiterung und daraus resultierende frühe Invalidität auszulösen vermögen. Die AA verläuft anfangs leicht, läßt sich aber in Spätstadien nur schwer behandeln oder heilen.

Ak gegen Taubenstaub lassen sich nach den Untersuchungen mehrerer Autoren häufig bei Personen nachweisen, die damit in Kontakt kommen. OTTE (1981) prüfte die Seren von 117 Taubenzüchtern aus 2 Sparten auf präzipitierende *Ak*, die 37 (31,6 %) Personen besaßen. Zwischen dem Nachweis von *Ak*, der Expositionsdauer, Zahl gehaltener Tiere, hygienisch unzureichenden Umweltbedingungen bestanden enge Wechselbeziehungen. 4 der *Ak*-positiven, wegen chronischer *Bronchitis* behandelte Züchter wiesen das chronische Stadium der AA auf.

SENNEKAMP u. a. (1980) untersuchten die Seren von 113 gesunden aktiven Brieftaubenzüchtern im sehr empfindlichen indirekten *IFT* am Taubendarm. Sie stellten bei 64 (56,6 %) *IgG-Ak* fest, davon 8 (7,1 %) hoch- und 56 (49,6 %) niedertitrig. Im weniger empfindlichen *AGPT* lagen nur bei 38 (33,6 %) der 113, sämtlich für AA unverdächtigen Probanden *präzipitierende Ak* gegen Taubenkotextrakt vor. Die 15 bis 76 ($\bar{x}$ 42,5) Jahre alten Personen züchteten Tauben 1 bis 60 ($\bar{x}$ 22) Jahre, ihre tägliche Expositionsdauer betrug 15 Min. bis 6 ($\bar{x}$ 2) Std.

Nach BERGMANN (1980) ließen sich von 1974 bis 1979 in der Untersuchungszentrale für AA der DDR in 308 (29,1 %) von 1058 auf *Ak* gegen Vogelproteine in der Gegenstrom*elektrophorese* untersuchten Seren von verdächtigen Personen *Präzipitine* feststellen. Die positiven Befunde entfielen zu 60 % auf Personen mit Exposition zu Tauben-, 23 % zu Wellensittich- und 17 % zu Hühnerantigenen. Von 218 sensibilisierten Personen wiesen 18 (8,2 %) keine Beschwerden auf (Gruppe 1), 42 (19,2 %) besaßen expositionsbedingte, aber keine funktionsdiagnostischen Störungen (Gruppe 2), 158 (72,6 %) zeigten die Kriterien der AA, davon 106 (67,1 %) Taubenzüchter, 41 (25,9 %) Wellensittich-, 6 (3,8 %) Hühner- und ein (0,6 %) Waldvogelhalter. Die erkrankten Taubenzüchter wiesen eine meist über 10jährige Exposition auf.

BERGMANN (1979) ließ die Eltern von 1128 Kindern in 2 Bezirken der DDR befragen, um Angaben über den Tierkontakt zu erhalten. Danach besaßen 29 % der Kinder häuslichen Kontakt zu Wellensittichen, 4,2 % zu Hühnern, 1,2 % zu Tauben und 0,5 % zu Kanarienvögeln. Der Taubenkontakt erscheint im Vergleich zu den etwa 50 000 organisierten Taubenzüchtern als sehr gering.

TABELLE 13/5
Diagnostische Kriterien der *allergischen Alveolitis im* Vergleich zum *Bronchialasthma* (GEISLER, 1978)

Kriterien	*Allergische Alveolitis*	Chronische *Bronchitis* einschließlich *Asthma bronchiale*
Allergietyp	Typ III	Typ I
Antikörper	*IgG* (Präzipitine)	*IgE* (Reagine), *(IgG)*
Atopieanamnese	Negativ	Positiv
Symptome	*Dyspnoe*, *Thorax*schmerzen, Fieber, *Myalgien*	Anfallsweise, *asthmatische Dyspnoe*
Auskultation	Feuchte Rasselgeräusche, überwiegend unproduktiver Husten	Pfeifen, Giemen, produktiver Husten
Komplementbeteiligung	Positiv	Negativ
Reaktionsdynamik	Verzögerte Reaktion (4 bis 12 h)	Sofortreaktion
Reaktionsort	*Alveolen, Interstitium*	*Bronchiolen*
Röntgenbild	Kleinfleckige Verschattungen	Unauffällig
Lungenfunktion	Restriktive Ventilationsstörungen	Obstruktive Ventilationsstörungen
Serologie	*Präzipitin*nachweis	Negativ

Krankheitsursache

Untersuchungen der letzten Jahre erbrachten grundlegende Kenntnisse über die Entstehung der AA. Beim Kontakt mit den obengenannten Tieren, vor allem ihren Ställen beim Reinigen, atmet der Mensch feinste, für das Auge nicht sichtbare Teilchen ein. Sie bestehen aus abgestoßenem Haut*epithel*, Federpartikeln und zu Staub zerfallenen Kotresten, welche sowohl die Tiere beim Fliegen als auch die Betreuer beim Reinigen aufwirbeln. Diese eingeatmeten Staubpartikeln gelangen besonders in die Luftröhre sowie *Bronchien* und lagern sich dort auf den Schleimhäuten ab. Größtenteils befördert sie der intakte *Flimmerepithel*strom wieder nach oben, damit sie der Körper aushustet. Die Staubteilchen können im Organismus, vor allem bei längerer Exposition, jedoch auch Immunreaktion auslösende *Ak* (vor allem *IgG, IgA, IgM)* erzeugen. Sie richten sich gegen die aufgenommenen organischen Bestandteile des Staubes, vor allem gegen ihre Eiweißstoffe (Proteine), verbinden sich mit ihnen und bilden sog. Immunkomplexe. Diese Taubenprotein-*Ak*-Komplexe zerstören die Lungenzellen und rufen somit AA hervor.

Nach BERGMANN (1979) sollen sich Antigene von Tauben vermutlich stärker antigen und häufiger *pathogen* erweisen als solche von Wellensittichen, Hühnern und anderem Geflügel. Als Ursachen hierfür sieht er die höheren Antigenkonzentrationen entsprechend den Fein-Grobstaubrelationen an (Taubenstaub 2:1 bis 1:1, Hühnerstaub dagegen 1:5 bis 1:6).

Krankheitsbild

Menschen mit beginnender oder bereits ausgeprägter AA haben etwa 4 bis 12 (meist 4 bis 6) Stunden nach eingeatmetem Feder- und/oder Kotstaub allmählich zunehmende Atmungsbeschwerden mit Husten und Auswurf, Glieder (vor allem Knie-) und/oder Kopfschmerzen, z. T. auch leichtes Fieber, Frösteln, Nachtschweiß. Diese anfangs nicht ernst genommenen Symptome klingen meist nach wenigen Stunden ab, verschwinden nach 24 Stunden völlig und erscheinen erst nach dem nächsten Antigen(Staub-)kontakt erneut.

Nach anhaltendem Allergenkontakt können die besonders staubexponierten Personen im Röntgenbild der Lunge Verschattungen aufweisen, die oft mit Lungenfunktionsstörungen einhergehen. Die für AA charakteristischen Beschwerden äußern sich hinsichtlich Zeit des Auftretens, Art der Symptome und ihrer Zeitdauer charakteristisch, aber je nach Stadium unterschiedlich.

Akutes Stadium

Häufig liegt dieses, durch vorwiegend trockenen Husten und Atmungsbeschwerden gekennzeichnete Stadium vor, das nach symptomfreiem Intervall etwa 3 bis 8 Std. nach Antigenexposition auftritt, meist nach massivem Kontakt mit Taubenstaub (z. B. bei der Reinigung von Schlägen). Stark *sensibilisierte* Personen können aber auch schon nach kurzzeitigem Einatmen geringer Staubmengen erkranken. Bei diesem grippeähnlichen (grippalen) Erkrankungsbild gibt es meist unspezifische Begleiterscheinungen, wie Fieber bis 39 °C, Schwitzen, Frösteln, Abgeschlagenheit, Kopf- und Gliederschmerzen, z. T. auch Inappetenz, Erbrechen. Bei stärkeren Atmungsbeschwerden verfärben sich die Lippen deutlich blau. Bei fehlendem Antigenreiz verschwinden die Symptome nach mehreren Stunden völlig. Durch entsprechende Therapie und Expositionsprophylaxe können sich akute Verlaufsformen vollständig zurückbilden. Nach 6 bis 12 Mon. lassen sich weder *Granulome* noch *Ak* feststellen.

Chronisches Stadium

Es stellt meist die Folge langzeitig geringgradiger Staubexposition dar, setzt schleichend ein, äußert sich in Husten mit gelbweißem Auswurf sowie nur leichten Atmungsbeschwerden infolge bereits *fibrotisch* umstrukturierter Lungen, wird häufig sehr spät erkannt und z. T. noch als *kryptogene Lungenfibrose*, aber nicht als AA diagnostiziert. Als Begleiterscheinungen können sich abnehmende Körpermasse, Trommelschlegelfinger und die klinischen Symptome des Lungenherzens (*Cor pulmonale)* zeigen.

Nach BERGMANN (1979) wiesen die

Röntgenbilder von 185 Personen mit *Ak* der Gruppen 1 bis 3 bei 18 % der Untersuchten (sie gehörten alle zu den an AA Erkrankten) Symptome beginnender oder fortgeschrittener *Fibrosierung* auf. Darunter befanden sich auch 2 Kinder (13 und 14 Jahre alt) mit „Taubenzüchterlungen" und 1 Kind mit relativ geringem Kontakt zu Wellensittichen.

Laboratoriumsbefunde
Sie weisen im akuten Stadium typische Entzündungsreaktionen (beschleunigte *BSG*, *Leukozytose*, Linksverschiebung, erhöhtes *Alpha-2-Globulin*), bei chronischen Prozessen vermehrt *Gamma-Globulin* aus.

Krankheitsfeststellung
Diagnostisch kommt dem Vorbericht *(Anamnese)* wesentliche Bedeutung zu, da die charakteristischen klinischen Symptome bei Antigenexposition erst nach beschwerdefreiem Intervall von meist 3 bis 6 Std. auftreten. Das erschwert die Erkennung der ursächlichen Zusammenhänge und begründet die so späte Erstbeschreibung des Krankheitsbildes. AA läßt sich sicher nur mit den verfügbaren diagnostischen Kriterien feststellen, unter denen vor allem nachgewiesene Exposition, expositionsbezogene, zeitabhängige Atemwegs- und/oder Allgemeinsymptome, Röntgen- oder Lungenfunktionsstörungen wichtige Hinweise für weitere Untersuchungen geben. Nach BERGMANN (1979) ließen sich bei 19 Patienten mit Vogelkontakt und bereits vorhandener Fibrosierung keine *Ak* gegen Serum, Gewebehomogenat- und Kotextrakte von Vögeln nachweisen. *Ak* besaßen 64 % der Personen mit Fibrosen.

Serodiagnostik
Neben den anamnestischen Befunden besitzt die Bestimmung der präzipitierenden komplementaktivierenden *Ak* im Blut gegen die betreffenden Antigene im Agar-Gel-Diffusionstest nach OUCHTERLONY oder eine andere geeignete Methode Bedeutung. Vorhandene Präzipitate beweisen stattgefundene Sensibilisierungen, jedoch gibt es spezifische *Ak* auch bei gesunden Personen, die man daher weiter überwachen muß. Nach SENNEKAMP u. a. (1978)

TABELLE 13/7
Im Serum von 218 Personen mit Verdacht auf *allergische Alveolitis* nachgewiesene *präzipitierende* Antikörper gegen die Antigene verschiedener Geflügel- und Vogelarten (Ergebnisse der Untersuchungszentrale für *allergische Alveolitiden* der DDR von 1974 bis 1979 nach BERGMANN, 1979)

Antikörper gegen Antigene von	n	%
Tauben	127	58,3
Wellensittichen	50	22,9
Hühnern	36	36,5
Kanarienvögeln	3	1,4
Waldvögeln	1	0,5
Enten	1	0,5

können in Einzelfällen Personen an AA erkranken, ohne nachweisbare *Ak* zu besitzen.

Immunfluoreszenz-Test
Dieser gilt als empfindliches Verfahren zum Nachweis von präzipitierenden *Ak*, die sich im Agar-Gel-Diffusionstest nicht mehr erfassen lassen.

Intrakutantest
Im positiven Fall kann es zu Reaktionen nach etwa 6 bis 10 sowie 24 bis 72 Stunden kommen. Sog. Sofortreaktionen sieht man meist nur als unspezifische Begleitreaktionen an. Auch gesunde Personen können, ähnlich wie beim *Ak*-Nachweis, positive Reaktionen aufweisen, was den Wert des Hauttestes jedoch nicht einschränkt.

Inhalations-Provokationsversuch
Der Arzt bestätigt hiermit die exogene AA im beschwerdefreien Stadium. Hierbei lassen sich nach *inhalativer Provokation* (in natura oder über ein Inhaliergerät eingeatmete Taubenantigene) innerhalb von 3 bis 10 Stunden Symptome des typischen Krankheitsbildes auslösen.

Differentialdiagnostik
Andere Lungenkrankheiten *(Asthma bronchiale, chronische Bronchitis, Ornithose)* muß man durch *Anamnese*, klinische, röntgenologische und *immunologische* Befunde, *pulmonale* Funktionsanalyse sowie

histologische Untersuchungsergebnisse sicher ausschließen.

Verdacht auf AA
Dieser besteht bei entsprechendem Vorbericht, also bei Aerosolanamnese, die von der Art und Menge entweder nur gelegentlich oder häufig eingeatmeter allergisierender Stäube abhängt. Hierbei läßt sich das betreffende Antigen oft nur vermuten, das bei Taubenhaltern meist Schlagstaub darstellt. Verdachtsdiagnosen lassen sich durch die in der Tab. 13/8 dargestellten Kriterien bestätigen.

TABELLE 13/8
Symptome bei der akuten und chronischen Verlaufsform von *exogener allergischer Alveolitis* (SENNEKAMP, 1980)

Akute Verlaufsform	Chronische Verlaufsform
Husten	Hartnäckiger Reizhusten
Atembeschwerden	Atemnot bei allen Anstrengungen
Frösteln bis Schüttelfrost	Appetitlosigkeit
Enge im Brustkorb	Allgemeine Müdigkeit
Gelegentliches Schwitzen	Auffälliges Schwitzen
Muskelschmerzen	Gewichtsabnahme
Kopfschmerzen	Leistungsabfall
Abgeschlagenheit	Allgemeine Schwäche, Schlaflosigkeit

Therapie
Bei jeder Form von AA sollte sie grundsätzlich im Vermeiden jeder weiteren Antigenexposition bestehen, also im Meiden des Kontaktes zu Tauben. In den meisten Fällen lassen sich Tauben durch nicht oder nur wenig disponierte Personen betreuen.

Die medikamentöse Therapie besteht in der Gabe von *Kortikosteroiden*, deren Dosis und Dauer vom vorliegenden Lungenbefund abhängt. Leichte Fälle bedürfen nur kurzfristiger Behandlung, schwere einer Therapie von etwa 2 bis 3 Monaten. Deutlich ausgeprägte *Fibrosen* lassen sich im allgemeinen nicht wieder voll heilen, im Falle von AA aber in ihrer Ausbreitung einschränken. Eine wie beim *Asthma bronchiale* oder Heuschnupfen mögliche *Desensibilisierung* läßt sich bei AA jedoch nicht durchführen.

Prophylaxe
Vor allem Personen mit bereits vorhandenen Lungen*fibrosen* müssen den Kontakt mit *allergisierendem* Staub sowohl von Tauben als auch allen anderen Vogelarten streng meiden, besser noch sämtliche *Allergene* der *exogenen AA*. Zum einen gibt es kreuzreagierende *Allergene* im Staub der verschiedenen Vogelarten, zum anderen neigen bestimmte Personen mit *exogener AA* dazu, auch auf andere *Allergene* zu reagieren, was für eine besondere erbliche Disposition spricht (SENNEKAMP u. a., 1978).

Nach BERGMANN (1979) ergaben Untersuchungen zur Kreuzreaktivität in 69 % Kreuzreaktionen von *Ak* gegen Tauben- und Hühnerantigene und in 38 % gegen Tauben- und Wellensittichantigene. Vielfach besitzen exponierte Personen spezifische *Ak* gegen Taubenproteine, ohne Symptome zu zeigen oder gar allergisch zu sein. Solche Personen sollten jedoch beim Kontakt mit den entsprechenden Antigenen Schutzmaßnahmen einhalten. Zur Vorbeuge der AA eignen sich bei allen mit Staubbildung einhergehenden Arbeiten im Schlag Mundtücher oder noch besser

TABELLE 13/9
Einteilung der Röntgenbefunde bei 185 Personen mit Antikörpern gegen Vogel-Antigene (Ergebnisse der Untersuchungszentrale für allergische Alveolitiden der DDR von 1974 bis 1979 nach BERGMANN, 1979)

Klassifikation	n	%
A 1	79	43
A 2	46	25
A 3	27	14
C	33	18
	185	100

A 1 = keine Veränderungen;
A 2 = diskrete, punktförmige, feinmiliare Verschattungen;
A 3 = wolkig-azinäre, konfluierende Verschattungen, vorwiegend in Mittel- und Unterfeldern;
C = fibrotische Prozesse

Staubschutzmasken. Darüber hinaus müssen Betreuer beim Betreten von Schlägen eine nur dort benutzte Schutzkleidung tragen. Sollten sich bei Züchtern und ihren Angehörigen einzelne oder mehrere Symptome zeigen (schon bei geringstem Verdacht empfiehlt es sich, sich untersuchen zu lassen) oder will man sich davon überzeugen, daß das Blut keine *Ak* gegen die betreffenden Antigene enthält, wendet man sich in der DDR an die poliklinische Abteilung für Lungenkrankheiten und Tuberkulose des betreffenden Kreis- oder Bezirkskrankenhauses. Dort läßt man sich Blut für 2 bis 4 ml Serum entnehmen und bittet, diese Probe mit dem *Alveolitis*fragebogen (Angaben über Art und Dauer der Exposition, Atemwegs- und Allgemeinsymptome, Funktionsdiagnostik, evtl. Befunden der Röntgendiagnostik und Histologie) an das Forschungsinstitut für Lungenkrankheiten und Tuberkulose, Abt. Klinische Immunologie, 1115 Berlin-Buch, Karower Straße 11 einzusenden, um sie auf *Ak* gegen die betreffenden Antigene untersuchen zu können. In der BRD führt solche Untersuchungen die Medizinische Universitätsklinik, Rheumatologisch-Immunologisches Laboratorium, Sigmund-Freud-Straße 25, 5300 Bonn, durch.

Abkürzungsverzeichnis

*) Abkürzungen dieser Bezeichnungen werden nur in den betreffenden Kapiteln/Abschnitten verwendet.

A.	Actinobacillus*)
A.	Aedes
A.	Argas*)
A.	Arteria
A.	Ascaridia*)
A.	Aspergillus*)
AA	Allergische Alveolitis
AAV	Aviäre Adenoviren
AAV-I	Aviäre Adenovirus-Infektionen
ACTH	Adrenocorticotropes Hormon
Ag	Antigen
AGP	Agargel-Präzipitation
AGPT	Agargel-Präzipitationstest
AIV	Aviäre Influenzaviren
AIV-I	Aviäre Influenzavirus-Infektionen
Ak	Antikörper
AL	Aviäre Leukosen
ANT	Amino-nitro-thiazol
ANTU	α-Naphthyl-thioharnstoff
APMV	Aviäre Paramyxoviren
APMV-I	Aviäre Paramyxovirus-Infektionen
APV	Agapornidenpockenvirus
Apv.	Avipoxvirus
AR	Agglutinationsreaktion
AReoV	Aviäre Reoviren
AReoV-I	Aviäre Reovirus-Infektionen
AS	Aviäre Sarkomatosen
AV	Arboviren
BI	Belastungsinfektion
BSG	Blutsenkungsgeschwindigkeit
BT	Biotyp
C.	Campylobacter
C.	Capillaria*)
C.	Cheyletiella
C.	Chlamydia*
C.	Cimex*)
C.	Cotylurus*)
CAM	Chorionallantoismembran
CCHFV	Crimean Congo Haemorrhagic Fever Virus
Cl	Chlor, Chlorid
cm	Zentimeter
C. n.	Cryptococcus neoformans
CO	Kohlen(mon)oxid
CRD	Chronic respiratory disease
CTZ	Chlortetrazyklin
cut.	kutan
D.	Dermanyssus*)
D.	Dispharynx*)
d	die/s (Tag/e)
DDT	Dichlor-diphenyl-trichloräthan
DNOK	Dinitro-orthokresol
DNS	Desoxyribonukleinsäure
E.	Echinostoma*)
E.	Echinoparyphium*)
E.	Escherichia
E.	Erysipelothrix
EEE	Eastern equine encephalomyelitis
EF	Erbfehler
EiK	Einschlußkörperchen
EK	Elementarkörperchen
E. rh.	Erysipelothrix rhusiopathiae
E. rh.-I.	Erysipelothrix rhusiopathiae-Infektion
evtl.	eventuell
F.	Fusarium
FSH	Follikelstimulierendes Hormon
g	Gramm
GH	Gonadotropes Hormon
GRE	Gehirn-Rückenmarksentzündung
gs	gruppenspezifisch
H	Haemagglutinin
H.	Haemophilus*)
H.	Haemoproteus*)
H.	Heterakis
H.	Hexamita*)

H.	Histoplasma*)
H	Histoplasmose
h	Stunde (n)
HAH	Haemagglutinationshemmung
H. c.	Histoplasma capsulatum
HCB	Hexachlorbenzol
HCH	Hexachlorzyklohexan
HE	Hämatoxilin-Eosin
HEF	Hühnerembryofibroblasten
Hg	Quecksilber
HPV	Hühnerpockenvirus
HV	Herpesvirus
HV-I	Herpesvirus-Infektion
H_2S	Schwefelwasserstoff
I	Immunität
i. a.	intraabdominal
IB-V	Infektiöses Bronchitis-Virus
ICSH	Zwischenzellenstimulierendes Hormon
i. d. R.	in der Regel
IE	Internationale Einheit
IFT	Immunofluoreszenztest
Ig	Immunglobulin
IKZ	Inkubationszeit
ILT-V	Infektiöses Laryngotracheitis-Virus
i. m.	intramuskulär
i. v.	intravenös
JBE	Japanische B-Enzephalitis
K.	Knemidokoptes*)
K	Kalium
K	Kokzidiose*)
K	Kryptokokkose*)
KBR	Komplement-Bindungsreaktion
kg	Kilogramm
KM	Körpermasse
km	Kilometer
KPV	Kanarienpockenvirus
L.	Laminosioptes*)
L.	Leukozytozoon*)
L.	Listeria*)
L.	Lynchia*)
LF	Letalfaktor
LH	Luteinisierendes Hormon
LT	Lysotyp
LTH	Luteotropes Hormon
M.	Musculus
M.	Mycobacterium*)
M.	Mycoplasma*)
mg	Milligramm
Mill.	Millionen
Min.	Minute(n)
ml	Milliliter
mm	Millimeter
m. o. w.	mehr oder weniger
MP	Membranprotein
MVE	Murray Valley Encephalitis
N.	Nervus
N.	Neoknemidokoptes*)
N	Neuraminidase

Na	Natrium
NaCl	Natriumchlorid, Kochsalz
ND	Newcastle disease
NK	Newcastle Krankheit
nm	Nanometer
NP	Nukleoprotein
O.	Ornithonyssus*)
O.	Ornithostrongylus*)
O_2	Sauerstoff
P.	Pasteurella
P.	Pelucitus*)
P.	Penicillium*)
P.	Pseudolynchia*)
p. i.	post infectionem
Pl.	Plasmodium
PMV	Paramyxovirus
PMV-I	Paramyxovirus-Infektion
p. o.	per os, peroral
PPV	Putenpockenvirus
PT	Pseudotuberkulose
p. v.	post vaccinationem
R.	Raillietina*)
R	Resistenz
ReoV	Reovirus
ReoV-I	Reovirus-Infektion
RHS	Retikulohistiozytäres System
RNS	Ribonukleinsäure
RV	Reisevereinigung
RV	Rubellavirus*)
RV-I	Rubellavirus-Infektion
S.	Salmonella
S.	Sarcopterinus*)
S.	Syngamus*)
S.	Syringophilus*)
Sc.	Streptococcus
s. c.	subkutan
SFT	Serofarbtest
SLE	St.-Louis Enzephalitis
SNT	Serumneutralisationstest
SPF	spezifisch pathogenfrei
ST	Serotyp
Staph.	Staphylococcus
Staph.-I	Staphylokokken-Infektion
SZE	Sibirische Zeckenenzephalitis
T.	Tetrameres*)
T.	Toxoplasma*)
T.	Trichomonas
T.	Trichostrongylus*)
T.	Trypanosoma*)
TG	Traumatische Gastritis
THV	Taubenherpesvirus
THV-I	Taupenherpesvirus-Infektion
TMTD	Tetramethyl-thio-phthalimid
TP	Taubenpocken
TPV	Taubenpockenvirus
TH	Thyreotropes Hormon
TSVO	Tierseuchenverordnung
TV	Tahyna-Virus
V.	Vena

VE	Venezuela-Enzephalitis	*Y.*	Yersinia
VN	Virusneutralisation	*Y. p.*	Yersinia pseudotuberculosis
VO	Verordnung	*ZNS*	Zentralnervensystem
Vol.	Volumen		
WEE	Western equine encephalomyelitis	♀	Weibchen (Ez.), weiblich
WHO	Weltgesundheitsorganisation	♀♀	Weibchen (Mz.)
WNV	West Nile Virus	♂	Männchen (Ez.) männlich
WPV.	Wachtelpockenvirus	♂♂	Männchen (Mz.)

Adressenanhang

Auskunftsstellen über Futtermittel und damit zusammenhängende Fragen in der DDR

1040 Berlin
Humboldt-Universität, Sektion Tierproduktion und Veterinärmedizin, Bereich Tierernährung, Invalidenstraße 42,
Tel. 2 89 74 17

4350 Bernburg
Hochschule für Landwirtschaft und Nahrungsgüterwirtschaft, Wissenschaftsbereich Tierernährung, Tel. 82 31

4025 Halle-Lettin
Zentralstelle für Futtermittelprüfung und Fütterung, Schiepziger Str. 35,
Tel. 61 23 61

4010 Halle (Saale)
Martin-Luther-Universität, Sektion Pflanzenproduktion, Wissenschaftsbereich Pflanzenbau, Futterkonservierung und Vorratshaltung, Emil-Abderhalden-Str. 25b,
Tel. 81 83 70

6900 Jena
Karl-Marx-Universität, Sektion Tierproduktion und Veterinärmedizin, Wissenschaftsbereich Tierernährungschemie, Dornburger Str. 24,
Tel. 8 22 71 25

8250 Meißen
Institut für Tierernährung der LPG-Hochschule, Freiheit 13,
Tel. 25 07

2850 Parchim
Außenstelle der Zentralstelle für Futtermittelprüfung Halle-Lettin, Lübzer Chaussee,
Tel. 25 64

2500 Rostock
Wilhelm-Pieck-Universität, Sektion Tierproduktion, Justus-von-Liebig-Str. 1,
Tel. 45 52 68

1551 Paulinenaue
Akademie der Landwirtschaftswissenschaften, Institut für Futterproduktion,
Tel. 2 71–2 75

4107 Nauendorf
Forschungsinstitut für Geflügelwirtschaft Merbitz,
Tel. 3 12

6531 Tautenhain
Akademie der Landwirtschaftswissenschaften, Institut für Landwirtschaft,
Tel. 21 37

Staatliche Kontrollinstitute, Untersuchungs- und Forschungseinrichtungen für Futtermitteluntersuchungen

1040 Berlin
Staatliches Veterinärmedizinisches Prüfungsinstitut, Hannoversche Str. 27,
Tel. 2 82 58 36

4010 Halle (Saale)
Martin-Luther-Universität, Sektion Pflanzenproduktion, Wissenschaftsbereich Pflanzenbau, Futterkonservierung und Vorratshaltung, Emil-Abderhalden-Str. 25b,
Tel. 81 83 70

6900 Jena-Zwätzen
Akademie der Landwirtschaftswissenschaften, Institut für Pflanzenernährung, Naumburger Str. 98, Tel. 41 12 13

7022 Leipzig
Karl-Marx-Universität, Sektion Tierproduktion und Veterinärmedizin, Wissenschaftsbereich Tierernährungsphysiologie und Futtermittelkunde, Gustav-Kühn-Str. 8,
Tel. 5 22 55

2500 Rostock
Akademie der Landwirtschaftswissenschaften, Forschungszentrum für Tierproduktion, Bereich Tierernährung, Justus-von-Liebig-Weg 1,
Tel. 3 61 71

Staatliche Untersuchungs- und Forschungsanstalten für Futtermitteluntersuchungen sowie Auskunftsstellen über Futtermittel und damit zusammenhängende Fragen in der BRD

5300 Bonn
Landwirtschaftliche Untersuchungs- und Forschungsanstalt, Weberstraße 59–61,
Tel. (0228) 21 00 21–26

6100 Darmstadt
Hessische Landwirtschaftliche Versuchsanstalt – Landwirtschaftliches Untersuchungsamt – Rheinstraße 91,
Tel. (06151) 8 10 91

8050 Freising
Bayrische Landesanstalt für Bodenkultur und Pflanzenbau (LBP) Dienstsitze:
Tel. 0 81 61/7 11
Vöttinger Straße 38, 8050 Freising
Tel. 0 89/1 79 91
Menziger Straße 54, 8000 München 19

2000 Hamburg 36
Institut für Angewandte Botanik, Marseiller Straße 7,
Tel. Sammel-Nr. (040) 41 23/23 31

3250 Hameln
Landwirtschaftliche Untersuchungs- und Forschungsanstalt, Finkenborner Weg 1a,
Tel. (05151) 6 50 73

7500 Karlsruhe-Durlach
Staatliche Landwirtschaftliche Untersuchungs- und Forschungsanstalt Augustenberg, Neßlerstraße 23,
Postanschrift: 7500 Karlsruhe 41,
Postfach 410943
Tel. (0721) 4 85 21

3500 Kassel-Harleshausen
Hessische Landwirtschaftliche Versuchsanstalt, Am Versuchsfeld 13,
Tel. (0561) 8 81 41

2300 Kiel
Landwirtschaftliche Untersuchungs- und Forschungsanstalt Kiel mit Institut für Wirkstoffprüfung, Gutenbergstraße 75–77, Postfach 3067,
Tel. (0431) 1 50 87 und 1 50 88,

4400 Münster (Westf.)
Landwirtschaftliche Untersuchungs- und Forschungsanstalt – Joseph-König-Institut, Kanalstraße 240, Tel. (0251) 27 61

2900 Oldenburg (Oldbg.)
Landwirtschaftliche Untersuchungs- und Forschungsanstalt, Mars-la-Tour-Straße 4,
Tel. (0441) 8 01–1

6720 Speyer
Landwirtschaftliche Untersuchungs- und Forschungsanstalt, Obere Langgasse 40,
Tel. (06232) 7 56 80 und 7 67 63

7000 Stuttgart 70 (Hohenheim)
Landesanstalt für Landwirtschaftliche Chemie (42000) Universität Hohenheim, Postfach 106,
Tel. (0711) 45 01/26 71

8050 Freising 12 – Weihenstephan
Bayr. Hauptversuchsanstalt für Landwirtschaft der Technischen Universität München,
Tel. Freising (08161) 71–3 81/82

8700 Würzburg
Bayrische Landesanstalt für Bodenkultur und Pflanzenbau – Landwirtschaftliches Untersuchungsamt Luxburgstraße 4,
Tel. (0931) 7 13 25

Verzeichnis der veterinärmedizinischen Untersuchungseinrichtungen in der DDR

1040 Berlin
Sektion Tierproduktion und Veterinärmedizin der Humboldt-Universität, Bereich Geflügelkrankheiten, Hannoversche Straße 27–29,
Tel. 2 89 50
(Untersuchung von Tauben nur nach Absprache)

7010 Leipzig
Sektion Tierproduktion und Veterinärmedizin der Karl-Marx-Universität, Abteilung Geflügelkrankheiten des Wissenschaftsbereiches Mikrobiologie und Tierseuchenlehre, Zwickauer Straße,
Tel. 8 82 70
(Untersuchung von Tauben nur nach Absprache)

7500 Cottbus
Bezirksinstitut für Veterinärwesen, Schlachthofstraße 18, Tel. 2 53 21

8060 Dresden
Bezirksinstitut für Veterinärwesen, Jägerstraße 10, Tel. 5 96 10

1200 Frankfurt (Oder)
Bezirksinstitut für Veterinärwesen, Fürstenwalder Poststraße 73,
Tel. 32 60 80

4020 Halle (Saale)
Bezirksinstitut für Veterinärwesen, Freiimfelder Straße 66–68,
Tel. 3 82 31

6900 Jena
Bezirksinstitut für Veterinärwesen, Naumburger Straße 96,
Tel. 41 11 10

9010 Karl-Marx-Stadt
Bezirksinstitut für Veterinärwesen, Juri-Gagarin-Straße 186,
Tel. 5 02 51

5820 Bad Langensalza
Bezirksinstitut für Veterinärwesen, Tennstedter Straße, Tel. 5 11

7145 Leipzig-Wiederitzsch
Bezirksinstitut für Veterinärwesen, Abt. Geflügeldiagnostik,
Tel. 5 09 51

6100 Meiningen
Bezirksinstitut für Veterinärwesen, Johannes-Brahms-Straße 15,
Tel. 7 62 12

2000 Neubrandenburg
Bezirksinstitut für Veterinärwesen, Wilhelm-Pieck-Straße 46–48,
Tel. 57 11

1500 Potsdam-Bornstedt
Bezirksinstitut für Veterinärwesen, Pappelallee 2,
Tel. 31 20

2500 Rostock
Bezirksinstitut für Veterinärwesen, Thierfelder Straße,
Tel. 3 76 21

2766 Schwerin-Neumühle
Bezirksinstitut für Veterinärwesen,
Tel. 56 81

3500 Stendal
Bezirksinstitut für Veterinärwesen, Haferbreiter Weg 132–135,
Tel. 61 03

Verzeichnis der veterinärmedizinischen Untersuchungseinrichtungen in der BRD und Westberlin

BADEN-WÜRTTEMBERG

7960 Aulendorf
Staatl. Tierärztliches Untersuchungsamt, Löwenbreitestraße 20, Postfach 1145,
Tel. (07525) 7055

7960 Aulendorf
Geflügelgesundheitsdienst der Tierseuchenkasse Baden-Württemberg, Löwenbreitestraße 18a,
Tel. (07525) 70 33

7800 Freiburg
Tierhygienisches Institut, Am Moosweiher 2,
Tel. (0761) 1 60 11

6900 Heidelberg
Staatl. Tierärztliches Untersuchungsamt, Czernyring 22a/b,
Tel. (06221) 2 70 00/2 36 02–3

7000 Stuttgart 1
Geflügelgesundheitsdienst im Staatl. Tierärztlichen Untersuchungsamt Stuttgart, Azenbergstraße 16, Postfach 487,
Tel. (0711) 2 02 3–3 31/3 40

BAYERN

8011 Grub bei München
Post Poing, Tiergesundheitsdienst Bayern e. V., Senator-Gerauer-Straße 23,
Tel. (089) 90 91–1,
Expreßstation: Feldkirchen

8500 Nürnberg
Landesuntersuchungsamt für das Gesundheitswesen Nordbayern, Flurstraße 20,
Tel. (0911) 33 02 51

8042 Oberschleißheim
Landesuntersuchungsamt für das Gesundheitswesen Südbayern, Veterinärstraße 2,
Tel. (089) 3 15 16 26–27

8042 Oberschleißheim
Klinik für Innere Krankheiten der Tiere der Ludwig-Maximilians-Universität München, Lehrstuhl für Krankheiten des Hausgeflügels, der

Zier- und Zoovögel, Mittenheimer Straße 54, Tel. (089) 3 15 40 29

8400 Regensburg
Tiergesundheitsdienst Bayern e. V., Geschäftsstelle Oberpfalz-Süd, Von-der-Tann-Straße 13, Tel. (0941) 5 47 46

WESTBERLIN

1000 Berlin 33
Institut für Geflügelkrankheiten der Freien Universität Berlin, Koserstraße 21, Tel. (030) 8383861/62

1000 Berlin 21
Landesanstalt für Veterinärmedizin und Lebensmittelhygiene Berlin, Invalidenstraße 60, Tel. (030) 3 90 85–1

BREMEN

2800 Bremen 1
Staatl. Veterinäruntersuchungsamt, Utbremer Straße 67, Tel. (0421) 3 97 81 06

2850 Bremerhaven-F.
Staatl. Veterinäramt, Halle X, Abt. 1–2
Tel. (0471) 7 20 41–2

HAMBURG

2000 Hamburg 6
Veterinär-Untersuchungsanstalt, Lagerstraße 36, Tel. (040) 4 31 63–2 43

HESSEN

6000 Frankfurt 71
Staatliches Veterinär-Untersuchungsamt, Deutschordenstraße 48, Tel. (0611) 67 50 01

6300 Giessen
Institut für Geflügelkrankheiten der Justus-Liebig-Universität, Frankfurter Straße 87, Tel. (0641) 7 02–1, App. 4865 oder 4867

3500 Kassel
Staatliches Veterinär-Untersuchungsamt, Druseltalstraße 61, Tel. (0561) 3 09 81–83

6300 Giessen
Staatl. Veterinär-Untersuchungsamt, Marburger Straße 54, Postfach 6306, Tel. (0641) 3 20 51–53

NIEDERSACHSEN

3300 Braunschweig
Staatliches Veterinär-Untersuchungsamt, Dresdenstraße 6, Tel. (0531) 69 10 37

3400 Göttingen
Tierärztliches Institut der Universität, Groner Landstraße 2, Tel. (0551) 39 33 91 oder 82

3000 Hannover 1
Tiergesundheitsamt der Landw.-Kammer, Vahrenwalder Straße 133, Tel. (0511) 1 66 56 11/1 66 56 40

3000 Hannover 71
Klinik für Geflügel der Tierärztlichen Hochschule, Bünteweg 17, Postanschrift: Bischofsholer Damm 15, Tel. (0511) 81 13 87 79

3000 Hannover 1
Staatliches Veterinär-Untersuchungsamt, Eintrachtweg 17, Tel. (0511) 81 80 97

2900 Oldenburg i. O.
Tiergesundheitsamt der Landwirtschaftskammer Weser-Ems, Mars-la-Tour-Straße 1, Tel. (0441) 80 11 mit Nebenstellen in Osnabrück, Meppen und Aurich

4500 Osnabrück
Tiergesundheitsamt – Nebenstelle, Neuer Graben 19/21, Tel. (0541) 2 77 81

4470 Meppen
Tiergesundheitsamt – Nebenstelle, August-Prieshof-Straße 1, Tel. (5931) 70 14 – 70 16

2960 Aurich
Tiergesundheitsamt – Nebenstelle, Am Pferdemarkt 1, Tel. (04941) 25 82

2160 Stade
Staatliches Veterinär-Untersuchungsamt, Hekkenweg 6, Tel. (04141) 21 90 und 38 69

NORDRHEIN-WESTFALEN

5760 Arnsberg 2
Staatliches Veterinär-Untersuchungsamt, Zur Taubeneiche 10/12, Tel. (02931) 18 05, Telex 08-4288

5300 Bonn 1
Tiergesundheitsamt der Landwirtschaftskammer Rheinland, Grau-Rheindorfer-Straße 92,
Tel. (0228) 67 14 52 und 67 37 88

5300 Bonn
Institut für Anatomie, Physiologie und Hygiene der Haustiere der Universität Bonn, Abt. f. Veterinär- und Lebensmittelhygiene, Katzenburgweg 7,
Tel. (0228) 73 28 04 und 73 26 17

4300 Essen-Kupferdreh
Taubenklinik des Verbandes der Brieftaubenliebhaber, Niederweniger Straße 269,
Tel. (0201) 4 88 91

4930 Detmold
Staatliches Veterinär-Untersuchungsamt, Berliner Allee 1,
Tel. (05231) 2 68 54-5

4150 Krefeld
Staatliches Veterinär-Untersuchungsamt, Deutscher Ring 100,
Tel. (02151) 77 00 26, Telex 853452 svuad

4400 Münster
Tiergesundheitsamt der Landwirtschaftskammer Westfalen-Lippe, Kanalstraße 240,
Tel. (0251) 27 66 86

4400 Münster
Staatliches Veterinär-Untersuchungsamt, Von-Esmarch-Straße 12, Tel. (0251) 8 00 21

RHEINLAND-PFALZ

5400 Koblenz
Landes-Veterinär-Untersuchungsamt für Rheinland-Pfalz, Blücherstraße 34,
Tel. (0261) 4 60 01-5

SAARLAND

6600 Saabrücken 3
Staatliches Veterinär-Untersuchungsamt, Hellwigstraße 8–10, Tel. (0681) 6 04-1

SCHLESWIG-HOLSTEIN

2300 Kiel 1
Institut für Tiergesundheit und Lebensmittelqualität der Landwirtschaftskammer Schleswig-Holstein, Gutenbergstraße 77,
Tel. (0431) 1 87 40 und 1 73 73

2350 Neumünster
Veterinär-Untersuchungsamt des Landes Schleswig-Holstein, Max-Eyth-Straße 5,
Tel. (04321) 50 17

Quellenverzeichnis

Aus der äußerst umfangreichen Literatur über Taubenkrankheiten wählten wir aus Gründen der Platzersparnis lediglich sowohl die grundlegenden und neueren als auch die Züchter einerseits sowie Tierärzte andererseits am meisten interessierenden Veröffentlichungen aus. Wir setzen damit das Verständnis des breiten Leserkreises voraus. Wer sich über bestimmte Gebiete und Einzelheiten von Taubenkrankheiten anhand der Literatur eingehender informieren möchte, kann seine Wünsche dem federführenden Autor äußern.

Alexander, D. J. (1980): *Avian paramyxoviruses. Vet. Bull. 50, 737–752*

Alexander, D. J. u. W. H. Allan (1974): *Newcastle disease virus pathotypes. Avian Path. 3, 269–278*

Allan, W. H., J. E. Lancaster u. B. Toth (1973): *The production and use of Newcastle disease vaccines. Food and Agriculture Organization of the United Nations, Rome*

Anon. (1964): *Internationales Symposium über Ornithose am 13. und 14. 6. 1963. Arch. exp. Veterinärmed. 18, 1–244*

Anon. (1964): *Il simposio di fisiopatologia e medicina sportiva del colombo da competizione, Reggio Emilia, 22–24 novembre 1963.* La Nuova Veterinaria, Lega, Faenza

Anon. (1967): *Joint FAO/WHO expert committee on zoonoses, 3. report. FAO Agric. Stud. No. 74, WHO Techn. Report Ser. No. 378, FAO, Rome*

Anon. (1969 bis 1982): *Proceedings of pigeon disease and management conference. Cook College of Agric. Environmental Sci. Rutgers Univ. New Brunswick, N. J.*

Anon. (1973 bis 1980): *Dissertationen Geflügelproduktion. VVB Industrielle Tierproduktion, Forschungsinstitut für Geflügelwirtschaft Merbitz*

Anon. (1980): *Vitamin-Compendium. F. Hoffmann-La Roche, Grenzach-Wyhlen*

Anon. (1980): *Biotin, Beta-Carotin, Folacin, Niacin, Vitamin B_2 (Riboflavin), Vitamin B_{12} in der Tierernährung. 6 Einzelhefte. F. Hoffmann-La Roche, Grenzach-Wyhlen*

Ashton, W. L. G. u. D. J. Alexander (1980): *A 2 years survey on the control of the importation of captive birds into Great Britain. Vet. Rec. 106, 80–83*

Ballarini, G. (1965): *La salute del colombo. Il colombo da competizione, Reggio Emilia*

Bankowski, R. A. (1981): *Proceedings of the first international symposium on avian influenza, Beltsville, Maryland, USA, 22.–24. 4. 1981, 1–215*

Barden, E. S., H. L. Chute, D. C. O'Meara u. H. T. Wheelwright (1971): *A bibliography of avian mycosis (partially annotated). 3. Aufl. Dep. Anim. & Vet. Sci. Univ. of Maine at Orono*

Barke, E. (1970): *Beitrag zur Narkose des Geflügels (Literaturübersicht und Versuche). Vet.-med. Diss. TieH Hannover*

Barutzki, D. (1980): *Untersuchungen über die Wirksamkeit handelsüblicher Desinfektionsmittel auf Kokzidien-Oozysten bzw. Sporozysten (Eimeria, Cystoisospora, Toxoplasma und Sarcocystis) sowie auf Spulwurmeier (Ascaris, Toxocara) im Suspensionsversuch. Vet.-med. Diss. München*

Baumann, C.-R. (1980): *Harnsäurebestimmungen im Blutplasma bei verschiedenen Vogelarten. Vet.-med. Diss. München*

Bechir, R. (1979): *Experimentelle Untersuchungen zur parenteralen Immunisierung von Tauben mit einer Salmonella-Mineralöl-Vakzine. Vet.-med. Diss. TieH Hannover*

Becker, E. (1959): *Über die Osteosynthese bei kleinen Haustieren und kleinen landwirtschaftlichen Nutztieren mit Hilfe eines hierfür zusammengestellten Instrumentariums. Dtsch. tierärztl. Wschr. 66, 345–355*

Bettmann, H. (1973): *Wildtauben, BLV Jagdbiologie. BLV Verlagsgesellschaft München, Bern, Wien*

Bhattacharjee, M. L. (1960): *Trichostrongylus tenuis bei Vögeln und dem Hausgeflügel. Vet.-med. Diss. Gießen*

Bishop, F. C. (1929): *The pigeon fly – an important pest of pigeons in the United States. J. econ. Ent. 22, 974–980*

Boch, J. u. R. Supperer (1977): *Veterinärmedizinische Parasitologie. Verlag Paul Parey, Berlin u. Hamburg, 2. Aufl.*

Bonath, K. (1972): *Zur Inhalationsnarkose von Hühnern, Tauben, Enten und anderen Vögeln mit Halothan und Äther und deren Wirkung auf Blutdruck, Herz-, Atemfrequenz und Körpertemperatur. Zbl. Vet. Med. A, 639–660*

Borst, G. H. A., M. Buitelaar, F. G. Poelma, P. Zwart u. G. M. Dorrestein (1977): *Yersinia pseudotuberculosis in birds. Tijdschr. Diergeneesk. 102, 81–85*

Bos, A. (1941): *Trichomoniasis bei Tauben und ihre Bekämpfung. Acta vet. med. neerl. 2, Nr. 1*

Bräunlich, K. (1980): *Vitamin B_6 in der Tierernährung. F. Hoffmann-La Roche, Grenzach-Wyhlen*

Bräunlich, K. u. H. Zintzen (1980): *Vitamin B_1 in der Tierernährung. F. Hoffmann-La Roche, Grenzach-Wyhlen*

Brüchner, E. (1965): *Untersuchungen über das Vorkommen von Helminthen und Kokzidien im Magen-Darmtrakt bei Haustauben in bäuerlicher Haltung im Laufe eines Jahres. Vet.-med. Diss. HU Berlin*

Bruns, H. (1959): *Das Problem der verwilderten Haustauben in den Städten. Biol. Abh. H. 17 Staatl. Vogelschutzwarte Hamburg*

Bürger, H.-J. (1981): *Parasitosen der Vögel-Desinfektion. collegium veterinarium 1981, 40–42*

Busche, R. (1980): *Zum Nachweis komplementbindender und präzipitierender Antikörper gegen Chlamydia psittaci bei Haustauben (Columba livia domestica) nach experimenteller Infektion und in Taubenbeständen. Vet.-med. Diss. Gießen*

Buttgereit, F. (1923): *Zur Kenntnis eines parasitischen Protozoons der Haustaube. Vet.-med. Diss. Berlin*

Cerny, V. (1970): *Die parasitischen Arthropoden der synantropen Taubenvögel einer Großstadt. Angew. Parasitol. 1, 244*

Christiansen, M., H. E. Ottosen u. N. Plum (1946): *A peculiar infection with acidbacteria in wood pigeons (Columba palumbus L.). Skand. Vet. Tidskr. 36, 352–369*

Clarkson, T. B., R. W. Prichard, H. B. Lofland u. H. O. Goodmann (1963): *The pigeon as a laboratory animal. Lab. Anim. Care 13, 767–780*

Coatney, G. R. (1931): *On the biology of the pigeon fly, Pseudolynchia maura Bigot (Diptera Hippoboscidae). Parasitology 23, 523–532*

Cole, L. J. u. W. F. Hollander (1939): *The inheritance of silky plumage in the domestic pigeon. J. Heredity 30, 197–201*

Cole, L. J. u. R. D. Owen (1944): *Naked pigeons. J. Heredit. 35, 3–7*

Cuvillier, E. (1937): *The nematode Ornithostrongylus quadriradiatus, a parasite of the domestic pigeon. U. S. D. A. Techn. Bull. No. 569, 1–36*

Dams, R. (1966): *Trichomoniasis of pigeons: azomycin as a chemical prophylactic and therapeutic agent. Vet.-med. Diss. Lyon*

Darwin, C. (1968): *The variation of animals and plants under domestication. D. Appleton & Co., New York*

Davis, J. W., R. E. Anderson, L. Karstad u. D. O. Trainer (1971): *Infectius and parasitic diseases of wild birds. Iowa State University Press, Ames (Iowa)*

Delacour, J. (1959): *Wild pigeons and doves. All-Pets Books Inc. Fond du Lac, Wisconsin*

Desmedt, J. E. u. P. J. Delwaide (1966): *Physiological experimentation on the pigeon. Laboratory Animal Care 16, 191–197*

Deuter, H. (1962): *Experimentelle Untersuchungen zur mikrobiologischen Diagnostik und Therapie bei der Trichomoniasis der Tauben. Vet.-med. Diss. Leipzig*

Dobberstein, J. (1967): *Richtlinien für die Sektion der Haustiere, 8. Aufl. Paul Parey Berlin u. Hamburg*

Dolfen, H. (1916): *Über eine pseudotuberkulöse, seuchenhafte Erkrankung bei Tauben. Vet.-med. Diss. Hannover*

Dooley, G. W. (1968): *Developmental genetics of three foot-affecting mutants of the pigeon, Columba livia. Ph. D. dissertation. Iowa State University, Ames, Iowa. 113 pages. Dissertation Abstracts 298 part. 1, page 58. University Microfilms Order No. 68–10, 458*

Dorrestein, G. L., P. Zwart, G. H. A. Porst, F. G. Poelma u. M. N. Buitelaar (1977): *Ziekte- en doodsoorzaken van Vogels. Tijdschr. Diergeneesk. 102, 437–447*

Dräger, H. 1971): *Salmonellosen, Akad.-Verl., Berlin*

Drake, C. J. u. R. M. Jones (1930): *The pigeon fly and pigeon malaria in Iowa. Iowa St. Coll. Jour. Sci. 4, 253*

Dürr, U. (1974): *Übersichtsreferat. Sporogonie und Resistenz der Oocysten. Dtsch. tierärztl. Wschr. 81, 93–96*

Eber, A. (1924, 1925): *Die Tuberkulose des Hausgeflügels. Z. Infekt. krankh. Haust. 25, 145–175 u. 27, 1–19*

Eber, R. (1927): *Ein Beitrag zur Empfänglichkeit der Hühner und Tauben für Säugetiertuberkelbazillen. Z. Infekt. krankh. Haust. 33, 59–67*

Eber, A. u. G. Pallaske, Eber (1934): *Die durch Obduktion feststellbaren Geflügelkrankheiten. Schaper, Hannover*

Elder, W. H. (1964): *Chemical inhibitors of ovulation in the pigeon. J. Wildlife Mgmt. 28, 556–575*

Ebert, Uta (1978): Vogelkrankheiten *Zier- und Wildvögel Behandlung, Haltung, Pflege. M. u. H. Schaper, Hannover*

Eichler, Wd. (1956): *Federlinge. Die Neue Brehm-Bücherei H. 186. A. Ziemsen Verl., Wittenberg*

Eichler, Wd. (1977): *Parasitologisch-insektizidkundliches Wörterbuch. VEB Gustav Fischer Verlag Jena*

Eichler, Wd. (1980): *Grundzüge der veterinärmedizinischen Entomologie. VEB Gustav Fischer Verlag Jena*

Eichwald, C. (1965): *Die Tollwut. S. Hirzel Verl., Leipzig*

Eißner, G. u. F. W. Ewald (1973): *Rotlauf. VEB Gustav Fischer Verlag Jena*

Enigk, K. (1979): *Resistenz der Dauerform von Endoparasiten der Haustiere. Berl. Münch. Tierärztl. Wschr. 92, 491–497*

Erickson, G. A., M. Brugh u. C. W. Beard (1980): *Viscerotropic velogenic Newcastle disease in pigeons: Clinical disease and immunization. Avian Dis. 24, 257–267*

Fechner, J. (1964): *Schutzimpfungen bei Haustieren. S. Hirzel Leipzig*

Feldman, W. H. (1938): *Avian tuberculosis infections. The Williams & Wilkins Company, Baltimore*

Fischer, H. (1970): *Vorschläge für die veterinärpolizeiliche und veterinär-hygienische Überwachung von Rasse- und Sporttauben. Fachtierarzt-Abschlußarbeit Sektion Tierproduktion und Veterinärmedizin der HU Berlin*

Friesecke, H. (1980): *Pantothensäure in der Tierernährung. F. Hoffmann-La Roche, Grenzach-Wyhlen*

Fritzsche, K. (1955): *Zur Therapie der Trichomoniasis der Tauben. Zbl. Vet. Med. 2, 392–407*

Fritzsche, K. u. K.-P. Hürter (1976): *Serologische und seroepidemiologische Untersuchungen über die Verbreitung der Ornithose bei Brieftaubenzüchtern in der BRD. Zbl. Vet. Med. B, 23, 181–189*

Fritzsche, K. (1978 bis 1980): *Die Lehren aus dem Verlauf der Taubenpocken im Jahre 1977, 1978, 1979. Die Brieftaube 95, 176–177, 96, 100–101, 97, 183–184*

Galton, M. M. u. P. Arnstein (1959, 1960): *Poultry diseases in public health. Review for epidemiologists. U. S. Dept. of Health, Education and Welfare. P.H.S.C.D.C. Atlanta, Georgia*

Geisthardt, G. (1977): *Über die Möglichkeiten zur Bestandsminderung verwilderter Haustauben. Angew. Zool. 64, 27–36*

Gerlach, H. (1974): *Wildvögel und Umweltschutz. Tierärztl. prax. 2, 459–464*

Gerlach, H. (1978): *Untersuchungen über Mollicutes bei Tauben. Vet.-med. hab. schr. München*

Gerlach, H. (1979): *Vögel als Reservoire u. Verbreiter von Krankheitserregern. Berl. Münch. Tierärztl. Wschr. 92, 169–173*

Gerlach, H. u. G. Heller (1972): *Syngamose bei Tauben. Kleint.-Prax. 17, 47–48*

Glunz, H. G. (1969): *Zur Frage der Übertragbarkeit von Säugetierchlamydien auf Vögel, speziell des Erregers des Schafabortes auf die Taube. Med. Diss. Fft. (Main)*

Glutz von Blotzheim, Urs N. u. K. M. Bauer (1980): *Handbuch der Vögel Mitteleuropas, Bd. 9 Columbiformes-Piciformes. Akad. Verlagsgesellsch. Wiesbaden*

Grahneis, H. (1967): *Medizinische Betrachtungen zur Ornithosebekämpfung in der Geflügelwirtschaft. Verl. Volk und Gesundheit Berlin*

Granville, A. (1973): *Considerations cliniques sur les principales maladies du pigeon. Ann. Med. Vet. 117, 289–324*

Gratzl, E. u. H. Köhler (1968): *Spezielle Pathologie u. Therapie der Geflügelkrankheiten. Ferd. Enke Verlag, Stuttgart*

Gylstorff-Sassenhoff, I. (1956): *Vergiftungen beim Geflügel. Mh. Vet.-Med. 11, 678–683*

Hanson, H. C., N. D. Levine, C. W. Kossack, S. Kantor u. L. J. Stannard (1957): *Parasites of the mourning dove (Zenaidura macroura carolinensis) in Illinois. J. Parasitology 43, 186–193*

Hare, T. (1937): *A study of the 110 consecutive cases of disease in pigeons. Vet. Bull. 49, 680–686*

Hartig, F. u. K. Frese (1973): *Tumorförmige Tauben- und Kanarienpocken. Zbl. Vet. Med. B 20, 153–160*

Hauser, K. W. (1974): *Hämatome bei Tauben. Prakt. Tierarzt 55, 576–581*

Hauser, K. W. u. H. Robl-Fürst (1973): *Narkose bei Tauben. collegium veterinarium 1973, 25–27*

Heelsbergen, van T. (1929): *Handbuch der Geflügelkrankheiten und der Geflügelzucht. Ferdinand Enke Stuttgart*

Heffels, U. (1980): *Serologische Untersuchungen zur Verbreitung der Herpes-, Adeno-, Reo-, Newcastle-, Influenza A- und Rubellavirusinfektionen bei Tauben in der BRD. Vet. med. Dis. TieH Hannover*

Heffels, U., K. Fritzsche, E. F. Kaleta u. U. Neumann (1981): *Serologische Untersuchungen zum Nachweis virusbedingter Infektionen bei der Taube in der Bundesrepublik Deutschland. Dtsch. tierärztl. Wschr. 88, 97–102*

Heidenreich, M. (1978): *Geschlechtsbestimmungen bei Vögeln mittels Endoskopie. Kleint.-Prax. 23, 193–198*

Hiepe, Th. u. R. Ribbeck (1982): *Lehrbuch der Parasitologie. Bd. 4, Arachno-Entomologie. VEB Fischer Verlag Jena*

Hilbrich, P. (1978): *Krankheiten des Geflügels unter besonderer Berücksichtigung der Haltung und Fütterung. 3. Aufl. Hermann Kuhn, Schwenningen am Neckar*

Hitchner, S. B., C. H. Domermuth, H. G. Purchase u. J. E. Williams (1980): *Isolation and identification of avain pathogens. Am. Assoc. Avian Pathologists, Texas University, Texas 77843*

Hofstad, M. S., B. W. Calnek, C. F. Helmboldt, W. M. Reid u. .H. W. Yoder jr. (1978): *Diseases of poultry. 7. Aufl. The Iowa State University Press, Ames, Iowa*

Hollander, W. F. (1938): *„Clumsy" pigeons. J. Hered. 29. 65–66*

Hollander, W. F. (1943): *„Scraggly" plumage and ataxia, two inherited characters in the pigeon. J. Hered. 34, 167–172*

Hollander, W. F. (1945): *Lethal achondroplasia in the pigeon. J. Hered. 36, 297–300*

Hollander, W. F. (1948): *Hereditary microphthalmia and other eye defects in pigeons. J. Hered. 39, 289–292*

Hollander, W. F. (1951): *Albino pigeons. All-Pets Magazine 22, April, 70–72*

Hollander, W. F. (1954): *Care and use of pigeons in research. Proc. Animal Care Panel 5, 71–80*

Hollander, W. F. (1975): *Sectorial mosaics in the domestic pigeon: 25 more years .J. Hered. 66, 197–201*

Hollander, W. F. u. W. M. Levi (1940): *Twins and late embryonic monstrosities in pigeons. Auk. 57, 326–327*

Hollander, W. F. u. W. M. Levi (1942): *Polydactyly, a sublethal character of the pigeon. J. Hered. 33, 385–391*

Hollander, W. F. u. W. J. Miller (1978): *Amputated, frayed, and sideburns: three new mutants in the pigeon. Iowa State J. Res. 53, 109–118*

Hollander, W. F. u. W. J. Miller (1978): *Observations on pigeons having congenital head tremor associated with the „sideburns" mutant. Behavior Genetics 8, 101*

Hollander, W. F. u. O. Riddle (1946): *Goiter in domestic pigeons. Poultry Sci. 25, 20–27*

Hoppenstedt, K. (1966): *Zur Kochsalzvergiftung des Geflügells. Vet.-med. Diss. TieH Hannover*

Hwang, J. C. u. E. E. Wehr (1958): *Observations on early development of Ascaridia columbae in the pigeon. J. Parasit. 44. (4. Sekt. 2) 26*

Hwang, J. C., N. Tolgay, W. T. Shalkop u. D. S. Jaquette (1961): *Case report – Dispharynx nasuta causing servere proventriculitis in pigeons. Avian Dis. 5, 60–65*

Imhoff, N. (1975): *Zum Arthropodenbefall der Haustauben in Deutschland unter besonderer Berücksichtigung der bei Brieftauben in der Eifel und im Raum Aachen – Düren vorkommenden obligat-ektoparasitischen Arten. Vet.-med. Diss. Gießen*

Iwata, I. (1926): *On the determination of the sexes of carrier-pigeons. Japan College Agr. J. 7, 399–411*

Jacobs, L., M. L. Melton u. M. K. Cook (1953): *Experimental toxoplasmosis in pigeons. Exp. Parasit. 2, 403–416*

Jaksch, W. (1971): *Therapeutische Probleme beim Geflügel. Wien. Tierärztl. Mschr. 58, 298–309*

Jansson, E. (1960): *Ornithosis in Helsinki and some other localities in Finland. Ann. Med. Exp. Biol. Fenniae 38. Suppl. 4*

Jansen, J. (1959): *Ornithosis by duiven. Tijdschr. Diergeneesk. 84, 643–649*

Jaskoski, B. J. u. J. D. Plank (1966): *Incidence of endoparasitism in a group of pigeons in the Chicago area. Avian Dis. 10, 342–344*

Jost, E. (1970, 1971): *Handbuch der speziellen pathologischen Anatomie der Haustiere. 3. Aufl. Paul Parey, Berlin u. Hamburg*

Kast, A. (1955/56): *Die spontanen Geschwülste der Vögel. Ein Beitrag zur vergleichenden Onkologie. Wiss. Z. Humboldt-Univ. 5, 29–64*

Keilbach, R. (1966): *Die tierischen Schädlinge Mitteleuropas mit kurzen Hinweisen auf ihre Bekämpfung. VEB Gustav Fischer Verlag Jena*

Kelterborn, E. (1967): *Salmonella-Species. Hirzel Verlag, Leipzig*

Ketz, H. A. (1976): *Vitamine. Urania-Verlag Leipzig, Jena, Berlin*

Keymer, J. F. (1972): *Diseases of pigeons. In: The UFAW handbook on the care and management of laboratory animals von C. W. Hume (Hrsg.) 4. edit. Churchill Livingstone, Edinburgh u. London*

Kisalu, Marcel (1974): *Vorkommen u. Bedeutung von Cryptococcus neoformans in Tau-*

benexkrementen. Diss. med. Fak. Rupprecht-Karl-Univ. Heidelberg

Klingler, K. u. R. Morgenstern (1971): *Behandlungsversuche bei einem massiv mit Salmonella typhi murium verseuchten Armeebrieftaubenbestand. Schweiz. Arch. Tierheilkd. 113, 159–163*

Köhler, H. (1958): *Krankheiten der Vögel (Taube, Papagei, Kanarienvogel). In: Pathologie der Laboratoriumstiere von P. Cohrs, R. Jaffé u. H. Meesen Bd. 2, 598–714. Springer-Verl. Berlin, Göttingen, Heidelberg*

Kösters, J. (1981): *Askariden und Kapillaren bei Tauben, Sittichen und Papageien. collegium veterinarium 1981, 30–33*

Kolb, E. (1970): *Wirkstoff-Vademekum. Chemische und biologische Präparate in der Tierernährung. Tierärztl. Praxis. VEB Gustav Fischer Verlag Jena*

Krampitz, G. (1980): *Vitamin D in der Tierernährung. F. Hoffmann-La Roche, Grenzach-Wyhlen*

Krampitz, H. E. (1959): *Krankheiten, Schmarotzer, Feinde und Gefahren der Vögel. In: Naturgeschichte der Vögel von R. Berndt und W. Meise Bd. 1. Franckh Stuttgart*

Krause, C. (1939): *Pathologie und pathologische Anatomie des Nutz- und Raubwildes sowie sonstiger wildlebender Säugetiere und Vögel. Erg. Path. 34, 226–562*

Kronberger, H. (1978): *Haltung von Vögeln – Krankheiten der Vögel. VEB Gustav Fischer Verlag Jena*

Krüger, H. (1981): *Tierische Schädlinge im Wohn- und Arbeitsbereich und ihre Bedeutung für die menschliche Gesundheit. Mh. Vet.-Med. 36, 745–753*

Kummerfeld, N. (1981): *Milben und Federlinge bei Ziervögeln und Tauben. collegium veterinarium 1981, 36–40*

Lahaye, J. (1928): *Maladies des pigeons et des poules, des oiseaux de base-cour et de volière. Steinmetz-Haenen, Remouchamps*

Lahaye, J. u. E. Cordiez (1958): *Die Belgische Reisetaube (deutsche Ausgabe von A. Meyer). Neuer Tessloff-Verl. Hamburg*

Lancaster, J. E. (1963): *Newcastle disease – modes of spread. Vet. Bull. 33, 221–226 u. 279–285*

Lancaster, J. E. (1966): *Newcastle disease, a review, 1926–1964. Monogr. Nr. 3 Canada Dep. Agric., Ottawa*

Lancaster, J. E. (1977): *Newcastle disease – a review of the geographical incidence and epizootiologie. Wld. Poultry Sci. J. 155–165*

Lancaster, J. E. u. D. J. Alexander (1975): *Newcastle disease – virus and spread. Canada Dep. Agric.-Monogr. No. 11, Ottawa*

Lapage, G., T. E. Gibson u. W. N. Beesley (1968): *Veterinary parasitology. 2. Aufl. Oliver & Boyd Edinburgh u. London*

Lee, J. G. u. A. G. Hogan (1942): *Vitamins required by pigeons. Missouri Agric. Exp. Sta. Res. Bull. 342, 1–15*

Leibetseder, J. (1981): *Mykotoxikosen. Übers. Tierernährg. 9, 1–10*

Leibovitz, L. (1962): *Thiabendazole therapy of pigeons affected with Ornithostrongylus quadriradiatus. Avian Dis. 6. 380–384*

Leonhardt, H. G. (1962): *Zur Frage der Sanierung salmonellen-infizierter Taubenstände mit Furoxon. Vet.-med. Diss. FU Berlin*

Levi, W. M. (1963): *The Pigeon. Levi Publishing Co. Inc. Sumter, South Carolina*

Levi, W. M. (1965): *Encyclopedia of pigeon breeds. T. F. H. Publications, Inc., Jersey City, New Jersey*

Levine, N. D. u. S. Kantor (1959): *Parasites of birds of the order Columbiformes. Wildl. Dis. 1, 1–28*

Linde, K. (1980): *Herstellung von stabilen Salmonella-Impfstämmen durch Kopplung von 2 unabhängig voneinander nichtvermehrungsbegrenzenden attenuierenden Markern. Arch. exp. Vet. med. 34, 19–32*

Lucas, H. u. W. Lüthgen (1973): *Zur Bekämpfung der Federmilbe (Megninia columbae Buchholz, 1869) bei Tauben mit Dietreen. Prakt. Tierarzt 54, H. 7*

Lüthgen, W. (1961): *Untersuchungen über die Verbreitung von Salmonellosis, Ascaridiasis, Capillariasis und Coccidienbefall in Rassetaubenbeständen. Vet.-med. Diss. Gießen*

Lüthgen, W. (1976): *Influenza-Viruserkrankungen bei Vögeln. Verhandlungsber. XVIII. Intern. Erkrankungen Zootiere Innsbruck 1976, 145–154*

Lüthgen, W. u. H. Lucas (1966): *Statistik der in den Jahren 1949–1963 im Staatlichen Veterinäruntersuchungsamt Frankfurt am Main untersuchten Tauben, Puten, Gänse und Enten. Tierärztl. Umschau 21, 54–62*

Mann, H.-G. (1970): *Untersuchungen zum Vorkommen von Mallophagen bei der Haustaube (Columba livia domestica). Tierärztl. Diplomarb. HU Berlin*

Martin, M. (1934): *Life history and habits of the pigeon louse Columbicola columbae (Linn.). Canad. Entom. 66, 6–16*

Mayer, E. (1954): *Parasitologische Untersuchungen an Taubenbeständen in Berlin. Vet.-med. Diss. FU Berlin*

Mayr, A., H. Mahnel u. E. Munz (1972): *Systematisierung und Differenzierung der Pockenviren. Zbl. Vet. Med. B 19, 69–88*

Mennemeier, S. (1953): *Die Taubentrichomonade, ihre Verbreitung und Bekämpfung im Bezirk Paderborn. Vet.-med. Diss. Gießen*

Meyer, K. F. (1965): *Ornithosis. in: Biester und Schwarte: Diseases of poultry 5. ed., Academic Press, Ames, Iowa*

Meyer-Roepke, H. und J. Raddei (1978): *Die Serum-Langsamagglutination als Hilfsmittel bei der Diagnostik der Salmonellosis der Tauben. Tierärztl. Umschau 33, 42–47*

Miller, M. J. (1937): *The parasites of the pigeon of Canada. Canad. J. Res. 15, 91–103*

Miller, W. J. u. F. H. Wagner (1955): *Sexing mature columbiforms by cloacal characters. Auk. 72, 279–285*

Mohammed, M. A., S. M. Sokkar u. H. H. Tantawi (1978): *Contagious paralysis in pigeons. Avian Path. 7, 637–643*

Monreal, G. (1958): *Untersuchungen über den direkten und indirekten Virusnachweis bei der Ornithose der Tauben. Zbl. Vet. Med. 5, 273–294*

Müller, H. (1970): *Ein Beitrag zur Ornithose der Enten und Tauben im Bezirk Suhl. Mh. Vet. Med. 25, 270–274*

Müller, H. (1972): *Salmonellenfunde beim Geflügel, besonders bei Tauben. Mh. Vet. Med. 27, 575–578*

Müller, K. (1939): *Zur Biologie der Taubenzecke. Vet.-med. Diss. Berlin*

Müller, W. A. u. C. Gottschalk (1970): *Standardisierung der parasitologischen Nachweisverfahren für Trichomonadeninfektionen. Angew. Parasit. 11, 170–176*

Nieland, G. (1974): *Zur Verbreitung von Salmonellen und Kokzidien in Brieftaubenbeständen Schleswig Holsteins. Tierärztl. Umschau 29, 668–672*

O'Connor Holloran, P. C. (1955): *A bibliographie of references to diseases in wild mammals and birds. Amer. J. Vet. Res. 16. 2, 2–465*

Oeding, D. (1973): *Zur Häufigkeit von Salmonellenausscheidern bei Brieftauben ohne und mit Terramycin- oder oraler Impfstoffapplikation während der Reisesaison 1972. Vet.-med. Diss. FU Berlin*

Ortel, S. (1966): *Untersuchungen über die Ornithose bei verwilderten Haustauben. Zbl. Bakt. I. Orig. 200, 298–303*

Otte, R. (1981): *Häufigkeit der Sensibilisierung mit tierischen Proteinen bei Taubenzüchtern. Med. Diss. HU Berlin*

Owen, R. D. (1941): *Artificial insemination of pigeons and doves. Poultry Sci. 20, 428–431*

Petrak, M. L. (1969): *Diseases of cage and aviary birds. Lea und Febiger, Philadelphia*

Poelma, F. G. u. P. Zwart (1972): *Toxoplasmose bij kronduiven en andere vogels in den koininklijke Rotterdamse diergarde „Blijdorp". Acta Zool. Pathol. Antverpiensia 55, 29–40*

Pohlmeyer, K. u. H. Wissdorf (1976): *Die Vaskularisation bei der Reisetaube (Columba livia Gmelin, 1789) im Hinblick auf die intramuskuläre Applikation von Medikamenten. Prakt. Terarzt 57, 71–74*

Raethel, H.-S. (1980): *Wildtauben: Haltung, Pflege, Zucht, Ulmer Stuttgart*

Rakshpal, R. (1959): *On the behavior of pigeon louse, Columbicola columbae Linn. (Mallophaga). Parasitology 49, 232–241*

Reinhardt, R. (1930): *Die pathologisch-anatomischen Veränderungen bei den spontanen Krankheiten der Hausvögel. Ergebn. allg. Path. u. path. Anat. 23, 553–705*

Riddle, O. (1947): *Endocrines and constitution in doves and pigeons. Carnegie Instit. Wash., Publ. 572*

Riddle, O., W. F. Hollander u. J. P. Schooley (1945): *A race of hermaphrodite-producing pigeons. Anat. Rec. 92, 401–417*

Rogge, D. (1966): *Beitrag zur Kenntnis der Hämatozoen der Vögel unter besonderer Berücksichtigung der Gattung Haemoproteus KRUSE 1890 bei deutschen Brutvögeln. Diss. math.-nat. Fak. Pädagog. Hochsch. Potsdam*

Rolle, U. u. A. Mayr (1978): *Mikrobiologie, Infektions- u. Tierseuchenlehre. Ferd. Enke Verl., Stuttgart*

Rommel, M. (1981): *Kokzidiosen der Tauben, Sittiche, Papageien und Kanarienvögel (Eimeria, Isospora, Toxoplasma, Sarcocystis, Cryptosporidium). collegium vet. 1981, 23–26*

Rüger, R. (1979): *Zur Bekämpfung der Taubensalmonellose durch orale Applikation von hitzeinaktiviertem Salmonella-Antigen. Vet. med. Diss. FU Berlin*

Scott, H. G. (1964): *Pigeon-borne disease control through sanitation and pigeon stoppage. Pest Control 32, H. 9, 14–20*

Seifried, O. (1943): *Vitamine und Vitaminmangelkrankheiten bei Haustieren. Verlag Enke, Stuttgart*

Shimizu, T., H. Erno u. H. Nagatomo (1978): *Isolation and characterization of Mycoplasma columborale, two new species from pigeons. Internat. J. Syst. Bact. 28, 538–546*

Shimizu, T., K. Numano u. K. Uchida (1979): *Isolation and identification of mycoplasmas from various birds: an oecological study. Jap. J. Vet. Sci. 41, 273–282*

Siegmann, O., K.-H. Hinz, E. F. Kaleta u. H. Lüders (1976): *Kompendium der Geflügelkrankheiten, 3. Aufl. Verlag Schaper, Hannover*

Sørum, L. (1953): *Infeksjon med Salmonella typhi murium var. copenhagen pa duer i Norge. Nord. Vet.-Med. 5, 385–400*

Sühler, H. (1973): *Die organischen Koniosen unter besonderer Berücksichtigung von Farmer- und Taubenzüchterlunge. Med. Diss. Würzburg*

Schilling, K. (1963): *Statistik der Geflügelkrankheiten aus dem Institut für Pathologie der Tierärztlichen Hochschule von 1939 bis 1958. Vet.-med. Diss. TieH Hannover*

Schliesser, T. u. D. Strauch (1981): *Desinfektion in Tierhaltung. Fleisch- und Milchwirtschaft. F.-Enke-Verlag, Stuttgart*

Schüppel, K. (1964): *Vogelpocken (eine Literaturstudie). Vet.-med. Diss. Leipzig*

Schmidtke, L. (1957): *Psittakose. Entwicklung der epidemiologischen Lage ab 1931. Zbl. Bakt. Ref. 165, 373–436*

Scholtyssek, S. u. P. Doll (1978): *Nutz- und Ziergeflügel. Eugen Ulmer, Stuttgart*

Schrag, L. (1973): *Gesunde Tauben. Schober, Hengersberg*

Schultz, ,. (1980): *Mykotoxikosen in: J. Beer: Infektionskrankheiten der Haustiere 719–733, 2. Aufl. VEB Gustav Fischer Verlag Jena*

Schunk, W. (1980): *Schadstoffe in der industriellen Tierproduktion. Ratgeber bei Intoxikationen. VVB Ind. Tierproduktion, Forsch.-Inst. f. Geflügelzucht Merbitz*

Schuurmans, J. A. (1939): *Zur Biologie der Taubenlausfliege (Diptera, Pupipara) Z. Parasitenk. 16, 388–406*

Scholz, S. R. (1978): *Die Verbreitung, Bedeutung und diagnostische Nachweisbarkeit von Chlamydien-Infektionen bei Tieren (mit Ausnahme der Vögel) – Eine Literaturzusammenstellung. Vet.-Med. Diss. TieH Hannover*

Schütze, H.-R. (1981): *Kotuntersuchungsmethoden bei Papageien, Sittichen und Tauben. collegium veterinarium 1981, 42–45*

Stabler, R. M. (1954): *Trichomonas gallinae: A review. Exp. Parasit. 3, 368–402*

Stam, J. W. W. (1980): *Duivenziekten. Kliniek voor kleine Huisdieren der Rijksuniversiteit te Utrecht.*

Stellmacher, W., K. Scholz u. K. Preißler (1974): *Desinfektion. Tierärztliche Praxis. VEB Gustav Fischer Verlag Jena*

Stuart-Harris, C. H. u. G. C. Schild (1976): *Influenza. The viruses and the disease. Edward Arnold Ltd., London*

Sturkie, P. D. (1976): *Avian physiology. Springer-Verlag New York, Heidelberg, Berlin*

Teschner, D. (1964): *Die Bedeutung der Nester verwilderter Haustauben in Großstädten. Anzeiger Schädlingsbekämpfung 37, 40–43*

Tittes-Rittershaus, V., J. Raddei, A. Danco, R. Rüger u. K. Fritzsche (1979): *Vergleichende Wirksamkeitsprüfungen von 3 Taubenpockenimpfstoffen unter Verwendung einer standardisierten Belastungsinfektion. Zbl. Vet. Med. B, 26, 668–678*

Tudor, D. C., J. W. Rue u. H. L. Woodward (1975): *Electron scanning microscope studies of pigeon pox virus. Poultry Sci. 54, 814–824*

Utterback, W. W. u. J. H. Schwartz (1973): *Epizootiology of velogenic viscerotropic Newcastle disease in southern California, 1971–1973. J. Am. Vet. Med. Assoc. 163, 1080–1088*

Vindevogel, H. u. J. P. Duchatel (1979): *Les principales maladies infectieuses et parasitaires du pigeon. Ann. Méd. Vét 123, 17–27*

Vloten, van, J. G. C. (1964): *Traumatische Gastritis bij duiven. Tijdschr. Diergeneesk. 98, 687–694*

Völker, H. (1977): *Biotin in der Tierernährung. Übers. Tierernährg. 5, 185–220*

Vogel, K. (1965, 1969, 1970): *Taubenkrankheiten. 1., 2. u. 3. Aufl. VEB Dtsch. Landw.-Verl. Berlin*

Vogel, K. (1965): *Die Mineralstoffversorgung der Tauben. Die Sporttaube 10, H. 11, 14 u. H. 12, 10–12*

Vogel, K. (1966): *Welches ist die zweckmäßigste Nistschale für Tauben? Die Sporttaube 11, 152–153*

Vogel, K. (1966): *„Taubensteine" – kritisch betrachtet. Die Sporttaube 11, 29–31*

Vogel, K. (1966): *Durch den Erbsenkäfer (Bruchus pisorum L.) verursachte Futterschädlichkeiten bei Sporttauben. Die Sporttaube 11, 13–14*

Vogel, K. (1966): *Wie verhüten wir Krankheiten bei unseren Sporttauben? Die Sporttaube 11, 92, 108, 125–126, 141*

Vogel, K. (1966): *Volieren. Die Sporttaube 11, 101–102*

Vogel, K. (1966): *Das Taubenbad. Die Sporttaube 11, 138–139*

Vogel, K. (1966): *Einstreu im Sporttaubenschlag. Die Sporttaube 11, 190–191*

Vogel, K. (1967): *Die von Tauben ausgehende Ornithose des Menschen. Die Tierwelt 77, 956–958*

Vogel, K. (1969): *Schutzimpfungen bei Sporttauben. Die Sporttaube 14, 18–21*

Vogel, K. (1969): *Ist Schlagstaub gesundheitsschädlich? Die Sporttaube 14, 44–45*

Vogel, K. (1970): *Marekѕche Krankheit, 258–269 und Herpesvirus-Infektion der Taube, 275–276 in: J. Beer: Infektionskrankheiten der Haustiere, 2. Aufl. VEB Gustav Fischer Verlag Jena*

Vogel, K. (1980, 1981): *Die Taube – Biologie, Haltung, Fütterung. 1. u. 2. Aufl., VEB Deutscher Landwirtschaftsverlag, Berlin*

Vogel, K. (1980): *Aviärer Leukose-Sarkomatose-Osteopetrose-Komplex. In: J. Beer: Infektionskrankheiten der Haustiere 161–170, 2. Aufl. VEB Gustav Fischer Verlag Jena*

Vogel, K., W. Wittmann u. K. Krieg (1969): *Virusbedingte Neoplasmen der Vögel (virusbedingte aviäre Tumore) in: Handbuch der Virusinfektionen bei Tieren von H. Röhrer Bd. V/1 VEB Gustav Fischer Verlag Jena*

Voigt, A. u. F.-D. Kleine (1973): *Zoonosen. VEB Gustav Fischer Verlag Jena*

Volckart, W. (1970): *Die Versorgung von Flügelfrakturen bei Vögeln mittels einer Latexbandage. Kleint.-Prax. 15, 191–194*

Wagner, O. (1942): *Enzootisches Sterben in einem Taubenschlag, verursacht durch den Taubenspulwurm (Ascaridia columbae). Vet.-med. Nachr. 1942, 1–10*

Weber, A., C. Lembke u. A. Kettner (1981: *Nachweis von Campylobacter jejuni in Kotproben von klinisch gesunden Brieftauben. Berl. Münch. Tierärztl. Wschr. 94, 449–451*

Wehr, E. E. (1939):*Studies on the development of pigeon capillarid, Capillaria columbae. U.S.D.A., Techn. Bull. 679*

Wehr. E. E. u. J. C. Hwang (1964): *The life cycle and morphology of Ascaridia columbae (Gmelin, 1790) Travassos, 1913 (Nematoda: Ascarididae) in the domestic pigeon (Columba livia domestica). J. Parasit. 50, 131–137*

Weidner, H. (1961): *Die Niststätten verwilderter Tauben als Reservoire für Ungezieferplagen. Städtehygiene 5, 91*

Weidner, H. (1971): *Bestimmungstabellen der Vorratsschädlinge und des Hausungeziefers Mitteleuropas. VEB Gustav Fischer Verlag Jena, 3. Aufl.*

Weißer, H. (1979): *Influenza-A-Virus: Untersuchungen über das Vorkommen bei Wildgeflügel und einigen Nutztieren. Vet. med. Diss. München*

Wenzel, R. (1981): *Untersuchungen über Sarkosporidieninfektionen bei Haus- und Wildgeflügel. Vet. med. Diss. München*

Weyer, F. (1964): *Weitere Beobachtungen im Rahmen von diagnostischen Tierversuchen bei Ornithose-Psittakose. Zbl. Bakt. Hyg., I. Abt. Orig. A, 193, 147–178*

Weyer, F. u. H. Lippelt (1956): *Ein Beitrag zur Frage der Tauben-Ornithose in Deutschland. Z. Hyg. 143, 223–246*

Whiteman, C. E. u. A. A. Bickford (1980): *Avian Disease Manual. Am. Assoc. Avian Pathologists, Texas University, Texas 77843*

Wiesner, E. (1970): *Ernährungsschäden der landwirtschaftlichen Nutztiere. VEB Gustav Fischer Verlag Jena*

Wildführ, G. (1977): *Medizinische Mikrobiologie, Immunologie und Epidemiologie. VEB Thieme Verlag, Leipzig*

Wittmack, H. (1936, 1937): *Beiträge zur Schutzimpfung und Therapie bei Taubenpocken. Vet. med. Diss. Gießen und Z. Infektkrankh. Haust. 50, 180–192*

Womelsdorf, D. J. u. E. W. Mortenson (1960): *The Fresno pigeon control program. California Department of Public Health, Bureau Vector Control, Publ. M-3-60*

Woodward, H. u. D. C. Tudor (1973): *The immunizing effect of commercial pigeon pox vaccines on pigeons. Poultry Sci. 52, 1463–1468*

Wüttig, F. A. (1931): *Untersuchungen über die durch das Bakterium enteritidis breslaviense hervorgerufene und mit Gelenksentzüdungen einhergehende Taubenenzootie. Vet.-med. Diss., Gießen*

Wuthe, H. H. (1978): *Mikrobiologische Merkmale bei Salmonella typhi murium u. ihre Verwendbarkeit in der praktischen Epidemiologie. Habil. schrift Univ. Kiel*

Zedler, W. u. M. Saleh (1965): *Über die Heilung von Knochenbrüchen der Vögel. Berl. Münch. Tierärztl. Wschr. 78, 249–254*

Zeller, H. (1932): *Die Tuberkulose des Geflügels. Ergebn. d. allg. Path. u. path. Anat. 26, 804–876*

Zintzen, H. (1980): *Vitamin E und Selen in der Tierernährung. F. Hoffmann-La Roche*

Sachwortverzeichnis

D

E

F

G

H

I

J

K

L

M

N

O

P

Q

R

S

W

X

Y

Z

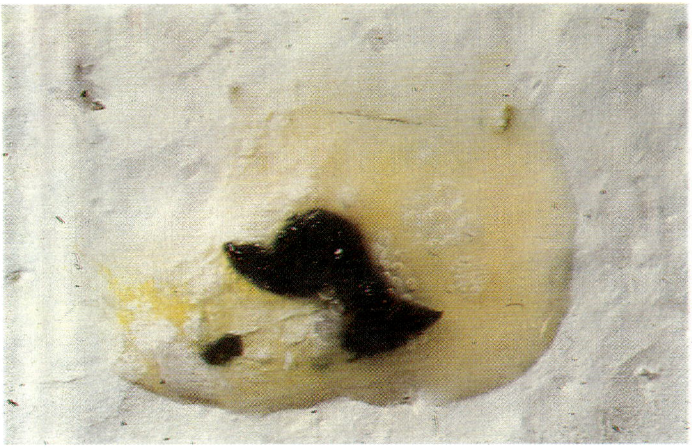

Von einem Flüssigkeitshof umgebenes Kothäufchen einer Haustaube, wie es bei Erregung (Angstkot) abgesetzt wird

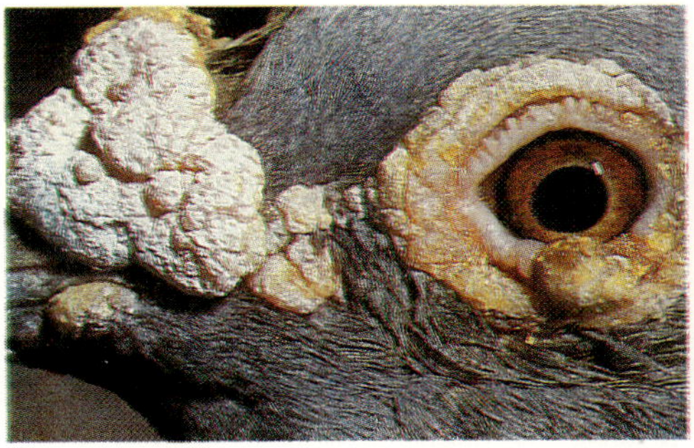

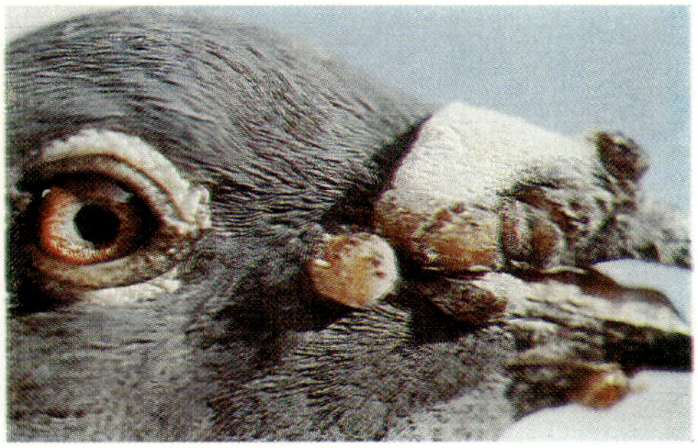

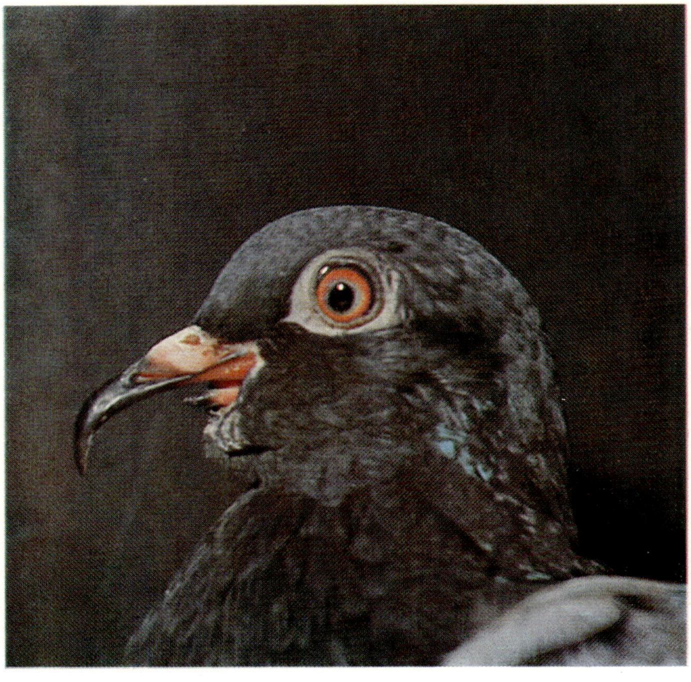

Brieftaube mit der Hautform von Pocken

Brieftaube mit der Mischform (Hautpocken und *Diphtheroid)*

Schnabelanomalie bei einer Haustaube nach überstandener Schleimhautform von Pocken

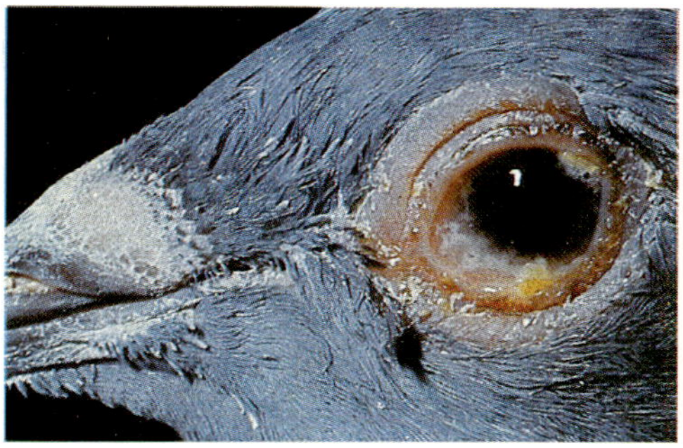

Brieftaube mit akuter *serofibrinöser* Bindehaut- und Nasenschleimhautentzündung infolge manifester *Herpesvirus*- und *Chlamydia psittaci*-Infektion

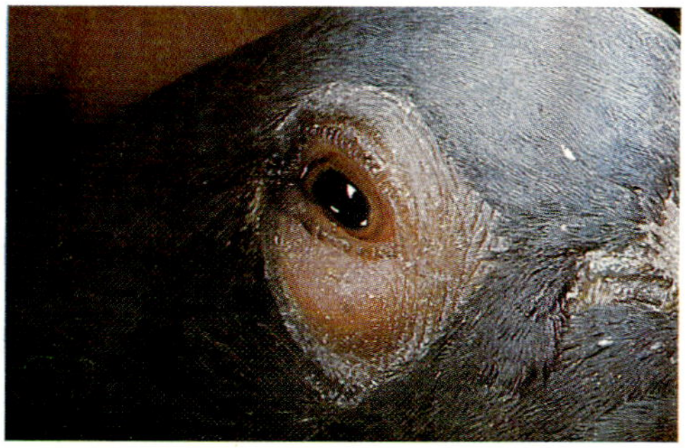

Serofibrinöse Augenbindehautentzündung und Ansammlung von *Exsudat* im Bindehautsack einer Brieftaube mit manifester *Chlamydia psittaci*-Infektion

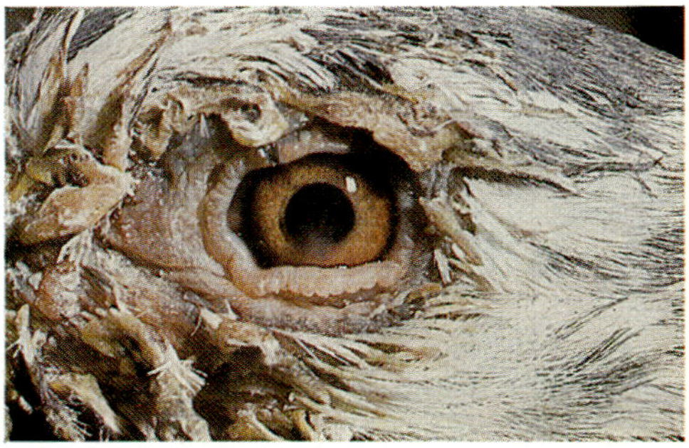

Chronische Augenbindehaut- und -hornhautentzündung bei einer Haustaube mit manifester *Chlamydia psittaci*-Infektion *(Ornithose)*

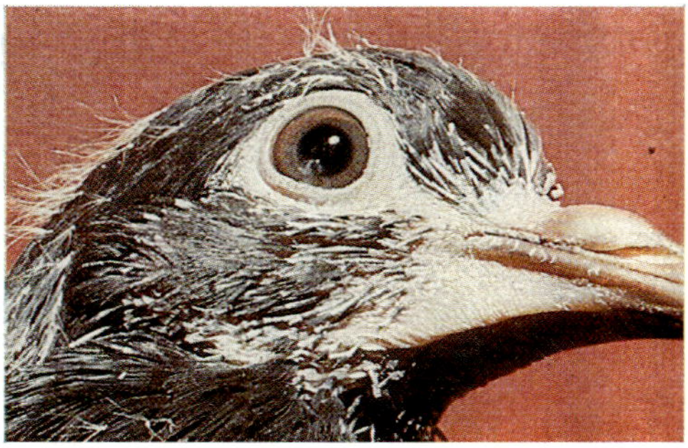

Entzündete Augenbindehaut bei einer nestjungen Haustaube infolge *Chlamydia psittaci*-Infektion *(Ornithose)*

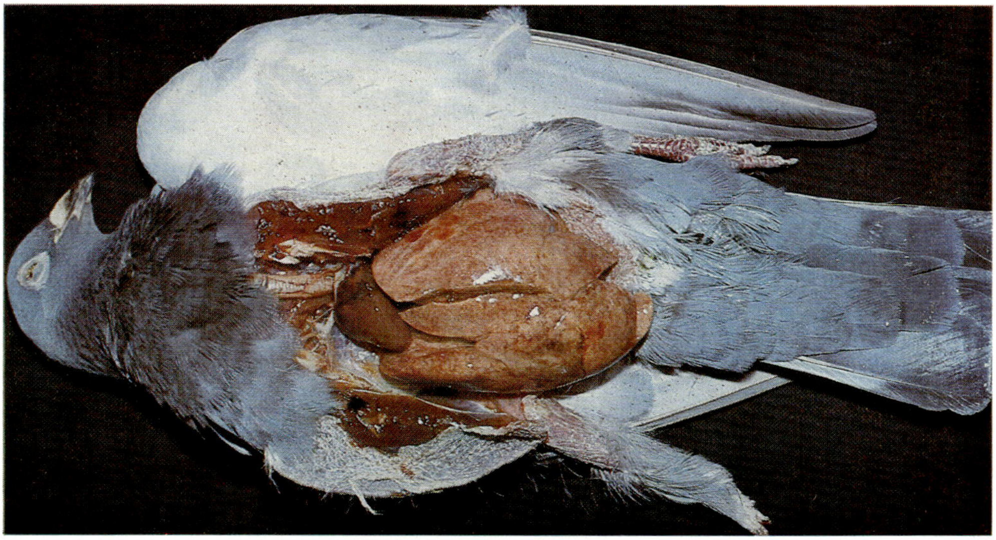

Haustaube mit hochgradigen leukoseartigen Prozessen der Leber infolge *Retikuloendotheliose*

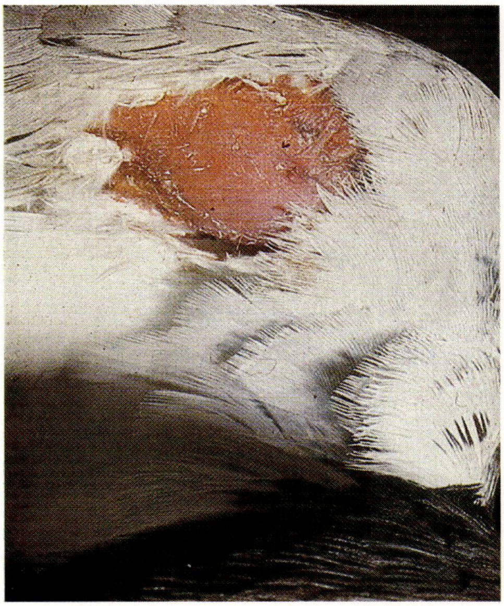

Stark geschwollenes, chronisch entzündetes Ellbogengelenk einer Brieftaube bei der chronischen *arthritischen* Form von *Salmonellose*

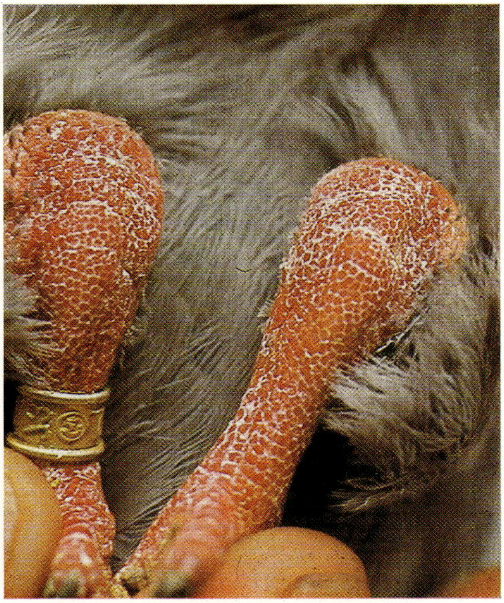

Arthritische Form (Entzündung beider *Tarso-Metatarsal*gelenke) infolge *chronischer Salmonellose* einer Brieftaube

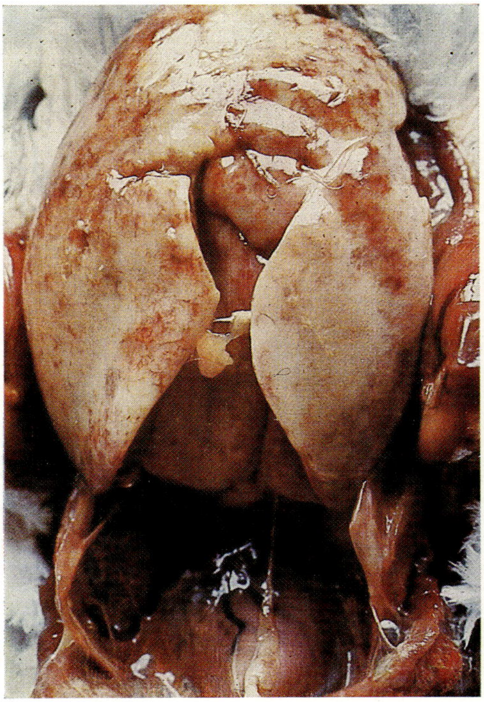

Leukoseartige Prozesse der Leber ähnlich Abb. links

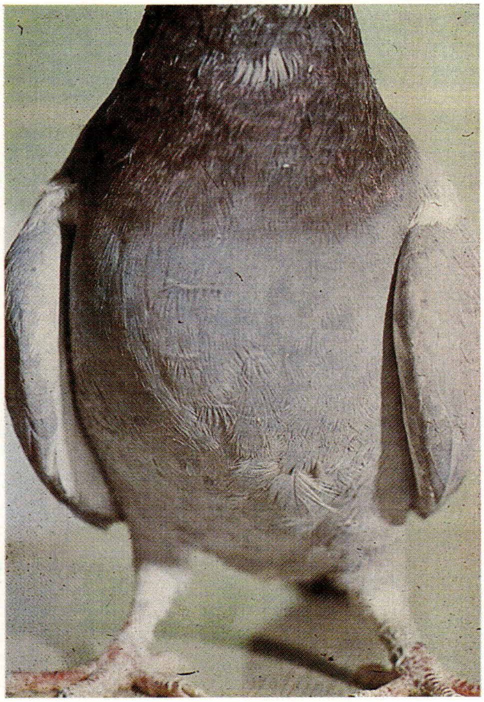

Entzündete Gelenke einer Brieftaube mit *chronischer Salmonellose*

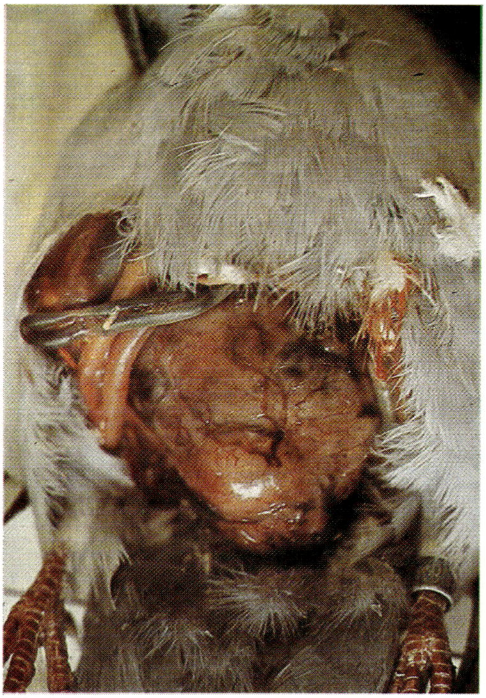

Nestjunge Haustaube mit Dottersackentzündung infolge von *Salmonellose*

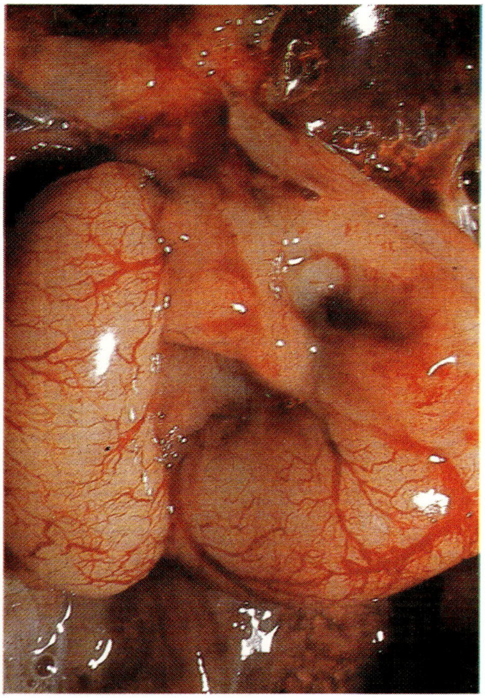

Stark umfangsvermehrter, entzündeter linker Hoden einer Haustaube mit *chronischer Salmonellose*

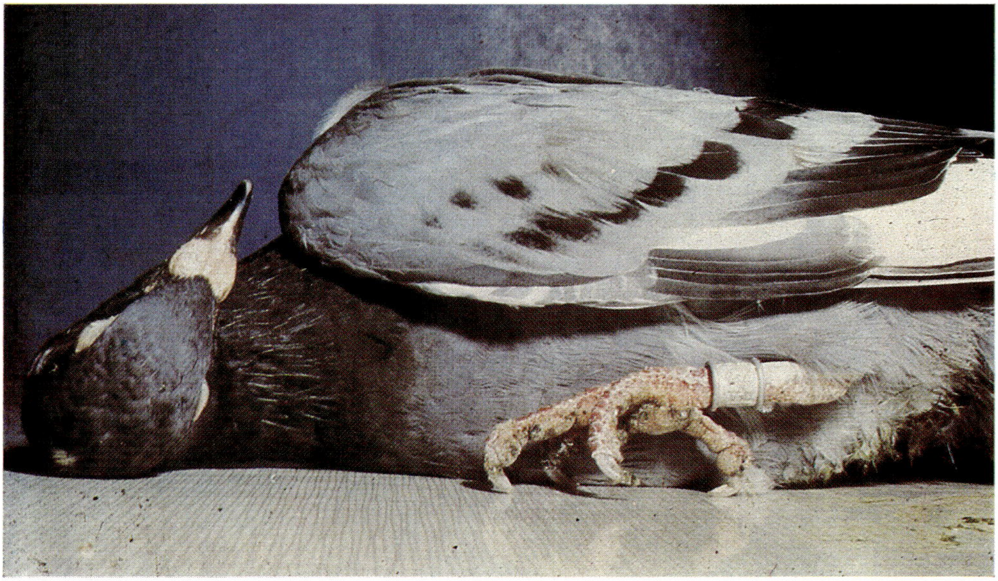

Kopf- und Halsverdrehungen *(Torticollis)* einer Brieftaube infolge entzündlicher Prozesse *(Granulome)* im Gehirn bei *chronischer Salmonellose*

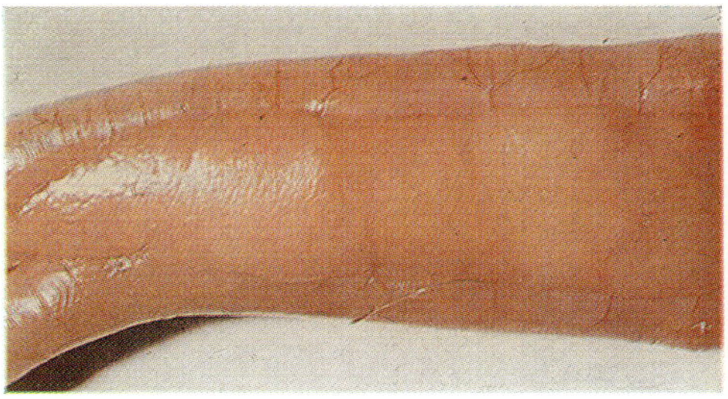

Entzündliche Prozesse *(Granulome)* in der Bauchspeicheldrüse einer Haustaube mit *chronischer Salmonellose*

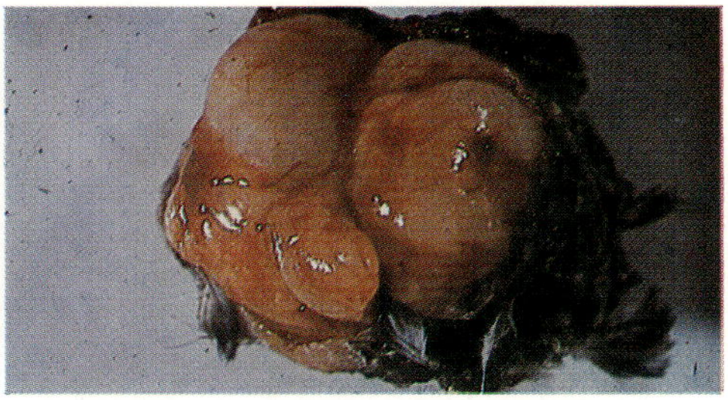

Gehirn einer Haustaube mit entzündlichen Prozessen *(Granulome)* infolge *chronischer Salmonellose*

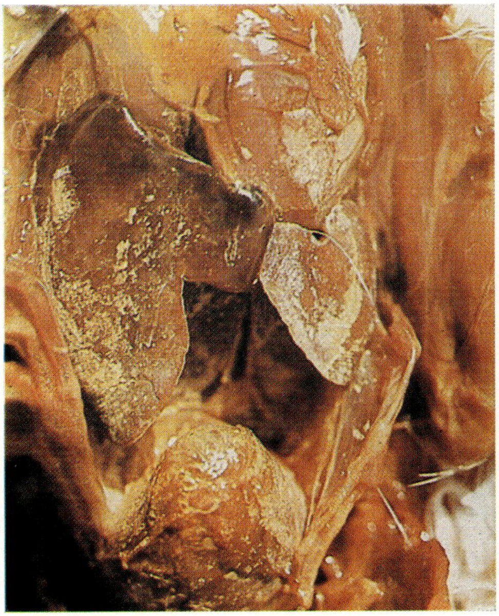

Nestjunge Haustaube mit Dottersackentzündung und sekundärer Eingeweidegicht infolge *chronischer Salmonellose*

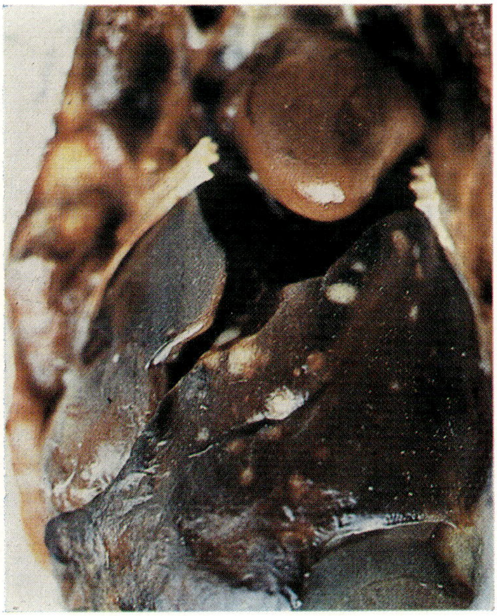

Leber einer Haustaube mit entzündlichen Prozessen infolge Vogeltuberkulose

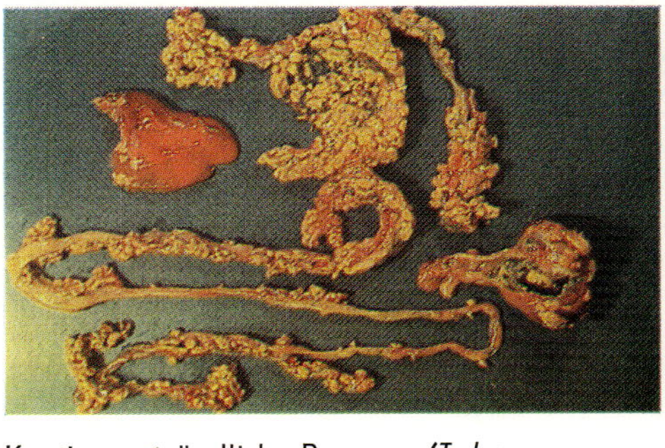

Knotige entzündliche Prozesse *(Tuberkulome)* von Magen-Darmtrakt, Gekröse und Leber einer Haustaube

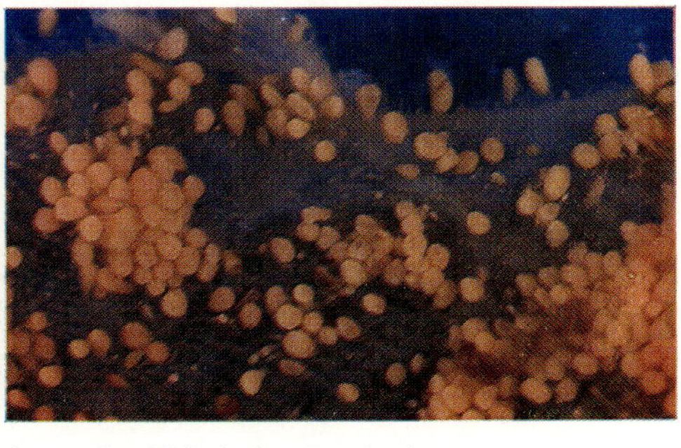

Atypische Mykobakterien in den vergrößerten Darmzotten einer Ringeltaube

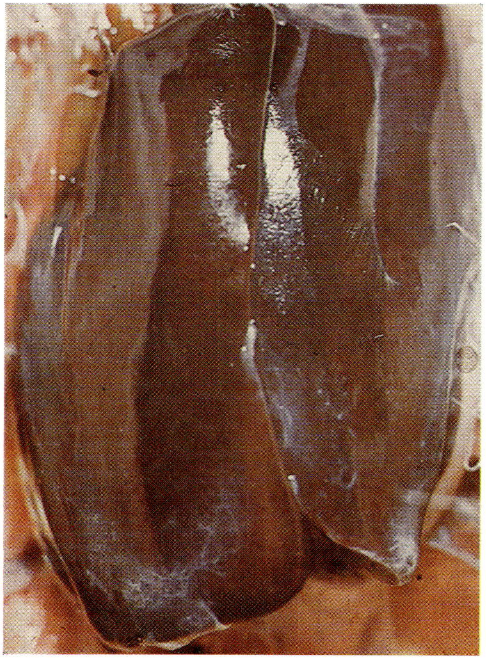

Hochgradig geschwollene, mit feinen entzündlichen Herden durchsetzte Leber einer Haustaube mit Pseudotuberkulose

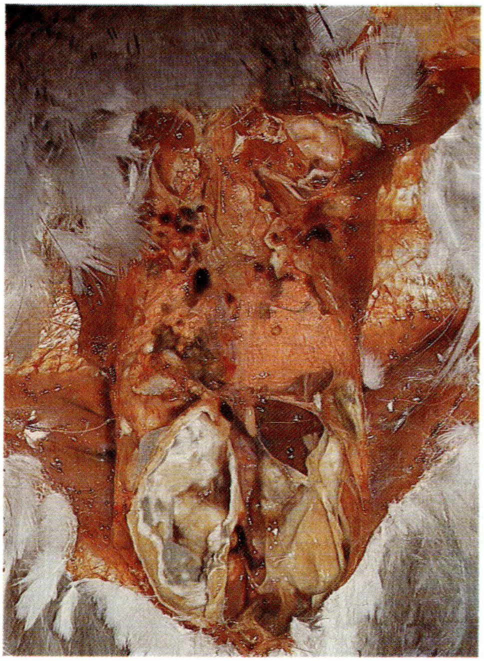

Gelbliche Knötchen *(Aspergillome)* in den Lungen und grasgrüner Pilzrasen in den Luftsäcken einer Brieftaube mit *Aspergillose*

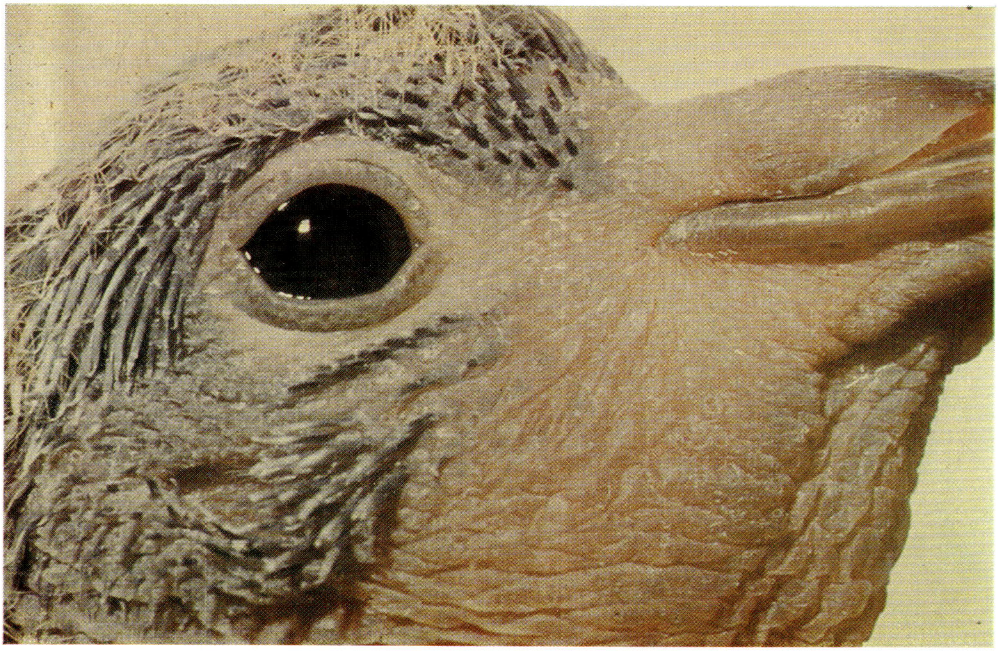

Stark umfangsvermehrte Kehlpartie einer nestjungen Haustaube infolge Rachen-Schlund*trichomoniasis*

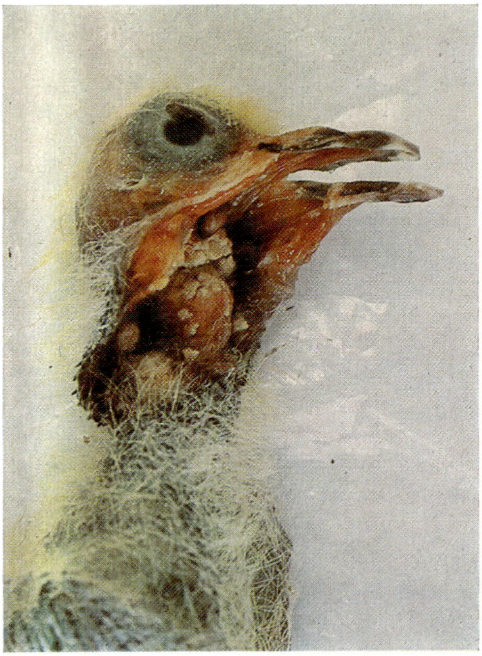

Nestjunge Haustaube mit Schnabel-Rachen-Schlund*trichomoniasis* (Gelber Knopf)

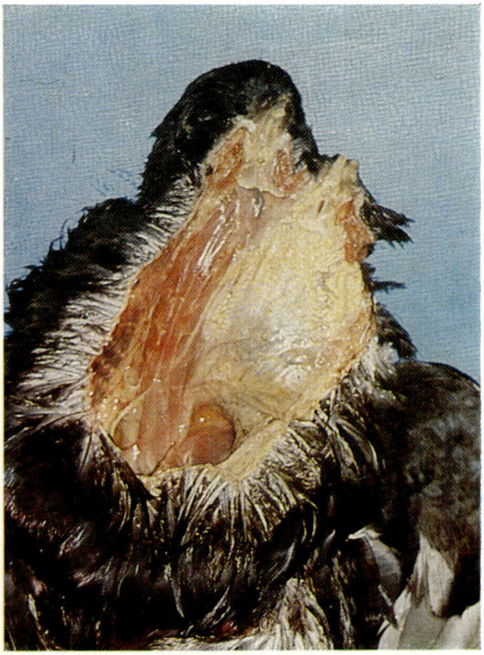

Nestjunge Haustaube mit ausgebreiteten Krankheitsprozessen auf der Schnabel- und Schlundschleimhaut bei *Herpesvirus*-Infektion

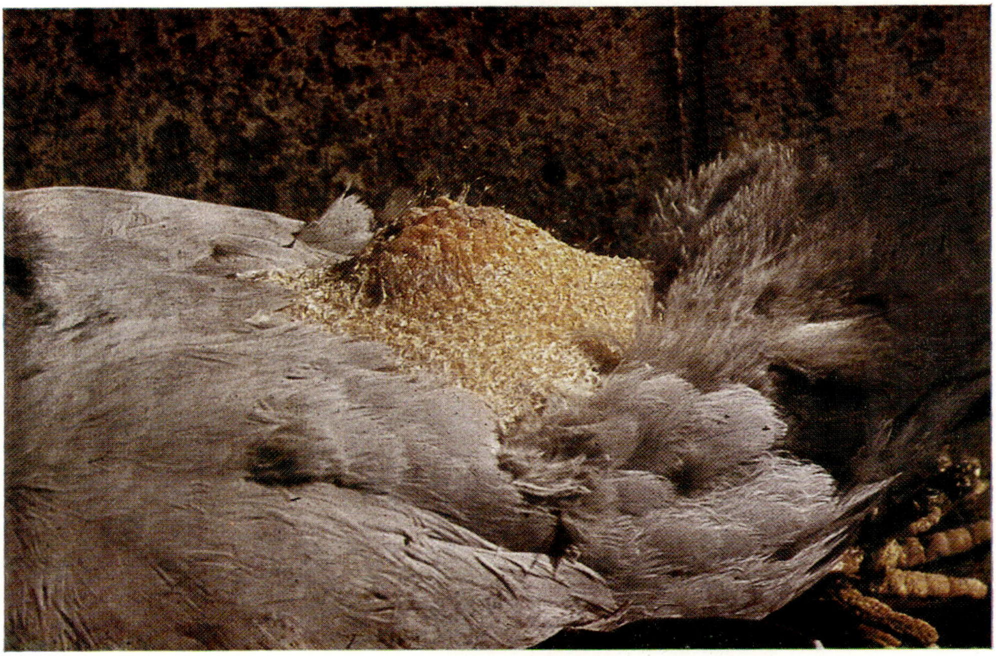

Junge Haustaube mit stark geschwollenem, gerötetem Nabel infolge Nabelform von *Trichomoniasis*

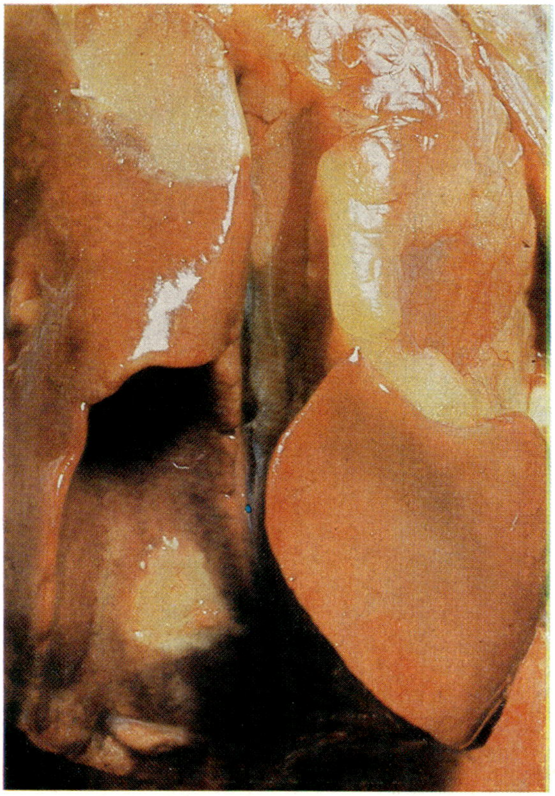

Innere Form von *Trichomoniasis* mit den typischen Leberprozessen

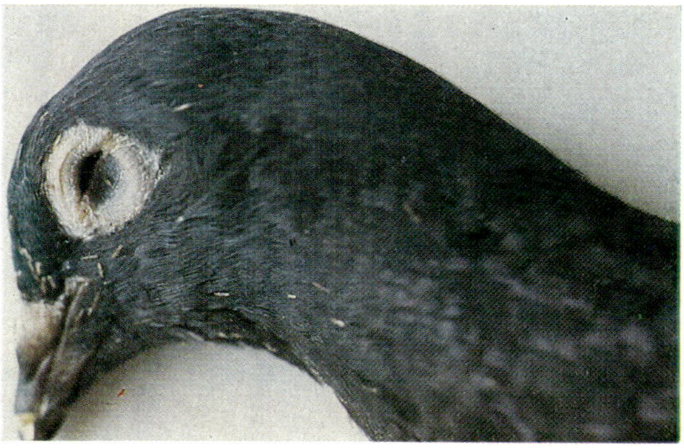

Exemplare des „schlanken" (walzenförmigen) Taubenfederlings *Columbicola c. columbae* auf der Gefiederoberfläche einer toten Brieftaube

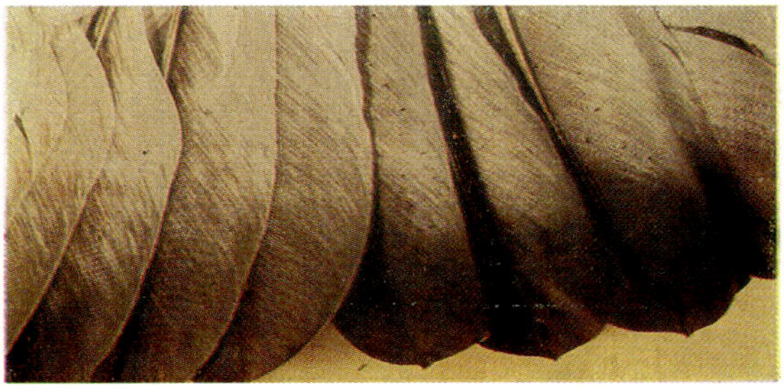

Steuerfedern einer Brieftaube mit Federlingen der Art *Columbicola c. columbae* und den verursachten Fraßschäden

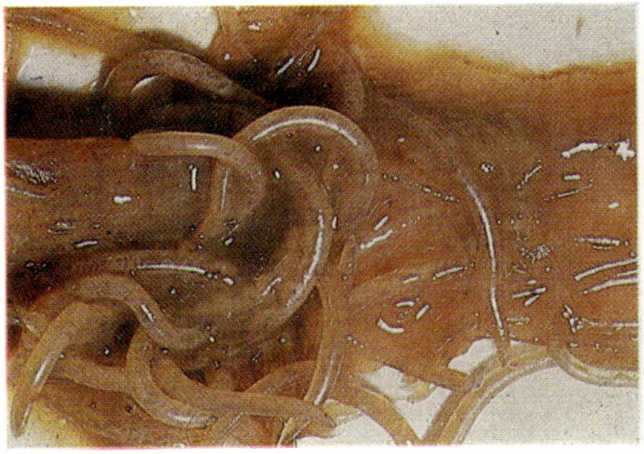

Ausschnitt vom Dünndarm einer Haustaube mit Massenbefall des Taubenspulwurmes *(Ascaridia columbae)*

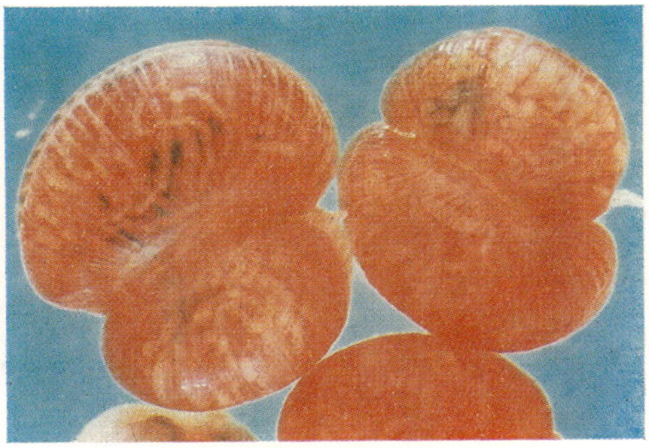

Exemplare von *Tetrameres spiralis* aus dem Drüsenmagen einer Haustaube

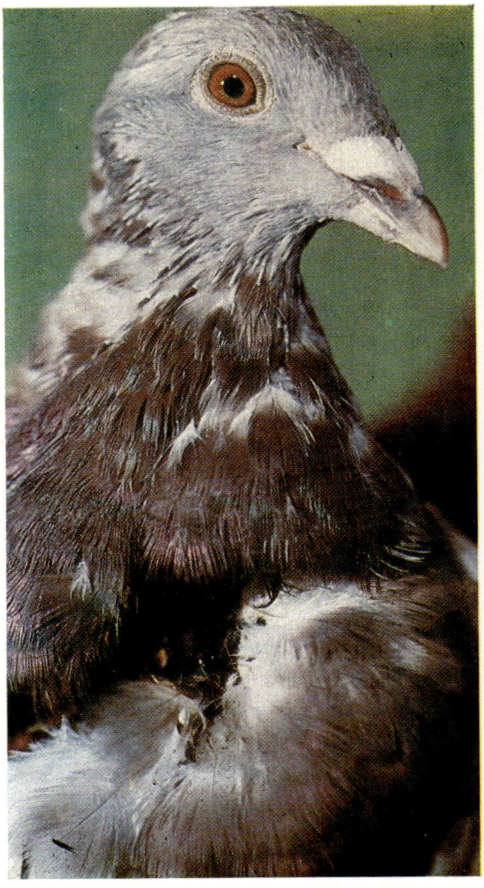

Mauserstörungen einer Brieftaube infolge fehlerhaft angewendeter *Anthelminthika*

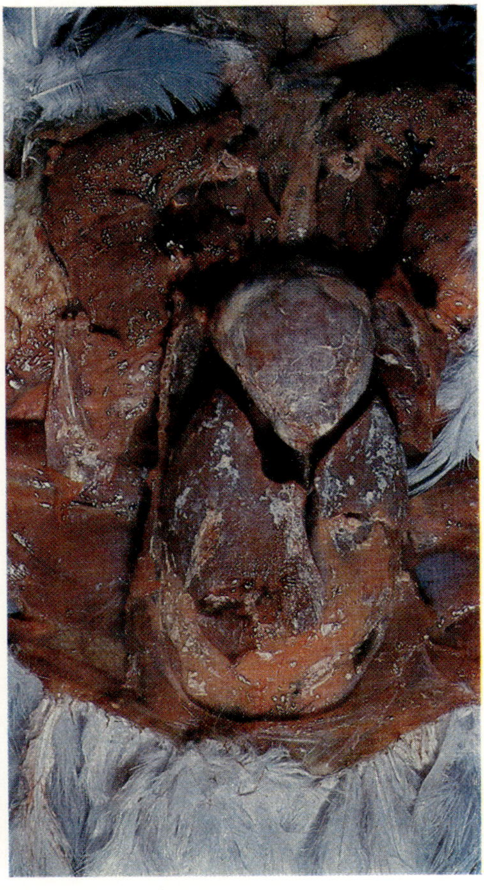

Eingeweidegicht einer Haustaube mit der typischen kreideartigen Harnsäureauflagerung in den serösen Häuten der Leibeshöhle

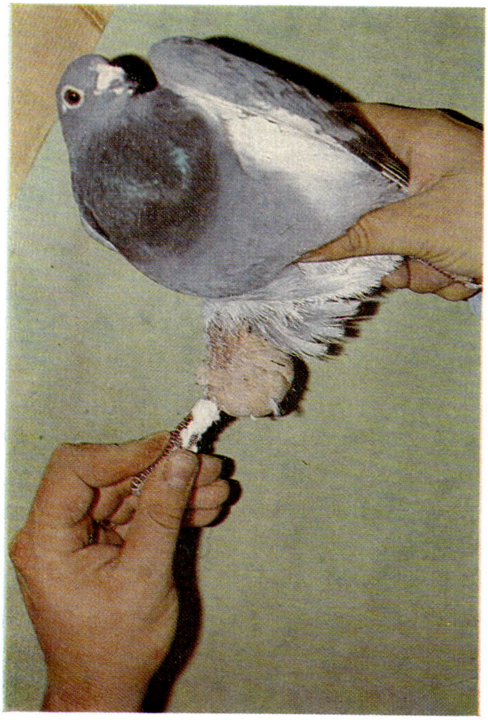

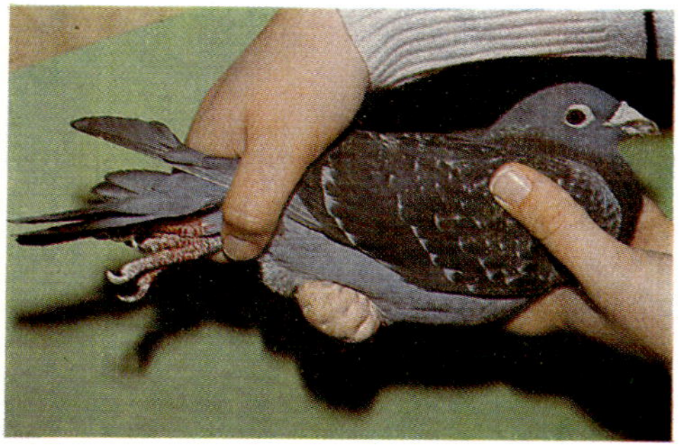

Gutartige Geschwulst *(Lipom)* der äußeren Haut im Bereich des Bauches einer Brieftaube

Gutartige Geschwulst *(Lipom)* am linken Unterschenkel einer Brieftaube

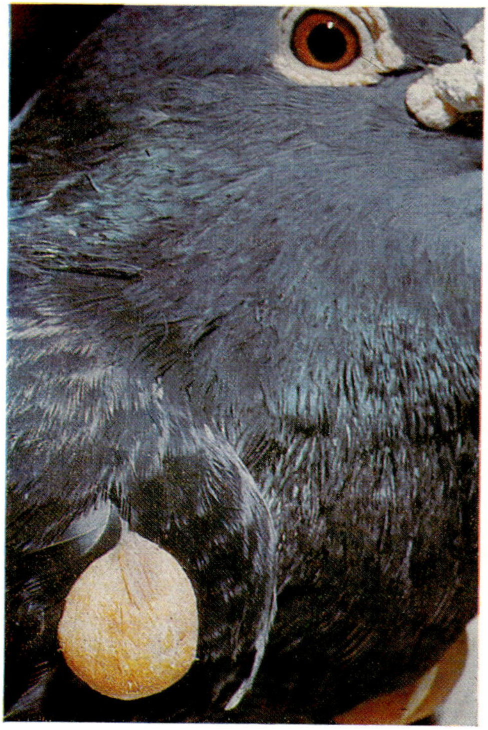

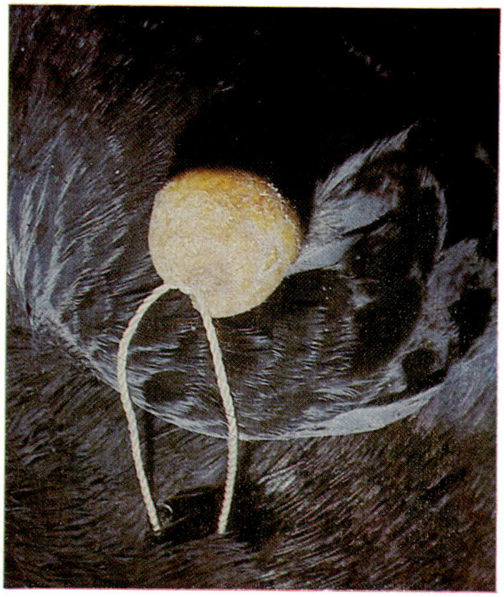

Brieftaube mit einer gutartigen Geschwulst des Fettgewebes *(Lipom)* am rechten Flügelbug (links) und ihre Entfernung mit einer Ligatur (rechts)

Gutartige Geschwulst *(Zystadenom)* der Bürzeldrüse einer Brieftaube

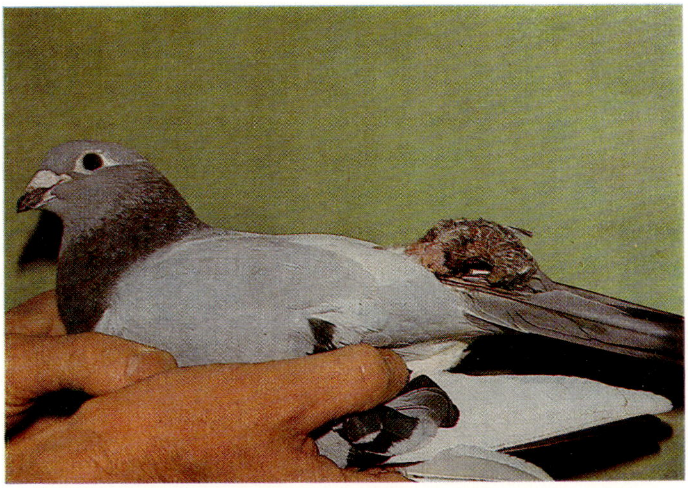

Gutartige Geschwulst auf der äußeren Haut des Rückens einer Brieftaube *(Hämangiom)*

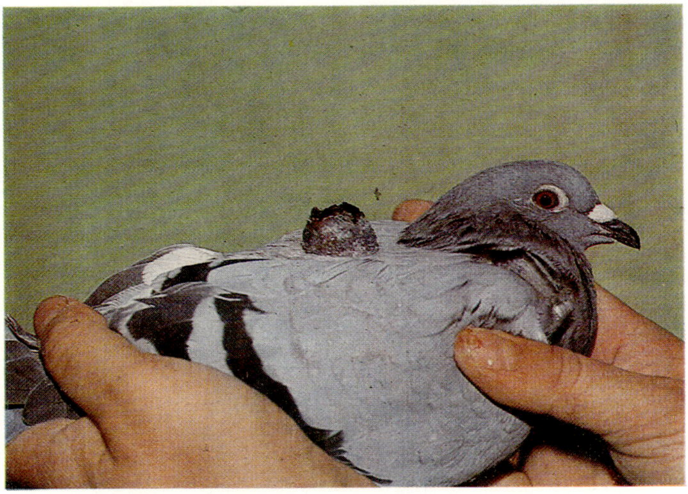

Brieftaube mit einer bösartigen Geschwulst der äußeren Haut *(Fibrosarkom)* am Flügelbug

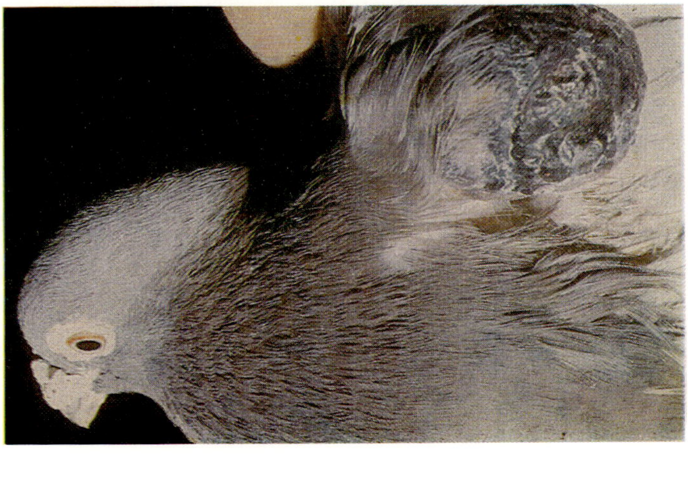

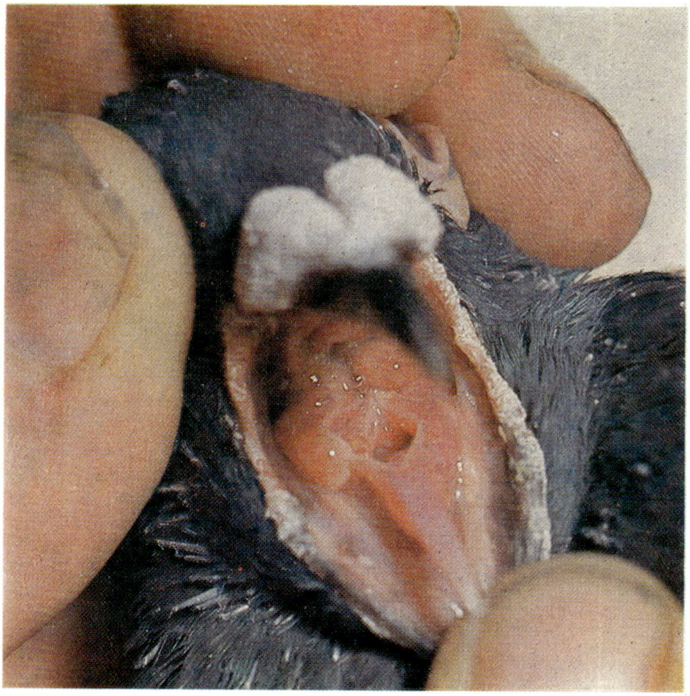

Bösartige Geschwulst *(Karzinom)* der Schnabelschleimhaut dicht neben dem Kehlspalt einer Brieftaube

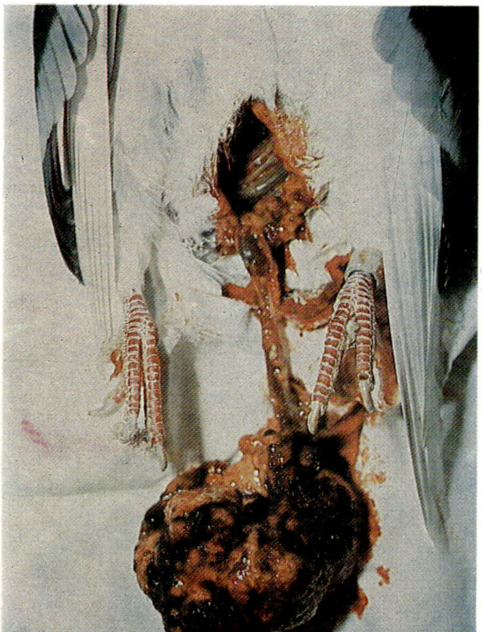

Bösartige Geschwulst *(Karzinom)* am Dünndarm einer Haustaube

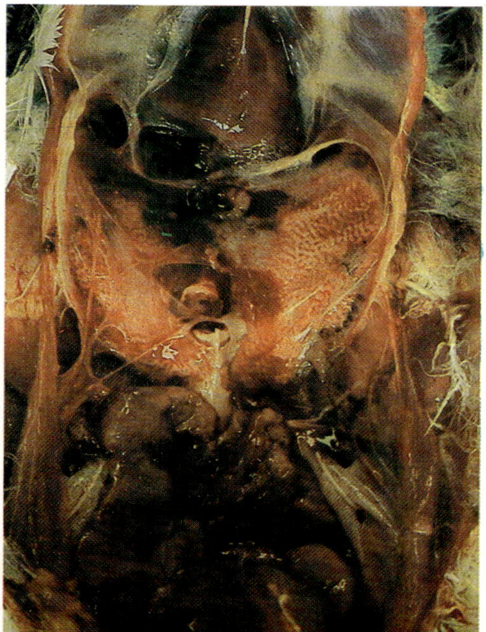

Bösartige Geschwulst *(Lymphosarkom)* von FABRICIUS'schem Beutel einer Haustaube

Beispiel für das Ruhigstellen von Tauben durch Aufhängen in einem Perlonstrumpf

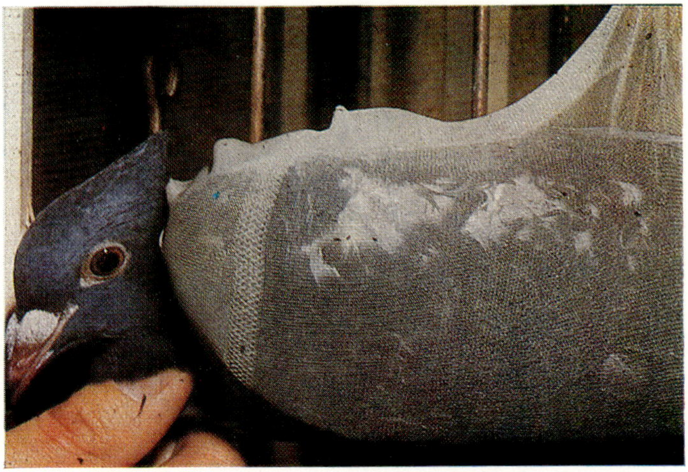

Brieftaube mit *Ligatur* am linken Flügel zur Verhinderung der Flugfähigkeit

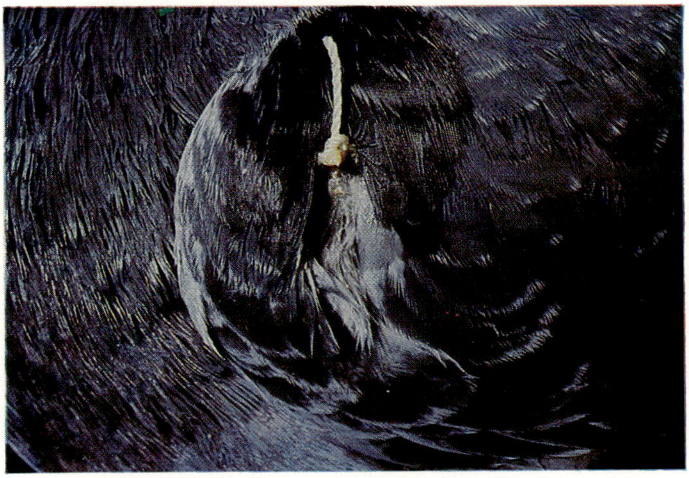

Mosaik-Haustauben, ♂ Kreuzungstier, gefleckt, d. h. almondfarben, sowie braun, ausgenommen das rechte fahlbraune Flügelschild (HOLLANDER)

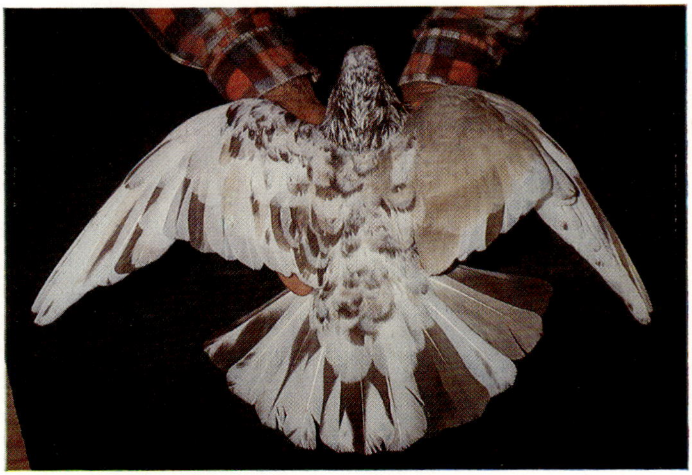

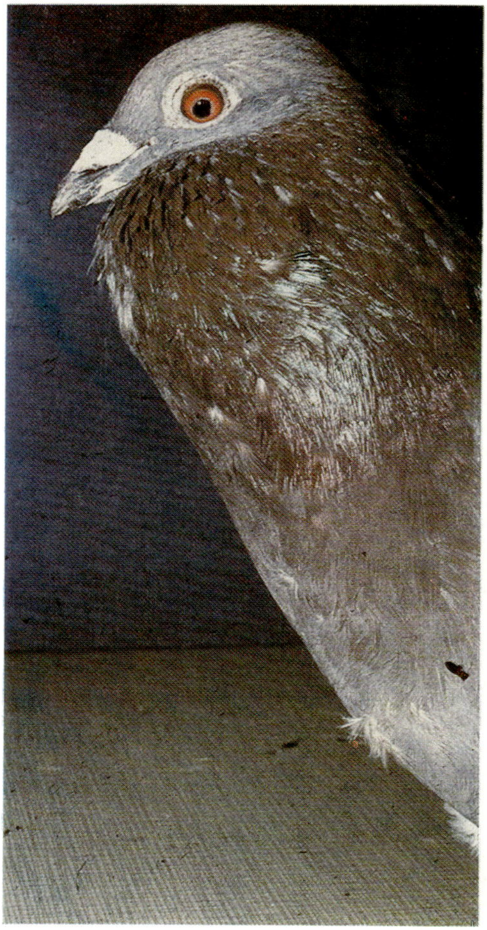

Luftansammlung in der Unterhaut im Hals- und Kropfbereich einer Brieftaube infolge Flugverletzungen

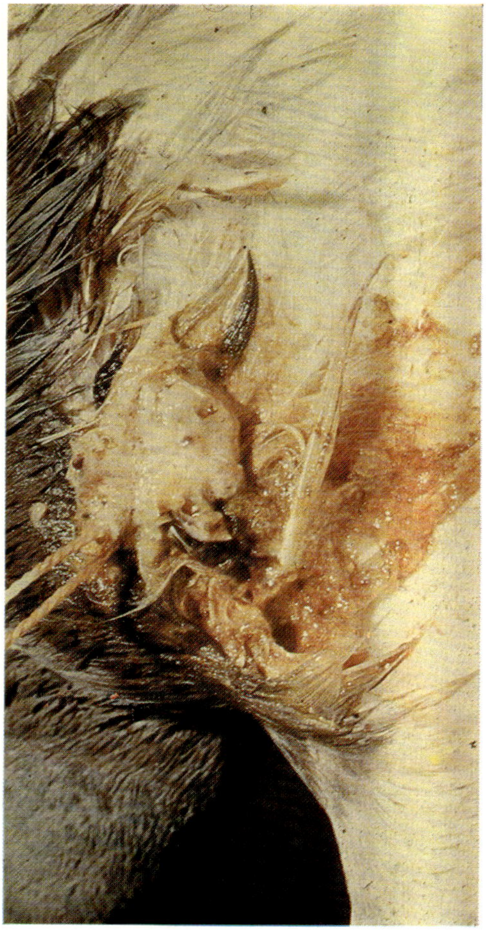

Brieftaube mit Flügelverletzungen durch einen Greifvogel

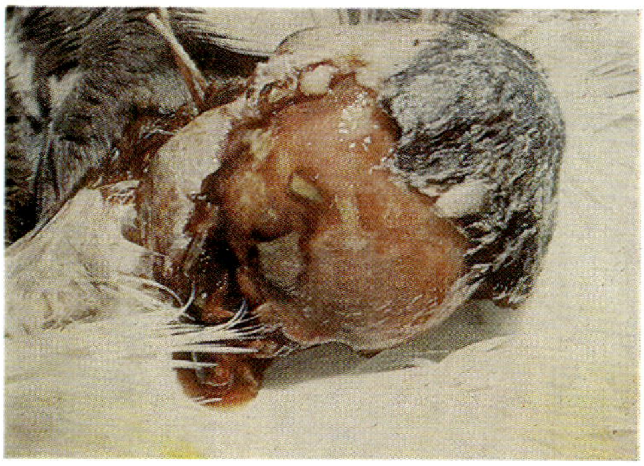

Verletzungen der äußeren Haut einer Brieftaube im Gehirnschädelbereich durch Artgenossen

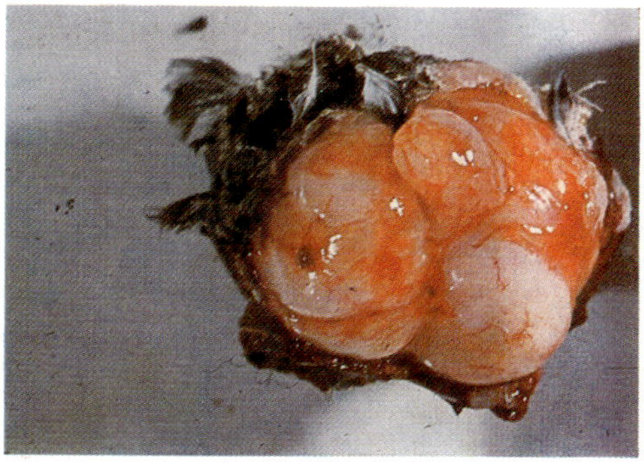

Blutungen unter den Hirnhäuten und im Gehirn einer Haustaube nach Flugverletzungen (Anprall gegen eine Mauer)

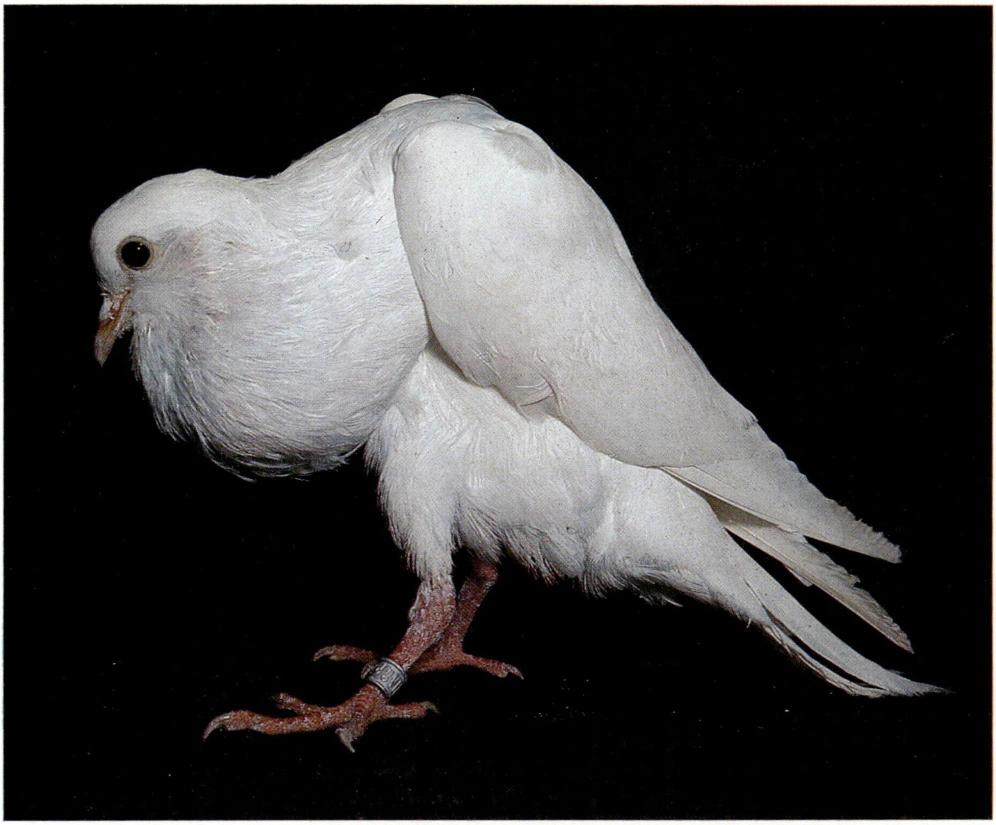

Kropftaube mit angeborener Halswirbelsäulenverkrümmung

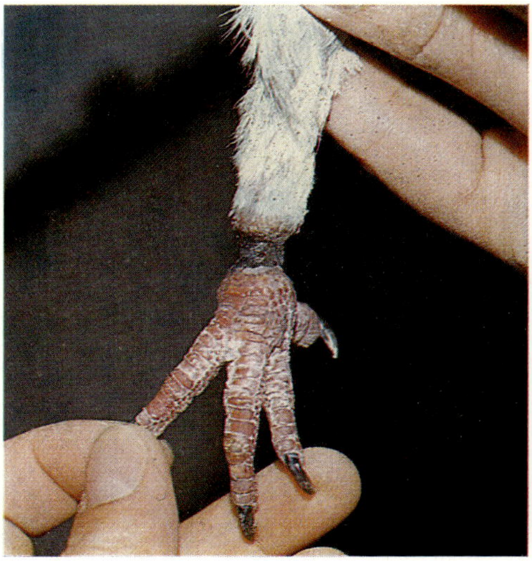

Einschnürung am rechten Mittelfuß einer Brieftaube durch den eingewachsenen Taubenring (entfernt)

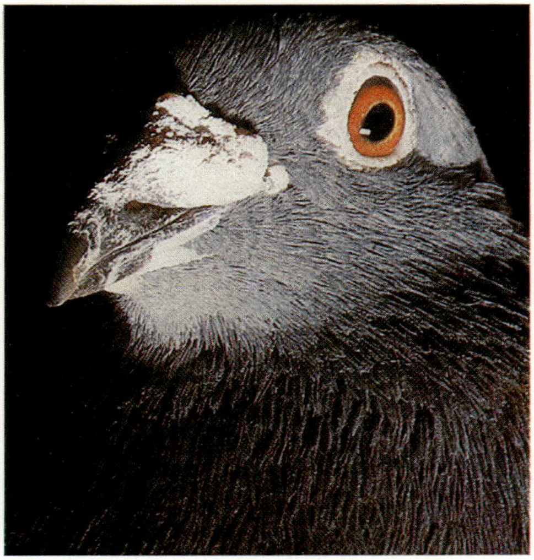

Brieftaube mit angeborener Deformation der Pupille

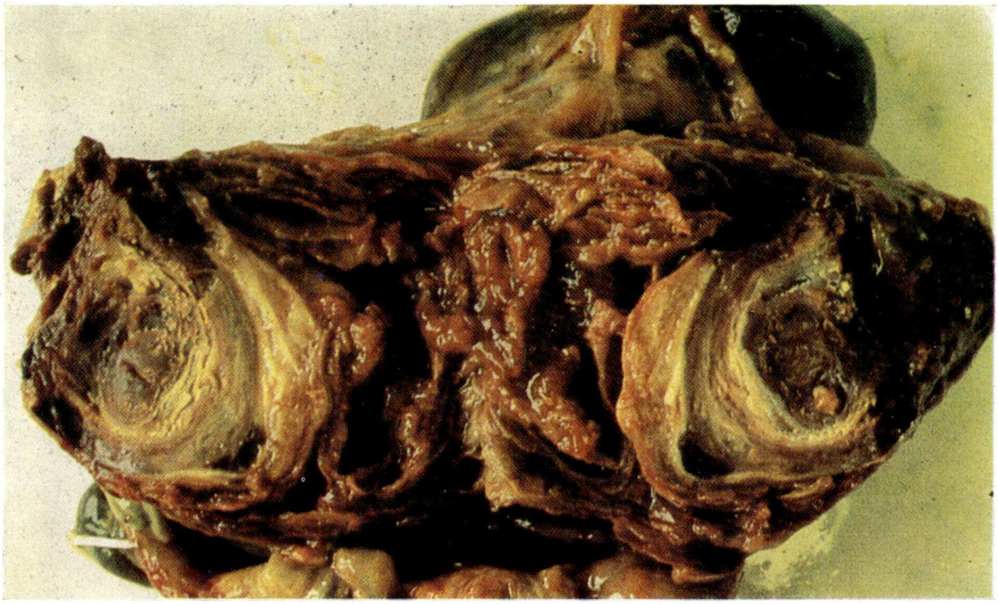

Chronische Eileiter-Eierstocks-Bauchfellentzündung mit Ei-*Pseudokonkrement* einer Haustaube

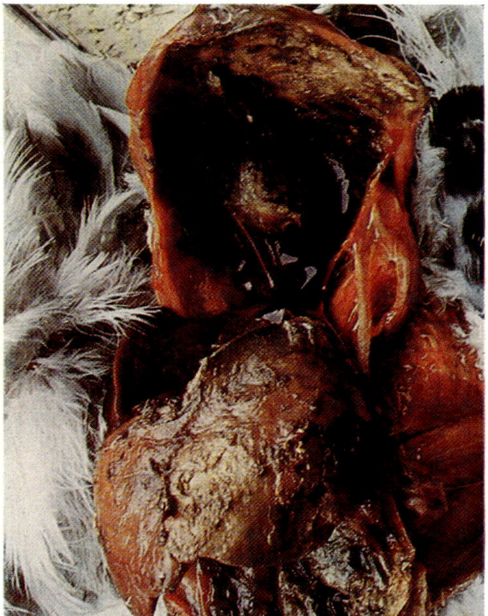

Chronische entzündliche Prozesse im Leber- und Eingeweidebauchfellsack einer Haustaube mit Fremdkörper-Muskelmagen-Bauchfellentzündung

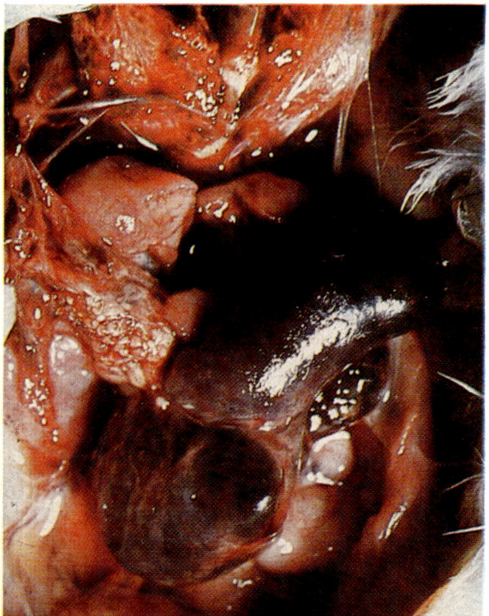

Zysten in den Nieren einer Haustaube nach einer mit dem Tränkwasser aufgenommenen Überdosis von Amprolium zur Behandlung von *Kokzidien*befall